대한의사협회 의학용어 제6판에 따른

알기쉽게 풀이한 간호의학용어

Medical Terminology Illustrated in Color

| 개정판 |

대한의사협회 의학용어 제6판에 따른

알기쉽게 풀이한 간호의학용어

책임감수 지 제 근

아카데미아

지 제 근

서울대학교 의과대학 졸업
미국 하버드 의과대학 전임강사
서울대학교 의과대학 교수
대한의사협회 의학용어제정 실무위원회 위원장
대한의학회장
한국과학기술한림원 용어위원회 위원장
대한의사협회 의료정책연구소장
대한민국 의학한림원 초대회장
서울대학교 의과대학 명예교수

| 개정판 |

대한의사협회 의학용어 제6판에 따른

알기쉽게 풀이한 간호의학용어

1판 1쇄 인쇄 | 2025년 2월 24일
1판 1쇄 발행 | 2025년 3월 4일

책임감수 | 지제근

펴낸이 | 주용진
펴낸곳 | 도서출판 아카데미아
주 소 | 경기도 안양시 동안구 시민대로 401 대륭테크노타운15차 2003호
전 화 | 031-389-8811
팩 스 | 031-389-8817
E-mail | academya@korea.com
http://www.academya.co.kr

ISBN 978-89-5938-529-4
값 38,000원

개정판을 내면서

『알기쉽게 풀이한 간호의학용어』가 출판된 지 10여년이 지났다. 그 사이에 대한의사협회 의학용어위원회가 의학용어집 제6판을 발행하였고, 한국보건의료인국가시험원에서도 제6판 용어를 표준 용어로 채택함에 따라, 이 책도 보건의료인국가시험에 대비할 수 있도록 제6판으로 반영하였으며, 내용의 부족한 부분도 수정 보완하여 개정하게 되었다.

의학용어 제6판의 가장 큰 특징은 제5판에서 여러 개로 나뉘었던 우리말 표제어를 하나로 통일하려고 노력한 것이다. 이는 지금까지의 표제어가 신 · 구용어를 혼재하여 사용한 것을 하나로 통일하여 혼동을 줄임으로써, 학습하는 학생들이나 임상 현장에서도 의학용어의 사용이 훨씬 쉽고, 편리할 것이라 사료된다.

이 책은 간호학뿐만 아니라 의학 진반에서 자주 사용되는 주요 의학용어를 폭넓게 수집하여, 이를 각 계통별로 정리한 책이다.

구성은 용어의 배지에 있어서 친숙한 한글용어를 먼저 제시하고 이어서 영어용어를 배치함으로써 좀 더 효과적인 학습이 될 수 있도록 하였다. 먼저 접두어, 어근, 접미어의 정의와 용어의 분석을 통하여 의학용어 구성의 기본적인 원칙을 이해하고, 인체 각 계통의 해부, 병리학적 이해를 기초로 증상, 진단, 수술, 약어 등의 순으로 학습하면서 스스로 의학용어를 이해할 수 있도록 도왔다.

이번 개정판의 특징은 각 페이지별로 QR코드를 만들어 본문에 나오는 의학용어를 스마트폰을 통해, 지제근 교수님이 직접 발음하신 원어 발음으로 바로 청취할 수 있도록 함으로써 보고, 들으면서 효과적인 학습이 되도록 하였다.

학생들이 가장 어려워하는 의학용어의 발음을 직접 들으면서 학습하면 더 쉽게 용어를 암기할 수 있으며, 특히 의학용어를 원어로 사용해야 하는 임상 현장에서 큰 도움이 될 것이다. 또한 의학용어의 사용으로 간호사가 환자의 상태를 정확하게 기록하고, 다른 의료진과 소통하는 데 중요한 역할을 하는 간호지술무도 부록에 추가하였다.

어떻게 하면 배우는 학생들과 교육하는 교수님께 도움이 될 수 있을까 많은 연구와 노력을 기울였지만, 미처 알지 못한 오류나 부족한 부분이 있을 것이다. 이러한 것들은 추후 판을 거듭하면서 수정 보완할 것을 약속드린다.

아무쪼록 이 책이 간호의학용어를 학습하는 모든 분들에게 유용한 안내서가 되기를 기원한다.

2025년 2월

아카데미아 편집국

초판머리말

요즈음 우리가 사용하는 많은 전문용어 가운데 의학용어만큼 모든 이에게 친근하게 느껴지는 용어는 없을 것이다. 그만큼 주위에서 의학용어를 빈번하게 접하고 있기 때문이다. 따라서 의료계에 종사하는 사람들은 의학용어를 바르게 써야 할 책임이 있다. 지금도 우리 의료계는 의학용어를 적절한 우리말용어로 표준화하기 위한 노력을 기울이고 있다. 이 책은 이와 같은 우리의 현실에 부응하기 위하여 교육현장에서 의학용어를 강의하는 교수들이 함께 모여 표준용어 사용의 중요성을 토의하고, 어떻게 하면 학생들이 의학용어에 대한 흥미를 갖게 하면서 이해하기 쉽고 공부하기 좋은 교재를 만들 수 있는지에 대해 고민하여 만든 책이라는 점에서 그 의미가 깊다.

이 책은 간호학은 물론 의학, 보건학 분야에서 두루 쓰이는 주요 용어를 수록하고 있다. 한글용어는 각종 자격시험에 대비할 수 있도록 대한의사협회에서 발행한 의학용어 제5판을 표준으로 삼았다.

용어의 배열은 한글용어를 표제어로 하고 원어용어가 다음에 나오게 하였다. 각 장은 접두어, 어근, 접미어의 정의와 용어 분석을 통하여 용어 구성의 기본적인 원칙을 우선 공부하게 하였다.

다음으로 인체 각 계통의 해부, 병리학적인 이해를 기초로 증상 및 진단 관련 용어, 수술검사용어 그리고 약어를 통하여 스스로 용어를 이해할 수 있도록 하였다. 또한 함께 수록된 다양한 사진과 일러스트는 학생들이 용어를 이해하고 기억하는 데 매우 유용할 것이며, 용어가 임상에서 어떻게 쓰이는지 알 수 있도록 간호사들이 임상에서 실제 사용하는 용어 즉 간호진술문을 부록에 실었다.

이 책의 편찬과정은 간호학 및 의학에서 제일 기초가 되는 용어를 선정하여 각 대학에서 의학용어를 교육하는 편저자들에게 보내어, 현장에서 학생들을 가르칠 때 무엇이 필요하고 어떻게 만들어져야 하는지에 대한 조언과 미비한 점, 고쳐야 할 점 그리고 각 과별로 추가해야 할 용어들을 취합하여 이것들을 토대로 다시 한번 정리하고 보완하여 완성하였다. 특히 편저자들과 학생들의 요청을 적극 수용하여, 용어를 공부하는 데 유용한 용어핸드북과 원어용어의 발음을 제공하기로 하였다. 발음파일은 mp3 포맷이므로 사용자가 컴퓨터, mp3플레이어, 스마트폰 등 다양한 기기에서 쉽게 활용할 수 있다. 원어용어를 정확한 발음으로 듣고 말하는 것은 임상현장에서의 의사소통에도 도움이 될 것이라고 믿는다.

이 책에는 학생과 교수 모두를 위한 좋은 교재를 만들고자 하는 여러 편저자들의 정성과 땀이 배어 있다. 하지만 초판본이 왕왕 그렇듯 우리가 미처 알지 못한 오류나 부족한 부분이 있을 것이다. 이는 새로운 판에서 보완해 나아갈 것을 약속하며 잘못된 내용에 대한 독자들의 아낌없는 조언도 부탁드린다. 아무쪼록 이 책이 간호의학용어를 공부하는 분들에게 좋은 길잡이가 되기를 바란다.

2014년 2월

지 제 근

[알기쉽게 풀이한 간호의학용어 미리보기]

이 책의 한글의학용어(청색)는 대한의사협회 의학용어 제6판 신용어이다.

폐렴 | peneumonla

폐에 생기는 염증. 폐렴쌍구균, 바이러스, 미코플라스마 등이 감염되어 일어나며 화학물질이나 알레르기로 인하여 일어나기도 한다.

pneumonia /njumóunjə/
폐렴 /폐렴, 허파염

대한의사협회 의학용어집 제6판의 가장 큰 특징과 장점은 제5판에서 사용한 여러 개의 표제어 용어를 하나로 통일한 것이다.

(의학용어 제5판)
폐먼지증, 허파먼지증, 진폐증 | pneumoconiosis
(의학용어 제6판)
진폐증 | pneumoconiosis

폐에 먼지가 쌓여 생기는 직업병. 주로 탄광에서 일하는 광부에서 발생빈도가 높으며, 특별한 치료는 없다.

pneumoconiosis
/njùməkòunióusis/ 진폐증
/폐먼지증, 허파먼지증, 진폐(증), 폐진증

6판에서는 하나의 영어용어에 두 개 이상의 우리말용어가 있을 경우, 그 중 하나를 권장용어로 선정하여 유일한 우리말용어로 사용하고, 나머지 용어는 "[동]"을 붙여 동의어로 사용하도록 했다.

(의학용어 제5판)
소장, 작은창자 | small intestine
(의학용어 제6판)
소장 [동]작은창자 | small intestine

위와 큰창자 사이에 있는, 대롱 모양의 소화관. 근육막과 점막으로 이루어지며, 안쪽의 점막에는 융모가 있어 창자액을 분비하여 소화작용을 하고 꿈틀·분절운동을 하여 영양분을 흡수한다.

small intestine /smɔːl intéstin/
소장, [동]작은창자 /작은창자, 소장

영어용어 | 발음기호

small intestine /smɔːl intéstin/
소장, [동]작은창자 /작은창자, 소장

신용어(동의어) | 구용어

같이 쓰이는 표제어는 본문 오른쪽에 영어용어, 발음기호, 우리말용어의 신용어, 구용어 순으로 정리하여 참고할 수 있도록 하였다.

빗장뼈, 쇄골 | clavicle

가슴 위쪽 좌우에 있는 한 쌍의 뼈. 복장뼈와 어깨뼈의 봉우리를 연결하는 긴 뼈이다. 이 뼈는 팔을 몸통에 직접 연결하며, 어깨를 지지하고 팔을 옆으로 움직이는 데 작용한다.

clavicle /klǽvikl/ 빗장뼈, 쇄골
/빗장뼈, 쇄골

6판에서는 하나의 영어용어에 두 개 이상의 우리말용어가 있을 경우, 어느 하나를 표제어로 선정할 수 없는 경우에는 우리말용어를 앞 순서로 하여 한자어용어와 함께 표제어로 사용하였다.

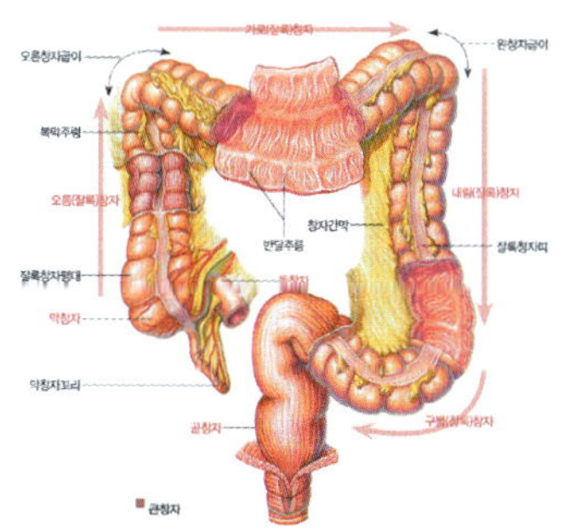

다양한 삽화를 통해 그림만 보아도 의학용어를 쉽게 이해할 수 있도록 하였다

지제근 교수님이 직접 발음하신 원어 발음을 QR코드를 통하여 스마트폰으로 바로 청취할 수 있도록 하였다

CVD	cardiovascular disease	심혈관질환
ECG (EKG)	electrocardiogram	심전도
ESR	erythrocyte sedimentation rate	적혈구침강속도, 혈침속도
Hb	hemoglobin [= Hb, Hg, Hgb]	혈색소, 헤모글로빈

교과서나 임상에서 흔히 쓰이는 의학약어를 각 장의 끝에 정리하여 참고할 수 있도록 하였다.

Contents

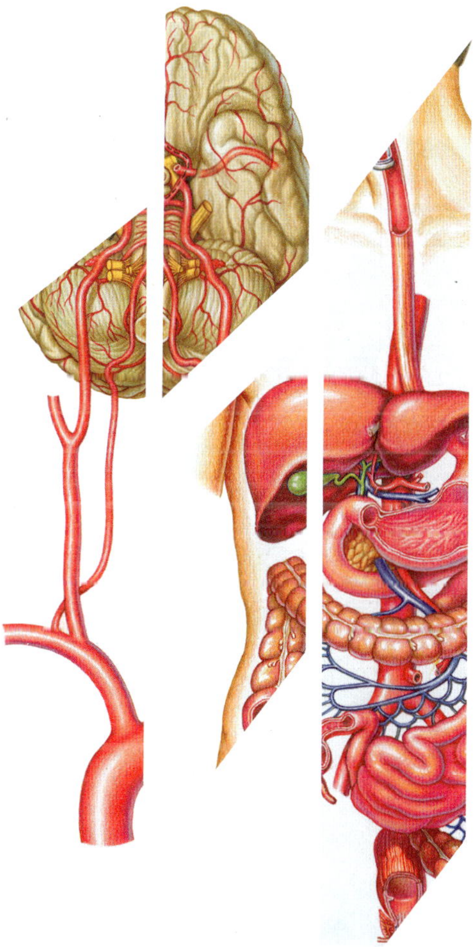

Chapter 01

의학용어의 기본구조

Basic word structure

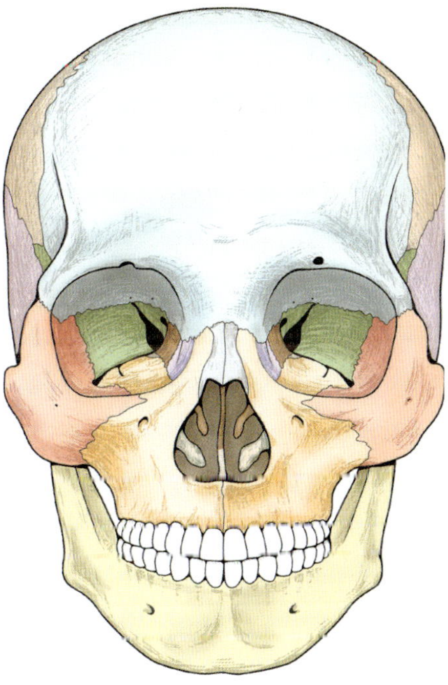

신체구조의 형태를 설명할 때는 여러 가지 용어가 필요하다. 또 방향을 가리키는 말은 자세에 따라 달라질 수 있기 때문에 이런 설명을 위해서는 기본이 되는 자세가 필요한데 이것이 해부학적 자세이다.
해부학적 자세는 차려자세에서 양쪽 발을 붙이고 양쪽 손바닥을 펴서 앞을 향하게 하는 자세이다.
우리 몸의 구조나 형태를 설명할 때는 이 자세를 기준으로 기술한다.

의학용어의 분석

의학용어의 분석에서 제일 먼저 할 일은 용어를 구성요소로 나누는 법을 아는 것이다. 의학용어는 대부분 다음과 같은 기본 구성요소로 분석된다.

의학용어의 기본 구성요소

1. 어근(root) : 용어의 뿌리
2. 접미사(suffix) : 용어의 끝부분
3. 접두사(prefix) : 용어의 시작부분
4. 결합형 모음(combining vowel) : 어근과 접미사, 어근과 어근을 연결해 주는 모음(보통 o)
5. 결합형(combining form) : 어근과 결합형 모음

의학용어의 분석 방법

의학용어를 분석할 때에는 항상 접미사를 먼저 확인한다. 접미사「-itis」는「염증(inflammation)」을 의미한다. 다음은 접두사「peri-」를 확인하다. peri는「~의 주위(around)」를 의미하므로 이 두 가지를 연결해 보면「어떤 것 주위의 염증(inflammation around something)」을 의미한다는 것을 알 수 있다.

periarthritis → peri / arthr / itis : 관절 주위의 염증
주위의 관절 염증

1) 어근 + 접미사

접두사가 없이 어근과 접미사의 형태만 갖춘 의학용어이다. 예를 들면,

용어	의미	우리말용어
gastritis	inflammation of the stomach	위염
hepatitis	inflammation of the liver	간염
carditis	inflammation of the heart	심장염
adenitis	inflammation of the gland	샘염
cardiology	study of the heart	심장학
gastrology	study of the stomach	위장학
hepatology	study of the liver	간학

2) 접두사 + 접미사

어떤 용어는 어근 없이 접두사와 접미사로 구성되어 있다. 예를 들면,

neoplasm

neo-	「새로운(new)」을 의미하는 접두사
-plasm	「성장 혹은 증식(growth)」을 의미하는 접미사

이 용어는「새로운 증식(new growth)」을 의미한다.

3) 어근 + 어근 + 접미사

어떤 용어는 두 개의 어근으로 구성되어 있다. 예를 들면,

osteoarthritis

-oste/o	「골, 뼈(bone)」를 의미하는 어근
arthr	「관절(joint)」을 의미하는 어근
-itis	「염증(inflammation)」을 의미하는 접미사

이 용어는 뼈나 관절의 염증, 즉 골관절염을 의미한다.

gastroenteritis

gastr/o			「위(stomach)」를 의미하는 어근
	enter/o		「장(intestine)」을 의미하는 어근
		-itis	「염증(inflammation)」을 의미하는 접미사

이 용어는 위나 장의 염증, 즉 장의 염증을 의미한다.

- 의학용어 분석의 예

pathology

path			어근 path는 disease 질병의 뜻이다.
	o		결합모음
		logy	접미사 -logy는 study of 학문을 뜻한다.

- 어근은 단어의 근간이다. 모든 의학용어는 한 가지 이상 어근을 포함한다.
- 접미사는 단어의 끝부분이다. 모든 의학용어는 접미사가 있다.
- 결합형 모음(보통 o)은 어근과 접미사 또는 어근과 어근을 연결한다.

electroencephalogram

electr					어근 electr는 electricity 전기를 뜻한다.
	o				결합모음
		encephal			어근 encephal는 brain 뇌를 뜻한다.
			o		결합모음
				gram	접미사 -gram은 record 기록을 뜻한다.

전체적인 용어의 뜻은 뇌의 전류기록(뇌전도, record of the electricity in the brain)이다. 이 용어에는 두 개의 결합형 모음이 포함되어 있다. 이 연결 모음이 두 개의 어근 elect와 encephal를 연결하고, 또한 어근 encephal와 접미사 -gram을 연결하고 있다.

nephritis

nephr		어근「nephr」는 kidney 신장을 뜻한다.
	itis	접미사「-itis」는 inflammation 염증을 뜻한다.

전체용어의 뜻은 inflammation of the kidney 신장의 염증이 된다.

결합형 모음 "O"가 위의 용어에 빠져 있는데, 이는 접미사 -itis가 모음으로 시작하기 때문이다. 그러나 어근과 어근이 연결될 때에는 연결어근이 모음이라도 "O"를 빼지 않고 그대로 쓴다.

gastroenterology

gastr					어근「gastr」는 stomach 위를 뜻한다.
	o				결합모음
		enter			어근「enter」는 intestines 장을 뜻한다.
			o		결합모음
				logy	접미사「-logy」는 study of 학문을 뜻한다.

전체용어의 뜻은 study of the stomach and intestine 위장학이다.

Enter가 모음으로 시작되는데도 gastr와 enter 사이에 결합형 모음이 들어가 있음을 알 수 있다.

신체와 관련된 어근이 두 개 이상인 경우 해부학적 위치에 따라 순서가 결정된다. 예를 들어 stomach (위)은 small intestine (소장)보다 음식물이 먼저 통과하므로 enterogastritis가 아니고 gastroenteritis로 쓴다.

일반규칙 요약

1. 접미사의 첫 글자가 모음으로 시작할 경우
   결합형 모음(보통 o)을 생략한다: gastritis (gastroitis가 아님)
2. 두 개의 어근과 어근 사이에는 결합형 모음을 써야 한다:
   Gastrenterology가 아니라 gastroenterology이다.

의학용어의 구성

대개의 의학용어는 접두사, 어근, 접미사로 구성되어 있다. 모든 의학용어가 이 세 가지로 구성되는 것은 아니지만, 다음 용어의 예를 통해 세 가지 구성 요소를 살펴보자.

panhysterectomy : 범자궁절제

pan			접두사
	hyster		어근
		ectomy	접미사

어근

의학용어를 구성하는 기본은 어근이라 할 수 있다. 의학용어에서 어근은 일반적으로 주요 내용 또는 용어의 의미를 형성하고, 인체의 해부학적 부위를 표현하고 있다.

Gastr-와 Arthr-는 어근을 나타내는 용어이고, gastritis와 arthritis의 주요 구성요소이다. 이 어근의 연결형에 접두사 또는 접미사가 연결되어 의학용어가 만들어지게 된다.

예 | gastritis / 위염　　gastr - stomach / 위
arthritis / 관절염　　arthr / 관절

접미사

접미사는 어근의 의미를 더욱 분명하게 하며 어근 및 결합형의 끝에 붙는다. 접미사는 독립적으로 쓰일 수 없다. 예를 들어 위를 나타내는 gastr-의 어근에 일부분 또는 모든 부분의 제거를 나타내는 -ectomy의 접미사를 붙이면 위절제란 의학용어를 만든다.

예 1 | gastr (stomach, 위, 어근) + -ectomy (절제, 접미사)
= gastrectomy (위절제) : 위 (stomach)의 일부분 또는 전체를 제거하는 수술

접미사는 용어가 명사(사람의 이름, 장소, 물건) 또는 형용사(명사를 수식)로도 표시될 수 있다.

예 2		
	music (음악, 악곡)	명사
	musical (음악의, 음악적인)	형용사

의학용어에서도 아래의 예와 같이 용어가 형용사 또는 명사이든지 상관없이 용어의 끝에 표시한다.

예 3		
	tonsil (편도)	명사
	tonsillar (편도의)	형용사

형용사적 접미사	예
-ac, -iac	cardiac (심장의)
-al	pleural (흉막의)
-ar	tonsillar (편도의)
-ary	pulmonary (폐의)
-eal	esophageal (식도의)
-ic	gastric (위의)
-ical	pathological (병리학의, 병적의)
-oid	adenoid (선모양의)
-ose	adipose (지방의)
-ous	mucous (점액의)
-tic	neurotic (신경증의)

| 병적 상태를 나타내는 명사형 접미사 |

결합형 용어	뜻을 나타내는 용어	우리말 용어	예
-asis	morbid process	병적상태	ascariasis 회충증
-esis	morbid process	병적상태	carcinogenesis 발암, 암발생
-ia, y	condition, state	상태	achlorhydria 무위산증
-iasis	morbid process	병적상태	cholelithiasis 담석증
-ism	condition, state	상태, 과정	mannerism 타성
-oma	tumor, swelling	종양	lipoma 지방종
-osis	morbid process	병적상태	acidosis 산증
-sis	morbid process	병적상태	keratosis 각화증
-sy	disease, symptom	질병, 증상	pleurisy 가슴막염, 흉막염
-us	condition, state	상태	marasmus 소모증
-algia	pain	통증	otalgia 귀통증
-cele	tumor, hernia, swelling	종양, 탈출, 종창	meningocele 수막탈출증, 수막류
-cyesis	pregnancy	임신	pseudocyesis 거짓임신, 가임신
-cyte	cell	세포	keratinocyte 각질(형성)세포
-dynia	pain	통증	thoracodynia 가슴통증, 흉통
-emesis	vomiting	구토	hematemesis 토혈, 혈액구토
-emia	blood condition	혈액의 상태	hyperammonemia 고암모니아혈증
-esthesia	sense	감각(증)	hyperesthesia 감각과민
-itis	inflammation	염증	appendicitis 충수염
-lithiasis/lith	ston (lith/o)	결석	nephrolithiasis 신(장)결석증
-lysis	destruction, separation	용해, 분해	hemolysis 용혈
-malacia	softening	연화증	osteomalacia 골연화증
megaly	enlargement	거대증	acromegaly 말단비대증
-mnesia	remember	기억(증)	amnesia 기억상실

결합형 용어	뜻을 나타내는 용어	우리말 용어	예
-op(s)ia	see	시각(증)	diplopia 복시, 겹보임
-partum	birth, labor	분만, 출산	postpartum depression 분만후우울증
-pathy	disease	병, 병변	myocardiopathy 심근병증
-penia	deficiency	결핍, 감소	leukopenia 백혈구감소
-pepsia	digest	소화	dyspepsia 소화불량
-phagia	eat	식(증)	polyphagia 다식증
-plasm, -plasia	formation	형성, 형성물	neoplasm 신생물 neoplasia 신생물
-plegia	paralysis, stroke	마비, 타격	hemiplegia 반신(완전)마비, 편마비
-plexy	stroke	타격, 발작	cataplexy 탈력발작
-pnea	breathe	호흡	dyspnea 호흡곤란
-ptosis	downward displacement	처짐, 탈출	nephroptosis 신장처짐
-rrhage	bursting forth	출혈, 누출	hemorrhage 출혈
-rrhexis (rhexis)	rupture	파열	hepatorrhexis 간파열
-sclerosis	hardening	경화증	myelosclerosis 척수경화증, 골수경화증
-somnia	sleep	수면	insomnia 불면증
-stenosis	narrowing	협착증	bronchostenosis 기관지협착증
-uria	urine condition	소변의 상태	glycosuria 당뇨

| 치료와 수술을 나타내는 접미사 |

결합형 용어	뜻을 나타내는 용어	우리말 용어	예
-centesis	puncture	천자	amniocentesis 양막천자, 양수천자
-clasis (clasia)	surgical fracture	외과적 골절	cranioclasis 태아쇄두술
-desis	fusion, binding	융합, 결합	arthrodesis 관절유합술
-ectomy	excision	절제	discectomy 추간판절제, 원반절제
-lysis	separation	박리	nephrolysis 신장박리
-pexy	fixation	고정	colpopexy 질고정
-plasty	surgical repair, shaping	형성술, 성형술	angioplasty 혈관성형
-rrhaphy	suture	봉합술	neurorrhaphy 신경봉합
-stomy	artificial opening	누공술, 문합술	portoenterostomy 문맥창자연결
-tomy	incision, section	질개, 질단	gastrotomy 위절개
-tripsy	crushing	분쇄술, 파쇄술	cholelithotripsy 담석쇄석

| 진단 및 검사 방법을 나타내는 접미사 |

결합형 용어	뜻을 나타내는 용어	우리말 용어	예
-gram	recorded	그림, 도, 기록된 도표	electrocardiogram 심전도
-graph	instrument for recording	기록하는 도구	phonocardiograph 심음기록기
-graphy	method for recording	기록하는 방법	mammography 유방(방사선)촬영
-meter	instrument for measuring	측정기, 계측기	respirometer 호흡계
-metry	method for measuring	측정법, 계측법	sphygmomanometry 혈압측정
-opsy	vision	눈으로 보는 검사	biopsy 생검
-scope	instrument for examining	보는 기구	laparoscope 복강경
-scopy	method of examining	보는법, 검사법	rhinoscopy 비경술
-tome	instrument for cutting	절개도구	keratotome 각막(절개)칼

접두사

접두사는 용어의 처음, 즉 어근 또는 결합형의 앞에 위치하고 용어의 의미를 수식한다. 접두사 역시 접두사만으로 쓰지 않고 같은 의미의 접두사가 여러 개일 수 있다. 일반적으로 접두사가 단독으로 사용될 때는 하이픈이 접두사 다음에 온다. 예를 들면, gastrectomy (위절제: 위를 제거하는 수술) 용어에 접두사 hemi- (1/2을 의미)가 붙는다.

> 예 | hemi- (half, -1/2을 의미) + gastr- (stomach, 위, 어근) + -ectomy (절제, 접미사)
> hemigastrectomy (반위절제) = 위의 반 정도를 수술로 제거함을 의미

| 방향을 나타내는 접두사 |

결합형 용어	뜻을 나타내는 용어	우리말 용어	예
super (super/o)	upward	위쪽(상)	superduction 위쪽돌림, 상전
inferior (infer/o)	downward	아래쪽(하)	inferonasal 하비측의
antero, ante	foreward	앞(전)	anteroclusion 전방교합 antecedent 앞선물질, 선행물질
postero, retro	backward	뒤(후)	posteroanterior 뒤앞- retroauricular 귓바퀴뒤-
latero	side	옆(측)	lateroflexion 옆굽힘, 측방굴곡
dextro	right	오른쪽	dextrocardia 우심증
sinistro	left	왼쪽	sinistrocardia 좌심증
ab	away from	~로부터 멀리	abembryonic 배아반대쪽-
ad	toward	~을 향하여	advanced cancer 진행암
dia, trans, per	across, through	~을 통하여, 횡단하여	diaphragm 가로막, 횡격막 transabdominal 복벽경유- diarrhea 설사

| 수를 나타내는 접두사 |

결합형 용어	뜻을 나타내는 용어	우리말 용어	예
nulli, nullis	none	0	nulligravida 미임신부
uni, mono	one	1	unicellular 단세포-, 홑세포- monocyte 단핵구
primi, proto	first	첫 번째	primigravida 첫임신부, 초임부 protodiastolic 확장초기-
bi, ambi, di	two	2, 양쪽	biauricular 양귀이음축 ambidexter 양손잡이 diarthric 두관절의
tri	three	3	trisomy 삼염색체
quadri, tetra	four	4	quadriplegia 팔다리마비, 사지마비 tetralogy 네증후
quinary, penta	five	5	quintipara 5회출산부, 5회분만부 pentalogy 다섯징후
hexa	six	6	hexadactyly 여섯가락증, 육지증

| 측정 단위의 수를 나타내는 접두사 |

결합형 용어	뜻을 나타내는 용어	우리말 용어	예
giga	billion	10^{9}	gigabyte 기가바이트
mega	million	10^{6}	megabyte 메가바이트
kilo	thousand	1,000	kilogram 킬로그램
hecto	hundred	100	hectometer 100 m
deca	ten	10	decagram 데카그램
deci	one-tenth	1/10	decibel 데시벨
centi	one-hundredth	100, 1/100	centigrade 셀티뉴금
milli	one-thousandth	1/1,000	milliliter 밀리리디
micro	millianth	10^{-6}	micrometer 마이크로미터
nano	billianth	10^{-9}	nanometer 나노미터

| 시간, 속도를 나타내는 접두사 |

결합형 용어	뜻을 나타내는 용어	우리말 용어	예
acut/us	sharp	급한	acute 급성-
chron/o	time	시간	chronic 만성-
tach/y	rapid	빠른	tachycardia 빈맥, 빠른맥
brad/y	slow	느린	bradyarrhythmia 느린부정맥, 서맥부정맥
ante, pre	before	전(앞)	antegrade 제방향-, 앞방향- precancer 전암, 풋암
post	after	후(뒤)	postanal 항문뒤-
intra	during	동안에	intraoperative 수술중-
nyct/o, noct/o	night, dark	밤	nyctalopia 야맹 nocturia 야간뇨, 야뇨증

| 색을 나타내는 접두사 |

결합형 용어	뜻을 나타내는 용어	우리말 용어	예
chrom/o	color	색	achromasia 무색소
erythr/o, rubr/o	red	붉은색	erythrocyte 적혈구
cyan/o	blue	푸른색	cyanosis 청색증
cirrh/o, flav/o, lute/o, xanth/o	yellow	노란색	cirrhosis 경화증 fundus flavimaculatus 노란점안저, 노란점눈바닥 lutein 루테인 xanthelasma 황색판종
chlor/o	green	초록색	chloroma 녹색종
alba (albin/o), leuk/o	white	흰색	albinism 백색증 leukocyte 백혈구
melan/o	black	검은색	melanoma 흑색종
poli/o	gray	회색	poliomyelitis 회색질척수염
purpur/o	purple	자주색	purpura 자반(병), 자색(반)

| 크기, 정도를 나타내는 접두사 |

결합형 용어	뜻을 나타내는 용어	우리말 용어	예
pan, (pant/o)	all	전체	pancystitis 범방광염
sub	near, almost	거의 전부	subluxation 불완전탈구, 아탈구
poly, multi	many, much	많은	polyarteritis 다(발)동맥염 multigravida 다임신부, 경임부
olig/o *	few, scanty	적은	oliguria 소변감소, 요감소
semi, hemi	half	반	semiliquid 반액체 hemianopsia 반맹, 반시야결손
micro	small	작은	microaneurysm 미세동맥류
macr/o, megal/o	large	큰	macrencephaly 큰뇌증, 대뇌증 megaloblast 거대적혈모구
hyper	excessive	정상이상, 초과	hyperemesis 과다구토
hypo	deficient	정상이하, 부족한	hypoacusis 청각저하
pachy	thick	두꺼운	pachymeninx 경수막
lept/o *	thin	얇은	leptodactyly 가는가락증

*는 결합형이지만 접두어처럼 단어의 앞에 사용되는 것.

| 부정, 반대를 나타내는 접두사 |

결합형 용어	뜻을 나타내는 용어	우리말 용어	예
a, an	without, absence, negative	없음, 아닌	aplasia 무형성 anacusia 청각상실
in, im	not, lack	아닌	incompatibility 부적합 imbalance 불균형
anti, contra	against, opposing	대항, 반대	antacid 제산제 contraception 피임

| 위치, 장소를 나타내는 접두사 |

결합형 용어	뜻을 나타내는 용어	우리말 용어	예
supra	above, over	위	supracondylar 관절융기위-
infra, sub, hypo	under, beneath	아래	infraclavicular 빗장아래-, 쇄골아래- subanesthetic 약한마취-, 저마취- hypoalbuminemia 저알부민혈증
latero	side	옆	lateroflexion 옆굽힘, 측방굴곡
ventro	abdomen	복부	ventrofixation 자궁복벽고정, 자궁배벽고정
dorsum	back	등	dorsum nasi 콧등
cephalo	head	머리	cephalocele 뇌탈출, 뇌류
caudo	tail	꼬리	caudocranial view 아래위상
en, em, endo	in, within	안	enanthema 점막진 embryo 배아 endoarteritis 동맥내막염 intracellular 세포속-, 세포내- esophoria 내사위
meso, mid	middle	중앙, 중간	mesoblast 중간판 midbrain 중(간)뇌
exo, ecto, extra	outside	바깥쪽	exoenzyme 세포바깥효소, 세포외효소 ectoblast 외배엽 extracardiac 심장바깥-, 심장외-
epi	upon	바로 위	epicardium 심외막, 심장바깥막
peri, circum	around	주변, 둘레	perianal 항문주위- circumarticular 관절주위-
inter	between	사이	interbrain 사이뇌, 간뇌
proximo	beside, near	근위	proximal 몸쪽-, 근위-
disto	distal	원위	distocclusion 아래턱뒤물림, 원심교합

| 성상을 나타내는 접두사 |

결합형 용어	뜻을 나타내는 용어	우리말 용어	예
atelo	imperfect, incomplete	불완전한	atelognathia 턱발육불완전
auto, idio	self, own	스스로, 자가	autoantibody 자가항체 idiosyncrasy 특이체질
crypto	hidden	숨어있는	cryptorchidism 잠복고환(증)
malaco	soft	부드러운	osteomalacosis 골연화증
dura, sclero	hard	단단한	duraplasty 경막성형 scleroderma 피부경화증
neo	new	새로운	neocortex 신피질, 새겉질
ortho	straight, correct	똑바루, 곧은	orthopnea 앉아숨쉬기, 좌위호흡
iso	equal	같은(크기)	isoantigen 동종항원
homo	same	같은(종류)	homoeroticism 동성애
hetero	other, another	다른	heteroantigen 이종항원
xeno	strange, foregin	다른	xenophobia 타인공포증
allo	other, another	다른	alloeroticism 타인성애
ankylo	bent	휘어진	ankylosis 관절강직
normo	normal	정상	normochromia 정상색소성, 정염(색)성
eu	good, well	좋은, 정상	eucapnia 정상이산화탄소혈증, 정상호흡
dys	difficult, painful, faulty	어려운, 고통스러운, 잘못된	dysaesthesia 감각이상
mal	bad, disease	나쁜, 질병의	malaise 병감, 불쾌감
terato	malformation	기형	teratogenesis 기형발생
cryo	cold	차가운, 한냉의	cryoanalgesia 냉동진통
febro, pyro, thermo, caloro	heat, fire	열성의, 열이 있는	febrile 열(성), 열병-, 발열(성)- pyroglobulinemia 발열글로불린혈증 thermoalgesia 작열통
xero	dry	건조한	xerophthalmia 눈마름증, 안구건조증
sym, con	together	함께	symphysis 결합, 섬유연골결합 concurrent infection 동시감염

결합형

용어를 구성하는 데 있어서 용어의 발음을 쉽게 하기 위해 모음(일반적으로 o)을 어근에 붙이는데, 이것을 결합형 모음이라고 한다.

1. 결합형 모음에 붙이는 어근을 결합형이라고 한다. 어근과 결합형 모음 o를 사용한 예는 다음과 같다.

예 1 | cardi- (cardi, 심장) + o + -megaly (enlarged, 비대) = cardiomegaly (심장비대)

2. 결합형과 접미사에 두 개의 모음이 함께 겹쳐지면, 즉 접미사의 첫글자가 모음(a,e,i,o,u)이면 어근 끝의 결합형모음은 생략한다.

예 2 | gastr/o (위) + -itis (inflammation, 염증) = gastritis (위염)
(-itis의 첫글자가 i (모음)이므로 gastro-에서 결합형모음인 o를 생략)

3. 두 어근에 두 개의 모음이 겹쳐지면, 결합형모음은 어근의 첫 글자가 모음일지라도 생략하지 않고 그대로 표현한다.

예 3 | gastr- (stomach, 위) + o (결합형 모음) + enter- (intestine, 장) + -itis (염증)
= gastroenteritis (위장염)
gastrenteritis는 잘못된 표현

| 전문분야와 관련된 결합형 |

결합형 용어	뜻을 나타내는 용어	우리말 용어	분야	전문의
cardi/o	heart	심장	cardiology / 심장학	cardiologist / 심장전문의
gastr/o, enter/o	stomach, intestines	위, 창자, 장	gastroenterology / 위장(관)병학	gastroenterologist / 위장(관)병의사, 위장(관)병학자
ped/o	child	소아	pediatrics / 소아청소년과(학)	pediatrician / 소아청소년과의사, 소아청소년과전문의
neur/o	nerve	신경	neurology / 신경학	neurologist / 신경과의사, 신경과학자
gynec/o	female	여성	gynecology / 부인과(학)	gynecologist / 부인과의사, 부인과전문의
rhin/o	nose	코	rhinology / 비과(학)	rhinologist / 비과전문의, 코전문의
ophthalm/o	eye	눈	ophthalmology / 안과(학)	ophthalmologist / 안과의사, 안과전문의
ot/o, laryng/o	ear, larynx	귀, 후두	otolaryngology / 이비인후과(학)	otolaryngologist / 이비인후과의사, 이비인후과전문의
ur/o	urinary tract (or urine)	요로 또는 소변, 요, 오줌	urology / 비뇨의학(과)	urologist / 비뇨기과의사, 비뇨기과전문의
orth/o ped/o	straight scild	곧게 펴다, 정형의 소아의	orthopedics / 정형외과(학)	orthopedist, orthopedic surgeon / 정형외과의사, 정형외과전문의
rheumat/o	rheumatism	류머티즘, 류마티스 질환	rheumatology / 류머티스학	rheumatologist / 류마티스학자, 류마티스전문의
dermat/o	skin	피부	dermatology / 피부과(학)	dermatologist / 피부과의사, 피부과전문의
path/o	disease	질병	pathology / 병리(학)	pathologist / 병리학자, 병리의사
crin/o	to secrete	분비하다	endocrinology / 내분비학	endocrinologist / 내분비학자, 내분비전문의
esthesi/o	feeling or sensation	감각	anesthesiology / 마취과(학)	anesthesiologist / 마취과의사, 마취과전문의

결합형 용어	뜻을 나타내는 용어	우리말 용어	분야	전문의
ger/a, ger/o, geront/o	elderly	노인	geriatrics / 노인의학	geriatrician / 노인의학의사
immun/o	immune	면역	immunology / 면역학	immunologist / 면역학자
ne/o, nat/o	new, birth	새로운 탄생	neonatology / 신생아학	neonatologist / 신생아전문의
obstetr/o	midwife	조산사, 산파	obstetrics / 산과(학)	obstetrician / 산과의사, 산과전문의
onc/o	tumor	종양	oncology / 종양학	oncologist / 종양전문의
psych/o	mind	마음	psychiatry / 정신건강의학(과), 정신의학	psychiatrist / 정신과의사, 정신건강의학과전문의
radi/o	radiation (or radius)	방사선	radiology / 영상의학	radiologist / 영상의학과의사, 영상의학과전문의

단수형과 복수형

의학용어를 정확하게 사용하기 위해서는 단수형과 복수형의 용어들을 이해해야 한다. 복수형 의학용어들은 영어 또는 다른 언어로 사용할 수 있다. 예를 들면, appendix의 복수형은 영어로 appendixes이지만 다른 언어의 복수형은 appendices이다. 의학용어는 대부분 라틴어와 그리스어에서 유래되었으며 복수형의 기본적인 규칙은 아래와 같이 몇 가지 유형이 있다.

1) 단수형의 끝이 「is」인 경우에는 「i」를 「e」로 바꾼다.

단수형	복수형
diagnosis / 진단	diagnoses
pelvis / 골반	pelves
neurosis / 신경증	neuroses

2) 단수형의 끝이 「us」인 경우에는 「us」를 「i」로 바꾼다.

단수형	복수형
bronchus / 기관지	bronchi
bacillus / 막대균	bacilli
calculus / 결석	calculi
embolus / 색전	emboli

3) 하지만, 몇 가지 예외가 있다. 예를 들어, 「virus」의 복수형은 「viruses」이며, 「sinus」의 복수형은 「sinuses」이다. 단수형의 끝이 「a」인 경우에는 「e」를 첨가한다.

단수형	복수형
sclera / 공막	sclerae
scapula / 어깨뼈	scapulae
vena cava / 대정맥	venae cavae

4) 단수형이 「um」으로 끝나는 경우에는 「um」을 「a」로 바꾼다.

단수형	복수형
acetabulum / 절구	acetabula
septum / 중격	septa
diverticulum / 곁주머니	diverticula

5) 단수형이 「ix」나 「ex」로 끝나는 경우에는 그 끝을 「ices」로 바꾼다.

단수형	복수형
cervix / 자궁경부	cervices
varix / 정맥류	varices

6) 단수형이 「oma」로 끝나는 경우에는 거기에 「ta」 혹은 「s」를 첨가한다.

단수형	복수형
adenoma / 샘종	adenomata or adenomas
carcinoma / 암종	carcinomata or carcinomas
fibroma / 섬유종	fibromata or fibromas

7) 단수형이 「nx」로 끝나는 경우에는 「x」를 「g」로 바꾸고, 「es」를 첨가한다.

단수형	복수형
larynx / 후두	larynges
meninx / 수막	meninges
phalanx / 가락뼈	phalanges

8) 단수형이「on」으로 끝나는 경우에는「on」을「a」로 바꾸거나 간단히「s」를 첨가한다.

단수형	복수형
ganglion / 신경절	ganglia or ganglions

9) 단수형이「ax」로 끝나는 경우에는「ax」를「aces」로 바꾼다.

단수형	복수형
thorax / 가슴	thoraces

복수형을 만드는 규칙

is → es	um → a	nx → nges
us → i	ix → ices	on → a, or simply add an s
a → ae	oma → omata; omas	ax → aces

Chapter 02

신체구조

Body structure

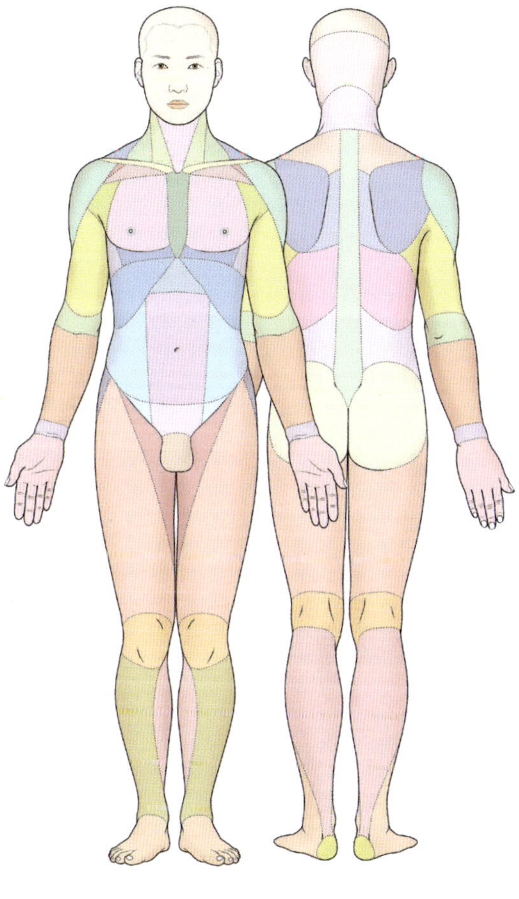

신체구조의 형태를 설명할 때는 여러 가지 용어가 필요하다. 또 방향을 가리키는 말은 자세에 따라 달라질 수 있기 때문에 이런 설명을 위해서는 기본이 되는 자세가 필요한데 이것이 해부학적 자세이다. 해부학적 자세는 차려자세에서 양쪽 발을 붙이고 양쪽 손바닥을 펴서 앞을 향하게 하는 자세이다. 우리 몸의 구조나 형태를 설명할 때는 이 자세를 기준으로 기술한다.

인체 면

정중면 | median plane

신체의 정중부를 세로 전후방향으로 통과하는 상상적 평면으로 신체를 좌우로 등분한다.

시상면 | sagittal plane

신체의 정중면 또는 시상봉합에 평행하게 주행하며 신체를 좌우로 나누는 면. 정중면과 평행되며 신체 또는 장기를 계속 수직으로 절단하는 면이다.

median plane /míːdiən plein/
정중면 /정중면

sagittal plane /sǽdʒitl plein/
시상면 /시상면

■ 인체의 면

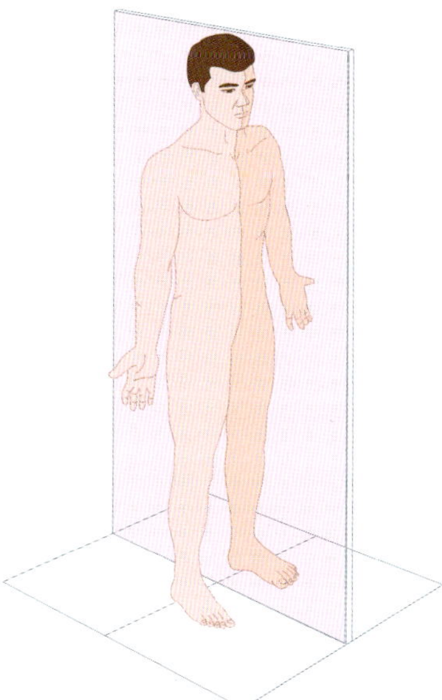
시상면(정중면 좌우의 1차균형)

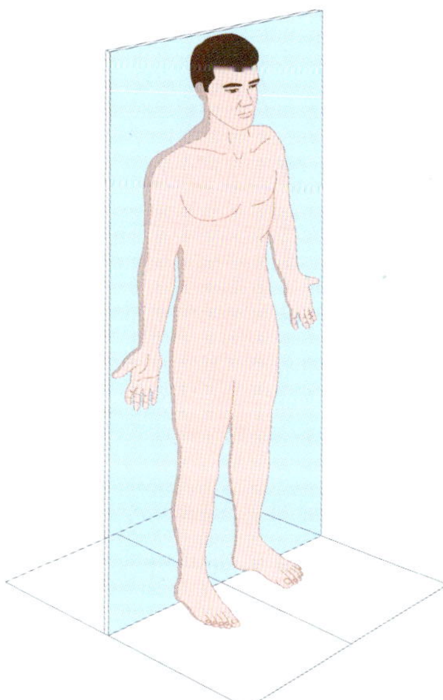
관상면(전면과 후면 2차균형)

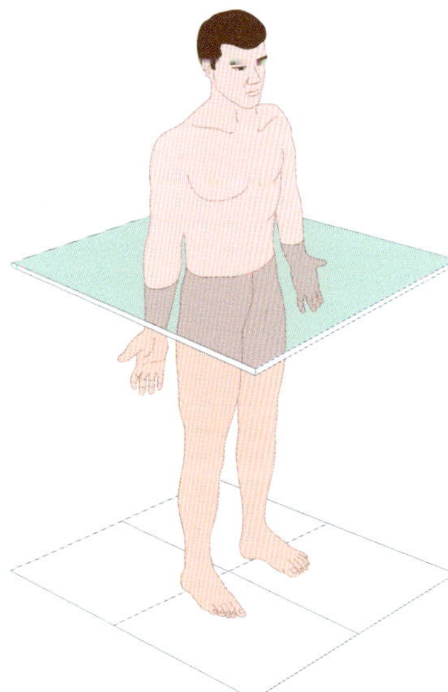
가로면(상체와 하체면 3차균형)

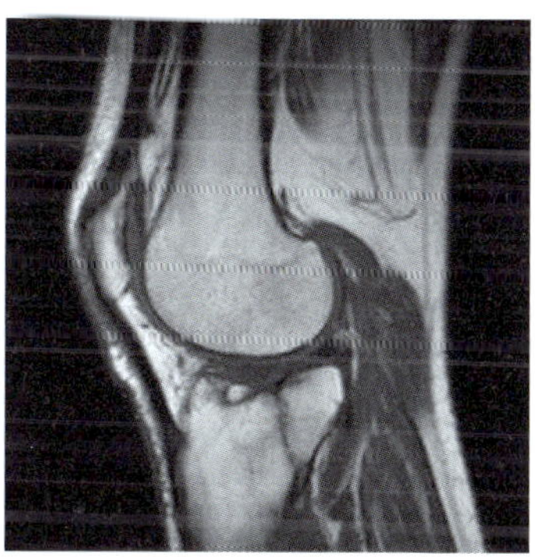
시상면

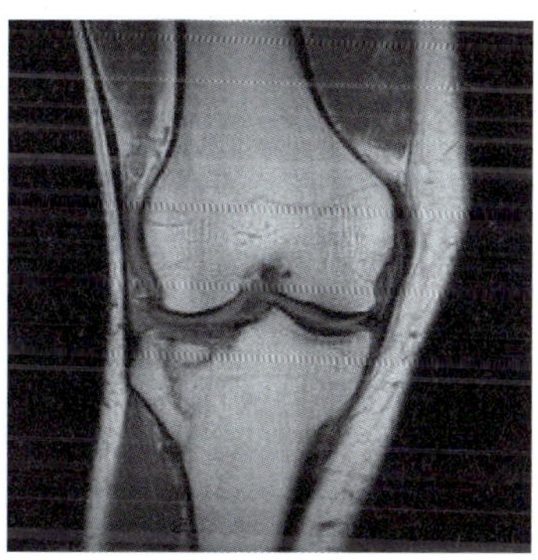
관상면

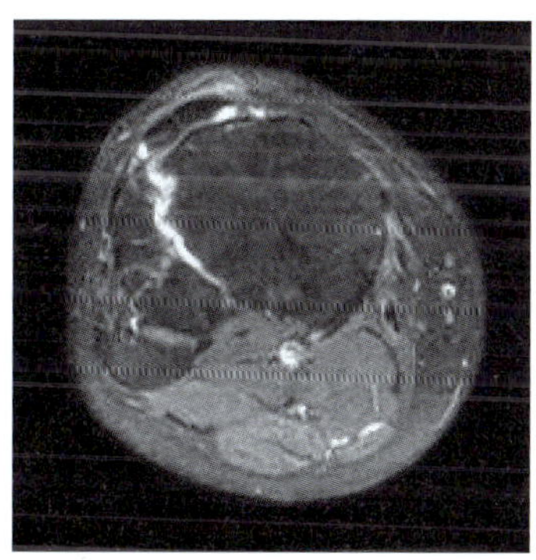
가로면

coronal plane /kɔ́:rounəl plein/ 관상면 /관상면

transverse plane /trænsvə́:rs plein/ 가로면 /가로면

head /hed/ 머리, 두 /머리, 갈래

thorax /θɔ́:ræks/ 가슴, 흉부, 흉곽 /가슴, 흉부, 흉곽

abdomen /ǽbdəmən/ 복부 /배, 복부

mammary gland /mǽməri glænd/ 유선, 젖샘 /젖샘, 유선

epigastrium /èpigǽstriəm/ 명치부위, 상복부 /상복부의, 심와부의

pubic /pjú:bik/ 1. 두덩(뼈)-, 치골- 2.두덩부위- /치골의

관상면 | coronal plane

신체의 측부에서 측부까지 장축방향으로 정중면에 직각으로 통과하는 모든 면을 말하며 신체를 전, 후부로 나눈다.

가로면 | transverse plane

신체나 장기를 상하로 이분하는 평면.

인체의 구분

머리, 두 | head

해부학에서 구별하는 머리는 이마, 마루, 관자, 뒤통수, 꼭지, 귓바퀴의 6부위로 나뉜다. 그 밖에는 얼굴 부위에 속한다. 머리에서 머리털이 없는 것은 이마, 귓바퀴, 꼭지이다. 머리피부는 두껍지만 피하조직에는 특히 결합조직의 막이 있고, 앞쪽은 이마근과, 뒤쪽은 뒤통수근과 연결되어 있다.

가슴, 흉부, 흉곽 | thorax

갈비뼈에 의해서 싸인 목과 가로막 사이의 신체부분. 가슴을 바구니처럼 싸고 있다. 후벽 정중선에 12쌍의 가슴우리뼈가 늘어서고, 이것과 관절을 이루어 바깥쪽으로 만곡하여 전하방을 향하는 12쌍의 갈비뼈와 그 갈비뼈 위쪽의 7쌍과 갈비연골로 연결되는 전벽 중앙의 복장뼈로 이루어진다.

복부 | abdomen

동물의 몸에서 갈비뼈 아래 부분에서 두덩뼈 위 부분에 이르는 몸 부분으로 배꼽을 중심으로 하여 하복부와 상복부로 나뉜다. 위 · 대장 · 소장 등의 내장이 들어 있다.

유선, 젖샘 | mammary gland

여성에서는 15~25개의 유선 엽으로 구성된 복합 관상포상 샘. 각 엽은 젖꼭지 주위에 방사상으로 배열되어 있으며 결합조직 및 지방조직에 의해 분리되어 있고 젖꼭지로 개구하는 자체의 배출관을 갖고 있다.

명치부위, 상복부 | epigastrium

사람의 가슴우리뼈 아래 한가운데의 오목하게 들어간 곳의.

1. 두덩(뼈)-, 치골- 2. 두덩부위- | pubic

1. 두덩이나 두덩뼈와 관련된. 2. 배꼽 밑과 샅 사이에 위치한 부분으로, 좌우 양쪽 두덩뼈가 모여 골반 중앙의 두덩결합을 형성하고 있다.

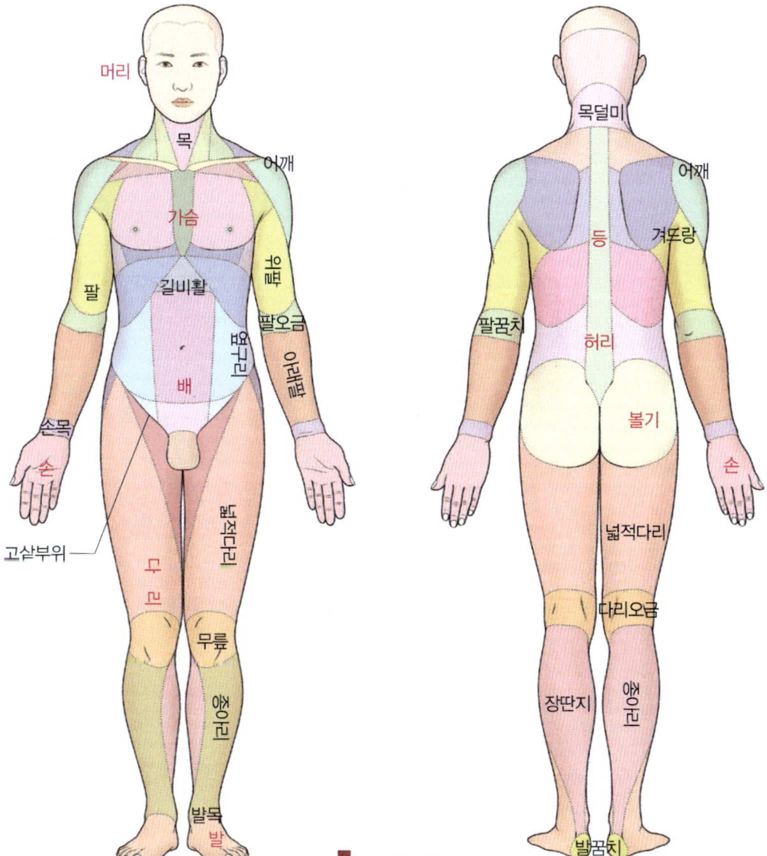

■ 인체의 부위

고샅-, 서혜- | inguinal

사타구니의. 두 다리 사이의.

inguinal /íŋgwinəl/ 고샅-, 서혜-
/서혜부의

몸통 | trunk

몸통. 동물체의 머리 · 목 · 꼬리 · 사지(발 · 다리 · 날개)를 제외한 부분.

trunk /trʌŋk/ 몸통, 줄기, 동맥
/줄기, 몸통, 동맥, 체간, 구간, 간

목, 경부 | neck

머리와 몸통을 연결하는 잘록한 부분 또는 기관이나, 자궁(자궁경부) 또는 그 외의 구조물(치경)의 잘록한 부분.

neck /nek/ 목, 경부 /목, 경부

어깨뼈, 견갑골 | scapula

두 팔이 몸통에 연결되는 골격의 일부를 이루는 뼈. 가슴우리의 뒷면에 좌우 대칭으로 첫째~일곱째갈비뼈에 걸쳐 있으며, 길이 9~10 cm의 넓석한 삼각형 모양이다. 가슴우리와는 직접적인 연락이 없고, 주로 근육으로 가슴우리 뒷면에 지탱되어 있다. 이 뼈의 외형은 등의 표면에서 만질 수가 있다. 앞면은 약간 오목하고, 뒷면에는 어깨뼈가시라는 뼈능선이 바깥쪽 위로 튀어나와 있다.

scapula /skǽpjulə/ 어깨뼈, 견갑골
/어깨뼈, 견갑골

lumbar /lʌ́mbər/ 1. 허리-, 요부- 2. 요추- /요부의

coxa /kɑ́ksə/ 엉덩관절, 고(관절) /엉덩관절, 요, 관골(부), 밑마디, 고관절(부)

sacrum /séikrəm/ 엉치뼈, 천골 /천추(골), 천골추

1. 허리-, 요부- 2. 요추- | lumbar

허리부, 즉 등쪽에서 가슴우리와 골반의 사이를 차지하는 부분의.

엉덩관절, 고(관절) | coxa

엉덩관절과 그 바깥쪽의 몸부분.

엉치뼈, 천골 | sacrum

등뼈 가운데 허리뼈보다 아래쪽에 있는 다섯 개의 뼈. 유합되어 엉치뼈를 이룬다.

복부의 구분

right upper quadrant (RUQ) /rait ʌ́pə kwɑ́drənt/ 오른윗배부위

left upper quadrant (LUQ) /left ʌ́pə kwɑ́drənt/ 왼윗배부위

right lower quadrant (RLQ) /rait lóuə kwɑ́drənt/ 오른아랫배부위

left lower quadrant (LLQ) /left lóuə kwɑ́drənt/ 왼아랫배부위

오른윗배부위 | right upper quadrant (RUQ)

간의 우엽, 담낭, 췌장의 일부, 소장 및 대장의 일부.

왼윗배부위 | left upper quadrant (LUQ)

간의 좌엽, 위, 비장, 췌장 일부, 소장 및 대장의 일부.

오른아랫배부위 | right lower quadrant (RLQ)

우측 난관, 난소, 충수, 우측 요관, 소장 및 대장의 일부.

왼아랫배부위 | left lower quadrant (LLQ)

좌측 난관, 난소, 좌측 요관, 소장 및 대장의 일부.

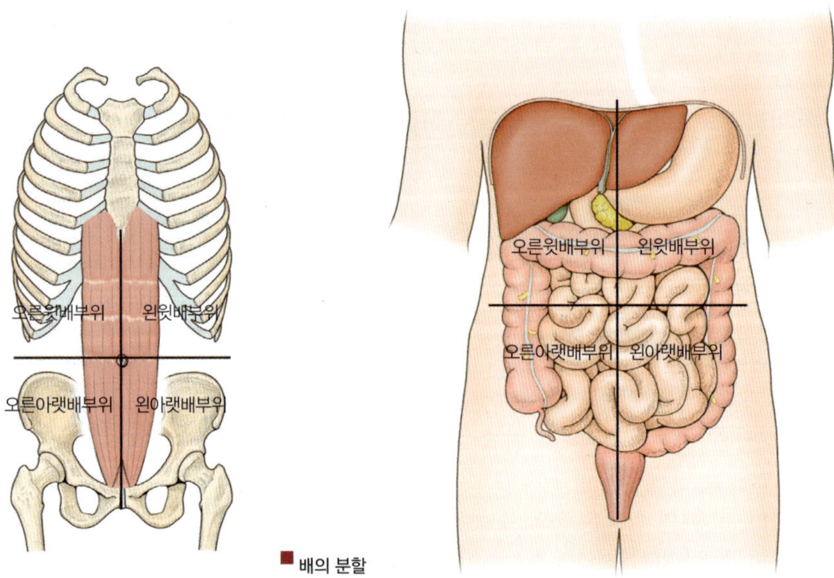

배의 분할

방향

들-, 구심-, 수입- | afferent
신체나 장기의 중앙면을 향한 방향. 중심으로 향하는, 몸의 중심으로 들어오는. 특히, 신경과 혈관과 연관되어 중추 방향으로 가거나 중추를 향하여 자극을 전달하는 성질.

afferent /ǽfərənt/ 들-, 구심-, 수입- /구심(성)의, 수입의

날-, 원심-, 수출- | efferent
신체나 장기의 중앙면에서 멀어지는 방향. 원심성 신경과 같이 중추에서 전달되는 것.

efferent /éfərənt/ 날-, 원심-, 수출- /수출의, 원심의, 원심성

앞-, 전-, 전방- | anterior
1. 앞 또는 앞쪽에 있는. 신체나 장기의 앞면을 향한 방향.
2. 몸의 머리쪽 방향의.
3. 몸의 배쪽의 의미로 사용되는 말.

anterior /æntí:riər/ 앞-, 전-, 전방- /전의, 전방의, 앞

뒤-, 후- | posterior
신체나 장기의 뒷면을 향한 방향. 형용사로 '뒤'를 뜻하는 말이다. 이에 반대되는 말로 '앞'이 있다. 여기서 앞, 뒤의 구분은 바로 서 있는 위치에서 손바닥을 등쪽으로 돌린채 서 있는 사람을 기준으로 한다.

posterior /pastí:riə/ 뒤-, 후- /뒤(의), 후의, 후

중심-, 중추- | central
변두리가 아닌 물체의 중심에 해당하는.

central /séntrəl/ 중심-, 중추- /중심의, 중앙의, 중추(성)의

깊은, 심부- | deep
신체 표면에서부터 내부의 안쪽을 향한 방향. 표면으로부터 가장 아래에 위치한 곳.

deep /di:p/ 깊은, 심부- /깊은, 심, 심부, 심재성

얕은, 표재-, 표면- | superficial
신체 표면을 향한 방향. 표면 근처에 관한 또는 표면 근처에 위치한. 반대말은 '깊은'이다.

superficial /su:pəfíʃəl/ 얕은, 표재-, 표면- /표재(성)의, 표면의

먼쪽-, 원위-, 말단- | distal
사지가 몸통에 부착된 지점에서 먼 쪽의 방향. 상지, 하지에서 몸통에 붙는 부위로부터 멀어지는 쪽이 원위이며 부착부와 가까운 쪽을 근위라 한다.

distal /dístl/ 먼쪽-, 원위-, 말단- /원위의, 말단의

몸쪽-, 근위- | proximal
사지가 몸통에 부착된 지점에서 가까운 쪽의 방향. 어떤 비교점이나 기시점에 대하여 더 가까운 쪽에 있는 경우를 이르는 말로, 인체에서 사지의 경우는 몸통

proximal /práksiməl/ 몸쪽-, 근위- /근위(의)

쪽에 가까운 쪽을 말한다.

superior /supíəriə/ 위-, 상- /상의

위-, 상- | superior

신체나 장기의 위쪽. 머리에 가까운 쪽. 반대말은 머리에서 아래쪽이다. 여기서 위, 아래의 구분은 바로 서 있는 위치에서 손바닥을 등쪽으로 돌린 채 서 있는 사람을 기준으로 한다.

inferior /infíəriə/ 아래-, 하- /하의

아래-, 하- | inferior

신체나 장기의 아래쪽. 아래에 위치하다. 하방을 향하고 있다. 기관 또는 다른 구조의 하면이나, 두 개의 동질구조 중 아래쪽에 있는 것을 가리킬 때 사용하는 말.

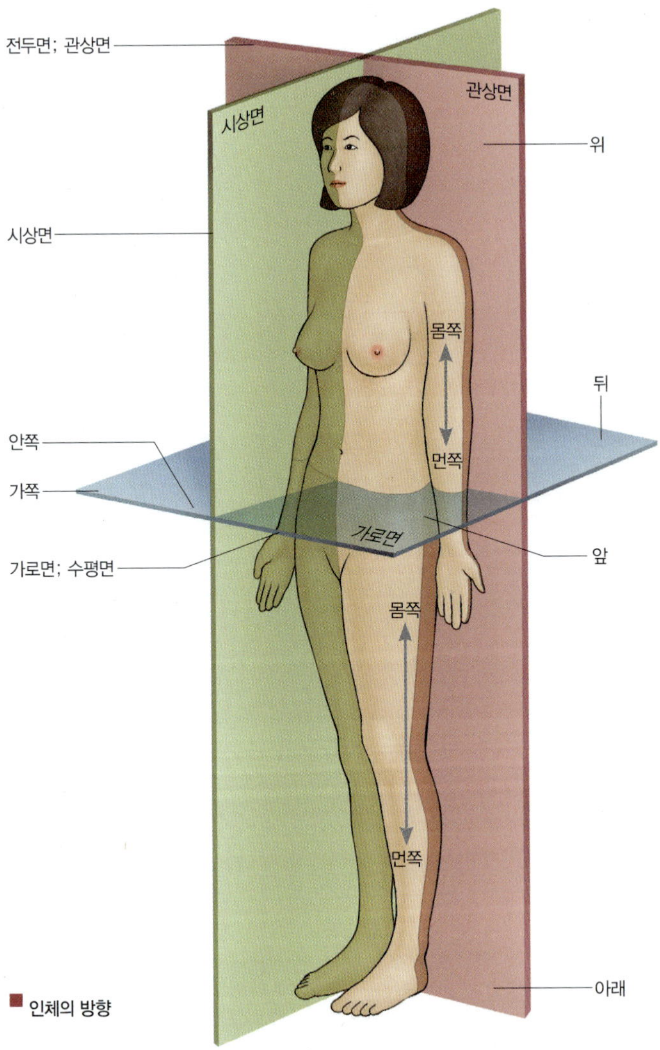

■ 인체의 방향

안쪽-, 내측- | medial
몸의 중심에서 가까운 쪽으로 움직이는 경우를 말한다.

medial /mí:diəl/ 안쪽-, 내측- /내측의

가쪽-, 외측- | lateral
몸의 중심정중면 또는 정중선에서 멀게 위치하는.

lateral /lǽtərəl/ 가쪽-, 외측- /측면의, 외측의

바로누운, 앙와위- | supine
반듯이 위를 보고 누운.

supine /sjú:pain/ 바로누운, 앙와위- / 바로누운-, 앙와위-

엎드린, 복와위- | prone
얼굴을 아래쪽으로 보게 하는, 즉 엎드린 자세를 총칭하는 용어.

prone /proun/ 1. 엎드린, 복와위- 2. 엎침, 회내 /엎드린, 엎침, 회내

체강

체강 | body cavity
내부 장기를 담고 있는 신체의 빈 공간.

body cavity /bádi kǽviti/ 체강

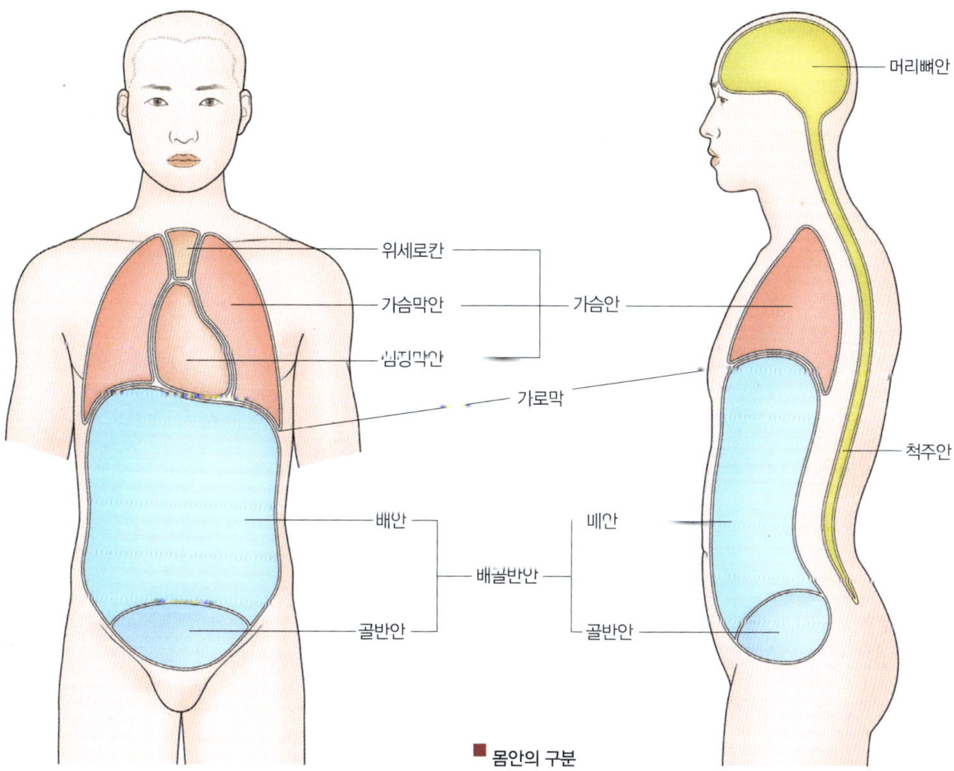

몸안의 구분

cranial cavity /kréiniəl kǽviti/ 머리뼈안, 두개강 /머리안, 두개강

thoracic cavity /θɔːrǽsik kǽviti/ 가슴안, 흉강 /가슴안, 흉강

abdominal cavity /æbdάminl kǽviti/ 복강, 배안 /배안, 복강

pelvic cavity /pélvik kǽviti/ 골반안, 골반강 /골반안, 골반강

머리뼈안, 두개강 | cranial cavity

머리뼈 속의 공간으로 뇌가 들어가는 공간이다.

가슴안, 흉강 | thoracic cavity

갈비뼈, 갈비연골, 척추뼈, 복장뼈로 둘러싸인 심장, 폐 등이 들어 있는 가슴 안쪽의 빈 부분.

복강, 배안 | abdominal cavity

복막에 의해 둘러싸여 있는 공간. 인체에서 가장 큰 빈 공간으로 인체의 가운데 부분에 위치하며, 위로는 가로막에 의해 가슴안과 구분되고 아래로는 골반부와 접하고 있다. 소화관의 대부분과 간·비장·췌장·신장·난소 등이 복골반강에 들어 있다. 벽복막(복골반강의 안쪽 벽을 싸고 있는 막)과 장쪽복막(복골반강에 있는 장기와 구조물을 싸고 있는 막) 사이의 공간인 복골반강에는 소량의 장액이 들어 있어 장기의 마찰을 막아줌으로써 장기가 자유롭게 움직일 수 있도록 한다.

골반안, 골반강 | pelvic cavity

방광, 요도, 요관, 여성의 자궁, 질을 포함하는 복부 아래쪽 골반벽 내의 공간.

Chapter

03

근골격계통

Musculoskeletal system

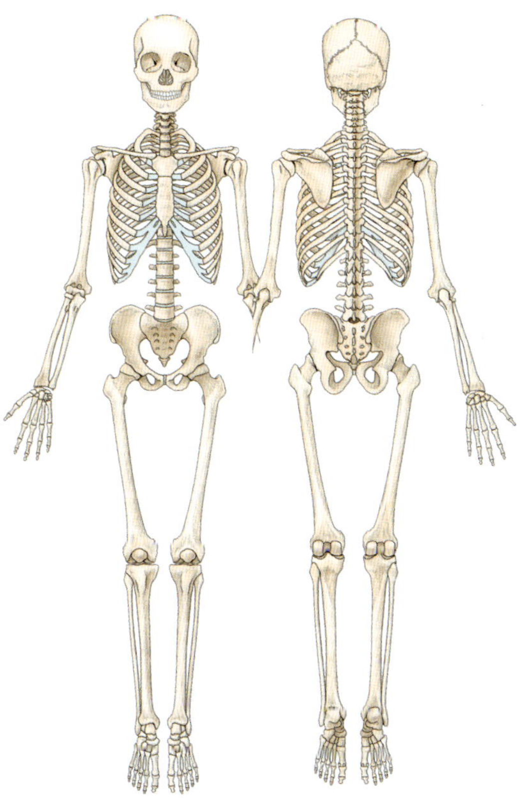

우리 몸에는 200개가 넘는 많은 뼈가 있다.
이 뼈들은 서로 연결되어 뼈대를 이루어
우리 몸의 생김새를 유지한다.
뼈는 근육이 붙는 자리가 되며 관절에서
운동이 일어날 때 지렛대와 같은 역할을 한다.
어떤 뼈는 속에 부드러운 장기를 감싸서
보호하고, 뼛속의 골수에서는 혈액세포를
만들며 칼슘의 대부분이 뼈에 저장되어 있다.
머리, 목, 몸통을 이루는 뼈를 몸통뼈대,
팔다리를 이루는 뼈를 팔다리뼈대라고 한다.
뼈는 모양에 따라 긴뼈, 짧은뼈, 납작뼈,
불규칙뼈 등으로도 나눈다.
관절은 2개 이상의 뼈가 만나는 곳을 말한다.
뼈 사이를 연결하는 조직에 따라 섬유로 된
결합조직이면 섬유관절, 연골이면 연골관절,
윤활주머니면 윤활관절이라고 한다.
섬유관절과 연골관절은 움직임의 양이
매우 적고 윤활관절은 가장 자유롭게 운동이
일어나는 관절인데 좁은 의미의 관절은
윤활관절을 뜻한다.

의학용어 결합형

결합형 용어	뜻을 나타내는 용어	우리말 용어	예
osteo	bone	뼈, 골	osteoarthritis 골관절염
vertebro, spondylo	vertebra	척추	vertebrosternal 척추복장-, 척추흉골-
spino, rachio	spinal cord, spinal column	척수, 척주	spinocerebellum 척수소뇌 rachiometer 척주만곡계
myelo	bone marrow spinal cord	골수, 척수	myelocyte 골수세포
cheiro	hand	손	cheirocinesthesia 손운동감각
pedo, podo	foot	발, 족	pedopathy 족병, 발병 podocyte 발세포
digito, dactylo	finger, toe	손지, 가락	extensor digitorum muscle 손가락폄근 dactylolysis 가락소실, 가락절단
arthro	joint	관절	arthrocentesis 관절천자
chondro	cartilage	연골	chondroma 연골종
teno, tendo, tendino	tendon	힘줄(건)	tendinosuture 힘줄봉합
desmo, ligamento	ligament	인대	desmodynia 인대통증 ligamentopexis 인대고정(술)
-desis	binding	고정	arthrodesis 관절유합술
myo	muscle	근육	myositis 근(육)염
leiomyo	smooth muscle	평활근	leiomyofibroma 평활근섬유종
rhabdomyo	striated muscle	횡문근	rhabdomyolysis 횡문근융해(증)
sarco	flesh	육(肉)	sarcoma 육종

몸의 뼈대

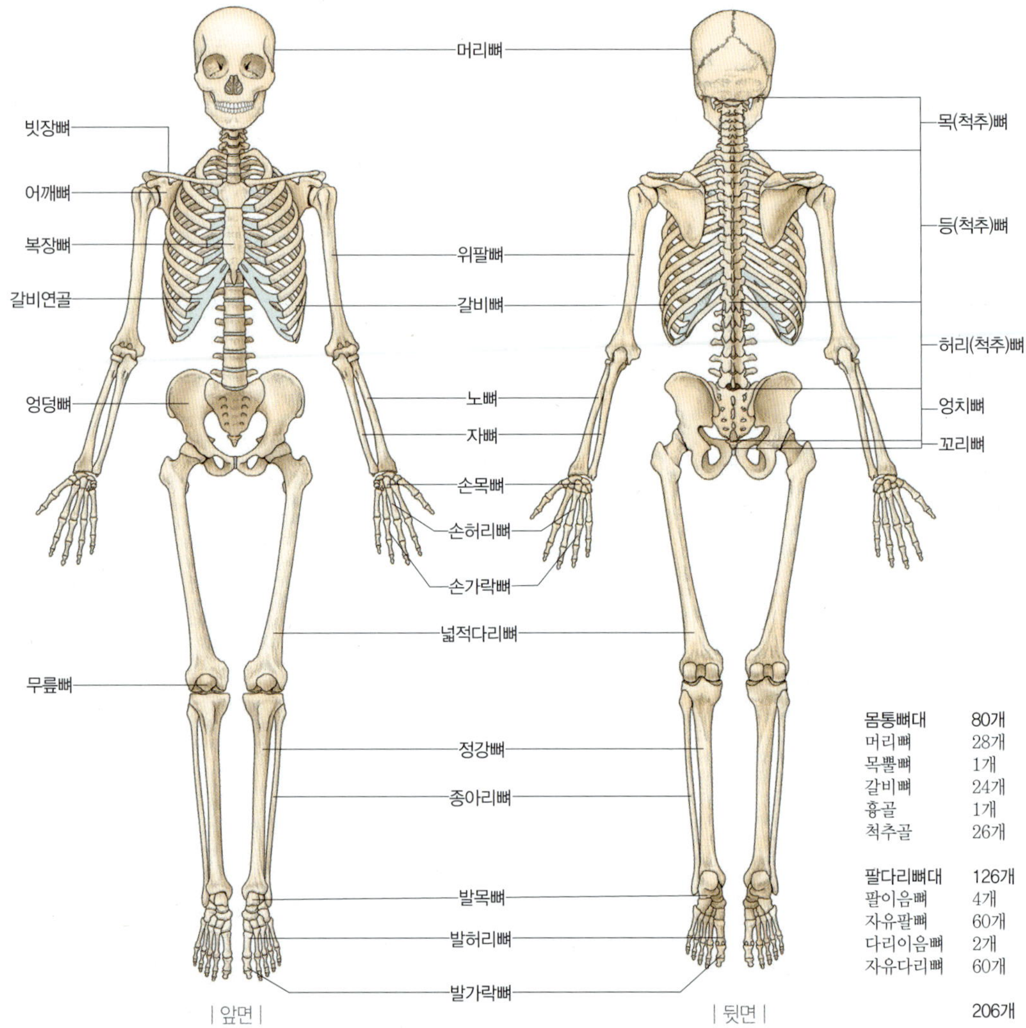

몸통뼈대	80개
머리뼈	28개
목뿔뼈	1개
갈비뼈	24개
흉골	1개
척추골	26개
팔다리뼈대	126개
팔이음뼈	4개
자유팔뼈	60개
다리이음뼈	2개
자유다리뼈	60개
	206개

갈비뼈 | 늑골 / rib, costal bone
갈비연골 | 늑연골 / costal cartilage
꼬리뼈 | 미골 / coccyx
넓적다리뼈 | 대퇴골 / femur; thigh bone
노뼈 | 요골 / radius
등(척추)뼈 | 흉추 / thoracic vertebrae
머리뼈 | 두개골 / cranium
목(척추)뼈 | 경추 / cervical vertebrae
무릎뼈 | 슬개골 / patella
발가락뼈 | 지골 / phalanges
발목뼈 | 족근골 / tarsal bone
발허리뼈 | 중족골 / metatarsals
복장뼈 | 흉골 / sternum
엉덩뼈 | 장골 / hip bone; coxal bone
빗장뼈 | 쇄골 / clavicle
손가락뼈 | 지골 / phalanges
손목뼈 | 수근골 / carpal bone
손허리뼈 | 중수골 / metacarpals
어깨뼈 | 견갑골 / scapula
엉치뼈 | 천골 / sacrum
위팔뼈 | 상완골 / humerus
자뼈 | 척골 / ulna
정강뼈 | 경골 / tibia
종아리뼈 | 비골 / fibula
허리(척추)뼈 | 요추 / lumbar vertebrae

뼈, 골 | Bone

사람의 살 속에서 그 몸을 지탱하는 단단한 물질이다. 바깥쪽은 골막으로 덮여 있고, 내부에는 뼈속질로 채워져 있다. 뼈는 외형으로 긴뼈, 짧은뼈, 납작뼈로 나뉘어진다. 긴뼈의 양 끝을 뼈끝, 중앙부를 뼈몸통이라고 한다.

해부 · 생리학적 용어

■ 뼈의 형성

골세포, 뼈세포 | osteocyte

뼈를 이루는 세포. 세포간질 속에 흩어져 있으며, 치밀뼈에서는 각 세포가 무수한 돌기를 내어서 서로 연결하고 있다. 1 mm^3의 피질골 속에 평균 700~900 존재하는 골세포를 말한다.

osteocyte /àstiəsáit/ 골세포, 뼈세포 /뼈세포, 골세포

골모세포, 뼈모세포 | osteoblast

뼈의 첨가를 관장하는 세포. 뼈형성부 표면에 단층배열된 세포층으로서 나타나며, 골기질 형성, 석회화, 전해질 대사에 관여하고, 나아가서는 파골세포 분화, 유도에도 중요한 역할을 한다.

osteoblast /ástiəblæ̀st/ 골모세포, 뼈모세포 /뼈모세포, 골모세포, 조골세포, 골아세포

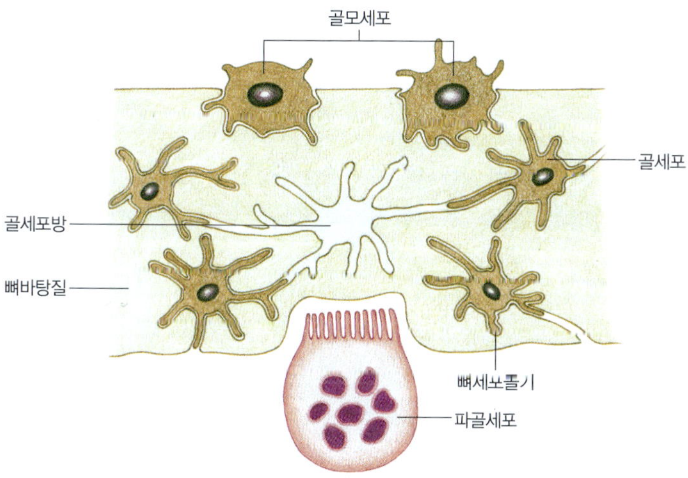

■ 뼈조직 세포

osteoclast /ɑ́stiouklæst/
파골세포, 뼈파괴세포 /뼈파괴세포, 파골세포, 파골기

파골세포, 뼈파괴세포 | osteoclast

뼈가 자라도록 하기 위하여 석회화한 연골과 뼈조직을 녹이는 세포로 다핵 거대세포이다. 2~100개의 핵을 가지고 있으며 지름은 20~100 μm이고 전형적인 것은 파골세포 즉 골파괴세포 자신에 의해 형성된 뼈 표면의 얕은 작은 홈에 존재한다.

chondrocyte /kɑ́ndrəsait/
연골세포 /연골세포

연골세포 | chondrocyte

분열하지 않는 연골세포로서 연골 기질 안에 방을 차지하고 있다.

chondroblast /kɑ́ndrəblæst/
연골모세포 /연골모세포, 연골아세포

연골모세포 | chondroblast

간엽에 유래되는 세포로 결국 연골을 형성하는 세포.

뼈의 구조

long bone /lɔːŋ boun/ 긴뼈
/긴뼈, 장골

긴뼈 | long bone

양 끝이 공 모양인 길고 굵은 원통 모양의 뼈. 뼈몸통과 뼈끝으로 구성되어 있고, 안에 골수가 들어 있으며, 위팔뼈, 자뼈, 노뼈, 넓적다리뼈, 정강뼈, 손허리뼈, 발허리뼈, 끝마디뼈가 이에 속한다.

short bone /ʃɔːt boun/ 짧은뼈
/짧은뼈, 단골

짧은뼈 | short bone

길이, 높이, 폭 등이 비슷한 뼈를 말하며, 거의 육면체 모양을 하는 것으로 손목뼈나 족근골에서 볼 수 있다. 이 뼈의 둘레는 얇은 치밀뼈가 싸고 있고 속은 해면뼈와 골수로 차있다.

flat bone /flæt boun/ 납작뼈
/납작뼈, 편평골

납작뼈 | flat bone

두 개의 얇은 치밀뼈로 된 판 사이에 해면뼈와 골수가 차 있으며 복장뼈, 머리뼈에서 볼 수 있다.

sesamoid bone /sésəmɔ̀id boun/
종자뼈, 종자골 /종자뼈

종자뼈, 종자골 | sesamoid bone

주로 손과 발에 흔하며 힘줄이나 관절주머니에 묻혀 있는 여러 개의 계란 모양의 짧은 뼈. 인접하고 있는 뼈와 관절을 이루어 도르래 같은 역할을 하며, 힘줄과 인대가 뼈면에서 탈구하는 것을 방지한다.

irregular bone /irégjulə boun/
불규칙뼈 /불규칙뼈

불규칙뼈 | irregular bone

뼈의 모양이 일정하지 않은 뼈. 머리뼈, 볼기뼈 및 척추뼈 등과 같이 긴뼈, 짧은 뼈 혹은 납작뼈에 속하지 않는 뼈.

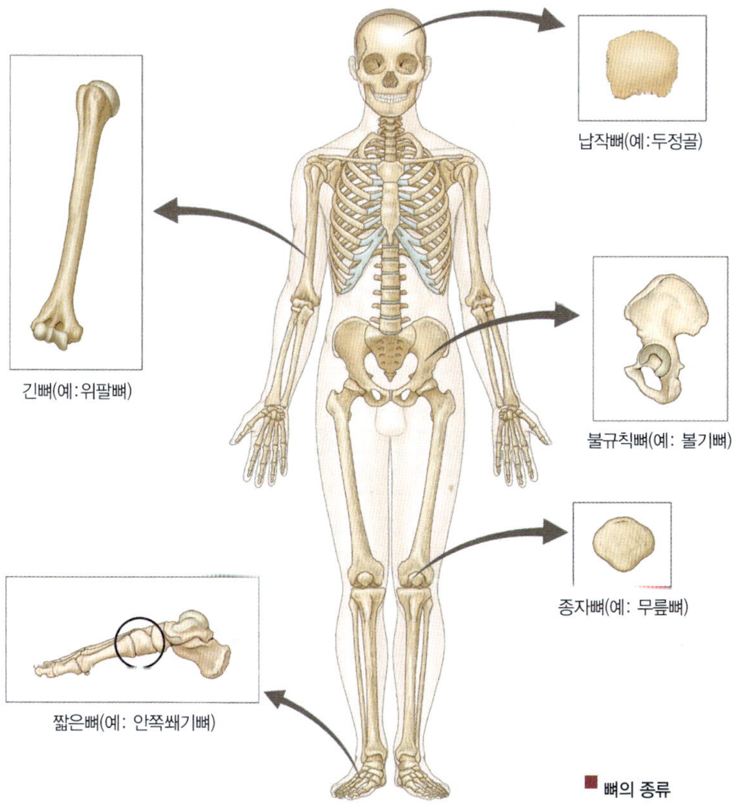

■ 뼈의 종류

공기뼈 | pneumatic bone

모양과는 별개의 이름으로 뼈몸통에 공기가 차 있는 공간을 가진 뼈이며 머리뼈의 위턱뼈, 이마뼈, 벌집뼈, 나비뼈 및 관자뼈가 여기에 속한다.

pneumatic bone /njumǽtik boun/ 공기뼈 /공기뼈

치밀뼈, 치밀골 | compact bone

긴뼈의 겉을 이루는 단단한 뼈조직을 이르는 말. 긴뼈의 겉은 단단하고 치밀한 뼈조직으로 이루어진 치밀뼈가 있고, 그 내부에는 성긴뼈조직인 해면뼈가 존재한다. 해면뼈의 내부에는 혈액을 이루는 세포를 생성하는 골수가 있다.

compact bone /kəmpǽkt boun/ 치밀뼈, 치밀골 /치밀뼈, 치밀골

해면뼈, 해면골 | cancellous bone

보통 치밀뼈 안쪽에서 볼 수 있는 빽빽하지 않고, 갯솜같이 작은 구멍을 가지고 있는 뼈로 그 구멍 안에는 골수조직이 있다.

cancellous bone /kǽnsələs boun/ 해면뼈, 해면골 /갯솜뼈, 해면뼈, 해면(질)골

뼈속막, 골내막 | endosteum

골수강의 내벽을 이루는 결합조직의 얇은 층.

endosteum /endástiəm/ 뼈속막, 골내막 /뼈속막, 골내막

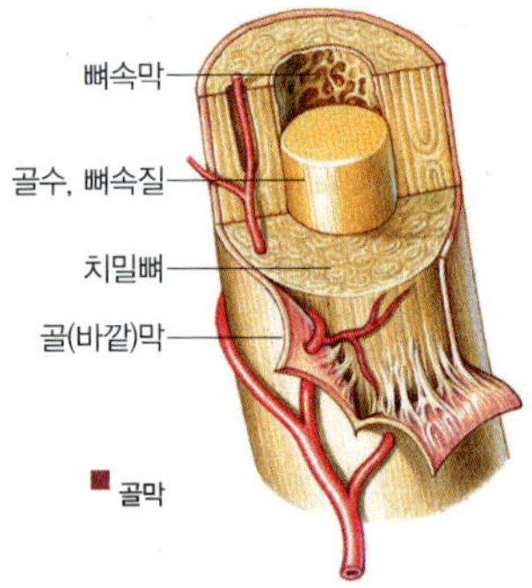

골막, 뼈막 | periosteum

뼈의 표면을 싸고 있는 엷고 질긴 흰 결합조직. 내·외 두 층으로 이루어져 있고, 결합조직성 섬유가 많으며, 외층 섬유는 굵지만 내층 섬유는 가늘다. 골막섬유는 뼈조직 안에도 진입하여 뼈와 골막의 결합을 튼튼하게 한다. 골막에는 모세혈관과 신경섬유가 다량으로 분포되어 있다. 골막은 뼈를 보호하고 뼈의 성장(굵기)을 관장한다. 골절이 생겼을 때는 그 부러진 부분 사이의 골막에서 직접 골질이 만들어져 뼈를 유착시키는 작용을 한다.

골수 [동]뼈속질 | bone marrow

골수강과 해면질을 채우고 있는 세망결합조직. 적색골수와 황색골수로 구별된다. 전자는 조혈조직을 포함하여 혈구의 생산작용을 하고, 후자는 주로 지방세포를 포함하여 양분의 저장을 목적으로 한다. 태아 때부터 평생을 통해 조혈기능을 영위하는 조직이며, 적혈구나 백혈구를 생산하는 조혈작용을 맡은 골수는 혈관도 많이 분포되어 있어서 암적색을 띠고, 태아나 유아에서는 모든 뼈의 골수강에 들어 있다.

적색골수 | red marrow

성장 중의 갈비뼈, 척추나 그 외의 많은 작은 뼈의 골수. 적모구나 적혈구가 다량으로 들어 있고, 지방세포가 거의 포함되어 있지 않아 적색으로 보인다.

황색골수 | yellow marrow

주로 지방 조직으로 되어 있어 누런색을 띠는 골수. 혈액 세포 생산의 능력은 없고 다만 골수강을 이용하여 양분을 저장하는 구실을 한다.

골수공간, 골수강 | medullary cavity

뼈의 구조물의 일부분으로 치밀뼈의 내부를 가리키는 말이다. 그리고 그것 안에 골수(뼈의 중심부로서 적혈구, 림프구, 혈소판 등 대부분의 혈구세포가 여기서 만들어진다)가 들어 있다.

피질 [동]겉질 | cortex

과실의 껍질 같은 바깥층. 장기의 겉을 덮고 있는 구조로서 대뇌, 신장, 부신 등에서 이것이 수질과 쉽게 구별된다.

뼈끝, 골단 | epiphysis

긴뼈의 양쪽 끝에 있는 약간 돌출된 부분.

뼈몸통, 골간 | diaphysis

팔다리의 뼈처럼 긴뼈의 한가운데의 가늘고 긴 부분을 말한다. 이것의 겉층은 단단한 치밀뼈로 이루어져 있다. 그 내부에는 골수강이라고 부르는 공동이 있고,

---

periosteum /pèriástiəm/ 골막, 뼈막 /뼈막, 골막

bone marrow /boun mǽrou/ 골수 [동]뼈속질 /뼈속질, 골수

red marrow /red mǽrou/ 적색골수 /적색속질, 적(색)골수

yellow marrow /jélou mǽrou/ 황색골수 /황색속질, 황색(골)수

medullary cavity /médəleri kǽviti/ 골수공간, 골수강 /골수공간, 뼈속질공간, (골)수강

cortex /kɔ́:rteks/ 피질 [동]겉질 /겉질, 피질

epiphysis /ipífisis/ 뼈끝, 골단 /뼈끝, 골단

diaphysis /daiǽfisis/ 뼈몸통, 골간 /뼈몸통, 골간

가는 가지 모양의 뼈가 그물코 모양으로 짜인 해면뼈로 이루어져 있으며 혈액세포를 생성하는 골수가 차 있다. 그리고 뼈의 양 끝은 둥글고 굵은데, 이 부분을 뼈끝이라고 하며, 뼈몸통의 뼈끝에 가까운 부분을 골간단이라고 한다.

뼈끝선, 골단선 | epiphyseal line

긴뼈의 끝에 있는 연골이 없어지면서 뼈끝과 뼈몸통의 사이에 남은 선.

epiphyseal line /èpifíziəl lain/ 뼈끝선, 골단선 /뼈끝선, 골단선

뼈몸통끝, 골간단 | metaphysis

긴뼈의 넓은 뼈몸통으로서 뼈끝과 뼈몸통의 사이에 있다.

metaphysis /mitǽfisis/ 뼈몸통끝, 골간단 /뼈몸통끝, 골간단, 골단중절, 골단골간간대

뼈끝판, 골단판 | epiphyseal plate

성장과정의 긴뼈의 뼈끝과 이미 만들어진 골간단 사이에 있는 얇은 연골판으로 이것을 성장판이라고도 한다.

epiphyseal plate /èpifíziəl pleit/ 뼈끝판, 골단판 /뼈끝판, 골단판

줄기, 몸통 | shaft

긴뼈에서 넓은 양단 사이의 부분과 같이 길고 가는 부분.

shaft /ʃæft/ 줄기, 몸통 /줄기, 몸통, 모간

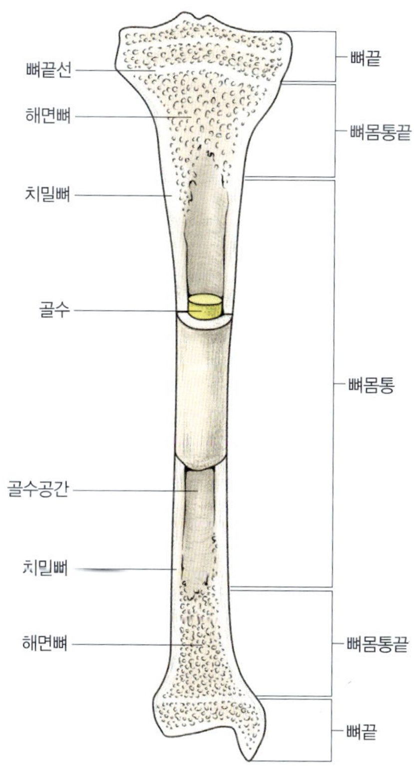

■ 뼈의 구조

bone process /boun práses/ 뼈의 돌기

bone head /boun hed/ 골두, 뼈머리

process /práses/ 돌기, 과정 /돌기, 과정, 공정, 융기

tubercle /tjúbəkl/ 결절, 결핵결절, 이결절, 치결절 /결절

tuberosity /tjùbərásiti/ 1. 거친면, 조면 2. 융기 3. 결절 /거친면, 결절, 융기, 조면

condyle /kándil/ 관절융기 /관절융기, 관절돌기, 과, 과(상)돌기

epicondyle /èpikándil/ 위관절융기, 상과 /위관절융기, 상관절융기, 상과

뼈의 돌기 | bone process

근육과 힘줄이 부착되도록 작용하는, 정상적으로 뼈가 볼록하게 부풀어 있는 곳.

골두, 뼈머리 | bone head

목에 의해 골체로부터 분리되는 뼈의 둥근 끝 부분.

돌기 | process

튀어나오는 구조에 대한 해부학적 명칭.

결절 | tubercle

뼈에서 튀어나와 있는 구조물로, 근육이나 힘줄이 부착하는 곳.

1. 거친면, 조면 2. 융기 3. 결절 | tuberosity

1. 거친면, 조면. 꺼칠꺼칠한 면을 가진 근육과 힘줄이 부착되는 낮은 돌출.
2. 위턱결절, 위턱뼈융기.

관절융기 | condyle

뼈의 관절하는 부분에 둥글고 원형으로 튀어나온 부위. 즉 뼈의 관절 끝에 두터워진 둥근 관절면이며, 치과에서는 턱관절에 있는 것을 의미한다.

위관절융기, 상과 | epicondyle

위관절융기 위에 있는 뼈의 돌출부. 관절주머니의 외측에 있다.

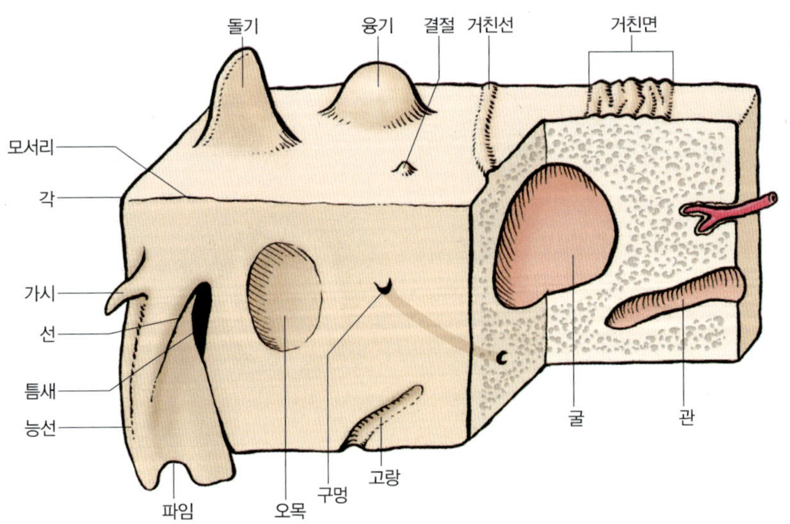

■ 뼈의 특징을 보여주는 가상의 뼈그림

능선 | crest
돌출 혹은 돌출구조. 뼈나 뼈의 경계에서 튀어나온 능선.

crest /krest/ 능선 /능선, 능

뼈의 함요 | bone depression
함몰이나 구멍, 고랑을 이루는 것으로 주로 혈관, 신경의 통로가 된다.

bone depression /boun dipréʃən/ 뼈의 함요

1. 관 2. 길 | canal
비교적 좁은 관 모양의 통로. 긴 것, 짧은 것 다양하다.

canal /kənǽl/ 1. 관 2. 길 /관, 길, 골관, 도

오목, 와, 오금 | fossa
비교적 넓은 부위를 차지하는 둥글게 패인 뼈의 부분. 오목하게 파인 구조에 대한 용어. 얕은 것, 깊은 것, 큰 것, 작은 것 등 다양하다.

fossa /fɑ́sə/ 오목, 와, 오금 /오목, 우묵, 와

구멍, 공 | foramen
자연적인 구멍 혹은 통로의 일반적인 용어. 특히 뼈로 된 혹은 뼈를 지나는 혈관이나 신경의 통로.

foramen /fɔréimən/ 구멍, 공

틈새, (균)열 | fissure
홈 모양 혹은 틈새 모양의 구조를 나타내는 용어. 특히 대뇌피질의 전체 두께를 차지하는 깊은 주름을 가리킨다.

fissure /fiʃər/ 1. 틈새, (균)열 2. 열창 /틈새, 열창, 고랑, 열(구)

파임 [동]절흔 | notch
파여 들어간 곳. 특히 뼈나 다른 장기의 가장자리에 있는 것.

notch /nɑtʃ/ 파임 [동]절흔 /패임, 절흔, 새긴금

굴, 동 | sinus
뼈 안에 있는 빈 공간을 의미하는 말로서 일반적으로 뇌나 간내의 정맥혈이 흐르는 확장된 혈관이나, 머리뼈 내의 공기로 채워진 빈 공간을 의미함.

sinus /sáinəs/ 굴, 동, 농루 /굴, 동, 정맥동, 부비동

관련용어

1. 절구, 비구 2. 배빨판, 복흡반 | acetabulum
볼기뼈의 한 부분으로 넓적다리뼈의 골두와 관절을 이루는 절구와 같이 생긴 부위.

acetabulum /æsətǽbjuləm/ 1. 절구, 비구 2. 배빨판, 복흡반 /절구, 비구, 배빨판, 복흡반, 관골(구)

어깨뼈봉우리, 견봉 | acromion
견갑골가시돌기가 외측으로 연장된 부분으로 어깨의 가장 높은 부분.

acromion /əkróumiən/ 어깨뼈봉우리, 견봉 /봉우리, 견봉

관절연골 | articular cartilage
관절이란 뼈와 뼈를 연결해주는 특수한 구조인데, 뼈와 뼈 사이에 있는 연골을 말한다.

articular cartilage /ɑːtikjúlər kɑ́ːrtilidʒ/ 관절연골 /관절연골

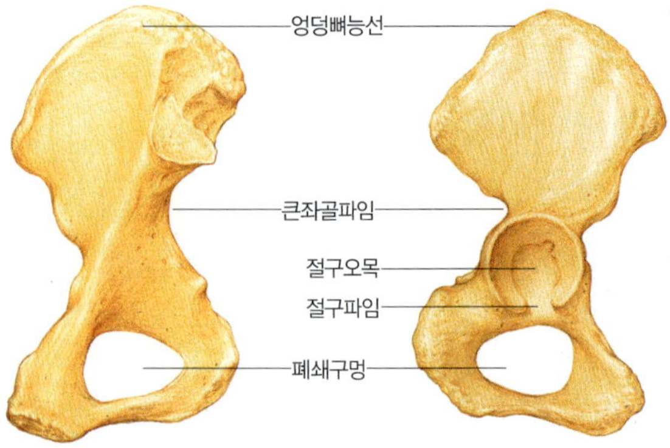

|볼기뼈의 안쪽면| |볼기뼈의 가쪽면|

■ 절구

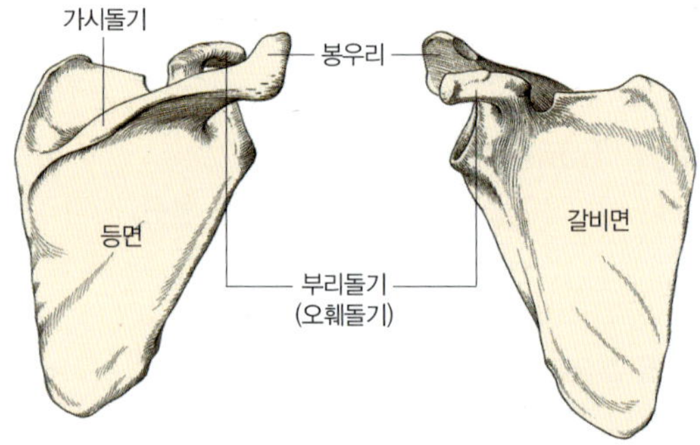

|우측 어깨뼈 후면| |우측 어깨뼈 전면|

■ 어깨뼈

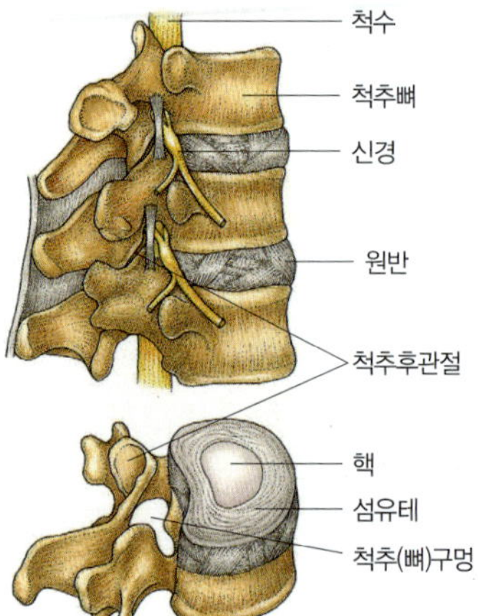

■ 원반

1. 원반 2. 추간판 | disc

일반적으로 접시 모양으로 둥글고 넓적하게 생긴 물건. 의학용어는 척추 사이에 있는 섬유 연골성 물질로 편평하고 둥근 판같은 구조를 말한다.

복사, 과 | malleolus

발관절의 양쪽에 있는 돌기.

■ 골격

머리뼈, 두개골 | cranium

머리의 골격으로서 턱뼈를 제외한 머리의 모든 뼈를 포함하며, 여덟 개의 뼈가 뇌가 놓이는 머리뼈를 이룬다.

전두골 [동]이마뼈 | frontal bone

머리뼈안의 전부를 닫는 하나의 뼈로서 앞머리의 골격을 이룬다. 전두골은 두 개의 뼈에서 발달한 것이다.

두정골 [동]마루뼈 | parietal bone

머리뼈의 상부 및 측부의 표면부분을 형성하고, 정중선에서 시상봉합으로 서로 연결되어 있으며, 4변을 가진 두 뼈 중의 하나.

측두골 [동]관자뼈 | temporal bone

머리의 바깥벽을 구성하는 뼈. 측두골 안에 평형감각기와 청각기가 있으며, 바위부, 비늘부, 고실부로 나뉘는데, 유돌기 앞면에는 대추체신경구, 소추체신경구 및 안면신경관열공을, 뒷면에는 내이공을 보인다. 아랫면에는 경동맥

disc /disk/ 1. 원반 2. 추간판 /원반, 디스크, 판, 반, 원판

malleolus /məlíːələs/ 복사, 과 /복사

cranium /kréinjəm/ 머리뼈, 두개골 /머리뼈, 두개(골)

frontal bone /frʌ́ntəl boun/ 전두골 [동]이마뼈 /이마뼈, 전두골

parietal bone /pəráiətl boun/ 두정골 [동]마루뼈 /마루뼈, 두정골

temporal bone /témpərəl boun/ 측두골 [동]관자뼈 /관자뼈, 측두골

관외구, 경유돌공 등이 있으며, 그 앞쪽에는 붓돌기가 있다. 비늘부는 광대돌기가 있고, 광대뼈의 관자돌기와 광대활을 형성한다. 고실부는 고실뼈로 독립하여 발달하였다.

후두골 [동]뒤통수뼈 | occipital bone

머리를 이루는 사다리모양의 뼈, 척수가 빠져 나가는 구멍인 대공을 이룬다.

occipital bone /ɑksípitl boun/
후두골 [동]뒤통수뼈 /뒤통수뼈, 후두골

나비뼈, 접형골 | sphenoid bone

머리바닥의 앞쪽 중앙에 있는 뼈로, 관자뼈 · 후두골 저부의 전방에 위치하여 있다. 그 형태는 나비가 날개를 펼친 형태와 비슷하며, 골체와 두 개의 큰날개와 두 개의 작은날개, 또한 두 개의 날개돌기로 이루어져 있다.

sphenoid bone /sfíːnɔid boun/
나비뼈, 접형골 /나비뼈, 접형골

벌집뼈, 사골 | ethmoid bone

코 안의 천장에 있는 뼈. 코 안의 위쪽 벽과 가쪽 벽, 코 중간 상부를 구성하는 복잡한 모양의 뼈로, 그 일부에 다수의 후각 신경이 지나는 작은 구멍이 벌집처럼 뚫려 있다. 전두골, 두정골, 후두골, 관자뼈, 접형골과 함께 머리뼈를 구성하는 6종 8개 뼈 가운데 하나이다.

ethmoid bone /éθmɔid boun/
벌집뼈, 사골 /벌집뼈, 사골

얼굴뼈, 안면골 | facial bones

얼굴뼈들은 쌍을 이룬 위턱뼈, 광대뼈, 코뼈, 눈물뼈, 입천장뼈, 아래코선반들과 쌍이 없는 벌집뼈, 보습뼈, 아래턱뼈와 목뿔뼈 등이다.

facial bones /féiʃəl bouns/
얼굴뼈, 안면골

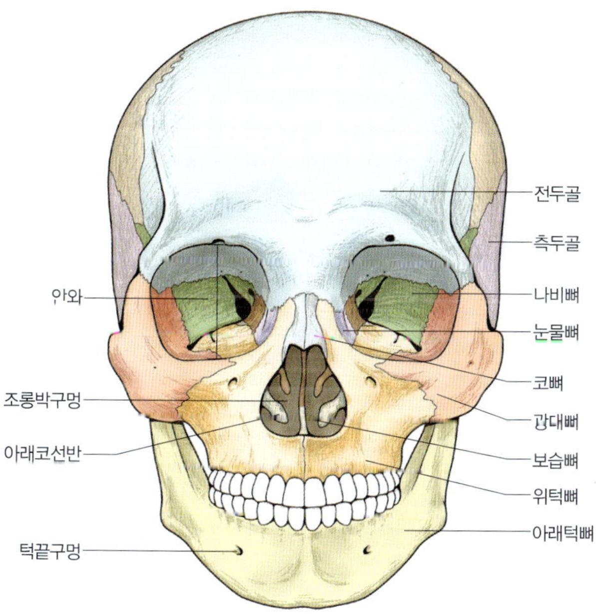

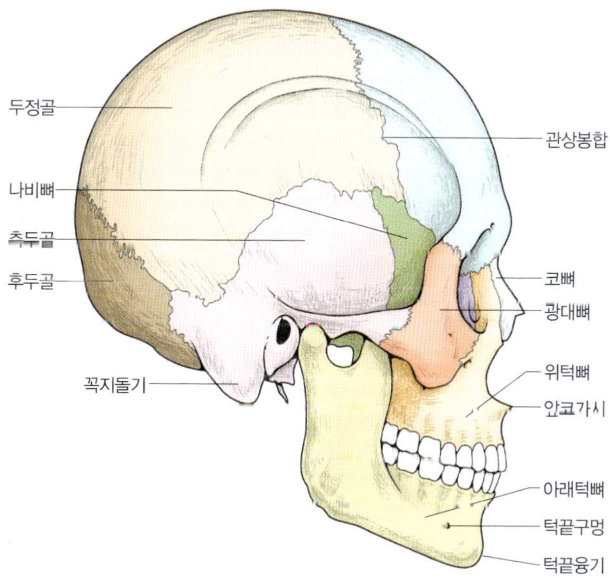

■ 머리뼈의 앞면과 옆면

nasal bone /néizəl boun/ 코뼈 /코뼈, 비골

코뼈 | nasal bone

코뿌리의 기초를 이루는 사다리꼴의 얇은 뼈로 좌우 한 쌍의 뼈이며, 정중앙선에서 붙어 있다. 코뼈의 상연은 이마뼈, 하연은 코선반연골, 외측연은 위턱뼈 이마돌기와 접한다.

lacrimal bone /lǽkriməl boun/ 눈물뼈, 누골 /눈물뼈, 누골

눈물뼈, 누골 | lacrimal bone

눈구멍 안쪽에 있는 작은 뼈. 안와 내측벽의 앞에 위치한 얇은 비늘 모양의 뼈로서 이마뼈, 벌집뼈, 위턱뼈 그리고 아래코선반과 관절한다.

inferior nasal concha /infíəriə néizəl kάŋkə/ 아래코선반, 하비갑개

아래코선반, 하비갑개 | inferior nasal concha

코안 외측 벽을 이루며 위턱뼈와 입천장뼈에 접착하고 조개껍질 모양의 뼈.

zygomatic bone /zàigəmǽtik boun/ 광대뼈 /광대뼈, 관골, 협골, 권골

광대뼈 | zygomatic bone

얼굴 볼 부분의 돌출을 만드는 뼈이며 안와의 아래 바깥쪽에 위치한다. 대략 마름모꼴이며 위턱뼈, 이마뼈 및 관자뼈의 광대돌기에 끼어 있다. 관자돌기는 뒤쪽으로 돌출하여 관자뼈의 광대돌기와 연결하며 광대활을 만든다.

palatine bone /pǽlətàin boun/ 입천장뼈, 구개골 /입천장뼈, 구개골

입천장뼈, 구개골 | palatine bone

경구개에 있는 한 쌍의 납작한 뼈. 코안의 뒤쪽 벽에 자리 잡고 있다. 한 쌍의 얇은 뼈판으로 L형이며, 수평판과 수직판으로 나뉜다. 이 뼈는 위턱뼈 입천장돌기와의 사이에 큰입천장을 만들며, 수평판에는 작은입천장구멍이 있다. 또한 이 뼈는 나비뼈몸통과 연결되어 나비입천장구멍을 만든다.

maxilla /mæksílə/ 위턱뼈, 상악골 /위턱뼈, 상악골

위턱뼈, 상악골 | maxilla

위턱을 형성하는 좌우 한 쌍의 뼈. 윗부분은 관자뼈에 연결되고, 가장자리에는 윗니가 있다. 얼굴머리뼈의 중앙에 있는 한 쌍의 뼈로 위턱체, 이마돌기, 광대돌기, 입천장돌기, 이틀돌기로 구성된다. 위턱체는 상악동이라고 불리는 공동을 가지며 상악동열공으로서 코안으로 열린다. 위의 4돌기는 상방으로는 코뼈, 이마뼈, 눈물뼈, 벌집뼈, 보습뼈, 광대뼈와 또한 후방으로는 입천장뼈 및 나비뼈날개돌기와 결합하고 있다.

mandible /mǽndəbl/ 아래턱뼈, 하악골 /아래턱뼈, 하악(골)

아래턱뼈, 하악골 | mandible

얼굴 머리뼈의 아래쪽을 이루는 뼈. 좌우턱관절에서 관자뼈와 연결된다. 앞쪽에서 판 모양으로 휘어진 아래턱 몸체와 양쪽 뒤끝에서부터 위쪽으로 나오는 아래턱가지로 나뉜다. 태생기에 한 쌍의 뼈로서 발생되고 생후에 정중앙부에서 결합된다. 아래턱 몸체는 뒤쪽을 향해 열린 포물선형을 보이며 대략 수직으로서는 판형뼈이다.

보습뼈, 서골 | vomer

콧마루를 이루는 한 개의 뼈. 모양이 마름모꼴의 작은 쟁기 모양의 뼈이다.

vomer /vóumər/ 보습뼈, 서골 /보습뼈, 서골

목뿔뼈, 설골 | hyoid bone

크게는 아래턱뼈와 복장뼈 사이에서 갑상연골 바로 위 혀의 기저부에 있는 말발굽 모양의 작은 뼈. 이 뼈는 몸통과 뒤쪽으로 튀어나온 두쌍의 큰뿔과 작은뿔로 되어 있고 혀뿌리에 있는 근육뭉치 속에 있어서 다른뼈와 연결이 없는 독립된 뼈이다.

hyoid bone /háiɔid boun/ 목뿔뼈, 설골 /목뿔뼈, 설골

머리봉합, 두개봉합 | cranial suture

머리의 각종 뼈 사이의 봉합.

cranial suture /kréiniəl sjú:tʃər/ 머리봉합, 두개봉합 /머리뼈봉합, 두개봉합

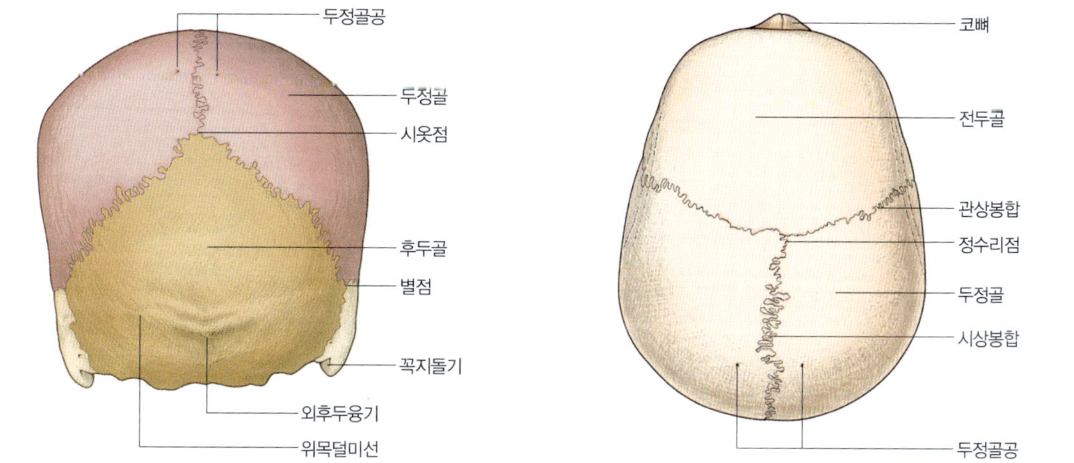

| 뒷면 |

■ 머리뼈의 뒷면과 윗면

| 윗면 |

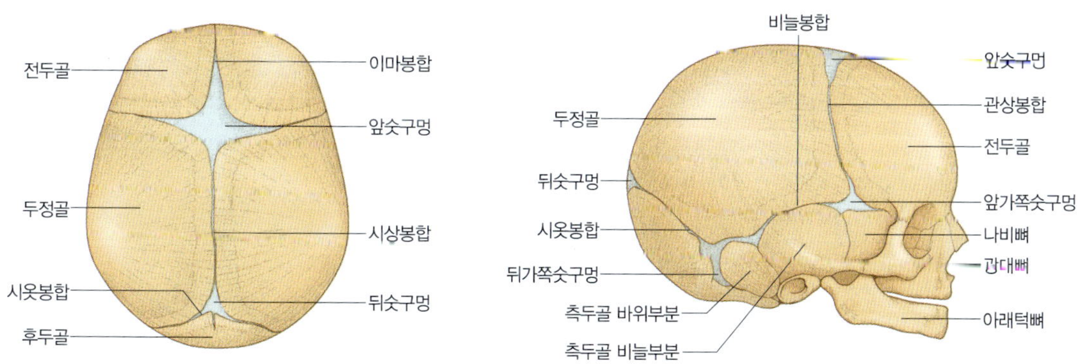

■ 머리뼈의 숫구멍

sagittal suture /sǽdʒitl sjúːtʃər/ 시상봉합 /시상봉합

시상봉합 | sagittal suture

양쪽 마루뼈 사이의 접합선.

coronal suture /kɔ́ːrənəl sjúːtʃər/ 관상봉합 /관상봉합

관상봉합 | coronal suture

양쪽 마루뼈와 이마뼈와의 접합선.

lambdoid suture /lǽmdɔid sjúːtʃər/ 시옷봉합, 삼각봉합 /시옷봉합, 삼각봉합

시옷봉합, 삼각봉합 | lambdoid suture

후두골과 두정골 사이의 접합선으로서 그리스 문자 람다의 모양을 하고 있다.

fontanelle /fɑ̀ntənél/ 숫구멍, 천문 /숫구멍

숫구멍, 천문 | fontanelle

신생아의 두개관을 구성하는 굳기 전의 부드러운 막. 두개공의 화합부가 골화되지 않고 결합조직 그대로 남아 있는 것이다.

anterior fontanelle /æntíːriər fɑ̀ntənél/ 앞숫구멍, 대천문 /앞숫구멍

앞숫구멍, 대천문 | anterior fontanelle

각각 두 개의 이마뼈와 마루뼈의 유합부에 위치하는 결합조직성 막. 사다리꼴을 나타내며 생후 1.5~2년 사이에 폐쇄된다.

posterior fontanelle /pɑstíːriə fɑ̀ntənél/ 뒤숫구멍, 소천문 /뒤숫구멍

뒤숫구멍, 소천문 | posterior fontanelle

후두골과 두정골 사이에 있는 천문. 생후 3개월~1년에 닫힌다.

vertebral column /vəːrtəbrəl kάləm/ 척주, 등골뼈 /척주

척주, 등골뼈 | vertebral column

척추뼈로 이루어진 등마루. 즉, 머리뼈로부터 꼬리뼈까지의 척추집합주. 몸통의 뒤쪽 가운데 있는 뼈기둥으로 33개의 척추뼈로 이루어져 있다. 각 척추뼈에는 섬유연골로 된 추간판이 끼어 있다. 성인에서는 가장 아래쪽의 네 개가 합쳐져서 꼬리뼈를 이루고, 그 위쪽의 다섯 개가 엉치뼈를 이룬다. 척주의 길이는 성인에서 70~75 cm이다.

vertebra /vɔ́ːrtəbrə/ 척추(뼈), 척추(골) /척추뼈, 척추(골)

척추(뼈), 척추(골) | vertebra

척추동물의 척주를 형성하는 뼈. 척추는 짧은뼈에 속하며, 중심체가 되는 척추(뼈)몸통과 여기에서 후상방으로 나와 있는 활 모양의 고리판, 다시 여러 돌기 등의 부분으로 구성되며, 척추(뼈)몸통과 고리판에 둘러싸여 중앙에 커다란 척추뼈구멍이 이루어진다. 사람의 척추는 목뼈 7개, 등뼈 12개, 허리뼈 5개, 엉치뼈 5개, 꼬리뼈 4~5개 등으로 구성되어 있는데, 각 척추뼈들은 각기 특유의 형태를 하고 있으므로 판별이 용이하다.

cervical vertebra /sə́ːrvikəl vəːrtibrə/ 목뼈, 경추 /목뼈, 경추

목뼈, 경추 | cervical vertebra

척추뼈 중에서 목부분을 이루는 뼈부분을 이르는 말이다. 척추뼈의 시작인 첫 번째 척추뼈에서부터 일곱 번째 척추뼈까지를 목뼈라고 한다.

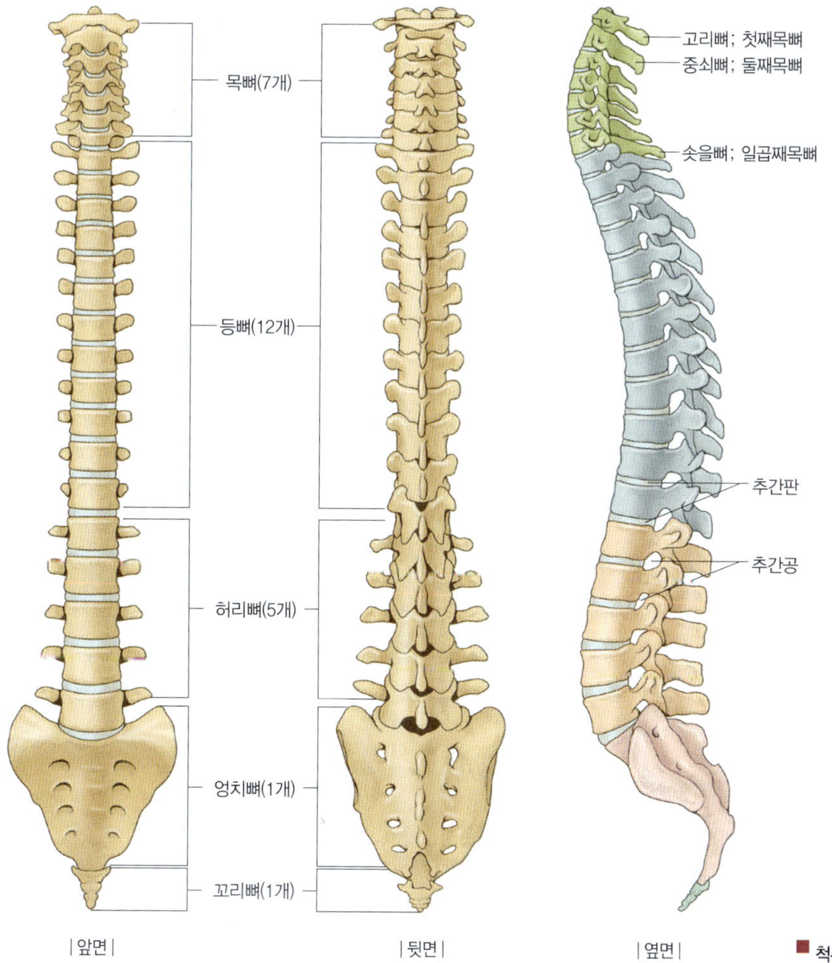

■ 척주

등뼈, 흉추 | thoracic vertebra

보통 12개로 목뼈와 허리뼈 사이에 있고, 갈비뼈와 접해 가슴우리의 후벽부분을 형성한다.

thoracic vertebra /θɔːrǽsik vəːrtibrə/ 등뼈, 흉추 /등뼈, 흉추

허리뼈, 요추 | lumbar vertebra

허리에 있는 뼈. 즉, 척추를 구성하는 뼈의 한 부분이다. 12개로 구성된 등뼈와 엉치뼈 사이에 있다. 다섯 개로 구성되어 있다.

lumbar vertebra /lʌ́mbər vəːrtibrə/ 허리뼈, 요추 /허리뼈, 요추

엉치뼈, 천추 | sacral vertebra

척주 가운데 허리뼈보다 아래쪽에 있는 다섯 개의 뼈. 유합되어 엉치뼈를 이룬다.

sacral vertebra /séikrəl vəːrtibrə/ 엉치뼈, 천추 /엉치뼈, 천추(골), 천골추

꼬리뼈, 미추 | coccygeal vertebra

척추의 최하위 구역에 있는 3~4개의 흔적화한 척추로, 꼬리뼈를 형성한다.

coccygeal vertebra /kaksídʒiəl vəːrtibrə/ 꼬리뼈, 미추 /꼬리뼈, 미추

thoracic bones /θɔːrǽsik bouns/ 가슴뼈, 흉곽골

thoracic cage /θɔːrǽsik keidʒ/ 가슴우리, 흉곽 /가슴우리, 흉부외곽

thorax /θɔ́ːræks/ 가슴, 흉부, 흉곽 /가슴, 흉부, 흉곽

sternum /stə́ːrnəm/ 복장뼈, 흉골 /복장뼈, 흉골

costal bone /kástl boun/ 갈비뼈, 늑골 /갈비뼈, 늑(경)골

가슴뼈, 흉곽골 | thoracic bones

가슴우리, 흉곽 | thoracic cage

가슴을 둘러싸고 있는 뼈구조. 갈비뼈, 척주, 복장뼈로 되어 있다.

가슴, 흉부, 흉곽 | thorax

갈비뼈에 의해서 싸여진 목과 호흡성 가로막 사이의 신체부분. 가슴을 바구니처럼 싸고 있다. 후벽 정중선에 12쌍의 등뼈가 늘어서고, 이것과 관절을 이루어 바깥쪽으로 만곡하여 전하방을 향하는 12쌍의 갈비뼈와 그 갈비뼈 위쪽의 7쌍과 갈비연골로 연결되는 앞벽 중앙의 복장뼈로 이루어진다.

복장뼈, 흉골 | sternum

가슴 한복판에 세로로 있는 뼈. 좌우의 갈비뼈와 연결되어 가슴의 앞 벽을 이룬다. 가슴통을 이루는 중요한 뼈로서 자루, 몸통, 칼돌기 세 부분으로 구성되며, 자루와 몸통이 연결되는 곳을 복장뼈각이라 부르는데, 이곳에 부착되는 갈비뼈는 두 번째 갈비뼈이므로 갈비뼈를 세는 지표가 된다. 골수 검사를 위한 장소로도 널리 사용된다.

갈비뼈, 늑골 | costal bone

등뼈에서 몸통 배 쪽의 정중선 쪽으로 뻗은 12쌍의 굽은 뼈 중의 하나.

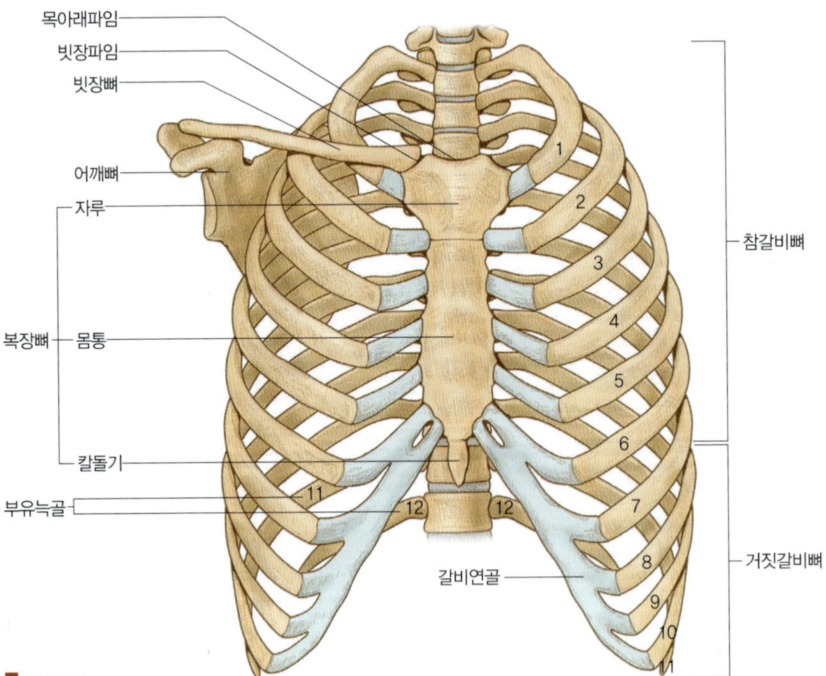

가슴우리

참갈비뼈, 진늑골 | true rib

각각의 갈비연골부가 복장뼈에 직접 닿아 있는 위쪽 일곱 쌍의 갈비뼈.

true rib /truː rib/ 참갈비뼈, 진늑골 /참갈비뼈, 참늑골, 진늑(골)

거짓갈비뼈, 가성늑골 | false rib

연골부가 직접 복장뼈에 닿아 있지 못한, 아래쪽 5쌍의 갈비뼈. 8, 9, 10번째 갈비뼈의 연골부는 각각 7, 8, 9번째 갈비뼈의 연골부에 연결되며, 11, 12번째 갈비뼈의 연골부는 어디에도 연결되지 않고 자유롭게 떨어져 있다.

false rib /fɔːls rib/ 거짓갈비뼈, 가성늑골 /거짓갈비뼈, 거짓늑골, 가늑(골)

부유늑골, 뜬갈비뼈 | floating rib

갈비뼈의 연골부분이 어디에도 부착되지 않고 자유롭게 떨어져 있는 11, 12번째 갈비뼈.

floating rib /flóutiŋ rib/ 부유늑골, 뜬갈비뼈 /뜬갈비뼈, 부유늑골, 부동늑골, 가늑골

갈비연골, 늑연골 | costal cartilage

갈비뼈의 배쪽 끝을 참갈비뼈에서는 복장뼈에, 거짓갈비뼈에서는 인접늑골의 상방에서 부착시키고 있는 유리 모양 연골이다. 길이와 만곡의 정도는 첫째 갈비뼈에서 일곱째갈비뼈까지 증가하다가 다시 감소한다. 일곱째 내지 열째 갈비연골 전단은 서로 결합, 활 모양을 이루며 이를 갈비활이라 한다.

costal cartilage /kástəl káːrtilidʒ/ 갈비연골, 늑연골 /갈비연골, 늑연골

팔뼈 | upper extremity bone

upper extremity bone /ʌ́pə ikstréməti boun/ 팔뼈

빗장뼈, 쇄골 | clavicle

가슴 위쪽 좌우에 있는 한 쌍의 뼈. 복장뼈와 어깨뼈의 봉우리를 연결하는 긴 뼈이다. 이 뼈는 팔을 몸통에 직접 연결하며, 어깨를 지지하고 팔을 옆으로 움직이는 데 작용한다.

clavicle /klǽvikl/ 빗장뼈, 쇄골 /빗장뼈, 쇄골

어깨뼈, 견갑골 | scapula

두 팔이 몸통에 연결되는 골격의 일부를 이루는 뼈. 가슴우리의 뒷면에 좌우 대칭으로 제2~제7갈비뼈에 걸쳐 있으며, 길이 9~10 cm의 넓적한 삼각형 모양이다. 가슴우리와는 직접적인 연락이 없고, 주로 근육으로 가슴우리 뒷면에 지탱되어 있다. 이 뼈의 외형은 등의 표면에서 만질 수가 있다. 앞면은 약간 오목하고, 뒷면에는 어깨가시라는 뼈능선이 바깥쪽 위로 튀어나와 있다.

scapula /skǽpjulə/ 어깨뼈, 견갑골 /어깨뼈, 견갑골

위팔뼈, 상완골 | humerus

어깨로부터 팔꿈치에 이르는 부분에 있는 뼈. 상하단은 반구형으로 부풀어 있으며, 위는 어깨뼈에, 아래는 자뼈, 노뼈에 이어진다.

humerus /hjúːmərəs/ 위팔뼈, 상완골 /위팔뼈, 상완골, 상박골

노뼈, 요골 | radius

아래팔의 바깥쪽에 있는 뼈. 위로는 위팔뼈와 자뼈에, 아래로는 손목뼈에 닿으며 삼각기둥 모양으로 되어 있다.

radius /réidiəs/ 노뼈, 요골 /노뼈, 요골

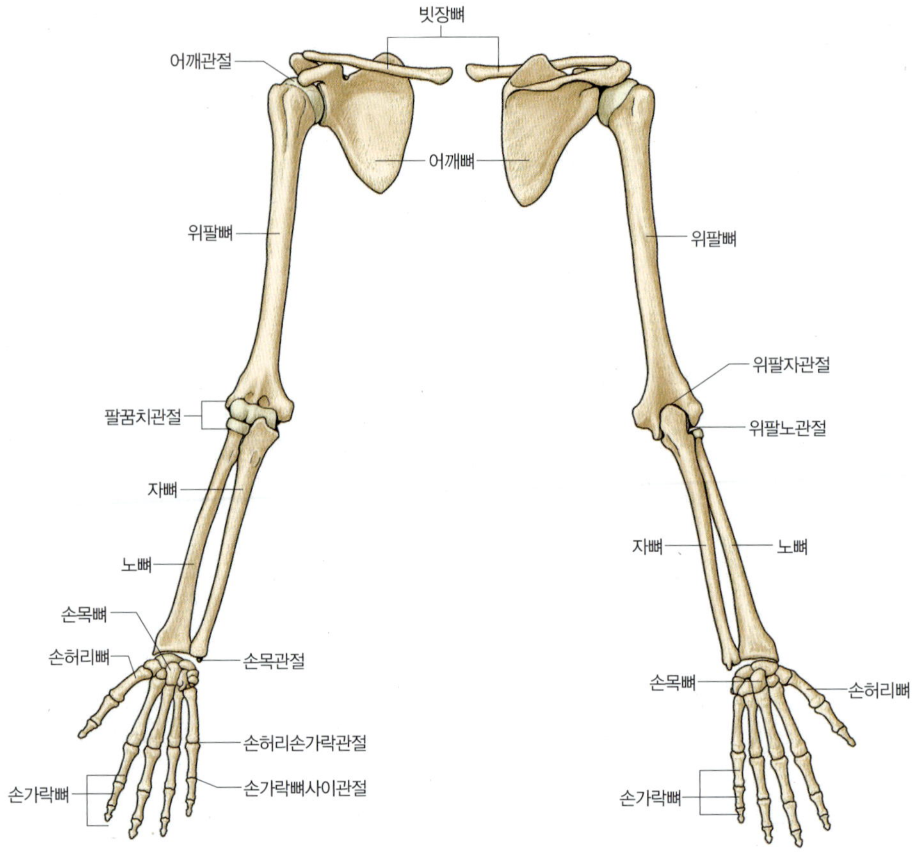

■ 팔의 뼈

ulna /ʌ́lnər/ 자뼈, 척골 /자뼈, 척골

자뼈, 척골 | ulna

팔의 아랫마디에 있는 두 뼈 가운데 안쪽에 있는 뼈. 엄지손가락의 반대측에 있고, 몸쪽끝은 앞팔뼈와 노뼈머리와 관절을 형성하고, 먼쪽끝은 노뼈 및 손목뼈와 관절을 형성하고 있다. 22~24 cm로 위쪽은 굵고 아래쪽은 가늘다.

carpus /ká:rpəs/ 손목 /손목, 손목뼈, 수근골, 수근

손목 | carpus

팔과 손 사이의 접합부. 여덟 개의 뼈로 구성되어 있다.

carpal bone /ká:rpəl boun/ 손목뼈, 수근골 /손목뼈, 수근골

손목뼈, 수근골 | carpal bone

손목을 구성하는 여덟 개(자뼈와 노뼈의 뼈끝을 포함할 경우에는 10개)의 짧은 뼈의 총칭.

metacarpal bone /mètəká:rpəl boun/ 손허리뼈, 중수골 /손허리뼈, 중수골

손허리뼈, 중수골 | metacarpal bone

손목과 손가락 사이의 부분. 다섯 개의 원주형의 손허리뼈가 손목뼈와 손가락뼈 사이에 있다.

1. 가락뼈 2. 마디뼈 | phalanx
손가락, 발가락뼈.

phalanx /féilæŋks/ 1. 가락뼈 2. 마디뼈 /손발가락뼈, 지골, 손가락, 발가락

골반 | pelvis
엉덩이 부분의 뼈대로, 허리뼈와 다리뼈를 잇는 깔때기 모양의 뼈. 생식기, 분비기, 소화기 따위가 있다. 앞과 옆부분은 볼기뼈로 뒷부분은 엉치뼈와 꼬리뼈로 경계된다. 골반은 분계선을 통과하는 면에 따라 위쪽의 거짓골반과 아래쪽의 참골반으로 구분된다. 골반의 위경계는 입구 또는 골반상부의 좁은 문이고, 소골반의 하방은 출구로서 꼬리뼈, 엉치뼈결합 및 양측 궁둥뼈로 경계되어 있다. 골반하구는 미골근, 항문거근 및 회음근막으로 폐쇄되어 골반저를 형성하고 있다.

pelvis /pélvis/ 골반 /골반

볼기뼈 | hip bone
몸통과 다리를 연결하는 한 쌍의 큰 뼈. 엉덩뼈, 궁둥뼈, 두덩뼈의 세 부분으로 이루어져 있으며 골반을 형성한다.

hip bone /hip boun/ 볼기뼈 /볼기뼈, 관골

엉덩뼈, 장골 | ilium
골반뼈가 넓어져 있는 윗부분을 차지하는 큰뼈로 아래앞으로는 두덩뼈와, 그리고 아래로는 궁둥뼈와 붙어 있다. 부채 모양으로 된 윗모서리는 활 모양의 언덕으로 겉으로 잘 만져진다.

ilium /íliəm/ 엉덩뼈, 장골 /엉덩뼈, 장골, 창자뼈

궁둥뼈, 좌골 | ischium
골반을 이루는 좌우 한 쌍의 뼈. 엉덩뼈의 후하방부에 있는 넓은 뼈로서, 발생 초기에는 독립된 뼈이다. 앉았을 때 체간을 지탱하는 역할을 한다.

ischium /ískiəm/ 궁둥뼈, 좌골 /궁둥뼈, 좌골

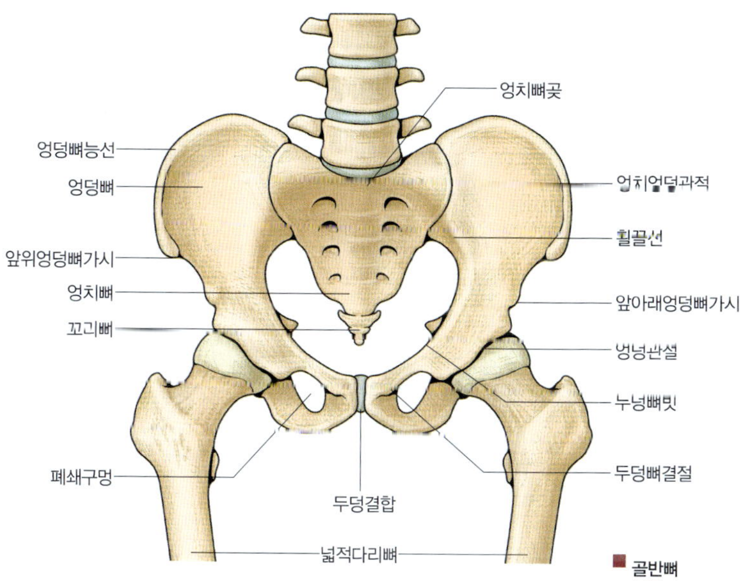

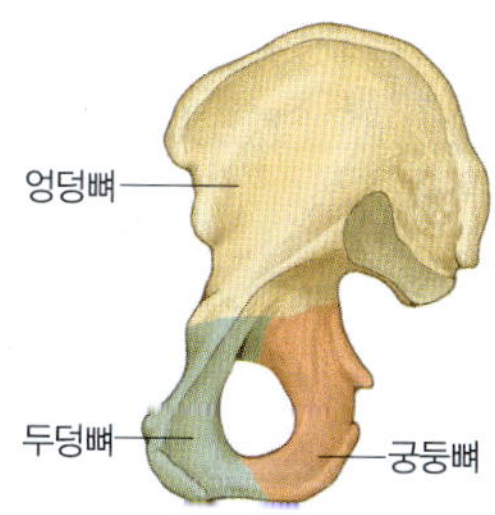

| 볼기뼈 안쪽면 |

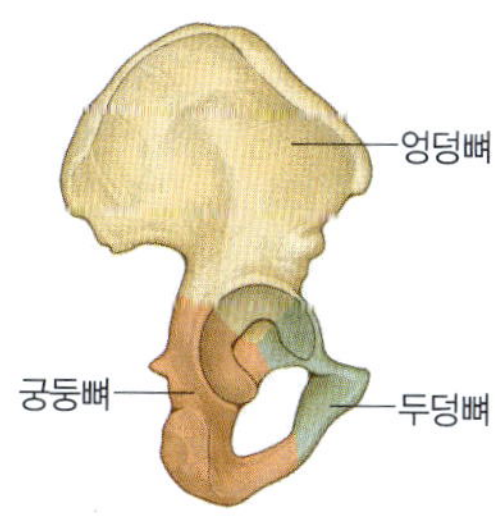

| 볼기뼈 가쪽면 |

pubis /pjú:bis/ 두덩뼈, 치골 /두덩뼈, 치골

두덩뼈, 치골 | pubis

엉덩뼈 · 궁둥뼈와 유합하여 볼기뼈를 이루며 그 앞 하반부를 구성하는 뼈. 두덩뼈 · 두덩뼈상지 · 두덩뼈하지의 세 부분으로 구성된다.

sacrum /séikrəm/ 엉치뼈, 천골 /천추(골), 천골추

엉치뼈, 천골 | sacrum

골반을 구성하는 뼈. 다섯 개의 엉치뼈가 융합해서 된 것으로 척주를 구성하는 척추뼈 중에서 가장 크다. 상부가 넓고 하부가 좁은 쐐기 모양을 이룬다. 전면은 우묵해져 골반강을 향하고 네 가닥의 가로선이 있다. 엉치뼈저는 제5허리뼈의 몸통과 결합하고, 관절돌기는 제5허리뼈의 아래관절돌기와 관절을 만든다.

coccyx /kɑksíks/ 꼬리뼈, 미추 /미골

꼬리뼈, 미추 | coccyx

척추 중 가장 마지막 부분을 이루는 뼈. 즉 사람의 엉치뼈 하방의 작은 뼈로서 대개 네 개가 합쳐서 형성된다. 첫째 꼬리뼈 분절의 위관절돌기는 엉치뼈 쪽으로 뻗어 있는데 이것을 꼬리뼈뿔이라고 한다. 첫째 꼬리뼈 분절만 척추뼈의 형태를 보이고 나머지는 작고 둥근뼈로 되어 있고 아래쪽으로 가면서 작아진다.

lower extremity bone /lóuər ikstréməti boun/ 다리뼈

다리뼈 | lower extremity bone

femur /fí:mər/ 넓적다리뼈, 넙다리뼈, 대퇴골 /넙다리뼈, 대퇴(골)

넓적다리뼈, 넙다리뼈, 대퇴골 | femur

골반에서 무릎까지 이어지는 다리뼈의 하나. 넓적다리의 중심축을 이루며, 사람의 몸에서 가장 긴 관 모양 뼈이다. 위쪽끝, 몸통, 아래끝의 세 부분으로 나누어지며, 위쪽끝은 엉덩관절에 의해 골반과 연결되고 넙다리뼈머리가 있다. 하단은 밑으로 내려감에 따라 폭이 넓어지고, 또한 비후하여 안쪽돌기와 가쪽돌기를 만든다. 정강뼈와는 무릎관절에 의해 연결된다. 중앙부는 내부에 큰 뼈속질강이 있고, 상하의 뼈 끝은 내부가 해면질로 되어 있다.

patella /pətélə/ 무릎뼈, 슬개골 /무릎뼈, 슬개골, 무릎골

무릎뼈, 슬개골 | patella

무릎관절의 앞쪽에 따로 떨어져 존재하는 조그만 뼈, 흔히 밖에서도 손으로 촉지된다. 직경 약 5 cm의 삼각형 종자뼈로서 넓적다리네갈래근의 부착힘줄 속에 있다. 무릎힘줄로 둘러싸여 있으며, 무릎관절을 보호하는 역할을 한다.

tibia /tíbiə/ 정강뼈, 경골 /정강뼈, 경골, 정강이뼈

정강뼈, 경골 | tibia

길이 30~33 cm의 관 모양의 뼈이며, 인체골격 중에서 넓적다리뼈 다음으로 크다. 아래다리뼈로서의 역할은 주로 정강뼈가 하고, 종아리뼈는 종속적이다. 상단은 굵고 좌우로 퍼져 있으며, 약간 오목한 상관절면은 넓적다리뼈의 하단면과 함께 무릎관절을 구성한다.

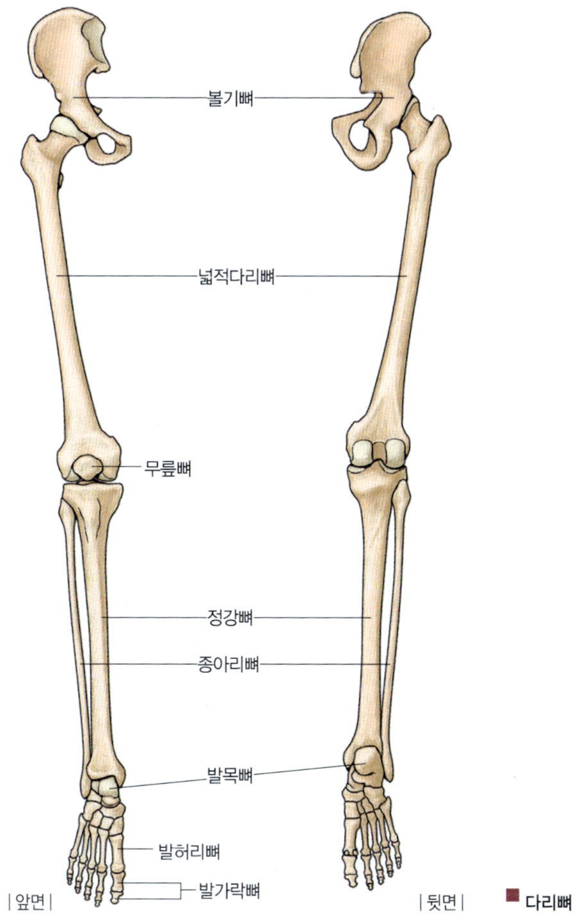

종아리뼈, 비골 | fibula

무릎 아래 마디의 바깥쪽에 있는 뼈. 정강뼈와 병행하고 있는 아랫다리뼈의 하나. 아랫다리의 바깥쪽에 있으며 정강뼈보다 훨씬 가늘다. 정강뼈보다 얇아서 체중을 지지하지는 않지만 발목관절을 강화하는 데 도움을 준다. 길이는 30~33 cm로 먼쪽뼈끝의 바깥쪽 부위는 복사뼈이다.

fibula /fíbjələ/ 종아리뼈, 비골 /종아리뼈, 비골

발목뼈, 족근골 | tarsal bone

발목을 이루고 있는 일곱 개의 뼈. 복사뼈, 발꿈치뼈, 발배뼈, 세 개의 쐐기뼈, 입방뼈로 이루어져 있다.

tarsal bone /tá:rsəl boun/ 발목뼈, 족근골 /발목뼈, 족근골

발허리뼈, 중족골 | metatarsal bone

발의 뼈를 이루는 한 부분. 손뼈와 마찬가지로 발은 여러 가지의 뼈로 구성되어 있는데 발목에서 발가락의 사이의 발허리를 만드는 다섯 개의 뼈이다.

metatarsal bone /mètətá:rsəl boun/ 발허리뼈, 중족골 /발허리뼈, 중족골

phalangeal bone /fəlǽndʒiəl boun/ 발가락뼈, 지절골

발가락뼈, 지절골 | phalangeal bone

발가락뼈는 엄지에 2개 다른 발가락에 3개씩 있다. 각각 첫마디뼈, 중간마디뼈, 끝마디뼈라 한다. 첫마디뼈는 몸통이 잘록하고 양쪽 끝 부분은 커져 있다. 중간마디뼈는 잘 발달되어 있지 않고 몸통이 매우 짧아져 있다. 중간마디뼈와 관절을 이루는 끝마디뼈의 바닥은 옆쪽으로 커져 있다.

calcaneus /kælkéiniəs/ 발꿈치뼈, 종골 / 발꿈치뼈, 발굽골, 종골

발꿈치뼈, 종골 | calcaneus

발을 이루는 뼈 중에 하나. 다리와 발목관절을 이루는 목말뼈를 받치는 뼈이다.

증상 용어

coccygodynia /kὰksigədíniə/ 꼬리뼈통증 /꼬리뼈통증, 미골통

꼬리뼈통증 | coccygodynia

꼬리뼈와 그 주변의 통증.

lumbago /lʌmbéigou/ 허리통증, 요통 /허리통증, 요통

허리통증, 요통 | lumbago

허리와 엉덩이 부위가 아픈 증상. 척추 질환, 외상, 추간판 이상, 임신, 부인과 질환, 비뇨기계 질환, 신경 · 근육 질환 등이 원인이다.

ostealgia /ástiəldʒiə/ 뼈통증, 골통증 /뼈통증, 골통

뼈통증, 골통증 | ostealgia

뼈의 비정상적 상태와 관련된 통증.

osteopathy /ὰstiápəθi/ 1. 골병증, 뼈병증 2. 정골의학 /뼈병증, 골병증

골병증, 뼈병증 | osteopathy

뼈조직에 일어나는 병적 상태의 통칭.

osteorrhagia /ὰstiɔːréidʒiə/ 골출혈 /뼈출혈, 골출혈

골출혈 | osteorrhagia

뼈에서의 출혈.

crepitation /krèpitéiʃən/ 비빔소리 /비빔소리, 염발음, 알력음

비빔소리 | crepitation

머리카락을 손가락 사이에 끼우고 비빌 때 나는 소리와 비슷한 소리. 또는 소금을 불 속에 넣을 경우에 나는 소리와 비슷한 소리로 대개 부러진 뼈가 마주칠 경우 혹은 폐포가 펴지는 소리가 청진기에 들리는 소리이다.

sequestration /sìːkwestréiʃən/ 부골형성, 부골화, 분리증, 격리 /분리(증), 격리, 부골형성, 부골, 분리편, 격절

부골형성, 부골화 | sequestration

뼈가 괴사되는 중에 정상 뼈에서 분리되어 나온 죽은 뼈가 생기는 과정.

Parrot's pseudoparalysis /sjùːdoupǽrəlaisis/ 패롯가성마비

패롯가성마비 | Parrot's pseudoparalysis

연골 부위에 매독균의 감염으로 인하여 심한 국부 통증으로 환자가 움직이지

못하여 마치 마비를 일으킨 것처럼 보이는 현상.

과다뼈 | supernumerary bone
정상보다 많이 생긴 뼈. 예컨대 척추의 목갈비 또는 과다한 손, 발가락.

환상지통(증) | phantom limb pain
사지 절단 후 사지는 없는데도 있다고 착각하며 사지의 통증을 느끼는 것으로 절단 환자에게 나타난다.

애벌뼈, 가골 | callus
뼈가 부러졌을 때 뼈의 결손부에 메워지는 새로 생긴 불완전한 뼈 조직.

지연유합 | delayed union
골절의 치유되는 시간이 정상 치유시간에 비해 느린 것.

불유합 | nonunion
골절의 치유과정에서 골편이 서로 붙지 않는 경우로 치유가 안 되는 것.

부정유합 | malunion
골편이 서로 붙기는 했으나 비정상적인 형태로 붙은 것.

supernumerary bone /sjù:pərnjú:məreri boun/ 과다뼈 /과잉뼈, 과잉골

phantom limb pain /fǽntəm lim pein/ 환상지통(증) /헛다리통증, 헛팔통증, 환상지통증, 환지통

callus /kǽləs/ 애벌뼈, 가골 /굳은살, 애벌뼈, 가골, 변지, 압박종, 못박힌피부

delayed union /diléid jú:niən/ 지연유합 /지연결합, 지연유합, 지연치유

nonunion /nɑnjú:njən/ 불유합 /안붙음

malunion /mæljú:niən/ 부정유합 /부정유합, 틀린붙음, 부전유합, 불량유합

진단 용어

감염 및 염증 질환

골수염 | osteomyelitis
외상이나 수술 또는 혈류를 통한 세균 감염 때문에 골수에 생기는 염증. 뼈가 쑤시고 아프며 붓고 높은 열이 난다. 대개 화농균의 감염에 의해서 골과 골수에

osteomyelitis /àstiəmàiəláitis/ 골수염 /골수염, 뼈속질염, 포도구균골수염

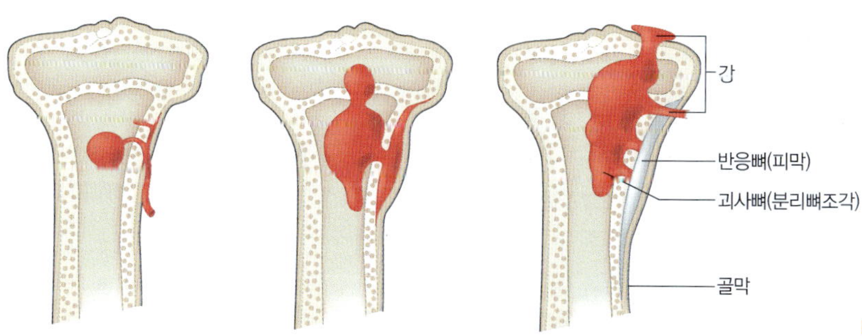

■ 골수염

생긴 염증이다. 병균은 주로 피부상처에 의해 감염되며 때로는 호흡기감염으로도 발생할 수 있다. 특히 소아는 면역력이 약하여 팔이나 다리에 걸릴 가능성이 높다. 뼈에 대한 염증반응으로 고름집을 형성하며, 죽은 뼈조직을 형성하게 된다(그림).

myelitis /màiəláitis/ 1. 척수염 2. 골수염 /척수염, 골수염

1. 척수염 2. 골수염 | myelitis

1. 외래의 병원체에 의하여 척수에 생기는 여러 가지 염증. 초기에는 발열 · 사지통 외에 이완성 마비가 일어나며, 점차 운동 · 지각 마비나 대소변 배설 장애 따위의 증상이 나타난다. 실제적으로 이 용어는 척수의 비염증성 손상을 나타내는 데에도 사용된다. 2. 화농성 균에 기인된 뼈의 염증. 염증이 국한되는 경우도 있으며, 또는 골수, 뼈겉질, 그물조직 및 골막으로 파급되는 경우도 있다.

myeloencephalitis /màiəlouensèfəláitis/ 척수뇌염 /척수뇌염

척수뇌염 | myeloencephalitis

척수와 뇌를 동시에 침범하는 염증.

myelofibrosis /màiəloufaibróusis/ 골수섬유증 /뼈속질섬유증, 골수섬유증

골수섬유증 | myelofibrosis

골수증식성 병으로 골수에 대량의 아교질이 침착한 상태. 피를 만드는 기능이 낮아지며 적혈구와 백혈구의 수적 · 질적인 변화가 일어나는데, 백혈병 · 결핵 · 매독 따위의 질환과 관련하여 나타난다. 때때로 골수외조혈에서의 골수 모양화생을 일으킨다. 원발성 골수섬유증과 속발성 골수섬유증이 있다.

myelosuppression /màiəlousəpréʃən/ 골수억제

골수억제 | myelosuppression

골수 기능의 억제로서 그 결과 혈소판, 적혈구, 백혈구 등의 수의 감소를 초래한다.

hematogenous osteomyelitis /hi:mətádʒinəs àstiəmàiəláitis/ 혈행성골수염

혈행성골수염 | hematogenous osteomyelitis

1차 감염된 세균이 혈류를 통하여 골과 골수강에 나타난 염증.

Brodie abscess /ǽbses/ 브로디고름집 /브로디고름집, 브로디농양

브로디고름집 | Brodie abscess

뼈의 통증이 거의 없는 포도구균감염으로 형성되는 골수염의 일종. 대개 어린이들의 긴뼈 뼈몸통 끝에 있으며, 밀도가 높은 육아조직에 의해 둘러싸인 괴사된 공간이 특징이다.

osteitis /àstiáitis/ 골염, 뼈염 /뼈염, 골염

골염, 뼈염 | osteitis

하버스공극, 하버스관 및 그 분지, 그리고 일반적으로 골수강을 침습하는 뼈의 염증으로서 뼈의 종창, 압통, 둔통, 작열통을 특징으로 한다.

epiphysitis /ipìfisáitis/ 뼈끝염, 골단염 /뼈끝염, 골단염

뼈끝염, 골단염 | epiphysitis

뼈끝에 있는 연골의 염증.

골막염 | periosteitis

골막의 염증을 통틀어 이르는 말. 화농균의 감염이나, 매독, 유행성 감기, 타박상에 의한 심한 자극 따위로 인하여 생기며 뼈조직의 화농과 파괴를 일으킨다.

periosteitis /pèriàstáitis/ 골막염 /뼈막염, 골막염

매독성골막염 | syphilitic osteoperiostitis

생후 6개월 이내의 선천성 매독아에게서 흔히 보이는 긴뼈의 염증으로 뼈몸통 단부가 육아조직으로 대치된다.

syphilitic osteoperiostitis /sìfilítik àstioupèriastáitis/ 매독성골막염

척추염 | spondylitis

척추에 염증이 생기는 질병. 척추에 생긴 감염성 · 비감염성의 염증을 통틀어 일컫는 명칭으로, 전자에는 결핵성 척추염과 화농성 척추염, 후자에는 만성 관절류마티스의 일종인 강직성 척추염이 포함된다.

spondylitis /spàndiláitis/ 척추염 /척추(골)염, 추골염

포트병 | Pott's disease

척추뼈의 결핵. 결핵균이 원발 병변에서 혈행성 전파에 의해 척추에서 발병한다.

Pott's disease /dizí:z/ 포트병

엉덩관절염, 고관절염 | coxitis

고관절의 염증성 질환을 총칭한다. 화농성, 결핵성 등 감염성 고관절 외에 비감염성의 급성장액성 고관절염(단순고관절염이라고도 한다) 등도 있다.

coxitis /kɔksáitis/ 엉덩관절염, 고관절염 /엉덩관절염, 고관절염

파제트병 | Paget's disease

변형성 골염. 골흡수 후 골형성이 반복적으로 과도하게 일어나는 것으로, 새롭게 형성된 뼈는 무질서하고 구조적으로 견고하지 못하다. 뼈흡수의 증가가 반복되고 이어서 과잉보수를 꾀하여 약하고 변형된 뼈의 부피가 증가되는 것을 특징으로 하는 골병이다.

Paget's disease /pǽdʒits dizí:z/ 파제트병 /파제트병

변형골염 | osteitis deformans

뼈흡수 후 뼈형성이 반복적으로 과도하게 일어나는 것이 특징인데 새롭게 형성된 뼈는 무질서하고 구조적으로 견고하지 못하다. 뼈흡수의 증가가 반복되고 이어서 과잉보수를 꾀하여 약하고 변형된 뼈의 부피가 증가되는 것을 특징으로 하는 뼈의 병이다. 엉덩뼈의 만곡, 납작뼈의 변형을 일으키고, 통증 및 병적 골절을 수반한다.

osteitis deformans /àstiáitis dì:fɔ:rmǽns/ 변형골염 /변형뼈염

가락염 | phalangitis

하나 또는 그 이상의 손발가락뼈의 염증.

phalangitis /fæ̀ləndʒáitis/ 가락염 /손발가락염, 지골염

대사장애질환 신생물

osteomalacia /àstiouməléiʃiə/ 골연화증 /뼈연화증, 골연화증, 뼈무름증

골연화증 | osteomalacia

뼈기질 형성에 비해 상대적으로 무기질 침착이 안 되어 발생하는 병을 총칭하는 것으로 대부분 비타민D 결핍 또는 비타민D 대사이상에 의해 발생한다. 어릴 때 성장판과 뼈에 이상이 오는 것을 구루병이라 하며 성인에서 성장이 끝난 후에 뼈의 무기질화가 안 되어 오는 병적 상태를 골연화증이라 한다.

osteoporosis /àstioupɔ:róusis/ 골다공증 /뼈엉성증, 골다공증, 골조송증

골다공증 | osteoporosis

뼈의 화학적 조성에 변화가 없는 상태에서 뼈의 전체 양이 병적으로 감소된 상태. 즉, 뼈의 무기질과 단백질이 줄어들어 뼈조직이 엉성해지는 증상으로 뼈의 절대량에 대하여 골수강 등의 공간이 늘어나서 내부의 조직이 엉성하게 됨으로 뼈가 물러진다. 뼈 양의 감소 및 그에 따른 요통, 골절 등을 주증상으로 하는 증후군이다. 이런 현상은 나이 많은 폐경기의 여자에서 잘 발생한다(그림).

scurvy/skə́:rvi/ 괴혈병 /괴혈병(증)

괴혈병 | scurvy

비타민C의 결핍으로 생기는 병. 음식물 속의 비타민C 부족, 장관의 흡수장애, 세균감염으로 인한 체내 수요량의 증가 등이 원인으로 발병한다. 증상의 특징은 출혈과 뼈의 변형이며, 서서히 나타난다.

rickets /ríkits/ 구루병 /구루병

구루병 | rickets

골기질 형성에 비해 상대적으로 무기질 침착이 안되어 발생하는 병을 총칭하는 것으로 대부분 비타민D 결핍 또는 비타민D 대사이상에 의해 발생한다. 어릴 때 성장판과 뼈에 이상이 오는 것을 구루병이라 하며 성인에서 성장이 끝난 후에 뼈의 무기질화가 안되어 오는 병적 상태를 골연화증이라 한다.

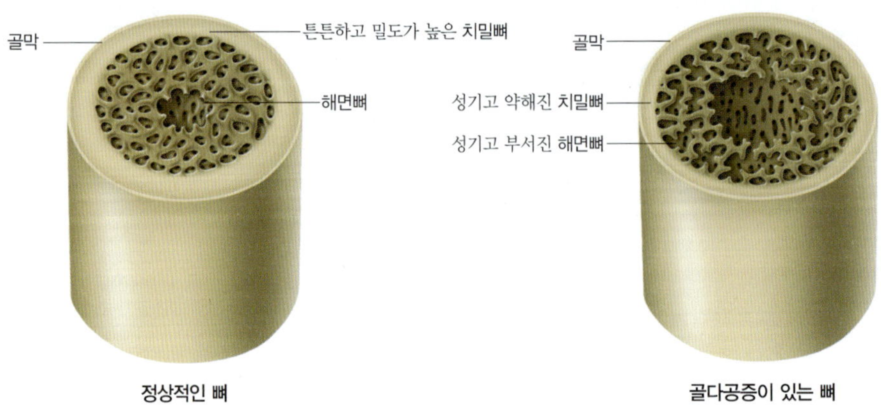

골다공증이 있는 뼈의 변화

골종 | osteoma

뼈조직으로 구성된 양성종양. 그 구조는 정상 뼈질에 가까운 성숙된 층판뼈질로 되어 있다. 골질이 풍부하고 치밀한 것을 치밀골종이라고 하며, 골질이 비교적 적고 해면질의 구조를 보이는 것을 연성골종(해면골종)이라고 한다. 주로 머리뼈와 얼굴뼈에 호발하며 어느 연령군에서나 발현한다.

osteoma /ɑ̀stióumə/ 골종 /뼈종, 골종

1. 뼈돌출(증), 외골증 2. 뼈연골종 | exostosis

긴뼈의 끝부분에 생기는 가장 흔한 양성 뼈종양으로서 골연골종이라고도 한다. 신생물이라기보다 뼈끝부위의 돌출에 의한 발육이상으로 추측되고 있으며, 연골 덮개를 가지는 뼈 조직의 돌출을 보이는 양성 병변이다. 10~25세 사이에 잘 발생하며, 성장하면 뼈에서 나뭇가지와 같이 자라 나오기 때문에 피부에서 만져지기도 한다.

exostosis /èksɑstóusis/ 1. 뼈돌출(증), 외골증 2. 뼈연골종 /뼈연골종증, 외골증

뼈육종, 골육종 | osteogenic sarcoma, osteosarcoma

미분화 간엽세포와 비전형적 풋뼈 또는 뼈형성을 특징으로 하는 악성간질종양. 원발인 경우 10~20대에 속발인 경우 고령자에게서 더 많이 발생한다. 조직학적으로 여러 성분이 나타날 수 있는데 미분화섬유모세포가 주성분이면 '섬유모세포형', 미분화 연골세포가 주성분이면 '연골모세포형 뼈육종'으로 그리고 비전형 골형성이 주로 보일 때는 '골모세포형 뼈육종'이라 분류한다.

osteogenic sarcoma, osteosarcoma /ɑ̀stioudʒénik sɑːrkóumə, ɑ̀stiousɑːrkóumə/ 뼈육종, 골육종 /뼈육종, 골육종, 골원성육종

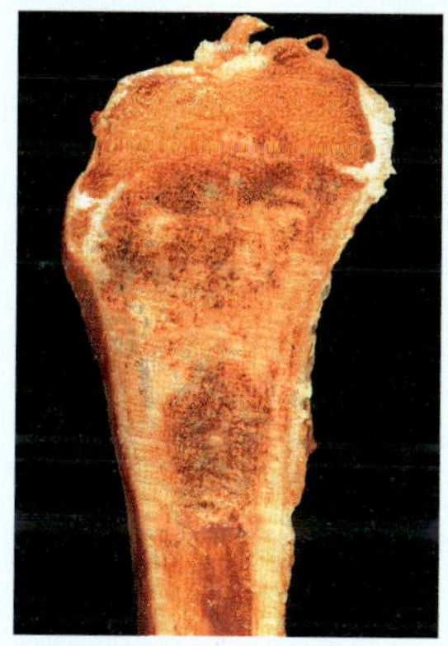

■ 뼈육종

다발골수종 | multiple myeloma

다발성 원발성뼈종양. 머리뼈 · 갈비뼈 · 복장뼈 · 척추 · 골반 등에 잘 나타나고, 물렁물렁한 종괴를 형성하며, 뼈의 흡수가 일어나고, 40~60세 남자에게 많이 발생한다. 골수종 종양세포는 형질세포에서 유래한 것이어서 형질세포종이라고도 한다.

multiple myeloma /mʌ́ltipl màiəlóumə/ 다발골수종 /다발(성)골수종

유잉종양 | Ewing's tumor

악성종양으로 20세 이전에 생기며 여자보다 남자에서 2배 정도 많다. 75%가 환자에서 어깨띠를 포함한 사지의 뼈들을 침범하며 주로 골간단에서 발행한다.

Ewing's tumor /tjúːmər/ 유잉종양

척삭종 | chordoma

태생기의 척삭잔유조직으로부터 발생하는 악성종양. 희귀병으로 척주의 말단부에서 호발하며, 흔히 엉치뼈 및 머리뼈 바닥에서 발생한다.

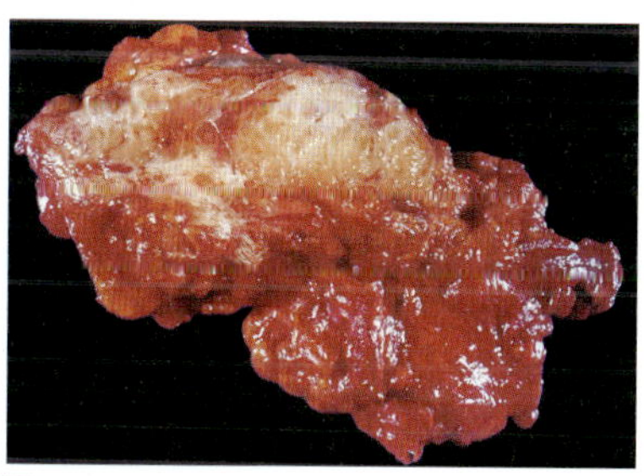

■ 척삭종 엉치뼈

chordoma /kɔːrdóumə/ 척삭종 /척(수)삭종, 척색종, 성대종양

골절 | fracture

fracture /frǽktʃər/ 골절, 파절 /골절, 파손

강한 외력이 작용하여 뼈가 부분적으로 또는 완전히 부러진 상태. 큰 외력이 일시에 가해질 때는 외상성 골절, 만성적인 가압에 의할 때는 지속골절 또는 피로골절, 병적으로 조직이 침범되어 생기는 것은 병적 골절이라 한다(그림).

폐쇄골절 | closed fracture

closed fracture /klouzd frǽktʃər/ 폐쇄골절 /폐쇄(성)골절

피부가 터지지 않은 뼈의 골절.

단순골절 | simple fracture

simple fracture /símpl frǽktʃər/ 단순골절 /폐쇄(성)골절, 단순골절, 피하골절

피부에 개방성 외상이 없이 일어나는 골절.

개방골절 | open fracture

open fracture /óupn frǽktʃər/ 개방골절 /개방(성)골절

골절부의 피부 또는 점막이 손상되어 외부와 통하는 골절로 복잡골절이라고도 한다. 상처감염의 가능성이 크며 골수염을 병발할 위험이 있다. 폐쇄골절(단순골절)에 비하여 치료가 어려우며, 치료기간도 길다.

복합골절 | compound fracture

compound fracture /kámpaund frǽktʃər/ 복합골절 /복잡골절, 개방(성)골절

파괴된 뼈끝이 주위의 피부나 구강내외로 개방된 골절.

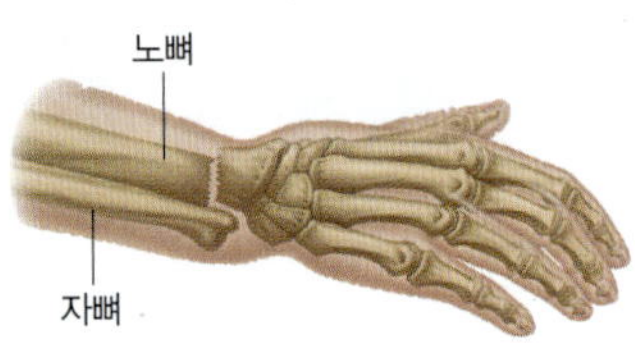

■ 손목 골절

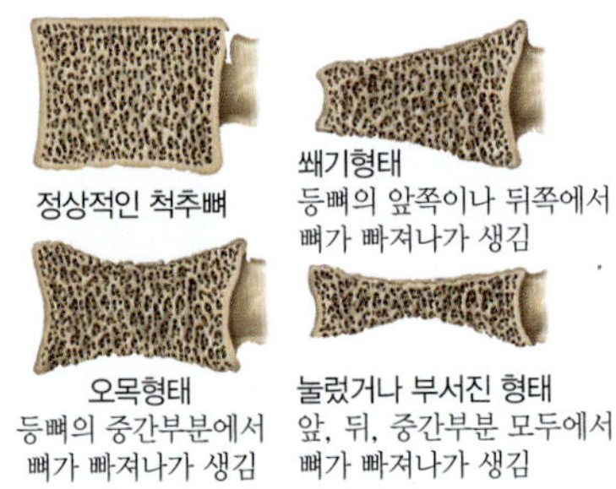

■ 척추뼈 골절의 형태

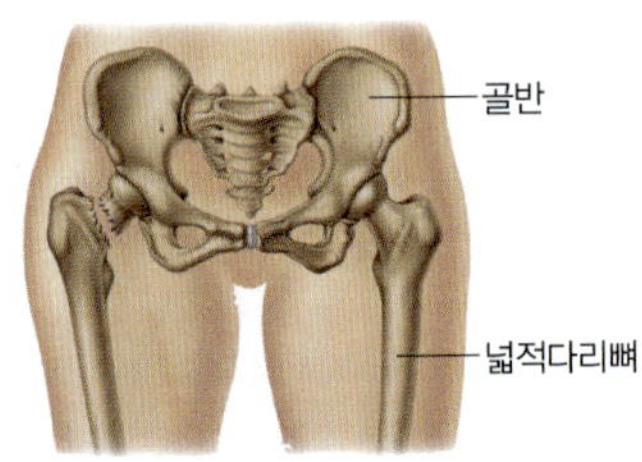

■ 넓적다리뼈 골절

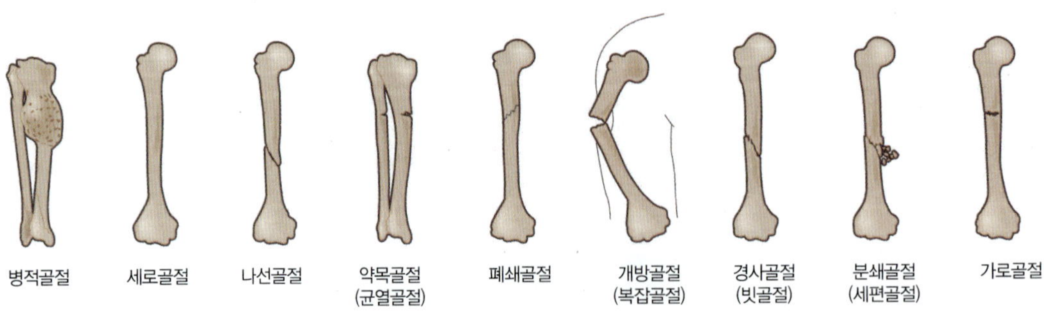

■ 골절의 유형

분쇄골절 | comminuted fracture

뼈가 부서져서 같은 부위에서 골절선이 여러 개가 나있는 골절.

끼임골절, 감입골절 | impacted fracture

골절된 한쪽의 골편이 다른 쪽의 뼈에 박히는 골절.

완전골절 | complete fracture

뼈의 한쪽에서 다른 쪽까지 절편을 양분하듯이 완전하게 발생한 골절. 외상이 없어도 종창과 통증이 함께 오는 경우도 있음.

불완전골절 | incomplete fracture

완전골절이 아니고 뼈에 금만 가거나 열만 생긴 골절.

생나무골절 | greenstick fracture

뼈의 한쪽은 부러지고 다른 쪽은 굽어지면서 휘게 되는 골질로 나무가 부러진 것 같은 소아에게 잘 발생하는 골절. 불완전골절의 하나의 형태이다.

압박골절 | compression fracture

힘을 받은 쪽으로 뼈가 오므라들거나 뼛조각이 떨어져 나가면서 부러지는 것. 예컨대 척추골절 등이 있다.

함몰골절 | depressed fracture

뼈의 한 부분이 내려앉으면서 나타나는 머리뼈에서 볼 수 있는 골절.

병적골절 | pathologic fracture

골의 질병으로 인하여 골절이 일어나는 것으로 골종양, 골연화증, 골수염, 골다공증 등의 질환으로 인하여 생기는 골절.

콜리스골절 | Colles' fracture

손목 관절의 2.5 cm 이내 노뼈의 아래끝 골절로, 등쪽과 가쪽으로 손이 돈다.

탈구, 어긋남, 전위, 이탈 | dislocation

관절을 구성하는 뼈마디 · 연골 · 인대 등의 조직이 정상적인 생리적 위치관계에서 지속적으로 이동하여 정상범위를 벗어나 위치가 바뀌는 것. 즉 뼈의 관절이 삐어 물러나는 것.

불완전탈구, 아탈구 | subluxation

불완전한 탈구 또는 전이. 탈구란 제 위치에 있어야 할 구조가 다른 위치로 빠져나가는 현상을 말한다.

---

comminuted fracture /kámənjù:tid frǽktʃər/ 분쇄골절 /분쇄골절, 세편골절, 복잡골절

impacted fracture /impǽktid frǽktʃər/ 끼임골절, 감입골절 /끼임골절, 감입골절, 매복골절

complete fracture /kəmplí:t frǽktʃər/ 완전골절 /완전골절

incomplete fracture /inkəmplí:t frǽktʃər/ 불완전골절 /불완전골절, 부전골절

greenstick fracture /grí:nstìk frǽktʃər/ 생나무골절 /생나무골절, 불완전굴곡골절

compression fracture /kəmpréʃən frǽktʃər/ 압박골절 /압박골절

depressed fracture /diprést frǽktʃər/ 함몰골절 /함몰골절

pathologic fracture /pəθɑlɑ́dʒik frǽktʃər/ 병적골절 /병적골절

Colles' fracture /frǽktʃər/ 콜리스골절

dislocation /dìsloukéiʃən/ 탈구, 어긋남, 전위, 이탈 /어긋남, 탈구, 전위, 이탈

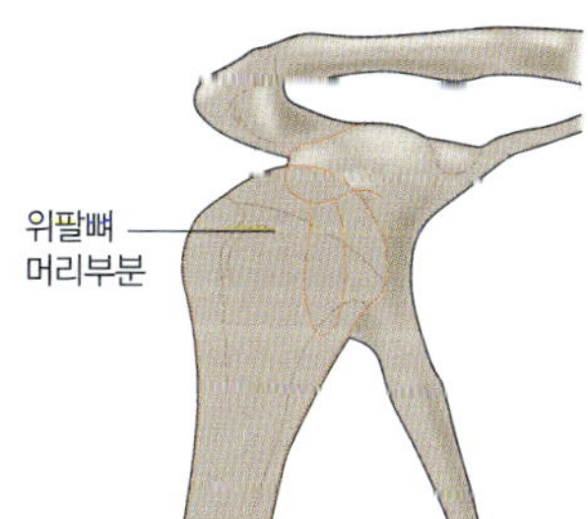

■ 어깨탈구

subluxation /sʌ̀bləkséiʃən/ 불완전탈구, 아탈구 /부분탈구, 불완전탈구, 아탈구

변형 | deformity

신체 일부 형태의 이상. 선천적인 기형과 구별하여 사용한다.

연골무형성증 | achondroplasia

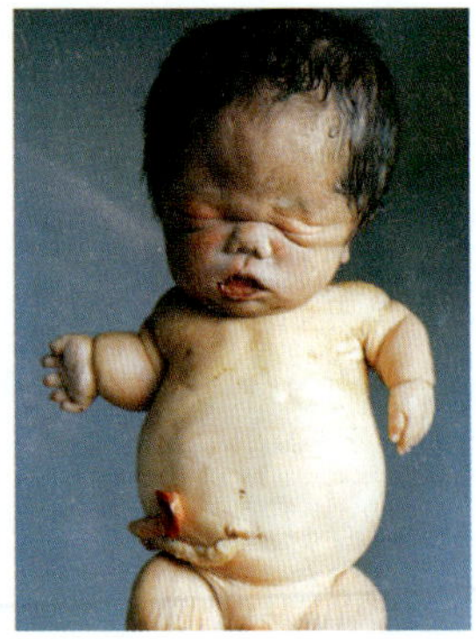

연골무형성증

성장판의 발육이상으로 발생하며 가장 흔한 뼈의 선천이상이고 왜소증의 가장 흔한 원인이다. 보통염색체 우성유전이상이다. 조직소견으로 연골 내 뼈 형성장애로 성장판의 증식층과 비후층이 좁고 연골세포들이 불규칙하게 배열되어 기둥을 형성하지 않고, 성장판의 기저부에서 수평으로 조기에 뼈가 형성되어 더 이상의 성장을 못 한다.

무지증 | amelia

한 개 또는 그 이상의 팔이나 다리가 선천적으로 없는 것.

뼈발생이상, 골발생이상 | dysostosis

특히 선천적인 뼈되기작용의 이상이 태아연골의 화골화 이상도 포함한다.

척추분리증 | spondylolysis

척추 후궁의 협부 부분에 한쪽 또는 양쪽으로 결손이 생기는 상태.

척추전방전위증 | spondylolisthesis

한 개의 척추가 다른 척추 위에 대해서 전방전위되는 것으로서 보통 다섯째 허리뼈가 엉치뼈에, 또는 넷째허리뼈가 다섯째허리뼈에 대해서 전방전위되며, 보통 관절간부의 발육부전에 의한다.

척추관협착증 | spinal stenosis

중앙의 척추관과 신경근이 나가는 추간공이 좁아진 상태로 요통과 하지의 신경장애, 통증 및 간헐적 파행을 보인다.

갈림손 | cleft hand

손가락 사이가 손허리뼈까지 갈라진 기형손. 또한 가운데 손가락이 없고 다른 손가락은 비정상적으로 큰 손.

갈퀴발 | claw foot

발가락이 발허리뼈관절에서 과신전되고, 말단뼈관절에서 굴곡된 상태에 있는 고도로 구부러진 발.

---

deformity /di:fɔ́:rmiti/ 변형 /변형, 기형, 이상형

achondroplasia /eikàndrəpléiziə/ 연골무형성증 /연골무형성(증), 연골발육부전(증)

amelia /eimí:liə/ 무지증 /다리없음증, 팔없음증, 무지증, 사지결손증

dysostosis /dìsastóusis/ 뼈발생이상, 골발생이상 /뼈발생이상, 이골증, 골형성부전, 화골부전증

spondylolysis /spàndilálisis/ 척추분리증 /척추분리증

spondylolisthesis /spàndiloulisθí:sis/ 척추전방전위증 /척추전방전위증, 척추골전전위(증), 척추탈위증

spinal stenosis /spáinl stinóusis/ 척추관협착증 /척주관협착증

cleft hand /kleft hænd/ 갈림손 /갈림손

claw foot /klɔ: fut/ 갈퀴발 /갈퀴발, 새발, 독수리발, 갈퀴족, 왜곡족

휜발, 만곡족 | talipes

남자에서 호발하며 오른쪽 발에 호발하는 앞발의 모음, 뒷발안쪽휨, 발목관절의 말발을 특징으로 하는 선천기형 등이 있다(이상을 종합하면 생긴 모양이 마치 골프채의 끝모양과 같이 생겼음) (그림).

talipes /tǽlipiːz/ 휜발, 만곡족 /휜발, 조막발, 만족(증), 기(형)족, 만곡족

발꿈치들린휜발, 첨족 | talipes equinus

발이 발바닥 쪽으로 구부러지고 보행 시 발꿈치는 붙어서 발가락으로 걷는 기형. 외상성, 염증성, 습관성, 마비성 따위의 후천적인 원인이 대부분이다.

talipes equinus /tǽlipiːz iːkwáinəs/ 발꿈치들린휜발, 첨족 /꿈치들린휜발증, 마제족, 첨족

편평발 | flatfoot

발바닥 전체가 평면에 접하는 발. 정상인 경우 평면에 똑바로 서면 발바닥 부위에서는 발가락의 배쪽과 발가락의 바닥에서 바깥쪽 가장자리 및 발뒤꿈치의 전면이 평면에 접할 뿐이고, 발바닥의 내측부는 거의 타원형으로 평면에서 떨어지게 된다. 이 부분을 발바닥의 장심이라고 하며, 이것은 보행의 충격을 완화시켜 뇌를 보호하는 외에, 발바닥의 혈관이나 신경 등을 보호한다. 또 체중의 반은 발뒤꿈치에, 나머지 반은 발허리뼈의 전단에 걸리게 된다.

flatfoot /plǽtfut/ 편평발 /편평족

발꿈치가쪽휜발, 외반족 | talipes valgus

발목의 관절 이상으로 설 때에 발바닥의 안쪽 부위만 땅에 닿는 상태가 된 발. 즉, 발꿈치가 아래다리중심선에 대해서 외전되어 있는 발의 기형.

talipes valgus /tǽlipiːz vǽlgəs/ 발꿈치가쪽휜발, 외반족 /외전족, 외반족, 외번족, 외전족

발꿈치안쪽휜발, 내반족 | talipes varus

발목 관절의 이상으로 발목 밑이 굽어 발바닥이 안쪽으로 향하게 된 발. 섰을

talipes varus /tǽlipiːz véərəs/ 발꿈치안쪽휜발, 내반족 /내전족, 내반족

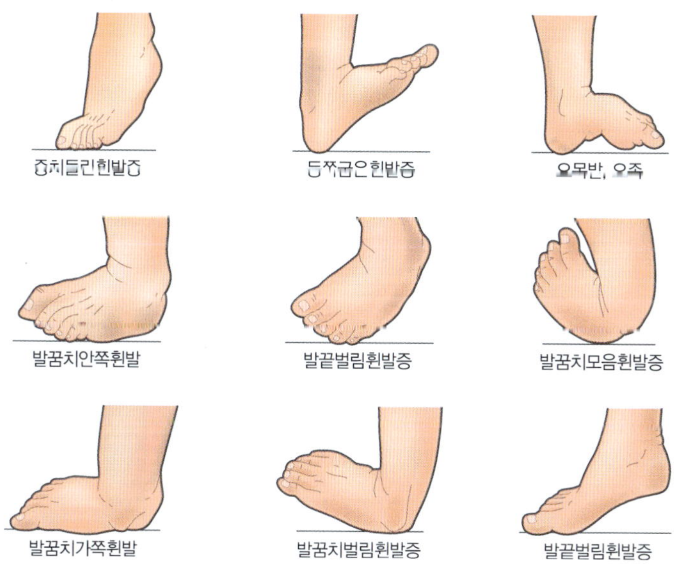

■ 휜발

때 발바닥의 바깥쪽만이 지면에 닿는다. 즉, 발꿈치가 아래다리중심선에 대해서 내전되어 있는 발의 기형.

오목발, 요족 | talipes cavus
발꿈치활이 비정상적으로 높은 기형.

발끝들린휜발, 종족 | talipes calcaneus
발이 발등 쪽으로 굽어 있는 상태.

가쪽휜무릎, 외반슬 | genu valgum
무릎 아래가 바깥쪽으로 휘어 다리가 'X'자 모양이 된 상태. 뼈의 염증, 외상, 구루병 등이 원인이며, 무릎 관절을 수술하거나 고정함으로써 치료한다(그림).

안쪽휜무릎, 내반슬 | genu varum
무릎관절이 외측으로 활 모양으로 휘어진 상태라 O형다리라고도 한다(그림).

엄지발가락가쪽휨(증), 무지외반(증) | hallux valgus
엄지발가락이 몸의 정중선에서 떨어져 다른 발가락 쪽으로 각이 형성된 것. 엄지발가락은 다른 발가락의 위나 아래로 위치한다.

엄지발가락안쪽휨(증), 무지내반(증) | hallux varus
엄지발가락이 몸의 정중선 쪽으로 행하여 다른 발가락에서 떨어져 각이 형성된 것.

망치발가락 | hammer toe
중족지관절이 과신전되며 근위지관절은 굴곡, 원위지관절은 굴곡 또는 신전되는 상태. 한 개 이상의 발가락에서 기형이 나타날 수 있으나 두 번째 발가락에 가장 흔하게 나타난다. 갈고리발과 동반될 수 있다.

가쪽휜엉덩관절, 외반고 | coxa valga
넙다리뼈머리와 넓적다리뼈 사이의 각도가 120도 이상으로 되는 상태.

안쪽휜엉덩관절, 내반고 | coxa vara
넙다리뼈머리와 넓적다리뼈 사이 각도가 120도 이하로 되는 상태.

가락붙음증, 합지증 | syndactyly
두 개 혹은 그 이상의 손가락이나 발가락이 서로 붙어 있는 기형. 제3, 4손가

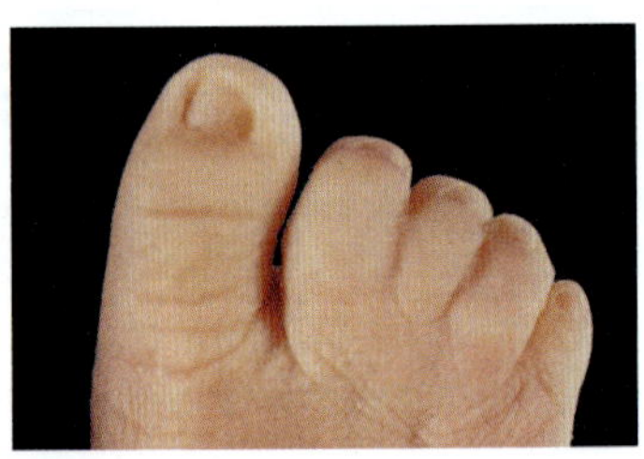

■ 가락붙음증

---

talipes cavus /tǽlipiːz kéivəs/
오목발, 요족 /요척족

talipes calcaneus /tǽlipiːz kælkéinəs/ 발끝들린휜발, 종족
/등쪽굽은조막발, 구족

genu valgum /dʒíːnjuː vǽlgəm/
가쪽휜무릎, 외반슬 /외반슬, 안굽이무릎, 외번슬, 엑스각

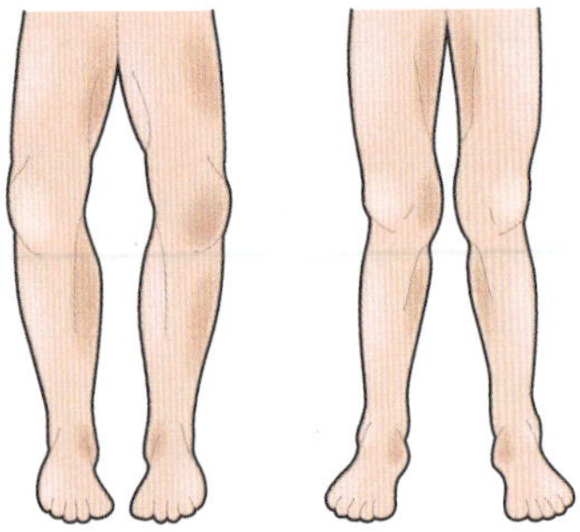

■ 안쪽휜무릎과 가쪽휜무릎

genu varum /dʒíːnjuː véərəm/
안쪽휜무릎, 내반슬 /내반슬, 밖굽이무릎

hallux valgus /hǽləks vǽlgəs/
엄지발가락가쪽휨(증), 무지외반(증)
/엄지발가락가쪽휨증, 무지외반증, 외반무지

hallux varus /hǽləks véərəs/
엄지발가락안쪽휨(증), 무지내반(증)
/엄지발가락안쪽휨증, 무지내반증, 내반무지

hammer toe /hǽmə tou/
망치발가락 /추상족지, 장도리발가락, 추상발가락

coxa valga /kɑ́ksə vǽlgə/
가쪽휜엉덩관절, 외반고
/펴진넙다리뼈, 외반고, 편평고

coxa vara /kɑ́ksə vɑ́ːrə/
안쪽휜엉덩관절, 내반고
/굽은넙다리뼈, 내반고

syndactyly /sindǽktili/
가락붙음증, 합지증 /손발가락붙음증, 합지(증)

락의 가락붙음증이 가장 많고 15~40%의 가족력을 가지고 있다.

가락과다증, 다지증 | polydactyly

손가락 · 발가락의 수가 정상보다 많은 기형. 형태나 정도는 여러 가지이다. 즉, 한 손에 여섯 개의 손가락이 가장 많지만, 때로는 10개도 있으며, 자뼈쪽이나 노뼈쪽에 나타난다. 과잉의 손가락 · 발가락은 가벼운 것은 완전히 흔적만 있어 단지 작은 섬유성 돌기가 있는 정도이다.

polydactyly /pɑ̀lidǽktili/
가락과다증, 다지증 /손발가락과다증, 많은가락증, 다지증

큰가락증 | macrodactyly

손가락의 중배엽성 조직이 모두 비대를 일으켜 손가락이 모두 커지는 상태.

macrodactyly /mæ̀kroudǽktili/
큰가락증 /큰손발가락증, 큰가락증, 대지증

굴지증, 가락굽음증 | camptodactyly

손가락이나 발가락이 굽어 있는 변형.

camptodactyly /kæmptədǽktili/
굴지증, 가락굽음증 /발가락굽증, 손가락굽증, 굴지(증), 수지만곡증

손가락옆굽음증, 측만지 | clinodactyly

한 개 혹은 여러 손가락이 영구적으로 바깥쪽 혹은 안쪽으로 굽은 것.

clinodactyly /klàinədǽktili/
손가락옆굽음증, 측만지 /손가락기울증, 측만지증, 만지증

척주후만증 | kyphosis

측면으로 봐서 허리뼈의 굽음이 비정상적으로 돌출된 상태. 원인에 따라 선천성 · 경직성 · 구루병성 · 이완성 · 직업성 · 노인성으로 분류된다. 선천성이라 함은 척주에 선천성 기형을 수반하는 것, 또는 자궁 안에서의 척주후만이 될 수밖에 없는 위치 때문에 척주후만이 고정된 것을 말한다. 경직성은 지능이 낮은 사람에게서 볼 수 있는 경우가 있으며, 가족적 · 유전적이다. 이완성은 학동기의 불량자세에 의하여 일어나는 척주의 후만을 일컫는다(그림).

kyphosis /kaifóusis/ 척주후만증 /척주뒤굽음증, 척주후만증, (척추)후만증, 척추후굴증, 척추후만, 척추전굴

발목처짐(증) | tarsoptosis

한쪽 또는 양쪽의 발바닥 궁륭이 평평한 상태.

tarsoptosis /tɑ̀:rsaptóusis/
발목처짐(증)

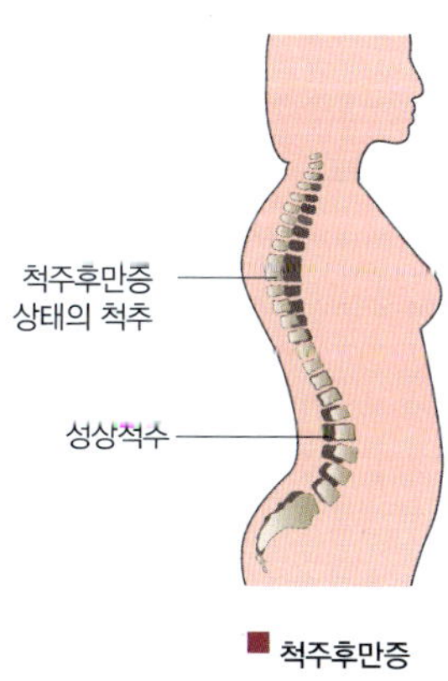

■ 척주후만증

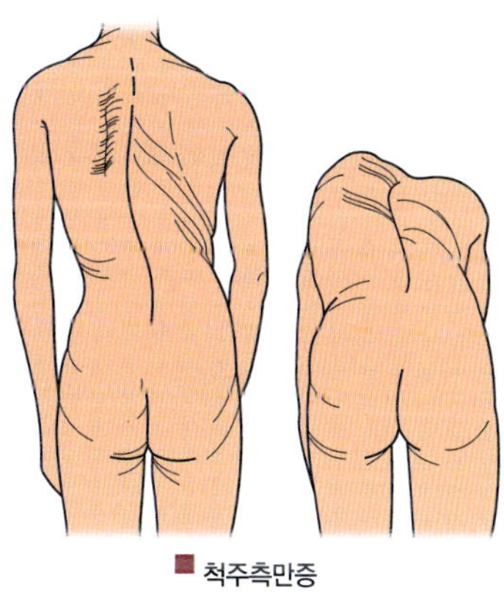

■ 척주측만증

lordosis /lɔːrdóusis/ 척주전만증, 척주앞굽음증 /척추앞굽음증, 척추전만, 척주전굴증, 척주전만, (척주)전만증

scoliosis /skɑlióusis/ 척주측만증, 척주옆굽음증 /척주옆굽음증, (척주)측만증, (척주)측만

spina bifida /spáinə bífidə/ 이분척추, 척추갈림증 /척추갈림증, 이분척추, 척추분열

spondylomalacia /spɑ̀ndiloumələ́iʃə/ 척추연화증 /척추연화(증)

craniotomy /krèinióutəmi/ 머리뼈절개, 개두 /머리뼈절개술, 개두(술)

bone graft /boun grǽft/ 뼈이식, 골이식 /뼈이식, 골이식

closed reduction /klouzd ridʌ́kʃən/ 폐쇄정복 /비개방교정(술), 비관혈적(골)정복술

척주전만증, 척주앞굽음증 | lordosis

옆에서 보아서 허리뼈 및 목뼈가 앞으로 굽은 것. 이 말은 병적으로 증강된 굽음 및 정상의 굽음(정상의 척주앞굽음)을 의미하여 사용된다.

척주측만증, 척주옆굽음증 | scoliosis

척주가 옆으로 굽어진 변형. 원인불명의 특발성 측만증과 원인이 확실한 증후성 측만증으로 나뉜다. 특발성 측만증이 증례의 대부분을 차지하며, 발병 연령에 따라 영유아기, 초등학생기, 사춘기로 분류되는데, 대부분은 사춘기성이다. 그 밖의 선천성 척추측만증은 가족 중의 한 명이 척추측만증이 있을 경우 발생률은 20% 정도로 일반적인 발생률 2%에 비하여 높다(그림).

이분척추, 척추갈림증 | spina bifida

척추 발생상의 결함으로 척추의 융합이 안 된 신경관 형성의 선천기형. 따라서 척추의 뒤쪽은 텅 빈 공간으로 남게 되고, 그 안에 존재하는 척수는 보호물이 없이 외부에 노출된 상태가 된다.

척추연화증 | spondylomalacia

척추의 연화로서 척추뼈 몸통이 여러 군데 부서지게 된다.

수술 처치 용어

머리뼈절개, 개두 | craniotomy

머리뼈를 절개하고 뇌를 드러내서 하는 수술. 뇌수술을 위하여 필수적이다. 그러나 죽은 태아의 머리 크기를 축소하기 위하여 머리뼈를 파괴하는 것을 의미하는 경우도 있다. 적응질병은 뇌종양 · 뇌고름집 · 뇌기생충증 · 수두증 등 광범위하다.

뼈이식, 골이식 | bone graft

뼈의 결손을 보전하거나 보강 등을 목적으로 뼛조각을 이식하는 수술. 뼈가 외상이나 종양에 의해 파괴되어 결손된 경우 그 보전이나 뼈의 이단부가 약하여 근력에 견디지 못할 때 그 부분을 이어서 보강하거나, 뼈질이 나빠 뼈유합이 곤란한 경우 뼈의 증식을 재촉하여 뼈유합을 촉진하려 할 때 등에 행한다.

폐쇄정복 | closed reduction

피부 절개 없이 골절 부위를 복원하는 방법으로 부러진 골편을 피부 밖에서 손으로 조작하여 복원시키며 석고붕대, 부목, 견인 등의 장비를 이용한다.

개방정복 | open reduction

골절이 생겼을 때 이것을 치료하기 위하여 골절부위를 절개하여 부러진 뼈를 맞추는 것.

단순고정 | simple immobilization

골절된 끝부분에 석고, 부목을 이용하여 고정시키는 방법이다.

open reduction /óupn ridʌ́kʃən/ 개방정복 /개방교정(술), 관혈적정복

simple immobilization /símpl imòubilaizéiʃən/ 단순고정

관절 | Joint

두 개의 뼈 또는 그 이상의 뼈가 서로 이어져 있는 곳. 관절의 종류는 마주 대하는 두 뼈 사이에 어떠한 조직이 들어 있느냐에 따라서 나누어지며 여기에는 섬유관절, 연골관절 및 윤활관절이 있다. 뼈의 관절면은 관절연골에 덮이고, 주위는 관절주머니라 불리는 골막에 이어지는 결합조직성의 막에 의해 둘러싸인다. 관절주머니의 가장 안쪽 층에는 윤활막이 있고 관절안에 활액을 분비한다.

해부 · 생리학적 용어

■ 관절의 유형

가동관절, 움직관절 | diarthrosis
동물의 운동 기능을 맡은 관절. 두 뼈의 끝이 마주 닿은 곳에서, 연골과 활액의 작용으로 마찰이나 충격을 방지하도록 되어 있다.

diarthrosis /dàiɑːrθróusis/ 가동관절, 움직관절 /가동관절, 움직관절

절구관절 | ball and socket joint
절구처럼 오목한 관절. 회전 운동을 한다.

ball and socket joint /bɔːl sákit dʒɔint/ 절구관절

경첩관절 | hinge joint
활액관절의 한 형. 경첩과 같은 구조로 되어 있어 한쪽 방향으로만 굴곡 운동을 하는 관절. 손가락관절, 팔꿈치관절 등이 있다.

hinge joint /hindʒ dʒɔint/ 경첩관절 /경첩관절, 접번관절

안장관절 | saddle joint
관절면이 말안장을 포개놓은 것과 같아 굽힘, 폄, 벌림이 일어나고 돌림만 되지 않는 관절. 손목관절, 손허리손가락관절에서 볼 수 있다.

saddle joint /sǽdl dʒɔint/ 안장관절 /안장관절

타원관절 | ellipsoidal joint
둥근 모양의 곡면을 갖는 관절. 두 방향으로 움직일 수 있으나 회전 운동은 하지 못한다. 턱관절에서 볼 수 있다.

ellipsoidal joint /èlipsɔ́idl dʒɔint/ 타원관절 /타원관절

중쇠관절, 차축관절 | pivot joint
한쪽 관절면은 고리 같고 다른 한쪽은 고리 속으로 돌기 같이 솟아, 하나의 축을 중심으로 고리 속에서 돌기가 회전하는 운동만 일어나는 관절. 몸쪽노자관절, 첫째와 둘째목뼈 사이에서 볼 수 있다.

pivot joint /pívət dʒɔint/ 중쇠관절, 차축관절 /중쇠관절, 추축관절

윤활관절의 종류

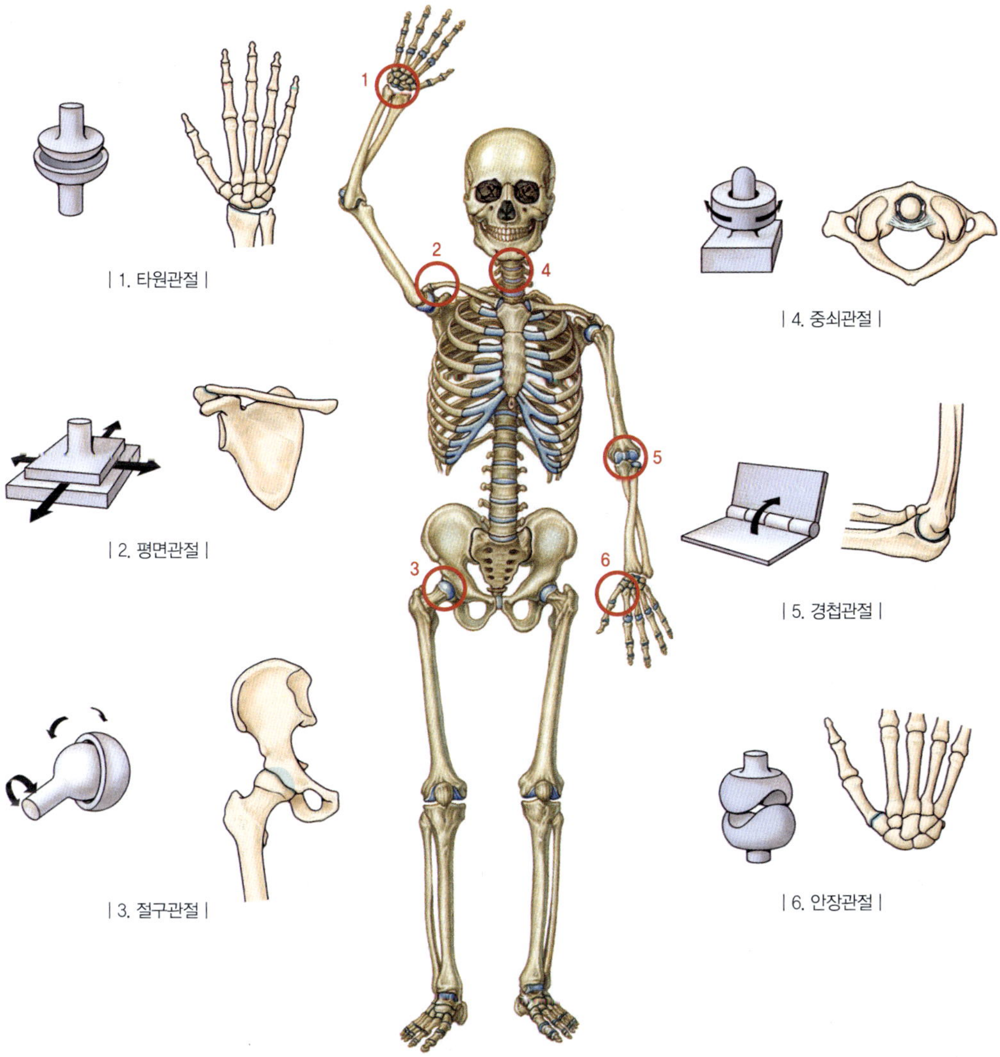

경첩관절 | 접번관절 / hinge joint
안장관절 | 안관절 / saddle joint
절구관절 | 구관절 / ball and socket joint
중쇠관절 | 차축관절 / pivot join
타원관절 | condylar joint
평면관절 | plane joint

plane joint /plein dʒɔint/ 평면관절 /평면관절

synarthrosis /sìnɑːrθróusis/ 부동관절, 못움직관절 /섬유관절, 관절유합증, 부동관절

suture /sjúːtʃər/ 봉합, 봉합사 /봉합(술), 꿰맴, 봉합사, 봉합선

gomphosis /gɑmfóusis/ 못박이관절, 정식관절 /못박이관절, 정식

syndesmosis /sìndesmóusis/ 인대결합 /인대결합

cartilage /kɑ́ːrtilidʒ/ 연골 /연골

hyaline cartilage /háiəlìːn kɑ́ːrtilidʒ/ 유리질연골 /유리연골

fibrous cartilage /fáibrəs kɑ́ːrtilidʒ/ 섬유연골 /섬유(성)연골

평면관절 | plane joint

상대하는 면이 편평 혹은 약간 오목한 면으로 되어 있는 활막성 관절.

부동관절, 못움직관절 | synarthrosis

관절구성물이 섬유조직으로 결합되어 있는 것.

봉합 | suture

인체 내에서는 섬유성 관절의 일종으로 머리뼈에서만 존재하며 양쪽 뼈가 맞물려 움직이지 않게 고정된 관절을 말함.

못박이관절, 정식관절 | gomphosis

치아가 이틀에 박혀 섬유조직으로 결합되어 있는 것. 이것은 치아에서만 사용한다. 따라서 이것은 뼈 사이의 관절이 아니고 위턱뼈와 아래턱뼈에 치아가 박혀 있는 것이다.

인대결합 | syndesmosis

두 뼈 사이를 결합조직으로 된 막이 붙어 연결한 관절이다. 아래정강종아리관절에서 볼 수 있다.

연골 | cartilage

약간 딱딱하고 휘어지는 성질을 가진 특별한 조직을 이르는 말. 귀, 코 등 신체의 휘어질 수 있는 부분을 이루고 있으며, 관절에 존재하여 충격을 완충하는 역할을 한다. 어린이에게서는 뼈의 말단에 존재하며 뼈를 생성하여 뼈를 자라게 하는 역할도 한다. 연골은 그 특성에 따라서 유리질연골, 탄력연골, 섬유연골의 세 가지로 나눈다.

유리질연골 | hyaline cartilage

굴곡성이 있고 약간의 탄성이 있는 반투명 엷은 청색의 물질로 된 기질을 가지는 유리처럼 보이는 연골. 이것은 가장 흔한 형의 연골이고 관절면을 덮고 있는 관절연골, 뼈끝연골, 갈비연골, 코연골이나 숨길을 만드는 연골이 이런 종류의 연골로 되어 있다. 또 부위에 따라 어렸을 때의 연골이 뼈로 바뀔 때도 이 연골에서 그런 현상이 일어난다.

섬유연골 | fibrous cartilage

전형적인 연골세포로 형성된 연골의 한 형으로 같은 방향으로 뻗은 두껍고 단단하게 밀착된 아교질섬유 속으로 기질이 형성된다. 두덩결합과 추간판과 같은 섬유연골결합이나 관절원반에서 관찰된다.

탄력연골 | elastic cartilage

유리질연골보다도 불투명한 굴곡성 탄성 물질. 기질은 탄력소로서의 모든 반응을 나타낼 수 있는 섬유가 각 방향으로 뻗어 있다. 기질에 탄력섬유가 많이 포함된 것이 특징이며, 눈으로 보았을 때 약간 노란빛을 띤다. 귓바퀴연골, 후두개에서 관찰된다.

elastic cartilage /ilǽstik kɑ́:rtilidʒ/ 탄력연골 /탄력연골, 탄성연골

연골결합 | synchondrosis

보통은 일시적인 연골성 관절로서, 사이에 있는 유리질연골은 보통 성인이 되기 전에 뼈로 변한다.

synchondrosis /sìŋkəndróusis/ 연골결합 /유리연골결합, 연골결합

1. 결합 2. 섬유연골결합 | symphysis

결합의 면 또는 선. 상대하는 뼈의 표면이 섬유연골판으로 굳게 결합되어 있는 연골성 관절의 한 형을 나타내는 해부학 용어. 관절의 일종으로 관절면이 연골로 싸여 있고, 관절이 강력한 섬유연골로 결합되어 있다. 추간판, 두덩결합 등 정중면에서만 볼 수 있다.

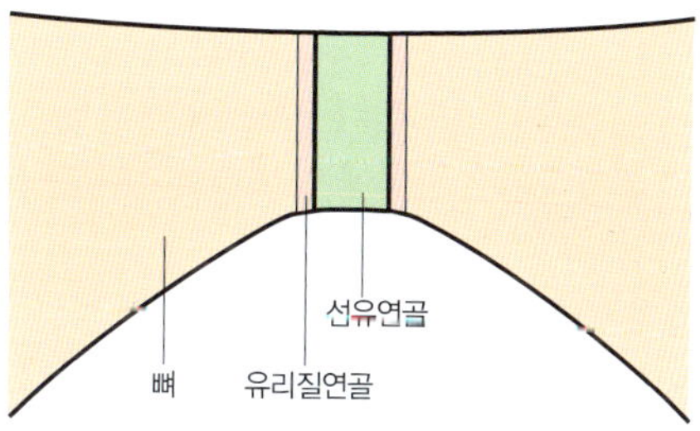

■ 섬유연골결합

symphysis /símfisis/ 1. 결합 2. 섬유연골결합 /결합, 섬유연골결합

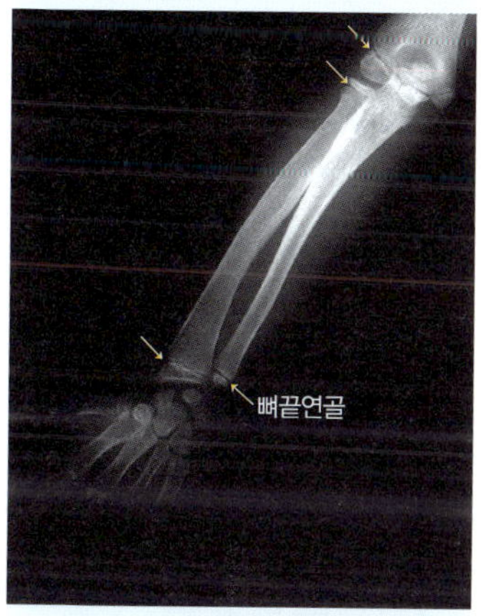

뼈끝연골, 골단연골 | epiphyseal cartilage

성장기간에 뼈끝과 뼈몸통 사이에 끼어 있는 연골. 이것의 성장에 의하여 뼈의 길이가 커진다.

epiphyseal cartilage /èpifíziəl kɑ́:rtilidʒ/ 뼈끝연골, 골단연골 /뼈끝연골

■ 관절의 구조

관절주머니, 관절낭 | joint capsule

관절의 종류 중에서 윤활관절은 두 뼈 사이가 약간의 간격을 두고 떨어져 있으며 관절면에는 얇은 유리질연골의 판이 덮여 있는 형태인데, 두 뼈 사이의 간격을 관절안이라고 하며 이 관절안 속은 연골이 덮여 있는 관절면을 제외하고는 윤활막에 의해 덮여 있고 이 윤활막은 다시 밖에서 질긴 섬유로 된 막으로 덮여 있다. 이 섬유막을 관절주머니라고 한다.

joint capsule /dʒɔint kǽpsju:l/ 관절주머니, 관절낭 /관절주머니, 관절낭, 관절포

윤활주머니, 윤활낭 | bursa

마찰력이 작용하는 곳에 존재하여 마찰력의 감소와 완충작용을 하는 액체를 담고 있는 물주머니 모양의 구조물.

bursa /bə́:rsə/ 윤활주머니, 윤활낭 /윤활주머니, 윤활낭, 점액낭, 활액낭, 활액초, 낭, 포

synovial membrane /sinóuviəl mémbrein/ (윤)활막/윤활막, 활막, 활액막

synovial joint /sinóuviəl dʒɔint/ 윤활관절/윤활관절, 활막연결

synovial cavity /sinóuviəl kǽviti/ 윤활공간, 활막강

synovial fluid /sinóuviəl flú:id/ (윤)활액/윤활액, 활액, 관절활액

intervertebral disc /ìntərvə́:rtəbrəl disk/ 추간판, 척추(사이)원반/척추원반, 추간판

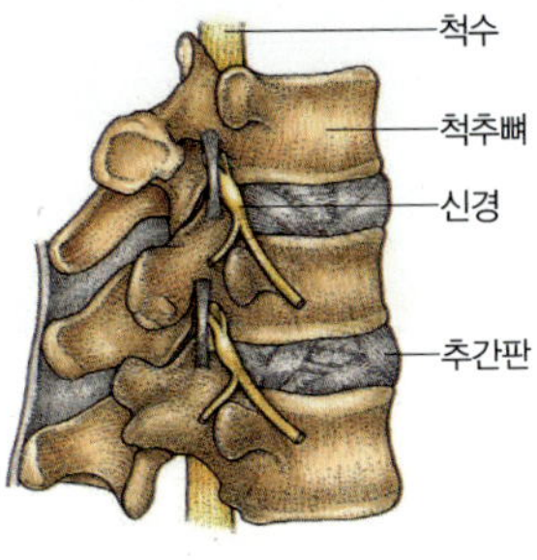

■ 원반

(윤)활막 | synovial membrane

관절안을 둘러싸고 있는 관절주머니에는 내외의 두 층이 있는데, 외층을 섬유막이라 하고내층은 윤활막이라 한다. 이 막에 접해서 발달하고 있는 모세혈관이 있고, 활액의 교환을 활발하게 하고 있다. 또 윤활막은 관절에 따라서 그 부피가 다르고 때로는 주름이 되어 관절안으로 뻗어 지방체를 둘러싸고 관절의 강소를 메우고 있다.

윤활관절 | synovial joint

관절의 일종으로 관절표면을 연골이 싸고 있고, 윤활액(윤활막에서 형성되어 달걀의 흰자와 비슷하게 끈끈하며 움직일 때 마찰을 줄여 움직임이 부드럽게 해주고, 관절연골에 영양을 공급하는 구실을 한다)을 함유하고 있는 섬유조직 피막(관절을 둘러싸고 있다)으로 연결되어 있는 관절.

윤활공간, 활막강 | synovial cavity

윤활막관절 사이에 있는 뼈 사이의 공간.

(윤)활액 | synovial fluid

윤활액 공간 안에 있는 점액.

추간판, 척추(사이)원반 | intervertebral disc

척주의 척추뼈 사이에 있는 조직. 둘째목뼈 이하 다섯째허리뼈와 엉치뼈바닥 사이에 있으며, 사람은 보통 23개이다. 개개의 원반은 중앙부가 가장 두껍다. 원반의 가쪽부는 결합조직과 섬유성 연골로 되어 있는 섬유테가 있고, 내부의 중앙은 연골세포군과 부드러운 섬유성 연골로 된 속질핵이 있으며, 여기에는 다량의 수분이 함유되어 있다.

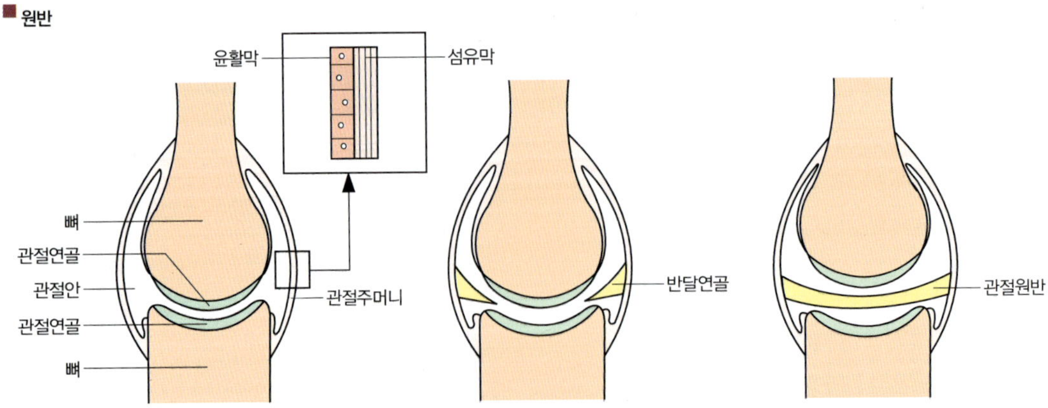

■ 윤활관절의 일반적 구조

1. 반달 2. 반달연골 | meniscus

관절에서 발견되는 섬유연골 판.

meniscus /minískəs/ 1. 반달 2. 반달연골 /초승달, 반달, 반달연골, 반월(판)

인대 | ligament

뼈를 서로 연결하는 결합조직. 경첩 바로 뒤에 있는 탄력성 섬유로 종류에 따라 대합조개와 같이 경첩의 바깥쪽에 있는 것과 홍합과 같이 안쪽에 있는 것 등이 있다. 탄력섬유가 촘촘히 분포되어 있다. 관절 등에 운동을 안전하게 하거나 제한하는 강한 섬유성의 조직이다.

ligament /lígəmənt/ 인대 /인대

힘줄 [동]건 | tendon

근육 끝에 달려서 근육을 뼈 등에 연결하는 줄모양의 강인하고 치밀한 결합조직. 편평한 것은 힘줄막이라고 한다. 백색으로 특이한 광택이 있는 힘줄조직으로 되어 있다. 힘줄은 흔히 근육표면을 덮고 확대되며, 그 내면에 힘줄다발이 붙는다.

tendon /téndən/ 힘줄 [동]건 /힘줄, 건

손목굴, 수근관 | carpal tunnel

굽힘근지대와 손목뼈에 의하여 형성된 정중신경과 굽힘근힘줄을 위한 골섬유성의 통로.

carpal tunnel /ká:rpəl tʌ́nl/ 손목굴, 수근관 /손목굴, 수근관, 손목골, 팔목〈손목〉터널

널힘줄, 건막 | aponeurosis

막처럼 얇고 넓은 힘줄로 사람몸의 여러 곳에 있다.

aponeurosis /æ̀pounjuróusis/ 널힘줄, 건막 /널힘줄, 건막

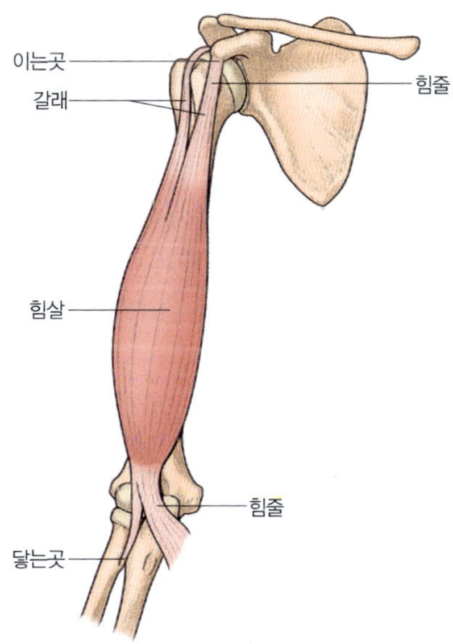

■ 위팔두갈래근(힘줄, 힘살, 이는곳과 닿는곳)

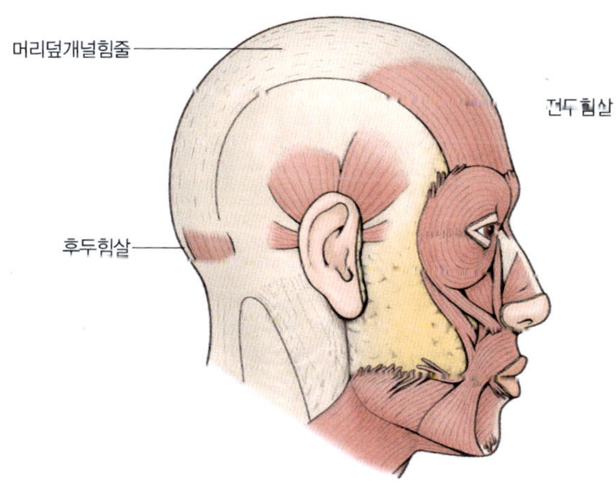

■ 널힘줄(얼굴근육옆면)

관절의 운동

abduction /æbdʌ́kʃən/ 벌림, 외전 /벌림, 외전, 외향, 외선

벌림, 외전 | abduction

팔다리나 손가락의 운동을 나타내는 말. 팔다리에서는 중심면에서 멀어지는 행동을 나타내고 손가락에서는 손가락 사이의 거리를 멀게 하는 것을 나타낸다. 밖을 향하여 돌아가는 것을 의미하기도 한다.

adduction /ədʌ́kʃən/ 모음, 내전 /모음, 내전

모음, 내전 | adduction

1. 신체의 중심축을 향하여 당기는 행위 또는 당겨진 상태.
2. 몸의 중심 쪽으로 팔다리를 움직이거나 손가락을 서로 떨어진 상태에서 가까이 붙이는 운동.

flexion /flékʃən/ 굽힘, 굴곡 /굽힘, 굴곡

굽힘, 굴곡 | flexion

팔꿈치나 무릎을 굽히는 것과 같이 구부리는 것 혹은 구부린 상태.

extension /iksténʃən/ 폄, 신전, 확장, 신장, 확대 /폄, 확대, 신전, 연장, 견인확대

폄, 신전 | extension

팔꿈치나 무릎을 펴는 것과 같이 연결되어 있는 부분의 양단을 서로 펴는 것.

rotation /routéiʃən/ 회전, 돌림, /회전, 돌림, 교대, 축전(운동), 순회, 순환

회전, 돌림 | rotation

신체가 축의 주위를 회전하는 과정.

circumduction /sə̀:rkəmdʌ́kʃən/ 휘돌림 /휘돌림, 회전, 순환운동, 원회전

휘돌림 | circumduction

팔다리 또는 눈의 능동적이거나 수동적인 원형운동.

dorsiflexion /dɔ̀:siflékʃən/ 1. (손발)등쪽굽힘 2. 후방굽힘 /발등굽힘, 손등굽힘, 신전, 배측굴곡, 배굴

1. (손발)등쪽굽힘 2. 후방굽힘 | dorsiflexion

손, 발의 등이 등 쪽으로 굽어짐. 발가락들이 위를 향하여 발가락을 움직이는 것과 같음.

plantar flexion /plǽntər flékʃən/ 발바닥쪽굽힘 /발바닥쪽굽힘, 저굴, 족저굴(곡), 발바닥굴곡, 발등굴곡

발바닥쪽굽힘 | plantar flexion

발목의 관절운동 중 발바닥 쪽으로 굽히는 운동. 이에 반대되는 말로 등쪽굽힘을 사용함.

supination /sjù:pinéiʃən/ 뒤침, 회외 /뒤침, 회외(운동), 앙와위, 회후

뒤침, 회외 | supination

손에 관해서는 손바닥을 전방 또는 상방으로 돌리고, 전완을 측방으로 회전하는 행위를 말하며, 발에 관해서는 일반적으로 발의 내측연을 올려서, 그 결과 종궁형으로 하는 운동에 사용된다.

pronation /prounéiʃən/ 엎침, 회내 /엎침, 회내(운동)

엎침, 회내 | pronation

해부학적 위치에서 아래팔을 내측으로 회전시켜 손등이 앞을 향하도록 하는

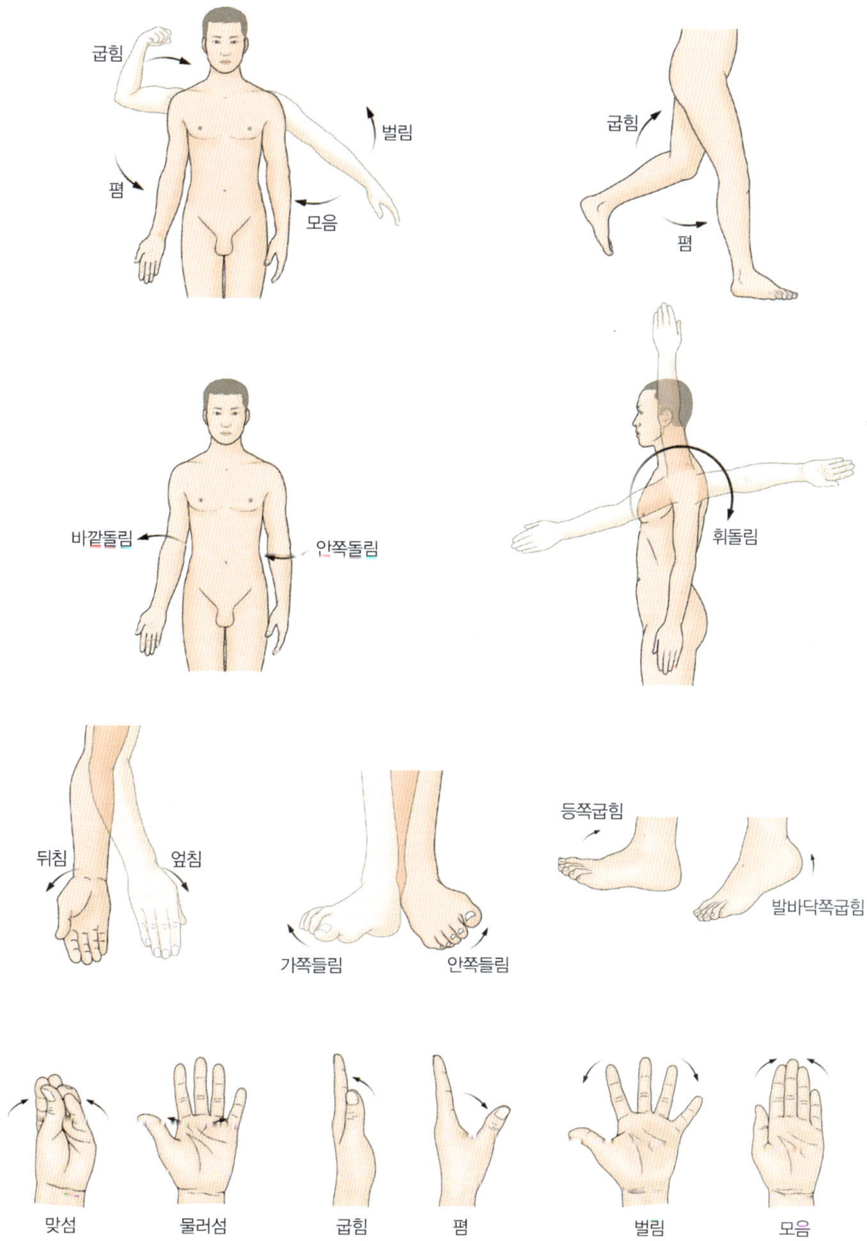

■ 관절의 운동

운동(손바닥을 아래로 하여 보이지 않도록 하는 행위).

수축 | contraction

근육수축과 관련하여 단축과 긴장이 생긴 것. 즉, 생체구조나 생활물질이 특정 한 방향으로 능동적인 단축을 보이는 현상 또는 작용을 말한다.

contraction /kəntrǽkʃən/ 수축 /수축

relaxation /rìːlækséiʃən/ 이완, 풀림 /이완, 풀림, 완화

이완, 풀림 | relaxation

근육의 긴장이 풀리는 것.

증상 용어

arthralgia /ɑːθrǽldʒiə/ 관절통 /관절통

관절통 | arthralgia

관절 때문에 나타나는 통증. 뼈마디가 쑤시는 것처럼 아프다.

arthrodynia /ɑ̀ːθrədíniə/ 관절통 /관절통(증)

관절통 | arthrodynia

관절에서 느껴지는 통증.

carpal tunnel syndrome /kάːrpəl tʌ́nl síndroum/ 손목굴증후군, 수근관증후군 /손목굴증후군, 수근관증후군, 팔목터널증후군, 완터널증후군, 팔목굴증후군

손목굴증후군, 수근관증후군 | carpal tunnel syndrome

손목에는 아홉 개의 힘줄과 한 개의 신경이 통과하는 터널이 있는데 이곳을 손목굴이라 하고, 이 곳을 지나는 신경이 눌리면 새끼손가락을 제외한 네 손가락이 아프고 저린 증상이 나타나는 것(그림).

ankylosis /æ̀ŋkilóusis/ 관절강직 /관절굳음(증), 강직(증)

관절강직 | ankylosis

관절이 어느 각도로 굳어져서 움직일 수 있는 여유가 없어진 상태. 여기에는 관절내외의 조직이 섬유성으로 유착해서 움직이지 않는 섬유성 강직과 관절면의 일부 또는 전부가 골조직으로 연결된 골성 강직이 있다.

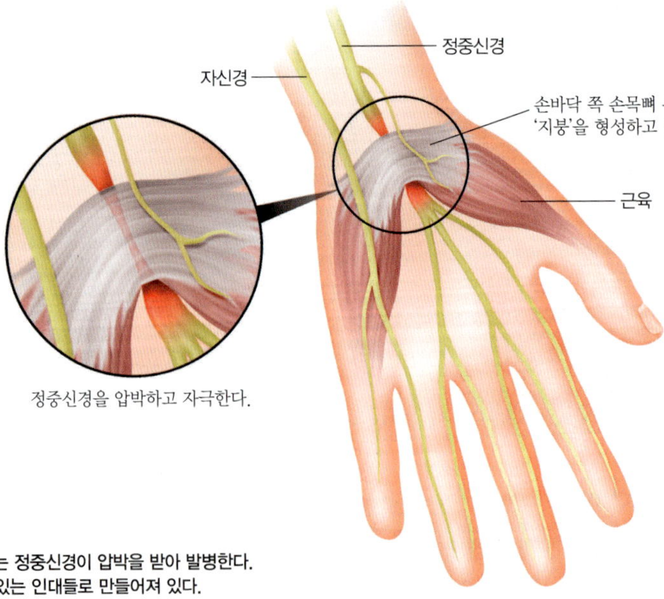

■ 손목굴증후군은 손목굴을 관통하는 정중신경이 압박을 받아 발병한다. 손목굴은 손목뼈와 그 위를 덮고 있는 인대들로 만들어져 있다.

관절만곡증, 관절굽음증 | arthrogryposis
주로 선천적으로 관절이 굽어지는 것.

arthrogryposis/à:θrəgripóusis/ 관절만곡증, 관절굽음증 /관절굽음증, 관절구축(증), 관절만곡(증)

허리통증, 요통 | lumbago
허리와 엉덩이 부위가 아픈 증상. 척추 질환, 외상, 추간판 이상, 임신, 부인과 질환, 비뇨기계 질환, 신경 · 근육 질환 따위가 원인이다.

lumbago /lʌmbéigou/ 허리통증, 요통 /허리통증, 요통

혈관절증 | hemarthrosis
관절 혹은 그 윤활막공간 내의 피가 고이는 것. 출혈경향이 있는 환자, 특히 혈우병 환자에서 볼 수 있는 소견이다.

hemarthrosis /hèmɑ:rθróusis/ 혈관절증 /혈관절증, 출혈(성)관절증

물관절증 | hydrarthrosis
관절안에 액상물질이 축적되는 것.

hydrarthrosis /hàidrɑ:rθróusis/ 물관절증 /물관절증, 관절수종

통풍결절 | tophus
통풍의 관절 주변 조직에서 볼 수 있는 요산염의 석회 모양 침착물. 엄지손가락, 코, 귓바퀴 따위의 연골에 잘 생긴다.

tophus /tóufəs/ 통풍결절 /통풍결절, 토푸스

진단 용어

관절염 | arthritis
관절에 일어난 염증. 원인에 따라 화농성 · 결핵성 · 매독성 등 감염성과 류마티스에 의한 것, 외상으로 인한 것 등으로 나눈다. 임상상으로는 급성과 만성으로 나뉜다(그림).

arthritis /ɑ:rθráitis/ 관절염 /관절염

고름관절염 | pyogenic arthritis
화농균에 감염되어 나타나는 관절의 염증.

pyogenic arthritis /pàiədʒénik ɑ:θráitis/ 고름관절염 /화농(성)관절염

류마티스관절염 | rheumatoid arthritis
만성의 관절 질환으로 보통 여러 관절을 침범하며, 활액막, 관절구조의 염증성 변화와 뼈의 위축과 소모가 두드러진다. 말기에는 변형과 강직이 일어나며 원인은 불명이나 자가면역성 또는 바이러스의 감염에 의한 것으로 생각된다(그림).

rheumatoid arthritis /rú:mətɔid ɑ:rθráitis/ 류마티스관절염 /류마티스(양)관절염, 류마토이드관절염, 류마트양관절염

골관절염 | osteoarthritis
관절의 연골이 퇴화되고 뼈가 돌기처럼 성장하여 주변 조직에 염증을 일으키는 병. 퇴행관절염이라고도 한다. 관절의 연골이 약해지고 변형이 일어나 관절 표면과 그 주위에 비정상적으로 뼈가 형성되는 비염증성 관절병이다(그림).

osteoarthritis /àstiouɑ:rθráitis/ 골관절염 /뼈관절염, 골관절염

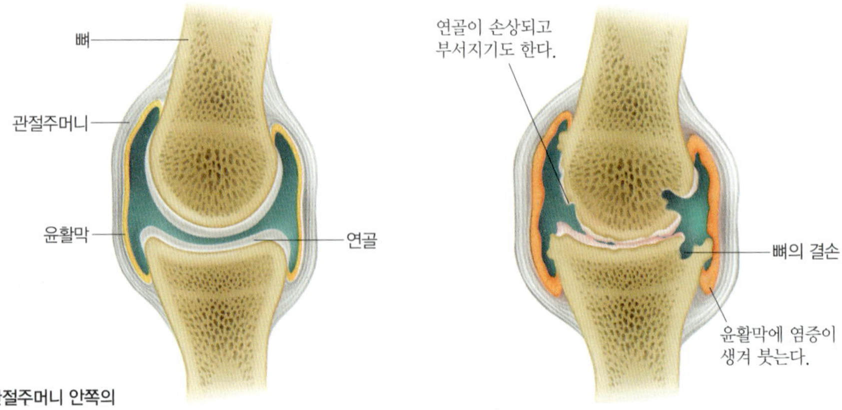

■ 류마티스관절염에 걸리면 관절주머니 안쪽의 윤활막이 부풀어 오르고 염증이 생기게 된다. 이 염증은 연골과 뼈를 손상시킨다.

정상 관절

류마티스관절염에 걸린 관절

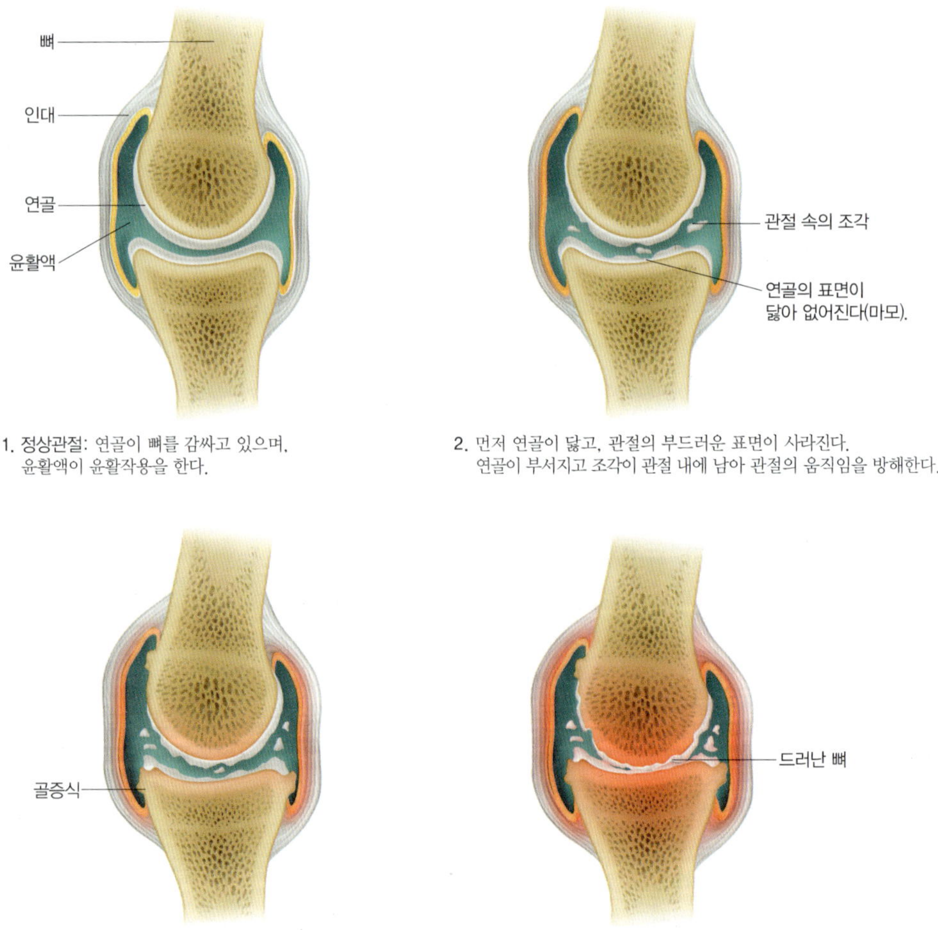

1. 정상관절: 연골이 뼈를 감싸고 있으며, 윤활액이 윤활작용을 한다.

2. 먼저 연골이 닳고, 관절의 부드러운 표면이 사라진다. 연골이 부서지고 조각이 관절 내에 남아 관절의 움직임을 방해한다.

3. 관절의 가장자리에 '뼈곁돌기'라 부르는 돌기부가 생겨, 움직임을 방해하고 통증을 유발한다.

4. 연골이 너무 닳아 마침내 뼈가 드러난다. 관절이 뻣뻣해지고 통증이 생긴다. 윤활액이 증가하여 관절이 붓는다.

■ 골관절염의 진행

퇴행관절염 | degenerative arthritis
관절을 덮고 있는 관절연골을 파괴시키는 관절염의 일종. 고관절, 척주, 무릎 관절 등 큰 무게를 지탱해야 하는 관절에 빈발한다. 손의 작은 관절에서도 생길 수 있다.

degenerative arthritis /didʒénərèitiv ɑːrθráitis/ 퇴행관절염 /퇴행(성)관절염

다관절염 | polyarthritis
몇 개의 관절을 동시 침범하는 관절염.

polyarthritis /pàliɑːrθráitis/ 다관절염 /여러관절염, 다발(성)관절염

강직척추염 | ankylosing spondylitis
척추와 골반을 연결하는 관절에 염증이 생기는 것. 만성적이고 진행성인 척추 관절의 염증이다. 척추관절은 이 병으로 인해 운동성을 잃어버리고 굳어지게 된다. 젊은 남자에게서 자주 발생한다.

ankylosing spondylitis /ǽŋkəlòusiŋ spàndiláitis/ 강직척추염 /강직(성)척추염

류마티즘, 류마티스질환 | rheumatism
전신결합소식, 특히 관절이나 근육 등 운동기의 다발성 통증과 운동장애를 나타내는 원인불명의 전신성 만성의 염증성 질환군의 총칭. 그 주된 부위는 관절이며 일반적으로는 만성류마티스관절염을 말한다. 그러나 그 외에 류마틱열, 연소성 강직성 척추염 등이 있으며, 유사한 관절통을 초래하는 경우가 많은 질환으로서 전신성 홍반성낭창, 다발성 근염 등 많은 질환이 있다.

rheumatism /rúːmətìzm/ 류마티즘, 류마티스질환 /류마티스, 류미디즘

류마티스척추염 | rheumatoid spondylitis
만성적이고 진행성인 척추관절의 염증. 척추관절은 이 병으로 인해 운동성을 잃어버리고 굳어지게 된다. 대개 젊은 성인 남자에게서 호발하며 계속적인 진행으로 말미암아 모든 척추관절이 굳어져서 한 개의 막대처럼 되기도 한다.

rheumatoid spondylitis /rúːmətɔ̀id spàndiláitis/ 류마티스척추염 /강직척추염, 류마티스양척추염

힘줄염 [동]건염 | tendinitis
힘줄이나 힘줄근부착기에 생기는 염증으로, 원인은 종종 불확실하며, 대개 중년 또는 노년에게서 힘줄로의 혈행이 저하되면서 발생된다.

tendinitis /tèndináitis/ 힘줄염 [동]건염 /힘줄염, 건염

통풍 | gout
팔다리 관절에 심한 염증이 되풀이되어 생기는 유전성 요산 대사 이상. 관절 속이나 주위에 요산염이 쌓여서 일어난다(그림).

gout /gaut/ 통풍 /통풍

굳은어깨, 동결견 | frozen shoulder
어깨의 관절주머니와 말초관절 연골 사이의 유합성 염증. 점진적인 어깨통증, 경직, 운동 제한 등이 특징이며, 오십대에 어깨에 오는 병이라 하여 오십견이라고도 한다.

frozen shoulder /fróuzn ʃóuldər/ 굳은어깨, 동결견 /굳은어깨, 동결견, 동통성견구축(증), 오십이께

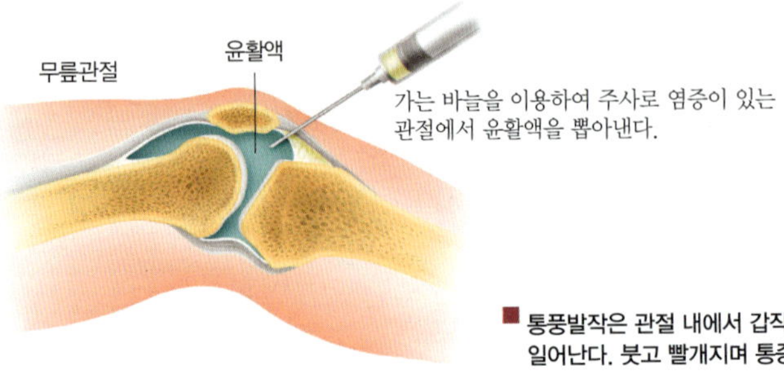

■ 통풍발작은 관절 내에서 갑작스레 결정이 만들어지며 생긴 요산에 의해 일어난다. 붓고 빨개지며 통증을 일으키고 염증이 심해진다.

tennis elbow /élbou/ 테니스팔꿈치증 /테니스팔꿉증, 테니스팔꿈치, 정구주관절(증)

테니스팔꿈치증 | tennis elbow

주관절에 생기는 조기 퇴행성 변화의 형태인 건염으로 위팔뼈의 자뼈를 침범하기 때문에 외상과염이라한다.

bursitis /bəːrsáitis/ 주머니염, 낭염 /윤활낭염, 주머니염, 점액낭염, 활액낭염

주머니염, 낭염 | bursitis

윤활주머니의 급성 혹은 만성 염증. 주로 어깨관절에 발생한다. 외상, 오랫동안 너무 많이 사용하는 것, 염증성 관절염(통풍, 류마티스관절염)으로 인해 생길 수 있다. 일반적으로 따르는 통증과 부기, 압통의 증상 등은 근육위축을 일으키고 관절운동 장애를 일으킨다.

chondritis /kɔndráitis/ 연골염 /연골염

연골염 | chondritis

연골조직에 발생하는 염증.

spondyloarthritis /spɑ̀ndiləɑːθráitis/ 척추관절염

척추관절염 | spondyloarthritis

척추의 관절염.

synovitis /sìnəváitis/ (윤)활막염 /윤활막염, 활(액)막염, 관절활막염

(윤)활막염 | synovitis

관절의 활액막이 외상이나 염증으로 인해 자극을 받아 혈구와 단백질섬유를 함유하는 점액을 생성함으로써 관절이 붓고, 굽히거나 펴는 동작이 제한되는 병이다.

bunion /bʌ́njən/ 엄지건막류 /엄지건막류, 건막류

엄지건막류 | bunion

첫 번째 엄지발가락과 연결되어 있는 발허리뼈가 엄지발가락과 관절을 하는 부위가 정상보다 발의 안쪽으로 튀어나오는 것. 점액낭의 염증에 의해 발생하는데 유전적인 소인, 퇴행성 골관절질환, 만성적 자극 또는 잘 맞지 않는 신발로 인한 압박 등이 원인이 된다.

arthropathy /ɑːθrɔ́pəθi/ 관절병증 /관절병증

관절병증 | arthropathy

관절에 발생하는 모든 병적 상태.

탈구, 어긋남, 전위, 이탈 | dislocation

관절을 구성하는 뼈마디 · 연골 · 인대 등의 조직이 정상적인 생리적 위치관계에서 지속적으로 이동하여 정상범위를 벗어나 위치가 바뀌는 것. 즉 뼈의 관절이 삐어 물러나는 것.

dislocation /dìsloukéiʃən/ 탈구, 어긋남, 전위, 이탈 /어긋남, 탈구, 전위, 이탈

불완전탈구, 아탈구 | subluxation

불완전한 탈구 또는 전이. 탈구란 제 위치에 있어야 할 구조가 다른 위치로 빠져나가는 현상을 말한다.

subluxation /sʌ̀bləkséiʃən/ 불완전탈구, 아탈구 /부분탈구, 불완전탈구, 아탈구

힘줄윤활막염, 건초염 | tenosynovitis

힘줄을 싸고 있는 막에 생기는 염증. 급성인 것은 붓고 고름이 생기며 몹시 아프고 만성인 것은 결핵성인 것이 많은데, 구멍 뚫는 사람이나 피아니스트처럼 힘줄윤활막에 마찰이 심한 일을 하는 사람에게 잘 걸리고 나은 뒤에도 운동 장애를 일으키는 수가 있다.

tenosynovitis /tènousìnəváitis/ 힘줄윤활막염, 건초염 /힘줄윤활막염, 건초염, 건활막염

삠, 염좌 | sprain

관절 손상의 일종으로 갑작스러운 충격이나 운동으로 관절주머니나 근막, 지지하는 인대의 일부가 손상되지만 관절체 자체는 정상의 위치이고, 인대의 연속성은 유지되는 상태. 무릎관절이나 발목관절과 같이 일정방향으로만 가동성을 지닌 관절에 일어나기 쉽다.

sprain /sprein/ 삠, 염좌 /삠, 염좌, 염전

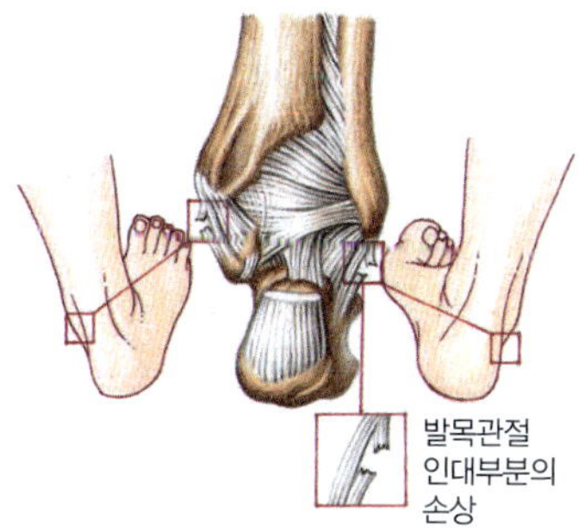

■ 삠

긴장, 과도긴장 | strain

근육의 과도한 신장을 수반하는 근육의 피로 현상.

strain /strein/ 긴장, 과도긴장 /긴장, 과도긴장, 좌상, 근육강직, 근염좌, 부하, 종주, 스트레인

척추원반탈출, 추간판헤르니아 | prolapsed intervertebral disk

추간판 연골 속의 수핵이 척주관 안으로 비뚤어져 나온 상태. 허리뼈의 제4, 5추간 연골 부위에 많이 생긴다. 척수뿌리를 눌러서 좌골신경통, 요통 따위를 일으킨다.

prolapsed intervertebral disk /proulǽpsd ìntərvə́ːrtəbrəl disk/ 척추원반탈출, 추간판헤르니아

탈출추간판 | herniated disk

척추의 상하에서 쿠션 역할을 하는 추간판을 싸고 있는 섬유연골이 파열되어 수핵이 빠져나온 것. 척수신경뿌리에 주는 압력은 심한 통증을 일으키고 신경에 손상을 준다. 허리 부위에서 자주 일어난다.

herniated disk /hə́ːrnièitid disk/ 탈출추간판 /원반탈출증, 추간판탈출증

연골종 | chondroma

성숙된 연골조직으로 이루어지는 양성종양으로 주로 형성과성에서 연골이 관여하는 뼈에서 발생한다. 뼈 중심성으로 생기는 내연골종과 골막에서 발생하여 골피질상에 융기성 종양을 형성하는 주변성 연골종으로 분류된다. 단발성 또는 다발성 연골종의 형태로 다발하는데, 후자는 드물기는 하지만 악성

chondroma /kɔndróumə/ 연골종 /연골종

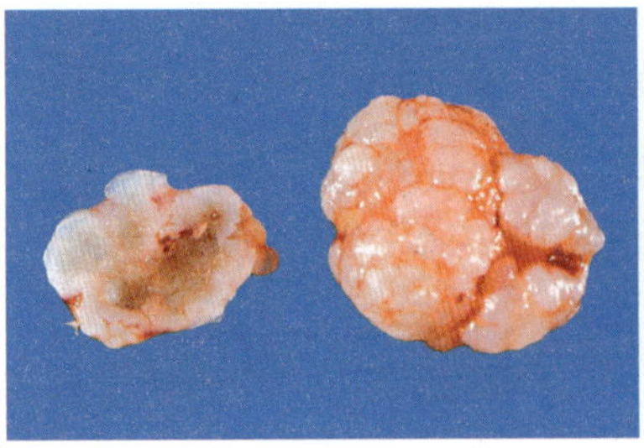

연골종

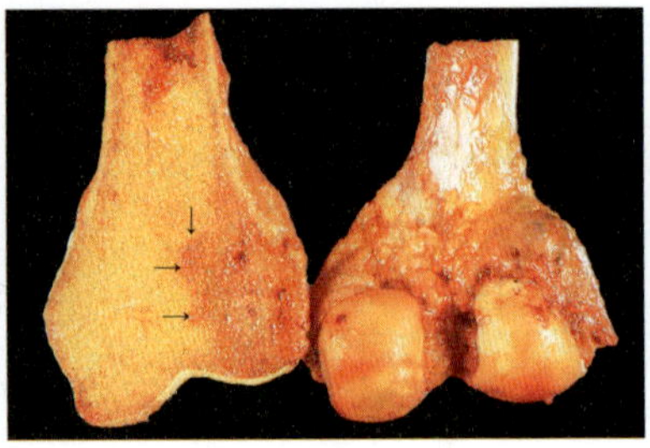

연골모세포종 넓적다리뼈 뼈끝

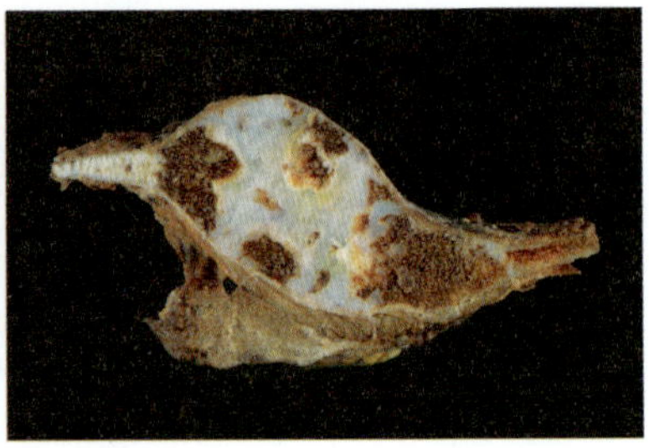

연골육종 갈비뼈

으로 변할 가능성이 있다. 턱뼈에서 발생하는 경우는 비교적 드물고, 골연골종이나 연골육종인 경우가 많다(그림).

chondroblastoma /kɔ̀ndrəblæstóumə/ 연골모세포종 /연골모세포종, 연골아세포종

연골모세포종 | chondroblastoma

연골모세포 또는 그 전구체로부터 발생되어 연골세포로 분화되는 경향을 갖는 종양. 비교적 드물고, 긴뼈의 연골판 주위의 뼈끝에 호발하는 양성종양으로 조직학적으로 세포증식도가 높고 파골세포형의 다핵거대세포와 함께 미분화세포의 증식이 있다(그림).

chondromatosis /kɔ̀ndroumətóusis/ 연골종증 /연골종증

연골종증 | chondromatosis

연골종이 여러 군데에서 동시에 생기는 것.

chondrosarcoma /kɔ̀ndrəsɑːrkóumə/ 연골육종 /연골육종

연골육종 | chondrosarcoma

연골을 만드는 뼈에서 생기는 악성종양. 뼈육종이 10대에 넓적다리뼈로부터 먼 뼈끝 부분에서 발생하는 것에 비해, 연골 육종은 20세 이하는 드물며, 골반에서 자주 발생한다(그림).

synovioma /sinòuvióumə/ (윤)활막종 /윤활막종, 활막종

(윤)활막종 | synovioma

윤활막에 기원한 종양. 관절윤활막, 힘줄 및 점액낭의 윤활막세포에서 발생되는 악성종양. 물렁조직 육종의 3~10%를 차지하며 15~40세의 남자에 호발한다. 약 5% 미만에서만 관절안에 발생하고 대부분 큰 관절 주위의 힘줄윤활막이나 점액낭에 발생한다. 85~95%가 팔다리에 발생하며 이 중 40~70%는 다리에 발생한다.

arthrolithiasis /ɑːθrouliθáiəsis/ 관절결석증 /관절(결)석증, 관절돌증

관절결석증 | arthrolithiasis

관절안에 돌이 생기는 것으로 주로 통풍에 의한 다져진 물질을 가리킨다.

arthrosclerosis /ɑ̀ːθrəsklióusis/ 관절경화증 /관절경화(증)

관절경화증 | arthrosclerosis

관절이 경직되고 단단해지는 상태.

수술 용어

관절절개 | arthrotomy
관절을 절개하는 수술로 관절안의 액체를 제거하거나 약물을 주입할 때 시행된다.

arthrotomy /à:θrɔtə́mi/ 관절절개 /관절절개(술)

관절내시경술 | arthroscope
관절안에 직접 집어넣어서 관절의 병터를 눈으로 관찰할 수 있게 만든 기계.

arthroscope /á:rθrəskòup/ 관절내시경술 /관절보개, 관절경

관절내시경술 | arthroscopy
관절경을 사용하여 관절의 내부를 검사하는 방법.

arthroscopy /ɑ:rθráskəpi/ 관절내시경술 /관절경검사(법)

관절절제(술) | arthrectomy
관절을 외과적으로 잘라내는 것.

arthrectomy /ɑrθréktəmi/ 관절절제(술)

관절성형 | arthroplasty
관절을 움직일 수 있도록 만드는 수술. 즉 손상된 관절면을 복구하거나 인공관절을 삽입함으로써 관절의 기능을 재건하는 수술이다(그림).

arthroplasty /à:θrɔplǽsti/ 관절성형 /관절성형(술)

엄지건막류절제 | bunionectomy
엄지건막류를 잘라내는 것.

bunionectomy /bʌnjənéktəmi/ 엄지건막류절제 /엄지건막류절제(술), 건막류절제

관절천자 | arthrocentesis
관절에 주사바늘을 꽂아 관절액을 뽑아내는 것. 진단 목적으로 윤활액 검체를 얻는 데 이용된다.

arthrocentesis /à:θrɔsentí:sis/ 관절천자

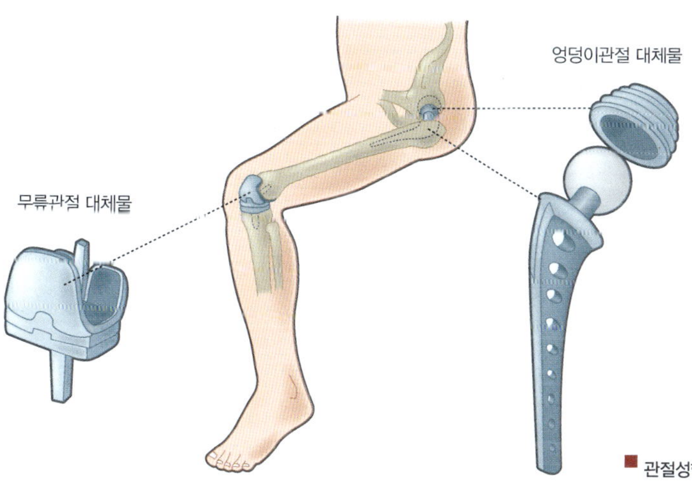

■ 관절성형

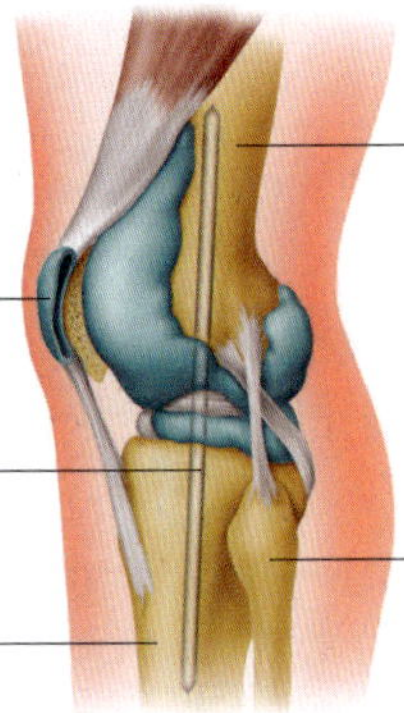

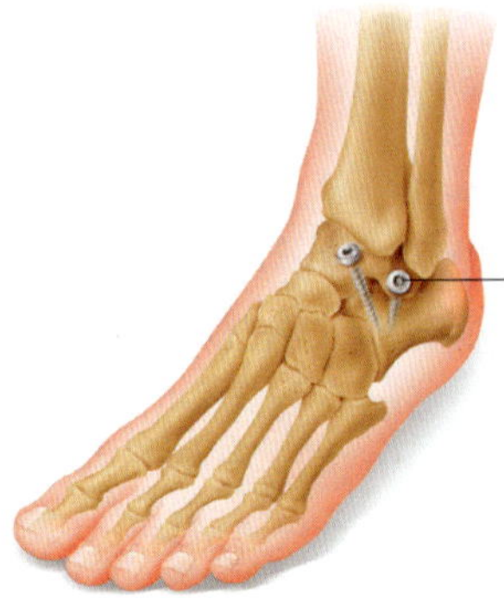

■ 관절유합술

arthrodesis /ɑ̀:θrɔdísis/
관절유합술 /관절유합술, 관절고정(술)

tenorrhaphy /tenɔ́:rəfi/ 힘줄봉합
/힘줄꿰맴(술), 건봉합(술)

관절유합술 | arthrodesis

장애관절의 운동을 정지시켜서 기능적으로 유리하게 하는 수술. 관절의 병이 심하고 적절한 치료 방법이 없을 때, 가장 통증이 적은 상태로 관절을 고정시켜 놓는 수술이다. 골세포의 증식을 촉진함으로써 관절표면을 유합시킨다(그림).

힘줄봉합 | tenorrhaphy

분단된 힘줄의 봉합에 의한 통합.

근육 | Muscle

근육은 몸의 운동을 담당하는 조직으로서 근육세포(근육섬유)가 주역을 담당하고 있으며, 약간의 결합조직이 이들을 얽어매고 있다. 근육세포의 세포질에는 수축작용에 관여하는 근육원섬유가 있는데, 근육은 근육세포의 형태학적 및 기능적인 특성에 따라 민무늬근육, 뼈대근육, 심장근육으로 구분한다. 민무늬근육세포는 가로무늬가 없는 방추형 세포로서 그 수축운동은 불수의적이다. 골격근육세포는 가로무늬가 있는 긴 원통형이고 그 운동은 수의적이다. 심장근육세포는 가로무늬가 있지만 뼈대근육세포와는 달리 분지된 불규칙한 모습의 세포이며, 수축은 율동적이며, 불수의적이다.

해부 · 생리학적 용어

가로무늬근육, 횡문근 | striated muscle

표면에 가로줄무늬가 보이는 근육. 뜻대로 움직일 수 있으므로 수의근이라고도 불린다. 인체의 횡문근의 대부분은 골격근이며, 얼굴의 피부를 움직이는 표정근, 혀나 후두를 움직이는 근육도 횡문근이다. 예를 들어 팔을 구부릴 때는 많은 근육의 복잡한 협조가 필요하여 전체적인 움직임을 통제하는 메커니즘이 있다.

striated muscle /stráieitid mʌ́sl/ 가로무늬근육, 횡무근 /가로무늬근, 횡문근

민무늬근육, 평활근 | smooth muscle

근육 중에서 가로무늬가 없는 근. 횡문근에 대응되는 말이다. 심장근 이외의 내장근은 모두가 민무늬근이다. 많은 내장장기의 벽에 분포되어 있으며, 대개 돌림층과 세로층의 두 층으로 배열되어 있다. 소화관이나 요관 같은 관 모양의 구조에서는 연동운동을 일으켜 내용물이 아래로 내려가게 하는 작용을 한다

smooth muscle /smu:ð mʌ́sl/ 민무늬근육, 평활근 /민무늬근, 평활근

맘대로근육, 수의근 | voluntary muscle

의지의 힘으로 움직일 수 있는 근. 수의근의 운동은 평활근보다 빠르다. 수의근이라 해도 골격근 등은 근육무리로서 움직일 수 있으나, 개개의 근은 따로 따로 마음대로 움직이게 할 수 없다. 귓바퀴근은 사람의 경우 발육이 나빠 마음대로 움직이게 하기 어렵다.

voluntary muscle /válɔntəri mʌ́sl/ 맘대로근육, 수의근 /수의근, 맘대로근

주요뼈대근육

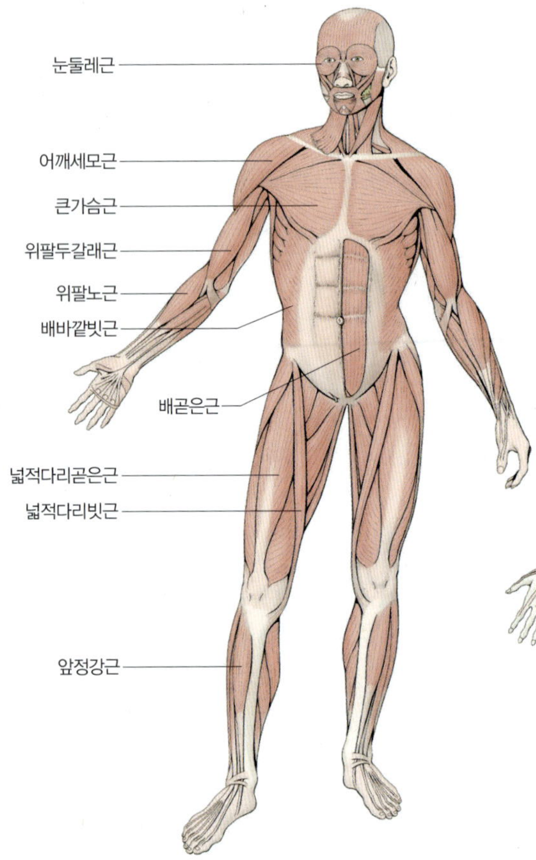

| 앞면 |

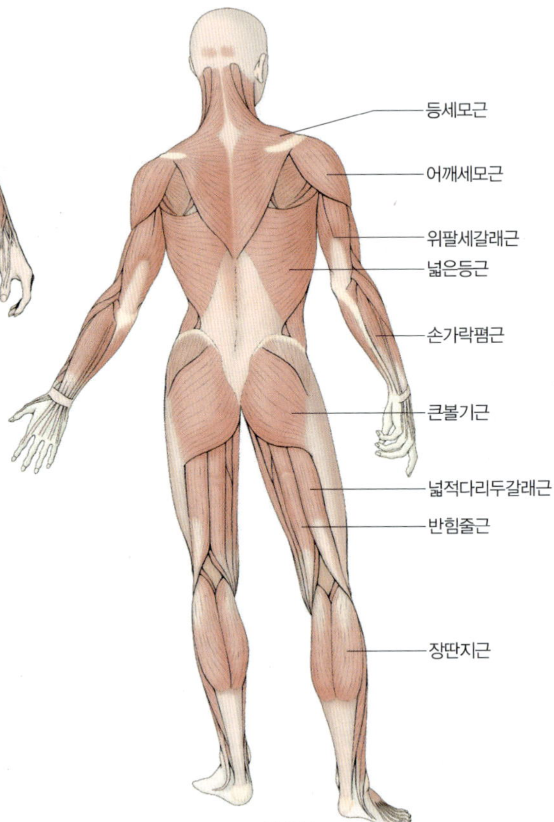

| 뒷면 |

- 눈둘레근 | 안륜근 / orbicularis oculi muscle
- 어깨세모근 | 삼각근 / deltoid muscle
- 큰가슴근 | 대흉근 / pectoralis major muscle
- 위팔두갈래근 | 상완이두근 / biceps brachii muscle
- 위팔노근 | 상완요골근 / brachioradialis muscle
- 배바깥빗근 | 외복사근 / external oblique abdominal muscle
- 배곧은근 | 복직근 / rectus abdominis muscle
- 넓적다리곧은근 | 대퇴직근 / rectus femoris muscle
- 넓적다리빗근 | 봉공근 / sartorius muscle
- 앞정강근 | 전경골근 / tibialis anterior muscle
- 장딴지근 | 비복근 / gastrocnemius muscle
- 반힘줄근 | 반건형근 / semitendinosus muscle
- 넓적다리두갈래근 | 대퇴이두근 / biceps femoris muscle
- 큰볼기근 | 대둔근 / gluteus maximus muscle
- 손가락폄근 | 지신근 / extensor digitorum muscle
- 넓은등근 | 광배근 / latissimus dorsi muscle
- 위팔세갈래근 | 상완삼두근 / triceps brachii muscle
- 등세모근 | 승모근 / trapezius muscle

제대로근육, 불수의근 | involuntary muscle

의지와 관계없이 자율적으로 움직이는 근육. 수의근에 대응되는 말이다. 이러한 근육의 대부분은 평활근으로 이루어진다. 내장근의 대부분과 심장근이 자율신경의 불수의적 지배에 의하여 활동이 제어된다. 일반적으로 수의근에 비해 운동속도는 늦고, 호르몬이나 신경의 조절에 따라 움직이며, 긴장 상태의 변화에 따라서 작용한다.

involuntary muscle /invάləntəri mʌ́sl/ 제대로근육, 불수의근 /불수의근, 제대로근

뼈대근육, 골격근 | skeletal muscle

골격에 붙어 그 운동을 관장하는 근육. 굵기 10~100 μ, 길이 5~12 cm의 가늘고 긴 근섬유의 집합체이며, 횡문이 있고, 수의성 운동을 한다. 한 개의 골격근은 다수의 근섬유와 결합조직으로 구성되고 각기 특유한 형태를 지닌다. 골격근이 뼈에 붙은 위치에 따라 골격에 대한 여러 가지 운동을 하게 된다.

skeletal muscle /skélitl mʌ́sl/ 뼈대근육, 골격근 /골격근

내장근(육) | visceral muscle

주로 관강 내장과 관계된 근섬유로서 주로 내장 중배엽의 기원이다. 심장벽의 횡문근을 제외하고는 세망섬유에 의해 결속되어 있는 평활근섬유이다.

visceral muscle /vísərəl mʌ́sl/ 내장근(육) /내장근(육)

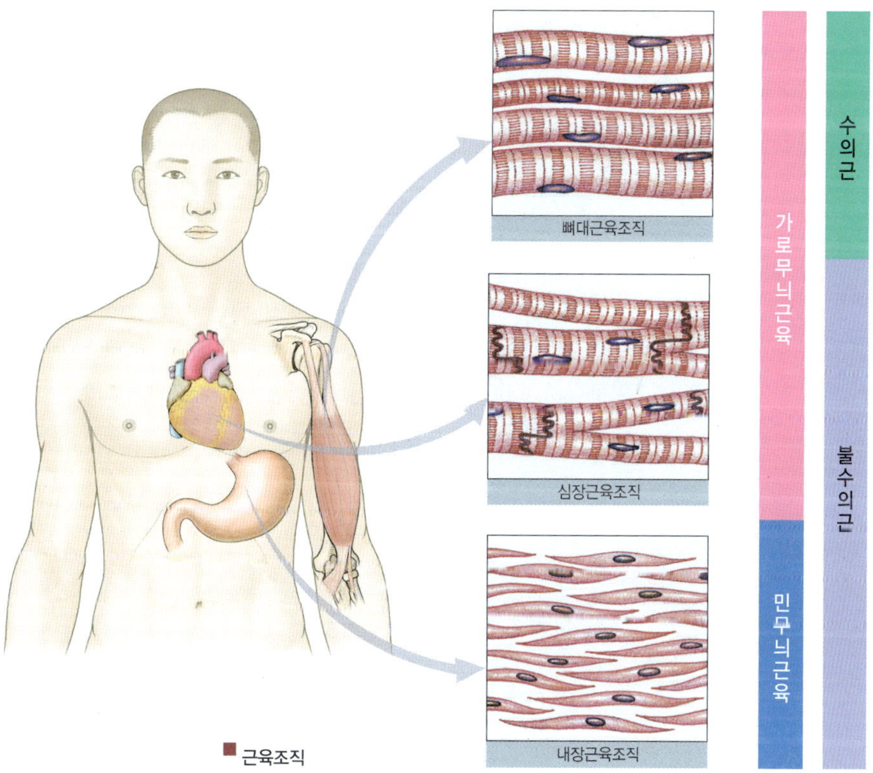

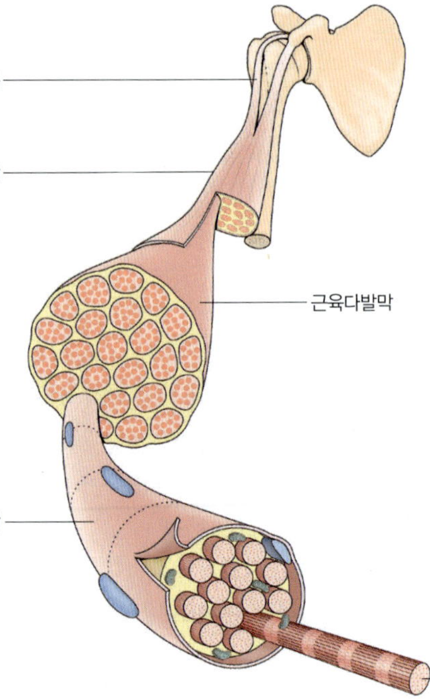

■ 근육의 구조

myocardium /màioukáːrdiəm/ 1. 심근, 심장근육 2. 심근층, 심장근육층 /심장근육(층), 심근(층)

1. 심근, 심장근육 2. 심근층, 심장근육층 | myocardium

심장의 벽을 이루는 두꺼운 근육. 횡문근이지만 생리적으로는 불수의근이므로 자율적이고 주기적인 수축 운동을 한다. 심근섬유는 서로 연결되어 그물구조를 이룬다. 이 그물눈 속으로 혈관과 신경이 지나간다. 근섬유의 내부에 있는 근원섬유는 골격근섬유의 그것보다 적고, 횡문도 뚜렷하지 않으므로 심근섬유의 횡문은 골격근만큼 명료하지는 않다.

fascia /fǽʃiə/ 근막 /(근)막, 치상막, 붕대

근막 | fascia

근육의 겉을 싸고 있는 결합 조직성의 엷은 막. 느슨한 혹은 단단한 섬유조직으로 구성되어 있다. 흔히 얕은근막과 깊은근막으로 나누는데, 얕은근막은 피부하조직과 같은 뜻이고, 깊은근막은 근육을 덮는 것을 가리킨다. 보통 근막이라고 하면 보통 근육을 싸는 것을 가리킨다. 근육의 활동을 돕고 과도한 근육의 수축을 막는 작용을 한다.

tendon /téndən/ 힘줄 [동]건 /힘줄, 건

힘줄 [동]건 | tendon

근육 끝에 달려서 근육을 뼈 등에 연결하는 줄 모양의 강인하고 치밀한 결합조직. 편평한 것은 힘줄막이라고 한다. 백색으로 특이한 광택이 있는 힘줄조직으로 되어 있다. 힘줄은 흔히 근육표면을 덮고 확대되며, 그 내면에 힘줄다발이 붙는다.

증상 용어

근육통 | myalgia

근육의 동통. 어깨나 등과 같은 비교적 큰 근육에 많다. 근육 류마티스나 결합조직염 또는 어깨가 쑤시는 것과 비슷한 근육통증으로, 환부를 누르면 경결이 있고 몹시 아프다. 근육 자체에는 병적 변화가 없고 결합조직염의 경우는 그 근육 주위에 있는 근막이나 힘줄·신경집 등의 결합조직에 류마티스성 변화가 나타나므로 전형적인 비관절성 류마티스이기도 하다.

myalgia /maiǽldʒiə/ 근육통 /근육통

근육탈출(증), 근류 | myocele

파열된 근육집을 통한 근육의 돌출.

myocele /máiəsìːl/ 근육탈출(증), 근류 /근육탈출증, 근탈

근연조직염 | myocellulitis

벌집염을 병발한 근염.

myocellulitis /màiəsèljuláitis/ 근연조직염 /근육벌집염, 근봉소염, 근봉와직염

운동과다(증) | hyperkinesia

운동기능 또는 운동량이 비정상적으로 항진된 상태.

hyperkinesia /hàipərkainíːsiə/ 운동과다(증) /운동과다증, 운동과잉(증), 운동항진(증), 다동(증), 과운동증

연축 | spasm

근육 또는 근육군의 급격한 불수의적 수축.

spasm /spǽzəm/ 연축 /경련수축, 연축, 경련

1. 경련 2. 근육경련 | cramp

전신 또는 국소의 근육이 자신의 의사와는 관계없이 통증을 수반하며 급격히 수축하는 현상. 성질상 강직성인 것과 간헐성인 것으로 구별한다. 전자는 심한 지속성 근육수축으로 근육이 경직하고, 후자는 근육의 수축과 이완이 반복되어 근육이 연속적으로 경련을 일으키는 것이다.

cramp /kræmp/ 1. 경련 2. 근육경련 /근육경련, 경련

경축 | rigidity

뻣뻣한 또는 구부리지 못하는 것. 내부적·외부적 자극에 의하여 근육의 이완이 늦어지는 일.

rigidity /ridʒídəti/ 경축 /경직, 강직, 경축, 딴딴함

떨림 | tremor

자신의 의사와는 상관없이 근육집단이 규칙적으로 움직이는 것.

tremor /trémər/ 떨림 /떨림, 진전, 진동

근무력증 | myasthenia

근육의 신경장애로 근육이 쇠약해지는 질환. 가슴샘의 분비과다와 관계가 있는 것도 있다. 운동을 전하는 신경이 근육에 이르는 종말판에서 아세틸콜린의 합성이 잘 이루어지지 않는 것이 근육 조기피로의 원인이다.

myasthenia /màiæsθíːniə/ 근무력증 /근(육)무력증

paraplegia /pæ̀rəplíːdʒə/ 하반신마비 /하반신마비, 대마비, 양측(하지)마비, 하반신불수

하반신마비 | paraplegia

양쪽 하지나 하반신의 마비로 주로 척수신경손상에 의한다. 마비를 분류할 때에 그 침범된 부위에 따라 달리 부른다. 먼저 양측마비는 양측 하지의 마비를 말하며, 사지마비는 사지, 즉 양측 팔과 다리 모두 침범된 경우를 말한다.

paresis /pəríːsis/ 불완전마비 /불완전마비, 부전마비

불완전마비 | paresis

어떤 기관의 기능이 완전히 상실되지는 않고 약간 또는 부분적으로 약화된 상태의 마비.

tetraparesis /tètrəpəríːsis/ 사지불완전마비

사지불완전마비 | tetraparesis

사지 전체를 범하는 근육의 쇠약.

quadriplegia /kwɑ̀driplíːdʒiə/ 팔다리마비, 사지마비 /사지마비

팔다리마비, 사지마비 | quadriplegia

양쪽 팔다리의 마비. 한쪽 팔다리마비(반신마비)가 양쪽으로 일어났다고 보게 되는 경우와 양쪽팔다리마비(반신마비)부위가 넓어졌다고 보게 되는 경우가 있다. 전자는 피라미드로장애로 인한 마비이며 경직성으로 되는 수가 많다. 후자는 말초운동 신경세포의 장애에 의한 것으로 항상 이완성으로 된다.

hypotonia /hàipətóniə/ 근(육)긴장저하, 저안압, 안압저하 /(근육)긴장저하, 저장(성), 저혈압(증), 이완, 저긴장, 근력저하

근(육)긴장저하 | hypotonia

골격근의 긴장이 감퇴되며, 수동적 신전에 대한 근육의 저항이 감소되어 있는 상태.

pseudohypertrophy /sjùːdouhaipə́ːrtrəfi/ 거짓비대 /거짓비대, 가(성)비대

거짓비대 | pseudohypertrophy

실제적으로 근위축이 일어나지만, 근섬유 대신에 지방세포가 들어차 도리어 마치 근육이 증가한 것처럼 보이는 현상.

myotonia /màiətóuniə/ 근긴장증 /근(육)긴장증, 근강직증

근긴장증 | myotonia

근육 이완력의 감소를 동반한 근육의 자극성 및 수축성의 증가.

contracture /kəntrǽktʃə/ 구축, 오그라듦 /구축, 경축, 수축, 연축

구축, 오그라듦 | contracture

근조직이 섬유조직으로 대치되어 근육의 신축성이 상실되어 가동제한 및 변형을 일으키는 상태.

Dupuytren's contracture /kəntrǽktʃə/ 뒤퓌트랑구축 /뒤피트렌구축

뒤퓌트랑구축 | Dupuytren's contracture

손바닥의 단축, 비후, 섬유증으로 손가락의 굴곡기형을 일으킨다. 때로는 장기간의 간질에 수반한다. 또한 발바닥에 일어난 발가락의 굴곡기형도 뜻한다.

폴크만연축 | Volkmann's contracture

근육의 혈류장애로 근조직이 섬유성인 반흔조직으로 대치되어 근육의 신축성이 상실되면서 관절의 가동제한 및 변형을 일으키는 상태. 허혈성연축이라고도 한다.

Volkmann's contracture /kəntrǽktʃə/ 폴크만연축

진단 용어

근막염 | fasciitis

근막의 염증.

fasciitis /fæʃiáitis/ 근막염 /근막염

근(육)염 | myositis

근육조직의 염증. 근육에만 생기는 것과 교원병 등의 전신성 질환의 일부로서 나타나는 경우가 있다. 단순히 근염이라 하면 급성화농성근염을 말하는 경우가 많다.

myositis /màiəsáitis/ 근(육)염 /근(육)염

힘줄윤활막염, 건초염 | tenosynovitis

힘줄을 싸고 있는 막에 생기는 염증. 급성인 것은 붓고 고름이 생기며 몹시 아프고 만성인 것은 결핵성인 것이 많은데, 구멍 뚫는 사람이나 피아니스트처럼 힘줄윤활막에 마찰이 심한 일을 하는 사람에게 잘 걸리고 나은 뒤에도 운동 장애를 일으키는 수가 있다.

tenosynovitis /tènousìnəváitis/ 힘줄윤활막염, 건초염 /힘줄윤활막염, 건초염, 건활막염

절뚝거림, 파행 | claudication

절뚝거리며 걸음. 통증을 나타내면서 걸음을 더 이상 걷기가 어려운 것.

claudication /klɔ̀:dikéiʃən/ 절뚝거림, 파행 /절뚝거림, 파행

근디스트로피 | muscular dystrophy

근육섬유의 파괴로 인한 점진적인 근육위축과 허약을 특징으로 하는 일련의 신천적인 질환군. 특징은 장딴지근이 거짓비대(실제적으로 근위축이 일어나지만, 근섬유 대신에 지방세포가 들어차 도리어 마치 근육이 증가한 것처럼 보이는 현상)를 볼 수 있다. 좌우대칭의 근력저하, 근육위축이 주된 소견이며 대개는 근위근육장애가 현저하다.

muscular dystrophy /mʌ́skjulər dístrəfi/ 근디스트로피 /근육퇴행위축, 근이영양증

피부근염 | dermatomyositis

피부, 피하조직, 근육의 비고름염증. 근섬유의 괴사를 수반하며, 소위 아교질병 또는 결합조직질환의 하나이다. 위눈꺼풀, 관절부위, 목부위 등에 주로 발적이 나타난다(그림).

dermatomyositis /də̀:rmətoumàiəsáitis/ 피부근염 /피부근(육)염

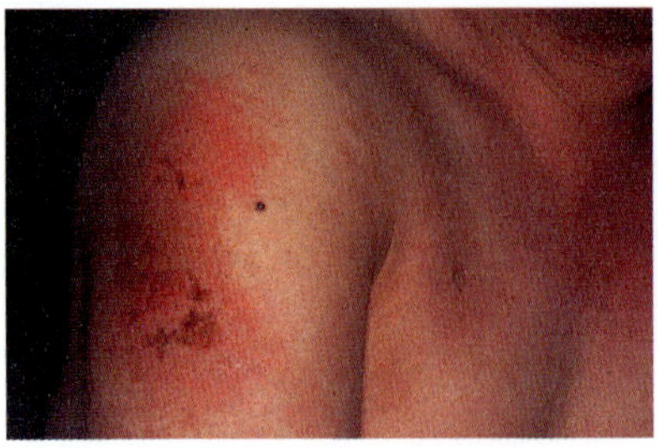

피부근염

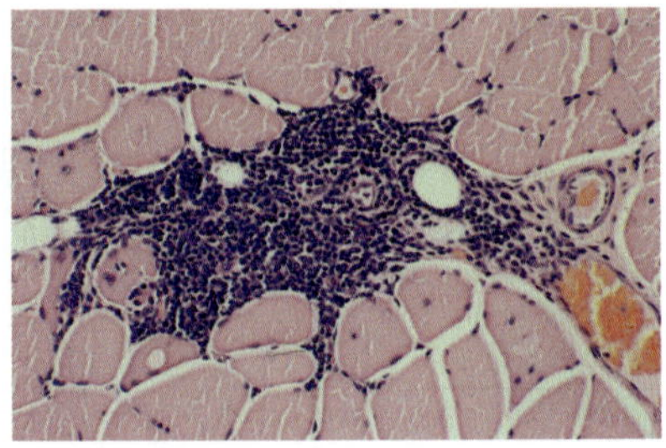

다(발)근육염

polymyositis /pɑ̀limaiəsáitis/ 다(발)근육염 /여러근육염, 다발근육염, 다발(성)근염

다(발)근육염 | polymyositis

여러 개의 근육에 동시에 일어나는 염증. 괴사 및 재생성 변화가 병행되는 일종의 전신결합조직병이다. 사지의 근위부를 잘 침범하며, 근육쇠약과 함께 피부발진을 보이면 피부근염이라 부른다. 다발근육염 시에는 염증세포가 주로 림프구이며 간질 조직과 혈관주위를 침범한다(그림).

myasthenia gravis /màiæsθíːniə grǽvis/ 중증근무력증 /중증근(육)무력증

중증근무력증 | myasthenia gravis

활동 시에 근위약과 피로를 호소하다가 안정 후에는 회복되는 특징적인 증상을 호소하는 질환으로, 근육과 신경접합부 사이 연결부분 이상으로 발생한다. 주로 젊은 여성에서 빈발하고, 눈주위 근육을 잘 침범한다. 대개 아침이나 휴식 후에는 호전되었다가 운동 시 악화되는 피로현상을 보인다.

myofibrosis /màioufaibróusis/ 근섬유증 /근(육)섬유증

근섬유증 | myofibrosis

근육조직이 섬유조직으로 대치된 것.

myotonia /màiətóuniə/ 근긴장증 /근(육)긴장증, 근강직증

근긴장증 | myotonia

근육 이완력의 감소를 동반한 근육의 자극성 및 수축성의 증가. 근육의 긴장성 경련.

amyotrophic lateral sclerosis /əmàiətróufik lǽtərəl skliróusis/ 근위축측삭경화증 /근육위축가쪽경화증, 근위축성측삭경화증

근위축측삭경화증 | amyotrophic lateral sclerosis

추체로의 신경세포와 뇌줄기와 척수의 운동세포의 진행성인 변성 및 소실을 특징으로 하는 병. 즉 상위와 하위의 운동신경세포가 동시에 침범당한다. 척수에서 보면 앞뿔세포의 소실에 의해서 그것의 지배를 받는 근육의 위축이 나타나고 결국 마비에 이른다.

muscular atrophy /mʌ́skjulər ǽtrəfi/ 근위축 /근(육)위축

근위축 | muscular atrophy

근육조직의 크기가 일단 정상크기에 이른 후 정상보다 줄어드는 것.

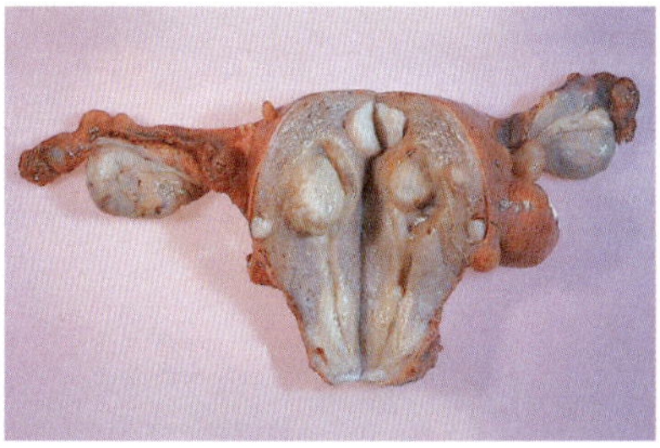

■ **평활근종** 자궁

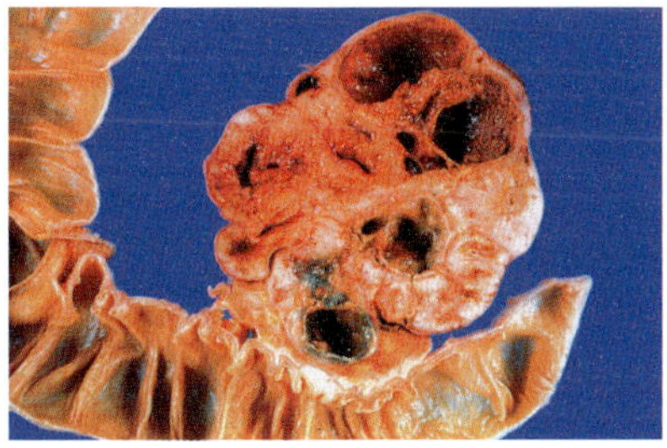

■ **평활근육종** 장

기운목, 사경 | torticollis

목근육이 수축된 상태로, 목이 비틀어져서 머리가 한쪽으로 기우는 증상. 또는 그 증상을 보이는 목. 목 근육이 선천적으로 짧아서 그런 경우가 많으며 후천적으로는 류마틱열, 뼈의 이상, 사시나 심인 반응도 원인이 된다.

torticollis /tɔ̀ːrtikális/ 기운목, 사경 /기운목, 사경

평활근종 | leiomyoma

평활근에서 발생한다고 생각되는 양성종양. 위장관이나 자궁체부에서 호발하며 혈관벽의 평활근, 피부의 털세움근에서 발생한 경우에는 표재성 종양을 형성한다. 조직소견으로 평활근종은 방추형 세포로 이루어진 긴 다발로 구성되어 있으며 끝이 뭉툭한 핵과 점점 가늘어지는 호산성 세포질을 갖는다(그림).

leiomyoma /làioumaióumə/ 평활근종 /평활근종

평활근육종 | leiomyosarcoma

평활근에 유래하는 악성종양으로 연부 육종 중 하나이지만 어떤 장기에도 생길 수 있다. 사지연조직의 진피나 피하에 발생하는 피부 · 피하형 외에, 후복막형, 장간막형, 혈관기원형으로 분류된다. 후복막형은 대체로 종양이 크고, 피부 · 피하형에 비해 예후가 나쁘다. 육안상으로는 주위와의 경계가 명료한 종괴로 출혈과 괴사를 수반한다(그림).

leiomyosarcoma /làioumàiousaːrkóumə/ 평활근육종 /평활근육종

횡문근종 | rhabdomyoma

횡문근으로의 분화를 나타내는 매우 드문 양성종양. 유아와 어린이의 가장

rhabdomyoma /ræ̀bdoumaióumə/ 횡문근종 /횡문근종, 가로무늬근종

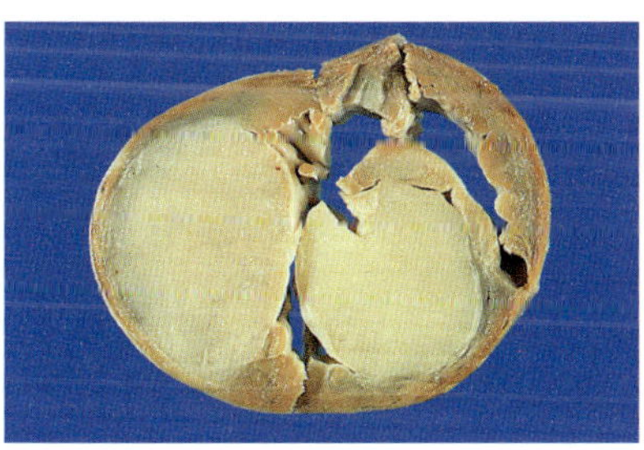

■ **횡문근종** 심장

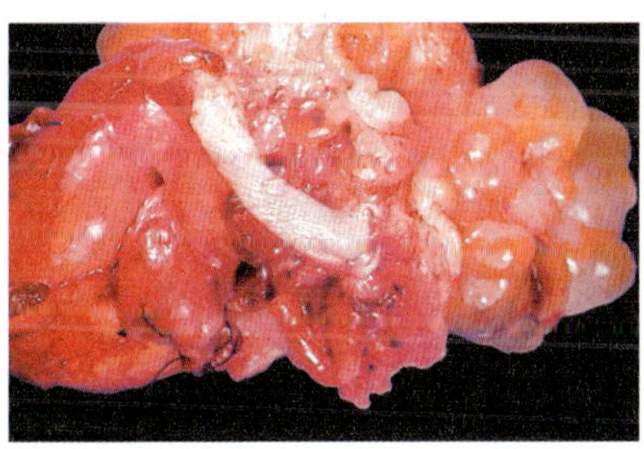

■ **횡문근육종** 육안소견에서 옆 사진에서와 같이 포도송이와 같은 또는 폴립모양의 종괴로 나타나므로 포도모양육종이라는 별명이 있다.

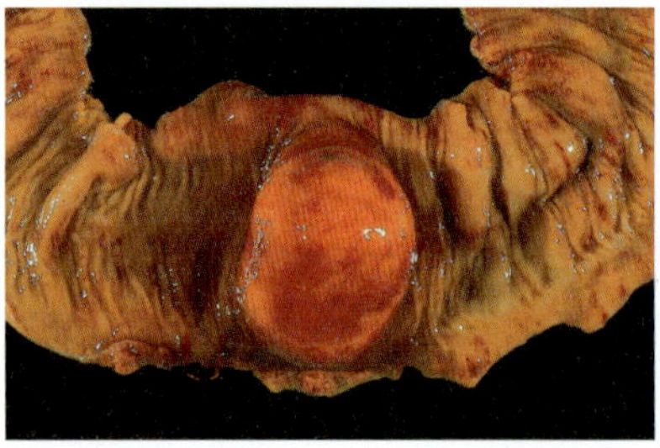

■ 지방종 소장

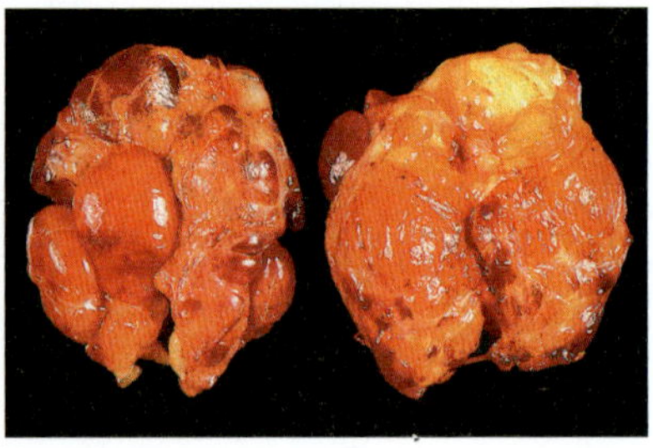

■ 지방육종 물렁조직

흔한 심장종양으로 이 종양으로 인한 판막이나 심방의 폐쇄로 생후 1년 내에 발견된다. 이 종양은 주로 세포질 내 당원을 함유한 공포를 가진 크고 둥근 다각형 세포로 이루어져 있다(그림).

rhabdomyosarcoma /ræ̀bdoumàiəsɑːrkóumə/ 횡문근육종 /횡문근육종, 가로무늬근육종

횡문근육종 | rhabdomyosarcoma

횡문근에서 유래된 악성종양이며 물렁조직 육종으로서는 지방육종에 이어 많고 또한 유소아의 연부 육종으로서는 가장 많다. 사지의 연조직 부분 이외에 머리, 비뇨생식기에 잘 발병하며 육안적으로 출혈괴사 경향이 강한 종양이다. 형태소견으로 ① 배아와 포도모양 횡문근육종, ② 꽈리 모양 횡문근육종, ③ 다형 횡문근육종, ④ 방추세포 횡문근육종으로 나눈다(그림).

lipoma /lipóumə/ 지방종 /지방종

지방종 | lipoma

성숙지방세포로 구성되는 양성종양. 조직학적으로 각 세포는 정상 지방세포와 구별되지 않지만 결합조직 피막으로 구분되는 수가 많다. 피하조직부에서는 가장 흔히 볼 수 있는 것의 하나이지만 증상은 단지 주위 장기에 대한 압박증상만을 일으킨다. 어깨, 등, 목 따위와 같이 정상적인 지방 조직이 있는 부위에 많이 생긴다(그림).

liposarcoma /lìpousɑːrkóumə/ 지방육종 /지방육종

지방육종 | liposarcoma

지방조직에서 유래하는 악성종양. 중년 및 고령자의 팔다리, 특히 허벅지와 후복막에 호발한다. 조직학적으로 지방세포로 구성된 종양으로 예후가 좋은 고분화형, 다량의 점액기질을 배경으로 지방모세포가 증식하는 점액형, 예후가 나쁜 원형세포형, 다형형이 있다(그림).

수술 처치 용어

근막절제 | fasciectomy
근막 조각의 절개.

fasciectomy /fæsiéktəmi/ 근막절제 /근막절제(술)

근(육)절개 | myotomy
근육조직의 절단 또는 절개하는 것.

myotomy /maiάtəmi/ 근(육)절개 /근(육)절개(술), 근절단(술)

근(육)봉합 | myorrhaphy
분리된 근육의 봉합.

myorrhaphy /maiɔ́:rəfi/ 근(육)봉합 /근(육)봉합술

근성형 | myoplasty
부분적으로 분리된 근육의 부분을 이용하는 수술로서, 특히 결손부위 또는 변형부위에서 이용된다.

myoplasty /máiəplæ̀sti/ 근성형 /근형성술

근육늘임 | myotasis
근육을 당겨 늘리는 것.

myotasis /maiɔ́təsis/ 근육늘임 /근육뻗침, 근신장

약어		
AE	above elbow	상완(上腕), 팔굽위, 팔꿈치 위쪽
AK	above knee	슬상(膝上)의, 무릎위의
BE	below-elbow	팔꿈치아래, 전완, 전박, 팔뚝
BK	below the knee	무릎아래, 하퇴
C1	first cervical vertebra	첫째목뼈
C7	seventh cervical vertebra	일곱째목뼈
DJD	degenerative joint disease	퇴행관절병
Fx, fx	fracture [= Fr, frac, fract, Frx]	골절
HNP	herniated nucleus pulposus	수핵헤르니아. 수핵탈출증(髓核脫出症)
IM	intramedullary	골수내-, 척수내, 숨뇌내-
L1~5	lumbar spine segments	요추분절 1~5
MCP	metacarpophalangeal [= MCPH]	손허리손가락-, 중수수지-
MTP	metatarsophalangeal	중족지절(中足趾節)의
OA	osteoarthritis	골관절염

Chapter 04

심혈관계통

Cardiovascular system

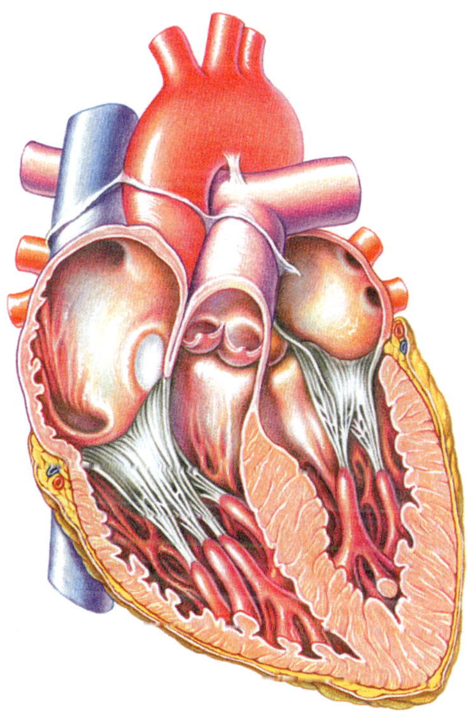

신체의 혈액순환을 담당하는 기관. 심장과 혈관으로 구성되어 있으며, 심장은 순환한 혈액을 받아 온몸으로 펌프질하는 구실을 한다. 즉 영양분과 산소를 모든 기관과 세포에 수송하고, 체내의 노폐물을 폐와 신장으로 보내 체외로 내보내는 기능을 한다.

의학용어 결합형

결합형 용어	뜻을 나타내는 용어	우리말 용어	예
cardio	heart	심(장)	cardiocentesis 심장천자
corono	crown	관(冠)	coronary 관상-
angio	vessel	혈관	angioma 혈관종
vaso	vessel	혈관	vasoconstriction 혈관수축
arterio	artery	동맥	arteriography 동맥조영
arteriolo	arteriole	세동맥	arteriolonephrosclerosis 세동맥신장경화(증)
phlebo	vein	정맥	phlebolith 정맥결석
veno	vein	정맥	venofibrosis 정맥섬유증
venulo	venule	세정맥	venulitis 세정맥염
atrio	atrium	방	atrioseptal 심방사이막-
ventriculo	ventricle	실	ventriculoencephalitis 뇌실뇌염
valvo, valvulo	valve	판(막)	valvotomy 판막절개 valvuloplasty 판막성형
sphygmo	pulse	맥박	sphygmobolometer 맥압계, 맥박계
athero	yellowish, plague, faty substance	죽상	atherosclerosis 죽(상)경화증
aneurysmo	aneurysm	동맥류	aneurysmectomy 동맥류절제
hemangio	blood vessel	혈관	hemangioma 혈관종
thrombo	clot	덩이, 떡	antithrombotic 혈전약, 항혈전제
varix	swollen vein	정맥류	varicectomy 정맥류절제술
hemo, hemato	blood	혈(액)	hematemesis 토혈, 혈액구토
erythro	red	적색	erythrocyte 적혈구
leuko	white	백(색)	leukocyte 백혈구
eosino	red, rosy	적색	eosinophil 호산구

결합형 용어	뜻을 나타내는 용어	우리말 용어	예
baso	base, opposite of acid	기저, 염기	basophil 호염기구 basosquamous cell carcinoma 기저편평세포암종
neutro	neither, neutral	중성의	neutropenia 중성구감소
granulo	granules	과립의	granulocyte 과립(백혈)구
myelo	bone marrow	골수	myelocyte 골수세포
phago	eat, swallow	식(食)	phagocyosis 탐식
mono	one, single	단일-	monocyte 단핵구
agglutino	sticking together, clumping	응괴	agglutinogen 응집원
blast	embryonic, immature	모세포	fibroblast 섬유모세포
emia	blood condition	혈액상태	septicemia 패혈증
poiesis	formation	생성	hemopoiesis 조혈, 혈구생성
stasis	stop, control	정지	hemostasis 지혈

심장 | Heart

주기적인 수축에 의하여 혈액을 몸 전체로 보내는 순환계통의 중심적인 근육 기관. 가슴 내의 중앙보다 왼쪽에 있고, 주먹보다 약간 큰 근육질 덩어리로 원뿔모양의 주머니 같다. 사람 심장의 좌심방은 폐에서 산소가 포함된 혈액을 받는다. 다음 혈액은 좌심실로 들어가서 그 수축에 의한 압력으로 대동맥에서 동맥을 경유하여 전신의 조직에 공급된다. 우심방은 조직을 통과하면서 대부분의 산소를 잃은 혈액을 받는다. 그 후 혈액은 우심실에 들어가고 산소를 얻기 위해 폐에 내보내게 된다. 주요한 판막은 네 개가 있다. 즉, 좌심방과 좌심실 사이의 승모판, 우심방과 우심실 사이의 삼첨판, 대동맥의 입구에 있는 대동맥판과 폐동맥의 입구에 있는 폐동맥판이다. 심장 조직 자체는 관상동맥의 혈액에서 영양을 받는다.

해부 · 생리학적 용어

■ 심장

atrium /éitriəm/ 1. 심방 2. 방 /심방, 방

1. 심방 2. 방 | atrium
사람의 심장은 모두 네 개의 방으로 이루어져 있다. 그 중 위쪽에 위치하는 두 개를 심방이라고 하고, 아래쪽에 위치한 두 개의 방을 심실이라고 한다. 심실과 심방은 다시 좌심방과 우심방으로 나눈다.

right atrium /rait éitriəm/ 우심방 [동]오른심방

우심방 [동]오른심방 | right atrium
전신 순환을 거친 위대정맥과 아래대정맥을 통해 들어오는 혈액을 받아 우심실로 보내는 심장 부분.

left atrium /left éitriəm/ 좌심방 [동]왼심방

좌심방 [동]왼심방 | left atrium
폐정맥을 통하여 폐에서 산소화된 혈액을 받아들이는 심장의 부분.

ventricle /véntrikl/ 1. 실 2. 뇌실 3. 심실 /실, 뇌실, 심실

1. 실 2. 뇌실 3. 심실 | ventricle
심장의 수축운동을 맡아 보는 곳으로, 우심실은 정맥으로 들어온 혈액을 폐동맥으로 내보내는 역할을 하며, 좌심실은 폐에서 산소를 많이 공급받은 혈액을 동맥을 통해 모든 신체로 내보내는 역할을 한다.

right ventricle /rait véntrikl/ 우심실 [동]오른심실

우심실 [동]오른심실 | right ventricle
심장 안의 오른쪽 아랫부분. 조류나 포유류에서 볼 수 있으며, 우심방에서 오는 피를 깨끗이 하여 폐동맥으로 보내는 일을 한다.

심장의 관상단면

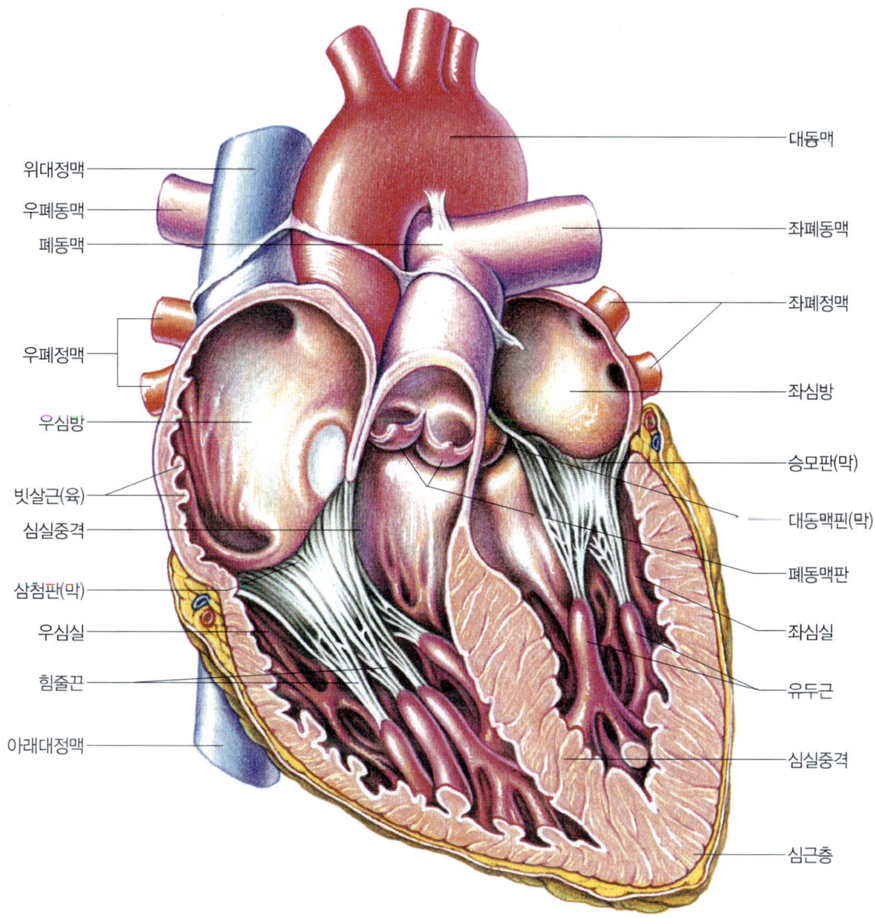

유두근 | 꼭지근 / papillary muscle
대동맥 | aorta
대동맥판(막) | aortic valve
빗살근(육) | 즐상근 / pectinate muscles
심근층 | myocardium
심실중격 | 심실사이막 / interventricular septum
아래대정맥 | 하대정맥 / inferior vena cava
우폐동맥 | 오른허파동맥 / right pulmonary artery
삼첨판(막) | 오른방실판막 / tricuspid valve
우심방 | 오른심방 / right atrium
우심실 | 오른심실 / right ventricle
우폐정맥 | 오른허파정맥 / right pulmonary vena
승모판(막) | 왼방실판막 / mitral valve
좌심방 | 왼심방 / left atrium
좌심실 | 왼심실 / left ventricle
좌폐동맥 | 왼허파동맥 / left pulmonary artery
좌폐정맥 | 왼허파정맥 / left pulmonary vena
위대정맥 | 상대정맥 / superior vena cava
유두근 | 꼭지근 / papillary muscle
폐동맥 | 허파동맥 / pulmonary artery
폐동맥판 | 허파동맥판막 / pulmonary valve
힘줄끈 | 건삭 / chordae tendineae

left ventricle /left véntrikl/ 좌심실 [동]왼심실

좌심실 [동]왼심실 | **left ventricle**
심장 안의 왼쪽 아래 부분. 좌심방에서 오는 피를 깨끗이 해서 대동맥으로 보내는 일을 한다.

심벽, 심장막

heart wall /ha:rt wɔ:l/ 심벽, 심장벽

심벽, 심장벽 | heart wall
심장의 벽을 형성하는 구조.

endocardium /èndoukáːrdiəm/ 심내막 [동]심장속막 /심(장)내막, 심장속막

심내막 [동]심장속막 | **endocardium**
심장의 안쪽에 있는 막과 그 아래의 결합조직.

myocardium /màioukáːrdiəm/ 1. 심근, 심장근육 2. 심근층, 심장근육층 /심장근육(층), 심근(층)

1. 심근, 심장근육 2. 심근층, 심장근육층 | **myocardium**
심장의 벽을 이루는 두꺼운 근육. 횡문근이지만 생리적으로는 불수의근이므로 자율적이고 주기적인 수축운동을 한다. 심근섬유는 서로 연결되어 그물구조를 이룬다. 이 그물눈 속으로 혈관과 신경이 지나간다. 근섬유의 내부에 있는 근원섬유는 골격근섬유의 그것보다 적고, 횡문도 뚜렷하지 않으므로 심근섬유의 횡문은 골격근만큼 명료하지는 않다.

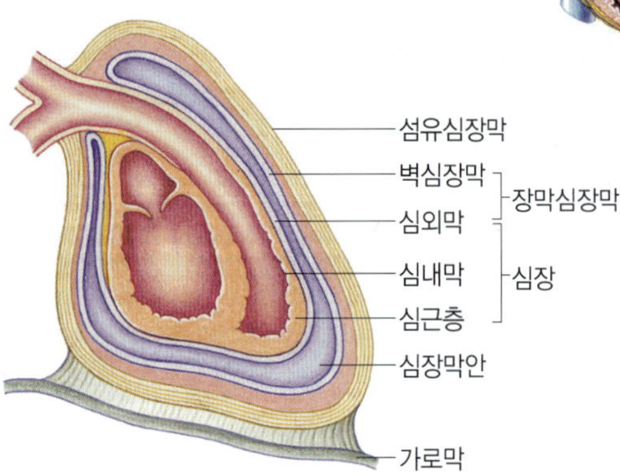

■ 심장막의 절단면

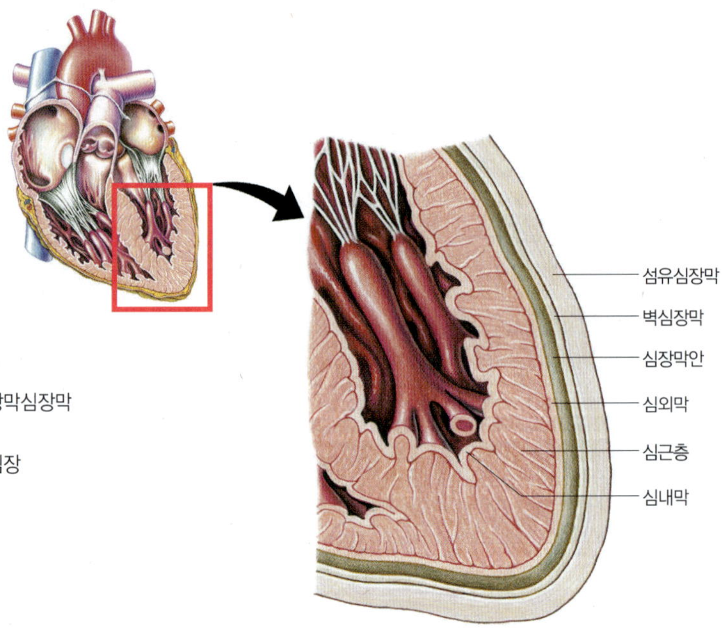

■ 심장막 이해를 돕고자 심장막이 조금 과장되게 표현되었음.

심외막 [동]심장바깥막 | epicardium
심장표면의 장막성 섬유조직층.

epicardium /èpikáːrdiəm/ 심외막 [동]심장바깥막 /심장바깥막, 심(장)외막

심장막, 심낭 | pericardium
심장을 둘러싸고 있는 막. 심장은 두 겹의 심장막으로 싸여 있다. 심장을 둘러싸고 있는 바깥층의 막은 섬유성 심장막, 안에 있는 층을 장막성 심장막이라고 한다. 내장쪽 심장막은 바깥의 벽심장막과 안의 내장쪽 심장막 등 두 층으로 구성되어 있으며, 벽심장막은 섬유성 심장막에 융합되어 있다.

pericardium /pèrikáːrdiəm/ 심장막, 심낭 /심장막, 심낭막, 심(외)막, 심낭

내장심장막 | visceral pericardium
심막의 내측 장막부분으로서, 섬유성 심막과 부착되어 있는 벽측판과 대혈관 심장 기저부에서 반전한 장측판, 즉 심외막 등의 두 층으로 구성되어 있다.

visceral pericardium /vísərəl pèrikáːrdiəm/ 내장심장막

심장막액 | pericardial fluid
장막성 심장막의 벽쪽판과 내장쪽판 사이 즉 심장에 생기는 간격에 있는 소량의 체액.

pericardial fluid /pærəkáːrdiəl flúːid/ 심장막액 /심(장)막액

중격, 사이벽 | septum
1. 두 공간을 나누는 벽을 뜻하는 해부학용어.
2. 생물체의 내부에서 칸막이의 구실을 하는 얇은 막 모양의 구조.
3. 중격, 격벽, 격막.

septum /séptəm/ 중격, 사이벽 /사이막, 중격, 격벽, 격막

심방중격, 심방사이벽 | interatrial septum
우심방과 좌심방을 나누는 중격.

interatrial septum /ìntəréitriəl séptəm/ 심방중격, 심방사이벽 /심방사이막, 심방중격

심실중격, 심실사이벽 | interventricular septum
우심실과 좌심실을 나누는 막.

interventricular septum /ìntərventríkjulər séptəm/ 심실중격, 심실사이벽 /심실사이막, 심실중격, (원)판탈출증

심장끝, 심첨 | apex of heart
심장의 가장 아래 끝부분.

apex of heart /eipeks haːrt/ 심장끝, 심첨 /심첨

바닥, 바탕, 기저 | base
어떤 것의 바닥이 되는 부분. 이 경우는 심장의 바닥부분, 즉 심장의 상후부로 향하는 부분으로 주로 좌심방으로 되어 있다.

base /beis/ 바닥, 바탕, 기저, 알칼리, 염기, 기제 /바닥, 바탕, 기저, 알칼리, 염, 기제, 염기, 주약

valve /vælv/ 1. 판(막) 2. 밸브 /판막, 판, 밸브

cuspid valve /kʌ́spid vælv/ 방실판막

bicuspid valve /baikʌ́spid vælv/ 이첨판

mitral valve /máitrəl vælv/ 승모판(막) /승모판, 왼방실판막

■ 심장판막

1. 판(막) 2. 밸브 | valve

심장이나 혈관 속에서 피가 거꾸로 흐르는 것을 막는 막.

방실판막 | cuspid valve

심장 좌우의 방실구에 있는 판막으로 심실에서 심방으로의 혈액 역류를 방지한다. 좌방실판을 승모판 또는 이첨판이라고 하며, 우방실판을 삼첨판이라고 한다.

이첨판 | bicuspid valve

두 개의 첨판으로 구성되며 좌심방과 좌심실 사이의 판막. 좌방실판의 다른 말이다.

승모판(막) | mitral valve

좌심방과 좌심실 사이의 판막. 대개 두 개의 첨(전, 후)으로 이루어지나 때로 작은 부첨이 존재한다. 정점을 아래쪽으로 향한 삼각형 모양을 한 두 개의 판이다. 좌심실이 수축할 때 동맥혈이 심방으로 역류하는 것을 막는다.

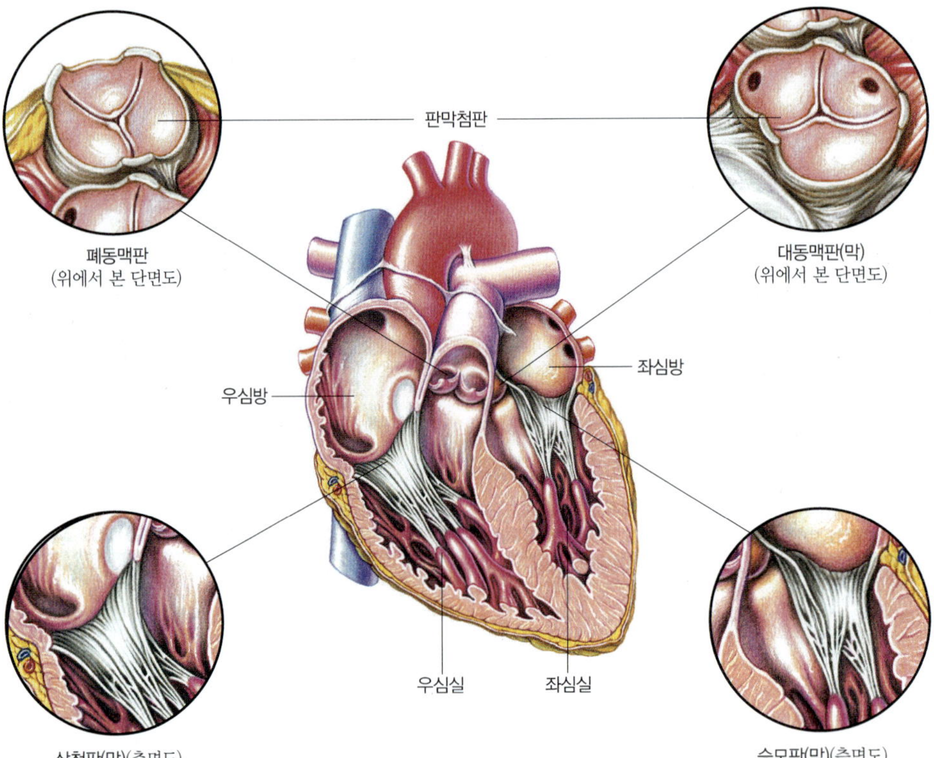

■ 심장의 판막

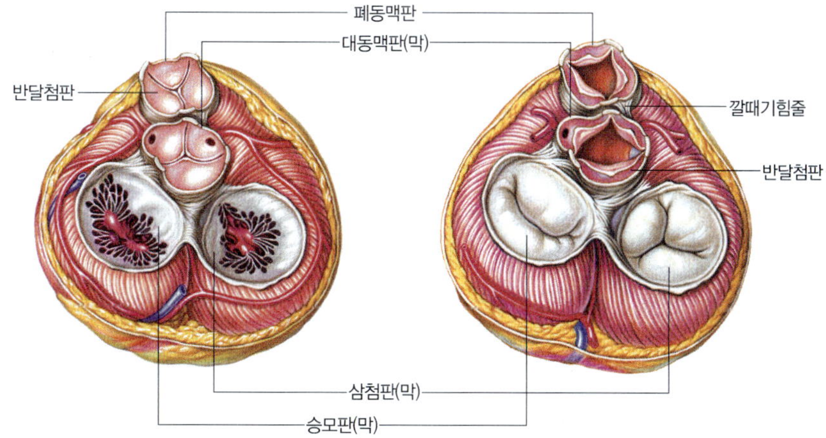

■ 위쪽에서 본 심장판막의 열림과 닫힘

삼첨판(막) | tricuspid valve

심장의 우심방과 우심실 사이에 있는 판. 우측 방실구(심방과 심실을 연락하는 구멍) 주위에서 시작되는 세 개의 얇은 판막과, 그 자유모서리에 부착되어 있는 많은 건삭으로 되어 있다. 이 판막장치는 심실이 이완되어 있을 때 우심방으로부터 우심실로 흘러들어 간 혈액이 심실이 수축할 때에 심방으로 역류하는 것을 막는 것으로서 왼쪽에 있는 이첨판에 해당된다.

tricuspid valve /traikʌ́spid vælv/ 삼첨판(막) /삼첨판, 오른방실판막

반월판 | semilunar valve

우심실과 폐동맥구 사이, 좌심실과 대동맥구 사이의 두 곳에 있는 반월형 주머니 모양의 판막. 좌우 세 개씩 있다. 좌심실의 대동맥판은 후반월판 · 우반월판 · 좌반월판으로, 우심실의 폐동맥판은 전반월판 · 우반월판 · 좌반월판으로 이루어져 있다. 각 판에는 반월형의 반월판이 있고, 반월 중앙에는 반월판 결절이 있다.

semilunar valve /semilúːnər vælv/ 반월판

대동맥판(막) | aortic valve

좌심실과 대동맥이 연결되는 대동맥구에 있는 판막. 후반월판 · 우반월판 · 좌반월판의 3개판으로 구성된다. 폐동맥판과 형이 거의 같은 반월상판이다.

aortic valve /eiɔ́ːrtik vælv/ 대동맥판(막)

폐동맥판 [동]허파동맥판막 | pulmonary valve

세 개의 반월판으로 되어 있는 심장의 구조물. 혈류가 폐동맥줄기에서 우심실로 역류하지 않도록 막는 역할을 한다.

pulmonary valve /pʌ́lmənəri vælv/ 폐동맥판 [동]허파동맥판막 /폐동맥판

심장혈관

blood vessel /blʌd vésəl/ 혈관
/혈관, 핏줄

혈관 | blood vessel

혈액이 흐르는 관. 동맥, 정맥, 모세혈관으로 나눈다.

coronary artery /kɔ́:rənèri ɑ́:rtəri/ 관상동맥 [동]심장동맥
/심장동맥, 관상동맥

관상동맥 [동]심장동맥 | coronary artery

심장에 혈액을 공급하는 동맥. 몸 전체에 피를 공급하여 주는 대동맥이 시작되는 부위에서 나와서 심장을 둘러싸고 있다. 관상동맥은 세 개의 큰 분지로 나누어지는데 우선 좌관상동맥과 우관상동맥으로 나뉘며, 다시 좌관상동맥은 좌회선동맥과 좌전하행동맥으로 나누어진다.

coronary vein /kɔ́:rənèri vein/
관상정맥 [동]심장정맥

관상정맥 [동]심장정맥 | coronary vein

우심방으로 가는 심장굴을 통한 심근층의 모세관조직 구조로부터 혈액을 유출하는 정맥.

aorta /eiɔ́:rtə/ 대동맥 /대동맥

대동맥 | aorta

심장에서 온몸에 피를 보내는 동맥의 본줄기. 심장의 좌심실에서 출발하여 위쪽으로 향하고, 활 모양으로 구부러지며, 가슴부분으로 내려가고, 배부분의 넷째허리뼈 근처에서 양쪽의 총장골동맥으로 나누어진다. 위치에 따라서 상행대동맥, 대동맥활, 하행대동맥, 흉부대동맥, 복부대동맥 등으로 나눈다.

cava /kéivə/ 대정맥, 동굴

대정맥 | cava

전신에서 모인 혈액을 심장의 우심방으로 보내주는 굵은 혈관으로 위대정맥과

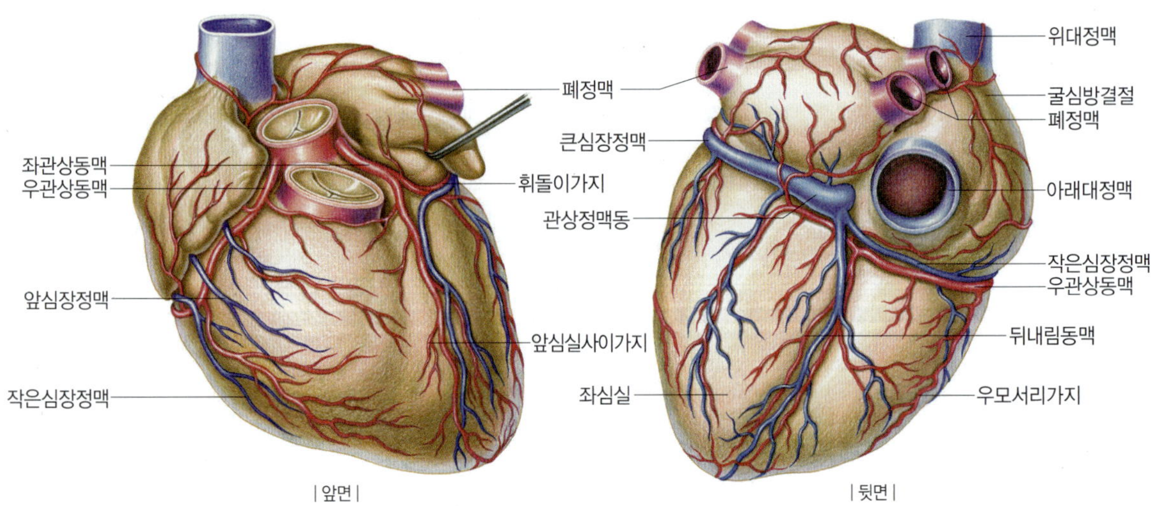

■ 심장의 혈관

아래대정맥으로 구성되어 있다. 체내를 순환한 혈액들이 돌아오는 통로이므로 대동맥에 비하여 혈압이 낮고 혈관벽이 얇다.

위대정맥, 상대정맥 | superior vena cava

인체의 상 2분의 1로부터 탈산소화된 피가 우심방으로 돌아오는 인체에서 두 번째로 큰 정맥이다. 지름은 2 cm이고 길이는 7 cm 정도이다. 심장에 가장 가까운 위대정맥 부분은 전체 길이의 약 2분의 1로서 심낭 내에 있고, 이것은 판막을 갖고 있지 않다.

superior vena cava /supíəriə víːnə kéivə/ 위대정맥, 상대정맥 /상대정맥

아래대정맥, 하대정맥 | inferior vena cava

가로막 아래 신체 부분에서 혈액을 심장으로 되돌리는 큰 정맥. 이 정맥은 다섯째허리뼈 우측의 두 총장골정맥의 접합부에서 형성되고, 척주를 따라 상행하다가 가로막을 관통하여, 심장의 우심방으로 연결되어 있다.

inferior vena cava /infíəriə víːnə kéivə/ 아래대정맥, 하대정맥 /아래대정맥, 하대정맥

폐동맥 [동]허파동맥 | pulmonary artery

우심실에서 폐로 향하는 동맥으로, 심장에서 나와 좌우 폐동맥으로 갈라진 후 다시 각각 오른쪽은 세 갈래, 왼쪽은 두 갈래로 갈라진다. 폐로 들어가서는 기관지와 같이 주행하여 폐의 말단부까지 퍼진다. 폐동맥은 체순환계의 동맥과는 달리 정맥혈을 함유하고 있으며, 폐에서 가스교환을 거친 후 동맥혈이 되어 폐정맥을 타고 다시 심장(좌심방)으로 돌아온다.

pulmonary artery /pʌ́lmənəri áːrtəri/ 폐동맥 [동]허파동맥 /허파동맥, 폐동맥

폐정맥 [동]허파정맥 | pulmonary vein

폐에서 좌심방으로 들어가는 정맥.

pulmonary vein /pʌ́lmənəri vein/ 폐정맥 [동]허파정맥

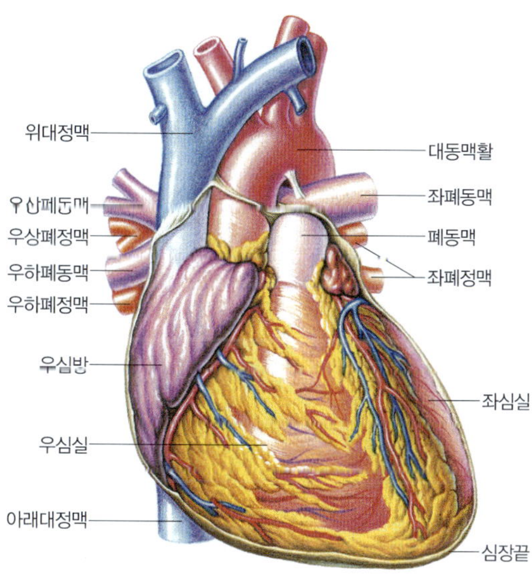

■ 심장

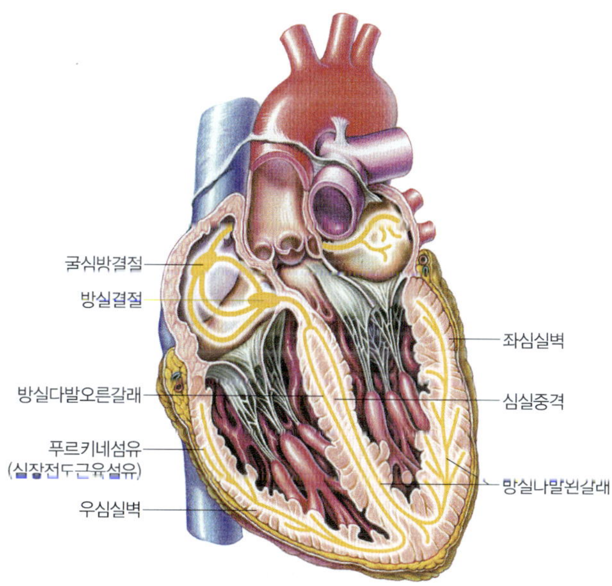

■ 심장의 자극전도계

충동전도계

pacemaker /péismeikər/ 박동조율기, 길잡이, 조정자 /길잡이, 박동조율기, 발동기, 심박조율기, 향도잡이

박동조율기 | pacemaker

1. 우심방과 위대정맥의 연접부에 있는 특별한 신경조직인 동방결절. 동방결절에 의한 심방수축이 방실결절로 전달되면 심실의 수축이 시작된다. 2. 심근을 전기로 자극하여 심한 느린맥에서 심장박동률을 증가시키는 데 쓰이는 전기적 장치.

sinoatrial node /sàinouéitriəl noud/ 굴심방결절, 동(심)방결절 /굴심방결절, 동방결절

굴심방결절, 동(심)방결절 | sinoatrial node

정상심장에서 특수전도계의 자극전도 시작부위로서 위대정맥이 우심방으로 들어오는 입구 근처에 존재한다. 심장은 모든 부분이 스스로 박동할 수 있는 능력을 가지고 있지만 정상적인 인체 내에서는 매 박동의 시작과 활동전압의 전도는 특수전도계에 의하여 일어나는데, 그 시작 부위가 바로 굴심방결절이다.

atrioventricular node /èitriouventríkjələr noud/ 방실결절 /(심)방실결절

방실결절 | atrioventricular node

특수화된 심근섬유(푸르키네섬유)의 현미경적 집합으로서 우심방의 심내막 밑에 있으며, 심방근섬유 및 방실다발과 연결되어 있다. 굴심방결절과 흡사하나 약간 작다.

atrioventricular bundle /èitriouventríkjələr bʌ́ndl/ 방실다발 /방실다발, 방실속

방실다발 | atrioventricular bundle

방실결절과 유두근 사이의 자극전도섬유다발. 우심방의 방실결절에서 시작되는 방실속간이 심실의 막성중격을 통해서 근육성중격 부분에서 왼쪽가지와 오른쪽가지로 나뉘어지며, 각각 심실중격의 심내막하를 달리면서 심실벽 전체에 푸르키네섬유가 되어서 분포하고 있다.

Purkinje fiber /pərkíndʒi fáibər/ 푸르키네섬유 /심장전도근육섬유, 푸르키니에섬유

푸르키네섬유 | Purkinje fiber

심내막하조직의 변형된 심근. 심장의 자극을 빠르게 전도하며 심근의 수축을 조화시킨다. 이 섬유의 치밀한 망이 방실결절 및 굴심방결절을 형성한다.

electrocardiogram /ilèktroukɑ́:rdiəgræm/ 심전도 /심전도

심전도 | electrocardiogram

심장의 전기적 흥분이 신체표면으로 전해져 온 것을 파장형으로 기록한 것을 말하며, 도출하는 장치를 심전도기라고 한다. 부정맥, 심장의 전위, 심근비대, 심근장애, 흥분의 전도지연 등 심장의 이상을 진단한다.

P wave /weiv/ P파

P파 | P-wave

심방이 흥분될 때의 파.

QRS wave /weiv/ QRS파

QRS파 | QRS-wave

심실이 흥분될 때의 파.

T파 | T-wave
심실이 이완될 때의 파.

T wave /weiv/ T파

심장수축 | miocardia, cardiac contraction
심장 특히 심실의 수축 또는 수축기.

miocardia, cardiac contraction /màiəká:rdiə, ká:diæk kəntrǽkʃən/ 심장수축

수축기 | systole, systolic period
심장의 수축을 말함. 심장의 작용에서는 무엇보다 심실의 작용이 중요하다. 심방은 단지 피를 받아들이는 역할만을 하는 데 반해 심실은 피를 짜서 밖으로 내보내는 역할을 하기 때문이다.

systole, systolic period /sístəli, sistálik píəriəd/ 수축기 /수축(기)

1. 확장 2. 확장기 [동]이완기 | diastole
심실근의 흥분이 가라앉고 그 긴장이 풀린 상태로 심장의 근육이 이완을 하고 있는 상태. 이때 심실 내의 압력은 급강하하므로 심방으로부터 각각 심실로 혈류가 유입된다. 제2심음과 제1심음 사이의 간격에 일치한다.

diastole /daiǽstəli:/ 1. 확장 2. 확장기 [동]이완기 /확장기, 이완기

굴리듬, 동리듬 | sinus rhythm
동심방결절에서 시작되는 심장 박동 혹은 율동.

sinus rhythm /sáinəs ríðəm/ 굴리듬, 동리듬 /굴리듬, 동리듬, 동율동

심장박동 | cardiac impulse
심박에 의해서 일어나는 촉지 가능하고 기록할 수 있는 흉벽의 운동. 심장은

cardiac impulse /ká:diæk ímpʌls/ 심장박동 /심장박동, 심계동, 심자극파동

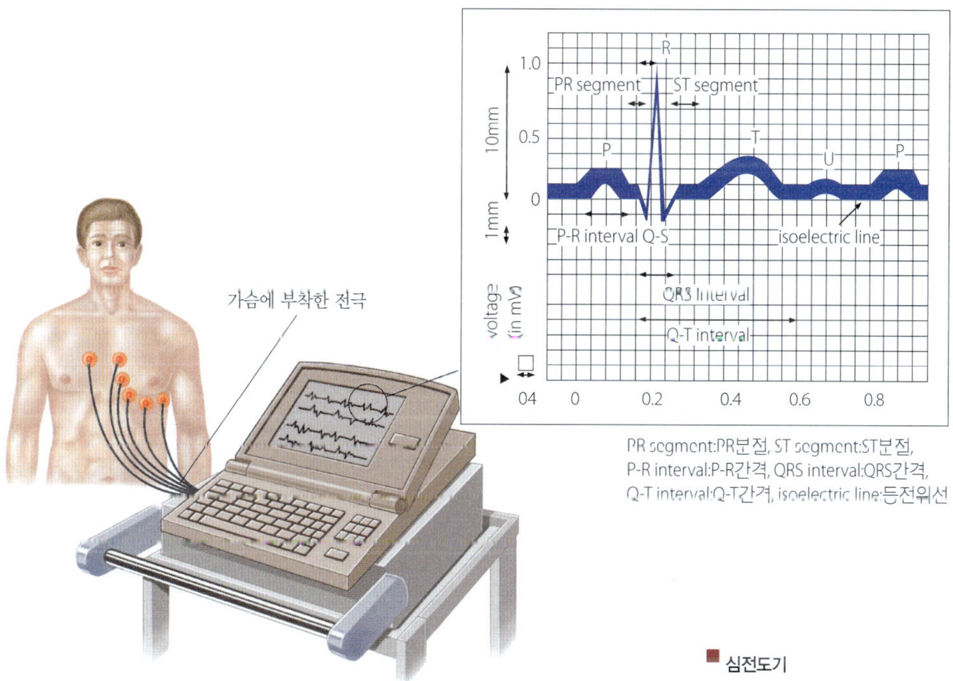

PR segment:PR분절, ST segment:ST분절, P-R interval:P-R간격, QRS interval:QRS간격, Q-T interval:Q-T간격, isoelectric line:등전위선

■ 심전도기

펌프와 비슷한 작용을 하는데, 수축하여 혈액을 동맥 속으로 밀어내고, 확장하여 정맥에서 오는 혈액을 내강에 채운다.

blood pressure /blʌd préʃər/ 혈압 /혈압

혈압 | blood pressure

혈관을 지나는 혈액이 혈관에 주는 압력. 대개 특별한 설명이 없으면 동맥의 압력을 말한다. 혈압에는 수축기압과 확장기압이 있는데, 수축기압이란 심장이 수축할 때 동맥에 걸리는 압력을 말하고, 확장기압이란 심장이 이완할 때 동맥에 걸리는 압력을 말한다. 혈압의 단위는 mmHg이다. 수축기압은 연령의 증가와 함께 증가된다.

pulse /pʌls/ 맥박, 파 /맥박, 파, 맥

맥박 | pulse

심장의 박동으로 심장에서 나오는 피가 얇은 피부에 분포되어 있는 동맥의 벽에 닿아서 생기는 주기적인 파동. 맥박의 빠르기나 강하고 약함 등으로 심장의 상태를 알 수 있다.

pulse pressure /pʌls préʃər/ 맥박압, 맥압 /맥박압, 맥압

맥박압, 맥압 | pulse pressure

수축기 혈압과 확장기 혈압의 차이. mmHg로 표시한다. 심장의 수축력, 동맥 내 혈류량, 동맥벽의 긴장도에 영향을 받는다.

증상 용어

arrhythmia /əríθmiə/ 부정맥 /부정맥

부정맥 | arrhythmia

심장의 조율기능 이상에 의하여 나타나는 현상. 심장의 청진, 맥박 촉진 등으로 숫자의 이상, 조율 이상 등은 찾아낼 수 있지만, 정확한 진단은 심전도로 한다.

flutter /flʌ́tər/ 조동, 된떨림 /된떨림, 조동, 근진동

조동, 된떨림 | flutter

분당 60~180회의 심장의 급속한 진동 혹은 박동.

fibrillation /fàibriléiʃən/ 세동, 잔떨림 /잔떨림, 세동, 섬유(성)연축, 원섬유형성

세동, 잔떨림 | fibrillation

심장잔떨림. 심장은 잘 발달되어 있는 전도계에 의해서 하나의 전기적 신호에 의해 수축을 하게 된다. 심실 또는 심방의 근육자체에서 수많은 전기적 신호를 만들어서 모든 심방과 심실의 근육이 이 수많은 전기적 신호에 의해서 수축을 하는데, 완전한 수축이 일어나지 못하는 것을 이르는 말이다. 흔히 심장판막병, 심근경색증일 때 나타나는 증상이다.

heart block /hɑːrt blɑk/ 심장차단 /심(장)차단, (심장)방실분리, 심블록, 심장분리

심장차단 | heart block

심장에서 자극전도장애, 특히 심방과 심실 사이의 전도계의 기능장애로 심방과

심실이 서로 부조화적으로 박동하는 상태.

빈맥, 빠른맥 | tachycardia

맥박의 횟수가 정상보다 많은 상태. 맥박수는 연령에 따라 어느 정도의 차이는 있지만 성인의 경우는 대개 1분간 70~80회가 정상이다. 따라서 정상의 경계는 명확한 것이 아니지만 90회 이상이면 빠른맥이라 할 수 있다.

tachycardia /tækikɑ́:rdiə/ 빈맥, 빠른맥 /빠른맥, 빈맥, 빈박, 심급박증, 급속심박

서맥, 느린맥 | bradycardia

성인에서 1분간 맥박수가 60회 이하의 것. 40회 이하가 되면 심박출량이 저하된다. 미주신경의 자극상태, 교감신경의 마비상태, 심장내 중추의 자극 또는 마비 등에 의하여 일어난다.

bradycardia /brædikɑ́:rdiə/ 서맥, 느린맥 /느린맥, 시맥, 시박

심(장)정지 | cardiac arrest

심장박동이 정지해서 심장이 혈액을 방출할 수 없게 된 상태. 모든 심근이 수축하지 않고 심장이 완전히 정지된 상태의 심장정지와, 심근이 불규칙하고 무질서한 수축을 하며 박동이 혈액을 말초로 방출하지 못하는 상태의 심실세동이 있다. 임상적으로는 뇌가 비가역적인 변화를 받는 순환기능상실을 심장정지라고 부르고 있다.

cardiac arrest /kɑ́:diæk ərést/ 심(장)정지 /심(장)정지

심장비대 | cardiomegaly

심장에 지나치게 부담이 가서 심근이 두꺼워지고 심장이 커진 상태. 선천성 심장기형, 심장판막증, 고혈압 등의 각종 심장병에 의한 것과 운동선수나 육체노동자에게 나타나는 건강한 것이 있다(그림).

cardiomegaly /kɑ̀:rdiouméɡəli/ 심장비대 /심(장)비대, 심거대

심실비대 | ventricular hypertrophy

심실의 근육 비대.

ventricular hypertrophy /ventríkjulər hàipərtrə́fi/ 심실비대 /심실비대

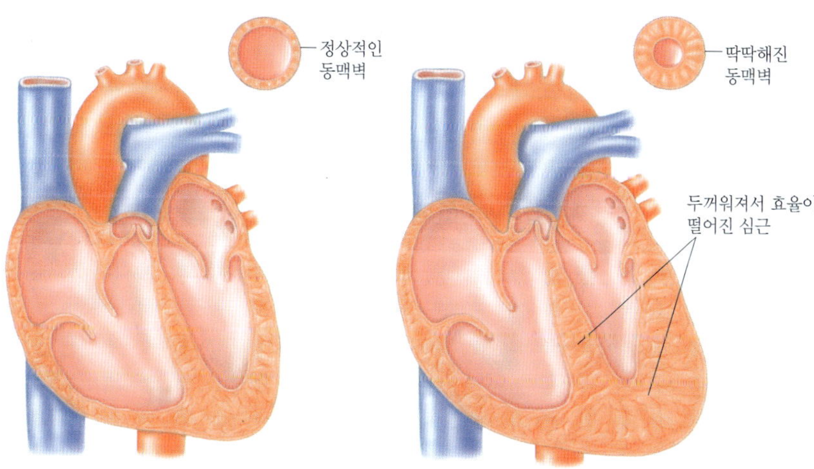

| 정상 심장과 혈관 | | 고혈압으로 손상된 심장과 혈관 |

■ 심장비대

cardiomyopathy /kὰːrdiəmaióupəθi/ 심근병증 /심장근육병증, 심근병증

cardiodynia /kὰːrdiədíniə/ 심장통증 /심(장)통증

chest pain /tʃest pein/ 가슴통증, 흉통 /가슴통증, 흉통

palpitation /pæ̀lpitéiʃən/ 두근거림 /두근거림, 심계항진, 동계

cyanosis /sàiənóusis/ 청색증 /청색증, 자색증, 치아노제, 시아노제

murmur /mə́ːrmər/ 잡음 /잡음

regurgitation /riːgə̀ːrdʒitéiʃən/ 1. 역류 2. 구토 /역류, 폐쇄부전

vegetation /vèdʒitéiʃən/ 증식(증) /증식(증), 식균

심근병증 | cardiomyopathy

고혈압이나 선천성 심장병과 같은 심장의 특정 병에 의한 것이 아닌, 즉 원인 불명인 심근 자체의 병터를 주로 한다.

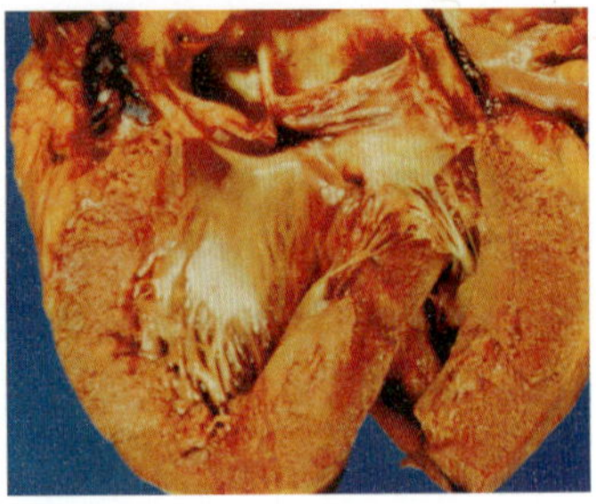
심근병증

심장통증 | cardiodynia

심장의 통증.

가슴통증, 흉통 | chest pain, thoracodynia

가슴이 아프거나 결리는 증세. 주로 심장과 폐, 식도 및 종격 전체 부위에 생기며 가슴을 이루는 근육이나 뼈 · 목 · 어깨 · 상복부기관 등에도 생길 수 있다. 호흡기에서 유래하는 흉통과, 흉막이나 흉벽에서 유래하는 흉통이 있다.

두근거림 | palpitation

심장의 박동이 빠르고 세지는 일. 규칙적일 수도 있고 불규칙적일 수도 있다. 흥분, 과로, 심장병 따위로 말미암아 일어나는 증상이다.

청색증 | cyanosis

저산소증의 중요한 징후 중 하나로, 동맥혈 산소포화도의 저하(70~85% 이하)에 의해 환원혈색소가 5 g/100 mL 이상이 되었을 때, 또는 혈색소 자체의 구조적 이상이 있을 때 피부, 점막이 암자색 내지 청색을 띠게 되는 것.

잡음 | murmur

생리적 또는 병적인 청진음으로서 특히 심장 또는 혈관에 기인한 짧은 주기의 소리.

1. 역류 2. 구토 | regurgitation

아직 소화되지 않은 식물의 반추와 같이 정상방향의 반대로 흐르는 것이나 심장으로의 혈액의 역류. 심장판막의 기능부족 시에 심실에서 볼 수 있다.

증식(증) | vegetation

모든 버섯 모양의 종양 또는 증식. 즉, 병적 조직이 버섯 모양으로 증식하는 것이다.

진단 용어

선천심장병

대동맥축착 | coarctation of the aorta
선천심장병의 하나로 대동맥의 일부가 목이 졸리듯 좁아지는 기형. 대동맥활부에 주로 생기시 팔과 다리에서의 혈압이 차이가 난다.

대동맥판협착증 | aortic stenosis
심장의 대동맥판이 좁아지거나 또는 대동맥 자체가 좁아지는 것. 대동맥판협착증은 협착의 위치에 따라 판막하부, 판막, 판막상부의 협착으로 나눈다(그림).

폐동맥판협착 | pulmonic stenosis
심장의 우심실에서 폐로 나가는 폐동맥판이 좁아진 것이다.

삼첨판폐쇄증 | tricuspid atresia
선천심장기형으로, 삼첨판이 없어서 우심방과 우심실 사이에 개구가 없나. 심방과 심실의 중격결손과 같은 다른 심장기형이 흔히 나타나는데 이는 혈액이 폐동맥으로 흐르게 하기 위함이다. 임상 증상은 심한 청색증, 호흡곤란, 저산소증, 우심장기능상실이 나타난다.

열린동맥관, 동맥관개존증 | patent ductus arteriosus
선천성심장병 중의 하나. 태아가 뱃속에 있을 때는 혈액의 흐름이 출생 후의 혈액순환과는 다르다. 태아는 호흡을 할 수 없으므로 산소가 있는 혈액을 단지 산모의 혈액에서만 구할 수 있다. 산모의 자궁동맥을 통해 태아의 배꼽정맥으로 넘어간 산화혈액은 간에서 정맥관을 거친 뒤 심장에 이르게 된다.

열린타원구멍 | patent foramen ovale
태생 시에 심방중격에 존재하는 난원공은 점차로 협소해지며, 생후에는 난원오목으로서 폐쇄한다. 그러나 생후에도 폐쇄하지 않는 상태를 열린타원구멍이라고 한다. 이것은 정상인에게도 상당한 빈도로 나타나는데, 보통 막과 같은 조직에 의해서 기계적으로는 폐쇄된 상태로 되어 있는 것 혹은 각종 크기나 형태의 구멍으로 남아 있는 것 등이 있으나, 큰 장애는 초래하지 않고, 임상상 문제가 되는 경우는 적다. 부검의 20~30%의 빈도로 나타난다.

중격결손 | septal defect
심장내 사이막의 어느 곳인가에 결손이 있고 좌우의 심방 또는 심실에 비정상적으로 교통이 생기는 것.

---

coarctation of the aorta /kòuɑːrktéiʃən eiɔ́ːrtə/ 대동맥축착

aortic stenosis /eiɔ́ːrtik stinóusis/ 대동맥판협착증 /대동맥(판)협착(증), 대동맥판(막)협착(증)

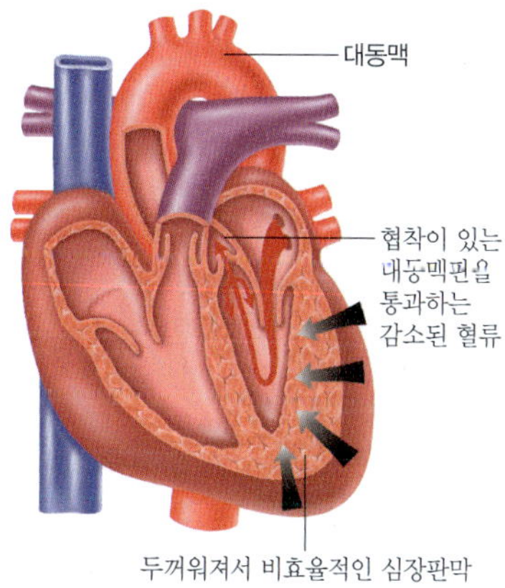

■ 대동맥판협착증

pulmonic stenosis /pʌlmánik stinóusis/ 폐동맥판협착

tricuspid atresia /traikʌ́spid ətríːʒiə/ 삼첨판폐쇄증 /삼첨판폐쇄

patent ductus arteriosus /péitənt dʌ́ktəs ɑːrtiərióusəs/ 열린동맥관, 동맥관개존증 /동맥관열림증, 동맥관개존증, 동맥관개방

patent foramen ovale /pǽtənt fəréimən ouvǽl/ 열린타원구멍 /열린타원구멍, 난원공개존(증), 난원공개방(증)

septal defect /séptəl díːfekt/ 중격결손 /사이막결손, 중격결손

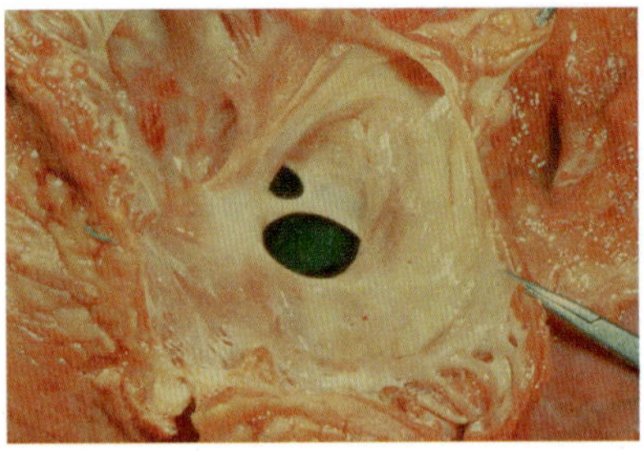

■ **심방중격결손** 2차 중격의 결손으로 인한 유형

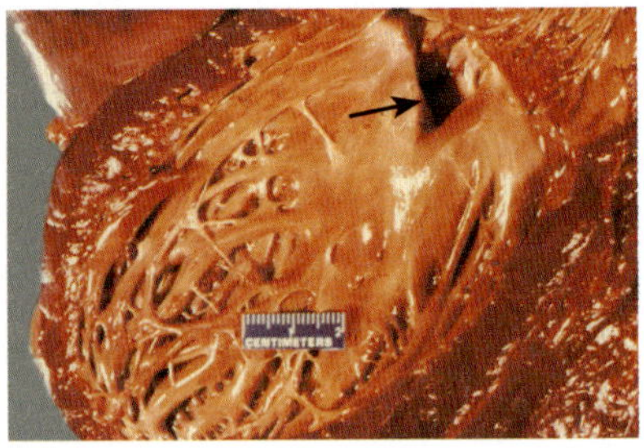

■ **심실중격결손** 심장을 장축으로 자른 단면

atrial septal defect /éitriəl séptəl difékt/ 심방중격결손 /심방사이막결손, 심방중격결손(증)

심방중격결손 | atrial septal defect

좌심방과 우심방 사이 중격의 결손. 왼쪽과 오른쪽 심방 사이의 압력차는 심실에 비하여 크지는 않으나 결손의 크기가 큰 경우가 많다. 폐동맥혈류는 증가하나 폐동맥 고혈압은 늦게 나타나 성인까지 생존하는 경우가 많고 성인에서는 심실중격결손보다 흔하다(그림).

ventricular septal defect /ventríkjulər séptəl difék/ 심실중격결손 /심실사이막결손, 심실중격결손

심실중격결손 | ventricular septal defect

가장 흔한 선천심장기형으로 심실중격의 결손부를 통하여 좌심실에서 우심실로 혈류 샛길이 일어나는 것. 결손이 크면 샛길의 양이 많아 폐순환 혈류량이 체순환 혈류량에 비해 현저히 많아져 폐동맥고혈압증을 일으킨다(그림).

atrioventricular septal defect /èitriouventríkjələr séptəl difékt/ 방실중격결손 /방실사이막결손(증), 방실중격결손(증)

방실중격결손 | atrioventricular septal defect

심방과 심실 사이의 막이 결손된 것. 방실판막의 기형 및 심실중격결손이 동반된다(그림).

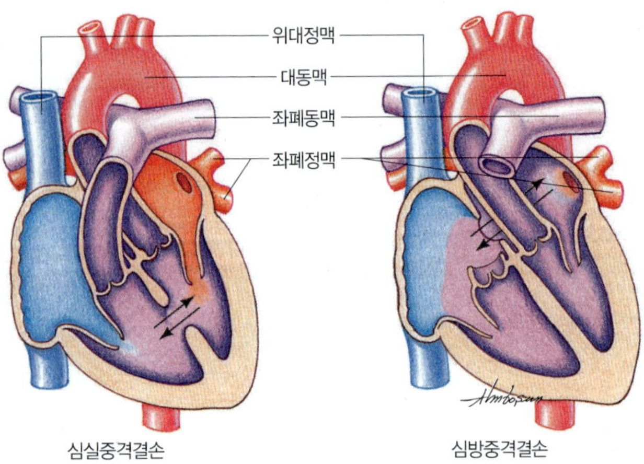

■ **심실, 심방중격결손**

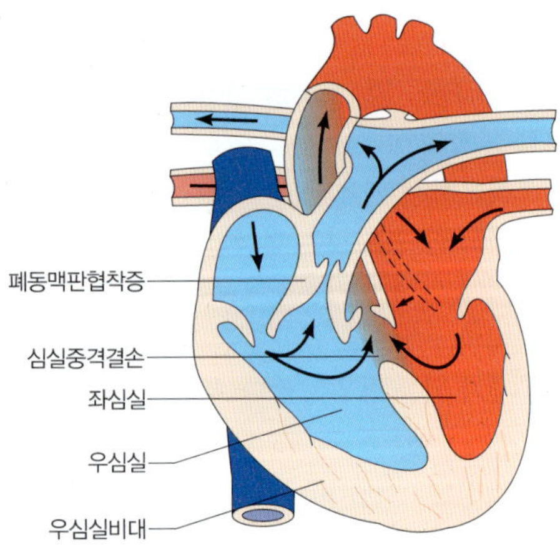

■ **팔로네증후**

팔로네증후 | tetralogy of Fallot

청색증을 동반하는 선천심장질환 중 가장 흔하며, 심실중격결손, 폐동맥판협착증, 대동맥 우방전위, 우심실 비후가 나타나며 우심실로부터 유출되는 상당 부분이 대동맥으로 나간다. 따라서 정맥혈이 체순환에 섞이게 되어 청색증이 나타난다. 우심실비대는 다른 결손에 의한 반응성 변화이나 네 증후의 한 부분으로 간주된다(그림).

tetralogy of Fallot /tetrálədʒi fælóut/ 팔로네증후 /팔로사징

우심실비대 | hypertrophy of the right ventricle

우심실벽이 두꺼워지는 것.

hypertrophy of the right ventricle /hàipərtrúfi rait véntrikl/ 우심실비대

■ 혈관성 질환

허혈 | ischemia

조직의 국소적인 빈혈 상태. 혈관이 막히거나 좁아지는 것이 원인이다. 예를 들어 국소의 동맥을 묶은 경우, 혈전, 색전, 속막의 비후 등에 의해서 동맥관내가 폐쇄되었을 때에 나타나는 빈혈을 뜻한다. 나타나는 증상으로는 통증, 창백, 맥박감소, 감각이상, 부종, 마비 등이 있다.

ischemia /iskí:miə/ 허혈 /허혈, 국소빈혈

협심증 | angina pectoris

관상동맥의 부분적 폐쇄에 의해서 평상시에는 증상이 없지만 심장이 많은 활동을 할 경우에 심장에 피가 충분하게 공급이 되지 않아서 생기는 병. 경련성의 가슴통증으로서 질식하거나 죽음에 쫓기는 듯한 증세를 수반한다.

angina pectoris /ændʒáinə péktəris/ 협심증 /협심증, 가슴조임증, 앙기나

심근경색증 | myocardial infarction

심장에 피를 공급하는 혈관이 막혀서 그 동맥에 의해 영양분을 공급받는 부위가 괴사에 빠지는 것. 주로 동맥경화증 등으로 관상동맥이 좁아져 있는 상태에서 혈전이 발생하거나 지나친 동맥경화증 등에 의해 발생한다. 가슴의 통증과 식은 땀, 구토, 얼굴 창백, 혈압 저하, 호흡수 증가 등의 증상이 나타난다. 심하면 사망할 수도 있다. 중년 이후의 남자에게 많이 일어난다.

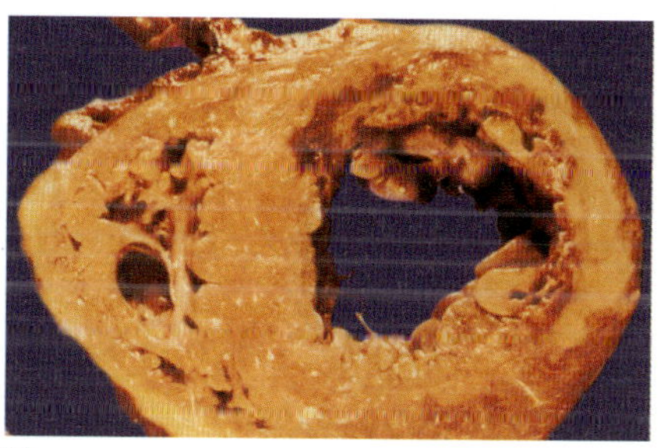

■ 심근경색증, 심장

myocardial infarction /màiəkɑ́:rdiəl infɑ́:rkʃən/ 심근경색증 /심근경색증

허혈심장병 | ischemic heart disease

관상동맥의 병변 때문에 심근으로의 혈액공급이 장애를 받고, 심근에 허혈성 변화를 가져오는 병. 협심증, 심근경색증, 무증상 허혈성 심장병으로 분류된다.

ischemic heart disease /iskí:mik hɑ:rt dizí:z/ 허혈심장병 /허혈심장질환, 허혈심장병, 허혈성심질환

즉 심근허혈에 의한 특유한 흉통발작을 가져오는 것, 고도의 허혈로 인해서 심근괴사에 빠진 것, 그리고 만성의 허혈로 심전도상에 소견을 나타내는데 임상적으로는 무증상인 것 등이다. 90% 이상이 관상동맥경화증으로 인한 관상동맥의 폐쇄이다.

hypertensive heart disease
/hàipərténsiv hɑːrt dizíːz
/ 고혈압심장질환 /고혈압(성)심장병, 고혈압(성)심장질환

고혈압심장질환 | hypertensive heart disease

고혈압에 의해서 생기는 심장병. 고혈압성심장병이라는 진단을 붙이기 위해서는 첫째 심혈관계에 심장병을 유발할 수 있을 만한 다른 병터가 없이 좌심실 비대가 있어야 하며, 둘째 고혈압을 앓았다는 병력이 있어야 한다. 그리고 고혈압이 지속이 될 경우에는 결국 심장이 제 구실을 하지 못하고 펌프로서의 기능을 잃어버리게 되어 심장기능상실에 빠지게 된다.

congestive heart failure
/kəndʒéstiv hɑːrt féiljər/
울혈심부전 /울혈심장기능상실, 울혈(성)심부전

울혈심부전 | congestive heart failure

심장의 원래 기능, 즉 혈액을 말초로 보내는 펌프와 같은 기능이 거의 없어진 상태. 피를 보내는 펌프의 역할이 제대로 되지 않기 때문에 심장으로 들어오는 피는 심장으로 들어오지 못하고 정맥 속에서 정체하여 혈액의 대부분이 말초의 정맥에 머물게 되어 여러 가지 증상이 나타난다. 심장판막증, 선천심장병, 허혈심장병, 심장근병, 고혈압성 심장병 등이 원인이고, 증상은 가슴뜀, 호흡곤란, 폐부종이 생기고, 우심부전에서는 전신정맥압이 상승하여 정맥이 팽창하며 팔다리의 부종, 간비대, 비장비대, 흉수, 복수가 생기고 만성형이 많다.

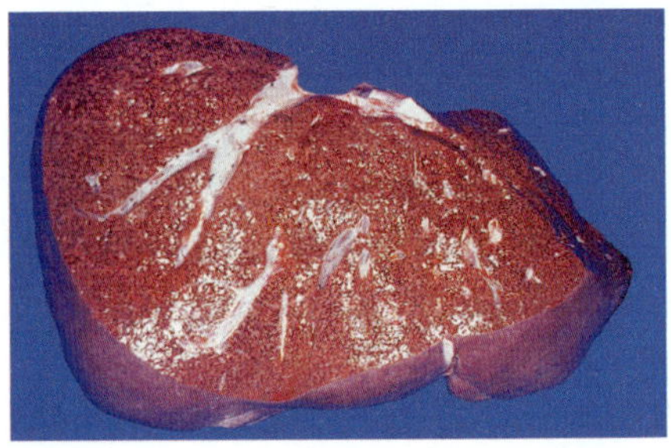

■ **울혈** 만성울혈이 발생한 간의 단면

■ 심장염

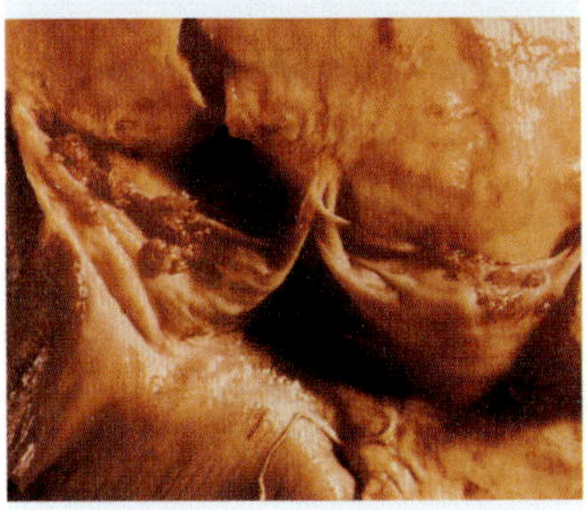

■ 세균심내막염

bacterial endocarditis
/bæktíəriəl èndoukɑːrdáitis/
세균심내막염 /세균성심내막염

세균심내막염 | bacterial endocarditis

심내막이나 심장판막 또는 두 곳 모두에 발생하는 급성 또는 아급성 세균감염. 특징은 심잡음, 발열, 비장비대, 색전 현상이다. 변화 과정은 급격히 진행되고, 일반적으로 포도구균에 의해 발생한다(그림).

myocarditis /màioukɑːrdáitis/
심근염 /심장근육염, 심근염

심근염 | myocarditis

심근의 염증침윤과 근육세포의 괴사 또는 변성을 동반한 심장근육병. 나이와 상관없이 발생한다. 대부분은 바이러스에 의한 것이며, 심장이 비대하여지고 맥박이 불규칙하게 뛰는 증상이 나타난다.

심장막염 | pericarditis

심장막의 염증. 원인은 류마티열, 결핵, 바이러스감염, 외상, 요독증, 전신홍반루푸스, 악성종양, 방사선 등이다. 증세는 앞가슴의 통증, 호흡의 곤란, 청색증, 가슴뜀 등이 있고, 타각적으로는 심첨박동의 감약 또는 소실, 심탁음계의 확대, 청진에 의한 특유의 심장막염성 마찰음을 들을 수 있다.

pericarditis /pèrikɑːrdáitis/ 심장막염 /심장막염, 종격심막염, 종격심낭염, 종격신(외)막염

심내막염 | endocarditis

심장의 내면을 싸고 있는 심내막의 염증. 염증이 생긴 부위가 작은 결절의 덩어리를 이루며 솟아 있는 것이 특징적이다. 심장의 판막에 가장 많이 생기며, 류마티열, 세균, 매독 등이 원인이 된다. 숨이 차고 맥박이 빨라지는 증세를 보인다.

endocarditis /èndoukɑːrdáitis/ 심내막염 /심(장)내막염

혈액심장막, 혈심낭 | hemopericardium

심낭내 출혈에 의하여 혈액이 저류되는 것. 외상, 심근경색증 등으로 심장벽이 천공되거나 관상동맥 출혈이 원인이다(그림).

hemopericardium /hìːmoupèrikáːrdiəm/ 혈액심장막, 혈심낭 /혈액심장막, 혈심낭

판막병

류마티스심장병 | rheumatic heart disease

류마티열의 중요한 징후나 후유증으로서 판막장애가 생기는 것. 감염에 반응하여 생산된 항체는 판막의 반흔을 형성하며, 주로 승모판에 생긴다(그림).

rheumatic heart disease /ruːmǽtik hɑːrt dizíːz/ 류마티스심장병

판막협착증 | valvular stenosis

심장의 판막에서 일어난 협착. 열린 부분이 수축하거나 좁아진다(그림).

valvular stenosis /vǽlvjulər stinóusis/ 판막협착증 /판막협착(증), 판협착

판막부전 | valvular insufficiency

하나 이상의 심장판막의 폐쇄부전증. 판막이 제대로 닫히지 않아 혈액이 틈새를 통해 여류한다.

valvular insufficiency /vǽlvjulər ìnsəfíʃənsi/ 판막부전 /심장판막기능부족, (심)판막부전증

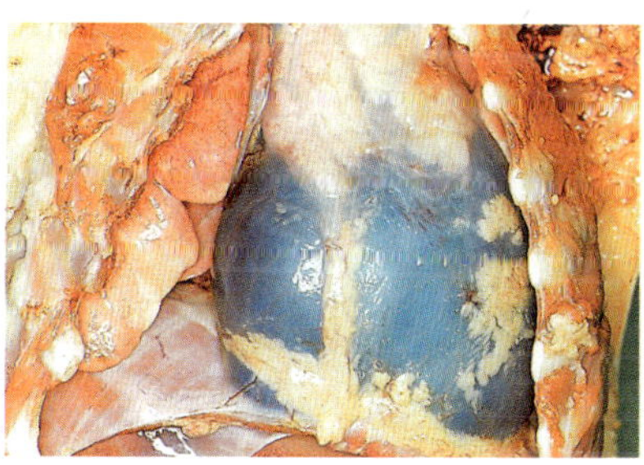

혈액심장막, 가와사키병

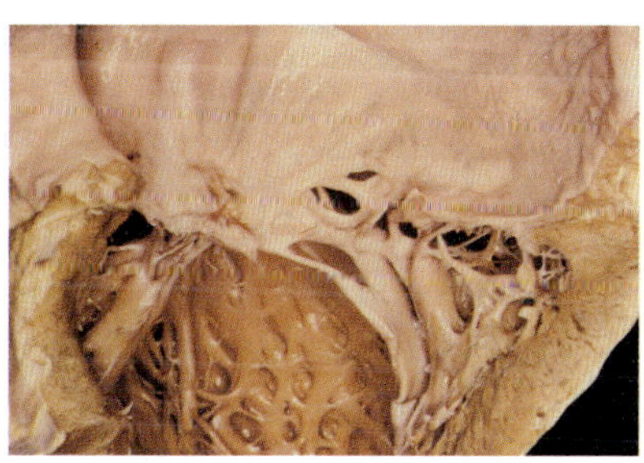

류마티스심장병

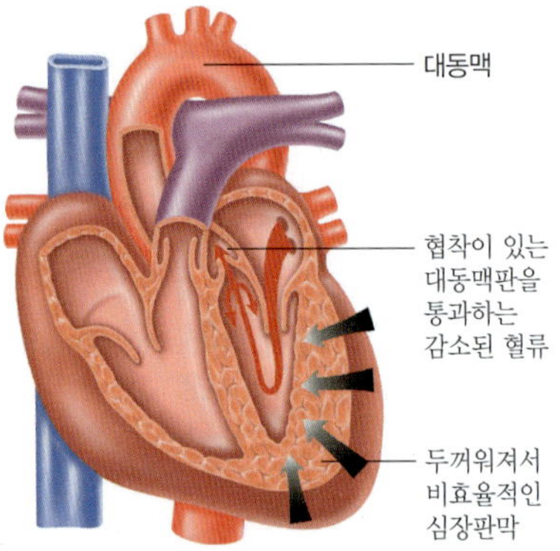

■ 대동맥판협착증

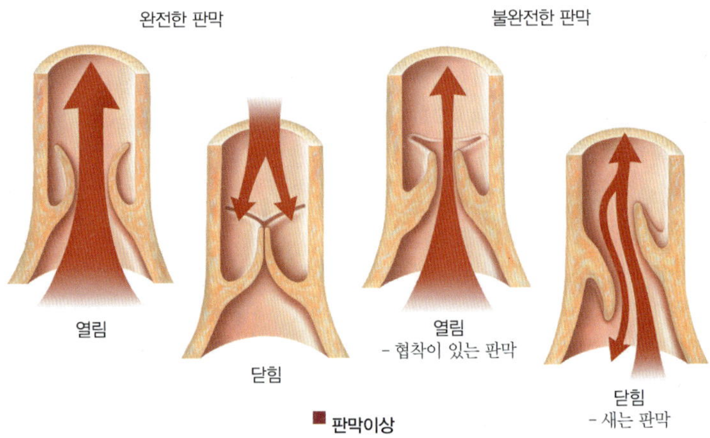

■ 판막이상

aortic insufficiency /eiɔ́ːrtik ìnsəfíʃənsi/ 대동맥판부전
/대동맥판막기능부족, 대동맥판폐쇄부전(증), 대동맥판(폐쇄)부전증

대동맥판부전 | aortic insufficiency

대동맥판이 선천 혹은 후천이상으로 대동맥으로부터 피가 뒤로 흐르게 되는 상태. 이러한 병적 대동맥판 때문에 피가 좌심실로 흘러들어 오게 된다.

mitral regurgitation /máitrəl riːgə̀ːrdʒitéiʃən/ 승모판역류
/승모판역류, 승모판폐쇄부

승모판역류 | mitral regurgitation

승모판이 제대로 닫히지 않기 때문에 일어나는 좌심실에서 좌심방으로의 혈액의 역류.

mitral stenosis /máitrəl stinóusis/ 승모판협착증
/승모판협착(증)

승모판협착증 | mitral stenosis

좌심방과 좌심실의 경계에 있는 승모판이 충분히 열리지 않는 심장판막증. 심장확장기에 좌심실로 혈액이 제대로 흘러들지 못하여 폐에 혈액이 괴게 되고 우심실에까지 혈액이 괴어 심장 전체의 기능이 나빠진다. 류마티열의 후유증으로 발생하는 일이 많고 선천적인 것은 드물다.

aortic regurgitation /eiɔ́ːrtik riːgə̀ːrdʒitéiʃən/ 대동맥판역류
/대동맥판역류(증)

대동맥판역류 | aortic regurgitation

대동맥 반달판막의 기능상실 때문에 일어나는 대동맥에서 심실 쪽으로 혈액이 거꾸로 흐르는 것.

수술 처치 용어

coronary artery bypass graft /kɔ́ːrənèri ɑ́ːrtəri báipɑːs græft/ 관상동맥우회술이식(편)
/심장동맥우회술, 관상동맥우회로술이식(술)

관상동맥우회술이식(편) | coronary artery bypass graft

관상동맥의 일부가 막히거나 좁아졌을 때 대동맥과 관상동맥 사이에 연결시킨 속가슴동맥 혹은 복재정맥 또는 대용혈관으로 관상동맥의 폐쇄부위보다 먼 쪽에 연결하는 수술(그림).

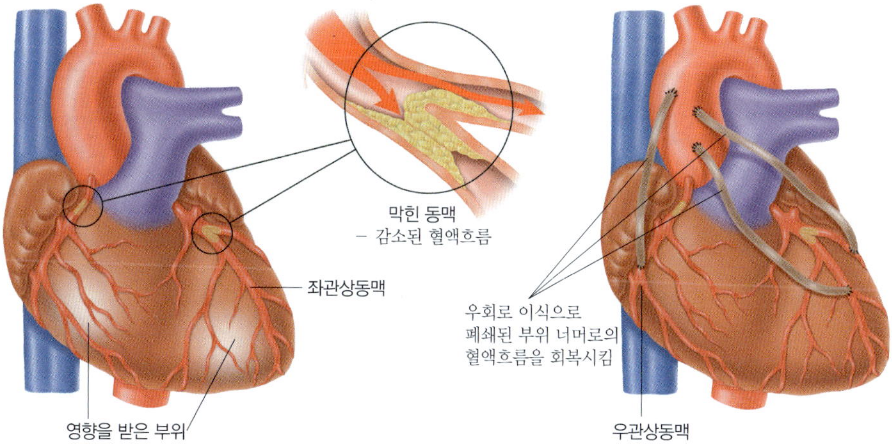

■ 관상동맥우회술이식(편)

절개 | incision

째거나 갈라서 벌림.

개심수술, 개방심장수술 | open heart surgery

심장의 한 개 또는 그 이상의 방실을 절개하는 수술. 심방중격결손, 심실중격결손, 순수형 폐동맥판협착증, 팔로네증후 등이 적용이 된다.

판막절개 | valvotomy

심장판막을 절개하는 수술.

판막성형 | valvuloplasty

변형된 심장판막의 외과적 재건. 협착이나 부족을 개선시킨다(그림).

판막치환 | valve replacement

심장의 판막을 제거하고 인공판막으로 대치하는 것. 대동맥판치환술(AVR), 승모판막치환(MVR), 중복판막치환술(DVR)이 있다.

심장이식 | heart transplantation

다른 사람의 심장을 환자에게 이식하는 외과수술.

심초음파검사 | echocardiography

흉벽이나 식도 · 기관 내의 더듬자로부터 초음파를 발생시켜 심장, 대혈관의 형태, 동태를 기록하는 진단법. 비관혈적으로 실시간에 있어서의 심근의 기능, 펌프기능 등의 평가에 쓰인다. 거의 모든 심장병이 대상이 되며 판막, 심실벽, 대동맥 등의 움직임이 각각의 특징적인 형태로 나타난다(그림).

incision /insiʒən/ 절개 /절개(술)

open heart surgery /óupn hɑ:rt sə́:rdʒəri/ 개심수술, 개방심장수술 /개심술, 심장절개술

valvotomy /vælvɑ́təmi/ 판막절개 /판막절개(술), 판(막)절개술

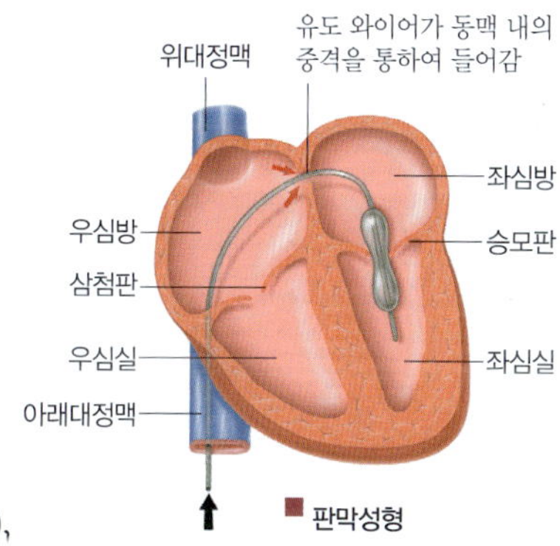

■ 판막성형

valvuloplasty /vǽlvjuləplæ̀sti/ 판막성형 /판(막)성형술, 판막형성술

valve replacement /vælv ripléismənt/ 판막치환

heart transplantation /hɑ:rt træ̀nsplæntéiʃən/ 심장이식

echocardiography /èkoukɑ̀:rdiɑ́grəfi/ 심초음파검사 /심(장)초음파검사, 심초음파도, 심에코도, 초음파심장조영술, 초음파심음향도

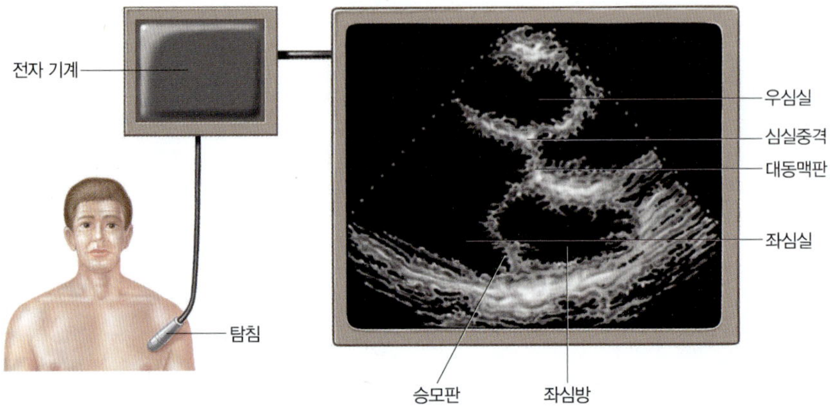

■ 심초음파검사

Doppler ultrasonography
/ʌ̀ltrəsounάgrəfi/
도플러초음파검사

도플러초음파검사 | Doppler ultrasonography

초음파에서 도플러 효과를 이용하여 작은 입자들(주로 적혈구)의 움직임을 분석하는 것으로 돌아오는 반사음의 진동수 차이를 분석하여 알 수 있다. 혈액 흐름의 소리를 잡아내기 위해 도플러초음파 기법을 사용한다.

Doppler ultrasound
/ʌ́ltrəsaund/ 도플러초음파

도플러초음파 | Doppler ultrasound

혈관 속을 흐르는 혈구세포에 의해 반사되는 초음파를 이용하여 혈액 흐름의 장애 여부를 판단하는 것. 통상의 도플러 초음파 기법과 함께 특수혈관초음파

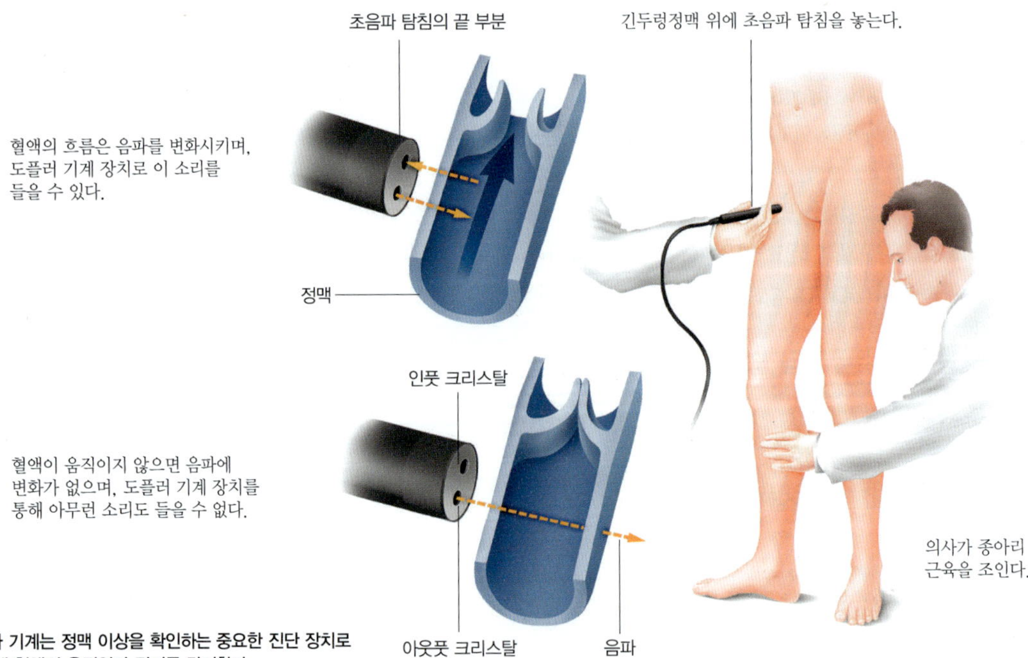

■ 도플러초음파 기계는 정맥 이상을 확인하는 중요한 진단 장치로 음파를 이용해 혈액의 움직임과 정지를 탐지한다.

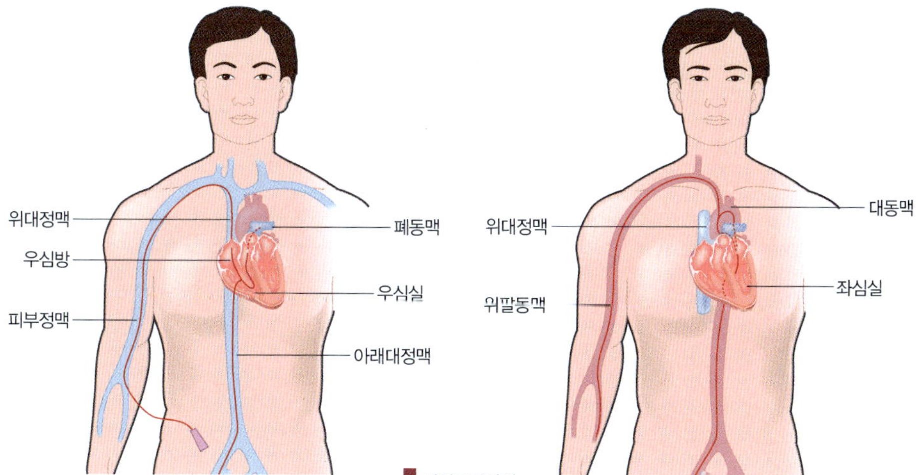

■ 심장도관삽입

기법을 사용하면 혈관의 구조, 혈류의 속도를 측정할 수 있으며, 목동맥 폐쇄, 동맥류, 정맥류와 다른 혈관질환들의 진단에 이용된다(그림).

심장도관삽입 | cardiac catheterization

팔, 다리 또는 목의 정맥을 통하여 심장에 작은 도관을 삽입하는 법. 혈액표본 채취, 심장내압측정, 심장이상검출에 사용한다(그림).

cardiac catheterization /ká:diæk kæθətərizéiʃən/ 심장도관삽입 /도관삽입, 카테터삽입, 심카테테르법, 심도관법

심장천자 | cardiocentesis

진단이나 치료를 위해 심장 내의 방이나 실을 외부에서 찌르는 것.

cardiocentesis /kà:rdiəsentí:sis/ 심장천자

홀터감시기 | holter monitoring

부정맥을 진단하기 위해 심전도기를 몸에 일정기간(보통 24시간) 부착하는 방법. 리듬의 비정상적인 변화가 기록된다.

holter monitoring /mánitəriŋ/ 홀터감시기

심폐소생술 | cardiopulmonary resuscitation

호흡이나 심장박동이 멈추었을 때 인공적으로 호흡을 유지하고 혈액 순환을 유지해 주는 응급처치법. 심폐소생술은 심장이 마비된 상태에서도 혈액을 순환시켜, 뇌의 손상을 지연시키고 심장이 마비 상태로부터 회복하는 데 결정적인 도움을 준다

cardiopulmonary resuscitation /kà:rdiəpʌ́lmənəri risʌ̀sitéiʃən / 심폐소생술 /심장허파소생술, 심(장)폐소생술

심(장)율동전환 | cardioversion

심장의 박동이 불규칙하고 정상에서 벗어날 경우(부정맥)에 전기적 충격을 가해서 심장을 정상적인 박동을 하게 만드는 것.

cardioversion /kà:rdiəvə́:rʒən/ 심(장)율동전환 /심장박동회복(술), 심율동전환

동맥, 정맥, 모세혈관 | Artery, Veins, Capillary

심장의 펌프작용으로 혈액은 혈관을 통하여 우리 몸의 각 부위로 전달된다. 혈액은 몸을 구성하는 세포에 공급할 영양분과 산소를 운반하며 세포에서 만들어진 이산화탄소와 각종 대사노폐물도 운반한다. 혈관에는 동맥, 정맥, 모세혈관의 세 종류가 있다. 산소와 영양분을 충분히 지닌 동맥 혈액은 심장에서 나와 벽이 두꺼운 동맥계통을 통해 몸의 여러 부위로 가고 동맥의 끝가지인 세동맥을 지나 모세혈관으로 전달된다. 모세혈관은 혈액과 조직액 사이에 산소, 영양분, 노폐물 등 여러물질들의 교환이 이루어지는 모세혈관그물을 형성하고 모세혈관그물의 혈액은 모세혈관과 비슷한 얇은 세정맥으로 간다. 정맥을 거쳐 가장 큰 정맥인 위대정맥과 아래대정맥을 통하여 산소 농도가 낮은 혈액을 심장으로 돌려보낸다.

해부 · 생리학적 용어

■ 혈관

동맥 | artery

artery /ά:rtəri/ 동맥 /동맥

대동맥 | aorta

aorta /eiɔ́:rtə/ 대동맥 /대동맥

심장에서 온몸에 피를 보내는 동맥의 본줄기. 심장의 좌심실에서 출발하여 위쪽으로 향하고, 활 모양으로 구부러지며, 가슴부분으로 내려가고, 배부분의 넷째허리뼈 근처에서 양쪽의 총장골동맥으로 나누어진다. 위치에 따라서 상행대동맥, 대동맥활, 하행대동맥, 흉부대동맥, 복부대동맥 등으로 나눈다.

동맥 | artery

artery /ά:rtəri/ 동맥 /동맥

혈액을 심장에서 신체 각부에 보내는 혈관. 심장에서 폐로 혈액을 보내는 폐동맥에는 정맥혈이 흐르고, 심장에서 나가는 대동맥에는 산소를 많이 함유한 동맥혈이 흐른다. 대동맥은 차츰 분지되어 각 장기 및 말초로 혈액을 보내고 최종적으로는 모세혈관이 되어 정맥과 연결되지만 부위에 따라 세동맥과 세정맥이 직접 합쳐지는 경우도 있다. 동맥벽은 속막 · 중막 · 바깥막의 3층으로 되어 있고, 그 경계가 뚜렷하다. 동맥에서는 심장의 박동에 따라 맥박이 뛴다.

세동맥 | arteriole

arteriole /α:rtíəriòul/ 세동맥 /세동맥, 소동맥

대동맥에서 갈라져 나온 동맥이 온몸에 이르러 다시 가느다랗게 갈라진 동맥. 세동맥이 다시 더 가늘게 갈라진 것을 모세혈관이라고 한다. 굵은 동맥이 탄성형인 데 비해 세동맥은 보다 근육형에 가까워 근층의 수축에 의해 조직으로 보내는 혈량을 조절하고 있다.

동맥(전면)

가쪽넓다리휘돌이동맥 | 외측대퇴회선동맥 / lateral circumflex femoral artery
겨드랑동맥 | 액와동맥 / axillary artery
깊은넓다리동맥 | 대퇴심동맥 / deep femoral artery
깊은손바닥동맥활 | 심부수장궁 / deep palmar arch
넓적다리동맥 | 대퇴동맥 / femoral artery
노동맥 | 요골동맥 / radial artery
대동맥 | aorta
대동맥활 | 대동맥궁 / arch of aorta
등쪽발허리동맥 | 배측중족동맥 / dorsal metatarsal artery
바깥엉덩동맥 | 외장골동맥 / external iliac artery
바깥음부동맥 | 외음부동맥 / external pudendal artery
발등동맥 | 족배동맥 / dorsal artery of foot
빗장밑동맥 | 쇄골하동맥 / subclavian artery
속엉덩동맥 | 내장골동맥 / internal iliac artery
앞위팔휘돌이동맥 | 전상완회선동맥 / anterior circumflex humeral artery
앞정강동맥 | 전경골동맥 / anterior tibial artery
얕은손바닥동맥활 | 표재수장궁 / superficial palmar arch
얼굴동맥 | 안면동맥 / facial artery
온목동맥 | 총경동맥 / common carotid artery
온엉덩동맥 | 총장골동맥 / common iliac artery
위팔동맥 | 상완동맥 / brachial artery
자동맥 | 척골동맥 / ulnar artery
팔머리동맥줄기 | 상완두동맥간 / brachiocephalic trunk
폐동맥 | 허파동맥 / pulmonary artery
활꼴동맥 | 궁상동맥 / arcuate artery

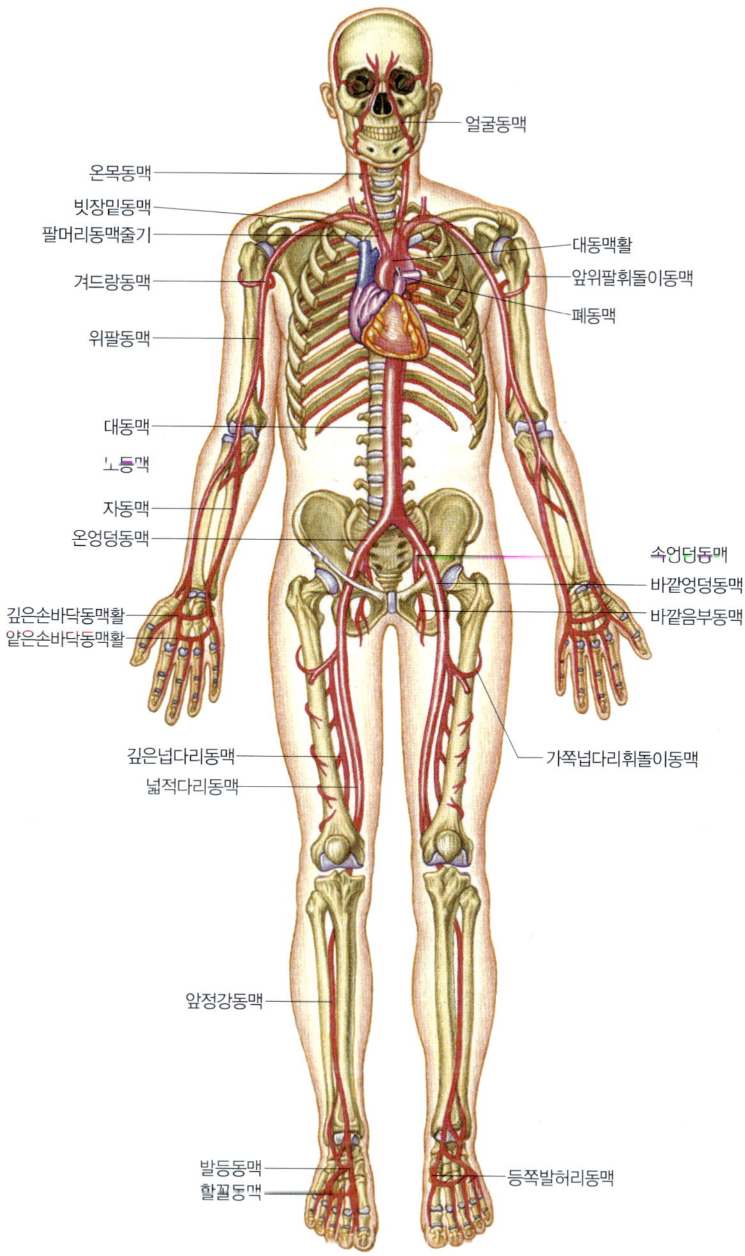

정맥 | vein

cava /kéivə/ 1. 대정맥 2. 동굴

1. 대정맥 2. 동굴 | cava
전신에서 모인 혈액을 심장의 우심방으로 보내주는 굵은 혈관으로 위대정맥과 아래대정맥으로 구성되어 있다. 체내를 순환한 혈액들이 돌아오는 통로이므로 대동맥에 비하여 혈압이 낮고 혈관벽이 얇다.

vein /vein/ 정맥 /정맥

정맥 | vein
여러 기관 혹은 부분에서 심장으로 되돌아가는 혈액이 흐르는 혈관. 폐정맥을 제외한 모든 정맥은 산소가 적은 혈액을 운반한다. 정맥은 동맥에서와 같이 속막, 중막 및 바깥막을 갖고 있으나, 막은 두껍지 않으며, 혈관이 절단되면 허탈상태로 된다. 많은 정맥에는 판막이 있으며 이것은 말초쪽으로의 혈액의 역류를 방지한다.

venule /vénjul/ 세정맥 /세정맥, 소정맥

세정맥 | venule
모세혈관이 모여 형성된 가느다란 정맥. 세정맥이 모여서 정맥이 되어 대정맥으로 이어진다.

capillary /kǽpilèri/ 1. 모세관 2. 모세혈관, 실핏줄 /모세관, 모세혈관, 실핏줄

1. 모세관 2. 모세혈관, 실핏줄 | capillary
소동맥과 소정맥을 연결하는 그물 모양의 가는 혈관. 지름은 8~20 μm이며, 매우 가는 것은 적혈구 한 개가 겨우 통과할 정도이다. 수축성이 풍부해서 혈행 속도는 혈관 중에서 가장 느리며, 보통 가스교환을 비롯하여 분비 · 흡수 · 배설 등을 하는 기관(폐 · 간 · 신장 등)에 특히 많이 분포한다.

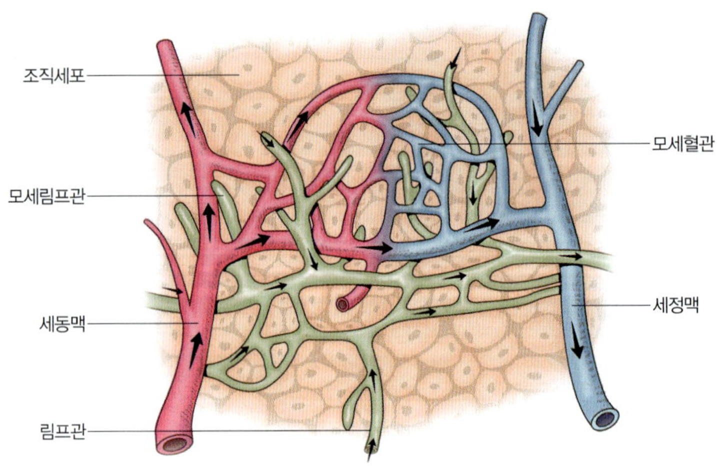

■ 모세혈관

정맥(전면)

간문맥 | portal vein
간정맥 | hepatic vein
겨드랑정맥 | 액와정맥 / axillary vein
넓적다리정맥 | 대퇴정맥 / femoral vein
노정맥 | 요골정맥 / radial vein
노쪽피부정맥 | 요골측피부정맥 / cephalic vein
바깥목정맥 | 외경정맥 / external jugular vein
바깥엉덩정맥 | 외장골정맥 / external iliac vein
바닥쪽손가락정맥 | 장측지정맥 / palmar digital veins
발등정맥활 | 족배정맥궁 / dorsal venous arch of foot
빗장밑정맥 | 쇄골하정맥 / subclavian vein
속목정맥 | 내경정맥 / internal jugular vein
속엉덩정맥 | 내장골정맥 / internal iliac vein
아래대정맥 | 하대정맥 / inferior vena cava
앞정강정맥 | 전경골정맥 / anterior tibial vein
얕은관자정맥 | 천측두정맥 / superficial temporal vein
얼굴정맥 | 안면정맥 / facial vein
온엉덩정맥 | 총장골정맥 / common iliac vein
위대정맥 | 상대정맥 / superior vena cava
위팔정맥 | 상완정맥 / brachial vein
자정맥 | 척골정맥 / ulnar vein
자쪽피부정맥 | 척골측피부정맥 / basilic vein
장간막정맥 | mesenteric vein
안쪽아래팔정맥 | median antebrachial vein
종아리정맥 | 비골정맥 / fibular vein
큰두렁정맥 | 대복재정맥 / great saphenous vein
팔머리정맥 | 완두정맥 / brachiocephalic vein
중간팔오금정맥 | 정중주와정맥 / median cubital vein

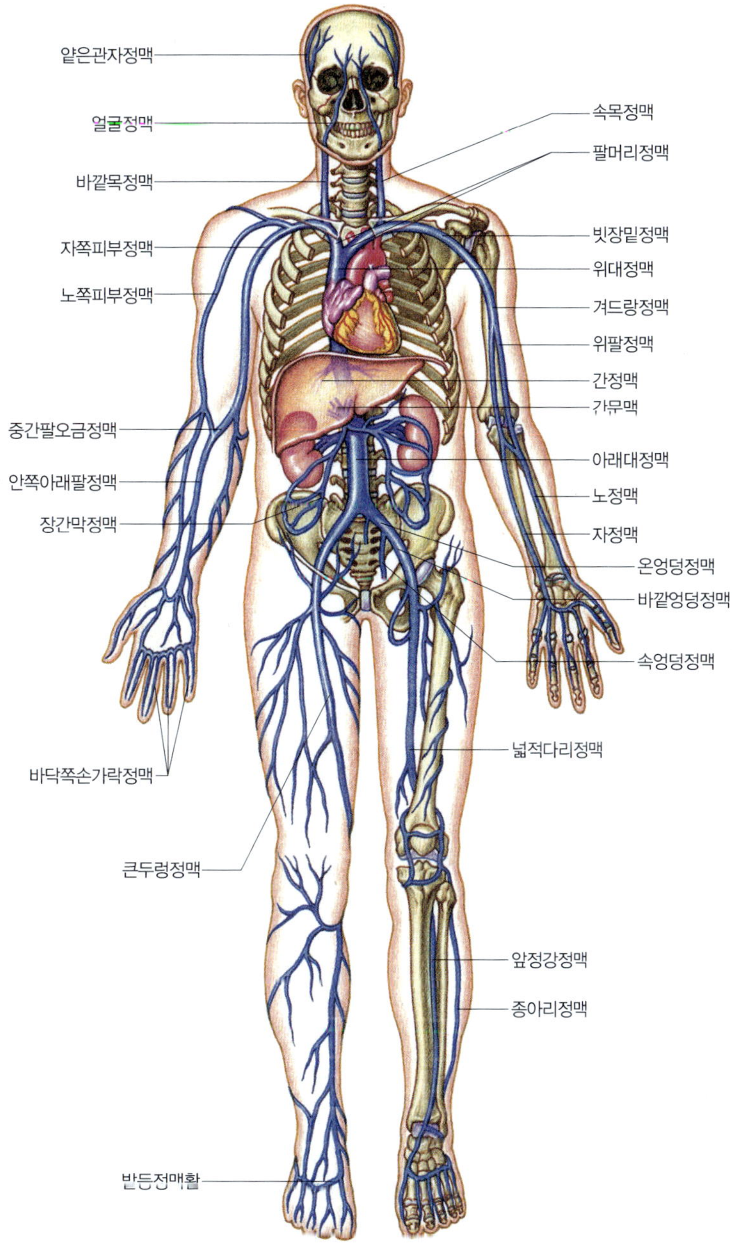

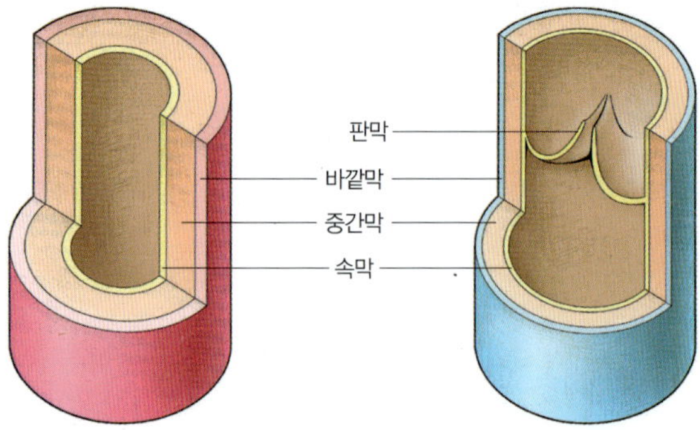

■ 혈관의 구조

혈관의 구조

tunica adventitia /tjúnikə ædventíʃiə/ 바깥막, 외막 /(혈관)바깥막, 외막

바깥막, 외막 | tunica adventitia
혈관의 외면막. 결합조직과 탄력섬유로 구성된다.

tunica media /tjúnikə mí:diə/ 중(간)막 /(혈관)중간막, 중막

중(간)막 | tunica media
얇은 둥근 평활근세포와 탄력조직으로 이루어진 혈관벽의 중간층.

tunica intima /tjúnikə íntimə/ 속막, 내막 /(혈관)내막, (혈관)속막

속막, 내막 | tunica intima
세로방향의 탄력섬유. 결합조직 섬유로 덮인 내피세포로 구성된 혈관내면의 막.

■ 혈압

systolic pressure /sistálik préʃər/ 수축기압 /수축기압

수축기압 | systolic pressure
심장의 활동력, 동맥벽의 탄력성, 혈액량, 혈액의 점성 등에 의하여 결정되는 혈액의 동맥벽에 미치는 압력으로서, 최고혈압은 좌심실로부터 박출이 끝나기 직전에 생기는 압을 말한다. 평균혈압은 동맥내압의 평균치를 말하며, 기초혈압은 절대안정 상태에서 측정한 혈압을 말한다.

diastolic pressure /dàiəstɔ́lik préʃər/ 확장기압 /확장기(혈)압, 이완기압

확장기압 | diastolic pressure
심방으로부터 이완된 심실에 혈액이 들어올 때의 심장주기로 이때 혈압은 최저혈압이 된다.

sphygmomanometer /sfigmoumənámitər/ 혈압계 /혈압계

혈압계 | sphygmomanometer
혈압을 측정하는 기계. 혈압 측정 방법은 혈압 측정 시에는 혈압대의 넓이가 중요하며, 이는 팔의 지름의 1.25배 정도 되는 것이 적당하다.

혈액순환

순환 | circulation
규칙적 혹은 환상의 경로를 갖는 운동. 예컨대 심장과 혈관을 통하는 혈액의 운동.

곁순환 | collateral circulation
어떤 곳에서는 여러 동맥의 가지가 서로 연결되어 있는데, 이런 경우에 한 동맥이 막히면 연결된 다른 길을 따라 막힌 동맥으로도 순환이 일어나는 것.

온몸순환, 체순환 | systemic circulation
심장의 좌심실에서 신체를 돌아 우심방까지의 순환을 의미하며, 좌심실 → 대동맥 → 동맥 → 모세혈관 → 정맥 → 대정맥 → 우심방의 회로를 순환한다.

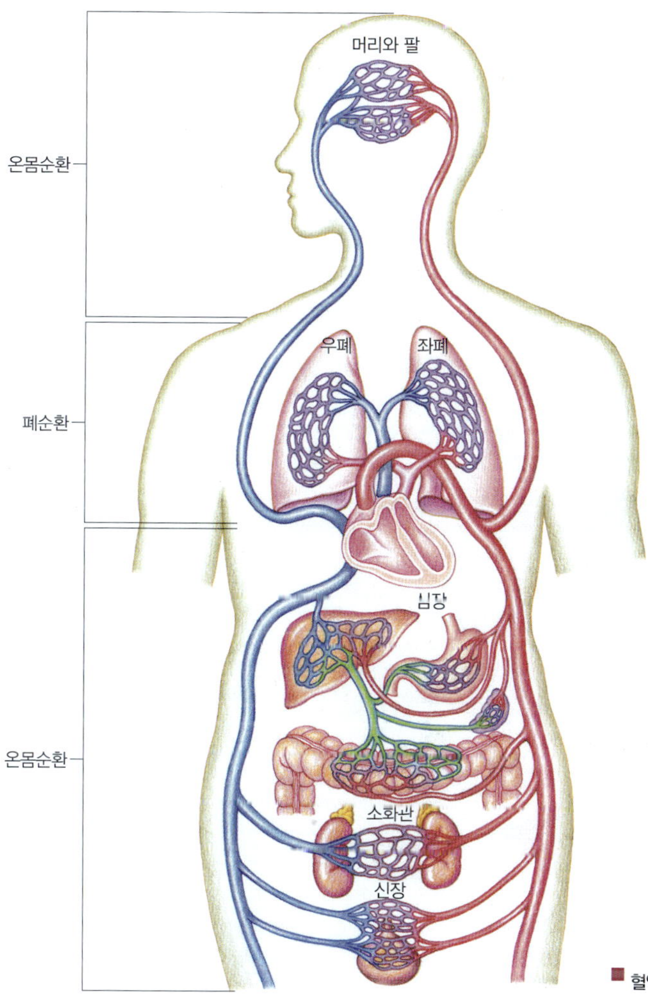

■ 혈액순환

circulation /sə:rkjuléiʃən/ 순환 /순환, 혈행

collateral circulation /kəlǽtərəl sə:rkjuléiʃən/ 곁순환 /곁순환, 측부순환, 측부혈행, 측부로

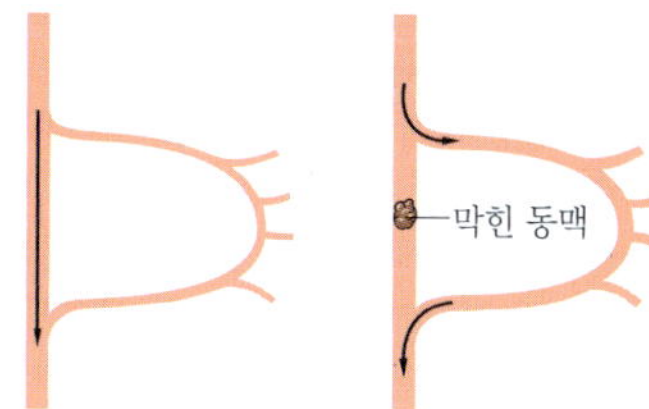

■ 곁순환

systemic circulation /sistémik sə:rkjuléiʃən/ 온몸순환, 체순환 /온몸순환, 체순환, 계통순환, 대순환

즉 산소가 포함된 혈액을 좌심방으로부터 신체의 여러 조직에 운반하고 정맥혈액을 우심방으로 돌려보내는 것을 말한다.

pulmonary circulation /pʌ́lmənəri sə:rkjuléiʃən/ 폐순환, 허파순환

폐순환, 허파순환 | pulmonary circulation

혈액순환의 한 경로로 우심실에서 나온 혈액이 폐동맥을 통해 좌우의 폐로 와서 폐포 내에서 산소와 이산화탄소를 교환한 후, 폐정맥을 통하여 다시 좌심방으로 돌아오는 순환.

fetal circulation /fí:tl sə:rkjuléiʃən/ 태아순환 /태아순환, 태아혈행

태아순환 | fetal circulation

모체 내에 있는 태아에서 보이는 순환으로 심장은 피를 돌리는 역할을 하되 폐를 통한 가스교환 대신 태반을 통하여 동맥혈을 공급받아 전신을 순환하고 폐를 관류만 하는 순환이다. 심방중격의 난원공과 동맥관을 통하여 순환하는 것이 특징이다.

umbilical vein /ʌmbílikəl vein/ 배꼽정맥 /배꼽정맥, 제정맥

배꼽정맥 | umbilical vein

초기 배아의 융모막에서 정맥굴 및 심장까지 혈액을 운반하는 쌍을 이루는 혈관. 후에 융합되어 태반에서 태아 정맥관까지 혈액을 운반하는 탯줄 내의 하나의 혈관으로 존재한다.

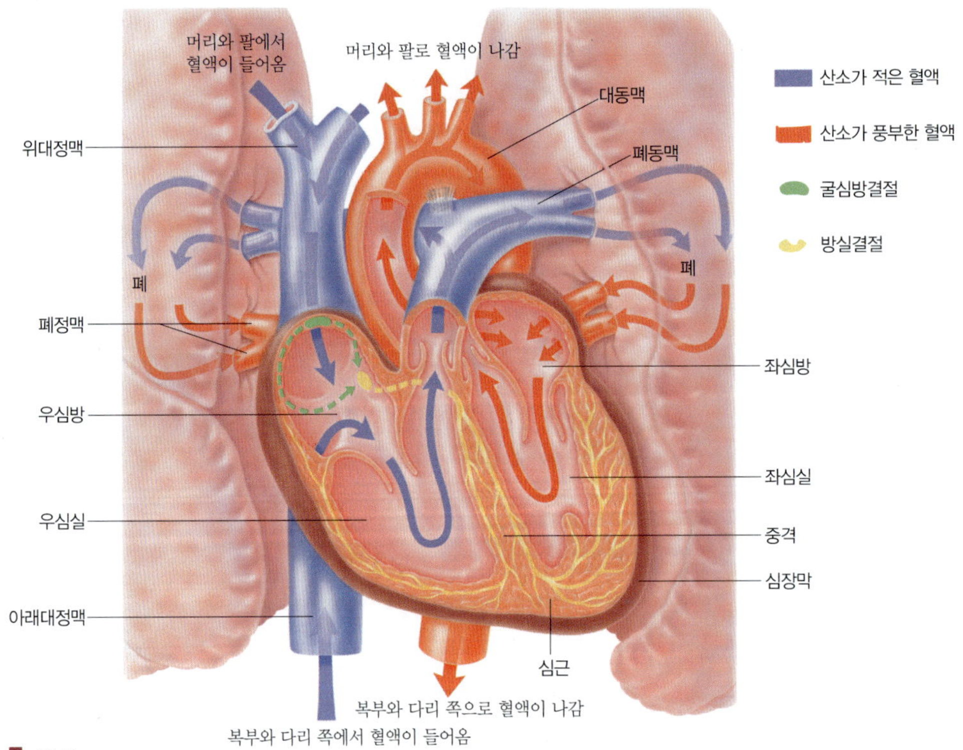

■ 폐순환

배꼽동맥 | **umbilical artery**
내장골동맥에서 기원하여 정관동맥과 상방광동맥 가지를 내고, 정관, 정낭, 고환, 방광 및 요관에 분포한다.

umbilical artery /ʌmbílikəl á:rtəri/ 배꼽동맥 /배꼽동맥, 제동맥

정맥관 | **ductus venosus**
태생기간을 통하여 발생하는 주요 혈관으로서 좌배꼽정맥으로부터 아래대정맥으로 혈액을 운반한다.

ductus venosus/dʌ́ktəs ví:nəsəs/ 정맥관 /정맥관

타원구멍, 타원공 | **foramen ovale**
태생 시에 있는 심방중격의 부분으로 좌우 심방에 열려있는 구멍으로 이에 의해 위대정맥과 아래대정맥에서 우심방으로 들어간 혈액의 일부는 우심실로 보내지지 않고 좌심방으로 유입한다. 생후 즉시 막히며, 그 흔적은 난원오목이다.

foramen ovale /fɔréimən óuvəl/ 타원구멍, 타원공 /타원구멍, 난원공, 난형공

동맥관 | **ductus arteriosus**
폐동맥과 하행대동맥을 직접 연결하는 혈관으로 태아에서는 폐의 기능이 없기 때문에 폐동맥에서 직접 대동맥으로 연결되나 생후에는 이 관이 닫히고 폐순환과 전신순환이 완전히 구분된다.

ductus arteriosus /dʌ́ktəs ɑ:rtiərióusəs/ 동맥관 /동맥관

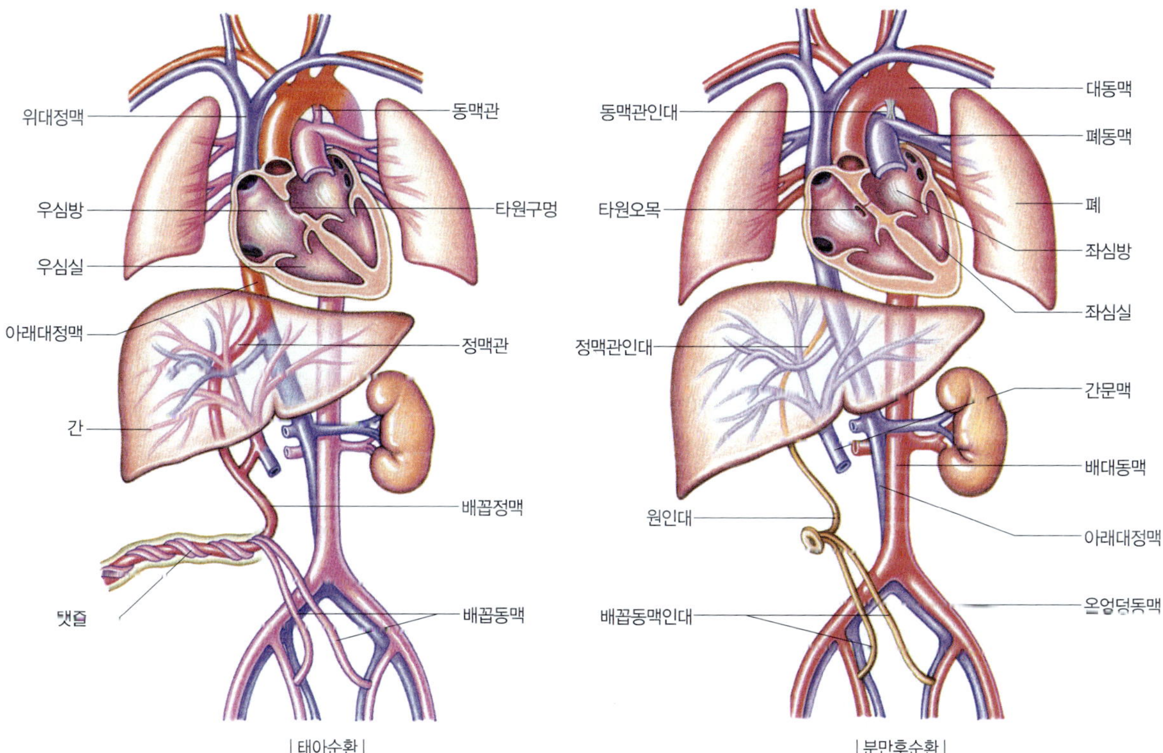

태아순환과 분만후순환

동맥계통

aorta /eiɔ́:rtə/ 대동맥 /대동맥

대동맥 | aorta

심장에서 온몸에 피를 보내는 동맥의 본줄기. 심장의 좌심실에서 출발하여 위쪽으로 향하고, 활 모양으로 구부러지며, 가슴부분으로 내려가고, 배부분의 넷째허리뼈 근처에서 양쪽의 총장골동맥으로 나누어진다. 위치에 따라서 상행대동맥, 대동맥활, 하행대동맥, 흉부대동맥, 복부대동맥 등으로 나눈다.

ascending aorta /əséndiŋ eiɔ́:rtə/ 오름대동맥, 상행대동맥 /오름대동맥, 상행대동맥

오름대동맥, 상행대동맥 | ascending aorta

좌심실에서 나와서 좌우 관상동맥을 분지하고 대동맥활로 연속되는 대동맥의 분절. 심장막에 싸여 있다.

aortic arch /eiɔ́:rtik ɑ:rtʃ/ 대동맥활, 대동맥궁 /대동맥활, 대동맥궁

대동맥활, 대동맥궁 | aortic arch

오름 및 내림부분 사이의 대동맥 부분.

descending aorta /diséndiŋ eiɔ́:rtə/ 내림대동맥, 하행대동맥

내림대동맥, 하행대동맥 | descending aorta

대동맥의 주요 부분으로, 대동맥활에서 나와 몸통으로 계속 내려가면서 흉부대동맥과 복부대동맥으로 구성된다. 식도, 림프절, 갈비뼈, 위, 간, 소장, 신장, 비장 및 생식기관을 포함한 많은 기관에 혈액을 공급한다.

정맥계통

superior vena cava /supíəriə ví:nə kéivə/ 위대정맥, 상내성맥 /상대정맥

위대정맥, 상대정맥 | superior vena cava

인체의 상 2분의 1로부터 탈산소화된 피가 우심방으로 돌아오는 인체에서 두 번째로 큰 정맥이다. 지름은 2 cm이고 길이는 7 cm 정도이다. 심장에 가장 가까운 위대정맥 부분은 전체 길이의 약 2분의 1로서 심낭 내에 있고, 이것은 판막을 갖고 있지 않다.

inferior vena cava /infíəriə ví:nə kéivə/ 아래대정맥, 하대정맥 /아래대정맥, 하대정맥

아래대정맥, 하대정맥 | inferior vena cava

횡격막 아래 신체 부분에서 혈액을 심장으로 되돌리는 큰 정맥. 이 정맥은 다섯째허리뼈 우측의 두 총장골정맥의 접합부에서 형성되고, 척주를 따라 상행하다가 가로막을 관통하여, 심장의 우심방으로 연결되어 있다.

pulmonary vein /pʌ́lmənəri vein/ 폐정맥 [동]허파정맥

폐정맥 [동]허파정맥 | pulmonary vein

폐에서 좌심방으로 들어가는 정맥.

portal vein /pɔ́:rtl vein/ 1. 간문맥 2. 문맥 /문맥

1. 간문맥 2. 문맥 | portal vein

췌장 후방에서 상장간막정맥과 비정맥이 만나 형성되는 짧고 굵은 정맥. 상방

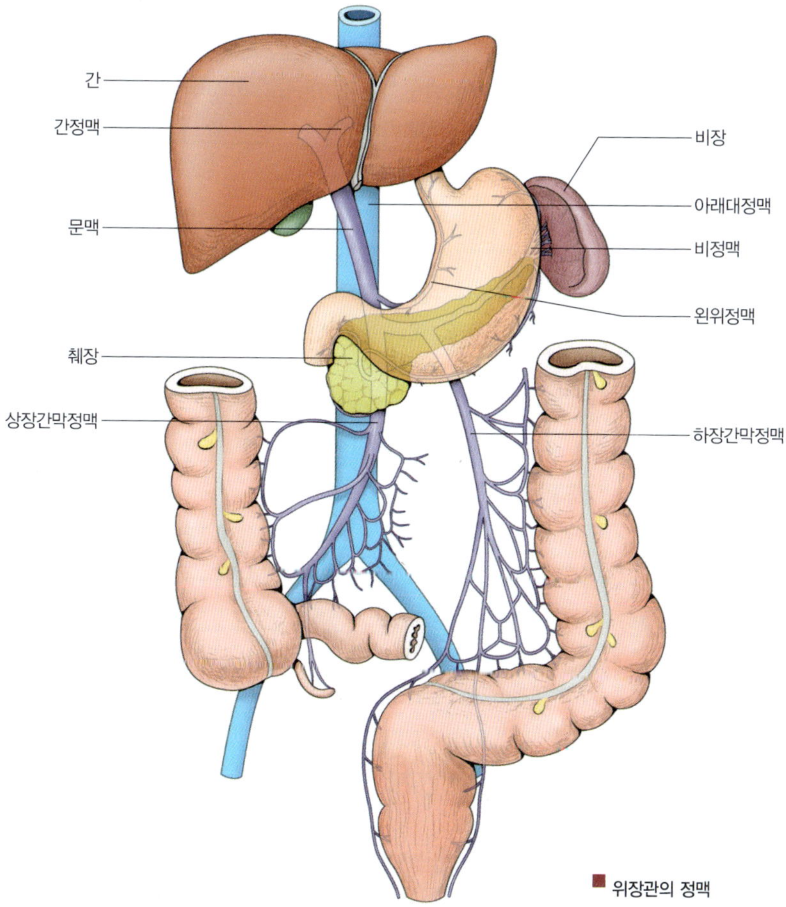

■ 위장관의 정맥

으로 간문 우측단까지 주행하며, 이곳에서 간동맥의 분지를 따라 일련의 작은 분지로 나뉜다. 결국 간실질 전체에 퍼져 있는 동굴 모양 혈관을 형성한다.

증상 용어

혈관연축 | angiospasm
혈관이 경련성 수축.

angiospasm /ǽndʒiəspæzəm/
혈관연축 /혈관연축

말단청색증 | acrocyanosis
팔다리의 대칭적 청색증을 특징으로 하는 증상. 손가락 · 손목 등의 피부가 지속적으로 청색과 적색으로 변하고, 손가락에서 땀이 많이 나고 차갑게 느끼는 감각을 수반한다.

acrocyanosis /æ̀krousaiənóusis/
말단청색증 /말단청색증, 선단청색증

cyanosis /sàiənóusis/ 청색증 /청색증, 자색증, 치아노제, 시아노제

청색증 | cyanosis
저산소증의 중요한 징후 중 하나로, 동맥혈 산소포화도의 저하(70~85% 이하)에 의해 환원혈색소가 5 g/100 mL 이상이 되었을 때, 또는 혈색소 자체의 구조적 이상이 있을 때 피부, 점막이 암자색 내지 청색을 띠게 되는 것.

hypoxia /haipáksiə/ 저산소증 /저산소증, 산소압저하, 산소부족증, 산소결핍증

저산소증 | hypoxia
산소운반과 활용 과정에 장애를 발생하여, 동맥혈 산소함량이 감소하며, 조직 속의 산소가 정상치 이하로 감소한 상태. 초기증상은 의식혼란, 두통, 어지럼증, 구역, 가쁜 호흡, 빠른맥 등으로, 증상이 진행하면 청색증(혈중 환원 Hb가 5 g/100 mL 이상), 의식소실, 경련, 느린맥, 부정맥, 호흡억제, 심장정지에 이른다.

varicosity /væ̀rikásiti/ 1. 정맥류 2. 염주 /정맥염주, 염주, 정맥류종창

1. 정맥류 2. 염주 | varicosity
1. 정맥류상태, 정맥류의 성질 또는 실제로 정맥류인 것.
2. 확대되고 왜곡된 정맥, 동맥 또는 림프관.

vasoconstriction /væ̀soukənstríkʃən/ 혈관수축 /혈관수축, 맥관수축

혈관수축 | vasoconstriction
순환계는 압력이 높은 동맥과 압력이 낮은 모세혈관 및 정맥으로 구성되어 있고 그 사이에 세동맥의 수축상태를 혈관수축이라고 한다. 즉, 혈관의 지름이 감소하는 것. 특히 세동맥의 수축상태를 의미한다.

vasodilatation /væ̀soudailətéiʃən/ 혈관확장 /혈관확장

혈관확장 | vasodilatation
혈관의 지름이 증가하는 것. 수축성 신경을 억제하고 확장성 신경을 자극하여 일어난다. 특히 세동맥의 확장은 그 국소로 가는 혈류를 증가시킨다.

진단 용어

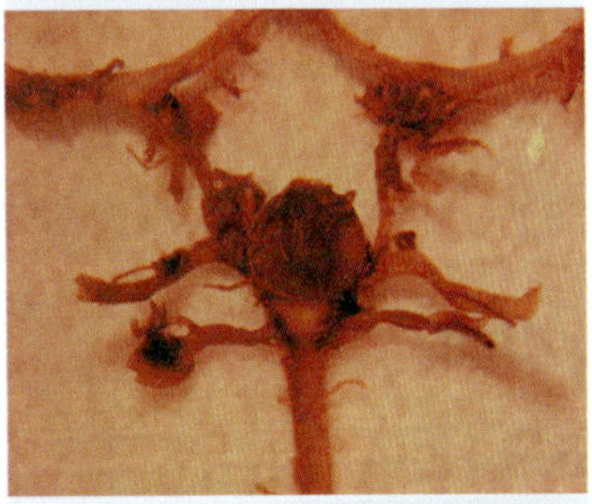

■ 동맥류

aneurysm /ǽnjurizəm/ 동맥류, 동맥꽈리 /자루, 꽈리, 동맥류

동맥류, 동맥꽈리 | aneurysm
동맥벽이 손상되거나 이상을 일으켜 동맥 내부 공간의 일부분이 늘어나 생긴 주머니 모양의 병터. 즉, 동맥이 늘어나서 생긴 혹이어서 맥박이 뛴다. 그리고 늘어난 곳에 피가 흐를 때 나는 특이한 '쉭쉭'하는 소리를 그 혹에서 들을 수가 있다(그림).

aortitis /èiɔːtáitis/ 대동맥염 /대동맥염

대동맥염 | aortitis
대동맥 자체를 침범하는 염증. 속막, 중막 및 바깥막 중 하나를 집중적으로 침범하거나 전부를 침범하기도 한다. 매독, 류마티스관절염, 결핵, 베체트병에서 나타난다.

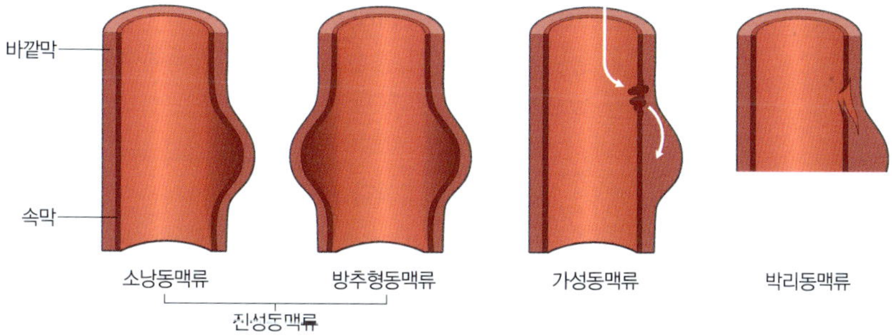

■ 동맥류

동맥염 | arteritis

동맥이나 동맥 주위의 염증. 염증의 발생부위에 따라 동맥내막염 · 동맥중막염 · 동맥외막염으로 구별하는데, 내부에 혈전이 형성되는 것을 혈전성 동맥내막염, 폐쇄가 있는 것을 폐쇄성 동맥내막염, 동맥 주위에 결절을 형성하는 것을 결절성 동맥외막염이라고 한다.

arteritis /à:təráitis/ 동맥염 /동맥염

다(발)동맥염 | polyarteritis

1. 여러 동맥을 동시에 침범하는 염증.
2. 중간 크기의 근육 동맥의 분절성 염증과 괴사, 손상된 혈관이 분포한 조직의 허혈이 특징인 병.

polyarteritis /pàliɑ̀:rtəráitis/ 다(발)동맥염 /다발동맥염, 여러동맥염, 다발(성)동맥염

동맥경화증 | arteriosclerosis

동맥에 지방성분, 주로 콜레스테롤이 쌓여 동맥이 굳어서 딱딱해지는 병적 상태. 동맥벽의 비후, 경화, 석회화 등을 나타내는 국한성 병태로서, 어느 정도는 연령증가나 노화에 수반되어 진행하지만, 고혈압이나 당뇨병 같은 다른 병적인 인자와의 밀접한 관련이 있다. 병변은 전신에서 일어날 수 있으나, 대동맥 · 뇌 · 관상동맥 · 신장 등의 혈관에 나타났을 경우에 임상적으로 문제가 되며, 대동맥에서는 동맥류, 뇌에서는 뇌혈전 · 뇌동맥경화증 · 뇌출혈, 심장에서는 협심증 · 심근경색증, 신장에서는 신장경화증, 이 밖에 고혈압증 등이 동맥경화증의 주원인이 된다(그림).

arteriosclerosis /ɑ:rtìəriousklirόusis/ 동맥경화증 /동맥경화증, 동맥경화(증)

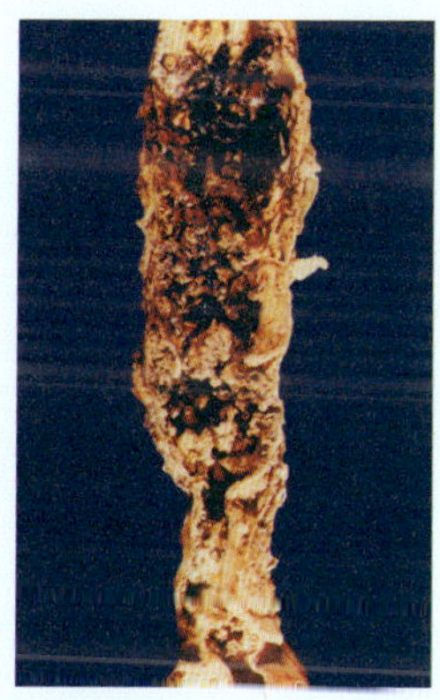

■ 동맥경화증

레이노현상 | Raynaud's phenomenon

한랭 또는 감정적 반자에 의하여 손발의 끝이나, 때로는 귓바퀴 혹은 코끝이 간헐적으로 창백해지는 것을 말하며, 원인불명의 원발성인 경우를 레이노병이라고 한다.

Raynaud's phenomenon /reinɔ́:z finɑ́minən/ 레이노현상

정맥염 | phlebitis

정맥벽에 염증세포 침윤이 있고 강내에 혈전형성이 있으며, 병변부에 부종, 경화 및 통증을 수반한다.

phlebitis /flibáitis/ 정맥염 /정맥염

thrombophlebitis /θràmbouflibáitis/ 혈전정맥염 /혈전정맥염, 혈전성정맥염

혈전정맥염 | thrombophlebitis

혈전형성을 동반하는 정맥의 염증. 정맥 내에 발생한 혈전증은 정맥벽 내에 염증변화를 일으키는데 이것을 혈전정맥염이라고 한다. 심부전, 종양, 임신, 수술 후 상태, 그리고 장기간 침대 안정 또는 장기간 운동상태 등은 정맥혈전증을 일으키기 쉬운 임상 상태이다.

varicose vein /vǽrəkòus vein/ 정맥류 /정맥류, 정맥류성정맥

정맥류 | varicose vein

정맥의 압박, 폐쇄 등으로 정맥의 혈류가 방해된 경우에 정맥 내강의 일부가 비정상으로 확장되어 정맥이 꼬이고 뭉친 것(그림).

thrombus /θrámbəs/ 혈전 /혈전

혈전 | thrombus

생체 내부를 순환하고 있는 혈액의 일부가 혈관 속에서 굳어져서 생긴 혈액덩이. 혈관벽이 상해를 입으면 이곳에 혈액응고 메커니즘이 시작되고 혈구가 응집하여 혈관내강을 막게 된다. 주로 혈소판과 세포성분을 둘러싼 섬유소로 구성된다.

thrombosis /θrambóusis/ 혈전증 /혈전증

혈전증 | thrombosis

생체에 있어서 장기조직의 혈관 안을 흐르는 혈액이 점차 국소적으로 응고하는 병적 상태를 말하며 이 혈액응고물을 혈전이라 한다. 이것은 출혈 후의

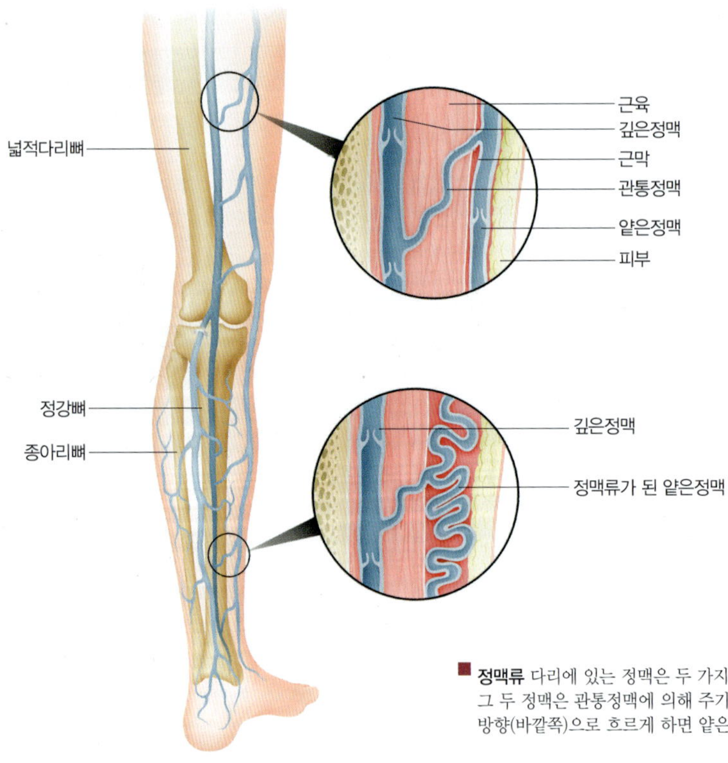

■ **정맥류** 다리에 있는 정맥은 두 가지로 나뉘는데 얕은정맥과 깊은정맥이 그것이다. 그 두 정맥은 관통정맥에 의해 주기적으로 연결된다. 관통정맥이 혈액을 잘못된 방향(바깥쪽)으로 흐르게 하면 얕은정맥은 정맥류가 된다.

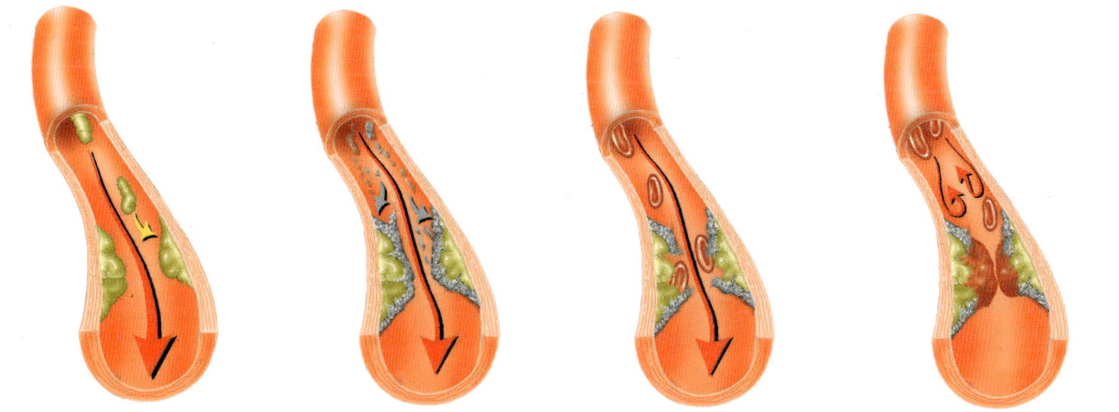

지방침착물이 혈관벽에 형성된다. / 흉터조직이 지방침착물을 완전히 덮는 섬유소 뚜껑을 형성한다. / 뚜껑은 딱딱하며, 갈라지게 되면 더 넓은 범위에 상처를 입힌다. / 상처 입은 부위를 덮기 위해 커다란 혈전이 생성된다. 이 혈전이 동맥을 막는다.

■ 관상동맥혈전증

응혈이나 사망 직후부터 서서히 진행되는 사후 응혈과는 구별된다. 혈전은 혈행의 변화, 혈관벽의 변화, 혈액 성상의 변화 등에 의해서 생긴다(그림).

색전 | embolus

혈관을 막아 색전증을 일으키는 물질. 막는 것에는 혈관 내에서 생긴 것과 외부에서 들어온 지방, 종양, 가스, 공기, 세균 등이 있다.

embolus /émbələs/ 색전 /색전(자)

색전증 | embolism

혈류나 림프류에 의해 혈관 및 림프관 속으로 운반되어 온 여러 부유물이 가는 혈관강의 일부 또는 전부를 막은 상태. 색전증의 원인이 된 물체를 색전이라 하며, 색전 중 가장 많은 것은 혈관 내에서 만들어진 혈전이다. 혈전이 색전을 일으킨 경우를 혈전색전증이라 한다.

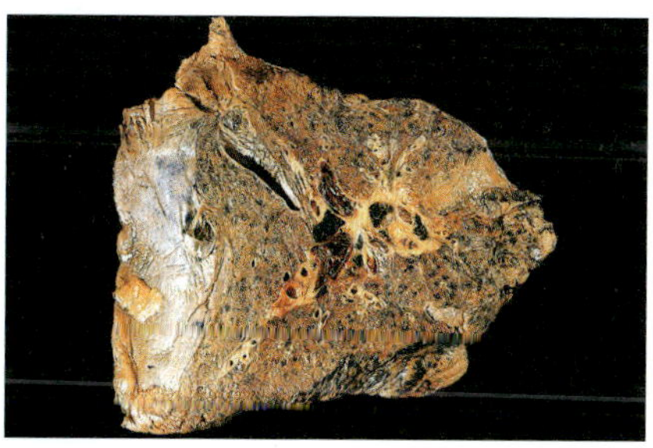

■ 색전증 폐

embolism /émbəlizəm/ 색전증 /색전증, 전색증

폐쇄혈전혈관염 | thromboangiitis obliterans

팔다리, 특히 다리의 중간크기 동맥 또는 작은 동맥이나 정맥을 침범하는 급성 또는 만성 염증으로서 부분적인 혈전을 형성하는 병. 심하면 조직의 허혈과 괴저에 이른다. 버거병이라고도 한다.

thromboangiitis obliterans /θrɑ̀mbouæ̀ndʒiáitis əblítərəns / 폐쇄혈전혈관염 /폐쇄혈전혈관염

Buerger's disease /bɔ́ːrgərz dizíːz/ 버거병 /버거병

버거병 | Buerger's disease

동양인에게 많은 병으로, 대부분 젊은 남성, 특히 장년기 남성에게서 나타난다. 원인은 알 수 없으나 흡연이 병의 악화를 초래한다. 사지의 동맥과 정맥에 염증이 일어나 혈전이 생기면 내강을 막아 혈액이 흐르지 못하게 되어 그 앞의 말초조직이 괴사에 빠지거나 손발이 차갑고, 손가락 · 발가락이 보라색 또는 검은색으로 변한다.

ischemia /iskíːmiə/ 허혈 /허혈, 국소빈혈

허혈 | ischemia

조직의 국소적인 빈혈 상태. 혈관이 막히거나 좁아지는 것이 원인이다. 국소의 동맥을 묶은 경우, 혈전, 색전, 속막의 비후 등에 의해서 동맥관 내가 폐쇄되었을 때에 나타나는 빈혈을 뜻한다. 증상으로는 통증, 창백, 맥박감소, 감각이상, 부종, 마비 등이 있다.

infarct /ínfɑːrkt/ 경색 /경색

경색 | infarct

연결가지가 없는 동맥이 혈전 또는 색전에 의해 막히는 경우에 그 영향혈관의 지배하에 있던 조직에 순환이 정지되어 일어나는 국소적인 허혈성 괴사. 종류에는 빈혈경색과 출혈경색이 있다(그림).

infarction /infɑ́ːrkʃən/ 경색증 /경색(증)

경색증 | infarction

경색증이란 혈액의 공급의 급격한 차단으로 인해서 조직이 죽는 것. 경색이란 경색증이 생긴 부위를 말한다. 혈류가 완전히 차단이 되면 국소에 혈액이 없어지므로 그 조직에 경색이 생기게 된다. 경색이 생긴 부위는 혈액의 공급이 없으므로 원칙적으로는, 정상적으로 혈류가 공급되는 부위보다 창백하고 희게 보인다. 이런 부분을 백색경색 또는 빈혈경색이라 한다. 하지만 이 부위에 이차적으로 적혈구가 빠져 들어가면 그 부위는 피가 고이게 되고 적색을 띠게 되는데, 이런 부분을 적색경색 또는 출혈경색이라고 한다(그림).

arteriosclerotic cardiovascular disease /ɑːrtìəriouskliróutik kɑ̀ːrdiəvǽskjulər dizíːz/ 동맥경화심혈관질환 /동맥경화심장혈관병, 동맥경화성심혈관병

동맥경화심혈관질환 | arteriosclerotic cardiovascular disease

동맥경화증에 의한 심장 및 혈관에 나타나는 질환 일체를 의미한다.

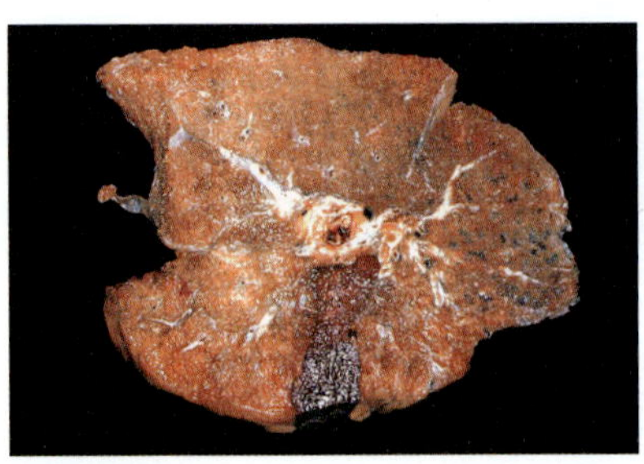

■ 출혈경색 폐

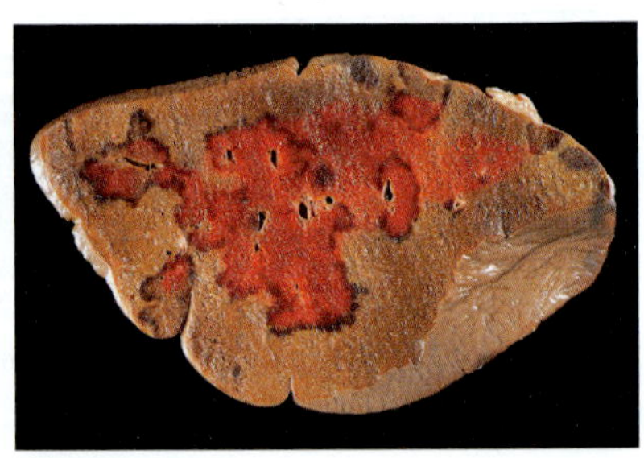

■ 경색증 비장

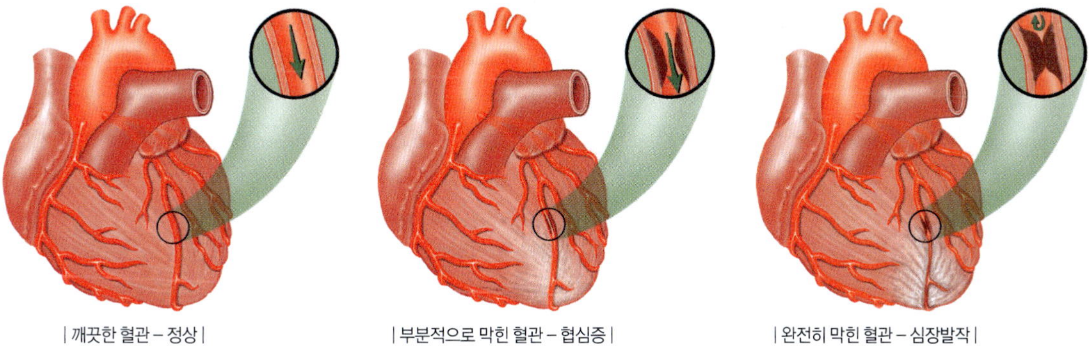

■ 깨끗한 관상동맥을 가진 심장, 협심증을 일으키는 좁아진 관상동맥, 심장발작을 일으키는 막힌 관상동맥 등의 모식도

일과성허혈발작 | transient ischemic attack

뇌혈관 폐쇄에 의한 일과성의 실신, 두통, 시력상실 등의 증세를 보이는 상태를 24시간 이내에 모든 증상이 회복되는 것. 후에 영구적인 뇌허혈 즉 뇌경색증이 올 가능성이 높아진다.

transient ischemic attack
/trǽnʃənt iskíːmik ətǽk/
일과성허혈발작 /일과성허혈발작

관상동맥경화증 | coronary arteriosclerosis

관상동맥에 발생하는 동맥경화증으로 죽상경화증의 형태를 취하며 결국은 내강을 좁게 하여 허혈성심장병의 원인이 된다(그림).

coronary arteriosclerosis
/kɔ́ːrənèri ɑːrtìəriousklərόusis/
관상동맥경화증

허혈성혈관병 | ischemic vascular disease

심동맥경화증에 의해서 동맥혈의 공급이 부족하여 생기는 병으로 어느 장기에도 나타날 수 있다.

ischemic vascular disease
/iskíːmik vǽskjulər dizíːz/
허혈성혈관병

죽(상)경화증 | atherosclerosis

대동맥 같은 탄력성 동맥의 내층에 지방과 콜레스테롤로 이루어진 죽종과 함께 섬유증이 동반되는 병적 상태. 이 죽종은 혈관의 내부로 돌출되어 내강을 좁아지게 한다(그림).

atherosclerosis
/æ̀θərousklirόusis/ 죽(상)경화증
/죽(상)경화증, 죽상(동맥)경화증, 아테롬성경화증

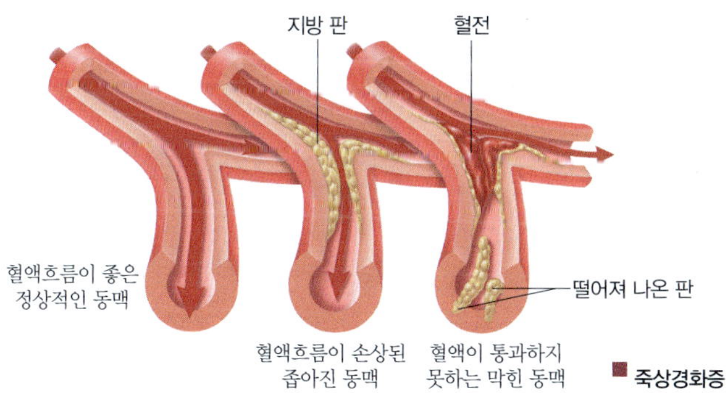

■ 죽상경화증

medial sclerosis /mí:diəl skliróusis/ 중막경화증

중막경화증 | medial sclerosis

동맥경화증의 한 형태로 중간 크기나 작은 근육형 동맥의 중막을 침범하며, 고리 모양의 석회화 침착이 중막에 국한하여 나타나는 것이 특징이다. 이것은 혈관의 내강을 좁히지 않으며, 따라서 임상적인 의미는 별로 없다.

arteriolosclerosis /ɑːtìriəlouskliróusis/ 세동맥경화증 /세동맥경화(증)

세동맥경화증 | arteriolosclerosis

전신장기의 세동맥에서 나타나는 경화증으로 세동맥벽에 유리질성 비후를 일으키는 것과 관강의 진행성 협착을 수반하는 동심성 비후를 일으키는 것이 있으며, 이때는 악성고혈압 · 위축신장 · 피부경화증에 합병한다.

수술 처치 용어

angiography /ændʒióugrəfi/ 1. 혈관조영 2. 동맥조영 /혈관조영술, 혈관조영(법)

1. 혈관조영 2. 동맥조영 | angiography

조영제를 주입하고 혈관의 X선 촬영을 하여 볼 수 있게 하는 것. 심장판막이나 관상동맥의 폐색을 수술로 치료하고자 할 때 혈관조영술을 시도한다. 국소 마취를 한 후 사타구니나 팔의 혈관에 가느다란 관을 삽입하여 심장까지 보낸 다음 특수한 색소를 주사하여 X선 촬영을 통해 심장판막이나 동맥에 생긴 문제를 확인한다(그림).

arteriography /ɑ̀:tirióugrəfi/ 동맥조영 /동맥조영술

동맥조영 | arteriography

혈류에 조영제를 주입하고 X선 촬영을 하는 동맥촬영법. 혈관의 모양이나 주행을 조사하면 이것으로 동맥 자체의 병터뿐만 아니라 간접적으로 동맥 주변부 조직의 병터도 알 수 있다. 허파 · 다리 등의 동맥촬영과 특히 머리뼈내 병터를 조사하는 경우 동맥촬영이 대단히 중요하다.

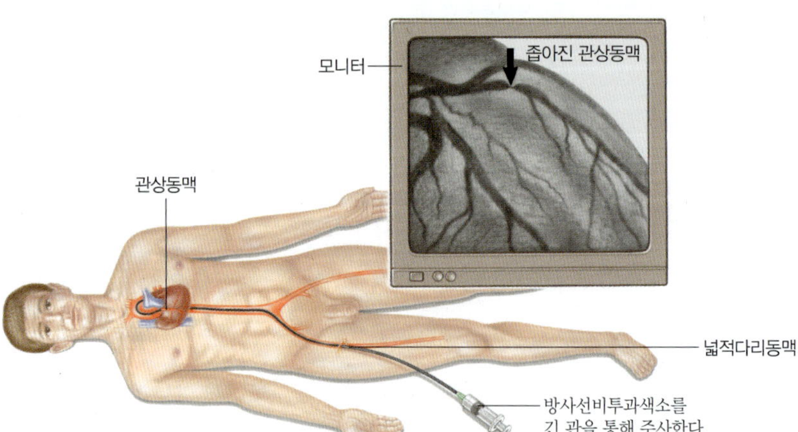

■ 혈관조영술

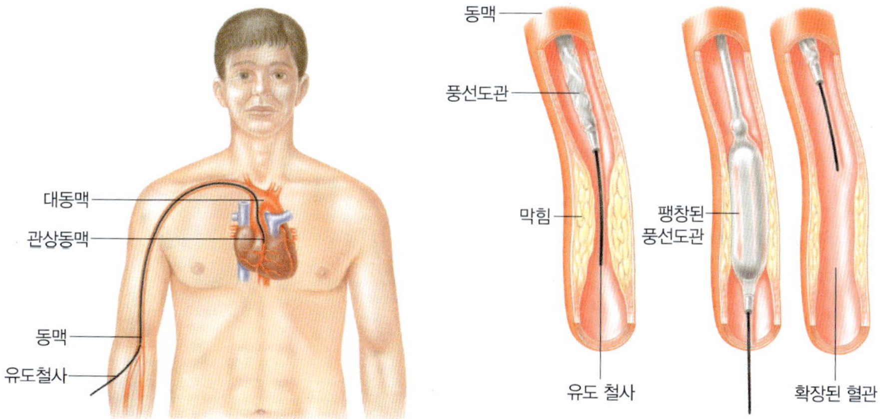

■ 혈관성형

혈관성형 | angioplasty

혈관을 외과적으로 재건하는 것. 혈전내막절제, 동맥절개, 션트만들기, 도관 삽입 등 좁아진 혈관을 넓게 하여 피가 통하게 하는 외과적 술식이다. 혈관에 심한 협착, 또는 폐쇄가 있는 경우에 이 부위를 절단한 후에 끝끝연결이나 대복재 정맥 혹은 인조 혈관을 이용하여 연결하는 본격적 수술에서부터 풍선을 이용하여 좁아진 부분을 넓혀주는 조작까지 광범위하게 혈류를 유지시켜 주는 모든 수술적 처치이다(그림).

angioplasty /ǽndʒiouplæ̀sti/ 혈관성형 /혈관성형술, 혈관형성술, 혈관확장(술)

동맥류절제 | aneurysmectomy

동맥류를 외과적으로 잘라내는 것이다. 동맥류는 수술적으로 터질 염려와 혈전증이 생길 위험성을 가지고 있기 때문에 이를 잘라내는 것이 필요하다.

aneurysmectomy /æ̀njurizméktəmi/ 동맥류절제 /동맥류절제(술), 동맥자루절제(술)

정맥천자 | vein puncture

정맥혈의 채취, 정맥주사, 정맥압의 측정 등을 위해 주사침을 사용해서 정맥을 직접 찌르는 것을 말한다. 팔굽치 정맥을 이용하는 경우가 가장 많다.

vein puncture /vein pʌ́ŋktʃər/ 정맥천자

림프계통 | Lymphatic system

림프계통은 맥관계통의 일부로 작은 림프조직 덩어리인 림프절과 림프관으로 구성된 방대한 그물구조이다. 모세혈관 그물에서 조직으로 빠져나간 혈액성분 중 대부분은 정맥계통을 통해 거두지만 나머지 일부는 림프계통을 통해 거두며, 림프계통에는 림프관과 림프절, 지라와 같은 림프기관도 포함된다. 이처럼 림프관으로 들어가서 운반되는 조직액을 림프라고 하며, 보통 혈장과 같은 구성성분으로 맑고 물과 같다.

해부 · 생리학적 용어

lymph /limf/ 림프 /림프, 임파

림프 | lymph

알칼리성의 투명한 연한 황색 액체. 조직세포 간극에 존재하는 액체를 조직액이라 하는데, 이것이 림프관에 들어가면 림프라고 한다. 원래 조직액은 혈장성분이 모세혈관을 통해 배어 나온 것이며, 조직액이 과잉한 경우 조직간극에 분포해 있는 림프관에 들어가 조직에서 제거되는 구조로 되어 있다. 때로는 적혈구와 공존하여 담홍색으로도 되며, 지방입자와 공존하여 유백색으로도 된다. 광학현미경하에서 림프액은 액체성분과 세포성분이 보이며, 세포성분의 대부분은 림프구이다. 림프액은 신체의 모든 부위에서 모이며, 림프관계를 거쳐 혈액으로 돌아간다.

lymphocyte /límpəsait/ 림프구 /림프구, 임파구

림프구 | lymphocyte

백혈구의 하나로 면역기능을 담당하는 세포. 골수나 림프조직에서 만들어지며, 림프구는 크게 T림프세포, B림프세포가 있다. T림프세포는 세포성면역에 관여하는데, 주로 바이러스병에 대한 면역기능이나, 알레르기(면역반응 제IV형 등) 등에 관여하며, B림프세포는 체액성면역에 관여하여, 항원 항체반응을 일으키는 항체를 생산하고 주로 세균성 질환에 대한 면역기능을 담당한다.

lymphatic vessel /limfǽtik vésəl/ 림프관 /림프관

림프관 | lymphatic vessel

림프가 흐르는 관. 정맥과 비슷한 구조이며, 정맥과 같은 방향으로 흐른다. 림프관에는 들어오는 길을 제공하는 들림프관과, 나가는 길을 제공하는 날림프관이 있다.

thoracic duct /θɔːrǽsik dʌkt/ 가슴림프관, 흉관 /가슴림프관, 흉관

가슴림프관, 흉관 | thoracic duct

림프를 운반하는 림프관의 본간. 조직세포 간극에 있는 모세 림프는 점차 굵은 림프관에 모여 양쪽 사타구니에서 나온 림프관은 대혈맥관을 따라 올라와

림프계통

가슴림프관 | 흉관 / thoracic duct
가슴림프관팽대 | 유미조 / cisterna chyli
깊은고샅림프절 | 심서혜임파절 / deep inguinal nodes
깊은림프관 | 심임파관 / deep lymph vessel
깊은목결절 | 심경림프절 / deep cervical nodes
오금림프절 | 슬와임파절 / popliteal nodes
뒤세로칸결절 | 후종격결절 / posterior mediastinal nodes
림프소절 | 임파소절 / lymphoid nodules
수질 | 속질 / medulla
들림프관 | 수입림프관 / afferent lymphatic vessel
날림프관 | 수출림프관 / efferent lymphatic vessel
앞겨드랑이결절 | 전액외결절 / anterior axillary nodes
얕은림프관 | 천임파관 / superficial lymph vessel
얕은목결절 | 천경결절 / superficial cervical nodes
얕은고샅림프절 | 천서혜임파절 / superficial inguinal nodes
엉덩결절 | 장골결절 / iliac nodes
우림프관 | 오른림프관 / right lymphatic duct
중간 및 뒤 겨드랑이결절 | 중 및 후 액와결절 / central and posterior axillary nodes
팔오금림프절 | 주임파절 / cubital nodes
피질 | 겉질 / cortex
허리결절 | 요결절 / lumbar nodes

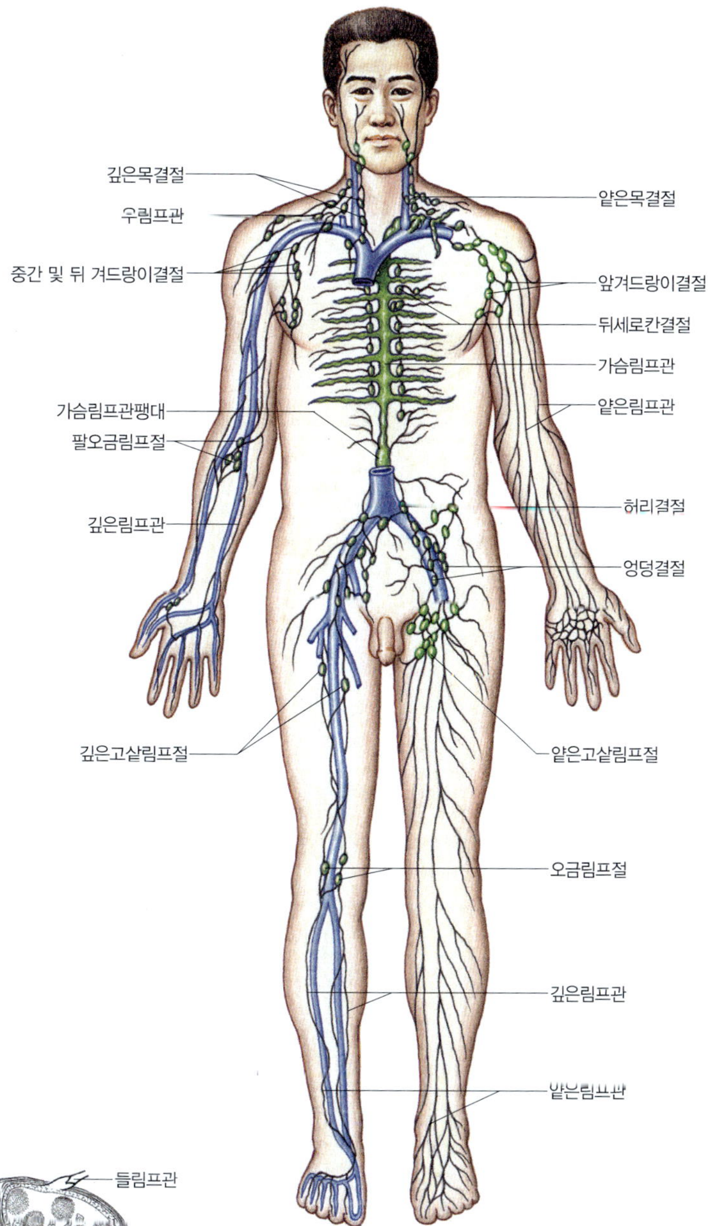

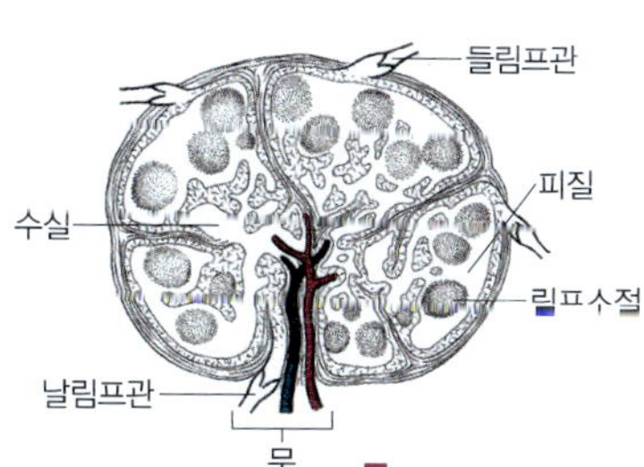

■ 림프절의 단면

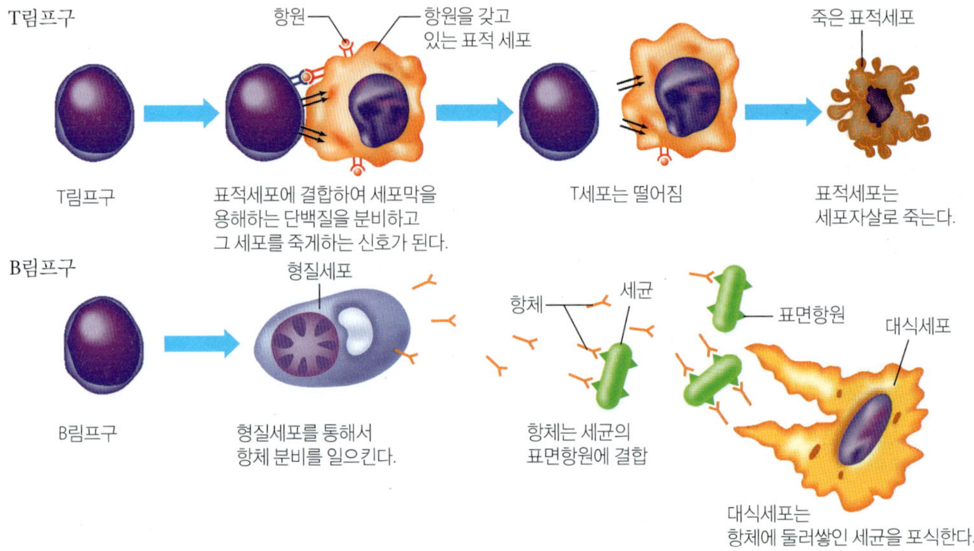

■ 림프구

lymph node /limf noud/ 림프절 /림프절

lymphatic tissue /limfǽtik tíʃuː/ 림프조직 /림프조직

lymphoid organ /límfɔid ɔ́ːrgən/ 림프기관 /림프기관

tonsil /tánsil/ 편도 /편도

spleen /spliːn/ 비장 [동]지라 /지라, 비(장)

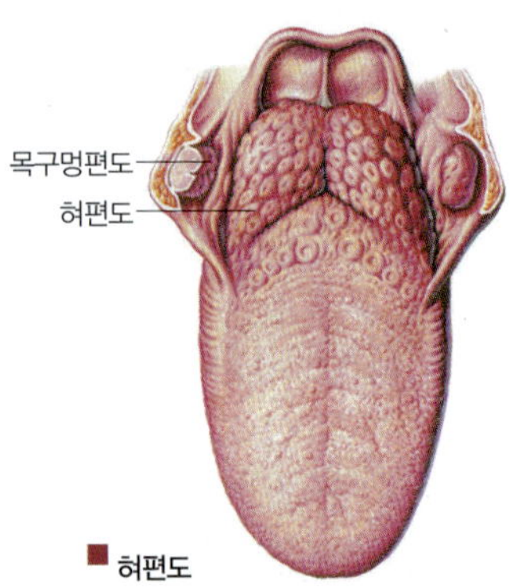

■ 혀편도

도중에 림프절을 지나 복부에서 좌우의 허리 림프본간과 복강 내부로부터의 장림프본간이 합하여 굵은 흉관이 된다. 흉관은 다시 올라와 좌상반신으로부터의 목림프간, 쇄골 림프본간 및 기관지 종격 림프본간을 합치고 흉부 위쪽에서 대정맥의 정맥각으로 이어진다.

림프절 | lymph node

림프관의 군데군데에 분포하는 결절상의 소체. 림프구 · 대식세포 · 조직구 등으로 이루이져 있으며, 림프에 섞인 병원균이 옮겨가는 것을 막는 역할을 한다.

림프조직 | lymphatic tissue

간극에 림프구를 포함하는 그물조직의 격자구조. 이 조직은 분산되어 있거나 림프소절 및 림프절에서와 같이 치밀하게 놓여 있다.

림프기관 | lymphoid organ

편도 | tonsil

사람의 입속 양쪽 구석에 퍼져 있는 림프 소절의 집합체. 혀 편도, 입천장 편도, 목구멍 편도, 이관 편도로 나눈다. 면역기능에 관여한다.

비장 [동]지라 | spleen

가로막과 왼쪽 신장과의 사이에 있는 장기. 둥글고 갯솜 모양으로 되어 있으며, 림프구를 만들고 노쇠한 적혈구를 파괴한다. 혈관이 많기 때문에 암자색을 띠며, 길이 10~12 cm, 너비 6~8 cm, 무게 80~150 g이다.

신체의 림프기관

가슴림프관팽대 | 유미조 / cisterna chyli
가슴샘 | thymus
겨드랑림프절 | 흉선 /
axillary lymph nodes
골수 | 뼈속질 / bone marrow
림프관 | lymphatic vessel
고샅림프절 | 서혜임파절 /
inguinal lymph nodes
오른빗장밑정맥 | rignt subclavian vein
왼빗장밑정맥 | left subclavian vein
소장 | 작은창자 / small intestine
비장 | 지라 / spleen
파이어반 | 집합림프소절 / Peyer's patch
장간막림프절 | 창자간막림프절 /
mesenteric lymph node
대장 | 큰창자 / large intestine
턱밑림프절 | 악하림프절 /
submandibular lymph node

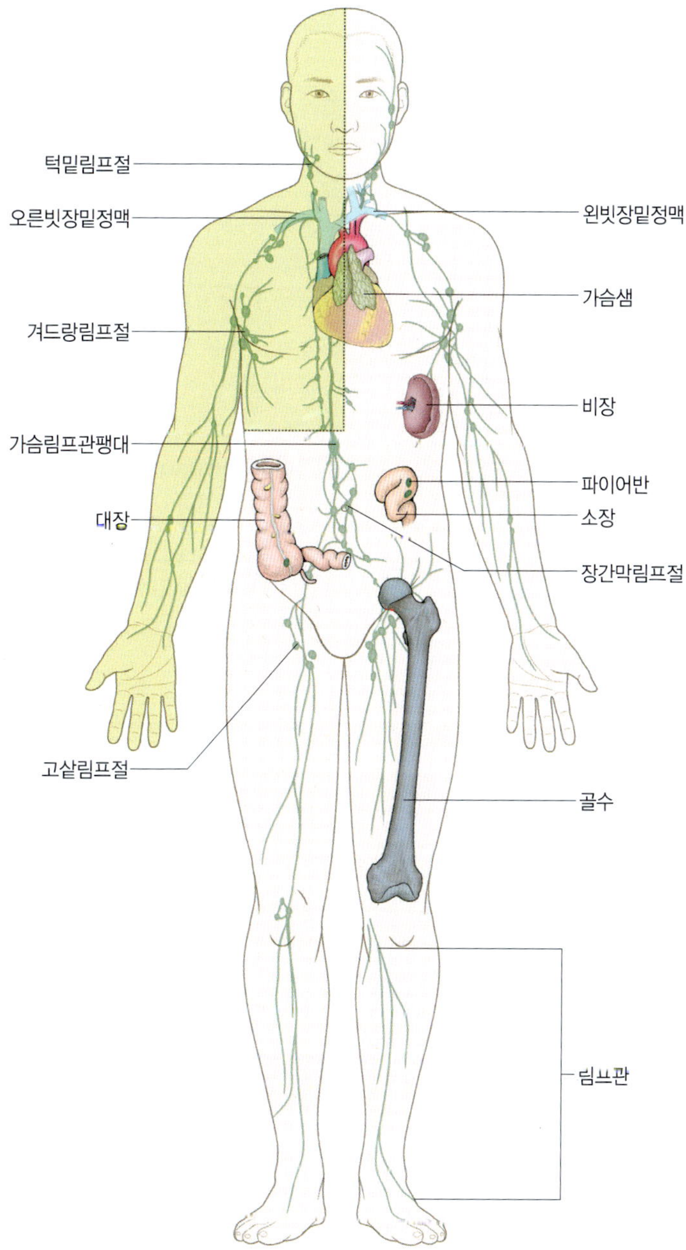

thymus /θáiməs/ 가슴샘, 흉선 /가슴샘, 흉선

가슴샘, 흉선 | thymus

종격의 전상부에 위치한 림프성 장기. 사춘기에 최고의 무게에 달하였다가 이후에 퇴축된다. 이것은 세포매개성 면역기능의 발달과 성숙에 필요한 장기이며, 회색으로 보통 정중면에서 결합조직에 의해 결합된 두 개의 엽으로 되어 있다.

antigen /ǽntidʒən/ 항원 /항원

항원 | antigen

생체에 비경구적으로 투여된 때에, 항체생산과 면역관용을 유도하며 또는 항체와 결합하는 활성을 가진 물질. 면역원성에 따라 양쪽 활성을 나타내는 완전 항원과 후자의 활성밖에 나타내지 않는 불완전항원으로 나뉜다.

immunity /imjú:niti/ 1. 면역 2. 면역성 /면역(성)

1. 면역 2. 면역성 | immunity

몸속에 들어온 병원 미생물에 대항하는 항체를 생산하여 독소를 중화하거나 병원 미생물을 죽여서 다음에는 그 병에 걸리지 않도록 된 상태. 또는 그런 작용.

immune response /imjú:n rispáns/ 면역반응 /면역반응, 면역응답

면역반응 | immune response

생체의 몸 안에서 생긴 물질이나 몸 밖에서 들어온 물질이 생체와 다를 때 자기 체내의 통일성과 개체의 생존 유지 및 종의 존속을 위하여 그 물질들을 제거하는 일련의 생체 반응. B세포에 의한 항체생산, T세포를 중심으로 하는 세포성 면역, 면역관용, 면역기억 등의 생체 내 반응을 말한다.

immunoglobulin /ìmju:nouglábjulin/ 면역글로불린 /면역글로불린

면역글로불린 | immunoglobulin

혈청성분 중 면역에 중요한 역할을 하고, 또한 항체작용을 하는 단백질의 총칭.

chyle /kail/ 암죽, 유미 /암죽, 유미

암죽, 유미 | chyle

림프관으로 흡수된 지방을 함유하고 있는 우유빛의 액체. 이것은 림프액과 트리글리세리드지방의 암죽미립으로 구성된 안정성 유탁액이다. 흉관에 의해 정맥으로 운반되어 혈액과 섞인다.

증상 용어

immunosuppression /ìmju:nəsəpréʃən/ 면역억제 /면역억제

면역억제 | immunosuppression

약품이나 방사선을 사용하여 면역 반응을 억제하는 일. 자가면역질환이나 장기 이식 때의 거부 반응 같은, 생체에 불리하게 작용하는 면역 반응을 없애려는 데 목적이 있다.

면역억제제 | immunosuppressant

면역억제에는 그 반응만을 억제하는 특이한 것과 그렇지 않은 것이 있으며, 이론적으로는 특이한 쪽의 작용이 뛰어나야 하겠지만, 임상적으로 쓰이는 것은 거의 비특이적 면역억제제이다. 비특이적 면역억제제에는 사이클로포스파미드 · 니트로겐머스타드 등의 알킬화제, 6-메르캅토푸린 · 아자티오푸린 · 시토신아라비노시드 등과 같은 대사대항제, 미토마이신 C · 악티노마이신 D 등의 항생물질, 부신겉질스테로이드제 · 빈카알칼로이드제 · 항림프구혈청 등의 항제 등 여러 종류의 약제가 있다.

immunosuppressant /ìmju:nəsəprésənt/ 면역억제제 /면역억제제

림프구증가 | lymphocytosis

말초혈액에 림프구의 수적인 증가가 있는 상태. 정상적으로도 어떤 병균이나 바이러스의 침범이 있으면 나타날 수 있으며, 이외 백혈병 등 병적인 현상에서도 보일 수 있다.

lymphocytosis /lìmfəsaitóusis/ 림프구증가 /림프구증가증

림프구감소 | lymphocytopenia

말초혈액에서 림프구가 비정상적으로 감소하는 것. 유전적인 요인과 후천적 요인에 의해 발생한다. 후천적으로 림프구가 감소되는 원인으로는 에이즈(AIDS)가 흔하며, 가슴샘이나 림프 구조에서의 림프구 생성이나 증식의 이상에 의해서도 감소가 일어난다. 일반적으로 림프구감소 자체는 증상을 유발하지 않으며, 다른 감염 예를 들어 반복적인 바이러스, 곰팡이, 기생충 감염 진단 시에 대개 발견된다.

lymphocytopenia /lìmfəsàitəpi:niə/ 림프구감소 /림프구감소증

림프절병증 | lymphadenopathy

림프절에 발생하는 모든 병적 상태를 의미하며, 보통은 림프절이 커진 것을 말한다.

lymphadenopathy /lìmfædinápəθi/ 림프절병증 /림프절(병)증, 림프절종대

진단 용어

가래톳 | bubo

염증을 일으켜 부어오른 림프절을 말하며, 겨드랑이나 사타구니에 흔히 일어난다. 페스트, 매독, 임질, 성병성 림프육아종, 그리고 결핵과 같은 감염병이 원인인 경우가 대부분이다.

bubo /bjú:bou/ 가래톳 /가래톳, 부보우, 부보, 횡현

림프절염 | lymphadenitis

림프절의 염증. 급성과 만성으로 나눈다. 급성은 임상적으로 비화농성 · 화농성 등으로 구별한다. 원인균은 보통 포도구균 · 연쇄구균이며, 서혜림프절은 외음부의 무른궤양 · 임질 등인 경우에도 현저하게 종창하고 통증이 있다.

lymphadenitis /limfædináitis/ 림프절염 /림프절염, 임파선염

lymphangitis /limfæ̀ndʒáitis/ 림프관염 /림프관염

림프관염 | lymphangitis

림프관에 생기는 염증. 연쇄구균 · 포도구균 따위의 화농균이 원인으로, 가려움 · 긴장 · 열감 따위의 증상을 드러내는 표재성과 별다른 증상 없이 림프관 부근에 압통을 느끼는 심재성이 있다.

lymphoma /limfóumə/ 림프종 /림프종

림프종 | lymphoma

림프절에 생긴 악성 종양. 온몸의 림프절이 붓고 비장이 커지며 발열, 땀남, 피부 가려움 등의 증상을 보이며 목이나 겨드랑이 같은 곳에 커다란 혹이 생긴다.

Hodgkin's disease /dizí:z/ 호지킨병 /호즈킨병

호지킨병 | Hodgkin's disease

처음에는 목 림프절에서 시작하여 림프절이 점진적으로 커지는 무통성 종양. 증상으로는 체중 감소, 전신 가려움증, 미열, 야간 발열, 빈혈, 백혈구증가증이 있다.

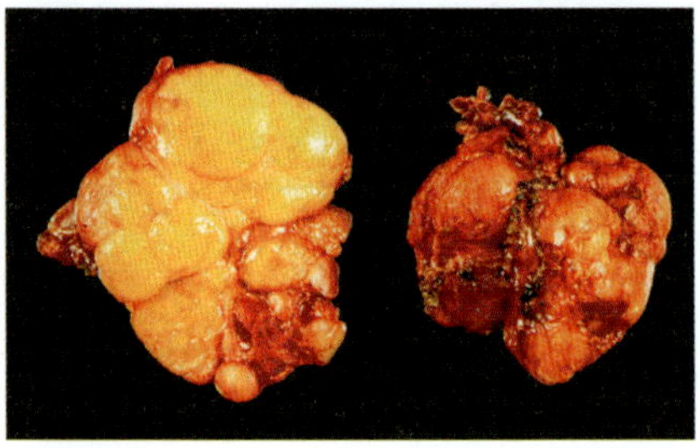

■ 호지킨병 림프절

non-Hodgkin lymphoma /limfóumə/ 비호지킨림프종 /비호지킨림프종

비호지킨림프종 | non-Hodgkin lymphoma

림프조직의 악성 신생물 중 호지킨병을 제외한 악성림프종. 비호지킨림프종의 대부분은 T 및 B 림프구의 분화 · 성숙의 각 단계에 대응하는 종양세포로 구성된다.

acquired immune deficiency syndrome /əkwáiəd imjú:n difíʃənsi síndroum/ 후천면역결핍증후군, 에이즈 /후천면역결핍증후군, 에이즈

후천면역결핍증후군, 에이즈 | acquired immune deficiency syndrome

사람면역결핍바이러스(HIV) 감염에 의하여 면역 세포가 파괴됨으로써 인체의 면역 능력이 극도로 저하되어 병원체에 대하여 무방비 상태에 이르는 병. 최초 감염으로부터 증상이 나타나기까지는 평균 10년 정도 걸리며 사망률이 대단히 높다. 성적 접촉, 오염 주사기 사용, 오염 혈액 및 혈액 제제 사용, 에이즈 산모로부터 수직 감염 따위에 의하여 감염된다.

thymoma /θaimóumə/ 가슴샘종, 흉선종 /가슴샘종, 흉선종

가슴샘종, 흉선종 | thymoma

가슴샘 상피세포에서 기원하는 종양. 폐 등 주위장기로 국소 침윤을 할 수 있으며, 침윤한 가슴샘종 및 가슴샘암종의 예후는 주변 장기로의 침윤 정도에 따른 병기가 가장 중요하다.

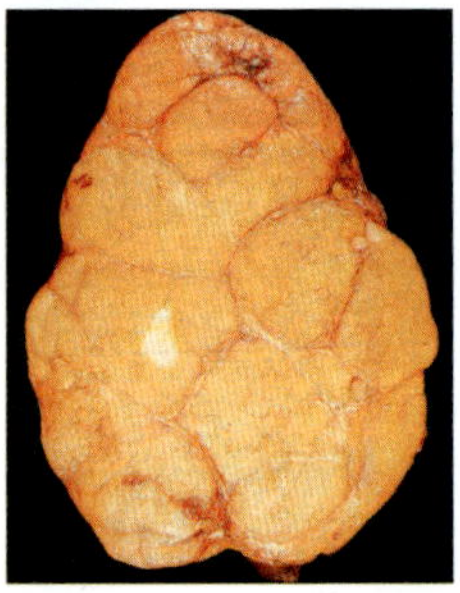

■ 가슴샘종

수술 처치 용어

림프절절제 | lymphadenectomy
림프절을 외과적으로 떼어내는 것.

림프절생검 | lymph node biopsy
생체에서 림프조직을 채취하여 현미경으로 검사하는 방법.

림프관조영 | lymphangiography
림프관에 조영제를 주입하여 특히 하지에 분포된 림프관을 X선으로 검사하는 방법.

lymphadenectomy /limfædinéktəmi/ 림프절절제/림프절절제(술)

lymph node biopsy /limf noud báiɑpsi/ 림프절생검

lymphangiography /limfændʒiάgrəfi/ 림프관조영/림프관조영술

혈액과 골수 | Blood & Bone Marrow

순환기, 즉 심장과 혈관 안을 순환하는 유동성의 조직. 혈액은 전체 체중의 약 8%를 차지하며, 액체성분인 혈장과 거기에 떠돌고 있는 세포성분으로 구성되어 있다. 혈장은 전체 혈액의 55%를 차지하며 수분, 단백질, 혈당, 지방질, 무기염류, 질소화합물로 이루어진다. 세포성분은 전체 혈액의 45%를 차지하며 적혈구, 백혈구, 혈소판으로 이루어져 있다. 혈액의 주요 기능은 전신 조직으로 산소와 영양분 같은 필요한 물질을 운반하며 불필요한 물질을 배설기관으로 운반하는 일이다. 그 밖에 생체에 해로운 물질이나 세균을 제거하고, 내부환경의 항상성을 유지하며, 체온 유지와 생체 방어 기능을 한다.

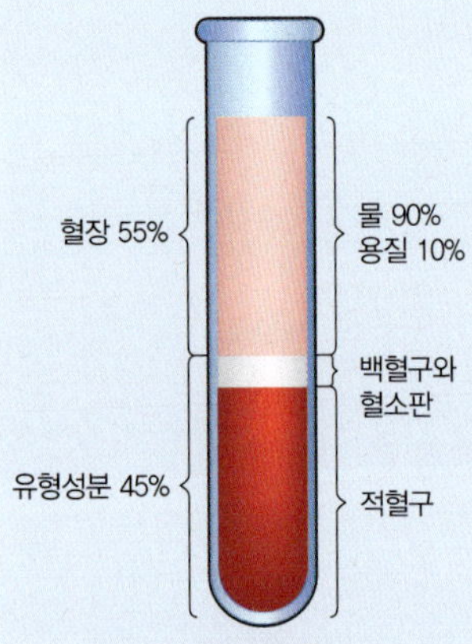

■ 혈액의 구성

erythrocyte /iríθrousait/ 적혈구 /적혈구

leukocyte /lú:kəsait/ 백혈구 /백혈구

platelet /pléitlit/ 혈소판 /혈소판

erythroblast /iríθrəblæst/ 적혈모구 /적(혈)모구, 적(혈구)모세포, 적아세포, 적아구

해부 · 생리학적 용어

■ 혈액세포, 혈구

적혈구 | erythrocyte

말초혈액 성분의 하나. 사람에게 있어서 성숙된 정상의 형은 핵이 없고 양쪽이 오목한 원반으로 되어 있으며, 혈색소를 함유하고 있다. 주로 골수에서 만들어지며 속에 함유되어 있는 혈색소는 산소를 몸의 각 부분에 나르는 구실을 한다.

백혈구 | leukocyte

혈액의 유형 성분 가운데 하나. 골수, 비장, 림프절에서 만들어진다. 적혈구보다 크고, 무색의 핵이 있으며, 과립 백혈구 · 림프구 · 단핵구로 나뉜다. 식세포 작용, 면역 작용, 항균작용 등의 기능이 있다.

혈소판 | platelet

혈액의 고형 성분의 하나. 핵이 없는 불규칙한 모양으로, 골수의 거대핵세포의 세포질 일부가 떨어져서 만들어진다. 혈소판은 손상을 입은 혈관의 노출된 결합조직에 붙어 여러 물질을 분비하여 지혈 및 혈액 응고에 중요한 역할을 한다.

적혈모구 | erythroblast

적혈구를 생산하는 세포로서 핵을 지니며, 정상 건강인 및 태생후기의 골수 속에 존재하는 세포. 적혈모구는 가장 어린 풋적혈구모세포로 시작해서 적혈모구로 성숙하여 분류된다. 미숙한 것은 핵이 크고 핵 속의 염색질이 섬세하다. 성숙함에 따라 핵은 농축되어 작아지고, 혈색소를 갖게 되기 때문에 세

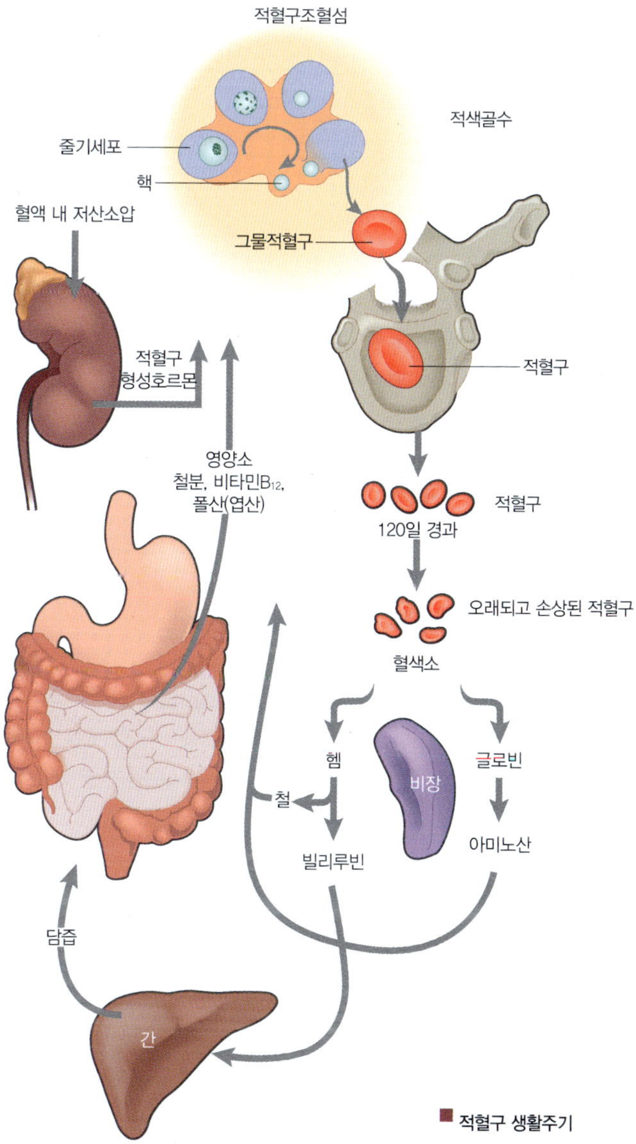

■ 적혈구 생활주기

포질은 붉은색을 띠게 된다.

혈색소, 헤모글로빈 | hemoglobin
척추동물의 적혈구 속에 다량으로 들어 있는 색소단백실. 철을 품는 포르피린 고리와 단백질의 일종(글로빈)으로 되어 있다. 철에는 산소와 가역적으로 결합하는 능력이 있어, 생체 내에서는 산소를 운반하는 일을 한다.

hemoglobin /hìːməglóubin/
혈색소, 헤모글로빈 /혈색소, 헤모글로빈

granulocyte /grǽnjuləsait/ 과립(백혈)구 /과립백혈구, 과립구

neutrophil /njú:trəfil/ 중성구 /중성구, 호중구, 호중성의, 중성친화(성)의

eosinophil /ì:əsínəfil/ 호산구 /호산구, 호산구성의, 호산성의, 호산구(세포)

basophil /béisəfil/ 1. 호염기- 2. 호염기구 /호염기구

agranulocyte /eigrǽnjulòusait/ 무과립구 /무과립구, 무과립백혈구

lymphocyte /límpəsait/ 림프구 /림프구, 임파구

백혈구계통

과립(백혈)구 | granulocyte

원형질에 있는 작은 둥근 또는 막대 모양의 과립을 가지는 백혈구.

중성구 | neutrophil

중성 염료에 염색되는 세포질 입자를 가진 다형핵백혈구. 운동성과 식세포 작용이 두드러지고, 급성 염증에서 중심적 구실을 한다. 감염이나 중독 시에 가장 빠르게 활약하는 세포로, 가느다란 염색사로 연결된 3~5엽의 핵과 미세하고 눈에 띄지 않는 과립을 함유한 세포질을 가진 백혈구이다.

호산구 | eosinophil

혈액 중에 존재하는 혈구 세포의 일종으로, 지름이 약 13~18 μm인 원형세포이다. 핵은 약간 굵은 술통형으로 두 개의 부분으로 나뉘어 있다. 산성염색약에 붉게 반응을 하는 과립을 가지고 있어서 호산구라는 이름이 붙었다. 몸에 들어온 물질을 탐식하는 기능을 한다.

1. 호염기- 2. 호염기구 | basophil

호염기성 염료로 염색되는 구조물, 세포 또는 다른 조직학적 요소. 백혈구 중에서 크기는 중성구보다 약간 작고 염기성 색소에 의해 어두운 보랏빛으로 물드는 대형과립을 가진 백혈구이다.

무과립구 | agranulocyte

세포질 속에 과립이 없는 백혈구. 림프구와 단핵구 등이 이에 속하는데, 핵이 비교적 크고 모양이 울퉁불퉁하다.

림프구 | lymphocyte

백혈구의 하나로 면역기능을 담당하는 세포. 골수에서 만들어지며, 림프구는 크게 T림프세포, B림프세포가 있다. T림프세포는 세포성면역에 관여하는데, 주로 바이러스병에 대한 면역기능이나, 알레르기(면역반응 제IV형 등) 등에

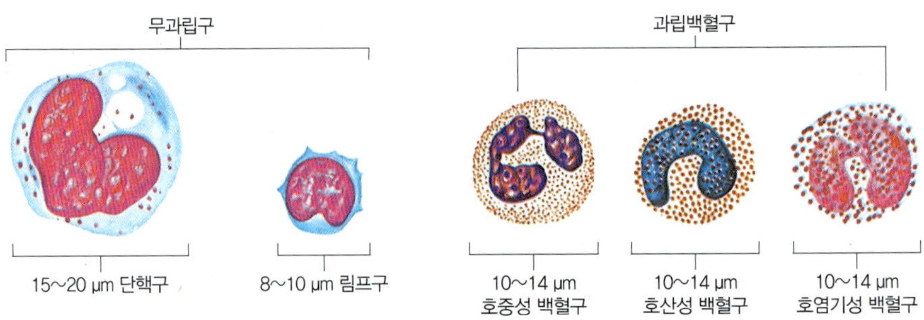

■ 백혈구

관여하며, B림프세포는 체액성면역에 관여하여, 항원 항체반응을 일으키는 항체를 생산하고 주로 세균성 질환에 대한 면역기능을 담당한다.

B림프구 | **B lymphocyte**
골수에서 유래하며, 항체를 생성하는 세포로 분화되는 면역세포의 하나.

B lymphocyte /límpəsait/ B림프구

T림프구 | **T lymphocyte**
가슴샘에서 비롯된 림프구. 항체의 생성을 조절하고 이식 거부 반응을 하며 결핵균, 장티푸스균, 바이러스 등에 감염되는 것을 막는다.

T lymphocyte /límpəsait/ T림프구

단핵구 | **monocyte**
직경 13~25 μ의 단핵성 탐식작용성 백혈구로서 난원형 내지 신장형의 핵을 가지고 있고 렌즈상, 선상의 염색질과 붉은 아주르친화성 과립이 충만된 풍부한 회청색 세포질을 함유한다. 또 운동성이 있어 강력한 식균작용을 하여 대식세포라고도 하며, 혈관 외로 나가 본래의 기능을 발휘한다. 전체 백혈구의 약 6%를 차지하며, 결핵, 원충감염, 매독, 심내막염, 급성 질환의 회복기 등에 증가하며, 체내의 면역메커니즘과 밀접한 관계를 갖고 있다.

monocyte /mάnəsait/ 단핵구 /단핵세포, 단핵구, 단구

기타

알부민 | **albumin**
거의 모든 동물과 많은 식물조직에 존재하는 물질로서, 물에 녹을 수 있고 녹은 후에 열을 가하면 변성을 일으키는 단백질의 총칭. 혈액 속에 있는 여러 가지 호르몬 등의 물질과 결합하여 그 물질의 분해를 막고 다른 곳으로 이동시키는 역할과 혈액의 삼투압을 유지하는 일을 한다.

albumin /ælbjú:min/ 알부민 /알부민

글로불린 | **globulin**
알부민과 함께 동식물계에 널리 분포하는 단순단백질의 총칭. 혈장 속에 있는 혈청글로불린, 섬유소원, 신경이나 혈구 속에 있는 세포글로불린, 눈의 수정체에 있는 크리스탈린, 그 밖에도 오보글로불린, 락토글로불린 등이 있다. 혈장 가운데는 면역 등의 항체 형성에 중요한 구실도 한다. 혈장의 교질 삼투압 유지, 혈중 화학성분의 운반에 관여하며 임상적으로는 체내 단백질의 대사이상에 대한 지표가 된다

globulin /glάbjulin/ 글로불린 /글로불린

섬유소원 | **fibrinogen**
정상인의 간 실질세포에서 합성되어 혈장에서 얻어지는 무균의 단백물질. 이 용액에 트롬빈을 가하면 수용성 섬유소로 전환되는 성질을 가지고 있다. 혈액 응고에 있어서 중요한 역할을 한다.

fibrinogen /taıbrınədʒən/ 섬유소원 /섬유소원, 화이브리노젠, 피브리노겐

fibrin /fáibrín/ 섬유소, 피브린 /섬유소, 화이브린, 피브린

섬유소, 피브린 | fibrin

섬유소. 피가 굳을 때 섬유소에 트롬빈이 작용하여 생기는 섬유 같은 단백질. 무색이나 엷은 황색을 띤 고체로, 물에 잘 녹지 않으며 혈구와 엉키어 피를 굳게 하여 출혈을 그치게 한다.

prothrombin /prouθrámbin/ 프로트롬빈 /프로트롬빈

프로트롬빈 | prothrombin

간에서 생성된 혈장 단백의 일종으로 혈액응고에 중요한 역할을 담당하는 트롬빈의 전구물질이다. 혈액응고의 첫 단계에서 트롬보플라스틴에 의해 트롬빈으로 전환되어 작용한다. 혈액 응고인자 II가 바로 프로트롬빈이다.

serum /síərəm/ 혈청 /혈청

혈청 | serum

혈장에서 섬유소원을 제거한 나머지. 생체에서 채취한 혈액을 시험관에 넣어 조용히 세워두면 먼저 응고하여 응혈이 되고, 이것이 수축하여 암적색의 덩어리인 혈병과 담황색의 투명한 액체인 혈청으로 나누어진다. 즉, 혈액에서 유형성분 이외의 부분은 혈장인데, 이 혈장에서 섬유소원을 제거한 것이 혈청이다. 혈청 성분 중 면역과 관계가 있는 것은 γ-글로불린이며, 이 속에 항체가 있다.

hematopoiesis /hì:mətoupoií:sis/ 조혈, 혈구형성 /조혈, 혈액생성

조혈, 혈구형성 | hematopoiesis

혈액 속의 혈구가 만들어지는 과정. 태생의 초기에는 난황낭의 혈관벽 세포에서 핵이 있는 적혈구가 만들어지고, 태생 3주가 되면 핵이 있는 적혈구가 혈액 속에 나타나기 시작한다. 3~4개월이 되면 골수나 간 · 비장에서 적혈구가 만들어지며 출생 때까지 계속된다. 또, 림프구는 가슴샘 · 림프절에서 만들어지고, 후기에는 비장에서 만들어진다. 출생 후에는 적혈구 · 백혈구 · 혈소판 등은 골수에서만 만들어지고, 림프구는 주로 비장이나 림프절에서 만들어진다. 생후 4년경까지는 골수는 모두 적색을 띠고(적색골수) 조혈작용을 하지만, 5~7년부터 긴뼈의 골수에는 지방이 침착하여 황색이 되어(황색골수) 조혈작용을 하지 않게 된다. 18세 이후부터는 척추 · 갈비뼈 · 복장뼈 · 머리뼈 · 골반 등의 골수에서 조혈이 이루어진다.

bone marrow /boun mǽrou/ 골수, 뼈속질 /뼈속질, 골수

골수 | bone marrow

골수강과 해면질을 채우고 있는 세망결합조직. 적색골수와 황색골수로 구별된다. 전자는 조혈조직을 포함하여 혈구의 생산작용을 하고, 후자는 주로 지방세포를 포함하여 양분의 저장을 목적으로 한다. 태아 때부터 평생을 통해 조혈기능을 영위하는 조직이며, 적혈구나 백혈구를 생산하는 조혈작용을 맡은 골수는 혈관도 많이 분포되어 있어서 암적색을 띠고, 태아나 유아에서는 모든 뼈의 수강에 들어 있다.

적색골수 | red marrow
성장 중의 갈비뼈, 척추나 그 외의 많은 작은 뼈의 골수. 적모구나 적혈구가 다량으로 들어 있고, 지방세포가 거의 포함되어 있지 않아 적색으로 보인다.

황색골수 | yellow marrow
주로 지방 조직으로 되어 있어 누런색을 띠는 골수. 혈액 세포 생산의 능력은 없고 다만 골수강을 이용하여 양분을 저장하는 구실을 한다.

골수공간 | marrow cavity
치밀뼈의 내부를 가리키는 말로서 뼈의 구조물의 일부분이다. 그리고 안에 골수(뼈의 중심부로서 적혈구, 림프구, 혈소판 등 대부분의 혈구세포가 여기서 만들어진다)가 들어 있다.

골수세포 | marrow cell
골수 속에서 성장하는 미성숙 혈구.

골수모세포 | myeloblast
골수에서 볼 수 있는 미숙세포로서 정상에서는 말초혈액에서 볼 수 없다. 과립구의 가장 원시적인 전구체로서 성숙해서 전골수세포로 되고 종국에는 과립백혈구로 된다.

골수세포 | myelocyte
골수에서 생성되는 과립구(세포질에 과립이 존재하는 세포)로서 혈액에 나가서는 세 가지 형태로 나누어진다. 원래 골수에서 세포를 형성 시 하나의 줄기세포에서 분화되어 각기 서로 다른 세포를 형성한다.

적혈구형성 | erythropoiesis
적혈구를 만들어내는 것.

응집 | agglutination
항원항체반응의 일종으로, 세균이나 혈구 등에 대한 항혈청이 항원의 부유액과 반응하여 덩어리 모양으로 응집하는 현상. 이때의 항원을 응집원, 항체를 응집소라고 한다.

혈액응고 | blood coagulation
혈액이 혈관 밖으로 나왔을 때 젤리 모양으로 굳어지는 현상. 이것은 혈액 속에 섬유소라고 하는 실 모양의 물질이 나와서 그물 모양으로 얽히고, 그 속에 혈구를 가두어 두기 때문이다. 혈구의 덩어리를 피떡이라 하고, 스며 나온 투명한 액체를 혈청이라고 한다.

red marrow /red mǽrou/
적색골수 /적색속질, 적(색)골수

yellow marrow /jélou mǽrou/
황색골수 /황색속질, 황색(골)수

marrow cavity /mǽrou kǽviti/
골수공간 /골수공간, 뼈속질공간, 골수강

marrow cell /mǽrou sel/
골수세포 /골수세포

myeloblast /máiələblæ̀st/
골수모세포 /골수모세포, 뼈속질모세포, 골수모구, 골수아세포, 골수아구

myelocyte /máiələsait/ 골수세포 /골수세포, 뼈속질세포, 골수구, 회백질신경

erythropoiesis /irìθroupɔiíːsis/
적혈구형성 /적혈구생성, 적혈구조혈

agglutination /əglùːtinéiʃən/
응집 /응집(반응), 교착

blood coagulation /blʌd kouæ̀gjuléiʃən/ 혈액응고 /혈액응고

heparin /hépərin/ 헤파린 /헤파린

헤파린 | heparin

혈액 응고를 막는 작용을 하는 다당류의 황산에스테르. 고등 동물의 각종 조직에 널리 분포되어 있으며, 수술 후의 혈전을 막는 데 쓴다.

증상 용어

erythrocytosis /irìθrousaitóusis/ 적혈구증가 /적혈구증가증, 적혈구증다증

적혈구증가 | erythrocytosis

적혈구증가증은 적혈구 증가 현상 외에 직접 산소와 결합하여 산소를 운반하는 기능을 하는 혈색소의 농도, 전체 혈액에서 적혈구가 차지하는 용적치가 정상치 이상으로 증가하는 상태를 총칭하는 것으로, 다혈증과 거의 같은 의미이며, 다혈구증, 적혈구증가증이라고도 한다.

erythropenia /irìθroupí:niə/ 적혈구감소 /적혈구감소(증)

적혈구감소 | erythropenia

단위 용적의 혈중 적혈구의 숫자가 정상보다 적은 것.

leukocytosis /lù:kəsaitóusis/ 백혈구증가 /백혈구증가증

백혈구증가 | leukocytosis

보통 때보다도 백혈구의 수가 지속적으로 많은 상태. 백혈구의 총수가 생리적 동요치(혈액 1 mm^3 중 5천~1만 개)를 넘어서서 1만 개 이상으로 증가된 상태이다. 일반적으로 백혈구는 어떤 자극이 있으면 거기에 따라 그 수와 형태가 변동한다. 생리적으로는 소화 · 임신 및 수유 · 운동할 때, 또는 한랭할 때나 어떤 종류의 약물에 반응하여 증가하는데 이것을 생리적 백혈구증가라고 한다. 실제로는 중성구의 현저한 증가를 흔히 볼 수 있으며, 여러 가지 세균감염이 원인인 경우가 많다. 특수한 것으로는 백혈구가 무제한으로 증식하는 백혈병이 있다.

leukocytopenia /lù:kəsàitəpí:niə/ 백혈구감소 /백혈구감소증

백혈구감소 | leukocytopenia

백혈구의 수가 정상보다 적어지는 증세. 홍역, 풍진, 유행성 감기 등을 앓거나 장티푸스에 걸린 초기, 또는 X선을 비춘 뒤에 나타나는 증세이다.

leukopenia /lù:koupí:niə/ 백혈구감소 /백혈구감소증

백혈구감소 | leukopenia

백혈구의 총수가 생리적 동요치(혈액 1 mm^3 중 5천~1만 개) 이하로 감소된 상태. 백혈구증가증과 마찬가지로 병명이 아니고 증세명이다. 백혈구의 총수는 여러 가지 자극에 따라 변동하지만 백혈구증가증과는 달리 생리적 자극으로 감소되는 경우는 없다.

neutrophilia /njù:trəfíliə/ 중성구증가 /중성구증가, 호중구증가(증)

중성구증가 | neutrophilia

출혈, 발열, 감염, 염증 등의 여러 가지 원인에 의한 호중성 백혈구의 일시적 증가.

중성구감소 | neutropenia

여러 가지 원인으로 중성구의 감소를 일으키는 병태의 총칭이며, 혈액 중의 중성구가 2,000/mm^3 이하의 상태를 말한다. 원인으로 선천적, 체질적인 것과, 이차적인 것으로 크게 나뉜다.

neutropenia /njù:trəpí:niə/ 중성구감소 /중성구감소, 호중구감소(증)

큰적혈구증가증, 대적혈구혈증 | macrocytosis

정상 적혈구에 비해 큰 즉, 직경이 10 μm 이상의 적혈구가 말초에 증가된 상태.

macrocytosis /mækrəsaitóusis/ 큰적혈구증가증, 대적혈구혈증 /큰적혈구증가증, 대(적혈)구증

범혈구감소증 | pancytopenia

혈액 내에 모든 혈구세포가 감소하는 증상. 따라서 혈액소견을 보면, 적혈구 감소, 백혈구 감소, 혈소판 감소 등의 특이한 소견을 볼 수 있다. 주로 백혈병이나, 재생불량빈혈 등에서 관찰된다.

pancytopenia /pænsaitəpí:niə/ 범혈구감소증 /온혈구감소증, 범혈구감소증

변형적혈구증가증 | poikilocytosis

말초 혈액 내에 변형적혈구(비정상 모양의 적혈구)가 많이 존재하는 현상. 주로 혈구형성이나 파괴과정에 이상이 있음을 시사한다.

poikilocytosis /pɔ̀ikiləsaitóusis/ 변형적혈구증가증 /변형〈이형〉적혈구증가(증), 변형적혈구(증다)증

그물적혈구증가 | reticulocytosis

말초혈액의 그물적혈구 수의 증가.

reticulocytosis /ritìkjuləsaitóusis/ 그물적혈구증가 /그물적혈구증식증, 망상적혈구증가증

용혈 | hemolysis

혈액 속의 적혈구만이 어떤 원인에 의하여 파괴되어 안에 있는 혈색소가 유출되는 현상.

hemolysis /hi:málisis/ 용혈 /용혈, 용혈(반응)현상

지혈 | hemostasis

혈관의 생리적 수축 및 응혈 또는 외과적 수단에 의하여 나오던 피가 멈추는 것.

hemostasis /hì:moustéisis/ 지혈 /지혈, 울혈

출혈 | hemorrhage

혈액의 모든 성분(특히 적혈구)이 혈관계의 밖으로 나오는 것. 혈액이 체외로 유출되는 경우를 외출혈이라 하고 조직내나 체강 내로 나오는 경우를 내출혈이라고 한다. 소출혈반은 그 크기에 의하여 점출혈, 자색반, 반출혈 등으로 분류된다. 조직 내 대량의 혈액 저류는 혈종이라고 부른다.

hemorrhage /hémərid3/ 출혈 /출혈

부종 | edema

신체조직의 틈 사이에 조직액이 괸 상태. 즉, 간질 내, 조직 내 또는 몸의 공간(즉, 심장막안, 가슴안, 배안 등)에 체액이 다량으로 증가한 상태를 말한다.

edema /idí:mə/ 부종 /부기, 부종, 수종

충혈 | hyperemia

어느 국소의 혈관, 주로 동맥 내를 흐르는 혈액량이 늘어나고 있는 상태.

hyperemia /hàipərí:miə/ 충혈 /충혈

congestion /kəndʒéstʃən/ 울혈, 충혈 /울혈, 충혈, 고임, 체류

울혈, 충혈 | congestion

몸 안의 장기나 조직에 정맥의 피가 몰려 있는 증상. 즉, 정맥혈이 수동적으로 정맥 및 모세혈관에 괴어 있는 상태이다.

stasis /stéisis/ 정체, 울혈 /정체, 울혈, 울체, 정지, 저류

정체, 울혈 | stasis

몸 안의 장기나 조직에 정맥의 피가 몰려 있는 증상. 혈관 안의 이물이나 혈전 따위로 국소적으로 일어나는 경우와 오른심장기능상실이나 심장막염 따위로 전신적으로 일어나는 경우가 있다.

petechia, petechial hemorrhage /petékiə, petékiəl hémərid ʒ/ 출혈점, 점출혈

출혈점, 점출혈 | petechia, petechial hemorrhage

피내 또는 점막하의 출혈에 의하여 생기는 직경 1 mm 이하의 약간 돋아 오른 원형의 적자색의 출혈. 대개 모세혈관의 파열에 의한다.

ecchymosis /èkimóusis/ 반(상)출혈, 얼룩출혈 /출혈반, 출혈얼룩, 반상출혈

반(상)출혈, 얼룩출혈 | ecchymosis

출혈의 한 형태로 출혈점보다 크고 반점으로 나타나는 출혈. 반점의 크기는 3 mm보다 크며 보통 1~2 cm 정도이다. 피하나 점막에 둥글게 혹은 일정한 형태 없이 청색 혹은 자색으로 나타난다. 출혈 원인은 대개가 둔기에 의한 타박이지만 원인 모르게 나타나거나 가벼운 외부의 힘에 의해 몸의 여러 곳에 출혈이 일어나는 경우도 있다.

진단 용어

■ 빈혈

혈액 중에서 적혈구 수 또는 혈색소 양이 건강한 사람의 수량보다 감소되어 있는 상태. 철분이나 비타민의 결핍, 조혈 기관의 병, 실혈과 같은 여러 가지 원인으로 일어나며, 빈혈이 어느 정도 진행하면 안색이 나빠지고 두통, 귀울림, 가슴이 뜀, 숨참, 권태감, 잦은 피로감, 어지럼증 등의 자각증상과 피부 · 점막의 창백, 빠른맥 등의 징후가 나타난다.

aplastic anemia /eiplǽstik əníːmiə/ 재생불량빈혈, 골수무형성빈혈 /재생불량(성)빈혈, 무형성(성)빈혈, 재생불능(성)빈혈

재생불량빈혈, 골수무형성빈혈 | aplastic anemia

골수 이상으로 생기는 빈혈. 골수는 혈구를 생성하는 세포들과 미성숙 혈구들로 이루어져 있는데, 이것들이 여러 가지 원인에 의해서 파괴되어 재생되기 어려운 빈혈이다. 그러므로 적혈구만의 감소가 아니라 모든 혈구 세포의 감소를 볼 수 있다. 원인으로서는 불명한 경우와 약물(항생제의 일부), 방사선장애 등에 의해서 일어나는 경우가 있다.

악성빈혈 | pernicious anemia

만성적인 중증 빈혈. 일반적인 빈혈의 증상 외에 적혈구 파괴가 심하여 특수한 혈액 소견을 띠며 위액 결핍이나 척수 장애 증상이 따른다. 악성이라 이름 붙어 있지만, 실제로는 악성이 아니다. 적혈구 발달과 성숙과정에 필수적인 비타민 하부용의 혈중농도 감소에 의해 적혈구생성에 지장을 가져오게 되는 병을 말한다. 위벽세포로부터의 캐슬 내인자의 분비저하나 결여 또는 위절제로 인한 위벽세포의 소실 등으로 내인자가 감소하거나 췌장효소에 이상이 있으면, 비타민 하부용의 흡수가 이루어지지 않으므로 악성빈혈이 발생한다.

pernicious anemia /pəːrníʃəs əníːmiə/ 악성빈혈 /악성빈혈

철결핍빈혈 | iron deficiency anemia

장에서의 철 흡수량 부족, 철의 수요 증대(유아기, 사춘기, 임신), 철 소실과잉(출혈)에 의해 일어나며, 특히 사춘기에서 폐경기까지의 여성에게 많다. 증상으로서는 얼굴 창백, 피로감, 피부 창백, 손톱 변화(숟가락 모양) 등을 나타낸다. 빈혈의 원인 중에서 가장 흔하다.

iron deficiency anemia /áiərn difíʃənsi əníːmiə/ 철결핍빈혈 /철결핍(성)빈혈

용혈빈혈 | hemolytic anemia

생체에 있어 적혈구 붕괴가 증가하여 일어나는 빈혈. 적혈구의 수명은 약 120일이며, 정상의 경우는 생성과 파괴의 균형이 유지되고 있지만, 이 경우는 생성보다 파괴가 빠르기 때문에 일어난다. 종류로서는 적혈구 자체에 있는 것(내인성), 적혈구 외에 있는 것(외인성)으로 분류된다.

hemolytic anemia /hìːməlítik əníːmiə/ 용혈빈혈 /용혈(성)빈혈

낫적혈구빈혈 | sickle cell anemia

주로 흑인에게 유전적으로 생기는 용혈빈혈. 적혈구의 혈색소 내에 아미노산 배열의 선천적인 이상으로 인하여, 적혈구가 낫 모양을 이루는 비정상적인 혈구가 말초혈액에 나타나는 병으로서, 혈색소의 b-사슬의 N 말단으로부터 6번째의 글루타민산이 발린으로 바뀐, 이상혈색소(HbS)가 나타나는 유전병이다.

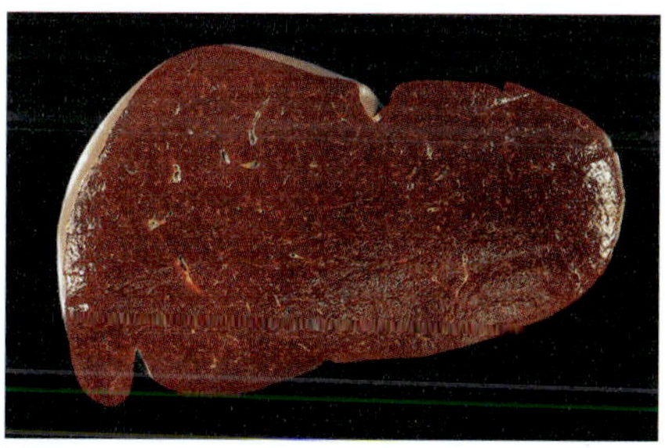
낫적혈구빈혈 비장

sickle cell anemia /síkl sel əníːmiə/ 낫적혈구빈혈 /낫적혈구빈혈

지중해빈혈 | thalassemia

혈색소의 합성에 장애가 있는 다양한 종류의 선천병으로서 한국을 비롯한 동양권에는 매우 드물다. 혈색소장애에 의하여 소구성, 저염색성 빈혈이 유발된다. 크게 혈색소의 폴리펩타이드 사슬의 합성능력에 문제가 생기는 것으로 알파사슬에 이상이 있는 α-thalassemia와 베타사슬에 이상이 있는 β-thalassemia로 구분된다.

thalassemia /θæləsíːmiə/ 지중해빈혈 /지중해빈혈(증), 탈라세미아

megaloblastic anemia
/mégələblǽstik əníːmiə/
거대적혈모구빈혈
/거대적혈모구빈혈, 거대적아구성빈혈

거대적혈모구빈혈 | megaloblastic anemia

핵분열에 반드시 필요한 영양소인 비타민 B12와 엽산의 결핍에 의한 빈혈. 이 영양소가 결핍될 경우엔 적혈구와 기타 혈구의 생성이 억제된다. 이 경우 현미경으로 관찰하면 적혈구의 크기가 아주 크고 중간에 맑게 보이는 부분이 아주 작다. 이와 같이 골수에 거대적혈모구가 나타나는 빈혈을 말한다. 악성빈혈이 대표적 거대적혈모구빈혈이다.

■ 혈액세포의 증가 감소증

agranulocytosis
/eigrӕnjulousaitóusis/
무과립구증 /무과립구증, 과립구결핍증

무과립구증 | agranulocytosis

혈구 속에서 과립구만이 대부분 소실하여 중증감염을 병발하는 고도의 과립구감소증. 슐츠증후군이라고도 불린다. 재생불량빈혈, 거대적모구빈혈, 바이러스감염, 방사선치료, 항종양제, 진통제, 항균제 등의 사용이 원인이 되는 경우가 많다.

granulocytosis
/grӕnjuləsaitóusis/ 과립구증가증
/과립백혈구증가증, 과립구증가증

과립구증가증 | granulocytosis

혈액 중의 과립구 수가 비정상적으로 증가하는 것.

polycythemia vera
/pὰlisaiθíːmiə víərə/
진성적혈구증가증, 참적혈구증가증
/진성적혈구증가증, 참적혈구증가증

진성적혈구증가증, 참적혈구증가증 | polycythemia vera

골수증식성증후군에 속하며 서서히 발병해서 만성으로 경과하는 다혈증으로 원인은 불명이다. 혈색소 수치, 적혈구용적률 수치 증가와 함께 순환적혈구량 증가를 본다. 또한 백혈구 수, 혈소판 수도 증가하며 비장비대를 보이는 것이 특징이다.

hemochromatosis
/hìːmoukrὸumətóusis/ 혈색소증
/혈색소침착증, 혈색소증

혈색소증 | hemochromatosis

여러 조직 및 장기에 다량의 철분이 침착하여 각 장기의 실질조직이 손상되고 섬유증이 생기는 병. 피부에 색소 침착을 나타내고 또한 간에 철분이 침착되어 간세포의 파괴를 일으켜서 간경화증을 일으키거나, 췌장에 작용하여 췌장을 파괴시켜서 인슐린의 분비가 적어져서 당뇨병 등이 나타날 수 있다.

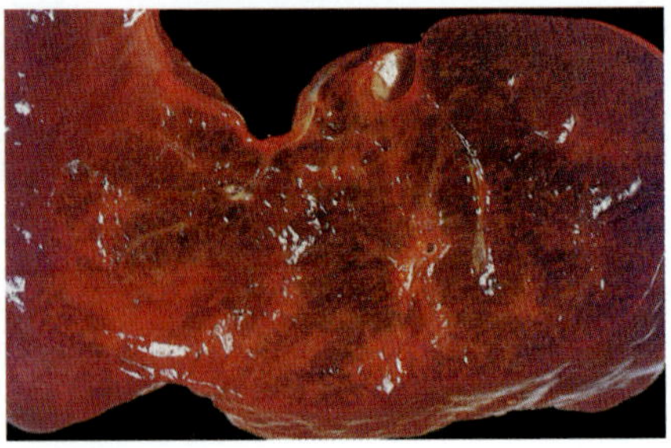

■ **혈색소증** 간

thrombocytopenic purpura
/θrὰmbousàitəpíːnik pə́ːrpjurə/
혈소판감소자반 /혈소판감소자색반, 혈소판감소성자반증

혈소판감소자반 | thrombocytopenic purpura

혈소판 수의 감소를 동반하는 자반병. 원발성(특발성)과 속발성이 있다.

혈소판증가 | thrombocytosis
말초혈액 중 혈소판 수의 증가.

혈소판감소(증) | thrombocytopenia
순환하는 혈소판 수가 비정상적으로 감소하는 것. 혈소판 생성의 장애, 비장으로의 혈소판 격리, 혈소판 파괴의 증가, 혈소판의 희석에 의해 일어난다. 증세가 중증일 경우 원인에 관계없이 전형적인 출혈 증상을 나타내는데, 특히 심한 위장관 출혈이나 뇌출혈 등은 생명에 치명적이다.

백혈병

비정상적인 백혈구 세포의 증식에 의해 일어나는 병적인 상태. 흔히 말초 혈액에 미분화세포가 나타나며, 정상적인 적혈구와 백혈구, 혈소판의 급격한 감소를 가져와 정상적인 세포에 의해 행해지는 여러 기능의 감소가 주증상이다.

급성골수성백혈병 | acute myeloid leukemia
골수성 백혈구의 분화 단계 중 초기 단계에 있는 전구세포 또는 줄기세포에 암적인 변이가 발생하여 과도한 분열이 일어나고 이것이 골수 내에 축적되어 말초혈액에 골수모세포가 나타나는 것. 각 조직이 침범되고, 정상적인 골수 기능의 마비로 심각한 면역기능 저하 및 출혈경향이 나타나며, 치료받지 않는 경우 수개월 이내에 사망하는 급성 질환이다.

만성골수세포백혈병 | chronic myeloid leukemia
혈액 생성 조직의 악성종양. 과립성 백혈구 및 일부 거핵구의 증식이 특징적이다. 진행은 권태감, 피로, 못견딤, 잇몸 출혈, 자색반, 피부 병변, 체중감소, 고요산혈증, 복부 불편감, 비장비대가 나타난다.

급성림프성백혈병 | acute lymphatic leukemia
골수, 순환 혈류, 림프절, 비장, 간 및 기타 기관의 림프모구와 닮은 많은 미성숙 세포가 특징인 진행성 악성 질병. 일반적으로 성상 혈액세포 수가 감소한다. 급성 발병과 발열, 창백, 식욕부진, 피로, 빈혈, 출혈, 뼈 통증, 비장비대, 재발성 감염이 특징이며 진행이 빠르다.

만성림프구백혈병 | chronic lymphocytic leukemia
혈액 생성 조직의 종양. 골수 속의 작고 수명이 긴 림프구(주로 B세포), 혈액·간·림프기관의 증식이 특징적이다.

thrombocytosis
/θràmbousaitóusis/ 혈소판증가
/혈소판증가증

thrombocytopenia
/θràmbousàitəpí:niə/
혈소판감소(증) /저혈소판증, 혈소판감소증, 혈전구감소증

acute myeloid leukemia
/əkjú:t máiəlɔ̀id lu:kí:miə/
급성골수성백혈병

chronic myeloid leukemia
/kránik máiəlɔ̀id lu:kí:miə/
만성골수세포백혈병

acute lymphatic leukemia
/əkjú:t limfǽtik lu:kí:miə/
급성림프성백혈병

chronic lymphocytic leukemia
/kránik lìmfəsáitik lu:kí:miə/
만성림프구백혈병
/만성림프구(성)백혈병

기타 혈액질환

hemophilia /hèməfíliə/ 혈우병
/혈우병

혈우병 | hemophilia

선천성 · 유전성으로 혈액응고인자의 결핍에 의한 병. 선천적으로 출혈하기 쉬운 체질로서, 자발적 또는 경미한 외상에 의해서도 쉽게 출혈하며, 지혈이 잘 되지 않아 때로는 사망하는 수도 있다.

septicemia /sèptisí:miə/ 패혈증
/패혈증

패혈증 | septicemia, sepsis

세균이 혈액 속에 들어가 번식하면서 그 생산한 독소에 의해 중독 증세를 나타내거나, 전신에 감염증을 일으키는 병. 원인 병터로는 중이염 · 피부화농증 · 욕창 · 폐질환 · 충치 · 담낭염 · 신우신염 · 골수염 · 자궁감염 등을 들 수 있다.

purpura /pə́:rpjurə/ 자반(병), 자색(반) /자색반(병), 자반(병), 자반증

자반(병), 자색(반) | purpura

피부 내의 출혈로 인하여, 피부 표피를 통하여 쉽게 보이는 자홍색 혹은 적갈색 반점을 특징으로 하는 일련의 병태를 총칭하는 용어.

multiple myeloma /mʌ́ltipl màiəlóumə/ 다발골수종
/다발(성)골수종

다발골수종 | multiple myeloma

다발성 원발성뼈종양. 머리뼈 · 갈비뼈 · 복장뼈 · 척추 · 골반 등에 잘 나타나고, 물렁물렁한 종괴를 형성하며, 뼈의 흡수가 일어난다. 골수종 종양세포는 형질세포에서 유래한 것이어서 형질세포종이라고도 한다.

수술 처치 용어

pheresis /fərí:sis/ 성분채취

성분채취 | pheresis

공여자로부터 채혈을 하여 혈액성분의 일부(혈장, 백혈구 등)를 분리하여 채취하고 나머지는 공여자에게 되돌려 주입하는 방법의 하나로서, 채취하는 성분에 따라 혈장분리채취법, 백혈구분리채취법 등으로 부르며, 보다 더 적절하게는 분리채취법이라고 한다.

plasmapheresis /plæzməfərí:sis/ 혈장분리교환
/혈장분리교환술, 플라즈마페레제, 혈장사혈, 혈장반출, 사혈장, 혈장반출법

혈장분리교환 | plasmapheresis

혈액을 혈장과 혈구성분(적혈구, 백혈구 등)으로 분리하고 혈장만을 제거하여 혈구성분을 체내로 다시 집어넣는 방법. 성분수혈뿐 아니라, 각종 항체, 면역복합물 또는 혈액 중의 단백결합성 독소 등을 혈장으로부터 제거하는 것을 목적으로 한다.

leukapheresis /lù:kəfərí:sis/ 백혈구성분채집(술), 백혈구분반술
/백혈구성분채집술, 백혈구분반술

백혈구성분채집(술), 백혈구분반술 | leukapheresis

채혈한 혈액에서 백혈구를 선택적으로 제거한 후 다시 환자에게 수혈하는 것.

수혈 | transfusion
건강한 사람에게서 채취한 혈액을, 혈액이나 그 성분이 부족한 환자의 혈관 내에 주입하는 치료 방법.

transfusion /trænsfjú:ʒən/ 수혈 /수혈, 수액

혈장수혈 | plasma transfusion
혈액 중에서 혈장 성분만 선택적으로 수혈하는 것.

plasma transfusion /plǽzmə trænsfjú:ʒən/ 혈장수혈

골수생검 | bone marrow biopsy
확실한 진단을 하기 위하여 생체의 골수조직을 채취하여 현미경으로 검사하는 방법. 혈액의 생리 · 병리를 알아보기 위하여 말단부의 혈액뿐만 아니라 조혈조직(골수)의 천자에 의하여 그 속의 혈액에서 적혈구 · 백혈구 · 혈소판 · 세망내피계 세포를 검사한다.

bone marrow biopsy /boun mǽrou baiápsi/ 골수생검 /골수생검(법), 뼈속질생검

골수이식 | bone marrow transplantation
환자의 병든 골수 대신 건강한 골수세포를 이식하는 처치. 암치료에 방사선요법이나 화학요법을 썼을 경우 그 부작용으로 골수의 기능이 극도로 나빠졌을 때나 또는 백혈병의 경우에 면역요법으로 이용된다.

bone marrow transplantation /boun mǽrou trænsplæntéiʃən/ 골수이식 /골수이식(술)

약어		
Ab	antibody	항체(抗體)
AF	atrial fibrillation	심방세동
Ag	antigen	항원(抗原)
AIDS	acquired immune deficiency syndrome [= GRID, SIDA]	후천성면역결핍증후군, 에이즈
ALL	acute lymphatic leukemia acute lymphoblastic leukemia acute lymphocytic leukemia acute lymphoid leukemia	급성림프성백혈병 급성림프모구성백혈병 급성림프구백혈병 급성림프성백혈병
AMI	acute myocardial infarction	급성심근경색증
AML	acute myeloid leukemia	급성골수성백혈병
AR	aortic regurgitation	대동맥판역류
ASCVD	arteriosclerotic cardiovascular disease	동맥경화심혈관질환
ASD	atrial septal defect	심방중격결손
ASHD	arteriosclerotic heart disease	동맥경화심장병
BP	blood pressure	혈압
bpm	beats per minute	분당 박동수
BT	bleeding time	출혈시간
CABG	coronary artery bypass graft	관상동맥우회술이식(편)
CAD	coronary artery disease	관상동맥병
CBC	complete blood count	전혈구계산
CHD	coronary heart disease congenital heart disease	관(상)동맥심질환 선천심장병
CHF	congestive heart failure	울혈심부전
CLL	chronic lymphocytic leukemia	만성림프구백혈병
CML	chronic myelocytic leukemia	만성골수세포백혈병
CPR	cardiopulmonary resuscitation	심폐소생술

CVD	cardiovascular disease	심혈관질환
ECG (EKG)	electrocardiogram	심전도
ESR	erythrocyte sedimentation rate	적혈구침강속도, 혈침속도
Hb	hemoglobin [= Hb, Hg, Hgb]	혈색소, 헤모글로빈
HIV	human immunodeficiency virus	사람면역결핍바이러스
Ht	hematocrit [= hcrit, HCT, Hct]	적혈구용적률
HTN	hypertension	고혈압
Ig	immunoglobulin	면역글로불린
LV	left ventricle	좌심실
LVH	left ventricular hypertrophy	좌심실비대
MCV	mean cell volume	평균적혈구용적
MI	myocardial infarction	심근경색증
MR	mitral regurgitation	승모판역류
MS	mitral stenosis	승모판협착증
MVP	mitral valve prolapse	승모판탈출
NHL	non-Hodgkin's lymphoma	비호지킨림프종
PAC	premature atrial contraction	심방(성)기외수축
pH	hydrogen ion concentration	수소이온농도
PT	prothrombin time	프로트롬빈시간
PWP	pulmonary (artery) wedge pressure	폐쐐기압
RBC, rbc	red blood cell red blood corpuscle	적혈구 적혈구
S1	the first heart sound	제1심음
VF	ventricular fibrillation	심실세동, 심실잔떨림
VSD	ventricular septal defect	심실중격결손
WBC	white blood cell	백혈구

Chapter 05

소화계통

Digestive system

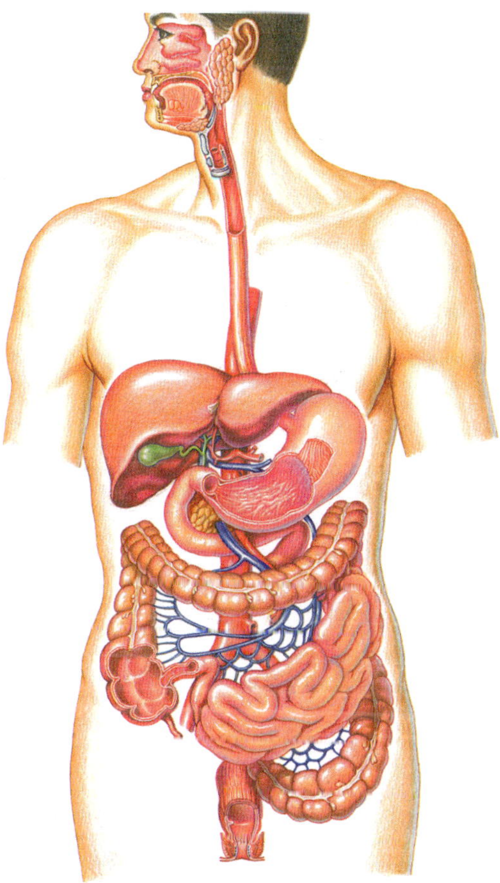

음식물의 섭취, 소화, 흡수, 배설에 관여하는 일련의 기관으로 구성된 계통을 말한다.
소화계통에 속하는 기관은 구조와 기능에 따라서 소화관과 소화샘으로 분류된다.
소화관은 관 모양 혹은 꽈리 모양의 속이 빈 기관으로 입에서 시작하여 인두, 식도, 위, 소장, 대장을 거쳐 항문에 이른다.
소화샘은 위샘과 같이 소화관 중에 존재하는 작은 샘과, 소화관으로부터 떨어져서 독립하여 큰 기관으로 된 큰침샘(턱밑샘, 혀밑샘, 귀밑샘), 간, 췌장 등이 있다.
이들 큰 샘으로부터 분비된 소화효소는 도관을 경유해서 소화관으로 보내진다.
소화계통의 주요기능은 소화, 흡수 그리고 배설이다.
소화는 음식물 중 영양소를 소화관의 점막을 통하여 흡수될 수 있도록 작은 입자로 분해하는 과정이고, 흡수는 가수분해된 최종 산물이 소화관의 점막을 통해 체내로 이동되는 것을 말하며, 배설은 흡수되지 않은 노폐물을 밖으로 내보내는 것이다.

의학용어 결합형

결합형 용어	뜻을 나타내는 용어	우리말 용어	예
oro, stomato	mouth	입	orolingual 입혀의 stomatitis 입안염, 구내염
labio, cheilo	lip	입술	labiology 입술운동학 cheiloschisis 입술갈림증
dento, odonto	tooth	이	dentogingival junction 이잇몸경계 odontogenesis 이발생
gingivo	gum	잇몸	gingivostomatitis 잇몸입안염
linguo, glosso	tongue	혀	linguopapillitis 혀유두염 glossoepiglottic 혀(후두)덮개-, 설후두개-
palato	palate	입천장(구개)	palatoschisis 입천장갈림증, 구개열
uvulo	uvula	목젖(구개수)	uvulopalatoplasty 목젖입천장성형
tonsillo	tonsil	편도	tonsillitis 편도염
sialo	saliva	침(타액)	sialoadenitis 침샘염
esophago	esophagus	식도	esophagocoloplasty 식도잘록창자성형(술)
gastro	stomach	위	gastroptosis 위처짐, 위하수
celio, laparo	abdomen	복부	celiocentesis 복강천자, 배뚫음
peritoneo	peritoneum	복막	peritoneocentesis 복막천자
umbilico	umbilicus	배꼽	vesicoumbilical fistula 방광배꼽샛길
entero	intestine	장	enteroanastomosis 장연결
ceco	cecum	맹장, 막창자	cecocolostomy 막창자잘록창자연결
appendo, appendico	appendix	충수	appendectomy 충수절제
colo, colono	colon	결장	colonoscopy 대장내시경술
sigmoido	sigmoid colon	구불결장	sigmoidocystoplasty 구불결장방광성형
ano	anus	항문	anogenital distance 항문생식기거리
pyloro	pylorus	유문, 날문	pylorospasm 날문연축
-emesis	vomiting	구토	hematemesis 토혈, 혈액구토

결합형 용어	뜻을 나타내는 용어	우리말 용어	예
hepato	liver	간	hepatocellular 간세포-
chole, bili	gall, bile	담즙	cholecystectomy 담낭절제 biligenesis 담즙생성
cholecysto	gallbladder	담낭	cholecystorrhaphy 담낭봉합
cholangio	bile duct	담관	cholangiogastrostomy 담관위연결
pancreato	pancreas	췌장, 이자	pancreatography 췌관조영
spleno	spleen	비장, 지라	splenohepatomegaly 비장간비대
gluco	glucose	포도당	glucogenesis 포도당생성
lipo, steato	fat, lipids	지방	lipoma 지방종 steatolysis 지질분해, 지방분해
dipso	thirst	갈증	hydrodipsomania 목마름증, 구갈증
-prandial	meal	식사	postprandial pain 식후통증
-rexia	appetite	식욕	anorexia 식욕부진

소화계통

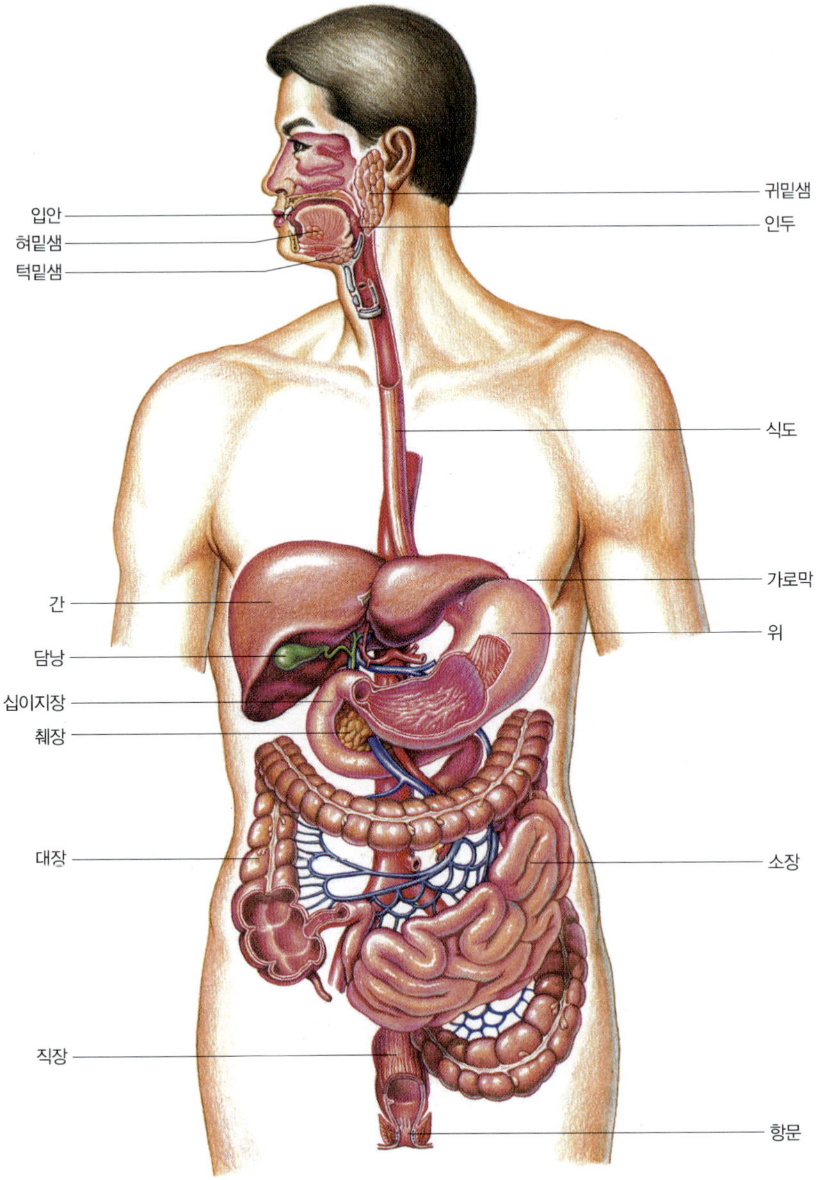

가로막 | 횡격막 / diaphragm
간 | 간장 / liver
직장 | 곧창자 / rectum
귀밑샘 | 이하선 / parotid gland
십이지장 | 샘창자 / duodenum
식도 | esophagus
담낭 | 쓸개 / gallbladder
위 | stomach
췌장 | 이자 / pancreas
인두 | pharynx
입안 | 구강 / oral cavity
소장 | 작은창자 / small intestine
비장 | 지라 / spleen
대장 | 큰창자 / large intestine
턱밑샘 | 악하선 / submandibular gland
항문 | anus
혀밑샘 | 설하선 / sublingual gland

소화관 | Digestive tract

소화관은 입에서 시작해 항문에 이르는 속이 빈 근육관이다. 소화관에는 입, 인두, 식도, 위, 소장, 대장을 거쳐 항문을 말한다. 소화관은 음식을 먹는 순간부터 소화, 흡수되고 배출될 때까지 음식물과 그 부산물을 담고 있다. 또한 위장관 벽 근육의 수축을 통해 음식물을 휘저어줌으로써 물리적으로 분쇄하고 식도부터 항문까지 위장관을 따라 음식물을 밀어준다. 위장관 벽 근육 수축은 음식물을 위장관으로 분비된 소화액들과 섞어줌으로써 음식물이 분해되도록 해준다.

해부 · 생리학적 용어

■ 입안, 인두

입안, 구강 | oral cavity

입에서 목구멍에 이르는 입안의 빈 곳. 음식물을 섭취·소화하며, 발음 기관의 일부분이 된다. 입천장은 뼈로 이루어진 단단입천장과 연조직으로 이루어진 물렁입천장으로 나뉜다. 그 뒤쪽으로 양쪽에 편도가 있고, 중앙에는 목젖이 있다.

oral cavity /ɔ́:rəl kǽviti/ 입안, 구강 /입안, 구강

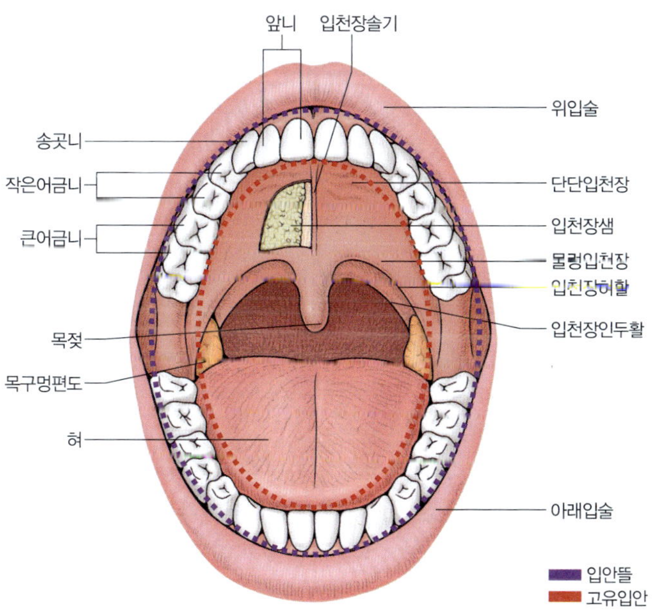

■ 입안의 구조

cheek /tʃiːk/ 뺨 /뺨, 볼, 협

gingiva /dʒindʒívə/ 잇몸 [동]치은 /잇몸, 치은, 치육

buccal cavity /bʌ́kəl kǽviti/ 입안안뜰 /입안안뜰, 협면와동

palate /pǽlit/ 입천장 [동]구개 /입천장, 구개, 입천정

hard palate /hɑːrd pǽlit/ 단단입천장, 경구개 /단단입천장, 경구개

soft palate /sɔːft pǽlit/ 물렁입천장, 연구개 /물렁입천장, 연구개

uvula /júːvjulə/ 목젖 /목젖, 구개수

pharynx /fǽriŋks/ 인두 /인두

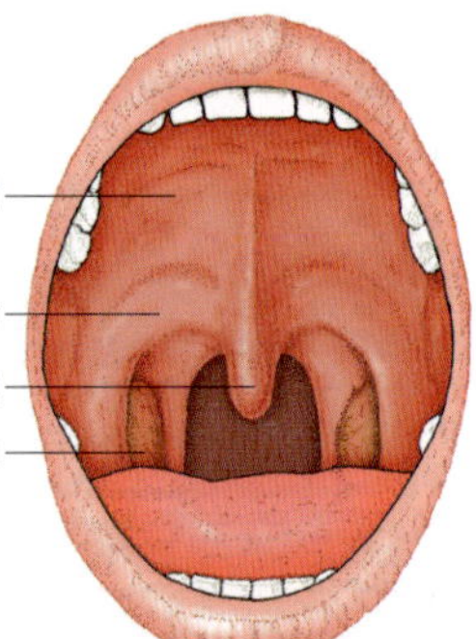

■ 입천장의 구조

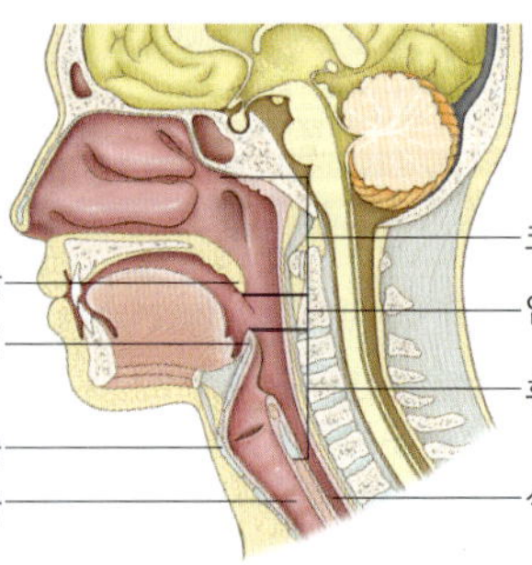

■ 인두의 위치

뺨 | cheek

얼굴의 양쪽 관자놀이에서 턱 위까지의 살이 많은 부분. 뺨벽을 이루고 있는 뺨근은 표정근에 속하고 볼을 치아에 밀착시켜 혀와 함께 음식을 씹는 일을 돕는다. 그밖에도 숨을 내쉬는 작용도 한다.

잇몸 [동]치은 | gingiva

이뿌리를 둘러싸고 있는 살. 위턱과 아래턱의 이틀돌기를 덮고, 치경부를 에워싸듯 둘러져 있고, 치주인대와 입안점막과 연속되는 상피조직으로 덮인 섬유성 조직이다.

입안안뜰 | buccal cavity

한쪽이 치아와 잇몸, 다른 쪽이 뺨으로 둘러싸인 입안의 부분.

입천장 [동]구개 | palate

입안의 천장을 이루는 부분. 앞쪽 2/3는 내부에 위턱뼈 입천장돌기와 구개골의 수평판이 있으며 단단하기 때문에 단단입천장이라 한다. 뒤쪽 1/3은 뼈가 없으며, 주로 횡문근과 점막으로 이루어져 있고 부드럽기 때문에 물렁입천장이라 한다.

단단입천장, 경구개 | hard palate

입안의 천장에서 앞쪽 부분 2/3는 그 바닥에 뼈가 있기 때문에 단단입천장이라 불린다. 단단입천장의 뼈는 위턱뼈 입천장돌기와 입천장뼈의 수평면으로 이루어진다. 이 부분의 점막은 골막에 단단히 부착되어 있으며, 정중앙선상에 입천장솔기가 두드러져 있다.

물렁입천장, 연구개 | soft palate

단단입천장의 뒷부분에서 입천장의 뒤쪽 약 1/3을 차지하는 입안 윗벽의 일부로 입천장근육으로 구성되어 있다. 점막 밑에 횡문근이 있어 코로 음식물이 들어가는 것을 막으며, 뒤 끝 중앙부분은 목젖을 만든다.

목젖 | uvula

목구멍의 안쪽 뒤끝에 위에서부터 아래로 내민 둥그스름한 살. 목젖은 입안과 인두의 경계에 해당하지만 무엇을 마실 때에는 인두의 후벽에 붙는다.

인두 | pharynx

혀 뒷부분부터 후두와 식도 앞까지를 말함. 따라서 인두는 음식이 넘어가는 통로이기도 하고, 호흡을 위한 공기가 넘어가는 통로이기도 하다. 크게 세 부분으로 나뉜다. ① 코인두: 코안의 뒤쪽에 존재한다. ② 입인두: 입의 뒤쪽에 해당된다. ③ 후두인두: 후두로 바로 넘어가기 전을 말한다.

식도, 위

식도 | esophagus

대략 여섯째목뼈의 높이이며, 위쪽은 인두에 계속되고, 아래쪽은 열한째등뼈의 높이에서 가로막을 뚫고, 위의 들문에 이어지는 길이 25 cm 정도인 근육성 관. 점막 · 근막 · 외막으로 이루어져 있다.

esophagus /isάfəgəs/ 식도 /식도

경부식도, 목부위식도 | cervical esophagus

식도의 위쪽 1/3로 횡문근으로 이루어짐.

cervical esophagus /sɔ́:rvikəl isáfəgəs/ 경부식도, 목부위식도

흉부식도, 가슴부위식도 | thoracic esophagus

식도의 중간 1/3로 횡문근과 평활근으로 이루어짐.

thoracic esophagus /θɔ:rǽsik isáfəgəs/ 흉부식도, 가슴부위식도

복부식도, 배부위식도 | abdominal esophagus

식도의 아래쪽 1/3로 평활근으로 이루어짐.

abdominal esophagus /æbdáminl isáfəgəs/ 복부식도, 배부위식도

위 | stomach

소화관의 일부이며, 식도와 소장(십이지장) 사이에 있는 주머니처럼 부푼 부분. 속이 비었을 때의 위나 해부했을 때의 위는 수축한 상태가 많으며, 때로는 가운데가 잘록해져서 모래시계 같은 모양을 나타낸다. 염산을 함유한 위액을 분비하여 섭취한 음식물을 산성으로 변화하게 하고, 펩신을 내어 단백질을 펩톤으로 삭인다. 위에 존재하는 위샘은 염산을 분비하는 벽세포, 점액을 분비하는 점액세포, 펩신을 분비하는 주세포 등으로 구성된다.

stomach /stʌ́mək/ 위 /위

바닥, 기저 | fundus

위의 분문 부분의 왼쪽 상부의 볼록한 부분.

fundus /fʌ́ndəs/ 바닥, 기저, 안구바닥, 안저 /바닥, 기저(부), 위저, 안저

들문 [동]분문 | cardia

위의 한 부분으로 식도와 연결이 되는 부위. 즉, 식도와 위의 경계에 해당한다. 열째 또는 열한째등뼈의 높이에 위치하며, 전방에서 투사해 보았을 때 왼쪽 일곱째갈비연골과 복장뼈와의 결합부에 해당된다.

cardia /kárdiə/ 들문 [동]분문 /들문, 분문

날문 [동]유문 | pylorus

위에서 십이지장까지 연결 부분을 둘러싸고 있는 점막과 근조직. 힘줄이 잘 발달되어 있고, 겉면에는 몇 개의 홈이 있으며, 조임근이 있어 늘 닫혀 있다가 때때로 열려 음식물을 십이지장으로 보낸다.

pylorus /piló:rəs/ 날문 [동]유문 /날문, 유문

날문조임근 | pyloric sphincter

위의 날문의 두꺼운 근육층을 이르는 말로, 고형 음식물이 위에서 십이지장

pyloric sphincter /piló:rik sfíŋktər/ 날문조임근 /위날문조임근, 유문조임근, 유문괄약근

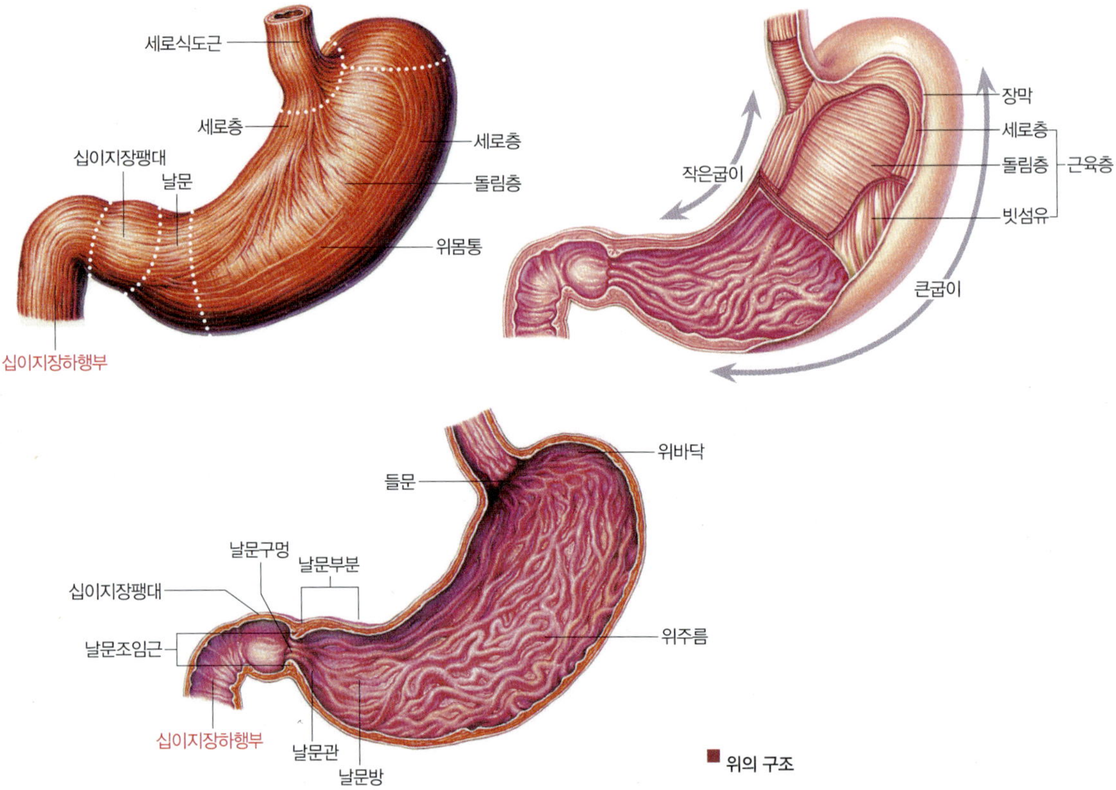

■ 위의 구조

으로 넘어가려면, 이 근육이 이완되어야 한다.

antrum /ǽntrəm/ 방, 동 /방, 동

방, 동 | antrum
위체부 아래와 유문 사이에 있는 부분의 패인 공간.

greater curvature /gréitər kə̀:rvə́tʃər/ 큰굽이, 대만곡 /큰굽이

큰굽이, 대만곡 | greater curvature
위는 위에서 아래로 약간 꺾여 있는데 꺾임으로 인해서 생긴 긴 면.

lesser curvature /lésə kə̀:rvə́tʃər/ 작은굽이, 소만곡 /작은굽이, 소만(곡)

작은굽이, 소만곡 | lesser curvature
위는 위에서 아래로 약간 꺾여 있는데 이때 꺾임으로 인해서 생긴 작은 면.

rugae /rú:gi/ 추벽, 주름

추벽, 주름 | rugae
위 내벽의 주름.

greater omentum /gréitər ouméntəm/ 큰그물막, 대망 /큰그물막, 대망, 위결장망막

큰그물막, 대망 | greater omentum
위의 창자사이막(장간막) 일부에 있는 후위사이막이 위의 큰그물에서 아래쪽으로 늘어져 앞복벽 바로 뒤에서 앞치마 모양을 한 복막의 큰 주름. 매우

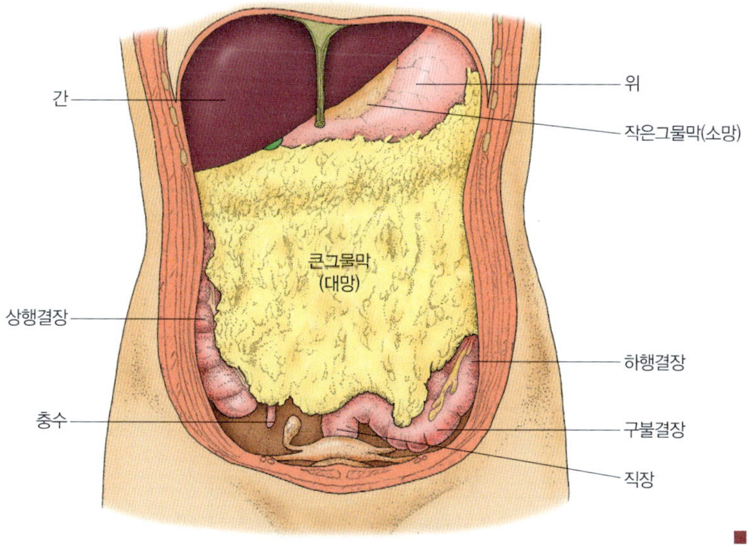

■ 큰그물막

얇은 그물 모양을 하고 있어 이런 명칭이 붙었다. 발생학적으로는 앞뒤 2엽이 있고, 뒤엽은 위쪽에서 횡행결장과 결합되어 있다.

장, 복막

장 [동]창자 | intestine, bowel

소화관 중에서 위로부터 계속되는 가늘고 긴 관. 소장과 대장으로 대별된다. 소장은 다시 십이지장 · 공장 · 회장으로 구별되고 대장은 맹장 · 결장 · 직장으로 나뉜다.

intestine, bowel /intéstin, báuəl/
장 [동]창자 /창자, 장, 장관

소장 [동]작은창자 | small intestine

위와 대장 사이에 있는 대롱 모양의 소화관. 근육막과 점막으로 이루어지며, 안쪽의 점액막에는 융모가 있어 장액을 분비하여 소화 작용을 하고 꿈틀 · 분절 운동을 하여 영양분을 흡수한다. 장의 몸쪽 부분에 있으며, 직경은 대장보다 작고 길이는 약 6.0 m이며, 위의 날문으로부터 맹장으로 계속된다. 십이지장, 공장, 회장으로 이루어져 있다.

small intestine /smɔ:l intéstin/
소장 [동]작은창자 /작은창자, 소장

십이지장 [동]샘창자 | duodenum

위에 이어서 소장이 시작되는 부위. 길이가 손가락마디 12개를 늘어놓은 것과 같다고 하여 십이지장 이름이 붙여졌다. 그러나 실제 길이는 약 25 cm 정도다. 상부 이하는 내림부, 가로부, 오름부로 이어진다. 십이지장의 내면은 상부를 제외한 전체 장관 내벽의 절반 정도의 옆주름이 잡혀 있는데, 이를 켈크링주름이라고 한다. 또 십이지장하행부에는 췌관과 담관이 개구하고 있다.

duodenum /djù:ədí:nəm/
십이지장 [동]샘창자 /샘창자, 십이지장

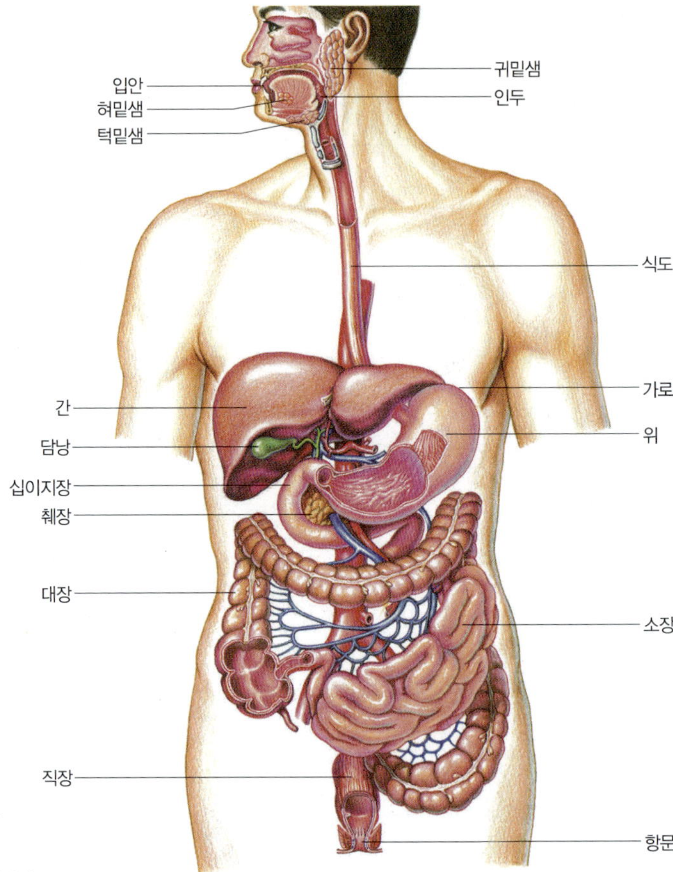

■ 위장관

jejunum /dʒidʒúːnəm/ 공장 [동]빈창자 /빈창자, 공장

공장 [동]빈창자 | jejunum

소장은 십이지장, 공장, 회장의 세 부분으로 구성되어 있는데, 이것의 가운데 부분을 공장이라 하며, 음식물의 소화, 흡수에 관여한다. 공장과 회장은 모양이 매우 꼬불꼬불하여 실제로 펴보면 길이가 7~8 m나 된다. 공장과 회장의 경계는 명확하지 않으며, 앞부분에서 5분의 2를 공장, 나머지 부분을 회장이라 한다. 공장은 회장보다 약간 굵고 장벽이 두꺼우며 점막에 주름과 혈관이 많고 융모가 촘촘하게 나 있다. 시체에서의 공장이 내용물이 아주 적거나 거의 비어 있는 데서 이름이 붙여졌다.

ileum /íliəm/ 회장 [동]돌창자 /돌창자, 회장

회장 [동]돌창자 | ileum

공장에 연결된 소장. 기능은 공장과 유사하지만 공장에 비해서 주름의 수가 적고, 벽이 얇고, 직경이 작다. 소장의 먼 데로 공장에서 맹장 사이에 있는 부분이다. 소장의 약 3/5을 차지하며 복강의 오른쪽아래에 있다. 점막의 돌림주름이 공장보다 드물고, 20~30개의 무리림프소포(파이어반)가 산재하고 있다.

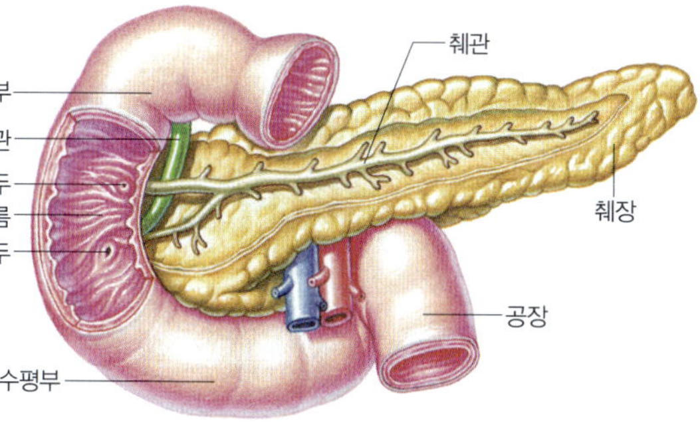

■ 십이지장 주위 구조와 담관, 췌관

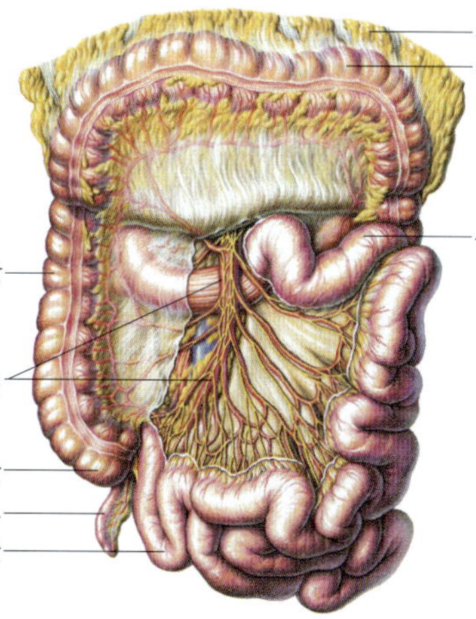

■ 소장과 대장의 일부

대장 [동]큰창자 | large intestine

오른쪽 엉치뼈오목의 맹장에서 시작해서 상행결장 · 횡행결장 · 하행결장 · 구불결장으로 연결되어 직장을 거쳐 항문에서 끝나는 소화관의 부분. 길이는 개인에 따라서 다르나 평균 1.4 m이다. 관강이 가장 넓은 곳은 맹장이며, 그곳에서 항문 쪽으로 갈수록 좁아지고, 구불결장과 직장이 접합되는 곳은 맹장의 1/3 정도 너비밖에 안 된다. 구불결장은 직장과 연결되며, 직장은 항문으로 이어진다.

large intestine /lɑ:rdʒ intéstin/ 대장 [동]큰창자 /큰창자, 대장

맹장, 막창자 | cecum

소장의 말단부에서 대장으로 이행하는 부위에 있는 소화관. 확장된 주머니를 형성하고, 여기에 몸쪽으로는 회장, 먼 쪽으로는 결장과 연결되고 충수가 개구한다.

cecum /sí:kəm/ 맹장, 막창자, 맹관 /막창자, 맹장, 맹관

충수 [동]막창자꼬리 | vermiform appendix

회장과 대장이 이어지는 곳의 막창자의 아래 끝에 붙어 있는 가느다란 관 모양의 돌기. 길이 6~7 cm, 굵기 0.5~1 cm이다. 충수에서 막창자상에 열리는 부분에 반월형의 점막주름(충수판)이 있다.

vermiform appendix /vɔ́:rmifɔ:rm əpéndiks/ 충수 [동]막창자꼬리 /막창자꼬리, 충수

결장 [동]잘록창자 | colon

결장에서 직장쪽으로 연장된 대장의 부분으로서 상행결장, 횡행결장, 하행결장 그리고 구불결장으로 구성된다.

colon /kóulən/ 결장 [동]잘록창자 /잘록창자, 결장

상행결장, 오름(잘록)창자 | ascending colon

오른쪽 복막 뒤에서 올라가는 대장의 부분. 맹장에서 계속하여 위로 향하여 간 가까이에서 횡행결장에 이어진다.

ascending colon /əsendıŋ kóulən/ 상행결장, 오름(잘록)창자 /오름(잘록)창자, 상행결장, 오름결장

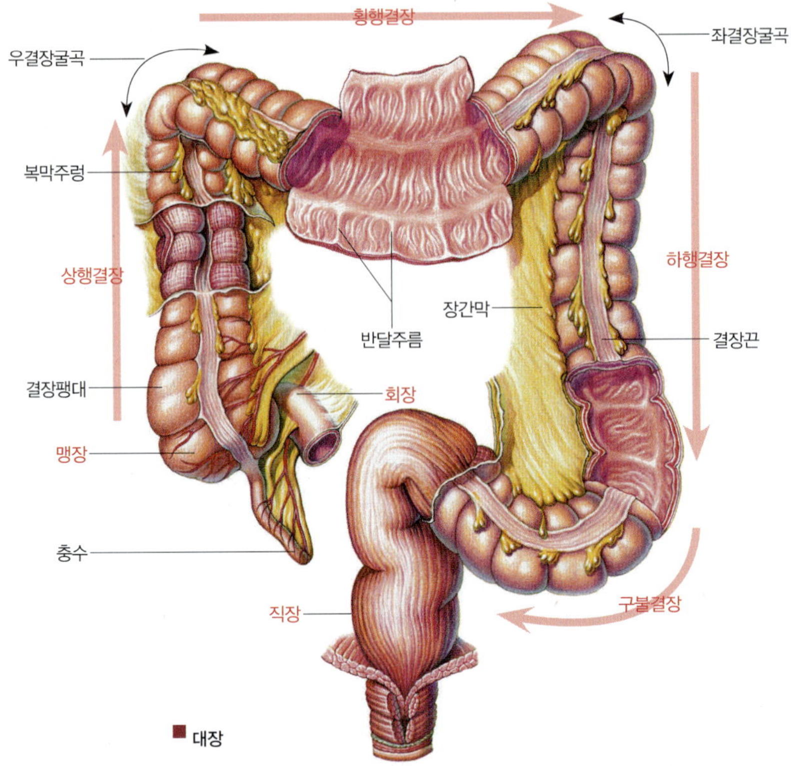

■ 대장

transverse colon /trænsvə́:rs kóulən/ 횡행결장, 가로(잘록)창자
/가로(잘록)창자, 가로결장, 횡행결장

descending colon /diséndiŋ kóulən/ 하행결장, 내림(잘록)창자
/내림(잘록)창자, 내림결장, 하행결장

sigmoid colon /sígmɔid kóulən/ 구불결장, 구불(잘록)창자
/구불(잘록)창자, 에스자결장, S상결장

rectum /réktəm/ 직장 [동]곧창자
/직장, 곧창자

횡행결장, 가로(잘록)창자 | transverse colon
상행결장과 하행결장 사이에 위치하는 것으로 가로로 가는 대장.

하행결장, 내림(잘록)창자 | descending colon
비장의 아래쪽에서 왼결장굽이를 가지고 횡행결장에서 이행해 왼쪽의 후복벽을 내려가서 왼쪽골반오목에 달하는 결장의 일부이다.

구불결장, 구불(잘록)창자 | sigmoid colon
대장의 한 부분으로 좌측 결장에 속하며, 골반 내에 위치한다. 하행결장이 직장으로 이행하는 부위이다. 그리고 직장은 항문과 이어져 대변이 밖으로 배출된다.

직장 [동]곧창자 | rectum
대장의 끝에서 항문에 이르는 곧은 부분. 대변을 저장 · 배설하는 작용을 한다. 구불결장의 연장으로 시작되며 항문에서 끝난다. 항문 바로 위는 항문관이라 하고, 그 위는 직장팽대라고 하며, 직장팽대에는 직장가로주름이 있다.

항문 | anus

직장의 아래 끝부분에서 항문관으로 이어져 외부로 나가게 되는 소화관의 말단부. 이 부분은 고리 모양의 덩어리가 있어 항문판막이라고 한다. 이 항문판막에서 위로 향해 5~8개의 점막의 덩어리가 있고, 이것을 항문기둥이라 하고, 그 사이를 항문굴이라고 한다.

anus /éinəs/ 항문 /항문

항문조임근 | anal sphincter

항문을 조이는 근육으로 바깥항문조임근과 속항문조임근이 있다.

anal sphincter /éinəl sfíŋktər/ 항문조임근 /항문조임근, 항문괄약근

장간막 [동]창자간막 | mesentery

장을 매달아 유지하는 복막의 일부분. 복강 내에 있는 대부분의 내장기관은 복막에 싸여 있으나, 복강 내에서 유리하는 긴 장관을 덮는 복막은 장관의 한쪽에서 두 장이 겹쳐서 장간막이 된다. 다른 한쪽의 가장자리는 후복벽에 유착하여 후복벽 복막으로 이행한다.

mesentery /mésintəri/ 장간막 [동]창자간막 /창자간막, 장간막

결장간막 [동]잘록창자간막 | mesocolon

결장을 후복벽에 고정하고 있는 복막. 오름, 가로, 내림, 구불 또는 골반부로 나눈다.

mesocolon /mèsəkóulən/ 결장간막 [동]잘록창자간막 /잘록창자간막, 결장간막

융모 | villi

소장의 모든 점막을 둘러싸고 있으며, 위, 십이지장을 거쳐 내려온 영양분을 흡수하는 역할을 한다. 내부에는 작은 혈관과 림프관이 있어 영양분을 각 부분으로 옮겨준다. 또 소장의 면적을 넓혀 양분의 흡수를 돕는다.

villi /víllai/ 융모 /융모

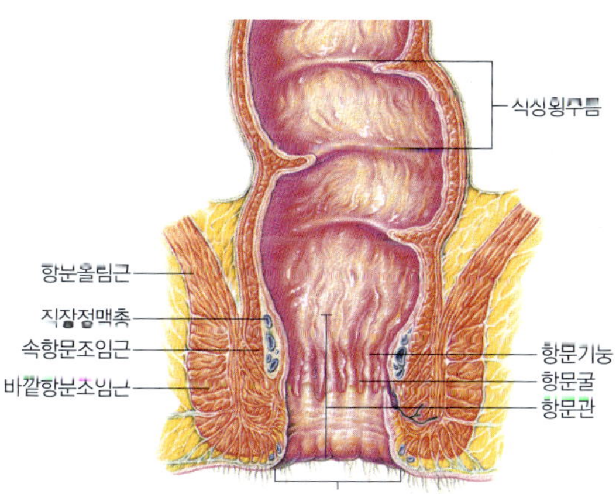

■ 항문

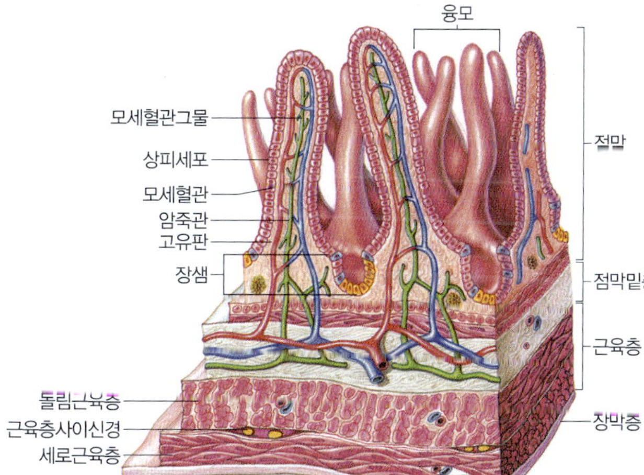

■ 소장벽의 구조

peritoneum /pèritouníːəm/ 복막 [동]배막 /복막, 배막

abdominal cavity /æbdάminl kǽviti/ 복강, 배안 /배안, 복강

복막 [동]배막 | peritoneum

복부 내장을 싸고 있는 장막. 복막은 아주 얇은 상피와 그 밑에 접착하는 결합조직의 층으로 형성되어 있다. 복막 전체는 하나로 되어 복강을 에워싸고 있다. 복벽의 내면을 덮고 있는 부분은 벽복막이라 하고, 내장의 표면을 덮고 있는 부분은 내장복막이라고 한다.

복강, 배안 | abdominal cavity

복막에 의해 둘러싸여 있는 공간. 인체에서 가장 큰 빈 공간으로 인체의 가운데 부분에 위치하며, 위로는 가로막에 의해 가슴안과 구분되고 아래로는 골반강과 접하고 있다. 소화관의 대부분과 간 · 비장 · 췌장 · 신장 · 난소 등이 복골반강에 들어 있다.

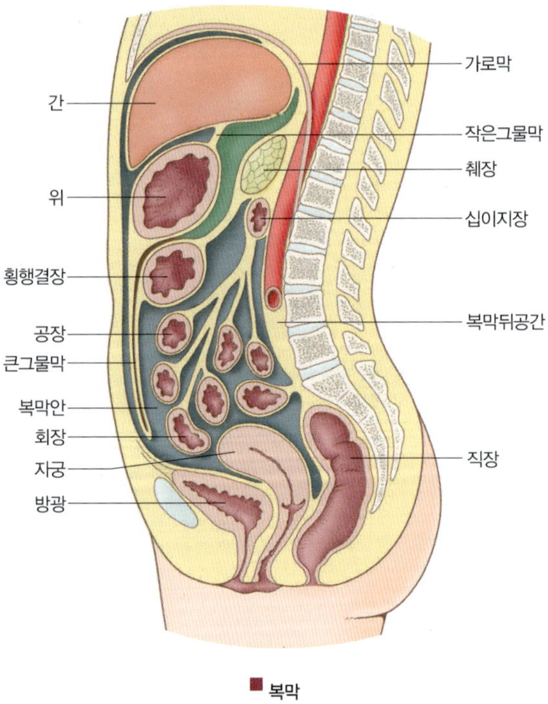

■ 복막

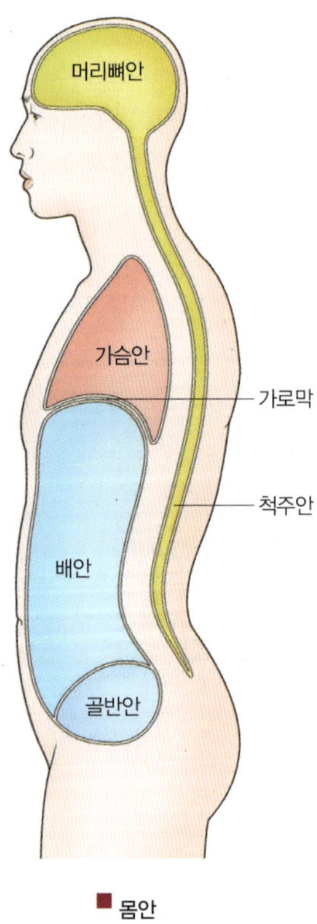

■ 몸안

소화부속기관 | Accessory organs of digestion

소화부속기관으로는 이, 혀, 침샘, 간, 담낭, 췌장이 있다. 이는 음식물을 물리적으로 분쇄해주며 혀는 씹기와 삼키기를 도와준다. 다른 부속 소화기관은 음식물과 직접 접촉하는 일이 전혀 없고 소화액을 생산하고 저장해 주어 그 소화액이 관을 통해 위장관으로 흘러들어가 음식물을 화학적으로 분해하게 해준다.

이, 혀, 침샘

이 | tooth

음식물을 씹는 데 쓰이는 위아래턱 내에 있는 작고 딱딱한 구조. 발생학적으로는 외배엽과 중배엽의 상호작용에 의해 형성되며 상아질을 주체로 하고 있다. 사람에게는 유치와 영구치 두 종류의 치아가 있다. 각각의 치아는 치관과 치근의 두 개의 주요 부뷰을 갖는다.

tooth /tu:θ/ 이 /이, 치, 치아

젖니 [동]유치 | deciduous tooth

유아기에 사용한 뒤 갈게 되어 있는 이. 출생 후 6개월부터 시작하여 3세 전에 모두 나며, 다섯 종류로 상하·좌우 네 개씩 모두 20개이다. 생후 7~8개월부터 약 2년 반 동안에 나와 7~12세에 차례로 빠져서 새로운 치아로 교환되는 치아로, 20개가 있다.

deciduous tooth /disídʒuəs tu:θ/ 젖니 [동]유치 /젖니, 탈락치아

간니 [동]영구치 | permanent tooth

6~7세 무렵부터 나기 시작하는 치아로서 젖니에 갈음하여 나오는 대생치와 제2유구치보다 뒤쪽에 나는 가생치가 있으며 다시 나지 않는 치아를 총칭하여 영구치라 한다. 영구치에는 대생치로서, 32개이며 이들은 가운데 앞니(중절치) 4개, 옆앞니(측절치) 4개, 송곳니(견치) 4개, 제1작은어금니(소구치) 4개, 제2작은어금니 4개와 가생치로서 제1큰어금니(대구치) 4개, 제2큰어금니 4개, 제3큰어금니 4개로 되어 있다.

permanent tooth /pə́:rmənənt tu:θ/ 간니 [동]영구치 /간니, 영구치아

이머리 [동]치관 | crown

치아머리는 해부치아머리와 임상치아머리가 있다. 치아의 주체인 상아질의 주위를 사기질로 덮인 부분을 해부치아머리, 시멘트질로 덮인 부분을 해부치아뿌리, 양자의 경계를 치아목선이라고 한다. 입으로 노출된 부분을 임상치아머리, 숨겨진 부분을 임상치아뿌리라 한다.

crown /kraun/ 이머리 [동]치관 /관, 징, 치이관, (두)정

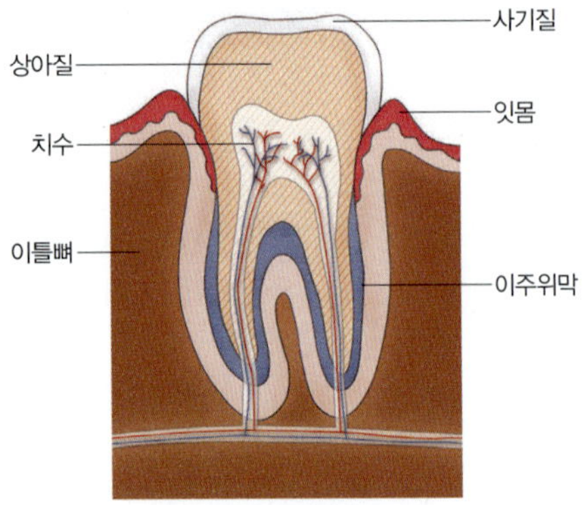

■ 어금니의 세로단면

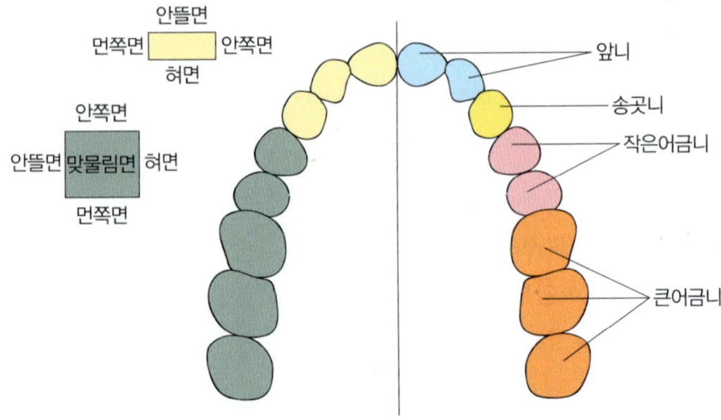

■ 이의 면을 표현하는 용어 위쪽영구치아를 아래쪽에서 본 것

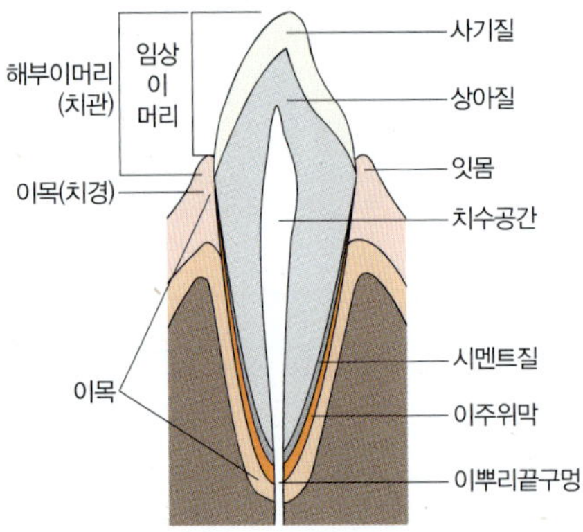

■ 앞니의 세로단면

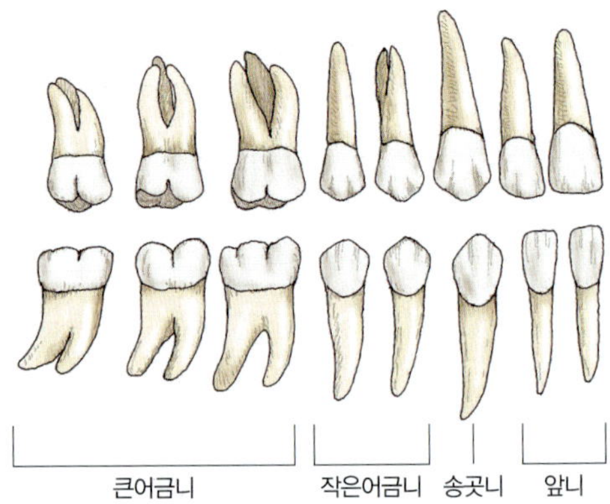

■ 오른쪽 영구치아

alveolus /ælví:ələs/ 이틀, 치조
/이틀, 치조, 조

이틀, 치조 | alveolus

치아가 들어가는 위턱뼈나 아래턱뼈의 구멍.

dental root /déntəl ru:t/ 이뿌리
[동]치근 /치아뿌리, 치근

이뿌리 [동]치근 | dental root

치아에서 시멘트질로 덮여 있는 부분으로 잇몸과 뼈 속에 있는 치아의 부분.

enamel /inǽməl/ 사기질
[동]법랑질 /사기질, 법랑질, 에나멜질

사기질 [동]법랑질 | enamel

치아의 한 부분. 치아관을 피복하는 회백색 반투명의 단단한 물질이다. 치아는 크게 치아관과 치근으로 나눌 수가 있다. 치아관이란 입안내로 돌출하고 있는 치아의 부분이며, 사기질은 치아관을 둘러싸고 있는 아주 단단한 조직으로 우리가 입안에서 직접 볼 수 있는 흰색을 띠는 것이다.

dentin /déntin/ 상아질 /상아질

상아질 | dentin

치아의 구성 주체를 이루며, 치관부는 사기질로, 치근부는 시멘트질로 덮이고, 내부에 치수강을 갖는 경조직이다.

시멘트질 | cementum

치근을 피복한 골질과 같은 경도의 결합조직으로, 사기질 · 시멘트질 경계부로부터 치근첨단부와 근관의 첨단부에 덮여 있고 지주인대의 부착물로서의 역할도 하여 치아의 지지에 도움을 주고 있다.

cementum /siméntəm/ 시멘트질 /시멘트질

1. 속질 2. 치수 | pulp

치아의 내부 즉 치수강과 근관을 채우고 있는 세포성 결합조직으로, 신경 · 혈관 · 림프가 존재하며, 치아에 영양을 공급하며, 외부의 자극에 예민하다.

pulp /pʌlp/ 1. 속질 2. 치수 /속질, 치수, 수질, 수

치수공간 | pulp cavity

치아에서 치수라고 하는 연조직이 들어가는 공간. 치아 외형의 축소형으로 치관에 해당하는 수실(관부치수강)과 치근에 해당하는 치관(근부치수강)으로 나눈다.

pulp cavity /pʌlp kǽviti/ 치수공간 /치수공간

혀 | tongue

입안바닥의 후방에서 전방을 향해 돌출된 큰 횡문근의 덩어리로 입안점막으로 덮여져 있다. 가동성이 풍부하며 음식물의 섭취나 씹기에 관여하는 동시에 발성에 중요한 역할을 하며 또한 미각이나 촉각 등의 감각기로서의 역할을 한다. 혀의 전단부를 혀끝대기, 중앙의 큰 부분을 혀몸통이라고 하며, 혀 등의 후방 1/3 언저리에 있는 분계구에서 뒤를 혀뿌리라고 한다.

tongue /tʌŋ/ 혀 /혀, 설

침샘 [동]타액샘 | salivary gland

입안으로 열리는 샘으로, 큰침샘과 작은침샘으로 이루어진다. 전자에는 귀밑샘, 턱밑샘, 혀밑샘의 세 종류, 후자에는 입술샘, 혀샘, 볼샘, 입천장샘 등이

salivary gland /sǽliveri glænd/ 침샘 [동]타액샘 /침샘, 타액선

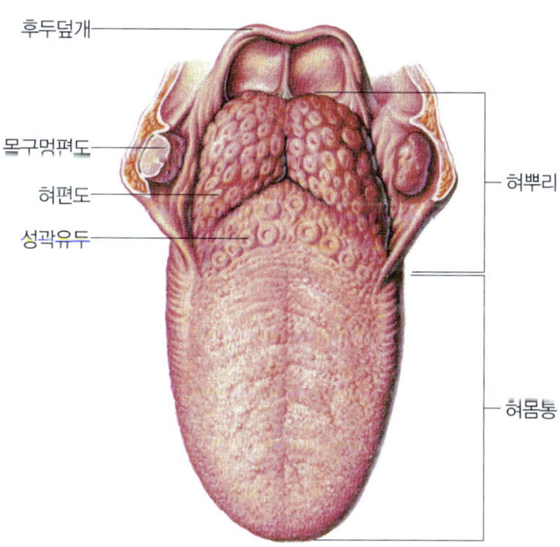

■ 혀등면

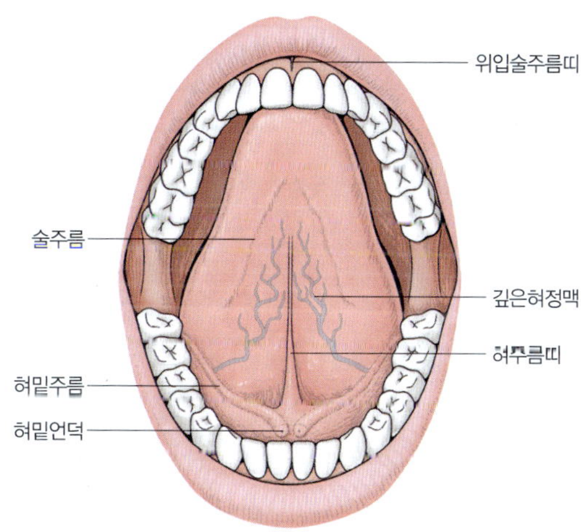

■ 혀밑면

있다. 끝단부의 성상에 따라, 장액샘, 점액샘, 혼합샘 세 종류로 분류된다. 녹말분해효소, 엿당분해효소 등 소화액을 분비한다.

parotid gland /pərátid glænd/ 귀밑샘 [동]이하샘 /귀밑샘, 이하선

귀밑샘 [동]이하샘 | parotid gland

삼대 침샘의 하나로, 가장 크고 역삼각형으로 외이도의 전하방에 있으며 위는 광대활의 밑까지, 아래는 턱뼈각에 달하고 뒤는 귀불의 후방까지 둘려있다. 편평한 3각형이고, 길이 4~5 cm, 너비 3 cm, 두께 2 cm 정도이다.

submandibular gland /sʌ̀bmændíbjulər glænd/ 턱밑샘 [동]악하샘 /턱밑샘, 악하선

턱밑샘 [동]악하샘 | submandibular gland

3대 침샘 가운데 하나이며 귀밑샘 다음으로 크고 턱아래 3각에 위치하며 턱밑샘관(길이 5~6 cm)은 샘의 뒤끝에서부터 턱목뿔근의 뒤가장자리를 돌아 혀밑샘의 안쪽을 지나 혀밑에 개구한다. 대부분이 장액샘이며 일부가 혼합샘이다.

sublingual gland /sʌblíŋgwəl glænd/ 혀밑샘 [동]설하샘 /혀밑샘, 설하선

혀밑샘 [동]설하샘 | sublingual gland

3대 침샘 가운데 가장 작다. 혀밑에서 입바닥점막이 솟아올라서 생긴 혀밑주름 속에 들어있으며 턱목뿔근의 위에 얹혀 있다. 길이 3~4 cm, 폭이 약 1 cm 전후의 가늘고 긴 모양이다.

saliva /səlaívə/ 침 [동]타액 /침, 타액

침 [동]타액 | saliva

큰침샘과 작은침샘에서 입안으로 분비된 액체. 분비량은 턱밑샘이 가장 많으며, 다음으로 귀밑샘, 혀밑샘 순이다. 침의 역할은 씹기와 삼킴을 쉽게 하여 소화흡수를 돕는 데 있다. 나아가 완충, 살균, 청소 등의 희석작용이 있다.

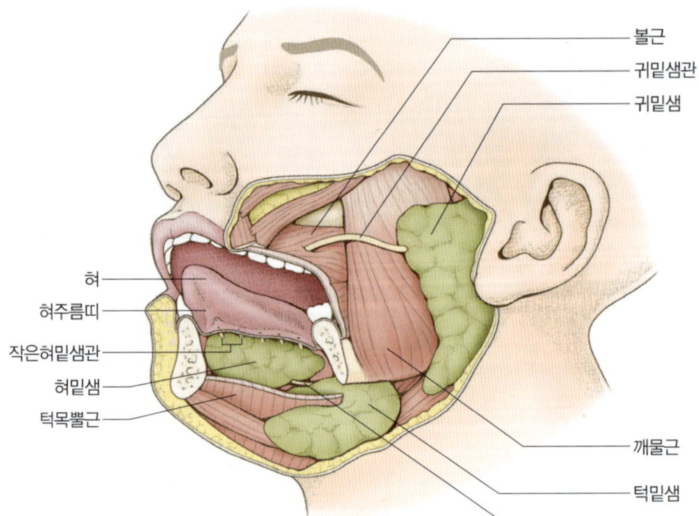

■ 침샘

■ 간, 담낭, 췌장

간 | liver

복강 우측상부에 위치한 암적색의 커다란 장기. 그 반구형으로 융기된 상부 표면은 오른쪽 가로막 밑면에 밀접하게 부착되어 있으며, 간동맥 및 문맥으로부터 이중의 혈액공급을 받는다. 기능에는 혈액의 저장 및 여과, 탄수화물과 단백질, 지방의 대사 및 소화작용뿐 아니라 체내로 흡수된 약물대사, 혈액 속에 침입한 세균의 탐식 및 파괴, 그리고 소화작용을 돕는 담즙의 분비를 조절하는 중추적인 역할을 한다.

liver /lívər/ 간 /간, 간장

담낭관 [동]쓸개주머니관 | cystic duct

총담관과 연결되어 있고 담낭으로부터 담즙이 분비되는 관.

cystic duct /sístik dʌkt/ 담낭관 [동]쓸개주머니관 /쓸개주머니관, 담낭관

총담관, 온쓸개관 | common bile duct

간에서 생성된 담즙이 지나는 통로로 담관 이후의 부위를 말한다. 간에서 만들어진 담즙은 간관, 담관을 거쳐서 담낭에 보관되었다가 총담관을 통해서 십이지장으로 보내진다.

common bile duct /kámən báil dʌkt/ 총담관, 온쓸개관 /온쓸개관, 총담관, 총수담관

화터팽대부 | ampullar of Vater

췌장과 총담관이 십이지장으로 함께 개구하여 담즙과 췌장액을 분비하는 체계의 십이지장에 닿은 끝 부분.

ampullar of Vater /æmpʌ́lə/ 화터팽대부

담낭 [동]쓸개 | gallbladder

간에서 분비되는 담즙을 일시적으로 저장 · 농축하는 주머니. 십이지장 안에 음식물이 들어오면 담즙을 내어 소화를 돕는다. 발생적으로는 담관의 벽이

gallbladder /gɔ́:lblædər/ 담낭 [동]쓸개 /쓸개, 담낭

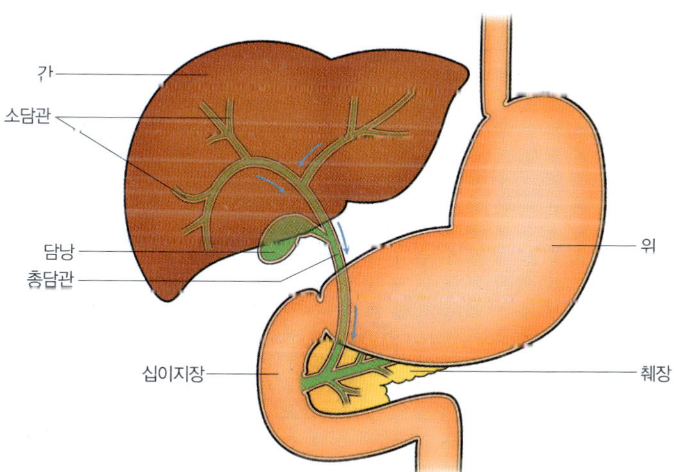

■ 총담관

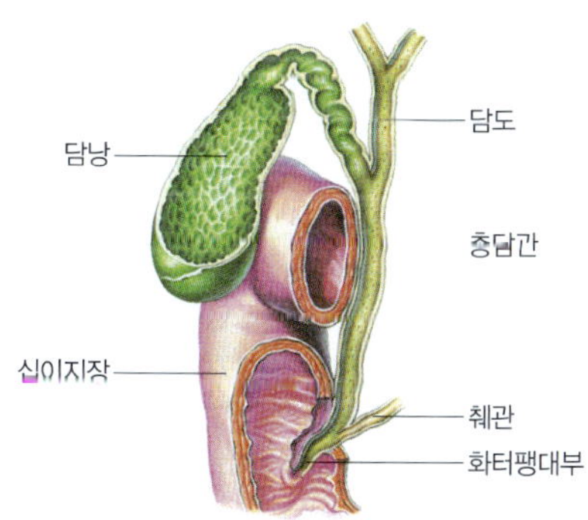

■ 십이지장 주위 구조와 총담관

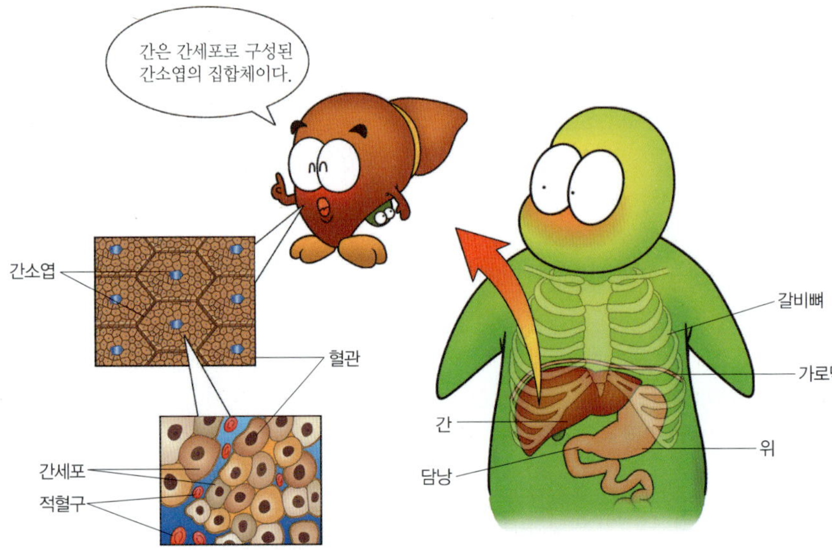

■ 간의 위치와 구조

탄수화물 대사/지방 대사
대사과정을 거친 영양분은 심장을 통해
온몸으로 보내지거나 간에
축적 저장됩니다.

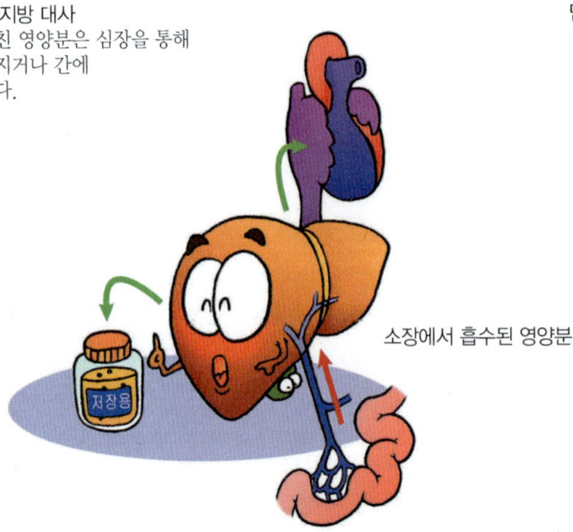

단백질 합성/담즙 생산

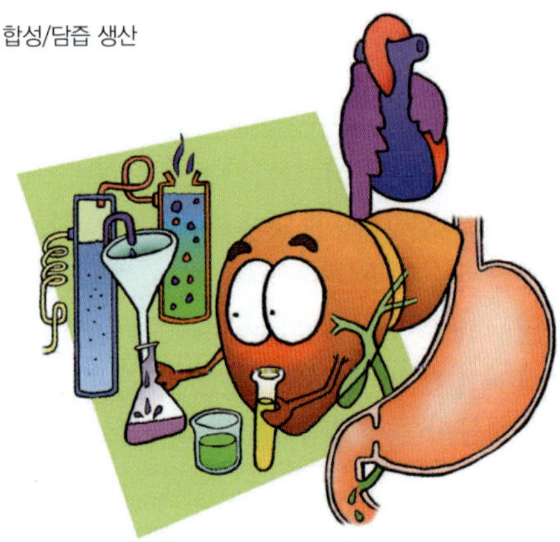

해독작용
특히 단백질의 소화과정에서 발생한
암모니아를 제대로 해독하지 못하면
간성혼수가 발생합니다.

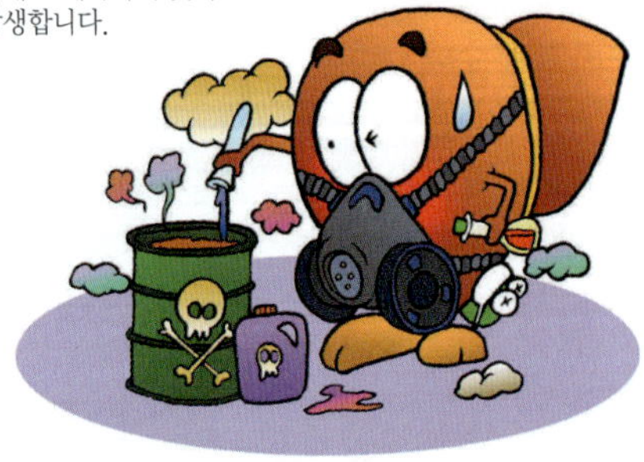

장에서 흡수된 세균 제거

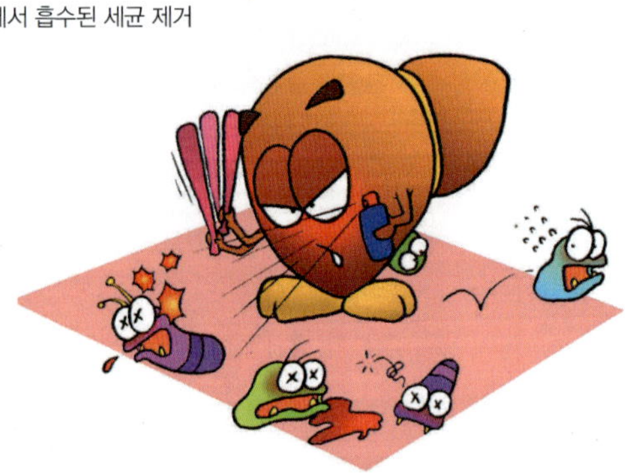

■ 간의 주요 기능

부풀어 형성된 것이며 총담관에 열려 있다. 간의 밑부분에 붙어 있으며, 길쭉한 가지같이 생겼다. 길이 7~9 cm, 너비 2~3 cm, 부피 30~50 mL 정도이다.

담도, 쓸개길 | biliary tract

간에서 만들어진 담즙을 수송하는 관조직의 일부. 간에서 만들어진 담즙은 간관, 담관을 거쳐서 담낭에 보관되었다가 총담관을 통해서 십이지장으로 보내진다. 이처럼 간에서 만들어진 담즙이 십이지장까지 배설되는 길로서 길이는 6~7 cm이며 간관, 담관, 총담관 등으로 이루어져 있다.

biliary tract /bílièri trækt/ 담도, 쓸개길 /담도, 담관, 쓸개길

간문맥계 | hepatic portal system

장에서 간으로 가는 혈관으로 소장에서 혈류로 흡수된 영양분이 문맥을 통하여 바로 간으로 이동한다.

hepatic portal system /hipǽtik pɔ́:rtl sístəm/ 간문맥계

담즙 [동]쓸개즙 | bile

간에서 생성되는 소화분비액. 간에서 만들어진 담즙은 담낭에 비축되어, 총담관을 통하여 십이지장으로 분비된다. 담즙은 탄산수소염을 함유하는 알칼리성이며, 황금길색 또는 녹황색으로 쓴맛이 있다.

bile /báil/ 담즙 [동]쓸개즙 /쓸개즙, 담즙

췌장 [동]이자 | pancreas

비장과 십이지장 사이에서 위 후방으로 퍼져 있는 길이 약 15 cm의 가늘고 긴 장기. 소화기관의 일부분으로 췌장액을 분비한다. 췌장액을 분비하는 샘조직 사이에는 섬 모양의 특수한 조직인 랑게르한스섬이 존재한다. 췌장액은 무색 투명하며 1일 분비량은 평균 700 mg이다.

pancreas /pǽŋkriəs/ 췌장 [동]이자 /이자, 췌장, 지라, 취(장)

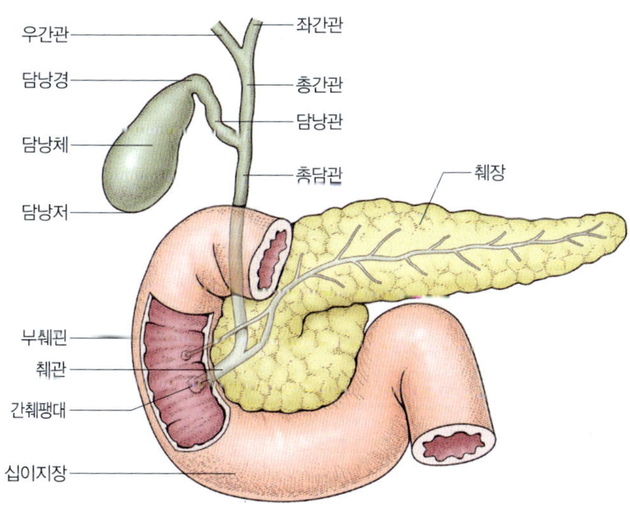

■ 십이지장과 췌장의 관련 구조

pancreatic duct /pǽŋkriǽtik dʌkt/ 췌관

Oddi sphincter /sfíŋktər/ 오디조임근, 오디괄약근

췌관 | pancreatic duct

췌장의 소화 효소를 분비하는 관으로 십이지장으로 가기 전 총담관과 합류된다.

오디조임근, 오디괄약근 | Oddi sphincter

십이지장 유두벽에 위치하여 담즙의 배출을 조절하는 괄약근.

■ 소화 생리

absorption /əbsɔ́:pʃən/ 흡수 /흡수, 흡착

mastication /mæ̀stikéiʃən/ 씹기, 저작 /씹기, 저작

swallowing /swάlouiŋ/ 삼킴 [동]연하 /삼키기, 연하

peristalsis /pèristǽlsis/ 연동운동 /꿈틀운동, 연동

digestion /didʒéstʃən/ 소화 /소화

흡수 | absorption

장·요세관과 같은 조직 안으로 혹은 조직을 통하여 물질을 흡수하는 것.

씹기, 저작 | mastication

음식물을 섭취하여 분쇄하고, 침과 혼합하는 일련의 과정.

삼킴 [동]연하 | swallowing

물질을 입과 인두를 통해서 식도를 지나 위로 보내는 것. 씹어서 형성된 음식 덩어리가 입안 안에서부터 인두, 식도를 거쳐 위로 보내지기까지의 일련의 과정을 말한다.

연동운동 | peristalsis

소화관운동의 하나로, 소화관의 잘록한 부분이 연속적으로 진행하는 수축파를 말한다. 소화관 평활근이 일정한 주기로 자동적으로 강한 수축을 반복함에 따라 발생한다. 연동운동은 하부 식도, 위, 소장, 대장에서 일어난다.

소화 | digestion

섭취한 음식물을 분해하여 영양분을 흡수하기 쉬운 형태로 변화시키는 일 또는 그런 작용. 음식물을 씹는 작용에 의한 기계적 소화와 소화 효소에 의한 화학적 소화가 있다.

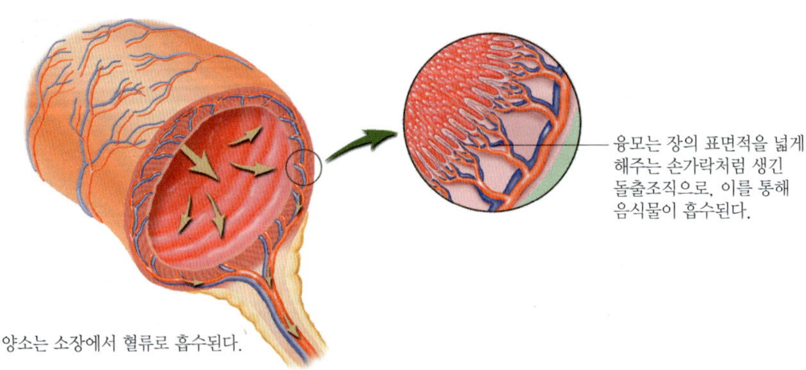

■ 흡수 영양소는 소장에서 혈류로 흡수된다.

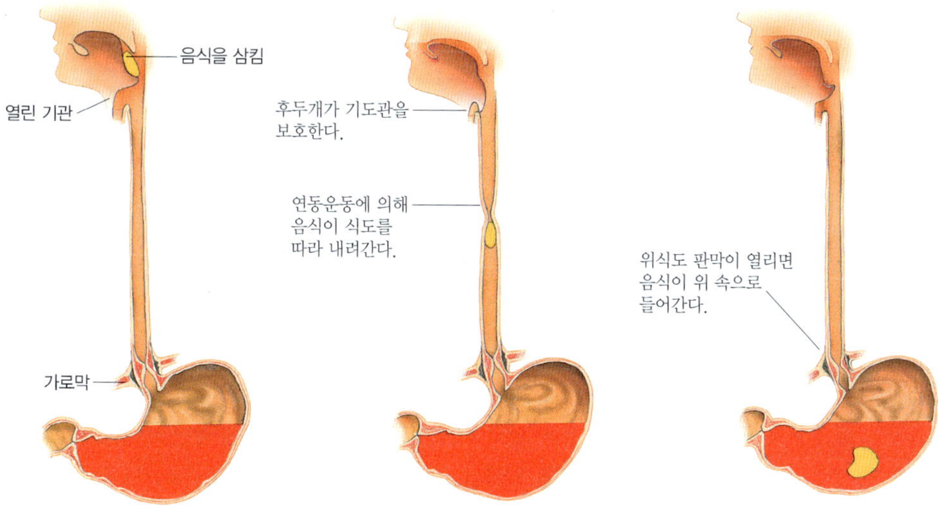

■ 삼키기

소화관 | alimentary canal, alimentary tract

입에서 항문에 이르는 음식의 소화 · 흡수에 관여하는 관상 또는 확대되어 낭상으로 된 부분의 총칭. 소화기관 중 소화샘을 제외한 것이다. 입안 → 인두 → 식도 → 위 → 소장(십이지장 → 회장) → 대장(결장 →직장) → 항문까지 하나로 이어지는 관으로 소장 말단부와 대장이 시작되는 곳의 접점에는 맹장이 연결된다.

alimentary canal /æliméntəri kənǽl/ 소화관 /소화관, 영양관

alimentary tract /æliméntəri/ 소화관 /소화관, 영양관

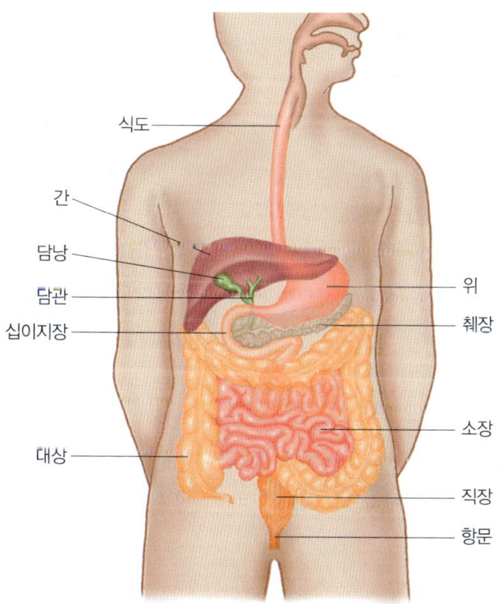

■ 소화는 입에서 시작되며, 위와 소장에서 계속된다.
영양소는 장에서 흡수되며, 남은 물질은 항문을 통해 배출된다.

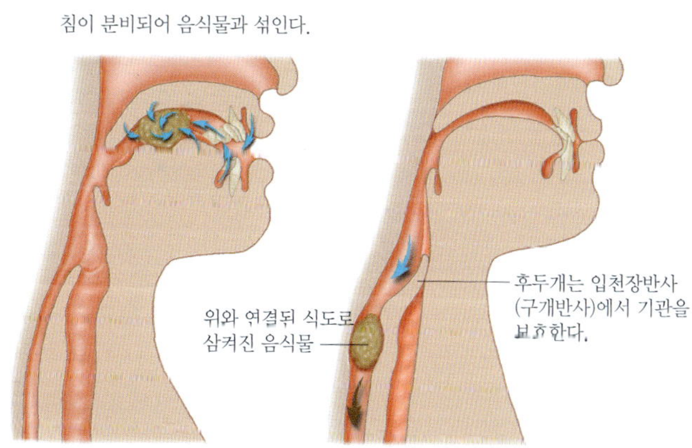

■ 씹는 과정에서 침이 음식물에 섞이게 된다.
이는 음식을 삼키기 쉽게 만들어주며 소화의 시작이다.

gastric juice /gǽstrik dʒúːs/ 위액 /위액

위액 | gastric juice

펩신, 염산, 레닌과 점액소로 구성된 위분비 샘에서 나오는 소화액 분비물. 산도는 강산성(pH 0.9~1.5)이며 악성빈혈과 위암에서는 산이 없다. 위액의 과도한 분비는 점막자극과 소화궤양을 초래할 수 있다.

intestinal juice /intéstinəl dʒúːs/ 장액 /창자액, 장액

장액 | intestinal juice

장의 점막에 분포하는 샘과 조직에서 분비되는 소화액. 에렙신 · 엿당분해효소 · 인베르타아제 등의 효소가 들어 있으며, 분해 중인 음식물에 작용하여 소화 과정을 완결한다.

gastric acid /gǽstrik ǽsid/ 위산 /위산

위산 | gastric acid

위액 속에 들어 있는 산. 특히 염산을 이르며, 병적인 위액은 발효에 의하여 생기는 유기산도 포함하고 있다. 위액 속의 염산은 펩신의 단백질 소화작용에 관여하고, 살균작용도 한다.

digestive enzyme /didʒéstiv énzaim/ 소화효소 /소화효소

소화효소 | digestive enzyme

동물의 소화관 속에서 음식물을 소화시키는 효소. 효소는 생물체 내에서 화학반응을 촉진시키는 단백질을 말하는데, 이 중 소화효소는 소화관 속에서 음식물 속의 고분자 유기화합물을 저분자 유기화합물로 가수분해하는 효소들을 말한다. 입에서는 침, 위에서는 펩신과 염산, 십이지장에서는 췌장액과 담즙, 소장에서는 에렙신 등이 분비된다.

amylase /ǽmileis/ 녹말분해효소 /아밀라(아)제

녹말분해효소 | amylase

디당류를 가수분해하는 효소. 녹말을 엿당, 소량의 덱스트린, 포도당으로 가수분해하는 효소를 통틀어 이르는 말이다.

lipase /láipeis/ 지방분해효소 /지질분해효소, 리파제

지방분해효소 | lipase

글리세린에스테르(특히 지방)를 가수분해하여 지방산을 유리시키는 소화효소. 탄력소분해효소의 일종이다. 췌장액, 위, 소장 등에 존재하며, 지방의 소화흡수에 관여한다.

ptyalin /ptaiǽlin/ 침녹말분해효소, 타이알린 /프티알린

침녹말분해효소, 타이알린 | ptyalin

침 속에 함유되어 있는 녹말분해효소. 녹말을 가수분해하여 엿당으로 만드는 소화효소이며, 이 작용은 입안 내에서는 충분히 진행할 시간이 없고, 보통 위액에서 강한 산성이 될 때까지 15~20분간 위 안에서 소화가 계속된다.

pepsin /pépsin/ 펩신 /펩신

펩신 | pepsin

위액의 단백분해효소. 자연성 또는 변질된 단백의 가수분해를 촉매하여 폴리펩타이드 혼합물을 만든다. 펩신은 산의 존재하에서 또는 펩신에 의한 자가

촉매작용으로 펩시노젠으로부터 생성되며, 물에 잘 녹고, 순수 결정형으로 정제할 수 있다.

트립신 | trypsin

쵀장액에서 분비되는 단백질 분해효소. 비활성의 전구물질인 트립시노젠이 만들어지고 췌장액 속에 분비되어 소장에 운반되면 거기에서 트립시노젠활성화효소 또는 트립신 자체에 의하여 활성화되어 트립신이 된다. 단백질의 소화에 있어서 펩신과 함께 중요한 효소이다.

trypsin /trípsin/ 트립신 /트립신

대변 | feces

장에서 배출되는 배설물로서 세균, 장관에서 떨어져 나온 세포, 소화관으로부터의 분비물, 상당량의 음식물찌꺼기 등으로 이루어진다.

feces /fí:si:z/ 대변 /대변, 분변

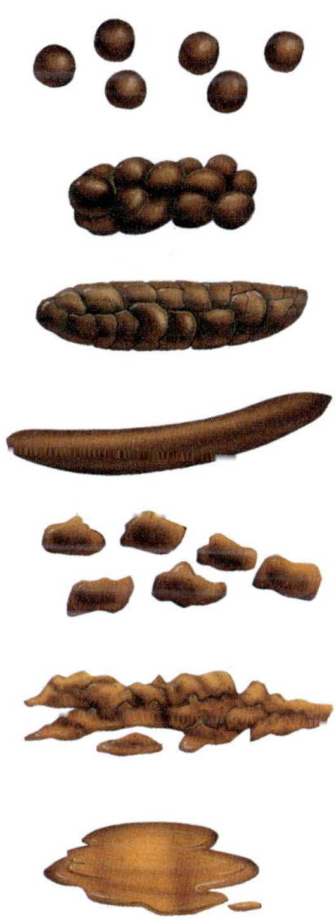

[유형 1]	– 도토리처럼 하나하나 분리된 딱딱한 덩어리 형태의 변
[유형 2]	– 소시지처럼 생겼으나 덩어리로 뭉쳐진 변
[유형 3]	– 소시지처럼 생겼으나 표면에 갈라진 틈이 있는 변
[유형 4]	– 소시지나 뱀처럼 생겼으며 매끈하고 부드러운 변
[유형 5]	– 분명하게 나뉘어 뭉쳐 있는 무른 변
[유형 6]	– 뭉글거리는 형태로 서로 나뉘지 않고 물에 쉽게 풀어지는 변
[유형 7]	– 건더기가 전혀 없는 물변

■ 대변형태 분류

증상 용어

anorexia /ænouréksiə/ 식욕부진 /식욕부진, 입맛없음, 식욕감퇴

식욕부진 | anorexia

음식물에 대한 욕구가 부족하거나 없어지는 것.

aphagia /əféidʒiə/ 삼킴불능 /못삼킴증, 무식증, 삼킴불능(증)

삼킴불능 | aphagia

음식을 목과 식도를 통해 삼키지 못하는 것.

achlorhydria /æklərháidriə/ 무위산증 /위산없음증, 무위산증, 무(염)산증

무위산증 | achlorhydria

위액이 분비되도록 최대의 자극을 한 뒤에 나오는 위분비액 중에 유리염산이 거의 없는 상태. 위점막의 위축 결과로 일어난다.

acholia /əkóuliə/ 무담즙 /담즙없음증, 무담즙(증)

무담즙 | acholia

담도에서 장속으로 들어가는 담즙분비가 없거나 거의 없는 것.

ascites /əsáiti:z/ 복수 /복수, 뱃물

복수 | ascites

복강에 장액성 액체가 괴는 병적 상태 또는 그 액체. 배가 팽만하여지고 호흡 곤란 증상이 나타나는데, 주로 간경화증 · 결핵복막염 · 간매독 · 문맥 혈전증 때에 일어나며 심장병, 신장병의 경과 중에도 볼 수 있다.

abdominal pain /æbdáminl pein/ 복통 [동]배앓이 /복통

복통 [동]배앓이 | abdominal pain

배에 일어나는 통증을 통틀어 이르는 말.

abdominal distention /æbdáminl disténʃən/ 복부팽만 /복부팽만

복부팽만 | abdominal distention

위장관에 가스나 복수 따위가 차서 뱃속이 더부룩하게 부풀어오르는 것.

eructation /irʌktéiʃən/ 트림 /트림

트림 | belching

위에서 생긴 가스가 식도를 통해 입으로 역류하는 현상.

biliary stricture /bílièri stríktʃər/ 담도협착

담도협착 | biliary stricture

담도의 어느 부분이 좁아진 것.

colic /kálik/ 급통증, 산통, 결장-, 대장- /급통증, 산통, 대장의, 결장의

급통증, 산통 | colic

급성 복통. 급격하고 참기 어려운 격심한 통증, 특히 복통을 말한다. 원인은 여러 가지가 있으며, 위 · 장 등의 소화기, 또는 담도 · 신우 · 요관 등 관모양기관의 벽으로 되어 있는 평활근의 경련과 수축, 만성화된 충수염이나 여러 가지 결석 등도 급통증과 같이 고통을 주는 일이 있다.

변비 | constipation

3일에 1번 이하의 빈도로 대변을 보는 것. 대개 배변의 정상적인 횟수는 1일에 3번에서 3일에 1번 사이이다.

constipation /kὰnstipéiʃən/ 변비 /변비(증)

담즙정체 | cholestasis

담즙 흐름의 정지 또는 억제. 담즙의 흐름이 손상될 때 나타나게 되는데, 원인은 간 속에 있는 것과 간 밖에 있는 것으로 구분한다. 가장 흔한 원인으로는 간염, 독성 약물, 알코올성 간질환이며, 간 밖의 원인으로는 총담관 결석과 췌장암이 대표적이다.

cholestasis /kòulistéisis/ 담즙정체 /쓸개즙정체, 담즙울체, 담즙분비정체

설사 | diarrhea

대변에 포함된 수분의 양이 많아져서 물 같은 대변을 보는 것. 소화 불량이나 세균 감염으로 인해 장에서 물과 염분 따위가 충분히 흡수되지 않을 때나 소장이나 대장으로부터의 분비액이 늘어나거나 장의 연동운동이 활발해졌을 때 일어난다.

diarrhea /dáiəríːə/ 설사 /설사

소화불량 | dyspepsia, indigestion

먹은 음식을 위나 장에서 잘 받아들이지 못하여 영양분을 흡수하지 못하는 증상. 과음, 과식, 부패물의 섭취, 감염, 피로 따위가 원인이 되어 일어나며 식욕 부진, 복통, 구토, 설사 따위의 증상을 보인다.

dyspepsia /dispépsiə/ 소화불량 /소화불량

삼킴곤란 [동]연하곤란 | dysphagia

삼키는 것이 어려운 것으로, 전혀 삼키지 못하는 것부터 여러 정도가 있다. 삼킴의 과정에서 음식을 목으로 보내는 이동, 인두에서의 삼킴반사, 식도에서 위로 보내는 이동에 장애가 일어나는 경우를 말한다.

dysphagia /disféiʒiə/ 삼킴곤란 [동]연하곤란 /삼킴곤란, 연하곤란, 삼키기곤란

빠른비움증후군, 덤핑증후군 | dumping syndrome

부분적 위절제 또는 위공장연결을 받은 환자에게서 음식을 먹은 후에 일어나는 증후군. 명치 부분의 팽만감과 압박감 · 구역 · 구토 등의 복부증상 외에 탈력감 · 현기증 · 발한 · 가슴뜀 등 순환장애 증상이 따른다.

dumping syndrome /dʌ́mpiŋ síndroum/ 빠른비움증후군, 덤핑증후군 /빠른비움증후군, 덤핑증후군, 낙하증후군

명치통증 | epigastric pain

복부 가운데 명치 부분의 통증.

epigastric pain /èpigǽstrik pein/ 명치통증 /상복부통(증)

트림 | eructation

위 속의 가스가 식도를 지나 입안에서 반사적으로 소리를 내며 역류하는 현상. 공기삼킴증일 때나 탄산음료를 마신 후 또는 위 속에 대량의 가스를 생성하는 경우에 호소하는 수가 많다.

eructation /irʌktéiʃən/ 트림 /트림

flatus /fléitəs/ 1. 위장(관)가스 2. 방귀 /방귀, 위창자가스, 팽만

1. 위장(관)가스 2. 방귀 | flatus

항문으로부터 방출된 가스체. 장내용물의 발효에 의해 생겨난 가스와 음식물과 함께 입을 통해 들어간 공기가 혼합된 것이다. 위장관 내에 기체 또는 공기가 차 있는 것.

glycosuria /glàikəsjú:riə/ 당뇨 /당뇨

당뇨 | glycosuria

정상 소변에서 극히 미량으로만 함유되는 당이 검출될 정도로 함유되어 있는 소변. 그런 소변의 당은 대개 포도당이며, 혈액 속의 포도당 농도가 이상적으로 높아졌을 때 신장의 요세관이 당을 재흡수하는 기능이 약해져 소변 속에 섞여 나온다. 흔히 볼 수 있는 것이 당뇨병이다.

hematemesis /hì:mətémisis/ 토혈, 혈액구토 /토혈(증), 혈액구토

토혈, 혈액구토 | hematemesis

소화관 내에서 대량으로 출혈하여 토하는 일. 많은 경우가 위로부터의 혈액 토출인데, 때로는 식도 · 십이지장으로부터 토출되는 경우도 있다. 토혈하는 병으로 대표적인 것으로는 위궤양(십이지장궤양)을 비롯하여 위염 · 위암, 식도정맥자루 파열, 식도염 등이다.

hyperchlorhydria /hàipərklɔ:rhídriə/ 위산과다(증) /과다염산(증), 과염산(증)

위산과다(증) | hyperchlorhydria

위세포에서 염산이 과잉으로 분비되는 상태.

hypochlorhydria /hàipəklɔ:rhídriə/ 위산저하(증) /저염산(증), 감산증, 저산증

위산저하(증) | hypochlorhydria

위액 속에 들어 있는 염산의 함유량이 줄어든 상태. 분비의 감소 혹은 결핍에 의한다.

hyperglycemia /hàipərglaisí:miə/ 고혈당 /고혈당(증), 과혈당(증)

고혈당 | hyperglycemia

혈액 속의 포도당 농도(혈당치)가 비정상적으로 상승한 상태. 새벽 공복 시의 혈당치가 140 mg/dL 이상의 경우를 말한다. 혈당치는 음식의 섭취에 따라 변동

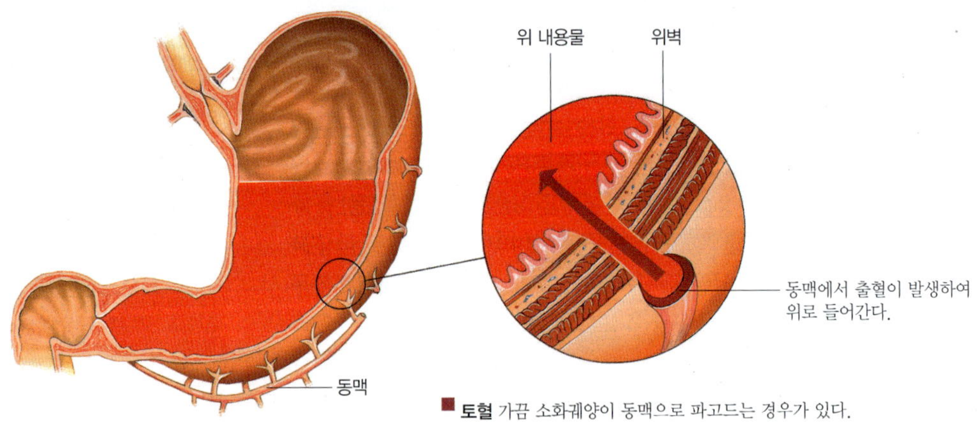

■ **토혈** 가끔 소화궤양이 동맥으로 파고드는 경우가 있다.

하며, 정상인은 이것이 70 mg/dL 이하로 되거나, 170 mg/dL 이상으로 되는 일은 거의 없다. 공복 시의 혈당치는 보통 80~120 mg/dL이다.

저혈당(증) | hypoglycemia

혈액 속의 당량이 병적으로 감소되어 있는 상태. 정상인의 경우 이른 아침 공복 시 혈당치는 60~100 mg/dL이며 식후에도 160 mg/dL 이하이다. 그런데 혈당치가 50 mg/dL 이하로 떨어진 경우 저혈당이라고 하고, 이로 인해 신경증세가 나타나는 것을 저혈낭증이라 한다. 식은땀 · 기슴뜀 · 공복감 · 탈력감 · 현기증 등의 증세가 나타나고, 심하면 전신경련 · 혼수에 빠지며, 오래 계속되면 사망한다.

hypoglycemia /hàipəglaisíːmiə/ 저혈당(증) /저혈당(증)

고콜레스테롤혈증 | hypercholesterolemia

콜레스테롤의 과잉섭취나 콜레스테롤 대사장애로 인해 혈액 속의 콜레스테롤이 정상치를 넘은 상태. 흔히 신증후군 · 담도폐색 · 갑상샘저하증 · 동맥경화증 등에서 볼 수 있다.

hypercholesterolemia /hàipərkəlèstəroulíːmiə/ 고콜레스테롤혈증 /고콜레스테롤혈증

저콜레스테롤혈증 | hypocholesterolemia

혈액 중의 콜레스테롤 함량이 비정상적으로 감소된 상태.

hypocholesterolemia /hàipəkəlèstəroulíːmiə/ 저콜레스테롤혈증 /저콜레스테롤혈(증)

고빌리루빈혈증 | hyperbilirubinemia

혈액 속에 있는 담즙색소인 빌리루빈의 총 농도가 정상보다 많아진 상태. 빌리루빈에는 글루크론산과 화합한 직접빌리루빈(0.4 mg/dL 이하)과 그렇지 않은 간접빌리루빈(0.8 mg/dL 이하)의 두 종류가 있는데, 혈액 속의 두 빌리루빈을 합한 총 농도가 정상수치인 1.2 mg/dL보다 많아진 것을 말한다.

hyperbilirubinemia /hàipərbìlirùːbiníːmiə/ 고빌리루빈혈증 /고빌리루빈혈증, 과빌리루빈혈증

혈액복막 | hemoperitoneum

복강 내에 혈액이 저류되어 있는 것.

hemoperitoneum /hìːmoupèritouníəm/ 혈액복막 /혈액복막, 혈복강, 복강내출혈(증)

간비대 | hepatomegaly

간이 정상보다 크게 된 상태. 여러 가지의 간염, 지방간, 울혈, 간경화증, 간암, 담도병, 혈액병, 대사병(축적병) 등에서 보는 일이 많다.

hepatomegaly /hèpətəmégəli/ 간비대 /간비대, 간종대

대변실금 | fecal incontinence

항문조임근의 수의적 조절이 되지 않아 대변이나 방귀가 불수의적으로 일어나는 것.

fecal incontinence /fíːkəl inkántinəns/ 대변실금 /대변실금, 대변새기, 분실금

흑색변 | melena

장관에서의 출혈. 선혈 또는 그에 가까운 것이 항문에서 배출되는 경우, 흑갈색의 타르와 같은 변이 배출되는 경우, 육안으로는 변이 정상이지만 잠혈반응으로 혈액이 증명되는 경우로 나누어진다. 대변 속에 보이는 혈액은, 입안

melena /melíːnə/ 흑색변 /흑색변

에서 위를 통하여 항문에 이르는 모든 소화관의 어딘가에 출혈이 있다는 것을 의미한다. 대변이 붉은 색을 띨 때 출혈(혈변)은 소화관의 하부, 즉 공장 이하의 출혈이다.

malaise /mæléiz/ 병감, 불쾌감 /권태(감), 병감, 불쾌, 무력증

병감, 불쾌감 | malaise

단순히 따분함만을 뜻하지는 않으며, 몸에 이상이 있는 것 같다는 불확실한 감정을 의미한다. 이유를 알 수 없는 발열 등에서 많이 동반되며, 단순히 환자의 감정상태만을 나타내므로 이것이 곧 병이 있다는 것을 의미하지는 않는다.

nausea /nɔ́:ziə/ 구역, 메스꺼움 /욕지기, 구역, 오심, 구기

구역, 메스꺼움 | nausea

구토에 앞서서 목이나 앞가슴에 느끼는 메스꺼운 느낌. 그러나 반드시 구토가 수반되는 것은 아니다.

obstipation /àbstipéiʃən/ 난치변비 /된변비, 변비(증)

난치변비 | obstipation

정상적으로 배변이 이루어지지 않는 증상. 변비는 건강할 때에 비하여 변이 굳고 건조하며, 배변의 횟수와 변의 양이 감소되어 불쾌감이나 생리적 장애를 수반하는 증상이 있는 경우를 말한다.

pruritus ani /pruəráitəs ɑ́:ni/ 항문가려움

항문가려움 | pruritus ani

항문부의 가려움증.

steatorrhea /stì:ətərí:ə/ 지방변 /지방변증, 지방설사

지방변 | steatorrhea

대변 중에 과량의 지방이 존재하는 것. 흡수불량 증후군에서 볼 수 있다. 흡수장애에 의해 지방이 변에 섞여 나오는 것으로 영양분중 시방은 탄수화물이나 단백질보다 과정이 매우 복잡하고 과정 하나하나가 흡수에 필요불가결하기 때문에 어느 한 과정이라도 결함이 있으면 흡수장애가 초래된다.

tenesmus /tənézməs/ 뒤무직 /뒤무직, 후중(기), 이급후중

뒤무직 | tenesmus

대변을 보고 나서도 또 대변을 보고 싶은 느낌. 즉, 이질의 증상. 배변하기 전에는 배가 아프고 급하여 참기 어려우며 일단 배변을 하더라도 시원하게 되지 않고 뒤가 묵직한 느낌이 있다.

tympanites /tìmpənáiti:z/ 기체팽만 /가스팽만, 가스팽만음, 고창(증), 고장

기체팽만 | tympanites

복막염이나 장티푸스의 경우와 같이 장관 내, 또는 복강 내에 가스나 공기가 차서 복부가 팽창되어 있는 것.

vomiting /vámitiŋ/ 구토 /구토
emesis /éməsis/ 구토 /구토

구토 | vomiting, emesis

위의 내용물이 식도와 입안을 거쳐 갑자기 입 밖으로 토해내는 현상. 구토는 설사처럼 위속의 유독물질 제거를 위한 생리현상이기도 하나, 그 밖에 정신적

자극, 귀의 평형감각을 담당하는 기관인 안뜰의 자극, 후두자극, 항암제 투여, 방사선 치료 등으로도 나타난다.

입안마름증, 구강건조증 | xerostomia

침분비량의 감소로 인해 입안이 고도로 건조되는 상태이다. 원인으로는 ① 침의 분비장애, ② 전신 및 계통질환에 수반되는 것, ③ 입안점막의 건조, ④ 정신 · 심인성: 긴장, 흥분, 짜증 등으로 인해 입안의 건조가 발생된다.

xerostomia /zìərəstóumiə/ 입안마름증, 구강건조증 /입안마름증, 구강건조증, 구내건조증

진단 용어

■ 입안, 인두

염(증) | inflammation

생체에 해로운 자극에 대한 방어반응이며 자극이 가해지고 나서 수복과정까지의 모든 경과를 가리킨다. 물리적 자극, 기계적 자극, 화학적 자극, 생물학적 자극 등이 원인이다. 제1기는 혈관의 확장과 혈관투과성의 항진, 제2기는 백혈구의 유주와 점착, 제3기는 육아조직의 형성과 혈관의 신생을 보여 준다. 국소증상은 발적, 부기, 열감, 통증, 기능장애 등의 징후가 있으며, 급성염증에서는 그 모두가 발견되지만 만성염증에서는 그 징후가 경감되어 있다.

inflammation /ìnfləméiʃən/ 염(증) /염(증)

아프타입안염, 아프타구내염 | aphthous stomatitis

입안의 점막부에 발현하는 것으로서 윤곽이 뚜렷하고, 홍반이 있는 통증성 괴양이 수반되는 병. 점막의 외상이나 포진바이러스 등에 기인한다. 그 밖에 원인불명의 재발성 아프타구내염이나 베체트병 등에서도 전신점막에 아프타가 나타난다.

aphthous stomatitis /ǽfθəuz stòumətáitis/ 아프타입안염, 아프타구내염 /아프타입안염, 아프타(성)구내염

입술염 | cheilitis

입술을 침범하는 모든 종류의 염증. 즉, 염증이나 피부가 갈라져서 나타나는 입술의 비정상적인 상태를 말한다. 햇빛에 과다하게 노출되거나, 민감성 화장품에 대한 알레르기성, 비타민 부족 등의 여러 가지 원인이 있다.

cheilitis /kailáitis/ 입술염 /입술염

잇몸염 [동]치은염 | gingivitis

잇몸의 염증. 잇몸은 입안점막의 일부이므로 같은 병터가 잇몸과 구강점막의 다른 부위에 동시에 존재하는 경우는 구내염이라고 하고,

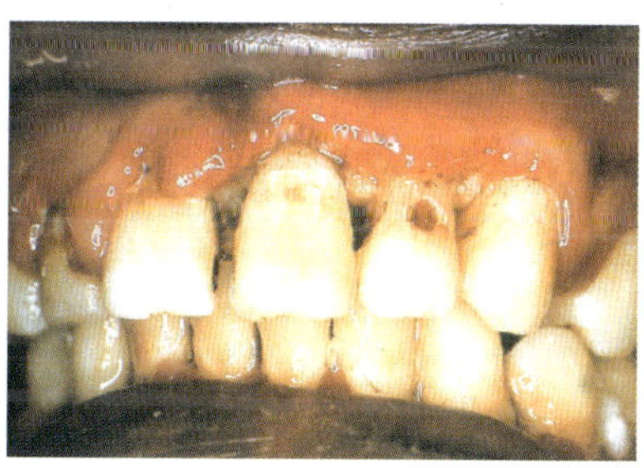

■ 잇몸염

gingivitis /dʒìndʒiváitis/ 잇몸염 [동]치은염 /잇몸염, 치은염, 치육염

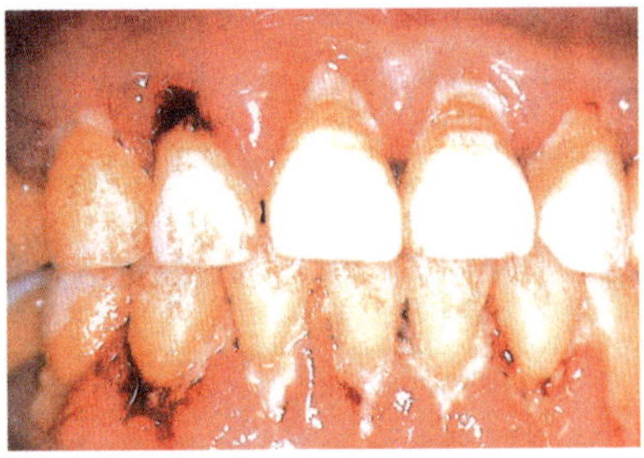

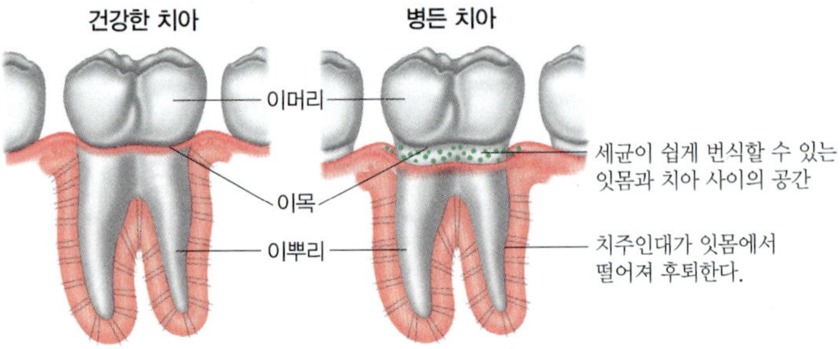

■ **치주병** 치주병은 치아를 뼈에 고정시키고 있는 인대가 세균에 의해 손상을 입어 인대와 지지하고 있는 뼈가 잇몸 밑으로 후퇴함으로써 발생한다.

잇몸 가장자리에 생기는 염증은 잇몸염이라고 한다.

periodontal disease /pèriədántl dizí:z/ 치주병, 치주질환 /치주병, 치근막병

치주병, 치주질환 | periodontal disease

치주조직의 기능을 침해하는 병적 상태. 치주조직을 파괴하는 신생물이나 대사질환은 포함되지 않는다. 대부분의 치주병은 판 안에 있는 세균으로 인한 염증이며 잇몸염과 치주염으로 대별된다(그림).

glossitis /glasáitis/ 혀염, 설염 /혀염, 설염

혀염, 설염 | glossitis

혀의 염증. 혀가 붉어지고 따끔따끔하며 작은 수포나 균열이 생기는 경우도 있으며, 점막이 위축하거나 유두가 소실된다. 혀끝이나 혀의 가장자리에 흰빛 또는 회백색의 반점이 생기며 고열, 궤양 등을 일으킨다.

stomatitis /stòumətáitis/ 입안염, 구내염 /입안염, 구내염

입안염, 구내염 | stomatitis

입안 조직에 생기는 염증. 종류로는 단순성 구내염, 궤양성 구내염, 아프타성 구내염 등이 있으며 이중 아프타성 구내염이 중요하다.

thrush /θrʌʃ/ 아구창, 구강칸디다증 /아구창, 흰꾸리, 백반창

아구창, 구강칸디다증 | thrush

입안의 아프타형성, 또는 백색반을 특징으로 하는 입안점막의 칸디다증. 소모병, 영양장애 등으로 체력이 저하된 젖먹이 유아에서 볼 수 있으며 입안점막에 백색의 위막이 형성되는 질환이고 칸디다알비칸스의 감염으로 인해 발병한다.

candidiasis /kæ̀ndidéisis/ 칸디다증 /칸디다증

칸디다증 | candidiasis

칸디다속의 곰팡이에 의한 감염병. 피부, 입안, 기도나 질 등 점막 또는 축축한 부분에 상재하는 진균인 칸디다속의 *Candida albicans*가 원인이며 통상적으로 소모성질환을 앓고 있거나 면역억제제를 투약받고

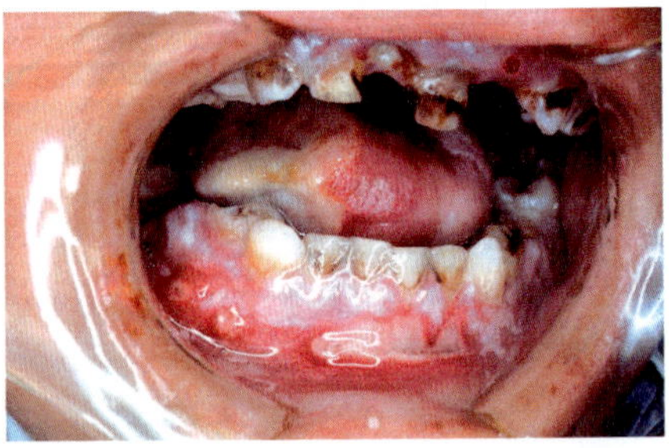

■ **칸디다증** 입안

있는 환자와 같이 면역기능이 저하되거나 결핍되었을 때 감염을 일으키는 대표적인 기회감염병이다.

아데노이드 | adenoid

인두편도가 커진 것으로 코의 깊숙한 안쪽(상인두의 후상벽)에 있다. 3~4세 경부터 나타나서 어느 정도의 크기가 되지만 14~15세가 되면 없어진다. 증세는 코가 막혀서 입으로 호흡을 하게 되고, 말이 분명하지 못하다.

adenoid /ǽdinɔid/ 아데노이드

아데노이드편도염 | adenotonsillitis

아데노이드와 편도를 동시에 침범하는 염증.

adenotonsillitis /ædinoutànsiláitis/ 아데노이드편도염

편도염 | tonsillitis

편도, 특히 입천장편도의 염증. 감기에 걸리거나 환절기 때, 과로 따위의 이유로 생긴다. 편도가 벌겋게 붓고 음식물을 넘기기 힘들게 된다. 사슬구균 감염에 의한 것이 대부분으로 열, 두통, 목부위, 림프절비대를 동반한다.

tonsillitis /tànsiláitis/ 편도염 /편도염

편도주위고름집 | peritonsillar abscess

입천장편도의 결합조직피막과 근육성편도 사이에 생기는 고름집. 편도염의 합병증으로 생기며 심한 통증을 동반한다.

peritonsillar abscess /peritánsilə ǽbses/ 편도주위고름집 /편도주위고름집, 편도주위농양

편도비대 | hypertrophy of tonsil

편도가 여러 가지 원인으로 정상보다 커지는 것.

hypertrophy of tonsil /hàipərtrǽfi tánsil/ 편도비대

괴사성잇몸염, 괴사성치은염 | necrotizing gingivitis

궤양, 출혈, 고열 및 림프절 비대를 동반하는 잇몸의 통증성 염증질환.

necrotizing gingivitis /nékrətàiziŋ dʒìndʒiváitis/ 괴사성잇몸염, 괴사성치은염

귀밑샘염 [동]이하샘염 | parotitis

멤프스 바이러스나 콕사키바이러스와 같은 바이러스 또는 황색포도알균을 포함한 세균에 의하여 일어나는 귀밑샘의 염증.

parotitis /pæ̀rətáitis/ 귀밑샘염 [동]이하샘염 /귀밑샘염, 이하선염

볼거리, 유행귀밑샘염 | epidemic parotitis

주로 소아에서 일어나고, 그 결과로 지속성 면역을 주는 전염성의 *paramyxovirus* 질환. 호흡기에 의해서 감염되는데, 가장 농후한 바이러스감염은 침샘 내에 생기며, 특히 턱밑샘이나 혀밑샘보다도 귀밑샘이 더욱 심하다. 잠복기는 18~22일이다.

epidemic parotitis /epidémik pæ̀rətáitis/ 볼거리, 유행귀밑샘염 /볼거리, 유행귀밑샘염, 유행성이하선염

침샘염 | sialadenitis

여러 원인에 의해 침샘에 염증이 생기는 것. 특히 귀밑샘, 턱밑샘, 혀밑샘에 염증이 생기는 것.

sialadenitis /sàiəlæ̀dináitis/ 침샘염 /침샘염, 타액선염

sialolithiasis /sàiəlouliθáiəsis/ 침샘결석증 /침돌증, 타석증

침샘결석증 | sialolithiasis

침 배설관 내에서 탈락상피나 이물이 핵이 되어 침샘체 내 또는 도관 내에 석회화 침착이 일어나, 돌이 된 것을 침샘결석이라고 한다. 턱밑샘에 발생하는 것이 전체 돌의 약 80%를 차지한다.

pharyngitis /fæ̀rindʒáitis/ 인두염 /인두염

인두염 | pharyngitis

세균이나 바이러스의 감염 등에 의한 인두점막 및 림프조직의 급성염증으로 인두의 점막이 붓고 헐어 목이 쉬는 병. 삼킴통증, 발열 따위의 증상을 보이며, 급성과 만성이 있다.

congenital anomaly /kəndʒénitl ənάməli/ 선천이상

선천이상 | congenital anomaly

ankyloglossia /æ̀ŋkiləglάsiə/ 혀유착증, 설소대단축증 /혀유착증, 설소대단축(증), 설구착증, 단설소대증

혀유착증, 설소대단축증 | ankyloglossia

선천적으로 설소대가 짧은 증상으로 설소대 절개술로 치료한다.

cleft palate /kleft pǽlit/ 입천장갈림증, 구개열 /입천장갈림증, 구개열, 구개파열

입천장갈림증, 구개열 | cleft palate

태생기의 위턱돌기로부터 발생되는 입천장돌기(바깥쪽 입천장돌기)가 좌우 유합되는 부분에 일치하여 생기는 갈라짐 기형이며 앞니 구멍보다 뒤쪽에 생긴다. 입술갈림증과 함께 외표기형의 대표적인 것이다.

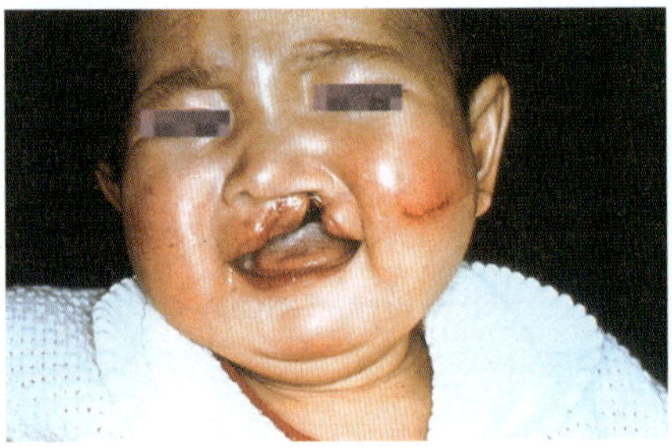

■ 입천장갈림증

cleft lip /kleft lip/ 입술갈림증, 구순열 /입술갈림증, 구순열, 토순, 열순, 순열, 언청이

입술갈림증, 구순열 | cleft lip

입천장갈림증과 함께 외표기형의 빈도가 가장 높은 기형이다. 태생기의 안쪽 코돌기와 위턱돌기가 유합되는 부위에 일치하여 출현한다. 따라서 좌우 어느 쪽인가에 또는 양쪽에 출현하는데, 전자를 일측성, 후자를 양측성 입술갈림증이라 한다. 또한 파열이 입술 가장자리에서 콧구멍 바닥에까지 이르는 것을 완전입술갈림증, 콧구멍바닥에는 이르지 않는 것을 불완전입술갈림증이라 한다.

harelip /héərlip/ 입술갈림증, 구순열 /입술갈림증, 구순열, 언청이, 토순

입술갈림증, 구순열 | harelip

위입술의 형성부전 때문에 한쪽 또는 양쪽으로 갈라져 있는 것. 토끼의 입과 닮았다는 의미에서 토순이라고도 한다. 입천장갈림증을 합병한 것도 있다. 한쪽성과 양쪽성이 있다. 또한 입술갈림증의 정도에 따라서 콧구멍바닥까지 갈라진 것을 완전입술턱입천장갈림증이라고 한다.

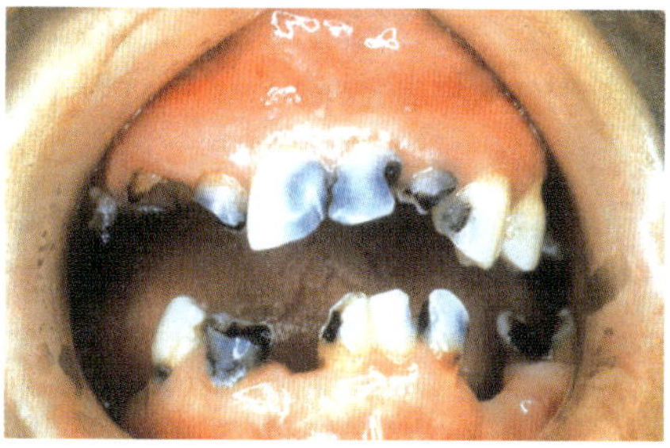

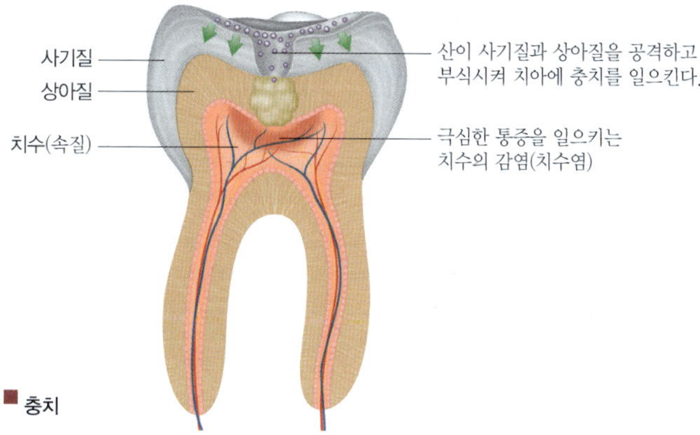

■ 충치

치아질환

치아부족(증) | oligodontia
선천적으로 대부분의 치아가 결여된 것. 모든 치아가 보이지 않는 경우를 완전 무치증이라고 하고, 일부에 치아가 보이지 않는 경우를 부분 무치증이라고 한다.

oligodontia /àligoudɔ́nʃiə/ 치아부족(증)

충치 | dental caries
세균의 작용에 의하여 생성되는 산과, 유기질 분해에 의하여 치아 경조직이 파괴되는 만성 감염성 병(그림).

dental caries /déntəl kéəriz/ 충치 /치아우식(증), 충치, 우치

무치증 | edentia
치아가 없는 것.

edentia /i:dénʃə/ 무치증 /무치(증)

■ 식도, 위

식도폐쇄증 | esophageal atresia
식도가 선천적으로 막힌 상태.

esophageal atresia /isàfədʒí:əl ətrí:ʒiə/ 식도폐쇄증 /식도폐쇄(증)

식도정맥류 | esophageal varix
식도의 정맥이 혹처럼 부풀어 오르는 병. 대개 간경화증이 원인이다. 간문맥에 혈액이 고여 문맥압이 높아지고 그 혈액이 식도의 정맥 쪽으로 흐르게 되어 생기는 것으로, 이것이 터지면 토혈이나 하혈이 있어 출혈성 쇼크에 빠져 죽기도 한다.

esophageal varix /isàfədʒí:əl véəriks/ 식도정맥류 /식도정맥류

식도기관샛길 | esophagotracheal fistula
식도와 기도와의 사이에 샛길을 형성한 것. 일반적으로 수술, 외상 등의 기계적

esophagotracheal fistula /isàfəgoutréikiəl fístʃlər/ 식도기관샛길 /식도기관샛길, 식도기관루

esophagitis /isὰfədʒáitis/ 식도염 /식도염

esophageal diverticulum /isὰfədʒíːəl dàivəːrtikjúləm/ 식도곁주머니 /식도곁주머니, 식도게실

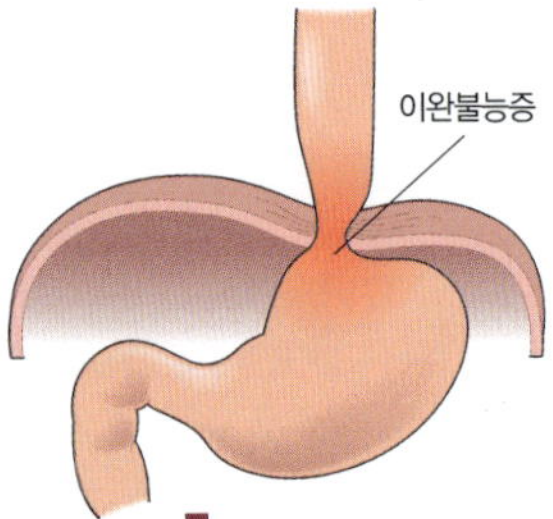

■ 이완불능증

achalasia /ækəléiʒiə/ 이완불능증 /이완못함증, 이완불능증, 무이완(증), 아칼라시아

hiatal hernia /haiéitəl hə́ːrniə/ 틈새탈장, 열공탈장 /틈새탈장, (식도)열공헤르니아, 열공탈장

gastroesophageal reflux /gæstrouisɑfədʒíəl ríːflʌks/ 위식도역류 /위식도역류

esophageal cancer /isὰfədʒíːəl kǽnsər/ 식도암

손상 또는 염증, 궤양, 식도게실 및 폐암의 치료를 위한 방사선요법 등에 의해서 생기는 후천성의 것과 선천성의 것으로 대별된다.

식도염 | esophagitis

식도에 생기는 염증. 식도열구 탈장이나 산·알칼리제의 복용 등에 따른 것 외에도 구토 및 하부식도 조임근의 기능상실에 따른 것이 있다. 또 장기에 걸친 영양튜브의 사용, 드물게 복수·임신 등의 경우에 식도염을 수반한다. 가슴쓰림, 삼킴통증이 주요증상이고, 식도경 검사 및 관류검사 등으로 진단한다.

식도곁주머니 | esophageal diverticulum

식도 벽에 생기는 비정상적인 주머니.

이완불능증 | achalasia

식도하부의 조임근이 이완되지 않는 병적 상태. 대개 식도의 연동운동의 장애도 동반된다(그림).

틈새탈장, 열공탈장 | hiatal hernia

위의 일부나 식도가 가로막을 통과하는 구멍을 통해서 가슴공간으로 빠져나간 상태. 탈장이 되는 방식에 따라서 미끄럼탈장과 식도주위 탈장이 있다.

위식도역류 | gastroesophageal reflux

위의 내용물이 식도로 역류하여 식도 손상의 증상과 징후를 나타내는 것. 역류식도염이라고도 한다(그림).

식도암 | esophageal cancer

식도의 악성종양. 위험 인자로는 과음, 흡연, 바렛식도, 이완불능증이 있고 아플라톡신 섭취도 관련된다. 편평세포암종이 대부분이다. 초기에는 증상이 없으나

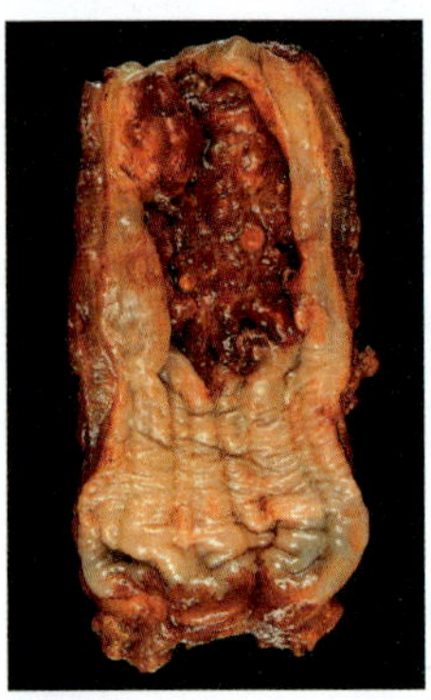
■ 식도암 편평세포암종

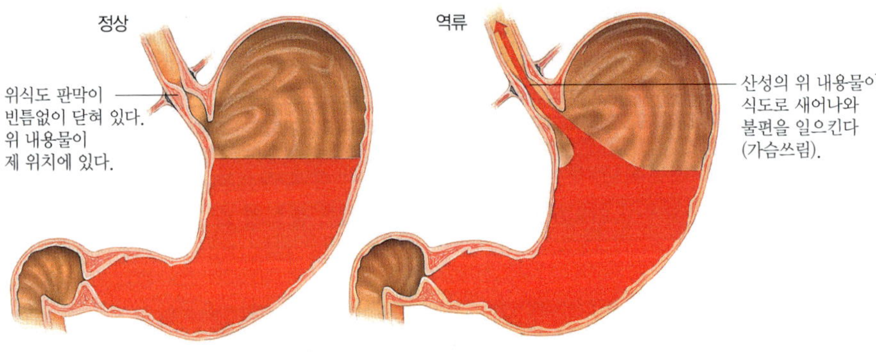

■ 위식도역류(가슴쓰림)는 위 내용물이 식도로 새어나올 때 발생한다.

후기에는 통증성 삼킴곤란, 흉통, 식욕부진, 체중감소, 역류, 목림프절비대가 나타난다(그림).

위염 | gastritis

gastritis /gæstráitis/ 위염 /위염, 가스트린

위점막의 염증성 질환의 총칭. 원발성 위염과 속발성 위염으로 구별한다. 속발성 위염은 급성 위염에 뒤따라 일어나는 것도 있고, 다른 위장질환에 따른 증세로 오는 것, 또는 다른 질환의 결과로 인하여 생긴다.

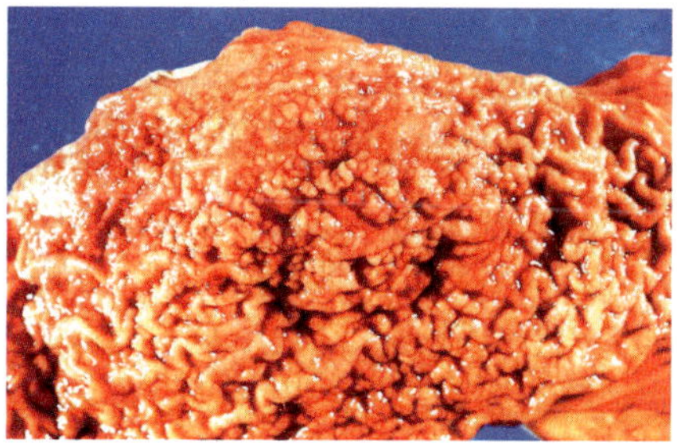

■ 위염 만성위염

급성위염 | acute gastritis

acute gastritis /əkjúːt gæstráitis/ 급성위염

급성으로 진행되는 위의 염증.

만성위염 | chronic gastritis

chronic gastritis /kránik gæstráitis/ 만성위염

위점막의 염증이 오랫동안 지속하는 것. 여러 가지 원인으로 발병한다.

위십이지장염 | gastroduodenitis

gastroduodenitis /gæ̀stroudjuːədináitis/ 위십이지장염 /위샘창자염, 위십이지장염

위와 십이지장의 염증.

위소장염, 위장(관)염 | gastroenteritis

gastroenteritis /gæ̀strouentəráitis/ 위소장염, 위장(관)염 /위창자염, 위소장염, 위장염

위와 장의 속막에 생긴 급성 염증. 각각 개별적으로 일어나기도 하지만 대개의 경우 위염 · 장염이 동시에 발병되면서 하나의 증상을 나타내므로 일괄해서 이르는 말이다. 식욕부진, 메스꺼움, 설사, 복통, 쇠약감 등이 특징적으로 나타나며 여러 가지 원인, 즉 대장균, 황색포도알균, 살모넬라균종에 의한 식중독, 자극성 음식의 섭취, 스트레스, 공포감, 분노 등 심리적 원인으로 생길 수 있다.

위처짐, 위하수 | gastroptosis

gastroptosis /gæ̀strəptóusis/ 위처짐, 위하수 /위처짐, 위하수(증)

위가 정상 위치보다 처지는 병증. 선천이상, 개복 수술과 출산에 따른 복강압 저하 등이 원인이며 위의 충만과 중압감, 구역, 식욕 이상, 불면, 기억력 감퇴 등의 증상을 보인다.

위궤양 | gastric ulcer

gastric ulcer /gǽstrik ʌ́lsər/ 위궤양

위벽의 점막근층을 지나서 점막밑층으로부터 근층에까지 손상이 있는 위병. 위궤양은 위의 저부와 유문부에 흔히 발생한다. 주요증상은 배 윗부분 중앙의 통증이며, 통증은 타는 듯한 통증으로 흔히 묘사되며, 아무 때나 발생할 수 있지만 식사시간과 주로 연관이 있다(그림).

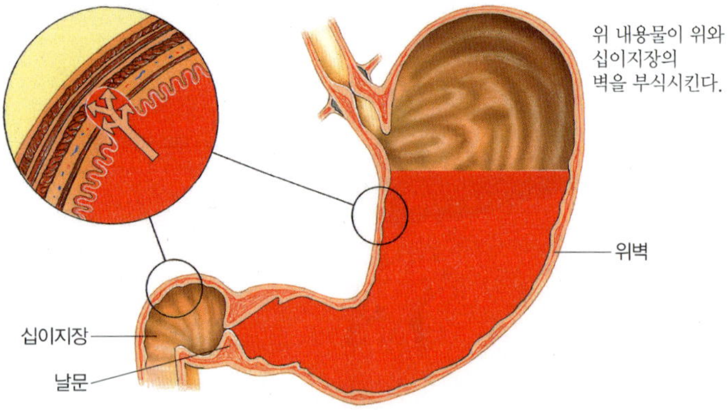

■ 궤양이 주로 발생하는 부위

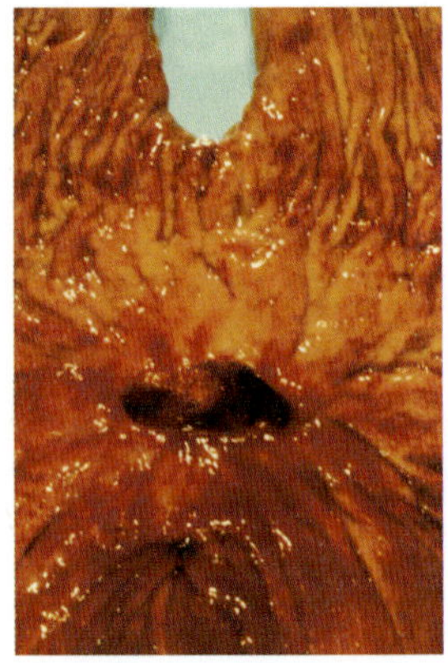

■ 소화궤양

peptic ulcer /péptik ʌ́lsər/
소화궤양 /소화(성)궤양

소화궤양 | peptic ulcer

산성 위액의 작용에 의해서 식도, 위 또는 십이지장 점막이 파괴되어 결손부가 생기는 것. 즉 위벽이 허는 것인데 단 그 원인이 산성위액에 의하였을 때에 한하여 소화궤양이라 한다(그림).

Zollinger-Ellison syndrome
/zouliŋgəːr-élisən síndroum/
졸린저-엘리슨증후군

졸린저-엘리슨증후군 | Zollinger-Ellison syndrome

과다염산으로 인한 소화궤양과 췌장섬의 비베타 세포 종양, 때때로 가족성 다발성내분비선종증과 연관되어 생기는 것을 말한다.

pyloric stenosis /pilɔ́ːrik stinóusis/ 날문협착증 /날문협착(증), 유문협착(증)

날문협착증 | pyloric stenosis

위의 유문이 좁아져서 위의 내용물이 잘 지나가지 못하게 된 상태. 비후성 유문협착과 같은 선천성인 것과, 위궤양이나 유문전부의 암에 의한 후천성인 것이 있다. 상복부통증 · 구역 · 구토 따위가 일어난다.

pylorospasm /pailóurəspæzəm/
날문연축 /날문연축, 유문연축

날문연축 | pylorospasm

날문조임근이 경련성으로 수축하여 생기는 병. 유문에 경련이 일어난 상태를 말한다. 음식물이 위에서 십이지장으로 내려가기 어렵게 되고, 그 결과 잦은 구토 · 위확장 등을 초래한다.

stomach cancer /stʌ́mək kǽnsər/
위암

위암 | stomach cancer

위에 발생하는 모든 종류의 악성 종양. 위의 내면 점막에서 발생하는 선암이 가장 많다. 여기에는 상피에서 기원하는 암종과 비상피성 조직에서 기원하는 육종이 있다. 위 육종에는 평활근육종과 림프종이 많다. 암종이 점막이나 점막하조직에만 머무는 경우를 조기위암이라 하고, 그 범위를 벗어난 것을 진행위암이라고 한다(그림).

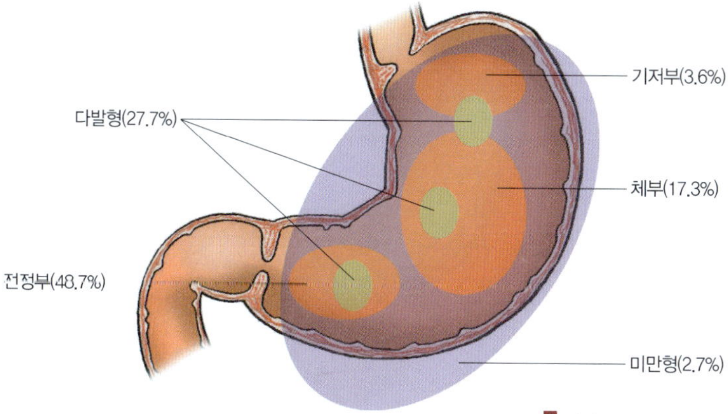

■ 위암의 부위별 발생빈도

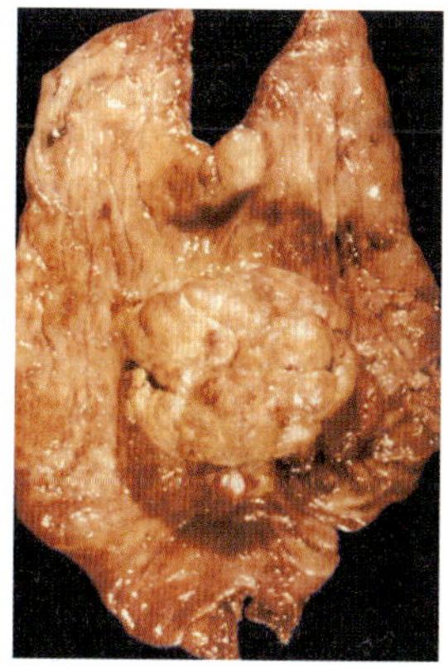

■ 위암

장, 복막

십이지장염 | duodenitis

십이지장을 침범하는 모든 종류의 염증. 위염에 뒤따라 발생하거나 다른 장염과 함께 발생한다. 원인으로는 소화성인 것, 자극성인 것, 신경성인 것, 인접 장기의 염증에 따른 것 등이 있다.

duodenitis /djùːədináitis/ 십이지장염 /샘창자염, 십이지장염

십이지장궤양 | duodenal ulcer

십이지장의 점막이 여러 가지 원인으로 괴사를 일으켜 염증이 수반되는 상태. 원인은 여러 가지이며 물리적 또는 화학적 자극, 생물적 원인이나 종양의 증식에 수반되는 표면상피의 파괴 등이 있다.

duodenal ulcer /djùːədíːnl ʌ́lsər/ 십이지장궤양

회장염 | ileitis

소장의 한 부분인 회장에 생기는 염증. 장 속에 있는 세균이 원인이며 알레르기와 밀접한 관련이 있다. 발작적인 복통이 있고 물 같은 설사와 구토, 경련이 자주 일어나며 식욕과 체중이 준다.

ileitis /ìliáitis/ 회장염 /돌창자염, 회장염

공장염 | jejunitis

공장에 생기는 염증.

jejunitis /dʒiːdʒúːnitis/ 공장염 /빈창자염, 공장염

1. 결장염 2. 대장염 | colitis

세균감염이나 장내용물의 병적 발효 등으로 인한 대장의 염증. 좁은 의미로는 결장 즉 상행, 횡행, 하행 그리고 구불결장의 염증을 가리키지만 넓게 또 흔히 대장 전체, 즉 결장에 맹장과 직장을 포함한 대장의 염증을 가리킨다. 증세는 물 같은 설사가 특징인데, 하루 10회에서 수십 회에 달하며, 점액이나 소화 안 된 음식물의 찌꺼기나 때로는 피가 섞이는 일도 있다. 그리고 대개의 경우에는 복통이 따른다.

colitis /kouláitis/ 1. 결장염 2. 대장염 /잘록창자염, 결장염, 대장염

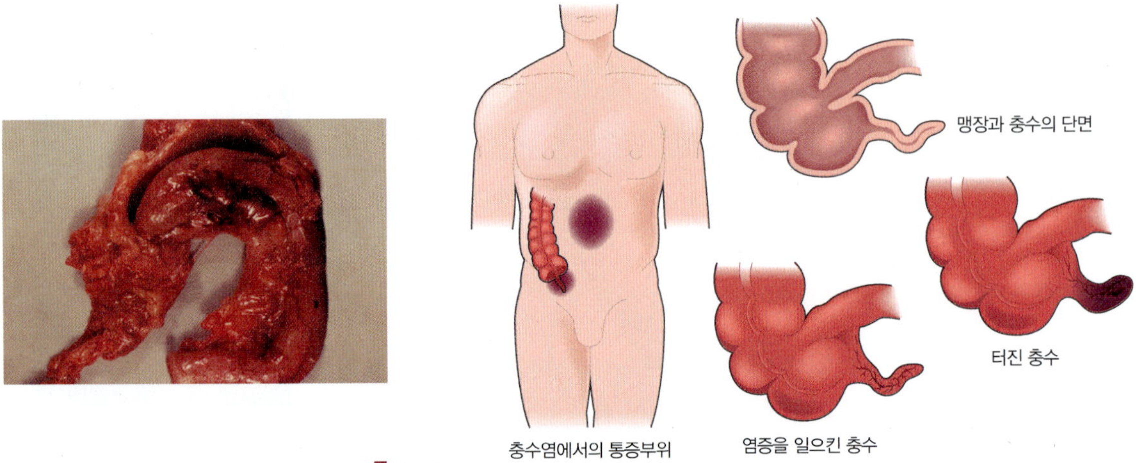

■ 충수염

appendicitis /əpèndisáitis/ 충수염 /막창자꼬리염, 충수염, 꼬리염

충수염 | appendicitis

맹장의 아래쪽에 있는 돌기에 생기는 염증. 오른쪽 아랫배에 심한 통증이 있고 발열, 메스꺼움, 구토 등의 증상이 나타난다. 터져서 복막염 등의 합병증을 일으키므로 빨리 수술을 해야 한다. 일반인들이 '맹장염'이라고 하는 것으로 엄밀하게는 충수염과 구별하여야 한다. 이유는 염증이 맹장에 있는 것이 아니라 충수돌기에 있기 때문이다(그림).

ileocolitis /ìlioukouláitis/ 회결장염 /돌잘룩창자염, 회결장염

회결장염 | ileocolitis

회장과 결장을 동시에 침범하는 염증.

enteritis /èntəráitis/ 장염, 소장염 /창자염, 장염, 소장염

장염, 소장염 | enteritis

장에 오는 염증을 모두 말하지만 좁은 의미로는 소장에 국한하는 염증을 말한다. 장의 점막이나 근층에 생기는 염증이다. 세균 감염이나 폭음·폭식 등으로 인하여 복통, 설사, 구토, 발열 등이 나타난다.

proctitis /prɑktáitis/ 직장염 /곧창자염, 직장염, 직장항문염

직장염 | proctitis

직장 점막에 생기는 염증. 대부분 급성으로 국소의 동통이 따르고, 점액·고름·혈변 따위를 배설한다.

enterocolitis /èntərəkouláitis/ 1. 소장대장염 2. 소장결장염 /작은창자큰창자염, 소장대장염, 온창자염, 소장결장염, 장결장염

1. 소장대장염 2. 소장결장염 | enterocolitis

소장과 대장을 동시에 침범하는 염증.

ulcerative colitis /ʌ́lsərèitiv kouláitis/ 1. 궤양결장염 2. 궤양대장염 /궤양잘록창자염, 궤양(성)대장염, 궤양성결장염

1. 궤양결장염 2. 궤양대장염 | ulcerative colitis

대장의 만성, 재발성 궤양으로 염증이 주로 점막 및 점막 하부에 일어나는 원인 불명의 염증. 호발부위는 구불결장 및 직장이며, 임상적으로는 경련성의 복

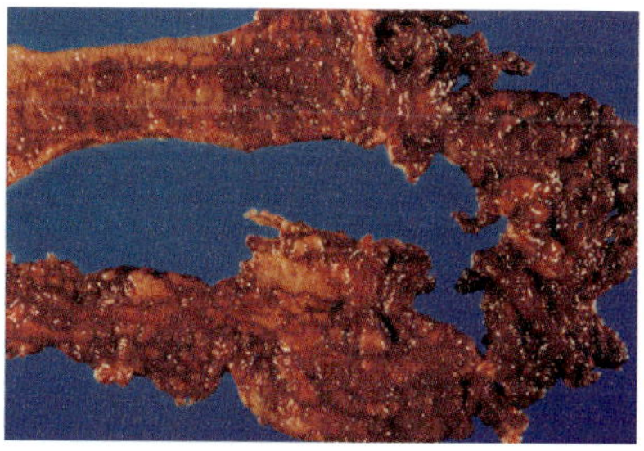
궤양결장염

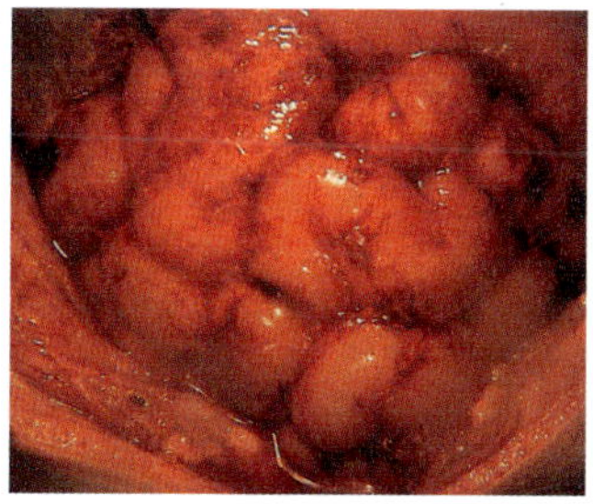
복막염

통과 직장출혈, 혈액, 고름 및 점액을 포함한 설사가 특징적이다(그림).

이질 | dysentery

유행성 또는 급성으로 발병하는 소화기 계통의 전염병. 혈액이 섞인 설사를 일으키는 병으로서, 세균성이질과 아메바이질이 있다. 그러나 근년에 와서 아메바이질은 거의 볼 수 없으므로, 이질이라면 보통 세균성이질을 가리킨다.

dysentery /dísəntèri/ 이질 /이질

크론병 | Crohn's disease

회장의 끝부분에 호발하는 설사, 복통, 열을 동반한 원인불명의 장의 만성 염증. 장의 폐쇄나 궤양 혹은 누공을 만든다.

Crohn's disease /dizí:z/ 크론병 /크론병

곁주머니염 | diverticulitis

대장의 벽에 생긴 곁주머니 내에 장의 내용물이 고여 발생하는 염증. 즉, 곁주머니의 염증으로 이것이 진행되어 고름집을 형성하면 천공되는 수가 있다. 천공이나 고름집 형성과 동반되어 복막염의 증상과 징후를 야기할 수 있다. 대개 구불결장 또는 좌측 대장에 생기는데, 대장 어느 부위에도 생길 수 있다.

diverticulitis /dàivə:rtikjuláitis/ 곁주머니염 /곁주머니염, 게실염

복막염 | peritonitis

세균감염에 의해 복막에 발생한 염증. 급성과 만성으로 나눈다. 급성인 것은 특식증세를 나타낼 때가 많으며, 위궤양·십이지장궤양의 천공, 충수염·장티푸스에 의한 장의 천공, 자궁외임신의 파열 등이 원인이 된다. 천공 때는 순간적으로 심한 복통이 일어나고, 쇼크 증세를 나타낼 때가 있다. 즉, 구역·구토·식욕부진이 일어나고 순환기가 영향을 주고, 맥박수가 많아진다(그림).

peritonitis /pèritənáitis/ 복막염 /복막염, 배막염

기대결장증 | megacolon

대장, 특히 구불결장 및 직장이 비정상적으로 확장 또는 비대한 것으로, 해부학적 협착을 볼 수 없는 것. 유·소아기에 발병하며, 심한 변비가 주된 증상이나, 때로는 아랫배의 통증과 설사도 따른다.

megacolon /mègəkóulən/ 거대결장증 /기대큰창자증, 거대잘록창자증, 거대대장증, 거대결장(증)

Meckel's diverticulum /dàivəːrtikjúləm/ 메켈곁주머니, 메켈게실 /멕켈곁주머니, 돌창자곁주머니

메켈곁주머니, 메켈게실 | Meckel's diverticulum

난황관이 막히지 않아서 생긴 기형. 회장에 생기며, 장간막 부착부의 반대쪽에 생긴다. 소장 점막과 함께 소화점막이나 이소성 췌장조직을 포함하기도 한다.

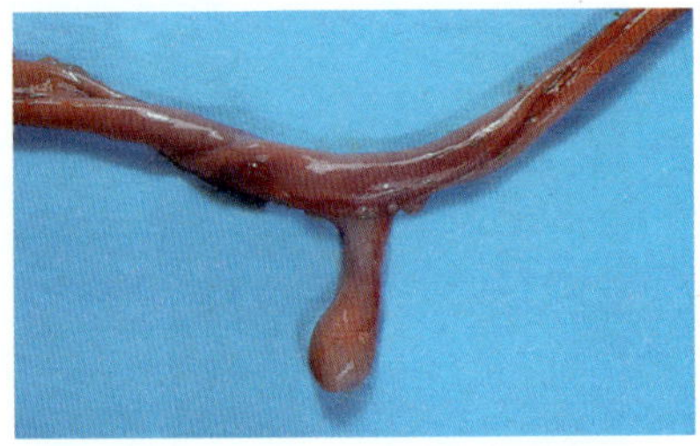

메켈곁주머니

enterolith /éntərouliθ/ 장결석 /창자돌, 장결석, 장석, 분석

장결석 | enterolith

맹장의 끝 부분에 생기는 굳은 내용물 덩어리. 충수염 또는 충수의 굴절, 만곡 때문에 내강의 일부가 좁아지거나 막혔을 때에 끝부분에 머무른 내용물이 굳어지고 석회염이 침전하여 생긴다.

intestinal obstruction /intéstinəl əbstrʌ́kʃən/ 장폐쇄 /창자막힘(증), 장폐쇄(증)

장폐쇄 | intestinal obstruction

여러 가지 원인으로 인하여 장관이 막히고, 내용물이 정체하는 병적 상태. 장폐쇄는 크게 기능적인 것과 기계적인 것으로 나뉜다. 전자는 장관의 운동 기능이 장애되기 때문에 일어나고, 후자는 장의 기질적 병터에 의하여 유발되는 폐색 · 협착 때문에 생긴다. 증세로서는 복통, 구토, 복부팽만, 대변이나 가스 배출의 정지 등과 함께 가벼운 발열, 구토에 의한 탈수증세, 쇼크증세 등의 전신증세를 띠게 된다.

ileus /íliəs/ 장폐색증 /창자막힘증, 일레우스, 장폐색(증), 장폐쇄증, 토분증

장폐색증 | ileus

장, 특히 소장이 막히는 것. 장 막힘에는 기계적인 원인으로 장이 막혀서 폐쇄된 기계적 폐색과 장의 운동이 중지하여 기능적으로 폐쇄된 마비성 폐색 두 가지가 있다.

irritable bowel syndrome /íritəbl báuəl síndroum/ 과민대장증후군 /과민대장증후군

과민대장증후군 | irritable bowel syndrome

10대, 20대에 발생하며 불규칙적으로 증상이 재발한다. 증상은 각성 상태에서, 스트레스 혹은 음식물 섭취로부터 시작될 수 있으며, 발병 원인은 밝혀지지 않고 있다. 이 증상의 특징은 배변 후 통증의 감소, 배변 습관의 변화, 복부 팽만, 대변 내의 점액, 배변 후에도 완전하지 못한 배변 느낌 등으로, 전 소화 간의 운동성 장애 질환이다.

intussusception, indigitation /ìntəssəsépʃən, indìdʒitéiʃən/ 1. 장중첩(증) 2. 중첩 /창자겹침증, 장겹침증, 장중적증, 장중첩증

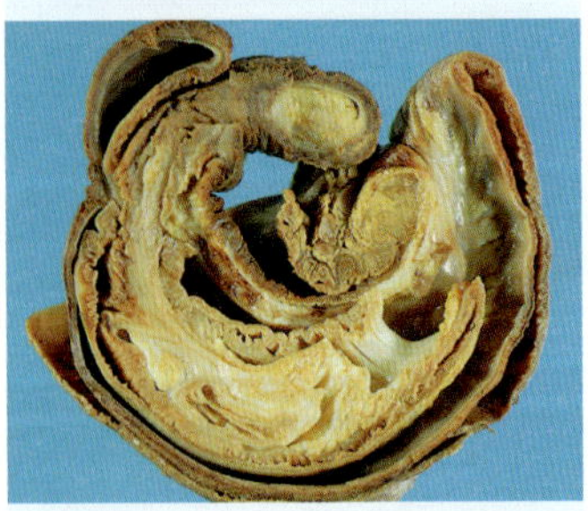

장중첩증

장중첩(증) | intussusception, indigitation

상부 장이 하부 장으로 말려 들어가는 것으로 6개월에서 1세 미만의 남아에서 호발하며 대부분 그 원인은 밝혀져 있지 않다(그림).

volvulus /válvjuləs/ 장꼬임, 장염전 /창자꼬임, (장)염전, (장)축염전증

장꼬임, 장염전 | volvulus

장관이 장간막을 축으로 하여 뒤틀리거나 서로 꼬이는 병. 장폐색증의 하나로,

장관의 통과장애 증상과 혈행장애를 일으킨다. 이때 꼬인 장에서 혈액의 순환이 원활치 않게 되므로 빠른 치료를 시행하지 않으면, 꼬인 부분이 썩게 된다(그림).

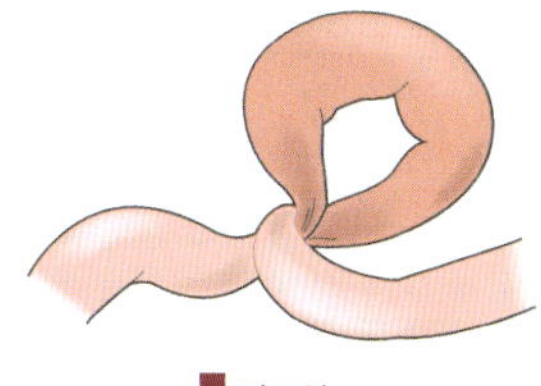

■ 장꼬임

연동항진 | hyperperistalsis

장의 연동운동이 비정상적으로 항진되어 있는 것.

hyperperistalsis /hàipərpèristǽlsis/ 연동항진 /꿈틀운동과다, 연동항진, 연동증강

1. 탈장 2. 탈출 | hernia

장기의 일부가 원래 있어야 할 장소에서 벗어난 상태. 복부에서는 사타구니, 허벅지, 배꼽, 가로막 등에 생기는 경우가 있고, 복부 이외에서는 척추뼈 사이 연골이나 뇌에서 발생할 수 있다. 틈새탈장이란 위의 일부가 식도가 통과하는 구멍을 통해서 가슴공간으로 빠져나가는 것을 말한다(그림).

hernia /hə́:rniə/ 1. 탈장 2. 탈출 /탈장, 탈출, 이탈, 헤르니아

고샅탈장, 서혜탈장 | inguinal hernia

사타구니굴을 통하여 장이 빠져나오는 것. 사타구니굴과 넓적다리부분을 관찰하여 튀어나온 부위가 있거나 검사를 하는 동안 밑으로 힘을 주어 보았을 때 튀어나오는 부위가 있다면 탈장을 의심할 수 있다. 감금(혈류 순환 장애), 장폐쇄 등의 합병증이 올 수 있다.

inguinal hernia /íŋgwinəl hə́:rniə/ 고샅탈장, 서혜탈장 /샅굴탈장, 서혜헤르니아, 서혜탈장

직장탈출 | rectal prolapse

여러 정도의 직장 점막의 항문으로부터의 탈출. 항문조임근의 전위를 수반하지 않은 불완전직장탈출, 항문조임근의 전위를 수반하는 완전직장탈출이 있다.

rectal prolapse /réktəl proulǽps/ 직장탈출 /직장탈출(증), 곧창자탈출(증)

말단회장염 | terminal ileitis

회장을 침범하는 육아종성염증. 크론병과 동의어이다.

terminal ileitis /tə́:rmənəl ìliáitis/ 말단회장염 /말단돌창자염, 말단회장염

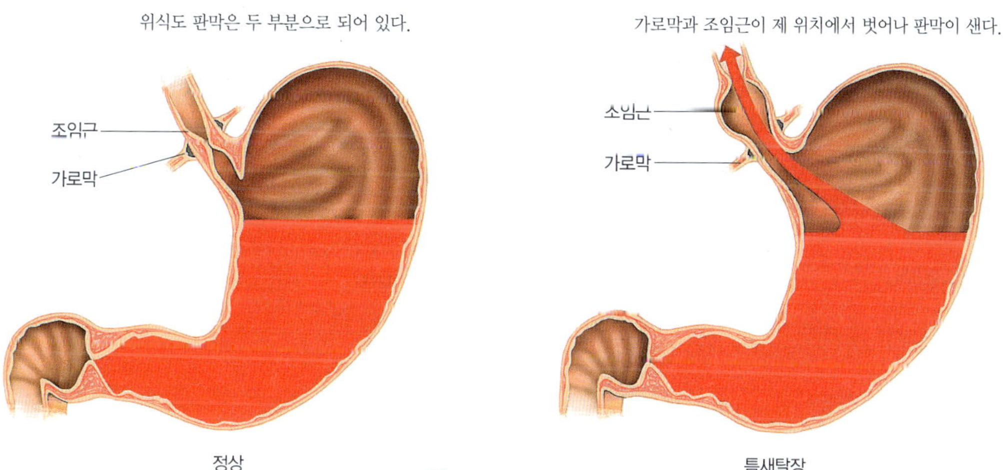

■ 틈새탈장

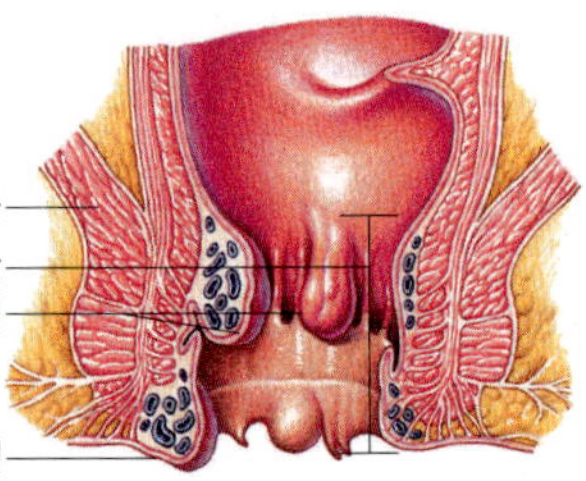

■ 치핵

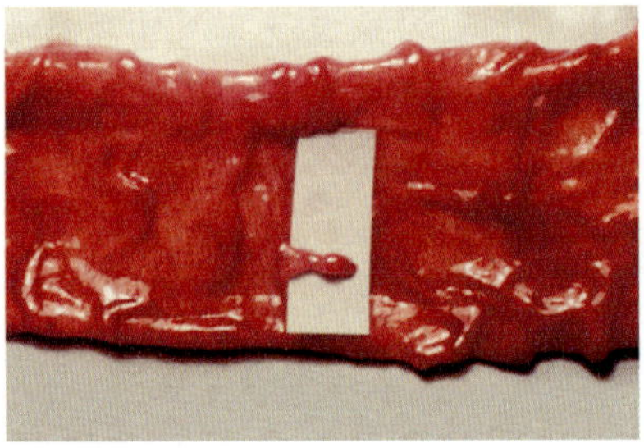
■ 장용종증

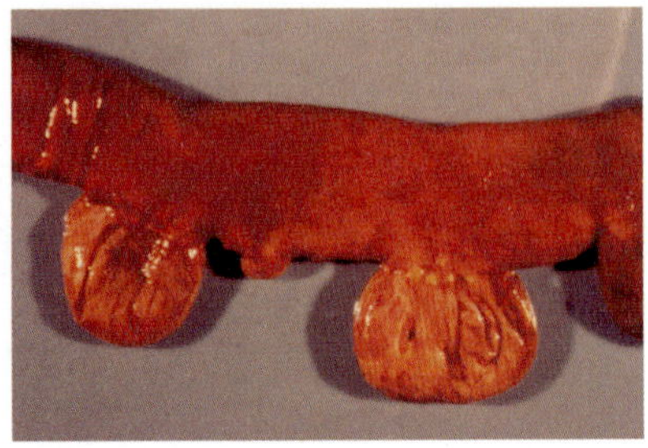
■ 장결주머니

typhlitis /tifláitis/ 맹장염 /맹장염, 막창자염

intestinal polyposis /intéstinəl pɑ̀lipóusis/ 장용종증 /장폴립증, 창자살버섯증

intestinal diverticulum /intéstinəl dàivəːrtikjúləm/ 장결주머니 /창자곁주머니, 장게실

colonic polyposis /koulɑ́nik pɑ̀lipóusis/ 결장폴립증

hemorrhoid /héməɾɔid/ 치핵 /치핵

anal fissure /éinəl fíʃər/ 치열 /항문열창, 치열, 치루, 항문루

anal polyp /éinəl pɑ́lip/ 항문폴립

hemoperitoneum /hìːmoupèritouníəm/ 혈액복막 /혈액복막, 혈복강, 복강내출혈(증)

rectal cancer /réktəl kǽnsər/ 직장암

맹장염 | typhlitis
맹장에 생기는 모든 종류의 염증.

장용종증 | intestinal polyposis
폴립이 소장과 대장에 존재하는 상태(그림).

장결주머니 | intestinal diverticulum
장의 근육층 결여에 의한 점막이 탈출하여 형성되는 주머니(그림).

결장폴립증 | colonic polyposis
결장에 폴립이 여러 개 있는 상태.

치핵 | hemorrhoid
항문관을 둘러싸는 점막이나 항문의 외부를 덮는 피부 아래에 있는 정맥의 망상 조직이 부풀어서 생긴 덩어리. 정맥류성 정맥의 한 형태인 치질은 항문간염 또는 임신 중 무거운 물건을 들거나 배변 시 힘을 줄 때 등과 같이 복부내압의 증가로 생길 수 있으며, 만성간질환이나 종양의 합병증으로도 생길 수도 있다(그림).

치열 | anal fissure
항문에 생기는 병터로서 항문피부에 궤양이 생기거나 찢어진 상처.

항문폴립 | anal polyp
항문 점막에 생긴 폴립.

혈액복막 | hemoperitoneum
복강 내에 혈액이 저류되어 있는 것.

직장암 | rectal cancer
직장의 악성종양.

대장암 | colorectal cancer

대장의 악성종양으로, 배변 습관의 변화와 처음에는 흑색 변을 보이는 게 특징이다. 어린이의 경우 드물고, 가족 내에 밀집하는 것이 보통이다. 대장암의 위험은 만성 궤양대장염, 융모선종, 특별히 결장의 가족성 선종성 폴립증을 가진 환자에게 호발한다.

colorectal cancer /kʌ̀ləréktəl kǽnsər/ 대장암

간, 담낭, 췌장

간염 | hepatitis

간에 생기는 염증을 통틀어서 일컫는 말. 발열 · 황달 · 전신 권태 · 소화 장애의 증상을 보이는데, 주된 원인은 음식물과 혈액을 통한 바이러스 감염이며 그 밖에 약물, 알코올, 알레르기 등이 원인인 것도 있다. 이 간염은 그 지속기간에 따라서 급성간염과 만성간염으로 나누는데, 만성간염은 6개월 이상 간염이 지속되는 경우를 말하고 급성간염은 6개월 이상 지속하지 못하는 경우를 말한다.

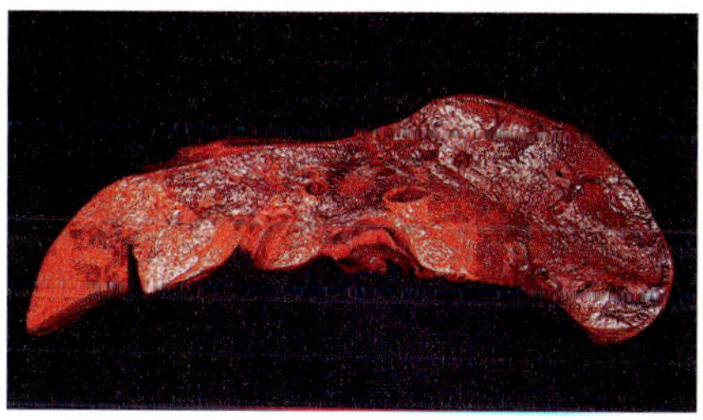

전격간염

hepatitis /hèpətáitis/ 간염 /간염

바이러스간염 | viral hepatitis

간염 바이러스의 감염으로 생기는 간염. A형, B형, 비A비B형의 세 가지가 있는데, 음식물이나 수혈을 통해 감염되며 전신 권태, 식욕 부진, 발열, 황달 따위의 증상이 나타난다.

viral hepatitis /váirəl hèpətáitis/ 바이러스간염 /바이러스(성)간염

전염간염 | infectious hepatitis

A형간염 바이러스의 감염에 의해서 생기는 간염. A형간염 바이러스 감염의 경로는 주로 감염된 사람의 대변에서 나오는 바이러스를 입으로 먹어서 생긴다. 그러므로 주로 집단적 생활을 하는 어린이들이나, 위생상태가 좋지 않은 사람에게서 많이 생긴다.

infectious hepatitis /infékʃəs hèpətáitis/ 전염간염 /전염(성)간염, 에이형간염

혈청간염 | serum hepatitis

세계에 널리 분포되어 있는 급성바이러스감염증으로, B형바이러스의 감염에 의한 간염이다. 성인은 성교나 수혈을 통해서 감염되고 일과성 감염의 경과를 거치지만, 신생아나 소아는 지속 감염화하는 일이 많다.

serum hepatitis /síərəm hèpətáitis/ 혈청간염 /혈청간염

C형간염 | hepatitis C

C형간염 바이러스(hepatitis C virus, HCV)에 감염되었을 때 이에 대응하기

hepatitis C /hèpətáitis/ C형간염 /씨형간염

non-A, non-B hepatitis /hèpətáitis/ AB이외간염, 비A, 비B간염 /에이비이외간염

toxic hepatitis /táksik hèpətáitis/ 독성간염 /독성간염, 중독성간염

liver cirrhosis /lívər siróusis/ 간경화증 /간경화(증), 간경변증

hepatic cirrhosis /hipǽtik siróusis/ 간경화(증) /간경변(증)

fatty liver /fǽti lívər/ 지방간

hepatomegaly /hèpətəmégəli/ 간비대 /간비대, 간종대

jaundice /dʒɑ́:ndis/ 황달 /황달

위한 신체의 면역반응으로 인해 간에 염증이 생기는 질환.

AB이외간염, 비A, 비B간염 | non-A, non-B hepatitis

B형간염 바이러스와 비슷한 바이러스에 의하여 일어나는 혈청간염의 한 형.

독성간염 | toxic hepatitis

간세포에 대하여 직접 작용하는 독성물질에 의한 간염.

간경화증 | liver cirrhosis, hepatic cirrhosis

간의 섬유 조직이 많이 자라 굳어지면서 오그라들고, 표면에 이상한 융기가 생겨 울퉁불퉁해지는 병. 섬유증을 수반하는 정상 간소엽 구조의 상실, 실질세포의 파괴, 작은 결절을 형성하는 재생 등이 특징이다. 바이러스 간염이나 알코올의 과다 섭취가 주된 원인이며, 복수·황달·체중 감소·빈혈 등의 증상이 나타난다(그림).

지방간 | fatty liver

간에 중성지방이 축적한 것. 원인은 비만, 당뇨병, 알코올의 과다섭취이다. 테트라사이클린 등의 약물이나 황린 등 독성물질도 원인이 된다. 증상은 입맛 없음, 간비대 등이다(그림).

간비대 | hepatomegaly

간이 정상보다 크게 된 상태이며, 여러 가지의 간염, 지방간, 울현, 간경화, 간암, 담도병, 혈액병, 대사병(축적병) 등에서 보는 일이 많다.

황달 | jaundice

혈액 중에 빌리루빈 양이 증가하여 피부 및 점막 내 담즙의 축적으로 황색을 나타내는 병적 상태. 빌리루빈은 적혈구에 함유되는 혈색소의 체내에서의 대사 산물이며, 간 또는 그 밖의 특수한 세포 속에서 만들어지고 담즙 속에 함유되어 배설되는 적황색 색소이다.

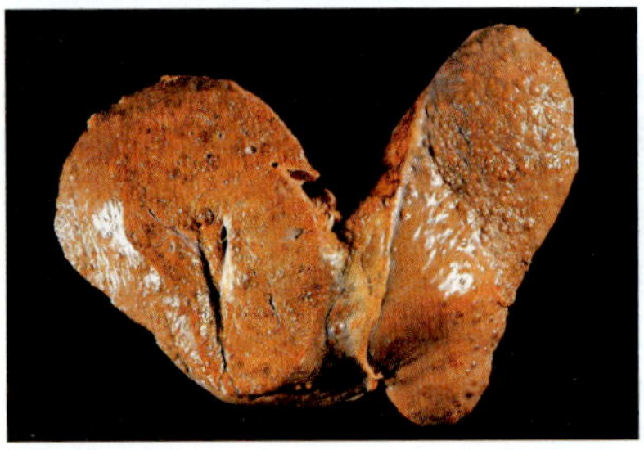

간경화증

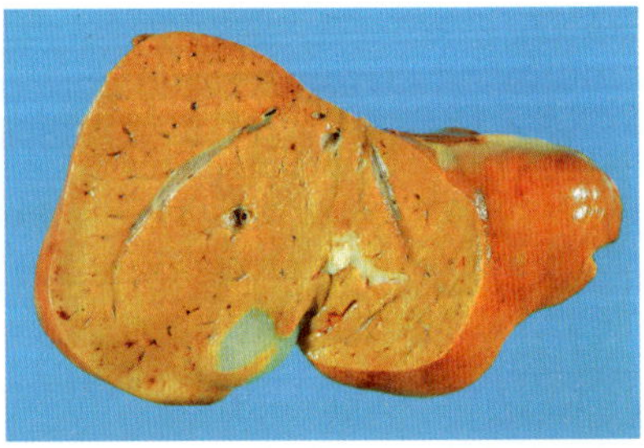

지방간

폐쇄황달 | obstructive jaundice
간세포로부터 십이지장으로 담즙이 유출되는 과정이 장애되어 발생하는 것.

간성황달 | hepatic jaundice
간질환으로 인하여 혈액 내에 빌리루빈이나 담즙이 축적되어 발생하는 황달.

용혈황달 | hemolytic jaundice
생체 내에서 성숙한 적혈구의 생존기간이 짧아지고, 골수가 짧아진 수명을 보충할 수 없기 때문에 일어나는 빈혈.

간암 | hepatoma
간세포에서 발생하는 간세포암과 담관상피세포에서 발생하는 담관암종이 있으며, 드물게 소아에서 발생하는 간모세포종이 있다. 일반적으로 간암이라고 하면 대부분 간세포에서 기원하는 간세포암종을 말한다. 원인은 대부분이 불분명하지만 간경화증이 있는 경우가 많으며, 간경화증이 있는 환자와 만성 활동성 B형간염, 혹은 B형간염 보균자에서 간암이 잘 생기는 것으로 밝혀져 있다. 증세는 서서히 나타나며, 초기에는 잘 알 수 없으나 식욕부진, 체중감소, 복통 등을 일으킨다.

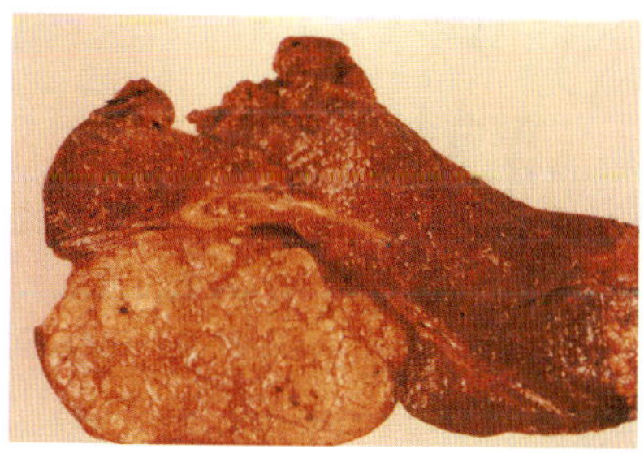
■ 간암

담낭염 | cholecystitis
세균감염으로 인한 담낭의 염증. 감염경로는 총담관 하부의 장 내 세균에서 감염되는 상행성과 문맥 또는 간동맥에서 감염되는 하행성이 있으며, 감염균은 대장균 · 포도구균 · 사슬구균 · 장티푸스균이고, 담낭염의 발생은 담석의 존재가 큰 의미를 가지고 있다.

담관염 | cholangitis
간 내의 담관, 간 외의 담관, 담관, 총담관에 일어나는 염증의 총칭으로 대개는 십이지장으로부터의 역행성감염이나 담석, 종양, 기형 등에 수반하는 담즙분비의 정체에 수반하는 감염(기생충 포함), 장티푸스, 패혈증 등에서도 일어난다.

담석증 | cholelithiasis
담관이나 담낭에 돌처럼 단단한 물질이 생겨 몹시 아프며, 열이 나고 황달과 구토 증상을 보이는 것. 담석 발생의 위험인자로는 여성, 비만, 노령, 서구식 식단, 가족력 등이 있다. 대부분 오랫동안 증상 없이 지내다가 지속적이며 점진적인 통증과 함께 구토와 열이 보통 동반된다.

obstructive jaundice /əbstrʌ́ktiv dʒɑ́:ndis/ 폐쇄황달 /폐쇄(성)황달

hepatic jaundice /hipǽtik dʒɑ́:ndis/ 간성황달

hemolytic jaundice /hì:məlítik dʒɑ́:ndis/ 용혈황달 /용혈(성)황달

hepatoma /hèpətóumə/ 간암 /간암, 간세포암

cholecystitis /kɑ̀lisistáitis/ 담낭염 /쓸개염, 담낭염

cholangitis /kɑ̀lændʒáitis/ 담관염 /쓸개관염, 담관염, 담도염

cholelithiasis /kɑ̀liliθáiəsis/ 담석증 /쓸개돌증, 담석증

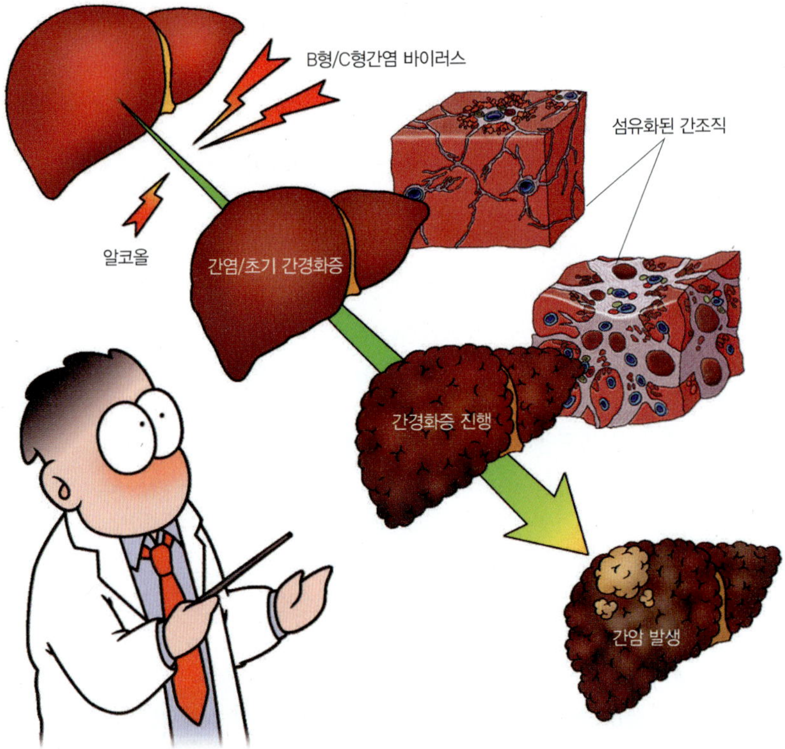

■ 간암의 발생과정

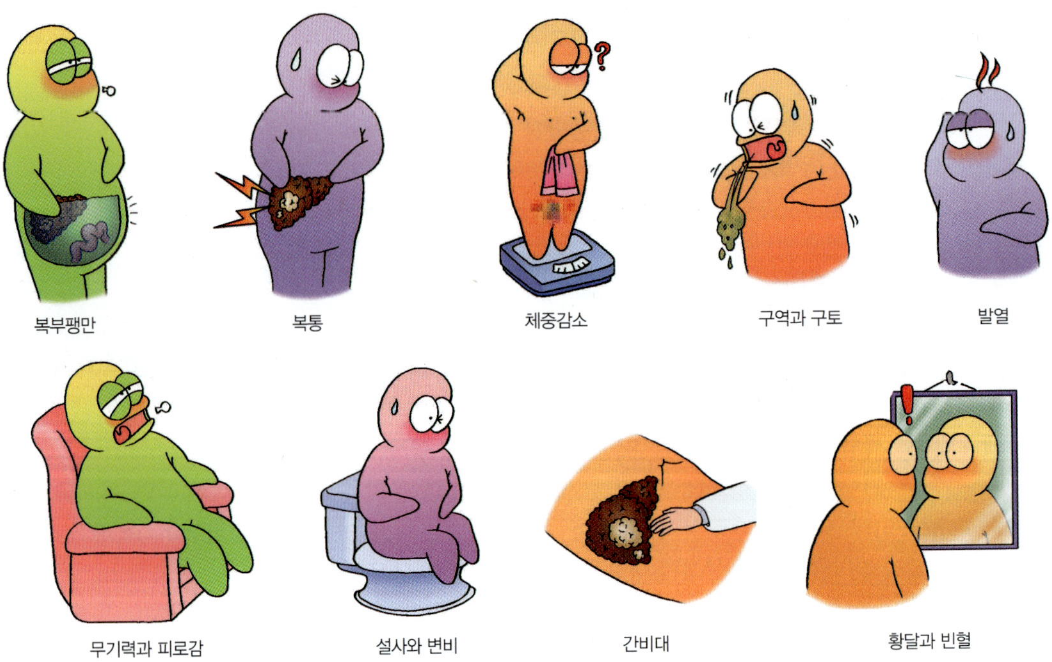
복부팽만
복통
체중감소
구역과 구토
발열
무기력과 피로감
설사와 변비
간비대
황달과 빈혈

■ 간암의 증상

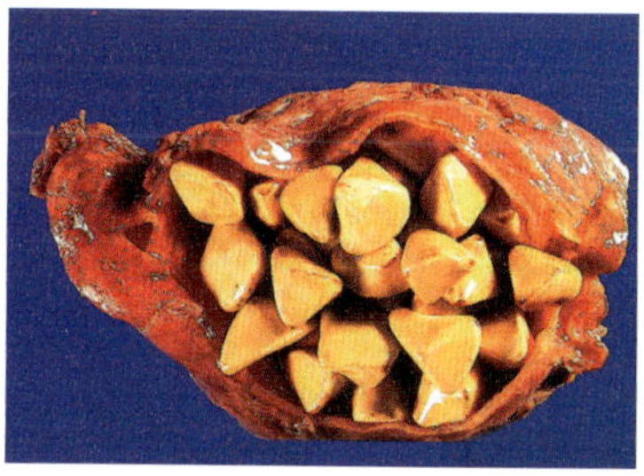

여러 개의 겉모양이 매끄럽고 황색의 담석은 내부에도 누런 빛깔의 방사상 모양을 보인다. 중심부에는 검은 핵을 포함하고 있다.

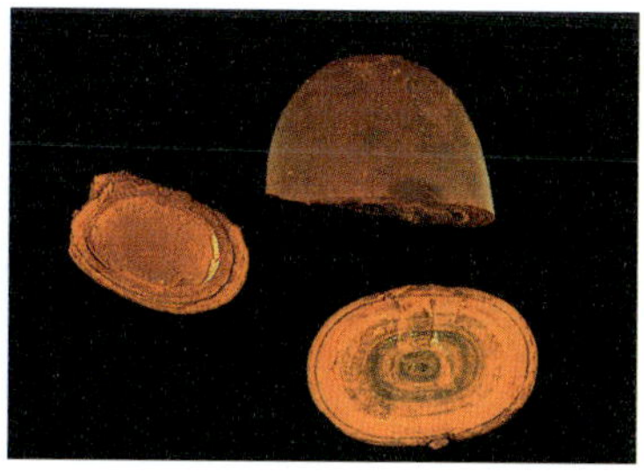

혼합담석의 횡단면에서 나이테 모양의 층상배열이 보인다.

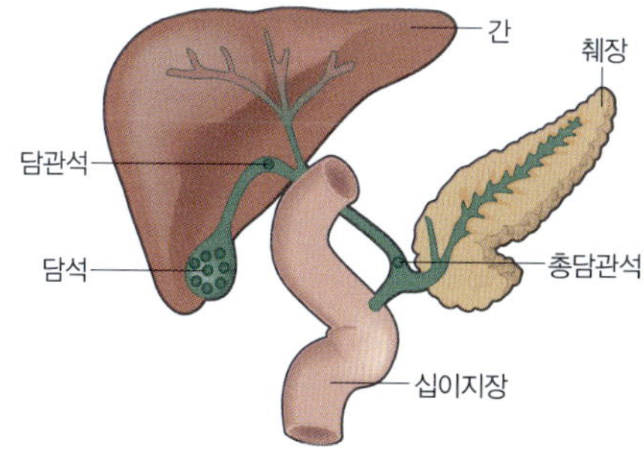

■ **담석** 담석의 해부학적 위치

담석 | cholelith, gallstone

담관이나 담낭에 생기는, 돌처럼 단단한 물질. 크게 콜레스테롤돌과 빌리루빈돌이 있으며, 이들이 섞인 것이 있다. 비만인 사람에서 마른 사람보다 여섯 배나 많이 발생한다. 원인은 체내의 콜레스테롤이 증가함으로써 담즙 내에 콜레스테롤 배설을 증기시켜서 담석 형성이 잘 되기 때문이다(그림).

cholelith /kὰliliθ/ 담석 /쓸개돌, 담석

담즙정체 | cholestasis

담즙 흐름의 정지 또는 억제. 담즙의 흐름이 손상될 때 나타나게 되는데, 원인은 간 속에 있는 것과 간 밖에 있는 것으로 구분한다. 가장 흔한 원인으로는 간염, 독성 약물, 알코올성 간질환이며, 간 밖의 원인으로는 총담관 결석과 췌장암이 대표적이다.

cholestasis /kòulistèisis/ 담즙정체 /쓸개즙정체, 담즙울체, 담즙분비정체

담낭축농 | empyema of gallbladder

담낭의 고름염증으로 담낭 내에 고름이 차는 것.

empyema of gallbladder /èmpiíːmə gɔ́ːlblædər/ 담낭축농

총담관결석증 | choledocholithiasis

총담관에 돌이 생기는 것. 가끔 황달이 나타나고 오한과 발열이 동반된다. 담석이 담관을 통하여 빠져나와서 총담관에 돌을 형성하거나 담관의 상행성 감염으로 처음부터 총담관 안에서 돌이 만들어지는 경우가 있다.

choledocholithiasis /kɑlìdəkouliθáiəsis/ 총담관결석증 /온쓸개관돌증, 총담관결석증

담낭수종 | hydrops of gallbladder

담낭 내에 점액이 가득 차 있는 것.

hydrops of gallbladder /háidrɑps gɔ́ːlblædər/ 담낭수종

담낭암 | gallbladder cancer

담즙 저장기에 생기는 악성종양으로 식욕감퇴, 메스꺼움, 구토, 체중 감소, 오른쪽 상복부 통증 등의 증상이 나타나며 결국은 황달을 보인다.

gallbladder cancer /gɔ́ːlblædər kǽnsər/ 담낭암 /쓸개암

췌장염 | pancreatitis

췌장에 생긴 염증. 소화효소액이 역류하여, 췌장으로 분비될 때 발생한다.

pancreatitis /pæ̀ŋkriətáitis/ 췌장염 /이자염, 췌(장)염, 취장염

췌장 괴사와 출혈이 따르며 몹시 배가 아프다. 담석증, 알코올 과다 복용 등이 원인이다.

pancreatolithiasis /pæŋkriətouliθáiəsis/ 췌장결석증 /이자돌증, 췌장결석증

췌장결석증 | pancreatolithiasis
췌장의 관 또는 실질내에 돌이 존재하는 것.

pancreas cancer /pǽŋkriəs kǽnsər/ 췌장암

췌장암 | pancreas cancer, pancreatic cancer
위장 뒤쪽에 위치한 췌장에서 발생한 암. 췌장은 위장의 뒤쪽, 몸의 가운데에 있으며 길이가 20 cm 정도로 길다. 위, 십이지장, 소장, 대장, 간, 담낭, 비장 등의 장기에 둘러싸여 있고 그런 위치 때문에 암의 발견이 어려운 편이다. 주된 역할은 췌장액이라 불리는 소화액을 만들고 호르몬을 만드는 것이며, 췌장암의 대부분이 췌장액을 운반하는 췌관의 세포에서 발생한다.

수술 처치 용어

입안, 인두

cheiloplasty /káiləplæ̀sti/ 입술성형 /입술성형술, 구순형성술, 구순성형술

입술성형 | cheiloplasty
입술의 기형 및 결함을 외과적으로 성형하는 수술.

frenotomy /frənátəmi/ 설소대절개, 혀주름띠절개

설소대절개, 혀주름띠절개 | frenotomy
설소대를 절개하여 혀의 운동을 원활하게 하는 것.

glossectomy /glásektəmi/ 혀절제 /혀절제술, 설절제(술)

혀절제 | glossectomy
혀의 일부 또는 병변을 외과적으로 절제해 내는 술식.

palatoplasty /pǽlətouplæ̀sti/ 입천장성형 /입천장성형술, 구개성형술, 구개형성술

입천장성형 | palatoplasty
입천장갈림증의 수술을 포함한 입천장의 성형수술.

stomatoplasty /stóumətouplæ̀sti/ 입안성형, 구내성형 /입안성형술, 구내성형술, 구내형성술

입안성형, 구내성형 | stomatoplasty
입안의 성형외과 또는 수술적 수복.

sialolithotomy /sàiəlouliθátəmi/ 침결석제거 /침돌절개술

침결석제거 | sialolithotomy
돌을 제거하기 위한 침샘 또는 침샘관을 절개하는 것.

adenotonsillectomy /ædinoutənsiléktəmi/ 아데노이드편도절제 /아데노이드편도절제술, 아데노이드(구개)편도절제(술)

아데노이드편도절제 | adenotonsillectomy
아데노이드와 편도를 함께 외과적으로 떼어 내는 것.

식도, 위

식도경술 | esophagoscopy
내시경으로 식도를 검사하는 것.

esophagoscopy /isɑ̀fəgóuskəpi/
식도경술 /식도경검사(법), 식도보개검사(법), 식도(내시)경술

식도조영 | esophagography
식도 내에 조영제를 투여해서 검사하는 방법.

esophagography /isɑ̀fəgɑ́grəfi/
식도조영

바륨조영제 | barium contrast medium
바륨으로 된 물질로서 이것을 먹이거나 관장을 함으로써 위창자간의 정상 및 비정상적인 해부학적 구조를 찾아내기 위해 사용된다.

barium contrast medium /béəriəm kɑntræst mi:diəm/
바륨조영제 / 바륨조영제

식도위연결 | esophagogastrostomy
위와 식도 사이를 외과적으로 연결시키는 것.

esophagogastrostomy /isɑ̀fəgougæstróustəmi/
식도위연결 /식도위연결술, 식도위문합술

위창냄술 | gastrostomy
위벽에 구멍을 뚫고 복벽과 봉합하여 교통구멍을 만드는 수술. 위창구멍에 실리콘 등의 튜브를 삽입 고정하여 영양보급을 한다. 위상부, 식도, 입안 내의 병터 때문에 음식물 섭취가 불가능한 때에 시행된다.

gastrostomy /gæstróustəmi/
위창냄술 /위창냄술, 위루(설치)술, 위루(조성)술

위절제 | gastrectomy
위를 잘라 내는 수술. 부분적 절제술과 전체 절제술이 있으며, 수술한 다음 절단된 위의 끝이나 식도를 십이지장 또는 공장과 연결한다.

gastrectomy /gæstréktəmi/
위절제 /위절제(술), 위절제술

빌로트수술 | Billroth's operation
위의 부분절제술로, 위와 십이지장의 끝끼리 연결하는 방법. 또는 횡행결장 간막을 통하여 부분절제한 위와 공장을 연결하는 방법.

Billroth's operation /ɑ̀pəréiʃən/
빌로트수술

위공장연결 | gastrojejunostomy
위와 공장 사이에 연결을 외과적으로 만드는 것. 또한 이렇게 만들어진 연결(그림).

gastrojejunostomy /gæstroudʒidʒu:nóustəmi/
위공장연결 /위빈창자연결술, 위공장연결술, 위공장문합술

위십이지장연결 | gastroduodenostomy
위와 십이지장 사이를 외과적으로 연결하는 것(그림).

gastroduodenostomy /gæstrədju:ədinɑ́stəmi/
위십이지장연결 /위샘창자연결술, 위십이지장연결술, 위십이지장문합술

연결, 문합 | anastomosis
장을 연결하여 내용물이 통과할 수 있도록 하는 수술. 창자의 끝과 끝, 또는 끝과 옆 등 연결하는 장소에 따라 끝끝연결, 끝옆연결, 옆옆연결 등으로 구별된다.

anastomosis /ənæ̀stəmóusis/
연결, 문합 /연결, 문합(술)

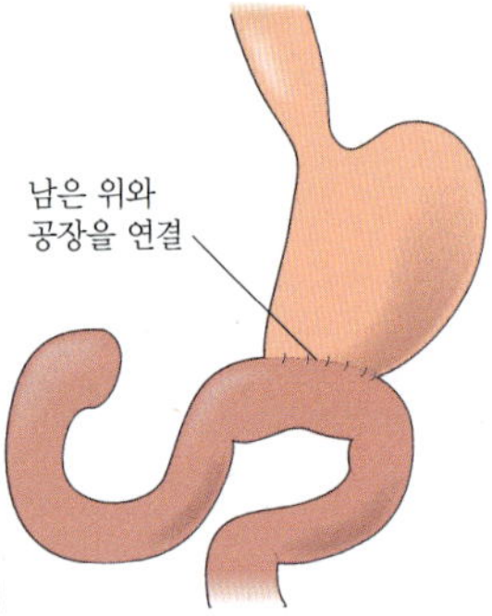

■ 위공장연결

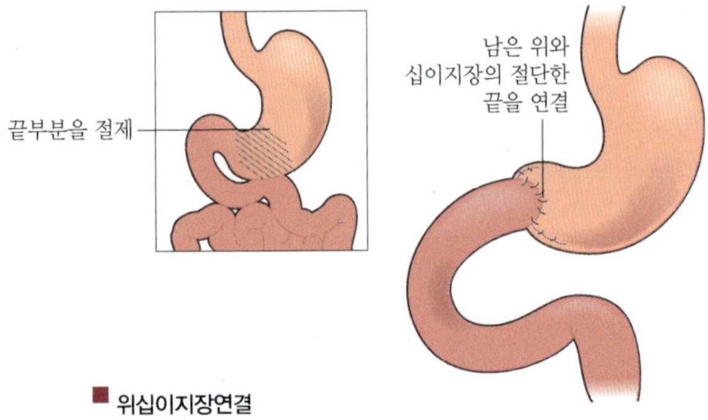

■ 위십이지장연결

날문성형 | pyloroplasty

유문협착의 치료, 위 내용물의 수송촉진을 위한 재건수술.

위세척 | gastric lavage

식염수와 증류수로 위를 세척하는 것. 이 과정은 내시경이나 위경검사 전 독소물질을 제거할 때나 수술 전후에 시행된다.

위고정 | gastropexy

위의 위치가 잘못되어 있는 것을 바로잡기 위하여 위를 외과적으로 복벽 또는 다른 조직에 고정하는 것.

바륨관장 | barium enema

대장의 병디를 발견하기 위해서 항문으로 바륨이라는 물질을 집어넣고 촬영하는 X선 촬영방법. 바륨이란 X선 촬영 시 희게 나오는 물질이며 이것으로 정상적으로 보이지 않는 대장의 구조를 볼 수가 있다.

장, 복막

회장창냄술 | ileostomy

외과적으로 복벽에 창을 만들어 그곳에 회장의 개구부를 만드는 것.

충수절제 | appendectomy

충수를 외과적으로 떼어내는 것. 보통 일반인들이 '맹장수술'이라고 부르는 것이다.

맹장절제 | cecectomy

맹장을 절제하는 수술. 충수절제와는 다르다.

pyloroplasty /pailóurəplæ̀sti/
날문성형 /날문성형술, 유문성형술, 유문형성(술)

gastric lavage /gǽstrik lǽvidʒ/
위세척 /위세척

gastropexy /gæ̀stroupéksi/
위고정 /위고정술

barium enema /béəriəm énimə/
바륨관장 / 바륨관장

ileostomy /ìlióustəmi/
회장창냄술 /돌창자창냄술, 회장창냄술, 회장조루술, 회장루조성술, 회장누공설치술

appendectomy /æ̀pəndéktəmi/
충수절제 /막창자꼬리절제(술), 충수절제(술)

cecectomy /siːséktəmi/ 맹장절제
/막창자절제술, 맹장절제(술)

결장절제 | colectomy
결장의 일부 혹은 전부를 절제하는 것.

1. 결장창냄술 2. 대장창냄술 | colostomy
원래는 결장을 의미하지만 실제로는 대장의 어디든 그 일부를 직접 피부에 연결하는 것. 즉, 항문 이외에 피부와 장을 연결하는 곳을 수술적으로 만드는 것을 말한다.

직장성형 | proctoplasty
항문과 직장에 시행하는 성형수술.

마일즈수술 | Miles' operation
구불결장 하부암 및 직장암에서의 복회음식수술로서, 영구적 결장조루를 만들고 골반부결장, 결장간막 및 인접림프절을 제거하고, 또 회음으로부터 직장과 항문 등 광범위한 절제를 행하는 방법을 말한다.

치핵절제 | hemorrhoidectomy
치질을 외과적으로 절제하는 것.

간, 담낭, 췌장

담낭절제 | cholecystectomy
담석증과 담낭염의 치료를 위해 담낭을 외과적으로 제거하는 것. 전신마취하에서 담낭을 절개하고 담관을 결찰하며, 총담관을 찾아 돌을 제거한다(그림).

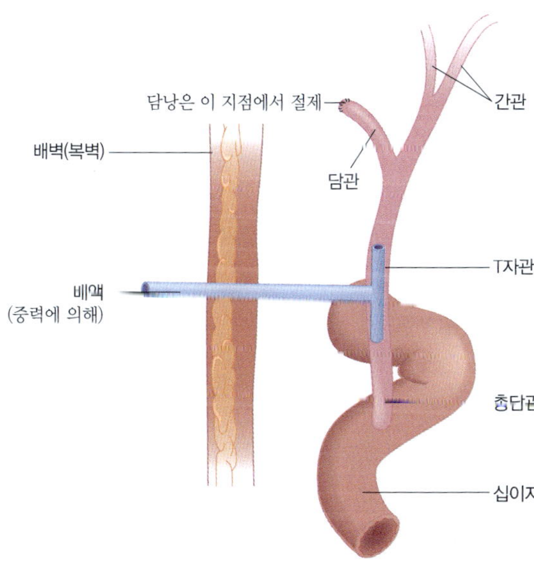

■ 담낭절제

colectomy /kəléktəmi/ 결장절제 /잘록창자절제술, 결장절제(술)

colostomy /kʌlóustəmi/ 1. 결장창냄술 2. 대장창냄술 /잘록창자창냄술, 결장창냄술, 대장창냄술, 인공항문형성(술), 결장조루(술), 결장루설치술

proctoplasty /práktəplæ̀sti/ 직장성형 /항문성형술, 항문형성(술)

Miles' operation /àpəréiʃən/ 마일즈수술

hemorrhoidectomy /hèmərɔidéktəmi/ 치핵절제 /치절제술, 치핵절제(술)

cholecystectomy /kɑ̀lisistéktəmi/ 담낭절제 /쓸개절제술, 담낭절제(술), 담낭적출술

choledochogastrostomy
/kɑlìdəkougæstróustəmi/
총담관위연결 /온쓸개관위연결술, 총담관위연결술, 총담관위문합(술)

choledocholithotomy
/kɑlìdəkəliθóutəmi/
총담관결석제거 /온쓸개관돌제거술, 총담관절석술

Whipple's operation /ɑ̀pəréiʃən/
휘플수술

총담관위연결 | choledochogastrostomy

총담관과 위를 연결시켜주는 것.

총담관결석제거 | choledocholithotomy

총담관을 절개하여 돌을 꺼내는 수술.

휘플수술 | Whipple's operation

췌장암 발생 시 시행하는 수술. 췌장두부, 십이지장과 위의 말단부위, 총담관 아랫부분을 절제한 후 남아 있는 췌장, 위, 총담관을 공장에 연결해주는 수술.

약어		
BaE	barium enema	바륨관장
CBD	common bile duct	총담관, 온쓸개관
ERCP	endoscopic retrograde cholangio-pancreatography	내시경역행담췌관조영
FAP	familial adenomatous polyposis	가족성샘종용종증
GERD	gastroesophageal reflux disease	위식도역류병
GI	gastrointestinal	위장(관)-
HAV	hepatitis A virus	A형간염바이러스
HBV	hepatitis B vaccine, hepatitis B virus	B형간염백신, B형간염 바이러스
HCV	hepatitis C virus	C형간염바이러스
HDV	hepatitis delta virus	간염델타바이러스
IBD	inflammatoty bowel disease irritable bowel disease	염증장질환 과민성장질환
IBS	irritable bowel syndrome	과민대장증후군
N & V	nausea and vomiting	오심(惡心)과 구토(嘔吐)
UGI	upper gastrointestinal	상부위장(관)-

투약 시 약어					
a.c.	before meals	식전	h.s.	at bed time	취침시
p.c	after meals	식후	I.M.	intramuscular	근육으로
q.h.	every hour	매시간	I.V.	intravenolus	정맥으로
q.d.	once a day	하루 한 번	I.D.	intradermal	피내로
q.m.	every morning	매일 아침	S.C	subcutaneous	피하로
q.n.	every night	매일 밤	N.P.O.	nothing by mouth	금식
bid	twice a day	하루 두 번	p.r.n.	as necessary	필요시
tid	three times a day	하루 세 번	p.o	by mouth(per os)	입안으로
qid	four times a day	하루 네 번	supp	suppository	좌약(직장내)

Chapter 06

호흡계통

Respiratory system

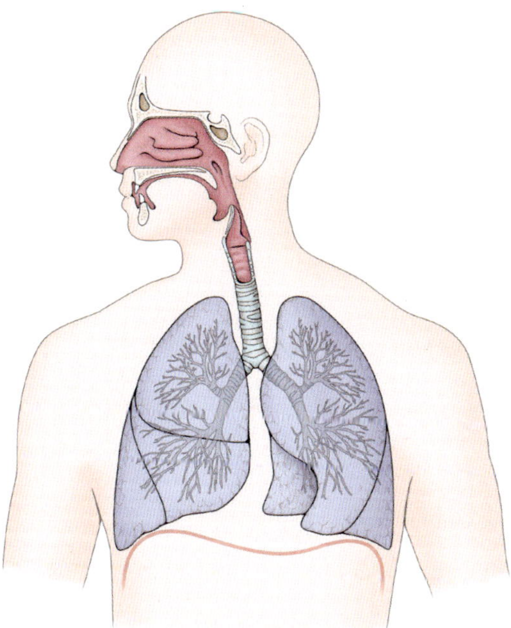

동물이 에너지를 생성하기 위해 산소를 흡수하고 이산화탄소를 방출하는 과정 및 그러한 기능을 담당하는 기관계. 호흡계는 기도와 호흡부로 대별되는데, 기도는 외기를 폐로 이끄는 통로로 코안, 인두, 후두, 기관, 기관지로 되어 있으며, 호흡부는 공기와 혈액 사이에서 가스교환을 하는 장소가 되는 폐포를 가진 폐로 구성된다. 코는 머리, 후두는 목, 기관은 목과 가슴에 걸쳐 있으며, 기관지와 폐는 가슴안에 있다.

의학용어 결합형

결합형 용어	뜻을 나타내는 용어	우리말 용어	예
choana	a funnel	후비공	choanal atresia 뒤콧구멍폐쇄증
concha	a shell	갑개, 선반	conchotomy 코선반절제
naso, rhino	nose	코, 비	nasogastric tube 코위관 rhinolalia 비음, 콧소리
antro	cavity	코안	nasoantrostomy 코위턱굴절개
septo	partition	중격	septonasal 코중격-, 코사이벽-
ethmo	sieve	사상, 벌집	ethmoturbinal 벌집뼈선반-, 사골갑개-
tonsilo	tosill	편도	tonsillitis 편도염
sinuso	hallow	동, 굴	sinusitis 부비동염
spheno	wedge	쐐기, 나비	sphenoiditis 나비굴염, 접형동염
glotto	aperture of larynx	성문	glottography 성대기록(법)
laryngo	voice box	후두	laryngitis 후두염 laryngocentesis 후두천자
phono	voice	음성	phonocardiogram 심음도
pharyngo	pharynx, thorat	인두	nasopharyngoscopy 코인두내시경술
epiglotto	epiglottis	후두개	epiglottidectomy 후두(덮)개절개
uvulo	uvula	구개수, 목젖	uvuloptosis 목젖처짐
tracheo	windpipe rough	기관	laryngotracheobronchitis 후두기관기관지염
broncho	bronchus, windpipe	기관지	bronchodilator 기관지확장제
bronchiolo	small air passage	세기관지	bronchiolitis 세기관지염
alveolo	little tub	폐포	alveolitis 폐포염
pneumo, pneumono	air, lung	공기, 폐	pneumonectomy 폐절제 pneumonocentesis 폐천자
pulmo	lung	폐	cardiopulmonary 심폐-
spiro, halito	breath	호흡	bronchospirometer 기관지호흡계 halitosis 입냄새, 구취

결합형 용어	뜻을 나타내는 용어	우리말 용어	예
halo	breath	숨	inhalation 흡입, 들숨
lobo	lobe	엽	lobotomy 엽절개
pleuro	pleura	흉막	pleurodesis 가슴막유착
pectoro stetho, thoraco	chest	흉부, 가슴	pectoriloquy 가슴소리 stethograph 호흡운동기록기 thoracoabdominal 흉복-, 가슴배-
conio	dust	먼지, 진	pneumoconiosis 진폐증
anthraco	coal	탄분	anthracosilicosis 석탄가루규폐증
chordo	vocal cord	성대	chordotomy 척수시상로절단, 성대절개
capno	carbon dioxide	그을음, 탄소	capnogram 호기말이산화탄소분압측정도
oxi	oxygen	산소	hypoxia 저산소증
rhonco	rale	거품소리, 수포음	rhonchus 삑삑호흡음
strido	harsh sound	천명, 그렁거림	inspiratory stridor 들숨협착음
-capnia	carbon dioxide	탄소	hypocapnia 저탄산혈증
-phonia	voice	소리, 음	aphonia 발성불능
-pnea	breathing	호흡	dyspnea 호흡곤란
-thorax	chest	가슴, 흉부	hemothorax 혈액가슴, 혈흉
-sphyxia	pulse	맥박	asphyxia 질식

호흡계통의 기관

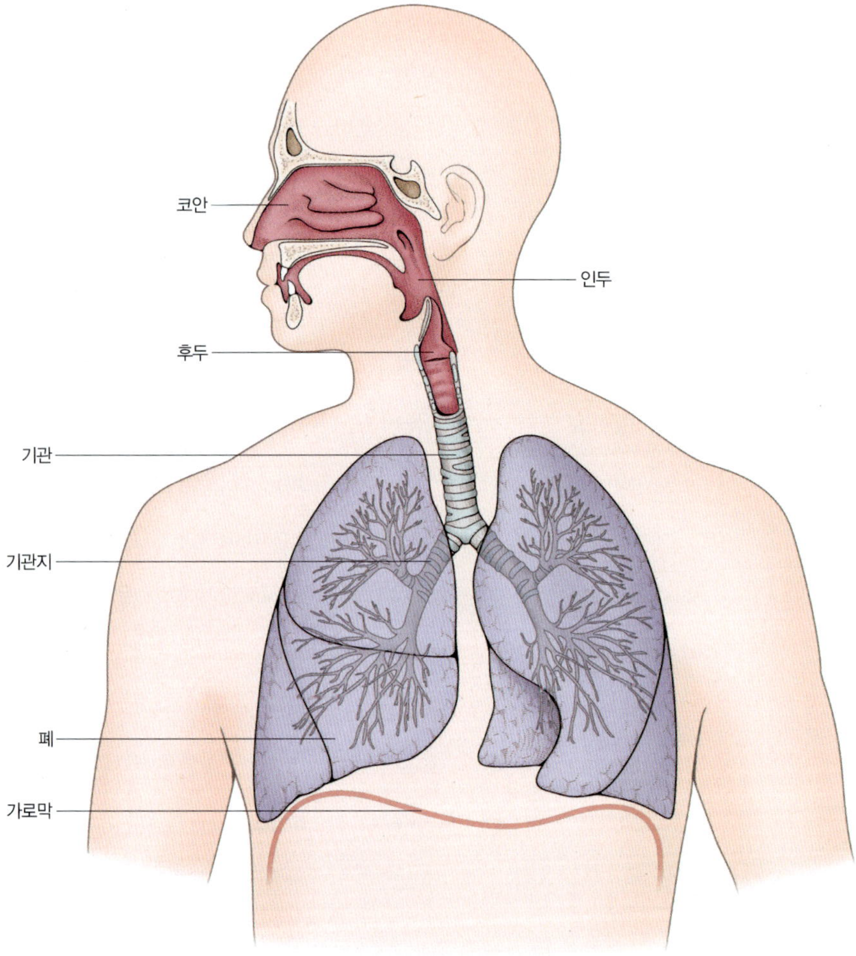

가로막 | 횡격막 / diaphragm
기관 | trachea
기관지 | bronchus
기도 | airway
인두 | pharynx
코안 | 비강 / nasal cavity
폐 | 허파 / lung
후두 | larynx

해부 · 생리학적 용어

■ 코

코, 비 | nose

호흡기의 일부이며 동시에 후각을 담당하는 감각기관. 해부학적으로는 얼굴에서 돌출한 코와 그 내부를 구성하는 코안으로 이루어져 있다. 사람의 코는 세 개의 면을 가지는 원뿔로, 그 밑면은 아래쪽을 향하며 코바닥이라고 한다. 추체형의 정점에 해당하는 코뿌리는 좌 · 우의 안와 사이에 위치한다. 콧등의 아래쪽에서 가장 돌출해 있는 부분이 코끝이다. 코끝에서 좌우측으로 부푼 부분이 콧망울이다. 콧망울로 둘러싸인 구멍이 콧구멍이다.

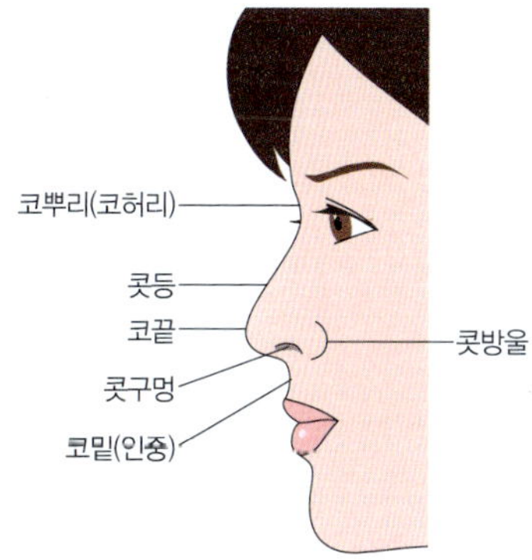

■ 바깥코의 부분

nose /nouz/ 코, 비 /코, 비

코안, 비강 | nasal cavity

콧구멍에서 목젖 윗부분에 이르는 코인의 빈 곳. 냄새를 맡고, 공기 속의 이물을 제거하며, 들이마시는 공기를 따뜻하게 하는 작용을 한다. 코안은 코중격에 의해 좌우로 나뉘져 있어, 콧구멍에서 가까운 작은 부분을 코안뜰, 안쪽의 큰 부분을 고유 코안이라 한다.

nasal cavity /néizəl kǽviti/ 코안, 비강 /코안, 비강

뒤콧구멍, 후비공 | choana

코안과 코인두 사이에 쌍으로 있는 구멍.

choana /kóuænə/ 뒤콧구멍, 후비공 /뒤콧구멍, 후비공

선반, 갑개 | concha

모양이 선반과 비슷한 구조 혹은 부분을 나타내는 데 사용되는 해부학용어.

concha /káŋkə/ 선반, 갑개 /선반, 갑개

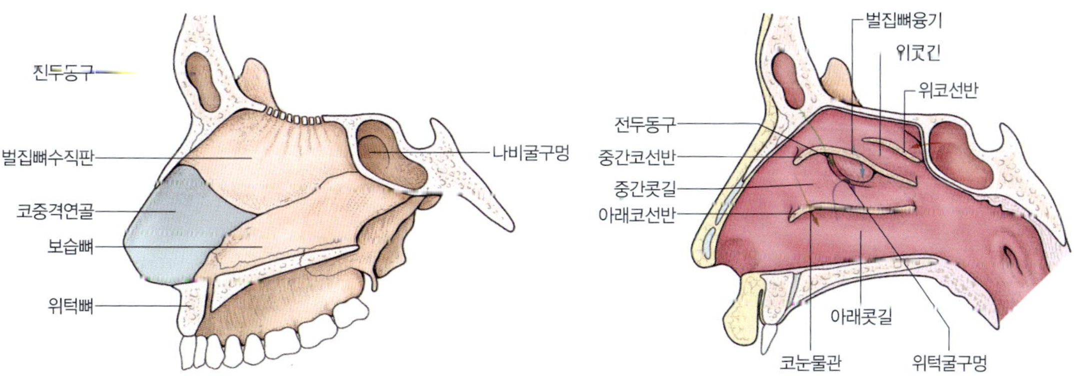

| 코중격 |　　| 코선반을 제거한 가쪽벽 |

■ 코안

turbinate bone /tə́ːrbineit boun/ 선반뼈, 갑개뼈 /코선반, 비갑개골

선반뼈, 갑개뼈 | turbinate bone

코안 외측벽에 있는 수평으로 된 차양과 같은 융기. 위코선반 · 중간코선반 · 아래코선반으로 구분하며, 아래쪽 것일수록 크다. 앞의 둘은 벌집뼈가 뒤의 것은 아래코선반이라는 뼈가 기초가 된다. 중간코선반의 가장자리나 아래코선반의 점막에는 정맥얼기가 잘 발달되어 있어, 충혈이 되면 코선반이 팽창되어 코가 막히거나 부비동염을 유발한다.

nasal meatus /néizəl miéitəs/ 콧길, 비도 /콧길, 비도

콧길, 비도 | nasal meatus

말소리를 낼 때 폐에서 나온 기류가 통과하는, 코에서 목구멍까지의 길.

nasal septum /néizəl séptəm/ 코중격, 코사이벽 /코중격, 비중격

코중격, 코사이벽 | nasal septum

코안을 좌우의 반으로 나누는 중격을 말한다. 앞 끝의 움직이는 부위를 막부분이라고 하고, 그 뒷부분을 연골부분이라 하는데 코중격연골이 있다. 좀 더 뒤쪽을 뼈부라 하고 보습뼈가 후하반부, 벌집뼈의 수직판이 뒤쪽 상반부를 차지한다.

vibrissa(e) /vaibrísə/ 코털, 비모

코털, 비모 | vibrissa(e)

개나 고양이와 같은 동물의 콧구멍 근처에 있는 길고 뻣뻣한 털.

nasolacrimal duct /néizouléekriməl dʌkt/ 코눈물관, 비루관 /코눈물관, 비루관

코눈물관, 비루관 | nasolacrimal duct

안와의 내측벽 앞부분에 있는 눈물뼈의 눈물주머니와 아래쪽은 코눈물관으로 이루어지며 코안의 아래콧길로 통한다. 뼈성 코눈물관 속에 있으며 길이는 약 1.5 cm이다. 눈물샘에서 분비된 눈물은 내안각부의 상하에 있는 눈물 소점을 향해 열리는 눈물 소관으로 들어가며, 이것이 모아져 내강의 넓은 눈물주머니를 채우고, 코눈물관을 통해 아래콧길의 전방부에 세로길이의 구멍으로 자리 잡고 있는 개구부로 옮겨진다.

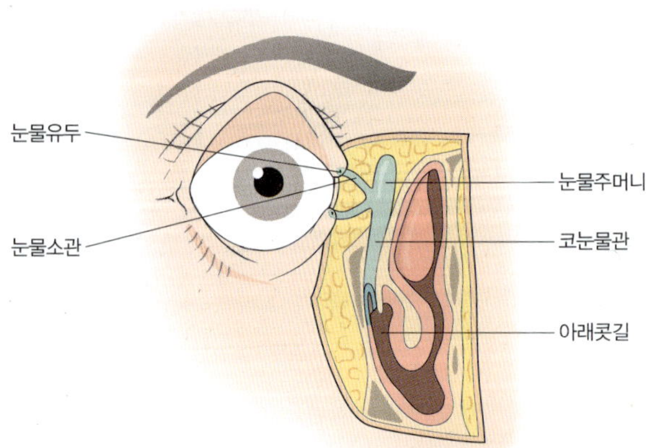

■ 코눈물관

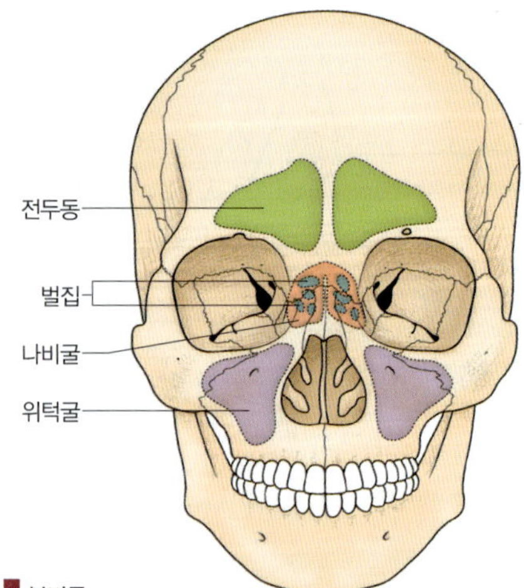

■ 부비동

부비동 [동]코곁굴 | paranasal sinus

머리뼈 내의 콧구멍과 통하며 점막으로 덮인 공기로 채워진 공간. 호흡 시 공기를 데워주는 기능 및 소리를 낼 때 공명을 시켜주는 기능을 한다. 전두동, 벌집굴, 위턱굴, 나비굴로 구성된다.

paranasal sinus /pæ̀rənéizəl sáinəs/ 부비동 [동]코곁굴 /코곁굴, 부비동

위턱굴, 상악동 | maxillary sinus

코곁굴의 하나로 위턱뼈 가운데 있는 한 쌍의 동굴. 코곁굴 가운데서 가장 큰 것이다. 다른 코곁굴과 한가지로 고유코안과 교통한다. 상악동의 저면은 그 개구부보다도 훨씬 아래에 있으므로 염증 시의 배농 등이 곤란해서 만성화의 원인이 된다. 위턱굴의 전벽의 뼈는 두터우나 하벽은 엷으므로 특히 제1 · 제2 대구치의 치근이 동에 달할 때가 있다.

maxillary sinus /mǽksilèri sáinəs/ 위턱굴, 상악동 /위턱굴, 상악동

전두동, 이마굴 | frontal sinus

앞머리뼈 속에 있는 굴. 굴에 열린 구멍을 거쳐 코안으로 통한다.

frontal sinus /frʌ́ntəl sáinəs/ 전두동, 이마굴 /이마굴, 전두동

나비굴, 접형동 | sphenoidal sinus

나비뼈몸통의 앞부분에 위치한 쌍의 코곁굴. 동측 코안의 최상비도와 교통한다.

sphenoidal sinus /sfíːnɔidəl sáinəs/ 나비굴, 접형동 /나비굴, 접형(골)동

■ 인두, 후두

입안과 식도 사이에 있는 호흡기관과 소화기관으로 공기와 음식물이 통과하는 통로. 입과 인두의 경계는 입을 벌렸을 때 보이는 입천장활과 목젖인데, 그 뒤쪽이 인두 부위이다. 인두는 보통 12 cm 정도이며, 크게 코인두, 입인두, 후두인두로 나뉜다. 인두는 특이하게도 호흡기계통과 소화기계통을 함께 공유하고 있는 기관이며, 공기와 음식이 섞이지 않고 각각 폐와 식도로 잘 넘어갈 수 있도록 구분시키는 역할을 한다. 삼킨 음식물과 들이마신 공기는 인두부에서 엇갈리게 되는데, 후두의 입구에 있는 후두덮개는 음식물을 삼켰을 때 후두가 닫히도록 작용한다.

코인두, 비인두 | nasopharynx

인두의 상부로 코안 뒤에 위치하고 두개저(머리뼈바닥)에서 연구개 높이까지이며, 아래로 입인두와 이어진다. 코인두에는 가운데귀로부터 인두로 통하는 관(유스타키오관)이 열려 있는데, 이것을 귀관이라고 부른다. 이 관은 침을 삼킬 때 열리는데, 이러한 작용으로 가운데귀 내부의 압력을 외부와 같게 조절할 수 있다.

nasopharynx /nèizoufǽriŋks/ 코인두, 비인두 /코인두, 비(강)인두, 비인강, 상인두, 인두비부

입인두 | oropharynx

인두의 중간 부분으로 호흡기계와 소화기계에 공통으로 적용되는 공간이다. 입안 뒤에 위치하며, 연구개에서 목뿔뼈(설골)까지 이르는 부위다.

oropharynx /ɔ̀ːroufǽriŋks/ 입인두 /입인두

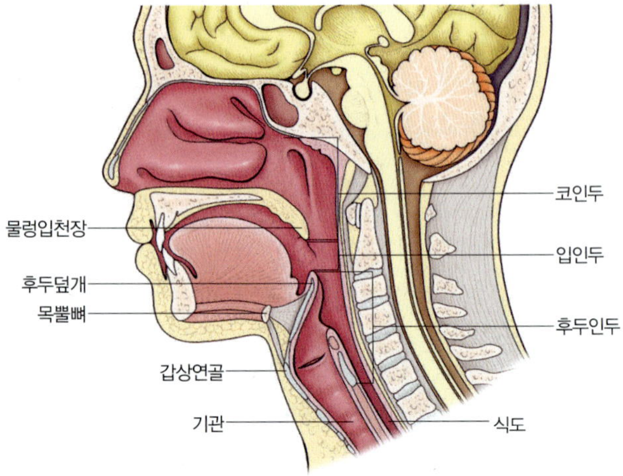

인두의 구분

laryngopharynx
/læriŋgoufǽriŋks/ 후두인두
/후두인두, 후인두

후두인두 | laryngopharynx

인두의 맨 아랫부분으로 호흡과 소화기계에 작용한다. 후두 뒤에 놓여 목뿔뼈(설골) 높이에서 반지연골(윤상연골) 높이까지이며 식도로 이어진다.

larynx /lǽriŋks/ 후두 /후두

후두 | larynx

인두와 기관 사이의 부분. 발성과 호흡작용하며, 음식을 먹을 때 음식이 기도로 들어가지 않도록 차단하는 역할도 한다. 후두는 호흡계의 일부분으로, 코나 입으로 들어온 공기는 습해지고 따뜻해져서 몸의 체온과 동일해진 뒤에 인두를 거쳐서 후두를 지나 기관, 기관지를 통과한 뒤 폐에 노날한다. 후두에는 성대가 있어서 여기에 붙어 있는 작은 근육과 연골의 움직임으로 우리는 말하고 노래할 수 있다.

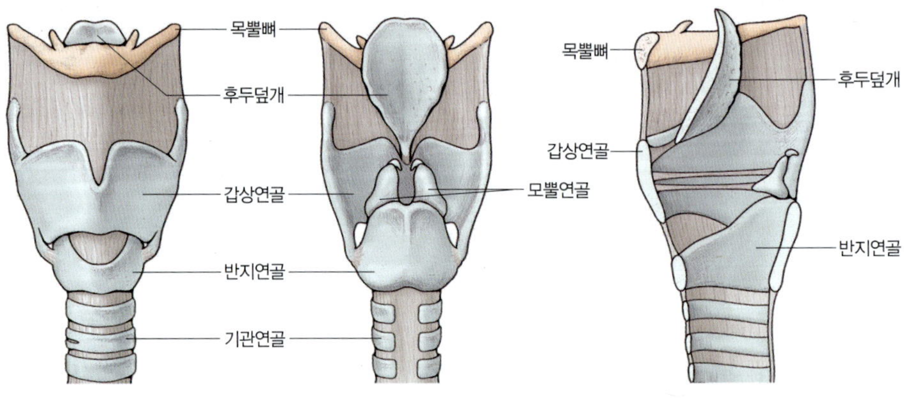

후두

편도 | tonsil

사람의 입속 양쪽 구석에 퍼져 있는 림프 소절의 집합체. 편도는 존재하는 장소에 따라서 목구멍편도, 인두편도, 혀편도, 이관편도가 있다. 면역기능에 관여한다.

tonsil /tάnsil/ 편도 /편도

목구멍편도 | palatine tonsil

입 안쪽 인두와의 경계에 있는 한 쌍의 타원형 융기로 편도선이라고도 한다. 비대되면 호흡, 수면장애 등을 초래한다.

palatine tonsil /pǽlətàin tάnsil/ 목구멍편도 /목구멍편도, 구개편도

인두편도 | pharyngeal tonsil

코인두의 위 뒤벽에 있는 림프조직이며 음와를 형성하지는 않고 중층섬모상피 아래에 많은 림프절을 가지고 있다. 편도 주위는 결합조직성 피막에 싸여 있다. 소아학령기에 인두편도가 자주 부어 뒤콧구멍을 막는 수가 있으며 이를 아데노이드라 한다. 이것은 입호흡의 원인이 되기도 한다.

pharyngeal tonsil /fərίndʒiəl tάnsil/ 인두편도 /인두편도

혀편도 | lingual tonsil

혀뿌리부의 점마표면에는 혀소포라고 불리는 사마귀 모양의 돌기가 여러 개 있는데, 이들 혀소포를 합해서 말한다. 각 소구의 중앙에는 작고 우묵한 곳이 있어, 중층편평상피로 이루어지는 이들의 상피하에 림프소절이 일렬로 늘어서 있다. 혀편도는 인두편도, 입천장편도와 함께 입구멍을 둘러싸면서 위치하는 월다이어 인두고리를 형성하며, 생체 방어를 담당한다.

lingual tonsil /lίŋgwəl tάnsil/ 혀편도 /혀편도, 설(근)편도

아데노이드 | adenoid

인두편도가 커진 것으로 코의 깊숙한 안쪽(상인두의 후상벽)에 있다. 3~4세 경부터 나타나서 어느 정도의 크기가 되지만 14~15세가 되면 없어진다. 증세는

adenoid /ǽdinɔid/ 아데노이드

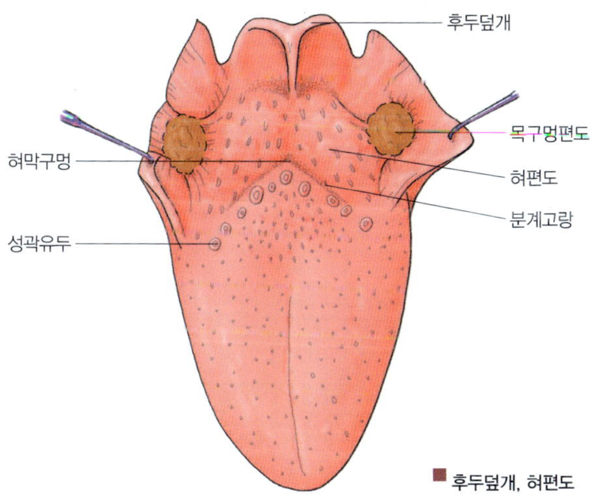

■ 후두덮개, 혀편도

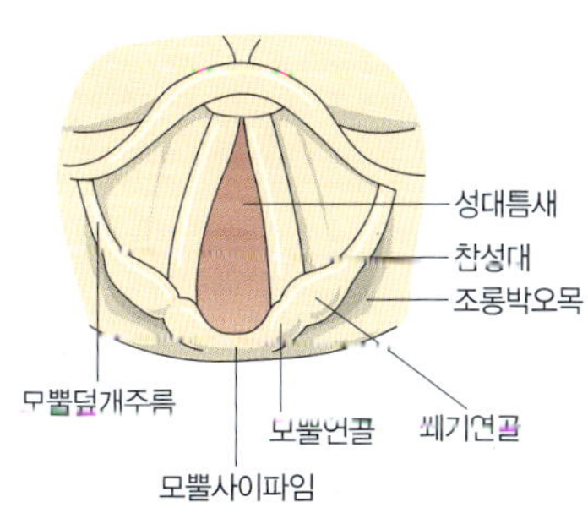

■ 위쪽에서 본 후두구멍

epiglottis /èpiglátis/ 후두(덮)개
/후두덮개, 후두개, 회염

laryngeal cartilage /lərínd3iəl ká:rtilid3/ 후두연골 /후두연골

thyroid cartilage /θáirɔid ká:rtilid3/ 갑상연골 [동]방패연골
/방패연골, 갑상연골

cricoid cartilage /kráikɔid ká:rtilid3/ 반지연골, 윤상연골
/반지연골, 윤상연골

vocal cord /vóukəl kɔ:rd/ 성대
/성대, 소리끈

코가 막혀서 입으로 호흡을 하게 되고, 말이 분명하지 못하다.

후두(덮)개 | epiglottis

공기와 음식은 처음에는 함께 입으로 들어와서 하나는 소화기인 식도로 들어가고 하나는 호흡기인 폐로 들어가게 된다. 후두란 식도와 경계를 이루는 호흡기의 부분으로 인두와 기관을 연결하는 곳이다. 혀, 즉 방패의 윗부분에 돌출한 부분이다.

후두연골 | laryngeal cartilage

후두를 이루고 있는 연골. 윤상연골, 갑상연골, 모뿔연골, 후두개연골, 쐐기연골 등이 있다.

갑상연골 [동]방패연골 | thyroid cartilage

후두를 이루는 가장 큰 연골로 후두 전측면 대부분을 이룬다. 후두는 갑상연골과 윤상연골, 그리고 여러 작은 연골들, 이들을 잇는 작은 근육들에 의해 구성된다. 후두의 밑에는 기관이 연결되어 폐로 이어진다.

반지연골, 윤상연골 | cricoid cartilage

후두의 아래와 뒤를 형성하고 있는 반지 모양의 연골.

성대 | vocal cord

후두의 중앙부에 있는 소리를 내는 기관. 앞 끝은 갑상 연골의 내면에, 뒤 끝은 모뿔 연골에 부착한 탄력 있는 두 개의 인대로, 자유롭게 늘어나고 줄어들어 공기의 통로 폭을 조절하며 폐에서 나오는 공기에 의하여 진동되어 소리가 난다. 남성의 성대는 굵고 길며, 어린이와 여자의 성대는 가늘고 짧다.

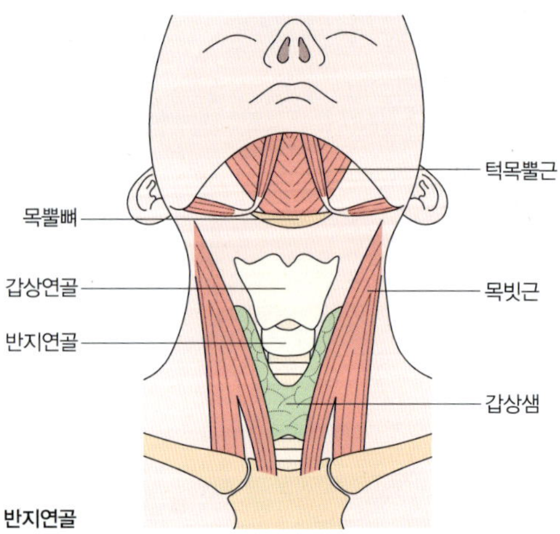

■ 반지연골

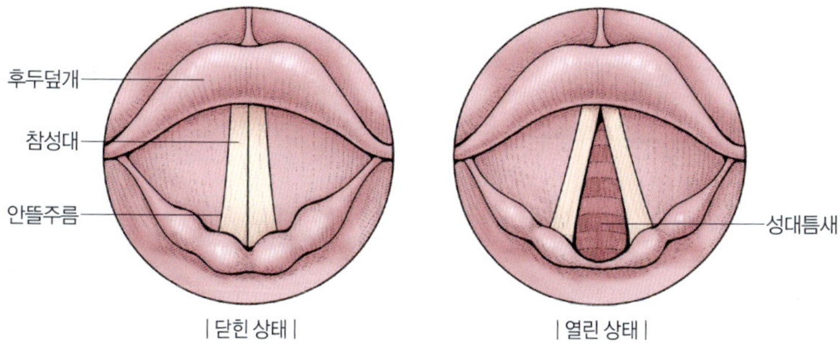

■ 성대

■ 기관, 기관지

기관 | trachea

숨쉴 때 공기가 드나들며 후두에서 폐로 이어진 관모양의 숨길. 사람의 기관은 굵기가 엄지손가락 정도이며, 길이는 약 10.5 cm이다. 기관벽에는 말의 발굽 모양으로 된 16~20개의 연골이 고리를 포개어 놓은 모양을 하고 있고, 연골과 연골은 윤상인대로 이어져 있다. 내면의 점막은 섬모상피로 되어 있고, 점막 밑에는 기관선과 림프소절이 분포되어 있다. 이 기관선의 작용으로 기관 안에 들어온 공기는 적당한 습도로 유지된다.

trachea /tréikiə/ 기관 /기관, 기도

유리질연골 | hyaline cartilage

굴곡성이 있고 약간의 탄성이 있는 반투명 엷은 청색의 물질로 된 기질을 가지는 유리처럼 보이는 연골. 이것은 가장 흔한 형의 연골이고 관절면을 덮고 있는 관절연골, 뼈끝연골, 갈비연골, 코연골이나 숨길을 만드는 연골이 이런 종류의 연골로 되어 있다. 또 부위에 따라 어렸을 때의 연골이 뼈로 바뀔 때도 이 연골에서 그런 현상이 일어난다.

hyaline cartilage /háiəlìːn káːrtilidʒ/ 유리질연골 /유리연골

1. 용골 2. 융기 | carina

두 개의 사면이 합쳐지는 융신과 같은 구조.

carina /kəráinə/ 1. 용골 2. 융기 /용골, 융기, 카리나, (기관)분기부

기관지 | bronchus

기관이 좌우로 갈라진 분기부에서 폐문 이전의 종말세기관지에 이르는 숨길의 중요 부분. 인간의 기관은 식도 앞쪽을 지나며, 목에서 가슴 속으로 들어가고, 넷째등뼈의 높이에서 좌우로 하나씩 갈라진다. 이 갈라진 부위부터가 기관지인데, 좌우 모두 점차로 23회나 좁게 갈라져 종말세기관지에 이른 후에는 호흡세기관지 · 폐포관 · 폐포(지름 0.1~0.2 mm)의 차례로 연결되며 이들 영역에서 가스교환이 일어난다.

bronchus /bráŋkəs/ 기관지 /기관지

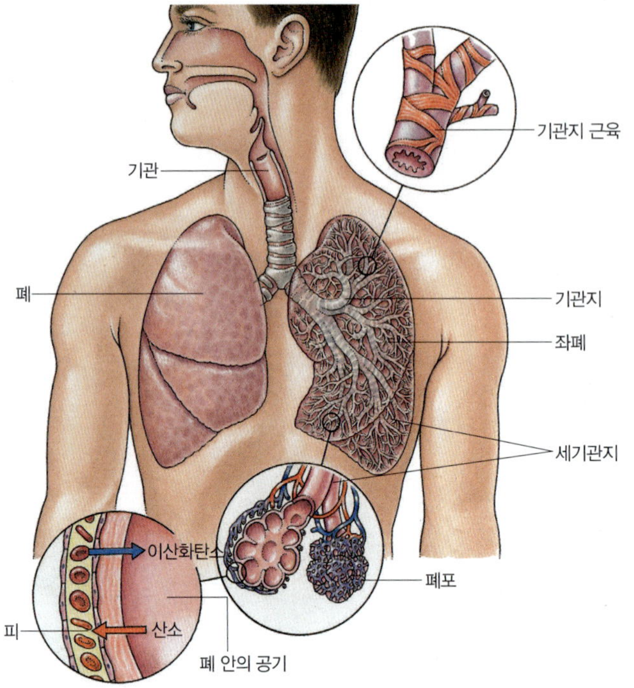

■ 호흡기의 해부도 – 기관, 기관지, 세기관지 등을 모두 기도라고 한다.

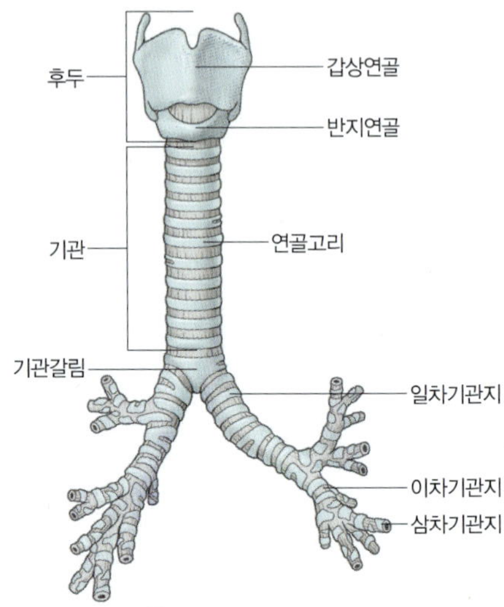

■ 기관과 기관지, 앞면

bronchiole /bráŋkioul/ 세기관지 /세기관지

세기관지 | bronchiole

폐 내의 이차기관지가 다시 가지를 친 직경 1 mm 이하의 작은 가지로서 벽에 연골판이 없고, 입방형 상피세포로 되어 있으며, 벽을 형성하는 콜라겐 결합조직에 평활근과 탄력섬유를 가지는 것이다.

alveolar duct /ælví:ələr dʌkt/ 폐포관, 꽈리관 /폐포관, 허파꽈리관

폐포관, 꽈리관 | alveolar duct

호흡세기관지와 폐포를 연결하는 작은 통로.

alveolar sac /ælví:ələr sæk/ 폐포낭, 꽈리주머니 /꽈리주머니, 폐포주머니, 폐포낭

폐포낭, 꽈리주머니 | alveolar sac

폐포관의 말단이 개구하는 공간이며, 폐포와 바로 이어진다.

alveolus /ælví:ələs/ 폐포, 허파꽈리 /꽈리, 폐포

폐포, 허파꽈리 | alveolus

기관지 끝에 달려 있는 작은 주머니 모양의 구조물. 가스교환이 일어난다.

■ 폐

lung /lʌŋ/ 폐 [동]허파 /폐, 허파, 폐장

폐 [동]허파 | lung

가슴에 위치하고 있으며, 두 개로 구성되어 있다. 그 사이에 심장이 위치한다.

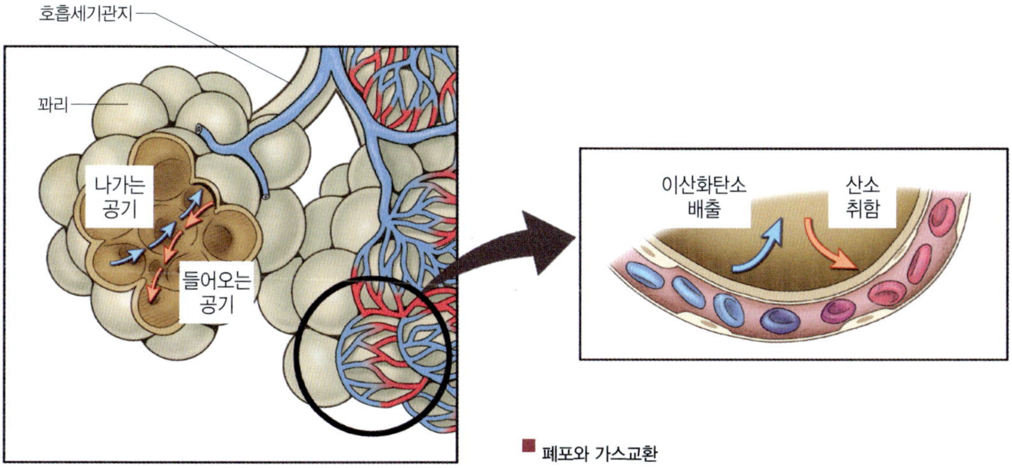

폐포와 가스교환

코로 넘어온 공기는 인두, 후두, 기관을 거쳐 폐로 내려오게 되는데 정작 산소 교환은 폐포에서 일어난다. 크게 우폐, 좌폐로 나누고, 다시 우폐는 세 개의 엽으로 나뉘고, 좌폐는 두 개의 엽으로 나뉜다. 각 폐엽은 결합조직중격에 의하여 분리되는 2~6개의 폐기관지 구역으로 세분된다. 가각의 폐엽은 외측의 장막(내장가슴막), 장막하조직 및 폐실질로 이루어져 있다. 폐실질은 폐소엽으로 이루어져 있으며, 이것들은 결합조직에 의하여 결합되어 있다. 일차소엽은 종말세기관지, 호흡세기관지 및 폐포관으로 이루어져 있으나, 폐포관은 다수의 폐포와 교통하고 있다. 개개의 폐포는 모세혈관망에 의하여 둘러싸여 있다.

가슴막 [동]흉막 | pleura

폐의 표면 및 가슴벽의 내면을 덮고 있는 장막. 폐의 표면에 밀착해 있는 것은 내장가슴막이라고 한다. 내장가슴막은 폐문 근처에서 반전하여 벽가슴막으로 이행한다. 벽가슴막은 심장·대혈관·기관 등을 싸고 있다.

pleura /plúːrə/ 가슴막 [동]흉막
/가슴막, 흉막, 늑막

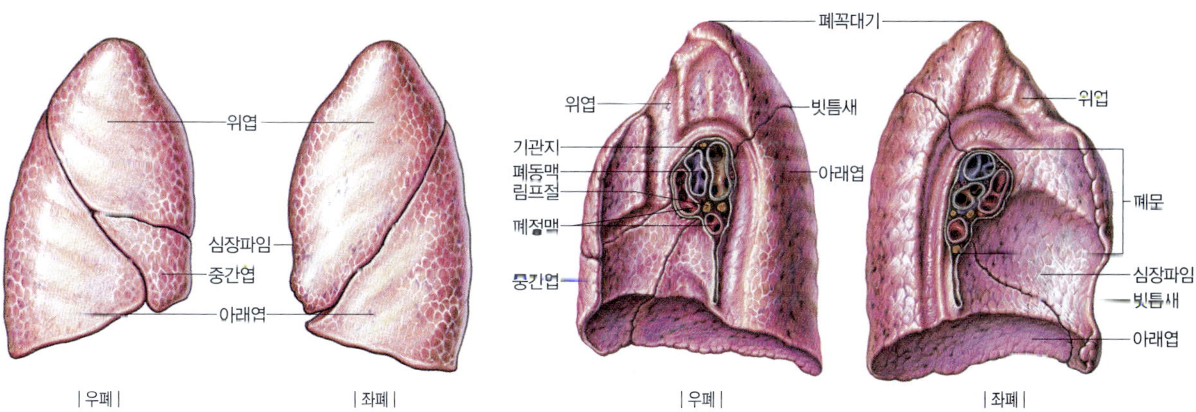

폐

apex of lung /éipeks lʌŋ/
폐꼭대기, 폐첨 /허파꼭대기, 폐꼭대기

hilus /háiləs/ 문 /문

lobe /loub/ 엽 /엽

폐꼭대기, 폐첨 | apex of lung

폐의 위쪽에 둥그스름하게 솟은 끝부분. 첫째갈비뼈의 높이에 있다.

문 | hilus

장기에서 혈관이나 신경 등이 무리지어서 들어가는 부위를 나타내는 말. 폐의 경우에는 기관에서 기관지로 분지하는 부분을 말한다.

엽 | lobe

폐를 크게 나누는 구조로서 우폐에 3개, 좌폐에 2개로 되어 있다.

■ 가슴막

visceral pleura /vísərəl plúərə/
내장가슴막 /내장쪽가슴막, 허파쪽가슴막, 폐쪽흉막, 장측흉막

parietal pleura /pəráiətl plúərə/
벽가슴막 /벽쪽가슴막, 벽측흉막

pleural cavity /plúərəl kǽviti/
가슴막안, 흉막강 /가슴막안, 흉막강, 흉강

내장가슴막 | visceral pleura

폐의 표면을 덮고 있는 가슴막. 폐엽간 열을 덮어 폐를 엽으로 분할하고 있다.

벽가슴막 | parietal pleura

폐를 둘러싸고 있는 막을 흉막이라 한다. 흉막은 두 가지로 구성되어 있는데 폐 자체를 바로 싸고 있는 막을 내장가슴막이라 하고, 폐가 속해 있는 가슴안 전체를 싸고 있는 막을 벽가슴막이라 한다. 이 두 가지의 흉막 사이에는 공간(가슴막안)이 존재하며, 병적인 현상이 발생 시 이 사이공간으로 액체가 차기도 한다.

가슴막안, 흉막강 | pleural cavity

벽쪽과 내장쪽의 흉막 사이의 삼재적 공간.

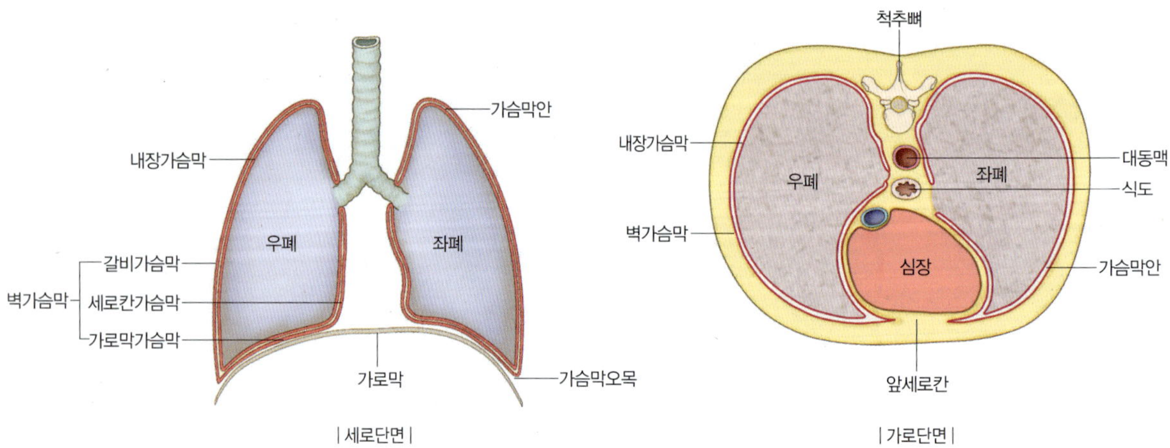

■ 가슴막과 가슴막안

가로막, 횡격막 | diaphragm

가슴안과 배안을 구획하는 근육성의 막. 포유류에만 있다. 인체의 가로막은 원형의 근육판으로, 가슴하부를 형성하는 등뼈 · 갈비뼈 · 복장뼈로부터 근육질로 시작되며, 중앙부는 힘줄막으로 되어 있어 힘줄중심이라 불리며, 여기에 근육섬유가 집합하여 부착한다. 숨을 들이마실 때 가로막을 아래로 내려서 가슴안 내 압력을 낮추고 정맥피가 심장으로 돌아오는 것을 도와준다.

diaphragm /dáiəfræm/ 가로막, 횡격막, 격판, 격막, 조리개 /가로막, 횡격막, 진동판, (렌즈의)조리개

세로칸 [동]종격 | mediastinum

좌우의 가슴안 사이에서 양쪽 폐를 분리하고 있는 조직과 기관. 앞쪽의 복장뼈와 뒤쪽의 척추 사이에 있으며, 위는 인두에서부터 밑은 가로막에까지 이른다. 따라서 여기에는 심장, 대동맥, 기관, 식도, 가슴샘 등이 놓이게 된다.

mediastinum /mìːdiæstáinəm/ 세로칸 [동]종격 /세로칸, 종격(동)

호흡

호흡 | respiration

생체에 필요한 산소를 공기 중에서 얻어 조직으로 운반하여 조직의 이산화탄소를 공기 중으로 배출하는 일련의 과정. 외호흡과 내호흡이 있다.

respiration /rèspiréiʃən/ 호흡 /호흡

외호흡 | external respiration

생체가 호흡기를 통해 폐로 공기(산소)를 흡입하여 폐조직에서 가스교환을 하고 날숨에 의해 이산화탄소를 외계로 배출하는 과정.

external respiration /ekstə́ːnəl rèspiréiʃən/ 외호흡 /외호흡

내호흡 | internal respiration

혈액과 조직과의 가스교환. 조직호흡이라고도 한다.

internal respiration /intə́ːnəl rèspiréiʃən/ 내호흡 /내호흡

들숨 [동]흡기 | inspiration

들이쉬는 숨.

inspiration /inspiréiʃən/ 들숨 [동]흡기 /들숨, 흡기, 흡식

날숨 [동]호기 | expiration

숨을 내쉬는 것. 폐로부터 공기를 배출하는 것.

expiration /èkspəréiʃən/ 날숨 [동]호기 /날숨, 호기, 호식, 내쉼

호흡용량, 폐활량 | respiratory capacity

폐 속에 최대한도로 공기를 빨아들여 다시 배출하는 공기의 양. 신체의 건강 여부를 검사하는 기준이다

respiratory capacity /réspirətɔ̀ːri kəpǽsiti/ 호흡용량, 폐활량 /호흡용량, 폐활량

가스교환 | gas exchange

폐포에서 흡입된 산소를 혈액으로, 그리고 전신을 순환한 이산화탄소를 혈액에서 폐포로 나오게 하는 것.

gas exchange /gǽs ikstʃéindʒ/ 가스교환

oxygen /ɑ́ksidʒən/ 산소 /산소

산소 | oxygen

공기 중에 유리상태로, 또는 대부분의 비원소성 고체, 액체 및 기체에 결합된 성분으로 존재하는 기체상의 원소. 사람의 호흡과 동식물의 생활에 없어서는 안 되는 기체로, 대부분의 원소와 잘 화합하여 산화물을 만들며, 화합할 때는 열과 빛을 낸다. 대기의 5분의 1, 지각 질량의 2분의 1을 차지한다.

carbon dioxide /kɑ́:bən daiɑ́ksaid/ 이산화탄소 /이산화탄소, 탄산가스

이산화탄소 | carbon dioxide

화석연료의 연소와 생물활동(호흡, 발산 등)에 의해 생성되는 무취무색의 기체. 통속적으로는 이산화탄소라 하고, 또 탄산무수물 · 무수탄산이라고도 한다. 탄소나 그 화합물이 완전 연소하거나, 생물이 호흡 또는 발효할 때 생긴다. 깨끗한 공기 중에도 0.03% 포함되어 있다. 녹색식물은 광합성에 이산화탄소를 이용해 산소를 생성한다.

증상 용어

eupnea /ju:pní:ə/ 정상호흡 /정상호흡

정상호흡 | eupnea

안락한 정상적인 호흡.

dyspnea /díspniə/ 호흡곤란 /호흡곤란

호흡곤란 | dyspnea

힘쓰지 아니하면 숨쉬기가 어렵거나 숨쉬는 데 고통을 느끼는 상태. 대개의 경우 빠른 호흡이나 깊은 호흡을 하게 된다. 원인은 저산소증 · 산증 · 중추성 호흡조질장애 등으로 나눌 수 있다. 임상적으로 중요한 것은 호흡질환에서 볼 수 있는 폐성 호흡곤란과, 심장질환에서 볼 수 있는 심장성 호흡곤란이다. 증세로는 호흡의 깊이가 증가하는 경우와 호흡수가 증가하는 경우가 있으나, 대개는 양자가 동시에 나타난다.

orthopnea /ɔ:rθəpní:ə/ 앉아숨쉬기, 좌위호흡 /앉아숨쉬기, 좌위호흡, 기좌호흡

앉아숨쉬기, 좌위호흡 | orthopnea

호흡곤란 때문에 눕지 못하고, 앉아 있지 않으면 숨을 쉴 수 없는 상태. 심장성 천식이나 중증인 심장기능상실, 삼출성 심막염의 경우에는 누워서 호흡하기가 곤란하므로 앉거나 서서 상반신을 구부리고 호흡을 하게 된다. 이때에는 대흉근과 그 밖의 보조 호흡근을 작용시켜서 호흡을 한다.

apnea /əpní:ə/ 무호흡 /무호흡

무호흡 | apnea

호흡의 정지.

Cheyne-Stokes respiration /rèspiréiʃən/ 체인-스톡스호흡 /체인-스토크스호흡

체인-스톡스호흡 | Cheyne-Stokes respiration

호흡의 깊이가 규칙적으로 증감하며 무호흡기가 교대하는 특징적인 호흡.

중추신경장애에 의한 혼수에서 특히 나타난다.

호흡완만, 느린호흡 | bradypnea

호흡이 비정상적으로 느린 것.

bradypnea /brǽdiníːə/ 호흡완만, 느린호흡 /호흡완만, 느린호흡, 완서호흡, 호흡완서

빠른호흡, 빈호흡 | tachypnea

호흡수가 증가하고 동시에 호흡이 얕아진 상태. 이에 대해 호흡수가 증가하고 호흡 깊이는 늘어난 상태를 과다호흡이라 한다. 빠른 호흡에는 항상 호흡곤란이 동반된다. 울혈성심부전, 폐렴 등에서 나타난다.

tachypnea /tæ̀kipníːə/ 빠른호흡, 빈호흡 /빠른호흡, 빈호흡, 빈삭호흡, 급속호흡, 호흡빈삭

1. 과다환기 2. 과호흡, 잦은숨 | hyperventilation

폐포 내에 유입하는 공기의 양이 증대되는 상태(폐포환기의 증대), 그 결과 이산화탄소 분압의 감소를 초래하여 최종적으로 알카리증에 이른다.

hyperventilation /hàipərvèntiléiʃən/ 1. 과다환기 2. 과호흡, 잦은숨 /과다호흡, 과환기, 환기항진, 호흡항진, 과호흡, 과도호흡, 환기증대, 과잉호흡

딸꾹질 | hiccough

가로막의 반복되는 불수의적 경련과 성문의 갑작스런 닫힘으로 공기의 유입이 차단되어 특징적인 소리를 만들어내는 것.

hiccough /híkɔːf/ 딸꾹질 /딸꾹질

고이산화탄소혈증 | hypercapnia

흡입하는 이산화탄소 분압 증가(예: 건물 내 화재 근처, 고의로 이산화탄소를 흡입)가 원인이 되는 경우도 있으나, 거의 항상 호흡의 환기량 부족 때문에 일어난다. 호흡수 증가, 심박 증가, 호흡이 불규칙하거나 헐떡거리는 양상 등 경미한 증상부터 심한 혼동과 혼수까지도 일어날 수 있다.

hypercapnia /hàipərkǽpniə/ 고이산화탄소혈증 /고탄산혈증, 고탄산(증), 과탄산혈증

고산소증 | hyperoxia

산소가 과잉으로 존재하는 것으로 높은 산소농도, 특히 고압산소에의 노출로 일어난다.

hyperoxia /hàipərɑ́ksiə/ 고산소증 /고산소혈(증), 산소과잉(증), 산소과다

저산소증 | hypoxia

산소운반과 활용 과정에 장애가 발생하여, 동맥혈 산소함량이 감소하거나 조직 속의 산소가 정상치 이하로 감소한 상태. 대별하면 ① 저산소성 저산소증, ② 빈혈성 저산소증, ③ 울혈성 저산소증, ④ 조직독성 저산소증, ⑤ 수요성 저산소증으로 분류된다. 초기증상은 의식혼란, 두통, 어지럼증, 구역, 가쁜 호흡, 빠른맥 등으로, 증상이 진행하면 청색증(혈중 환원혈색소가 5 g/100 mL 이상), 의식소실, 경련, 느린맥, 부정맥, 호흡억제, 심장정지에 이른다.

hypoxia /haipɑ́ksiə/ 저산소증 /저산소증, 산소압저하, 산소부족증, 산소결핍증

무산소증 | anoxia

무산소상태 또는 산소결핍상태. 생체조직 속의 산소가 완전히 없는 상태를 의미하며, 이는 회복할 수 없는 조직손상을 가져오고 심하면 조직사망을 일

anoxia /ænɔ́ksiə/ 무산소증 /무산소(증), 산소결핍증

으킬 수 있는데, 여기에는 세 가지 종류가 있다. ① 질식성 무산소증은 혈류는 적절하지만 산소의 전달이 부적절할 때, ② 허혈성 무산소증은 산소의 함량은 적절하지만 혈류의 저하가 있을 때, ③ 세포독성 무산소증은 혈액 내 산소함량은 정상이지만 산소의 이용 능력이 방해를 받는 것을 말한다.

hypoxemia /hàipɑksíːmiə/ 저산소혈증 /저산소혈(증)

저산소혈증 | hypoxemia

혈액 중의 산소함유량이 부족한 것. 동맥혈 속의 산소가 정상 이하로 저하되어 있는 상태. 원인에는 ① 흡기 속의 산소분압 저하, ② 환기량 부족, ③ 확산장애, ④ 좌우 지름길 혈류의 증가, ⑤ 환기-혈류비 불균등성 증가 등이다. 증상은 초기에는 혈압상승, 빠른맥, 흥분이고, 진행되면 느린맥, 부정맥, 혈압저하, 호흡억제, 청색증, 경련, 의식장애를 나타낸다.

anosmia /ænɔ́zmiə/ 후각상실증 /후각상실증, 무후각(증), 후각소실, 후각결여

후각상실증 | anosmia

냄새를 맡는 기능이 없어진 것. 후각신경 자체의 장애, 뇌바닥부와 앞머리부의 병변 등이 원인인데, 히스테리에서도 볼 수 있다. 코점막에 병이 있을 때도 냄새를 못 맡을 수 있다.

dysosmia /disɑ́zmiə/ 후각장애

후각장애 | dysosmia

냄새 맡는 데 이상이 있는 상태.

parosmia /pæróuzmiə/ 이상후각 /이상후각, 착(각)후각

이상후각 | parosmia

후각에 관한 어떤 병적 상태 또는 착오.

asphyxia /æsfíksiə/ 질식 /질식, 가사

질식 | asphyxia

호흡기 중의 산소결핍에 의한 생명정지의 절박한 상태 또는 실제로 정지가 일어난 상태. 고이산화탄소혈증과 저산소증 혹은 무산소증 등이 동반된다. 외계와 폐의 교통이 두절되어 폐의 호흡작용이 장애되는 것(외질식)과 가스나 약제에 의해 생체 내 조직의 가스교환이 방해를 받는 것(내질식)이 있다.

aphonia /eifóuniə/ 발성불능 /소리못냄증, 발성불능(증), 실성(증)

발성불능 | aphonia

발성기관(특히 성대)의 병이나 기능장애 때문에 목소리가 나오지 않는 것. 성대와 주변조직의 마비, 염증, 종양, 부종, 비대, 흉터 등의 이유로 성대가 접착하지 않거나 진동하지 않기 때문이다. 이 외에 기질성 변화 없이 히스테리성 발성불능이 있다.

dysphonia /disfóuniə/ 발성장애 /발성장애

발성장애 | dysphonia

음성이나 언어 표출의 장애 가운데에서 특히 소리를 만드는 성문부에서 발생하는 음성과 그 자체, 곧 위쪽의 공명강에서 변화를 받기 전의 요소에 문제가 있는 경우를 말한다. 즉 후두부의 음성을 직접 만드는 곳의 이상에 의한 언어

표출의 장애를 발성장애라고 한다.

코피 | epistaxis

코에서 피가 나는 것. 발병 원인은 다양하다. 일반적 원인으로는 혈액질환, 순환기질환, 고열, 기압의 변화 등을 들 수 있고 월경이나 뇌출혈의 대상으로 나오는 일도 있으나, 실제로는 국소적 원인이 훨씬 많다.

epistaxis /èpistǽksis/ 코피 /코피, 코출혈, 비출혈

객혈 | hemoptysis

기도에서의 출혈이 원인이 되어 입으로 혈액을 객출하는 일. 넓은 의미로는 혈액이 섞인 가래를 뱉는 일도 포함된다. 식도의 정맥류 파열이나 위장관으로부터의 출혈로 토혈하는 것과 구별된다.

hemoptysis /himáptisis/ 객혈 /객혈, 각혈

콧물, 비루 | rhinorrhea

묽은 코, 즉 점액이 많이 섞여서 흘러나오는 것.

rhinorrhea /ràinərí:ə/ 콧물, 비루 /콧물, 비루, 콧물흘리기

쉰소리 | hoarseness

성문틈새의 폐쇄부족으로 성대의 일부가 진동하지 않을 때 일어나는 소리. 성대폴립, 종양, 성대위축, 삽관조작이나 기관 내 튜브, 커프의 압박에 의한 후두부종, 성대손상, 되돌이신경마비 등에 의한다.

hoarseness /hɔ́:rsnis/ 쉰소리 /쉰소리, 쉰목소리, 목쉰것, 사성, 애성

후두마비 | laryngoplegia

후두의 기능과 관련된 근육에 오는 마비. 발성 장애와 호흡 장애가 따른다.

laryngoplegia /læ̀riŋgouplέiʒiə/ 후두마비 /후두마비, 후두근마비

후두연축 | laryngospasm

성대가 경련을 일으켜서 기도가 막히는 현상. 흡기 시에 수탉의 울음소리 같은 높은 소리를 내며 이때 질식을 일으키는 수가 있다. 원인은 후두부로의 자극(치과충전물·보철물, 입안분비물, 혈액, 구토물 등), 부교감신경긴장 시의 바비투르산염의 투여 등이다.

laryngospasm /læríŋgouspæzəm/ 후두연축 /성대문연축, 후두연축, 후두경련, 후두강직

후두천명 | laryngeal stridor

호흡 잡음의 일종으로 기관에 가래가 걸렸을 때 나는 호흡음. 대개의 경우 호흡곤란을 수반한다. 숨을 들이킬 때 오히려 크게 들리는 잡음으로, 원인은 호흡기도가 협착 또는 폐색되었을 때 들린다.

laryngeal stridor /ləríndʒiəl stráidər/ 후두천명

기침 | cough

폐포 내의 공기가 기침중추의 흥분으로 기도를 통해 폭발적으로 소리를 내며 튀어나오는 방어·반사현상. 주로 목·기관·기관지 등의 기도점막에 분포하는 미주신경의 말초가 자극을 받아 기침중추가 흥분됨으로써 일어나는 현상이다. 기침은 건성과 습성으로 대별되며, 건성은 가래를 동반하지 않는다. 기침은

cough /kɔ:f/ 기침 /기침, 해소, 해수

원래 폐를 유해물질의 침입으로부터 방어하는 중요한 방어기능으로 간주된다. 그러나 기도에 염증 등이 생기면 그 자체가 자극이 되어 질병이 계속되는 한 기침이 일어나 환자를 괴롭힌다.

sputum /spjú:təm/ 가래 /가래, 담

가래 | sputum

폐에서 후두에 이르는 사이에서 생기는 끈끈한 분비물. 잿빛 흰색 또는 누런 녹색의 차진 풀같이 생겼으며 기침 등에 의해서 밖으로 나온다. 상기도로부터 폐에 이르는 호흡기계통의 여러 곳에서 나온 분비물이다. 원래는 기도 점막의 보호물질이지만, 외부환경 또는 질병으로 말미암아 분비량이 많아지거나 천식의 경우 등 농도가 짙어져서 고통을 받는 한 원인이 되는 수가 있다.

expectoration /ikspèktəréiʃən/ 가래배출 /담객출, 가래배출, 거담, 담, 객출

가래배출 | expectoration

상기도에서 폐에 이르는 호흡계 분비물. 기침과 함께 나오며 그 속에는 입안·코안·인두·기관·기관지 등의 분비물, 폐포·폐공동의 내용물이 포함된다.

rale /rɑ:l/ 거품소리, 수포음 /거품소리, 수포음

거품소리, 수포음 | rale

기관·기관지·폐포·폐공동 내에 분비물 또는 혈액 등이 정체되어 공기와 섞여 기포를 만들거나 끈끈한 점액물질 또는 분비물이 움직일 때 나는 소리. 전자를 습성거품소리라 하고, 후자를 건성거품소리라고 한다.

rhonchus /ráŋkəs/ 삑삑호흡음 /삑삑거림, 건성수포음

삑삑호흡음 | rhonchus

목에서 덜그럭거리는 소리. 또한 기관지의 부분적 협착에 의하여 일어나는 건성의 거친 소리.

wheeze /hwi:z/ 쌕쌕거림 [동]천명 /쌕쌕거림, 천명

쌕쌕거림 [동]천명 | wheeze

호흡 시 발생하는 휘파람 소리를 말하며, 이는 기도의 어느 부위에 기류가 막혀 있을 때 난다. 호흡곤란과 연관되어 있으며, 대부분 천식환자는 악화될 때 이와 같은 소리가 난다.

stridor /stráidər/ (들숨)협착음 /그렁거림, 협착음, 천명, 천음, 씨근거리기

(들숨)협착음 | stridor

호흡 잡음의 일종으로 기관에 가래가 걸렸을 때 나는 호흡음. 대개의 경우 호흡곤란을 수반한다. 숨을 들이킬 때 오히려 크게 들리는 잡음으로, 원인은 호흡기도가 협착 또는 폐색되었을 때 들린다.

fremitus /frémitəs/ 진동감 /진동음, 진동감, 진탕음, 진동

진동감 | fremitus

촉진으로 감지되는 진동.

pleural rub /plúərəl rʌb/ 가슴막마찰음, 흉막마찰음

가슴막마찰음, 흉막마찰음 | pleural rub

갈비가슴막과 내장가슴막 사이의 마찰에 의하여 생기는 음.

1. 가슴근통증 2. 가슴통증 | pectoralgia
가슴의 통증.

pectoralgia /pèktərǽldʒiə/ 1. 가슴근통증 2. 가슴통증 /가슴근통증, 흉통

고름기흉 | pyopneumothorax
가슴막안에 고름과 함께 공기가 차 있는 상태. 화농성 가슴막염이 있는 상태에서 공기가 들어가는 경우 또는 그 반대로 되는 경우에 생긴다.

pyopneumothorax /pàiənjùməθɔ́:ræks/ 고름기흉 /고름공기가슴증, 농기흉

물가슴증, 수흉증 | hydrothorax
가슴안 내에 고이는 액체. 정상인도 약 10 mL 정도 되는 소량의 흉수가 있어, 폐의 호흡운동 때 벽가슴막과 내장가슴막 사이의 윤활유 역할을 한다. 각종 질병에 의하여 증가하는데, 이 증가한 액체의 성상에 따라서 누출액과 삼출액으로 구별된다. 심부전 · 간경화증 · 신장병 등에 의한 전신성 부종의 부분 증세로 나타나는 경우가 많다.

hydrothorax /hàidrouθɔ́:ræks/ 물가슴증, 수흉증 /물가슴증, 수흉, 흉수증

가슴막유착 | pleurodesis
내장가슴막과 벽가슴막의 유착을 조성하는 조작.

pleurodesis /pluəróudisis/ 가슴막유착 /가슴막유착, 흉막유착(술)

가로막통증, 횡격막통증 | phrenodynia
가로막에 생기는 통증.

phrenodynia /frènədí:niə/ 가로막통증, 횡격막통증 /가로막통증, 횡격막통

진단 용어

■ 코

비염 | rhinitis
콧속 점막에 생기는 염증을 통틀어 이르는 말. 급성비염 · 만성비염 · 알레르기비염 등이 있는데, 코가 막히고 콧물이 흐르며 두통과 기억력 감퇴를 가져오기도 한다.

rhinitis /rainàitis/ 비염 /코염, 비염

알레르기비염 | allergic rhinitis
여러 가지 음식 · 꽃가루 · 먼지 · 동물의 털 등의 항원이 체내에 들어가서 생기는 코의 염증. 증세는 갑자기 연속적으로 재채기를 하고, 맑은 콧물이 다량으로 나오고 코가 막힌다. 또한 동시에 머리가 무겁고 눈물이 나오기도 한다.

allergic rhinitis /ælə́:rdʒik rainàitis/ 알레르기비염 /알레르기코염, 알레르기(성)비염, 알러지(성)비염

1. 굴염, 동염 2. 부비동염 | sinusitis
바이러스, 세균, 진균 감염과 알레르기비염에 의해 생긴 부비동 염증. 대개 급성 바이러스성 기도 감염 후에 온다. 침습된 장소에 따라서 벌집뼈, 이마뼈,

sinusitis /sàinəsáitis/ 1. 굴염, 동염 2. 부비동염 /굴염, 동염, 부비동염, 정맥동염, 부비강염

위턱뼈 또는 나비뼈 동염으로 알려져 있다. 위턱굴염은 위턱 부위의 통증과 치통 그리고 이마 두통을, 벌집굴염은 양눈 사이의 통증과 전두통을, 나비굴염은 이마와 뒤통수로 뻗치는 통증이 유발된다.

nasopharyngitis /nèizoufæ̀rindʒáitis/ 코인두염 /비인두염, 비인강염

코인두염 | nasopharyngitis

코와 인두를 동시에 침범하는 염증.

deviation of nasal septum /dìːviéiʃən néizəl séptəm/ 비중격만곡

비중격만곡 | deviation of nasal septum

코중격이 한쪽으로 휘는 것. 즉, 좌 · 우측 콧구멍 사이에 있는 중간 칸막이인 코중격이 보통 정중선에 반듯하게 위치하나, 어느 한쪽으로 비뚤어지거나 불규칙하게 돌출되는 경우를 말한다. 증상으로는 한쪽 코막힘이나 통증을 호소하고, 그 외에 머리가 무겁거나 기억력감퇴, 후각장애, 주의산만, 수면장애 등이 있다.

pansinusitis /pæ̀nsainəsáitis/ 범부비동염 /온코곁굴염, 범코곁굴염, 범부비동염, 전부비동염

범부비동염 | pansinusitis

코곁굴 전체의 염증.

■ 인두, 후두

adenoiditis /æ̀dinɔidáitis/ 아데노이드염 /아데노이드염, 인두편도염

아데노이드염 | adenoiditis

아데노이드의 급성 및 만성염증.

tonsillitis /tɑ̀nsiláitis/ 편도염 /편도염

편도염 | tonsillitis

편도, 특히 입천장편도의 염증. 감기에 걸리거나 환절기 때, 과로 등의 이유로 생긴다. 편도가 벌겋게 붓고 음식물을 넘기기 힘들게 된다. 연쇄구균 감염에 의한 것이 대부분으로 열, 두통, 목부위, 림프절비대를 동반한다.

pharyngitis /fæ̀rindʒáitis/ 인두염 /인두염

인두염 | pharyngitis

세균이나 바이러스의 감염 등에 의한 인두점막 및 림프조직의 급성염증이다. 인두의 점막이 붓고 헐어 목이 쉬는 병. 삼킴통증, 발열 등의 증상을 보이며, 급성과 만성이 있다. 피로, 대기의 건조, 위장장애, 지나친 끽연, 치아의 우식, 만성부비강염이나 먼지 · 유독가스의 흡입 등으로 일어난다.

laryngitis /læ̀rindʒáitis/ 후두염 /후두염

후두염 | laryngitis

후두에 염증이 생기는 것. 가장 흔한 원인은 바이러스성 감염이다. 또 기관지염, 폐렴, 인플루엔자, 백일해, 홍역, 디프테리아에 의해서도 올 수 있다. 증상은 염증의 정도에 따라 발열, 전신 쇠약감, 후두 건조, 후두통, 쉰 목소리, 기침, 삼킴곤란 등이 발생할 수 있으며, 후두 부종이 동반되면 호흡곤란도 온다.

디프테리아 | diphtheria
독소생산성 막대균인 디프테리아균의 감염에 의하여 야기되는 급성 전염병. 디프테리아균이 기도의 상부에 달라붙어 독소를 발산하여 그 부위의 세포를 파괴하고 그 속에서 증식하면서 독소를 순환혈액 속으로 보내어 심장, 말초신경 등의 원격장기 및 조직의 기능을 저해하는 병을 이르는 말.

diphtheria /difθí:riə/ 디프테리아 /디프테리아

상기도감염 | upper respiratory infection
기도 중 상부, 즉 코, 인두, 목구멍, 후두 등에 감염이 생기는 것.

upper respiratory infection /ʌ́pə réspirətɔ̀:ri infékʃən/ 상기도감염

감기 | common cold
호흡기 감기 증후군의 총칭. 두통, 콧물, 코막힘, 경도의 발열 등을 주증상으로 하고 가벼운 권태감이나 관절통 등을 수반하는 일도 있다. 일반적으로 바이러스에 의한 상기도감염으로 라이노바이러스, 파라인플루엔자바이러스, 아데노바이러스 등에 의한다. 급성의 상기도의 카타르염증을 나타내며 증상은 수일 정도이다. 치료로서는 해열제, 항히스타민제, 진통제 등을 효과적으로 사용한다.

common cold /kʌ́mən kould/ 감기 /(보통)감기

인플루엔자 | influenza
기도를 침범하는 바이러스 감염. 지역유행성, 유행성 또는 범유행성으로 발생한다. 범유행성의 경우는 여러 대륙을 동시에 또는 연속적으로 침범한다. 코점막, 인두, 결막의 염증, 두통, 때때로 전신의 심한 근육통이 특징이다. 심근과 중추신경계가 침해되는 일은 적다. 괴사성 기관지염과 간질성 폐렴이 중증 인플루엔자의 주된 증상이다.

influenza /influénzə/ 인플루엔자 /인플루엔자

코감기 | coryza
급성 카타르성 염증상태로 코가 메고 콧물이 나오는 가벼운 증상의 감기.

coryza /kəráizə/ 코감기 /코감기

크루프, 상기도막힘(증) | croup
어린이에서 생기는 후두부의 폐쇄나 목쉼, 개 짖는 것 같은 소리를 내는 기침 등을 주증상으로 하는 모든 병을 총칭하는 말. 주로 상기도 특히 후두부의 병터에 의해서 생기는 것으로 감염, 알레르기, 이물질 등 여러 가지 원인으로 후두부에 이상이 있는 경우에 생긴다. 원인 제거가 주치료이지만 휴식이나 습도가 높은 공기를 흡입하는 것으로 대개 증상이 완화된다.

croup /kru:p/ 크루프, 상기도막힘(증) /크룹, 상기도막힘증

백일해 | whooping cough, pertussis
경련성의 기침을 일으키는 어린이의 급성 전염병. 백일해균에 의하며, 약 2주간의 잠복기를 거친 다음, 경한 발열, 콧물과 재채기, 마른기침으로 시작되며, 1~2주가 경과하면 빠르고 짧은 발작적 기침을 특징으로 한다. 3~6세의 어린이들이 잘 걸리며, 특히 겨울부터 봄에 걸쳐 유행하는 전염성이 강한 병으로,

whooping cough, pertussis /hu:piŋ kɔ:f, pərtʌ́sis/ 백일해 /백일해, 백일기침

걸리면 전체 경과가 백 일 가까이 된다. 백일기침이란 의미의 백일해도 여기에서 기원한다.

laryngeal cancer /ləríndʒiəl kǽnsər/ 후두암 /후두암

후두암 | laryngeal cancer

후두의 상피 구조에서 발생하는 악성종양. 후두종양은 50~70대에 빈도가 가장 높다. 만성 알코올 중독과 심한 흡연이 암의 발생 위험률을 높인다. 지속적으로 쉰 목소리가 나면 이것이 첫 번째 신호이다. 암이 중증이 되면 인후통, 호흡곤란, 삼킴장애 그리고 목림프절비대가 나타난다. 진단적 검사법에는 직접 후두경검사, 생검, 방사선검사, 단층촬영술 그리고 가슴촬영 등이 있다. 후두의 악성종양은 일반적으로 편평세포암종이다.

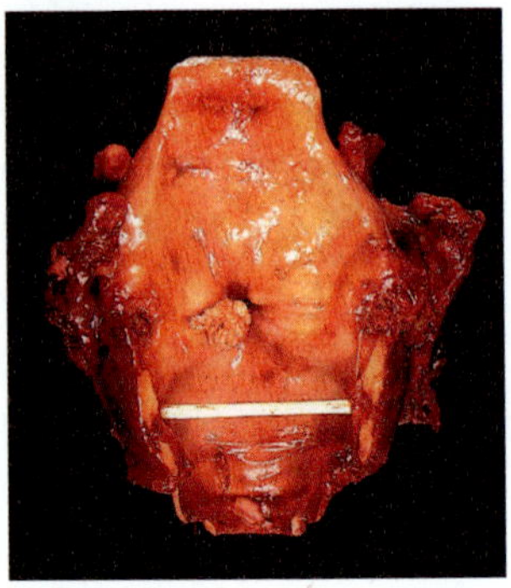

후두암 편평세포암종

기관, 기관지

tracheitis /trèikiáitis/ 기관염 /기관염

기관염 | tracheitis

기관의 점막에 생기는 염증. 바이러스나 세균이 원인인 급성의 경우와 먼지 · 가스 · 흡연 따위가 원인인 만성의 경우가 있는데, 급성과 만성은 증상에 차이를 보이나 대개 기침이 나고 가래가 나오며 열이 나고 가슴이 아프다.

acute bronchitis /əkjúːt braŋkáitis/ 급성기관지염

급성기관지염 | acute bronchitis

급성으로 진행되는 기관지점막의 염증.

chronic bronchitis /kránik braŋkáitis/ 만성기관지염 /만성기관지염

만성기관지염 | chronic bronchitis

만성기관지염의 뚜렷한 증상은 큰 기관지에서부터 세기관지까지 염증의 침윤과 점액이 과다 분비되는 것. 최근 2년 동안 매년 최소 3개월 이상 기침을 하는 것이 특징인 매우 흔한 호흡기병이다.

bronchiolitis /bràŋkiəláitis/ 세기관지염 /세기관지염, 기관세지염

세기관지염 | bronchiolitis

세기관지에 발생하는 염증. 즉, 폐포에 염증이 생겨서 호흡곤란을 일으키는 병. 전염성이며 종종 유행하기도 한다. 세기관지는 기관지로부터 폐포로 공기를 운반하고 폐포는 혈액에 산소를 공급해주는 역할을 한다. 원인은 바이러스나 세균에 감염되거나 동시에 둘 다에 감염된 경우도 있으며, 어떤 경우에는 감기에 걸릴 때마다 병이 발생하기도 한다.

기관지확장증 | bronchiectasis

기관지와 세기관지가 만성괴사감염으로 기관지의 근육과 탄력지지조직이 파괴되어 영구히 확장되는 것. 악취호흡, 기침발작, 점액 및 농성물질의 객출을 특징으로 한다. 기관지를 균등하게 침범하는 경우, 불규칙적으로 주머니 모양으로 발생하는 경우, 기관지 말단에 둥글게 확장하는 경우 등이 있다. 확장된 내강에 가래가 고이기 쉽게 되고, 거기에 세균이 감염되어 염증을 일으킨다. 선천적인 원인으로 발생하는 수도 있고 영아 또는 유아 무렵에 폐렴, 백일해, 홍역 등에 걸린 뒤에 나타나기도 하며, 성인이 가슴성형을 받은 뒤에 발생하기도 한다.

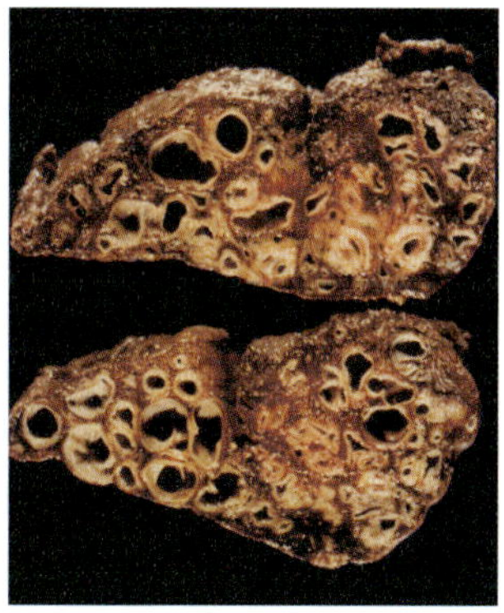

기관지확장증 폐의 절단면

bronchiectasis /brɑ̀ŋkiékteisis/
기관지확장증 /기관지확장증

천식 | asthma

여러 가지 자극에 대해서 기관지가 과민한 반응을 일으켜 생기는 기관지의 가역적인 경련성 막힘. 정상인에게서는 반응이 일어나지 않는 자극에 대해서도 이 환자에서는 기관지가 경련을 일으켜 좁아지고, 그 자극이 없어지면 기관지 폐쇄가 없어진다. 발작성 호흡곤란을 되풀이하는 것을 특징으로 하며, 기관지의 경련성 수축에 의한다(그림).

asthma /ǽzmə/ 천식 /천식

유리질막병 | hyaline membrane disease

특발성 신생아 호흡곤란증후군으로 폐의 미성숙으로 인해 표면활성제의 분비가 부족하여 발생하는 병. 육안적으로 폐는 공기함량이 줄어 무기폐의 모양을 보이므로 크기는 정상이나 단단하고 간과 같은 붉은 색조를 띠며 물 속에 넣으면 가라앉는다. 조직학적으로 덜 발달된 폐포는 쭈그러져 있으며 호흡세기관지 폐포관과 폐포는 호산성의 유리질막으로 덮여 있다. 이 막의 성분은 괴사된 폐세포의 찌꺼기와 섬유소원 및 섬유소다.

hyaline membrane disease /háiəli:n mémbrein dizí:z/
유리질막병 /유리질막병, 히알린막증, 유리질막증

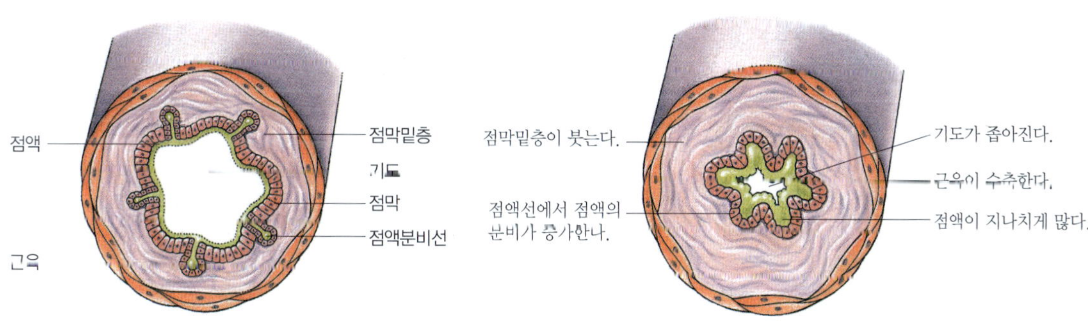

천식이 일어나면 기도를 둘러싼 근육이 수축하면서 기도의 내부 직경이 좁아지게 된다. 게다가 점액 분비가 늘어나고 기도 옆면에 염증이 생기면서 기도는 더욱 좁아지게 된다.

atelectasis /ætiléktəsis/ 무기폐, 폐확장부전 /무기폐, 부전확장

emphysema /èmfisíːmə/ 폐기종, 폐공기증 /공기증, 폐공기증, 기종, 폐쇄성기종, 폐기종

pneumonia /njumóunjə/ 폐렴 /폐렴, 허파염

lobar pneumonia /lóubər njumóunjə/ 엽(싱)폐럼 / 엽폐렴, 대엽성폐렴

폐

무기폐, 폐확장부전 | atelectasis

폐포가 잘 펴지지 않는 것. 찌그러지거나 기능을 하지 못하고 공기가 들어가지 못하는 폐 또는 폐의 일부분(그림).

폐기종, 폐공기증 | emphysema

조직이나 기관에 공기가 병적으로 축적하는 것. 여러 가지 원인으로 일어나지만, 가장 보편적으로 볼 수 있는 것은 노인성 폐기종이다. 그 밖에 기관지천식 · 만성기관지염 등으로 일어난다. 직업병으로서는 관악기의 연주자 등에서도 볼 수 있다. 호흡곤란 · 기침 등의 증세를 나타내며, 천식과 비슷한 호흡 곤란도 보인다.

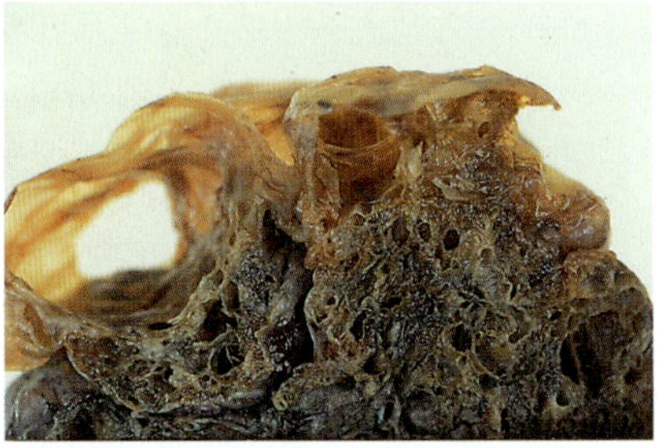

■ 폐기종 폐 기종과 낭포

폐렴 | pneumonia

폐에 생기는 염증. 폐렴 쌍구균, 바이러스, 마이코플라즈마 등이 감염되어 일어나며 화학 물질이나 알레르기로 인하여 일어나기도 한다. 오한, 고열, 가슴앓이, 기침, 녹색가래, 호흡 곤란 등의 증상을 보인다. 폐의 대엽 전부에 염증이 퍼진 대엽성 폐렴과, 소엽 단위에 한정된 소엽성 폐렴으로 나뉘며, 병원체에 따라서도 세균성 폐렴과 바이러스성 폐렴 · 알레르기성 폐렴 등으로 나뉜다.

엽(성)폐렴 | lobar pneumonia

*Diplococcus pneumoniae*에 의하여 일어나는 급성 열성질병. 급격한 고열을

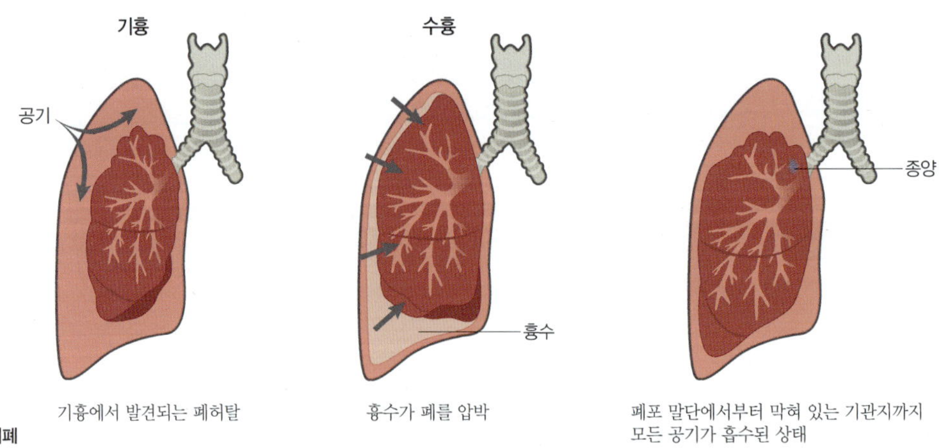

■ 무기폐

동반하는 오한, 호흡곤란, 측흉부통증, 혈액이 섞인 가래를 수반한 기침 등의 증상을 나타낸다. 보통 하엽에서 시작하며 초기에는 심한 울혈을 보이고, 그 후 폐포 내로의 삼출물과 혈액의 축적에 의하여 적색 경화를 일으켰다가 마지막 단계에서는 삼출물의 변성에 의하여 회색으로 되고 최종적으로는 삼출물이 흡수된다. 항생제에 의한 반응이 좋아 대개 합병증을 남기지 않고 치유된다.

소엽폐렴, 기관지폐렴 | lobular pneumonia

폐를 이루는 대엽에는 염증이 퍼지지 아니하고 하나하나의 기관지에 대응하는 정도의 좁은 범위에 염증을 일으키는 폐렴. 폐렴이란 세기관지의 일부분인 종말세기관지 이하의 부위, 즉 종말세기관지, 호흡세기관지, 그리고 폐포의 염증을 말한다. 종말세기관지는 점액고름 삼출물로 차 있고, 인접 소엽에 반상경결을 형성한다.

lobular pneumonia /lábjuːlər njumóunjə/ 소엽폐렴, 기관지폐렴 /기관지폐렴, 소엽성폐렴

기관지폐렴 | bronchopneumonia

기관지의 염증이 폐조직까지 퍼져 생기는 폐렴. 즉, 폐를 이루는 대엽에는 염증이 퍼지지 아니하고 하나하나의 기관지에 대응하는 정도의 좁은 범위에 염증을 일으키는 폐렴을 말한다. 기침이나 가래도 비교적 적고 열도 높지 않은 편인데, 치료가 늦어지면 대엽성 폐렴으로 진행하여 증상이 심해진다(그림).

bronchopneumonia /brɑ̀ŋkounjumóunjə/ 기관지폐렴 /기관지폐렴

진폐증 | pneumoconiosis

폐에 먼지가 쌓여 생기는 직업병. 오랜 기간에 걸쳐 폐에 규산 · 석면 따위의 먼지 또는 가루(1~5 mm)가 쌓이면, 폐의 조직 속에 섬유 증식성 변화를 일으켜 심폐 기능이 떨어지게 된다. 주로 탄광에서 일하는 광부에서 발생빈도가 높으며, 특별한 치료는 없다(그림).

pneumoconiosis /njùməkòunióusis/ 진폐증 /폐먼지증, 허파먼지증, 진폐(증), 폐진증

석탄가루증 | anthracosis

석탄먼지의 지속적인 흡입으로 인해서 이것이 폐에 축적되는 병. 대개 증상은 없으며 석탄을 연료로 사용하는 지역에 사는 대부분의 사람에서 생긴다. 흡입된 석탄먼지는 폐조직에 침착되고 침착된 탄분은 폐포상피에 의하여 탐식되고, 또한 림프관을 따라 림프절에 운반된다.

anthracosis /æ̀nθrəkóusis/ 석탄가루증 /석탄가루증, 탄분증, 탄분침착(증)

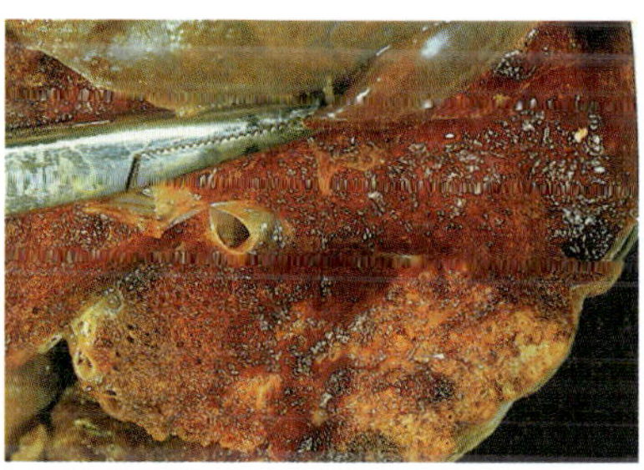

기관지폐렴 폐

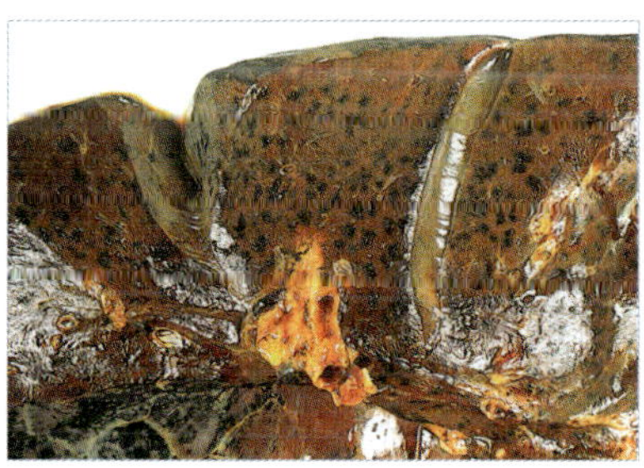

진폐증 석탄가루가 폐포벽에 침착된 폐의 절단면

asbestosis /æsbestóusis/ 석면증 /석면증, 석면폐증, 석면침착증

석면증 | asbestosis

석면의 흡입으로 인해서 생기는 병. 특히 폐의 침범이 문제가 되며, 폐조직이 많이 파괴되고, 섬유화를 보이는 것을 특징으로 한다. 그리고 이것은 흉막의 암을 일으키는 것으로 알려져 있다. 폐의 호흡세기관지에서부터 초기 병변이 시작하여 간질섬유화로 이어진다.

byssinosis /bìsinóusis/ 면폐증 /면폐증, 면공장열, 면섬유흡입성폐렴

면폐증 | byssinosis

면이나 기타 섬유의 얇은 가닥이 폐에 축적되어 생기는 병. 면화공장이나 직물공장에 다니는 사람에서 잘 생긴다. 증상은 대개 급성기에서는 일을 쉬고 다시 일을 시작할 때(주로 섬유공장에 다니던 사람이 일요일에 쉬고 월요일에 다시 일을 할 경우)에 가슴이 답답하고 숨쉬기가 어려워지는 것을 특징으로 하여 월요일호흡곤란이라는 별명이 있다.

silicosis /sìlikóusis/ 규폐증 /규소폐증, 규소허파증, 규폐(증)

규폐증 | silicosis

진폐증의 일종으로 돌가루, 모래, 규소를 함유한 가루를 흡입해, 양쪽 폐에 광범위한 결절성 섬유증을 일으키는 병이다. 직업성 폐질환 중 가장 오래 전부터 알려진 것으로 주로 금속 광산, 금속 주조, 도기 제조 그리고 사암과 화강암을 절단하는 작업장에서 일반적으로 작은 입자의 결정형 유리 규소를 장기간 흡입함으로써 발생한다.

siderosis /sìdəróusis/ 1. 철침착증 2. 혈철소증 3. 과다철증 /철침착증, 철증

철침착증 | siderosis

진폐증의 하나. 철이 함유되어 있는 미립자를 오랫동안 흡입함으로써 철분이 폐에 침착하여 일어난다.

pulmonary abscess /pʌ́lmənəri ǽbses/ 폐농양

폐농양 | pulmonary abscess

폐 내에 고름집이 생긴 것.

pulmonary edema /pʌ́lmənəri idíːmə/ 폐부종 /폐부종, 허파부종

폐부종 | pulmonary edema

폐울혈에 의하여 폐포 내에 장액성 누출액이 찬 상태. 심장판막증 · 고혈압 · 심근경색증 등에 의한 심장기능상실이 있을 때 일시에 다량의 수액을 주입하면 발생한다. 증세로는 현저한 호흡곤란이 나타나고, 이 호흡곤란은 누워 있을 때보다 잠깐 일어났다가 앉을 때 편한 것이 특징이다.

pulmonary embolism /pʌ́lmənəri émbəlizəm/ 폐색전증 /폐(동맥)색전증, 허파색전증

폐색전증 | pulmonary embolism

폐동맥이 막혀 일어나는 병. 원인은 혈류가 나빠져서 혈액이 굳어지는 혈전이나, 몸의 다른 부분에서 생긴 혈전 또는 이물(혈관 내에 들어온 공기나 수술 때에 유입된 체지방)이 흘러들어 와서 막히는 색전 때문이다.

폐결핵 | pulmonary tuberculosis

결핵균이 폐에 들어가 염증을 일으키는 질환. 균을 많이 배출하는 환자가 주된 전염원이다. 기침이나 재채기 등으로 공기 중에 퍼진 병원균이 호흡기관지나 폐포로 들어가 감염을 일으킨다. 결핵균이 폐에 감염된 정도에 따라 경증·중등도·중증 등으로 나누고, 발병 횟수에 따라 나누기도 한다. 폐에 들어간 결핵균이 바로 질병을 일으키는 경우를 일차성 결핵, 결핵균이 오랫동안 잠복해 있다가 저항력이 약해졌을 때 발병하는 것을 이차성 결핵이라고 한다(그림).

만성폐쇄폐질환 | chronic obstructive pulmonary disease

만성 기관지염, 폐기종 등과 같은 기관지 내 공기유통의 지속적 폐쇄에 의하여 일어나는 각종 병(그림).

폐암 | lung cancer

폐에 발생하는 암. 90~95%가 이 기관지의 상피에서 기원하는 기관지유래 암종이며, 5~10%가 기관지 유암종, 세기관지 폐포암종 및 기타의 암으로 구성된다. 기관지암은 40~70세에 발생하며, 드물게 40세 이전에 발생하기도 한다. 조직학적으로는 세계보건기구의 분류에 따르면 편평세포암종, 샘암종, 소세포암종, 대세포암종 등으로 구분된다(그림).

■ 가슴막

가슴막염 [동]흉막염 | pleurisy

가슴안과 표면에 삼출물을 동반하는 흉막의 염증. 급성 또는 만성으로 발생한다. 급성 흉막염에서는 흉막에 발적이 생기고 림프, 섬유소 및 백혈구로 된 삼출물로 덮이게 되며, 진행됨에 따라 다량의 혈청삼출물이 나타나게 된다. 염증을 일으킨 흉막은 유착을 잘하며, 일단 유착되면 대개 항구적으로 지속된다. 증상으로는 옆구리를 찌르는 듯한 동통, 오한에 이은 발열과 밭은 기침 등이며, 삼출물이 증가되면 호흡곤란이 일어나면서 통증은 완화된다.

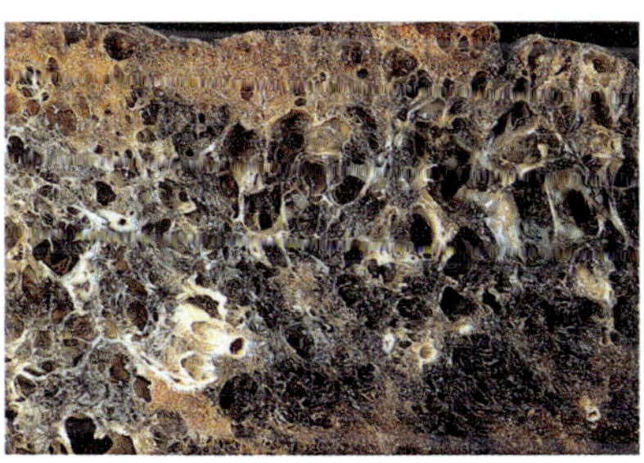

■ 만성폐쇄폐질환 소엽중심 폐기종

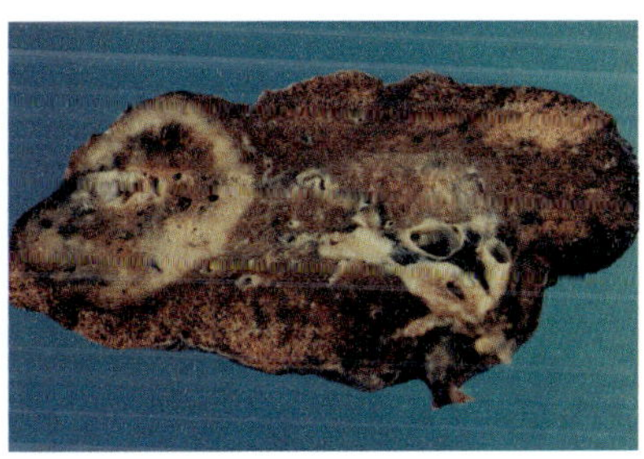

■ 폐암

pulmonary tuberculosis /pʌ́lmənəri tjubə̀:rkjulóusis/ 폐결핵 /폐결핵

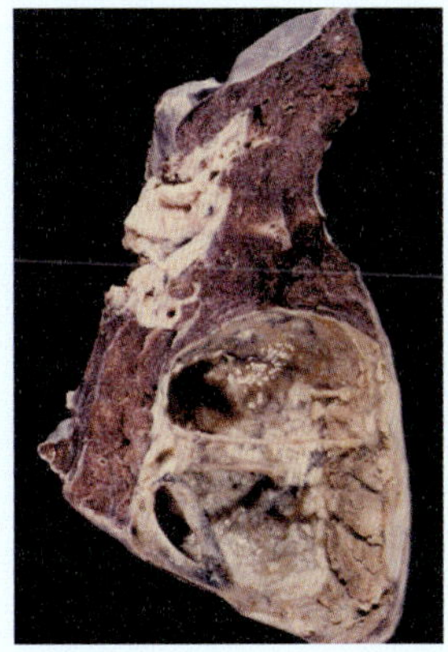

■ **폐결핵** 파종결핵, 폐

chronic obstructive pulmonary disease /kránik əbstrʌ́ktiv pʌ́lmənəri dizí:z/ 만성폐쇄폐질환 /만성폐쇄(성)폐질환, 만성폐쇄폐병

lung cancer /lʌŋ kǽnsər/ 폐암

pleurisy /plú:risi/ 가슴막염 [동]흉막염 /가슴막염, 흉막염, 늑막염

empyema /èmpiíːmə/ 1. 축농 2. 가슴고름집, 농흉 /고름집, 농흉, 가슴고름집, 축농(증)

pyothorax /pàiəθɔ́ːræks/ 고름가슴증, 농흉 /가슴고름(증), 농흉

hemothorax /hìːməθɔ́ːræks/ 혈액가슴, 혈흉 /혈액가슴, 혈흉(증)

pneumothorax /njùmouθɔ́ːræks/ 기흉 [동]공기가슴증 /공기가슴증, 기흉, 흉막강기종

1. 축농 2. 가슴고름집, 농흉 | empyema

몸속의 공간에 고름이 차는 경우를 이르는 말. 아무 수식어가 없이 사용이 될 경우에는 대개 가슴안 속이나 코곁굴에 고름이 차 있는 가슴안이나 고름을 이르는 말로 사용된다.

고름가슴증, 농흉 | pyothorax

화농균의 전염으로 가슴안 안에 고름이 괴는 병. 열이 나고 가슴이 아픈 증상이 있고, 폐농양의 합병증으로 발생하는 일이 많다.

혈액가슴, 혈흉 | hemothorax

흉막강 내에 혈액이 고여 있는 상태. 자연 혈흉과 외상에 의한 외상성 혈흉이 있다. 원인은 흉부외상, 흉부수술, 폐 및 흉막 천자, 흉막종양, 폐경색, 흉막 유착이 있는 폐파열, 흉부 대혈관의 동맥류 파열, 패혈증 등이다(그림).

기흉 [동]공기가슴증 | pneumothorax

가슴막안 안에 공기나 가스가 들어차 흉벽과 폐쪽의 두 흉면이 서로 떨어져 있는 상태. 외상성기흉과 자연기흉으로 분류되며 자연기흉의 원인은 과격한 운동, 지나친 늘림, 기침, 구토 등으로 인한 기종성 낭포의 파열 등이며 폐렴, 폐섬유증, 폐기종, 폐결핵 등 폐질환의 기왕력이 있는 환자에게 많다(그림).

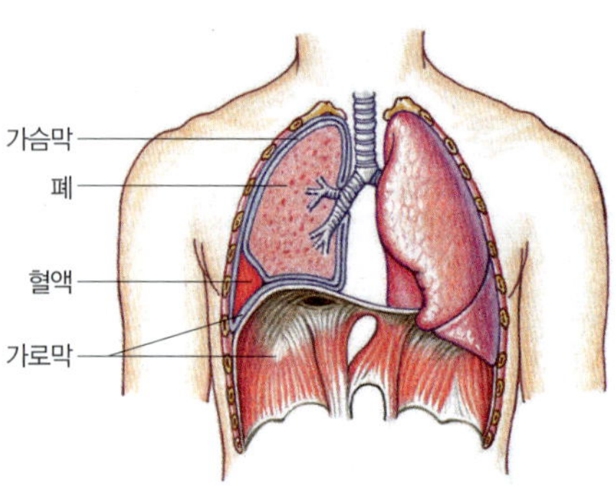

■ 혈흉

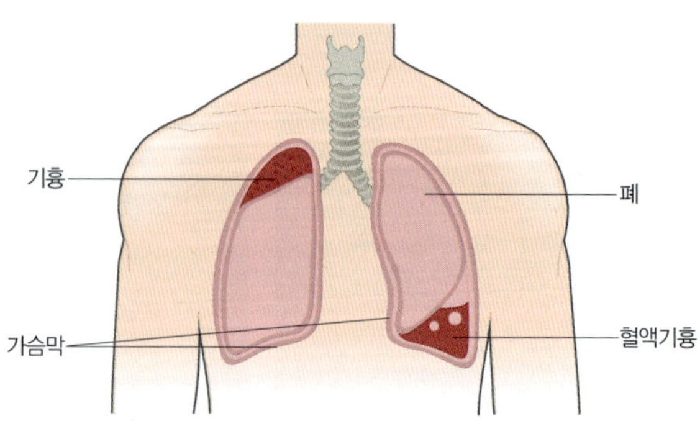

■ 기흉

수술 처치 용어

삽관, 관넣기 | intubation

관을 체내에 집어넣는 것으로 특히 공기를 소통하기 위하여 후두에 관을 삽입하는 것. 질식을 막고 액을 빨아내고 인공호흡을 돕기 위하여 쓴다.

intubation /ìntjubéiʃən/ 삽관, 관넣기 /관넣기, 삽관(법)

기관절개 | tracheostomy

기도의 확보나 기도 분비물 제거를 위해 목 부위에서 기관을 외과적으로 창내는 것으로, 기관 점막과 피부는 연속적이 된다. 이 용어는 삽관을 위한 기관절개술에도 쓰인다.

tracheostomy /trèikiástəmi/ 기관절개 /기관절개(술)

기관내삽관 | endotracheal intubation

의식이 소실된 상태에서 기도유지가 어려운 환자, 폐내 가스교환의 심한 장애로 인해 호흡기능상실증에 빠진 환자 또는 어떤 종류의 수술을 위해 전신마취를 받는 환자에서 기도확보와 호흡조절을 목적으로 기관 내에 관을 밀어넣는 것(그림).

endotracheal intubation /èndoutréikiəl ìntjubéiʃən/ 기관내삽관 /기관내삽관(법)

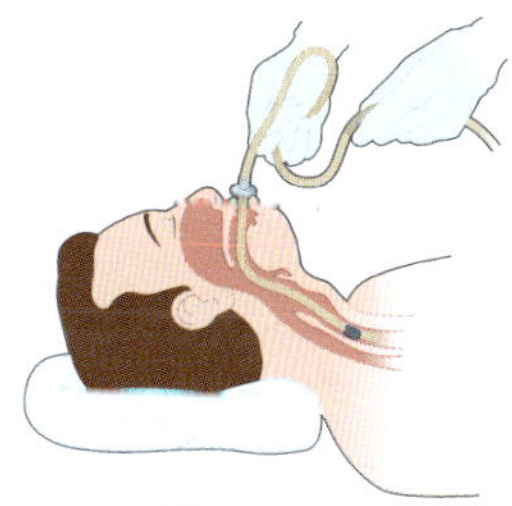

■ 기관내삽관

폐절제 | pneumonectomy

특히 한쪽 폐의 전체 적출. 폐결핵 · 폐암 · 폐농양 등의 국한된 병변에 대하여 행해지는 수술이다. 절제되는 폐실질의 양과 부위에 따라 여러 가지 폐절제법이 있다. 절제분량에 따라 전엽절제 · 폐엽절제 · 구역절제 · 부분절제 또는 쐐기절제로 분류된다(그림).

pneumonectomy /njùmounéktəmi/ 폐절제 /폐절제술, 허파절제술, 전폐절제(술)

가슴절개, 개흉 | thoracotomy

흉벽의 외과적 절개. 가슴안 안에 있는 장기는 외상을 입는 경우도 있고, 또 여러 질병에 걸릴 수도 있다. 따라서 외상을 치료하거나 또는 질병을 치료하기 위해서 가슴안을 절개해야 하는 경우가 있다. 가슴막안은 갈비뼈를 절제하지 않더라도 갈비뼈와 갈비뼈 사이에 있는 근육을 잘라서 절개할 수가 있다.

thoracotomy /θɔ̀:rəkátəmi/ 가슴절개, 개흉 /가슴절개술, 개흉술, 흉강삽관술

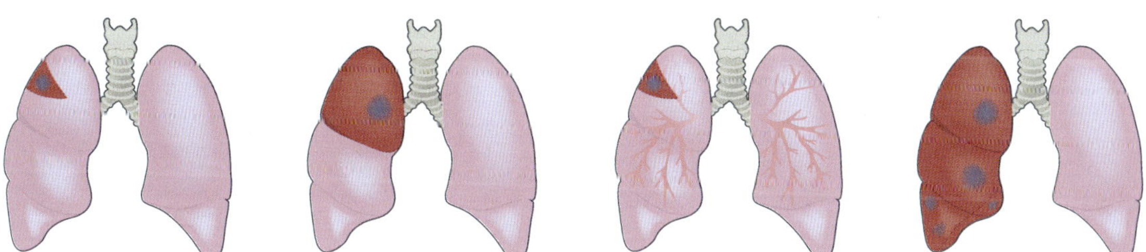

■ 폐절제

pleurectomy /pluəréktəmi/ 가슴막절제 /흉막절제(술), 가슴막절제술

thoracentesis /θɔ̀:rəsentí:sis/ 가슴막천자, 흉강천자 / 흉강천자(술), 가슴천자

chest-tube insertion /tʃest-tjub insə́:rʃən/ 흉관삽입

pleural biopsy /plúərəl baiάpsi/ 흉막생검

lung biopsy /lʌŋ báiαpsi/ 폐생검

bronchoscopy /brαŋkə́skəpi/ 기관지내시경술 /기관지(내시)경술, 기관지보개술, 기관지경검사

pulmonary function test /pʌ́lmənəri fʌ́ŋkʃən test/ 폐기능검사 /폐기능검사

가슴막절제 | pleurectomy

주로 벽가슴막을 잘라내는 것.

가슴막천자, 흉강천자 | thoracentesis

가슴안 내에 혈액, 림프액, 삼출액, 누출액 등과 같은 비정상적인 액체가 고였을 때, 진단 혹은 치료를 목적으로 주사바늘 등을 이용하여 비정상적인 액체를 뽑아보는 것(그림).

흉관삽입 | chest-tube insertion

흉막강 내에 흉관을 집어넣는 것.

흉막생검 | pleural biopsy

흉막조직의 일부분을 떼어내어 조직검사를 하는 것.

폐생검 | lung biopsy

폐의 조직편을 채취하여 병리조직학적으로 검사하는 방법. 조직진단이 필요한 경우에 쓰인다. 폐생검의 방법은 기도경유폐생검과 흉벽경유폐생검의 두 가지가 있다. ① 기도경유폐생검: 기관지내시경을 사용하여 폐병변의 조직편과 세포를 채취하는 방법이다. 최근에는 기관지 광섬유내시경가 사용된다. ② 흉벽경유폐생검: 기도경유폐생검을 할 수 없을 때 쓰이는 경우가 많으며, 천자폐생검과 개흉폐생검의 두 가지 방법이 있다.

기관지내시경술 | bronchoscopy

기관과 기관지 내면을 직접 볼 수 있는 기구를 통하여 기관지를 검사하는 것. 기관지내시경으로 상부 기도와 기관지를 직접 눈으로 관찰, 호흡기 분비물과 세포를 체집하여 기도, 폐, 종격 등의 조직 검사를 할 수 있다(그림).

폐기능검사 | pulmonary function test

호흡곤란의 원인규명, 폐기능상태가 수술에 견딜 수 있는지의 판정을 위해

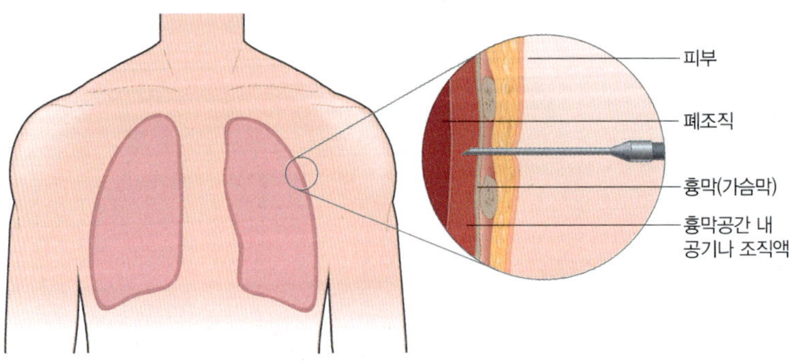

■ 가슴막천자

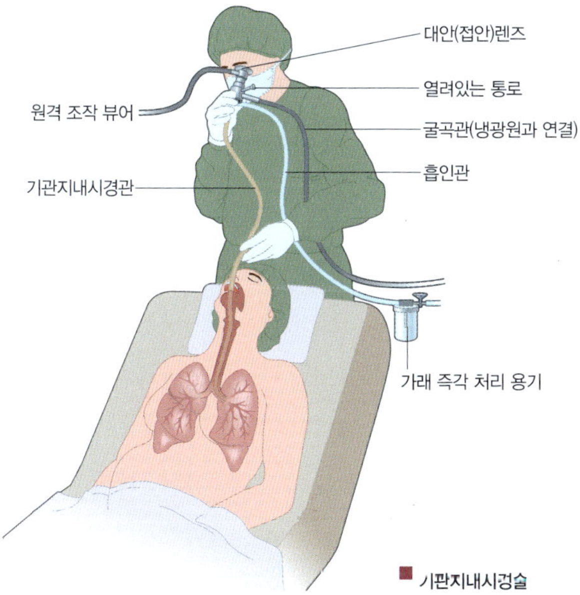

■ 기관지내시경술

이루어지는 폐의 기능검사. 원래 폐기능에는 공기를 폐에 출입시키는 환기기능과 폐포 내에서 산소와 이산화탄소의 교환을 일으키는 물리화학적인 호흡기능이 있는데, 일반적으로 폐기능검사란 환기기능의 검사만을 가리킨다. 가장 간단한 검사는 폐활량인데, 스피로미터(폐활량계 · 호흡계)를 사용하여 전폐기량 · 최대환기량 · 잔기량 · 1회환기량 · 최대환기량 등을 측정 · 계산하고, 그 결과를 종합하여 폐기능을 평가한다.

폐혈관조영(술) | pulmonary angiography

폐혈관 내에 조영제를 넣고 방사선 촬영을 하는 것.

pulmonary angiography /pʌ́lmənəri æ̀ndʒióugrəfi/
폐혈관조영(술)

투시술 | fluoroscopy

형광경을 이용한 투시검사장치. X선에 의한 몸의 깊은 데 있는 구조를 검사하는 것(그림).

fluoroscopy /flù:əráskəpi/
투시술 /투시검사, (X선)투시(검사)

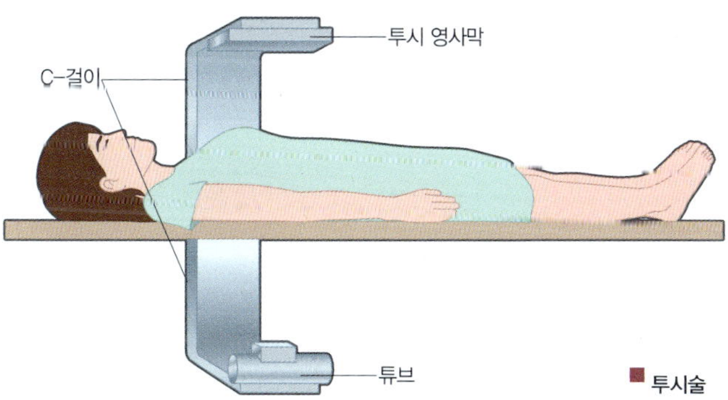

■ 투시술

약어		
ARDS	acute respiratory distress syndrome adult respiratory distress syndrome	급성호흡곤란증후군 성인호흡곤란증후군
ARF	acute respiratory failure	급성호흡부전
CO_2	carbon dioxide	이산화탄소
COLD	chronic obstructive lung disease [= COPD]	만성폐쇄폐질환
COPD	chronic obstructive pulmonary disease [= COLD]	만성폐쇄폐질환
COPE	chronic obstructive pulmonary emphysema	만성폐쇄성폐기종
CXR	chest x-ray	가슴X선
ERV	expiratory reserve volume	날숨예비용적
FEV	forced expiratory volume [= FVC]	강제날숨량, 노력날숨량
IRV	inspiratory reserve volume	들숨예비용적
LLL	left lower lobe	좌하엽
LUL	left upper lobe	좌상엽
MEFR	maximal expiratory flow rate [= PEFR]	최대호기류량
O_2	oxygen	산소
PCP	Pneumocytis carinii pneumonia	유행성간질성형질세포성폐렴
PEFR	peak expiratory flow rate [= MEFR, PFR]	최고날숨유속
PFT	pulmonary function test	폐기능검사
PIP	peak inspiratory pressure	최대흡기압
RDS	respiratory distress syndrome	호흡곤란증후군
RLL	right lower lobe	우하엽
RUL	right upper lobe	우상엽
Tb	tubercle bacillus [= TB] tuberculosis	결핵균 결핵
tb	tuberculosis	결핵
TLC	total lung capacity [= TCL, TL]	총폐용량
TV	tidal volume [= T, VT, Vt, vt]	일회호흡량
URI	upper respiratory infection [= URTI]	상기도감염
VC	vital capacity	폐활량

Chapter 07

비뇨계통
Urinary system

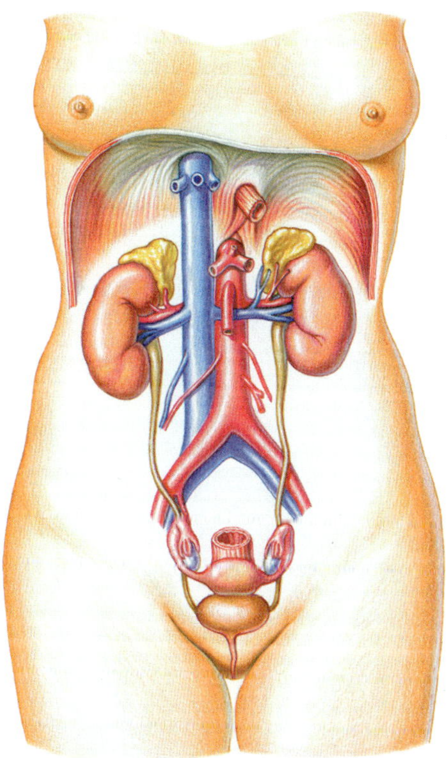

소변을 만들고 그것을 배출하는 기관.
비뇨기관은 신장 · 요관 · 방광 · 요도로 구성된다.
비뇨계는 몇 개의 장기들이 모여서 소변을 만들고 배출하는 기능을 하기 때문에 요로라고 한다. 두 개의 요관과 방광 및 요도로 구성되어 있다. 소변은 신장에서 요관을 통하여 방광으로 내려가서 저장되고 요도를 통하여 배출된다. 비뇨계 기능의 대부분은 신장에서 이루어지며, 신장을 제외한 비뇨계의 장기는 소변을 몸 밖으로 내보내는 일을 한다.

의학용어 결합형

결합형 용어	뜻을 나타내는 용어	우리말 용어	예
glomerulo	glomerulus	사구체	chronic glomerulonephritis 만성사구체신염
nephro	kidney	신장	nephrolithiasis 신(장)결석증
reno	kidney	신장	renointestinal 신장장의
pyelo	renal pelvis	신우	pyelocystitis 신우방광염
uro	urine (urea), urinary tract	소변, 비뇨기	uroflowmetry 요속측정검사
azoto	urea, nitrogen	질소	azotemia 질소혈증
uretero	ureter	요관	ureterocystostomy 요관방광연결
cysto	bladder	방광	cystoscopy 방광내시경술
vesico	urinary bladder	방광	enterovesicoplasty 창자방광성형술
urethro	urethra	요도	urethrocystitis 요도방광염
meato	meatus	도, 구	meatoplasty 요도구성형
-uria	urination, urine	소변, -뇨	proteinuria 단백뇨
albumino	albumin	알부민	albuminuria 알부민뇨
ketono	ketones, actetones	케톤	phenylketonuria 페닐케톤뇨증

비뇨계통

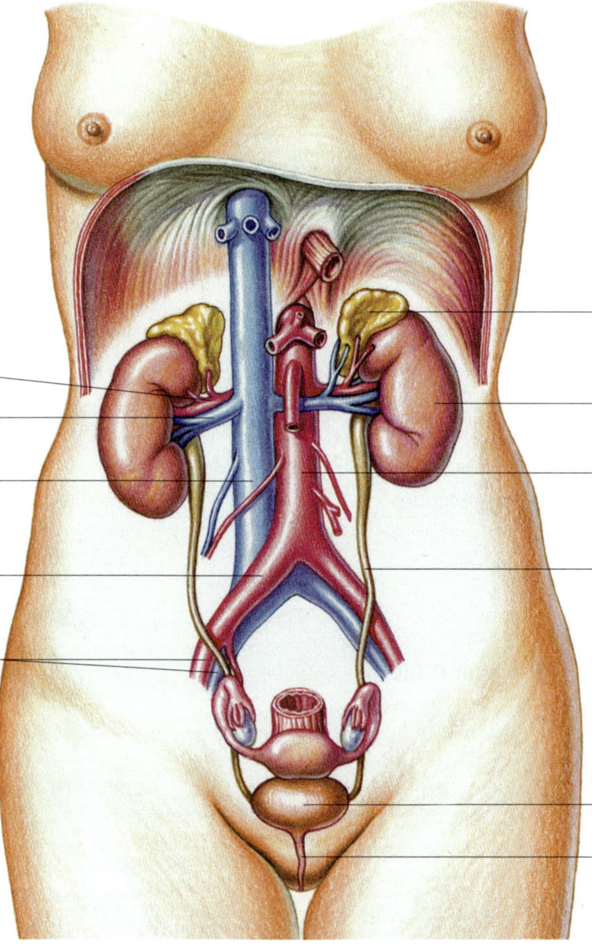

간 | liver
갈비뼈 | 늑골 / rib
내장복막 | 내장쪽복막 / visceral peritoneum
방광 | urinary bladder
복부대동맥 | 배대동맥 / abdominal aorta
벽복막 | 벽쪽복막 / parietal peritoneum
부신 | suprarenal gland; adrenal gland
아래대정맥 | 하대정맥 / inferior vena cava
오른콩팥 | 우신 / right kidney
온엉덩동맥 | 총장골동맥 / common iliac artery
왼콩팥 | 좌신 / left kidney
요관 | ureter
요도 | urethra
요로 | urinary tract
위 | stomach
췌장 | 이자 / pancreas
지라 | 비장 / spleen
척주 | 등골뼈 / vertebral column
척추 | vertebra
신장, 콩팥 | kidney
신장동맥 | 콩팥동맥 / renal artery
신장정맥 | 콩팥정맥 / renal veins

해부 · 생리학적 용어

신장, 콩팥

비뇨기와 관련된 장기의 하나. 위끝은 열한 번째에서 열두 번째 등뼈 높이에, 아래끝은 세 번째에서 네 번째 허리뼈 높이의, 복막 바깥에 있는 강낭콩 형태의 장기로서 섬유성 피막과 지방 조직으로 싸여 있다. 무게는 약 130 g 정도이며 실질은 피질과 수질로 나뉜다. 신장은 각종 노폐물, 전해질, 수분 등을 포함한 요를 생산하여 배출하는 동시에 수소이온, 나트륨, 칼륨, 인산 이온 농도 등을 조절하며 내분비와 외분비 기능에 관여하기도 한다. 피질은 약 100만 개의 신장단위 nephron로 형성되어 있다. 요세관은 근위곱슬요세관, 세관고리, 원위곱슬요세관, 집합관으로 구분된다.

피질 [동]겉질 | cortex
과실의 껍질 같은 바깥층. 장기의 겉을 덮고 있는 구조로서 대뇌, 신장, 부신 등에서 이것이 수질과 쉽게 구별된다.

cortex /kɔ́:rteks/ 피질 [동]겉질
/겉질, 피질

수질, 속질 | medulla
뼈나 신장 등의 실질성 기관의 속 바탕을 차지하는 조직. 중심쪽에 위치해 있다는 뜻으로 다른 해부학적인 기관의 명칭을 나타내기 위하여 많이 쓰이는 단어다. 그리고 각 기관에 대한 위치는 또한 기관에 따라 조금씩 다른 경향이 있다.

medulla /medʌ́lə/ 수질, 속질
/속질, 수(질), 숨뇌, 연수

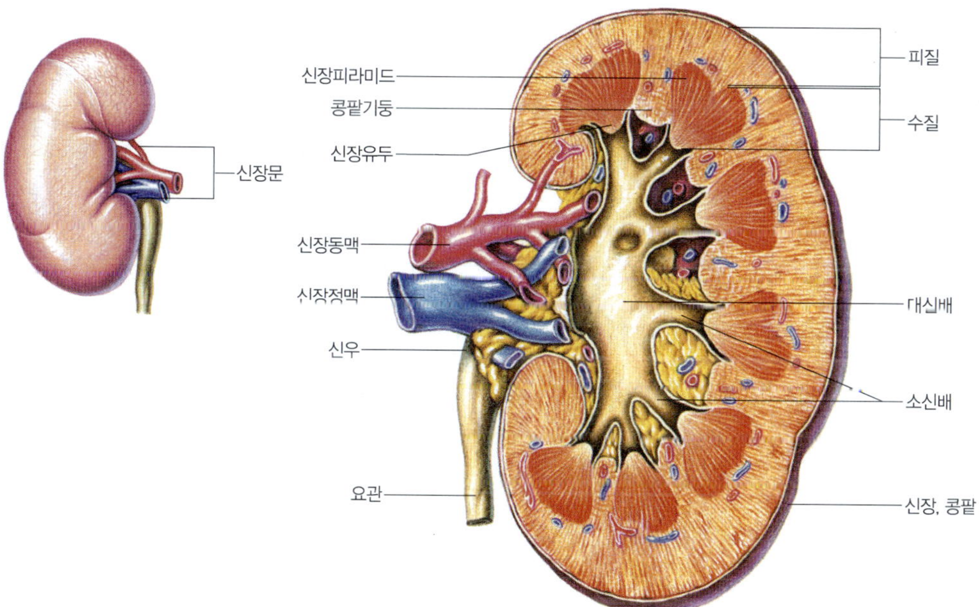

■ 신장의 내부구조

nephron /néfrɑn/ 신장단위 [동]콩팥단위 /콩팥단위, 신장단위, 네프론, 신원

신장단위 [동]콩팥단위 | nephron

신장의 구조적 · 기능적 단위. 사람의 경우에는 약 100만 개의 신장단위가 한쪽 신장에 있다. 긴 코일 모양의 작은 관으로 된 신장단위는 한쪽은 막히고 다른 쪽은 열려 있다. 막힌 것은 피질쪽이며, 신장단위의 벽이 늘어나 겹쳐져 주머니 모양이 되어 보우만낭이라 한다. 이 주머니 안은 모세혈관이 모여 사구체를 구성한다. 신장단위는 혈액을 여과시켜 유용한 물질은 재흡수하여 혈액으로 돌리고, 나머지는 소변으로 체외에 방출한다. 조직학적으로 신장단위는 사구체, 곱슬요세관, 헨레고리의 내림다리 및 오름다리, 원위곱슬요세관, 집합관으로 이루어진다.

glomerulus /glouméṛjuləs/ 사구체 [동]토리 /토리, 사구체

사구체 [동]토리 | glomerulus

신장의 피질에 있는 모세혈관 덩어리. 털실뭉치 모양으로 보인다고 하여 이와 같은 이름이 붙었다. 세동맥이 들어가 모세혈관이 되어 8~12가닥으로 굴절하여 공 모양으로 덩어리진 다음 빠져나간다. 혈관벽을 이루고 있는 혈관 내피세포층의 바깥쪽에 얇은 바닥막이 있고, 또 그 바깥쪽에는 상피세포층이 있다. 이들 막을 통해 혈액성분이 사구체 주위의 사구체주머니 내강으로 여과되어 여기서부터 요세관으로 운반된다.

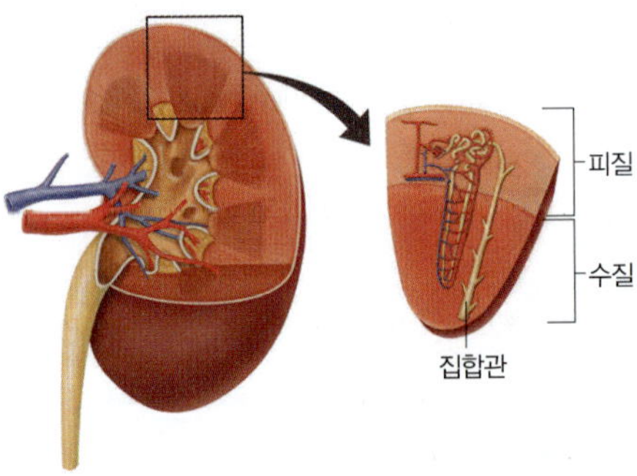

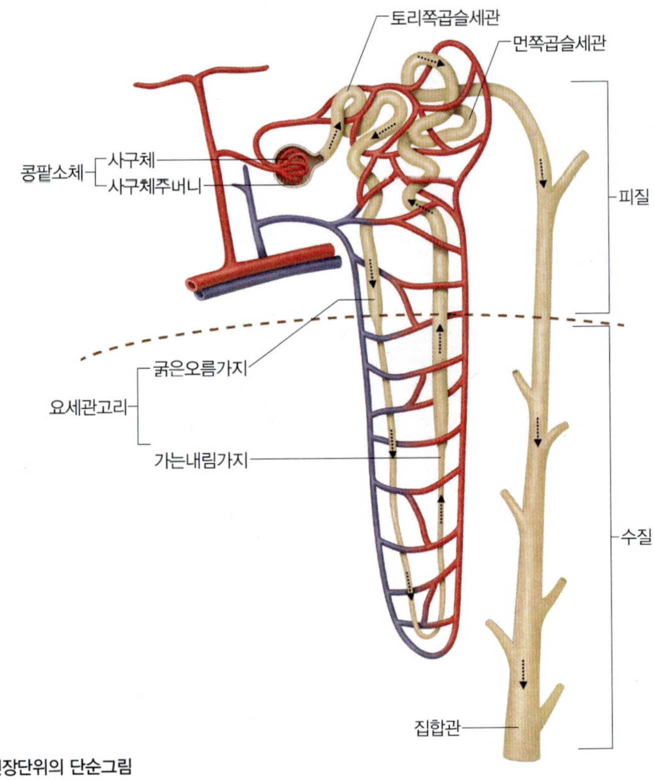

■ 신장단위의 단순그림

요세관 | uriniferous tubule
신장을 이루는 가느다란 관. 즉, 사구체를 싸고 있는 보우만낭으로부터 나와 신장유두에 열리는, 직경 20~30 μm, 길이 4~7 cm 정도의 가늘고 긴 관을 말한다. 요세관이 시작되는 신장의 피질에서는 구불구불하게 꼬여 있으나, 이내 곧게 되어서 신장유두를 향해 나가게 된다.

곱슬요세관 | convoluted uriniferous tubule
콩팥세관의 꼬불꼬불한 부분.

보우만낭 | Bowman's capsule
신장 내 요세관의 시작부를 형성하고, 사구체를 싸고 있는 공 모양으로 늘어난 부분.

근위세관, 가까운쪽세관 | proximal tubule
요세관 중에서 헨레고리 앞, 즉 사구체에서 헨레고리까지의 부분이다.

헨레고리, 콩팥세관고리 | Henle's loop
신세관의 수질부에 있는 U자형의 굴곡. 곱슬요세관으로부터 내림다리와 원위 곱슬요세관의 오름다리로 이루어진다.

먼쪽세관, 원위세관 | distal tubule
헨레고리에서 집합관까지의 곱슬요세관.

집합세관 | collecting tubule
요세관의 분비와 소변을 모으는 역할을 담당하는 부분. 원위요세관으로부터 신장수질을 통해 내려가서 각 직요세관이 집합하여 신장유두 끝에 열리는 집합세관이 된다.

소신배, 작은콩팥잔 | minor calyx
대신배의 세분으로, 그 수는 7에서 13까지 다양하다. 신장유두를 받는다.

대신배, 큰콩팥잔 | major calyx
신우의 일차적 구분. 주로 2~3개로 나눈다.

신우 [동]콩팥깔때기 | renal pelvis
척추동물의 신장 안에 있는 빈 곳. 소변이 요세관을 통하여 이곳에 모였나가 다시 요관을 통하여 방광으로 빠져나간다. 신우에는 몇 개의 소신배가 모여서 이루어진 대신배가 2~3개 열려 있다. 사구체에서 만들어진 소변은 요세관을 지나 마지막에는 굵은 집합관으로 모이고, 집합관은 유두관을 거쳐 소신배에서 열린다.

uriniferous tubule /jùrəníførəs tjúbju:l/ 요세관 /요세관, 세뇨관

convoluted uriniferous tubule /kánvəlù:tid jùrəníførəs tjúbju:l/ 곱슬요세관 /곱슬뇨세관, 곡세뇨관

Bowman's capsule /kǽpsju:l/ 보우만낭

proximal tubule /práksiməl tjúbju:l/ 근위세관, 가까운쪽세관 /토리쪽세관, 근위세관, 근위요세관

Henle's loop /hénliz lu:p/ 헨레고리, 콩팥세관고리 /콩팥세관고리, 헨레환, 헨레계제, 헨레고리, 세뇨관계제

distal tubule /dístl tjúbju:l/ 먼쪽세관, 원위세관 /먼쪽세관, 원위세관, 원심세뇨관

collecting tubule /kəléktiŋ tjúbju:l/ 집합세관 /집합세관, 집합뇨세관

minor calyx /máinər kéiliks/ 소신배, 작은콩팥잔 /작은콩팥잔

major calyx /méidʒə kéiliks/ 대신배, 큰콩팥잔 /큰콩팥잔, 큰(신장)술잔, 대신배

renal pelvis /rí:nəl pélvis/ 신우 [동]콩팥깔때기 /콩팥깔때기, 신우

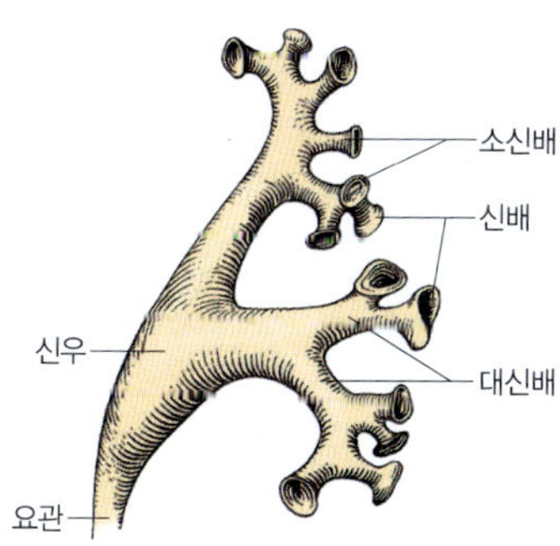

■ 왼쪽 신우, 앞면

renal column /ríːnəl káləm/ 콩팥기둥 /콩팥기둥, 신장기둥

renal pyramid /ríːnəl pírəmid/ 신장피라미드 [동]콩팥피라미드 /콩팥피라밋, 신장피라밋, 신추체

renal papilla /ríːnəl pəpílə/ 신장유두 [동]콩팥유두 /콩팥유두, 신장유두, 신유두

hilum /háiləm/ 문 /문

ureter /juríːtər/ 요관 /요관

bladder /blǽdəːr/ 방광 /방광, 오줌보

trigone /tráigɑn/ 삼각 /삼각

internal urethral orifice /intə́ːnəl juríːθrəl ɔ́ːrifis/ 내요도구

ureteral orifice /juríːtərəl ɔ́ːrifis/ 요관구

콩팥기둥 | renal column

신장피질조직이 신장피라미드 사이에서 안쪽으로 늘어난 부분.

신장피라미드 [동]콩팥피라미드 | renal pyramid

신장의 수질을 구성하는 원뿔상의 부분으로, 헨레고리, 집합관 및 직동정맥을 포함한다.

신장유두 [동]콩팥유두 | renal papilla

신장피라미드의 둥근 끝으로서 신우 내로 돌출되어 있다.

문 | hilum

혈관과 신경이 들어오는 기관의 부분에 있는 움폭한 작은 오목한 부위에 대한 일반용어. 신장의 경우 신장동맥, 요관 등이 들어가고 나오는 부분이다.

■ 요로

요관 | ureter

신장에서 방광으로 소변을 보내는 가늘고 긴 관. 깔때기 모양으로 확대하는 신장의 깔때기에서 시작하여 방광저부에 개구하며 길이는 약 40.6~45.7 cm. 복부와 골반부로 나뉜다.

방광 | bladder

신장에서 흘러나오는 소변을 저장하였다가 일정한 양이 되면 요도를 통하여 배출시키는 주머니 모양의 배설 기관. 방광의 용량은 성인 남자의 경우 약 600 mL이고 최대용량은 약 800 mL인데, 여성은 남성의 6분의 5라고 한다.

삼각 | trigone

방광 내에 양쪽 요관 구멍과 방광출구를 연결하는 삼각형의 영역.

내요도구 | internal urethral orifice

방광에서 요도가 시작되는 구멍.

요관구 | ureteral orifice

방광으로 요관이 들어오는 구멍.

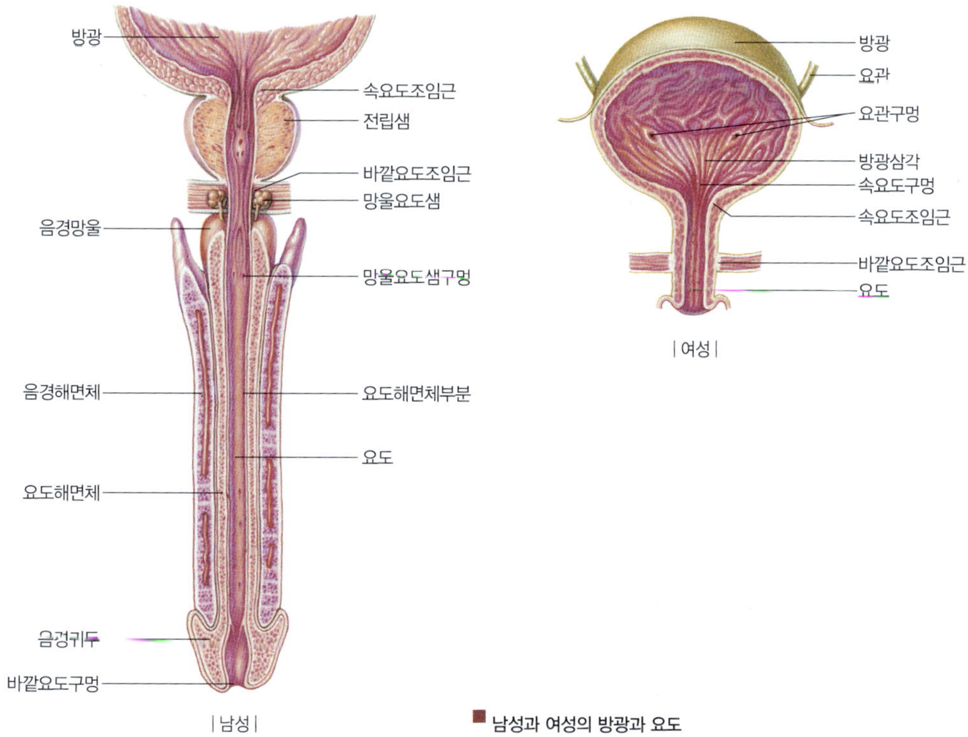

■ **남성과 여성의 방광과 요도**

요도 | urethra

소변을 방광으로부터 몸 밖으로 배출하기 위한 관. 남성의 요도는 전부요도(보다 앞쪽에 존재하는, 생식기에 가까운 쪽), 즉 음경부와 망울부, 그리고 후부요도, 즉 막부분과 전립선부로 나누어진다. 이에 비해 여성의 요도는 이러한 구분이 없고 남성의 요도에 비해 짧고 굵으며 직선에 가깝고 항문으로부터도 가깝다. 남자의 요도는 방광에서 외요도구까지 20~25 cm이고, 여자의 요도는 길이가 2.5~4 cm이다.

urethra /jurí:θrə/ 요도 /요도, 오줌길

증상 용어

질소혈증 | azotemia

신장의 기능이 떨어져서 질소 함유 화합물이 혈액 속에 지나치게 많이 들어 있는 상태. 건강체에서는 혈액 100 cc당 20~40 mg인데, 50 mg 이상으로 증가하면 병적으로 본다.

azotemia /æ̀zətí:miə/ 질소혈증 /질소혈증, (고)질소혈(증), 질소과잉혈(증), 고질소혈증

신장통증 | renal pain

신장피막, 신우 또는 요관 등이 긴장하면 신장부위에 심한 통증을 일으킨다. 이

renal pain /rí:nəl pein/ 신장통증

통증은 신장에서 시작해 요관, 방광부로 확산하고, 얼굴창백, 맥박이 빠르고 약함, 식은땀, 구토를 수반해 허탈에 빠진다. 원인으로서는 요관결석, 혈액응고, 신장종양, 요관종양 등이다.

colic /kálik/ 급통증, 산통, 결장-, 대장- /급통증, 산통, 대장의, 결장의

급통증, 산통 | colic

급격하고 참기 어려운 격심한 통증, 특히 복통을 말한다. 원인은 여러 가지가 있으며, 위 · 장 등의 소화기, 또는 담도 · 신우 · 요관 등 관모양기관의 벽으로 되어 있는 평활근의 경련과 수축, 만성화된 충수염이나 여러 가지 결석 등도 급통증과 같이 고통을 주는 일이 있다. 발작적 · 주기적인 동시에 체위나 몸움직임에 영향을 주어 환자는 거의가 그 때마다 통증부에 손을 대고 환부의 긴장을 늦추는 자세를 취한다.

diuresis /dàijurí:sis/ 이뇨 /이뇨

이뇨 | diuresis

소변배출이 그 빈도나 양에 있어서 증가하는 것.

dysuria /disjú:riə/ 1. 배뇨통 2. 배뇨장애 /배뇨통, 배뇨곤란, 난뇨

1. 배뇨통 2. 배뇨장애 | dysuria

소변을 눌 때마다 일어나는 통증.

enuresis /ènjurí:sis/ 유뇨증 /유뇨, 야뇨증

유뇨증 | enuresis

배뇨의 버릇에 의하여 방광기능의 조절을 획득한 연령의 어린이가 밤에 수면중에 무의식적으로 방뇨하는 병태. 낮의 수면 중에 볼 수 있는 방뇨를 주뇨증이라고 하며, 합쳐서 유뇨증이라 할 때도 있다.

incontinence /inkántinəns/ 실금[동]시림 /실금, 새기, 찔끔증, 실조(증)

실금[동]지림 | incontinence

소변이나 대변이 무의식 또는 불수의로 배출되는 상태. 의식이 없는 혼수상태일 때 또는 의식은 있어도 중풍 등으로 지각이 장애되어 있는 경우에 일어나며 뇌의 기능저하를 나타내는 증세의 하나일 때가 많다

urinary incontinence /júərənèri inkántinəns/ 요실금 /요실금, 오줌새기

요실금 | urinary incontinence

자신의 의지와는 관계없이 요도를 통하여 소변이 나오는 증상. 원인은 방광 또는 조임근에 있으며, 원인이나 나타나는 현상에 따라 외상이나 수술로 조임근이나 이를 지배하는 신경의 손상으로 방광에 소변이 고일 사이 없이 방울방울 계속 나오는 것이다(그림).

urinary frequency /júərənèri frí:kwənsi/ 빈뇨 /빈뇨

빈뇨 | urinary frequency

방광용량의 감소에 의하여, 1일간의 배뇨총량은 증가하지 않는 상태에서 자주 배뇨하는 것.

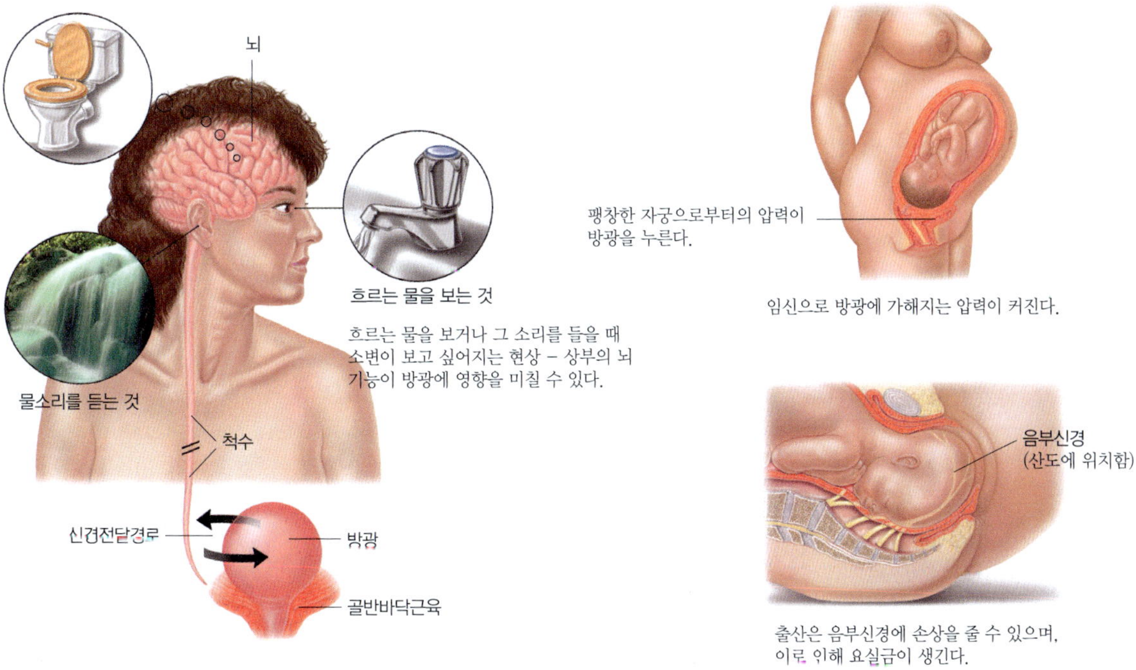

■ 요실금이 생길수 있는 증상

뒤무직 | tenesmus

대변을 보고 나서도 또 대변을 보고 싶은 느낌. 즉, 이질의 증상. 배변하기 전에는 배가 아프고 급하여 참기 어려우며 일단 배변을 하더라도 시원하게 되지 않고 뒤가 묵직한 느낌이 있다.

tenesmus /tənézməs/ 뒤무직 /뒤무직, 후중(기), 이급후중

배뇨 | micturition

소변을 보는 것을 말하며, 대개 중추는 척수 중 요수 2~4번에 존재한다. 또한 이 부위는 남성의 발기를 유발시키는 신경이 같이 분포하는 곳이다. 실제적으로 배뇨는 이보다 고위중추와 하위척수와의 조화에 의해서 이루어진다.

micturition /mìktʃuríʃən/ 배뇨 /배뇨, 요의

배뇨 | voiding

소변을 밖으로 배출하는 것을 말함. 소변은 혈액이 신장에서 걸러질 때 나오는 찌꺼기에 해당한다. 또한 체액량이 너무 많으면 소변량을 늘이고, 너무 적으면, 소변량을 줄여 일정한 체액량을 유지하는 데도 작용한다.

voiding /vɔidiŋ/ 배뇨 /배뇨

배뇨 | urination

신장에서 생성된 소변이 요관을 거쳐 방광에 모여 요도를 통해 배설되는 일. 방광에 상당량의 소변이 고이면 척수의 요 · 천수 내에 있는 배뇨반사중추에 전해지고, 다시 대뇌의 상위 중추에도 전달되므로 요의를 느껴도 어느 정도 의

urination /jùərənéiʃən/ 배뇨 /배뇨, 소변보기, 방뇨

식적으로 배뇨를 조절할 수가 있다. 요도의 방광 근접부에 속요도조임근과 바깥요도조임근이 있어 소변이 방광에서 누출되는 것을 막고 있는데, 수의적인 조절을 주관하는 것은 전적으로 바깥요도조임근이다.

anuria /ənjúəriə/ 무뇨(증) /무뇨(증)

무뇨(증) | anuria

신장의 기능이 정지되거나 요관이 막혀 신장에서의 소변생성이 하루에 200 mL 미만인 상태. 이 상태가 지속되면 노폐물이 체내에 축적되어 요독증을 일으킬 수 있다.

oliguria /àligjú:riə/ 소변감소, 요감소 /소변감소증, 가뭄뇨증, 핍뇨(증), 빈뇨(증), 감뇨

소변감소, 요감소 | oliguria

소변의 양이 생리적 증감의 범위를 넘어서 현저하게 감소된 경우. 건강한 성인의 하루 소변의 양은 대체로 남자 1,500 mL, 여자 1,200 mL이고, 수분 섭취량 · 땀남 등에 의하여 생리적 증감이 있다. 보통 500 mL 이하인 경우를 소변감소라고 하고, 200 mL 이하인 경우는 무뇨라고 생각된다.

polyuria /pàlijú:riə/ 다뇨 /다뇨(증)

다뇨 | polyuria

소변 배설량이 이상하게 많은 증세. 1회분 소변량이 아닌 1일분의 소변량으로 정한다. 따라서 배뇨횟수도 잦다. 정상인의 1일 소변량은 1,500 mL (보통 컵으로 7~8개) 정도인데 3,000 mL 이상이 되면 병적인 것으로서 다뇨라고 한다.

urinalysis /jùərənǽləsis/ 소변검사, 요검사, 요분석 /소변검사, 요(분석)검사

소변검사, 요검사, 요분석 | urinalysis

소변의 물리적, 화학적 또는 현미경적 분석 또는 검사. ① 물리적 검사: 요농축능을 보는 요비중, 혈뇨나 소변의 색깔, 24시간 크레아티닌치, ② 화학적 검사: 단백뇨의 유무, 당뇨의 유무, 그 밖에 각종 요성분(예: Na, Ca 등)의 많고 적음을 검사한다. ③ 현미경적 검사: 혈구의 유무, 세균의 유무, 각종 원주 및 요석의 유무를 검경한다.

pyuria /paijúəriə/ 고름뇨 [동]농뇨 /고름뇨, 농뇨

고름뇨 [동]농뇨 | pyuria

소변에 고름이 나오는 현상. 신장, 요관, 방광 또는 요도에, 즉 소변이 나오게 되는 통로에 염증이 있다는 증거가 된다. 원인은 주로 대장균의 감염에 의한 경우가 많으며, 주로 여성에게 많다.

hematuria /hì:mətjúriə/ 혈뇨 /혈뇨(증)

혈뇨 | hematuria

소변에 적혈구가 섞인 것. 적혈구가 파괴되어 헤모글로빈이 섞여 있는 것은 혈색소뇨라고 하여 구별한다. 혈뇨가 생기는 질환은 신장에서는 신장염 · 신장결핵 · 신장종양 · 신장결석 · 수신증 · 외상 · 특발성 출혈 등이며, 요관에서는 결석 · 종양 등이고, 방광에서는 방광염 · 종양 · 결석 등이고, 요도에서는 요도염 등이 원인이 된다.

단백뇨 | proteinuria

일정량 이상의 단백질이 섞여 나오는 소변. 신장에 질환이 있을 때 나타나는 병적인 것과 오래 서 있었거나 과격한 운동 후에 나타나는 생리적인 것이 있다.

proteinuria /pròuti:injú:riə/ 단백뇨 /단백뇨

알부민뇨 | albuminuria

소변에서 알부민이 나오는 현상. 정상인에서는 소변 중에 알부민이 거의 나타나지 않기 때문에 소변에서 알부민이 나온다는 것은 병적인 상태를 의미한다. 단백뇨는 신장단백뇨와 신장외 단백뇨로 나누어진다.

albuminuria /ælbjù:mənjúəriə/ 알부민뇨 /알부민뇨(증), 단백뇨(증)

당뇨 | glycosuria

정상 소변에서 극히 미량으로만 함유되는 당이 검출될 정도로 함유되어 있는 소변. 그런 소변의 당은 대개 포도당이며, 혈액 속의 포도당 농도가 이상적으로 높아졌을 때 신장의 요세관이 당을 재흡수하는 기능이 약해져 소변 속에 섞여 나온다. 흔히 볼 수 있는 것이 당뇨병이다.

glycosuria /glàikəsjú:riə/ 당뇨 /당뇨

야간뇨, 야뇨증 | nocturia

배뇨의 버릇에 의하여 방광기능의 조절을 획득한 연령의 어린이가 밤에 수면 중에 무의식적으로 소변을 많이 누는 것.

nocturia /naktúri:ə/ 야간뇨, 야뇨증 /야간뇨, 야뇨증, 야간다뇨(증), 야간빈뇨(증)

요독증 | uremia

신장의 기능 장애로 몸 안의 노폐물이 소변으로 빠져나오지 못하고 핏속에 들어가 중독을 일으키는 병태. 구토, 현기, 두통, 시력 감퇴, 전신 경련 따위의 증상이 나타나고 말기에는 혼수상태에 빠진다. 신장단위 기능의 장애에 의해 요소와 기타 단백대사물의 배설이 부적당하게 되기 때문에 일어난다.

uremia /jurí:miə/ 요독증 /요독증

요관연축 | ureteral spasm

요관 내에 결석 등 자극물이 있을 때 요관이 경련을 일으켜 좁아지는 것.

ureteral spasm /jurí:tərəl spǽzəm/ 요관연축

진단 용어

신장, 콩팥

fused kidney /fjú:zd kídni/ 융합신장

polycystic kidney /pàlisístik kídni/ 다낭신장 /뭇주머니콩팥, 다낭신장, 다낭신, 다낭포신, 다낭종신, 다발성신낭종

horseshoe kidney /hɔ́:sʃu: kídni/ 말굽신장 /말굽콩팥, 마제신, (마)제형신

supernumerary kidney /sù:pərnjú:mərèri kídni/ 과다신장 /과잉콩팥, 과잉신

glomerulitis /gloumèrjuláitis/ 사구체염 /토리염, 사구체염

glomerulonephritis /gloumèrjəlounəfráitis/ 사구체신염 /토리콩팥염, 사구체신염

융합신장 | fused kidney
양쪽 신장이 붙어 있는 선천기형.

다낭신장 | polycystic kidney
양측성의 여러 개의 주머니가 특징인 유전적 선천성 병태(그림).

말굽신장 | horseshoe kidney
신장의 위극 또는 아래극이 융합하여 대동맥 앞쪽으로 말굽의 행태를 이룬 선천기형(그림).

과다신장 | supernumerary kidney
통상적인 두 개의 신장 외에 더 있는 신장으로서, 신장원기의 분열 결과로서 발생되거나, 또는 부분적으로 혹은 완전히 중복 재생한 요관싹이 들어와서 분리된 뒷신장배포로부터 발생되기도 한다.

사구체염 | glomerulitis
신장사구체의 염증. 내피 혹은 상피세포의 증식이나 괴사, 또는 바닥막의 비후를 수반한다.

사구체신염 | glomerulonephritis
신장의 사구체에 광범위하게 일어나는 염증성 병. 이 사구체신염이라는 진단은 반드시 현미경적 관찰로 신장의 염증을 보고 진단하는 것이 아니라 임상증세로 진단할 수도 있는 것이므로 다분히 임상적인 진단명이다. 얼굴이 붓고 혈압이 높아지며 소변의 양이 줄면서 혈뇨를 보게 되고, 병이 깊어지면 온몸이

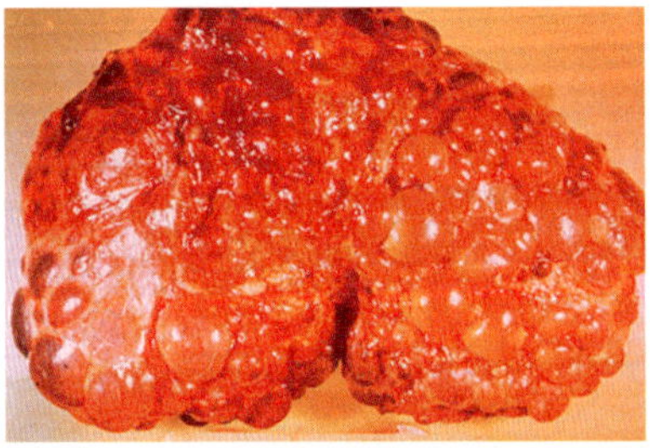

다낭신장

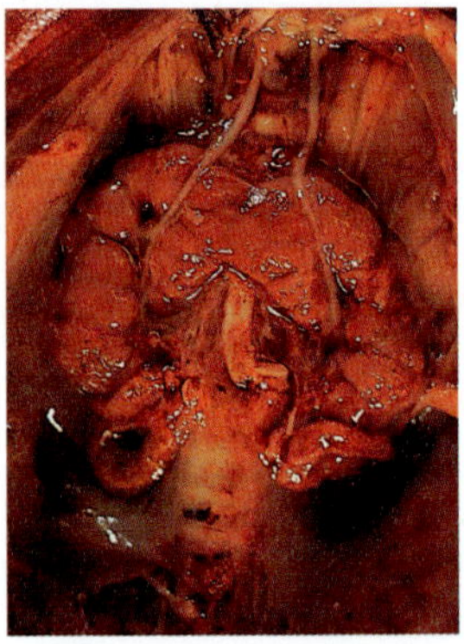

말굽신장

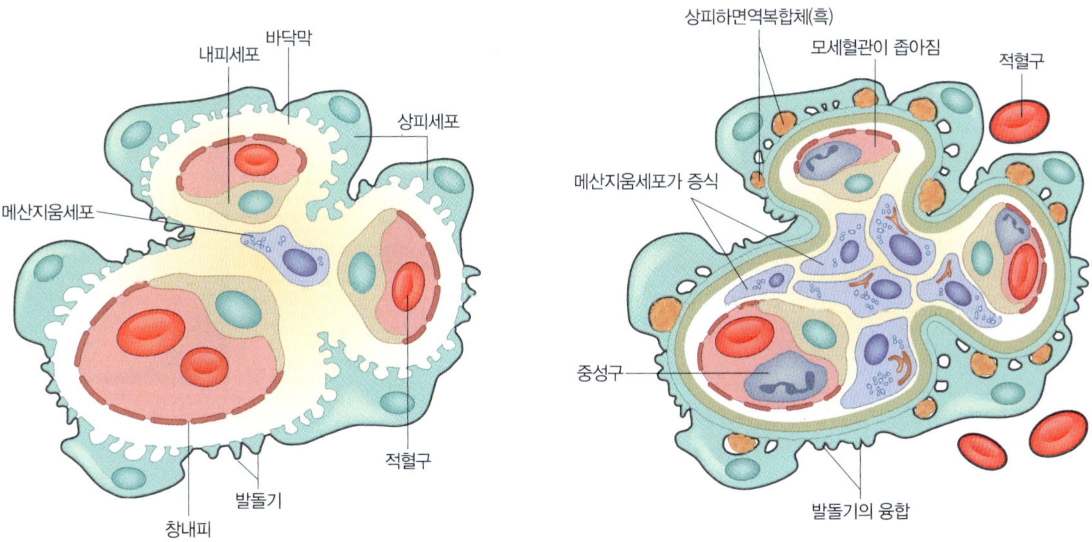

■ **급성 사구체신염의 조직모형.** 사구체는 과다세포경향을 보이며 모세혈관이 좁아지거나 막히기도 한다

붓고 경련을 일으키며 시력 장애, 호흡곤란, 의식 장애 등을 일으켜 죽음에 이르게 된다. 병리조직학적으로 여러 가지 소견으로 나타날 수 있다(그림).

신장농양 | abscess of kidney

신장 내에 생긴 고름집.

abscess of kidney /ǽbses kídni/ 신장농양

신(장)결석증 | nephrolithiasis

신장에 돌이 생기는 병적 상태. 그 구성성분은 요산이나, 칼슘으로 되어 있으며, 원인은 모르는 경우가 많다. 경우에 따라서는 혈중에 칼슘이나 요산이 증가하는 병적 상태에 의해서 생길 수도 있다.

nephrolithiasis /nèfrəliθáiəsis/ 신(장)결석증

신증후군 | nephrotic syndrome

콩팥사구체의 병에 의해 전신에 부종이 생기고 심한 단백뇨 · 핍뇨를 초래하는 신장병. 신증후군은 하루 3.5 g 이상의 단백뇨, 혈중 알부민치가 3 g/dL 이하의 저알부민혈증, 전신 부종 및 고지방혈증을 주 증상으로 한다. 기본으로 혈장 단백에 대한 투과력의 증가를 초래하는 사구체 모세혈관벽의 장애로 야기된다.

nephrotic syndrome /nefrátik síndroum/ 신증후군 /콩팥증후군, 신증후군, 네프로시스증후군

신(장)증 | nephrosis

신장의 사구체에 이상이 있어 혈액 속의 단백질이 소변 속에 다량으로 배출되며 몸이 붓는 병. 특히 신장염과는 반대로 신세관의 순수한 퇴행성 병터를 특징으로 하는 신장병을 말한다. 부종, 알부민뇨증 및 혈청알부민의 감소가

nephrosis /nefróusis/ 신(장)증 /콩팥증, 신장증, 신증

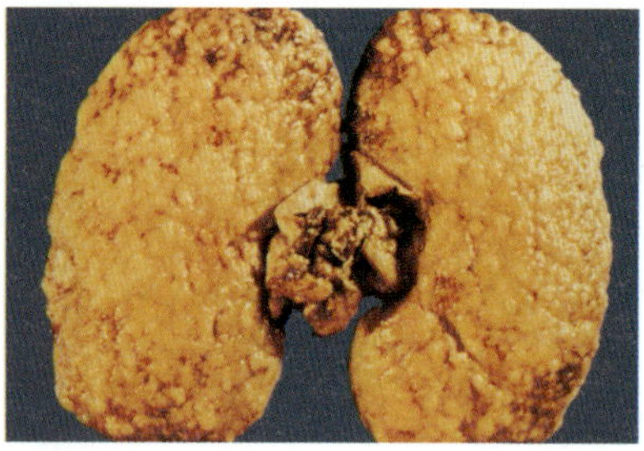

신(장)염

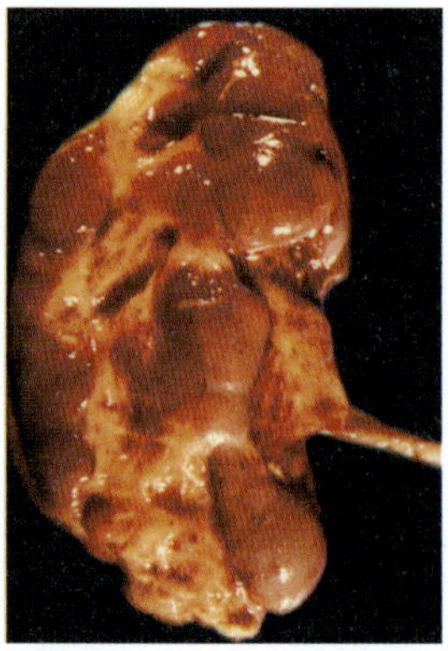

만성신우신염

특징이다. 신장 자체의 병 외에 당뇨병 같은 대사이상, 전신홍반루프스 따위가 원인이 된다.

nephritis /nefráitis/ 신(장)염 /콩팥염, 신장염

신(장)염 | nephritis

신장에 생기는 염증. 급성, 만성, 위축신장 등의 세 가지가 있는데, 급성 신장염과 만성 신장염은 부종, 단백뇨, 혈뇨, 고혈압 등의 증상을 보이며, 위축신장은 요량이 증가한다. 소변의 감소와 신장기능의 감소를 특징으로 한다(그림).

pyelonephritis /pàiəlounifráitis/ 신우신염 /깔때기콩팥염, 신우신염

신우신염 | pyelonephritis

신장에서 요세관, 간질 및 신우의 병변을 일으키는 병이며, 흔한 신장병의 하나로 급성과 만성으로 나누어진다. 급성신우신염은 세균감염에 의하여 유발되며 요로감염과 동반되고, 만성신우신염은 세균감염과 함께 요로폐쇄 혹은 요역류 등 여러 가지 인자들이 복합적으로 관여한다. 발열과 배뇨곤란, 빈뇨, 소변을 참을 수 없는 것 등의 방광 및 요로자극 증상과 늑골 척추각부의 통증을 주증상으로 한다(그림).

hydronephrosis /hàidrounefróusis/ 수신증, 물콩팥증 /물콩팥증, 수신증

수신증, 물콩팥증 | hydronephrosis

요로폐쇄로 인하여 신장에서 만들어진 소변을 모으는 깔때기와 신배가 확장되고 신장에서 소변을 만드는 기능을 하는 실질이 위축되는 현상. 요로폐쇄는 신장의 위에서 요도까지 어디서든지 일어날 수 있으며, 부분적 또는 완전한 폐쇄, 간헐적 또는 지속적으로, 편측성 또는 양측성으로 일어날 수 있다.

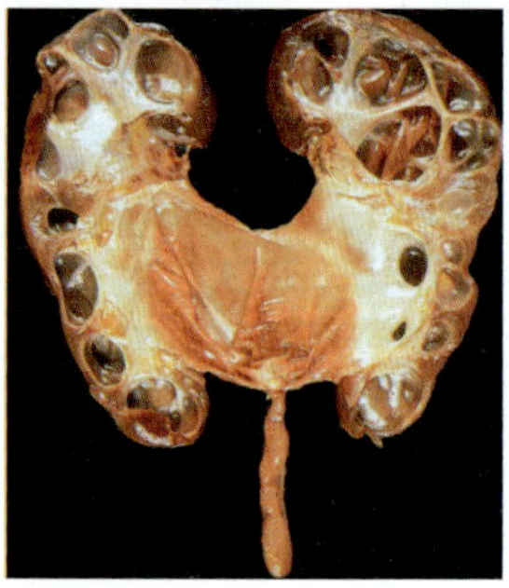

수신증

nephrosclerosis /nèfrouskliróusis/ 신(장)경화증 /콩팥굳음증, 신장경화증, 신경화(증)

신(장)경화증 | nephrosclerosis

신장이 혈관병에 의하여 굳어진 상태. 신장동맥경화증에 의한 것이 많은 형태를 취하고, 신장기능은 비교적 오래 유지되며, 반흔식 또는 양성신장경화

증이라 한다. 한편 신장세동맥경화증에 의한 신장경화증 시에는 신장은 축소되고, 신장기능은 쇠퇴하며, 심한 확장기고혈압, 울혈유두, 요독증을 수반하여 급격히 진행한다. 이것을 악성신장경화증이라 한다.

신부전 | renal failure

혈액 속의 노폐물을 걸러내고 배출하는 신장의 기능에 장애가 있는 상태. 혈액 속 노폐물의 농도가 높아지고 수분의 배출이 일어나지 않으며 여러 가지 합병증 및 고혈압이 발생한다. 급성 소변감소와 혈중 대사산물인 질소 산물의 빠른 축적이 특징이다. 출혈, 외상, 화상, 신장의 독성 손상이나 급성 깔때기염 또는 사구체신염, 하부 요로 막힘의 결과로 인해 일어난다.

renal failure /ríːnəl féiljər/ 신부전 /신부전

급성신부전 | acute renal failure

신장이 갑자기 제 기능을 하지 못하는 것. 만성신부전과는 달리 치료 후 다시 정상으로 돌아올 수 있다. 복잡한 수술을 받은 후나 심한 상해, 혹은 신장에 혈액공급이 원활하지 못할 때 주로 발생한다. 또한 급성신부전은 만성신부전 중에 생길 수 있다.

acute renal failure /əkjúːt ríːnəl féiljər/ 급성신부전 /급성콩팥기능상실, 급성신부전(증)

만성신부전 | chronic renal failure

신장의 기능이 되돌릴 수 없을 만큼 저하된 상태. 신장의 기능이 정상으로 회복될 수 없을 정도로 저하되어 노폐물이 배설되지 않음으로써 거의 모든 장기에 이상이 생긴다. 이로 인해 여러 영양분의 흡수 · 배설 · 대사에 문제가 생겨 질소성분의 대사이상, 수분 · 나트륨 · 칼륨 등 전해질 배설장애, 인의 정체, 칼슘의 흡수장애, 비타민 D 대사장애 등이 일어난다. 당뇨병, 고혈압, 신장염이 3대 주요 원인이지만, 만성신우신염, 다낭성신장병, 신장결핵 등이 발병 원인이 되기도 한다.

chronic renal failure /kránik ríːnəl féiljər/ 만성신부전 /만성콩팥기능상실, 만성신부전(증)

신장암 | renal cancer

신장실질에 생기는 암. 유아와 성인에 생기는 두 가지가 있다. 유아에 생기는 대표적인 것은 빌름스종양이고, 성인에 생기는 대표적인 것은 신장세포암종이다. 그 외 신우에 생기는 신우 요로상피암이 있다. 빌름스종양은 1~4세에 호발한다. 악성도가 강하고, 흔히 양측성으로 나타나며 발육도 매우 빠르다. 신모세포종이라고도 한다. 신장세포암종은 성인 악성 신장종양 중 가장 많아 성인 신장암의 약 85~95%를 차지한다.

renal cancer /ríːnəl kǽnsər/ 신장암 /콩팥암, 신(장)암

신(장)세포암종 | renal cell carcinoma

신장세포암종은 전체 장기에서 발생하는 암의 1~3%, 성인 악성 신장종양의 85~ 90%를 차지한다. 신장세포암종은 주로 60~70대의 고령에 잘 생기며 3:1로 남자에 호발한다(그림).

renal cell carcinoma /ríːnəl sel kàːrsənóumə/ 신(장)세포암종

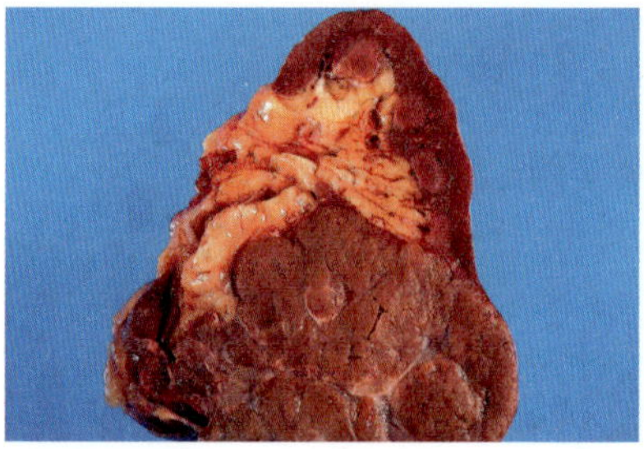

신(장)세포암종

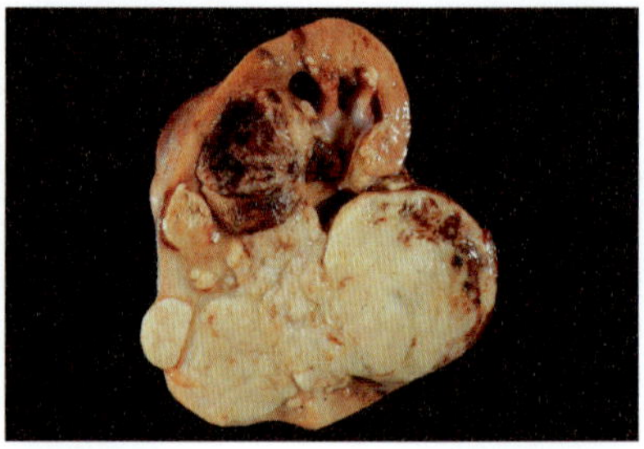

빌름스종양

Wilms' tumor /tjú:mər/
빌름스종양 /윌름즈종양, 윌름종양

빌름스종양 | Wilms' tumor

신장에서 발생하는 악성종양으로 소아에서 자주 발생한다. 흔히 소아에서 복부내종양을 발견 시 중앙선을 넘어서면 신경모세포종이고, 중앙선을 넘지 않으면 빌름스종양을 의심할 만큼 중요하고 흔한 종양이다. 대개 증상은 없는 편이며, 주로 아기의 목욕을 시켜주다가 우연히 발견된 복부내종괴 때문에 병원을 찾게 된다(그림).

nephromegaly /nefróumegəli/
신(장)비대 /신비대(증)

신(장)비대 | nephromegaly

여러 가지 원인에 의해 신장이 커지는 것. 실질이 커지는 경우도 있고, 신우가 팽창되어 커지는 경우도 있다.

요관, 방광, 요도

ureteritis /jù:ritəráitis/ 요관염
/유관염

요관염 | ureteritis

요관의 염증.

ureterolithiasis
/jurí:terəliθáiəsis/ 요관결석증
/요관결석증

요관결석증 | ureterolithiasis

요관 내에 있는 돌의 형성.

hydroureter /hàidroujurí:tər/
수뇨관증 /물요관(증), 수뇨관(증), 요관수류

수뇨관증 | hydroureter

소변 또는 액체가 저류하여 요관이 비정상적으로 확장된 것.

ureterectasis /jù:ritəréktəsis/
요관확장(증) /요관확장(증)

요관확장(증) | ureterectasis

요관이 정상보다 더 넓어지거나 늘어나는 것. 요관이 막히거나 폐쇄될 때 발생한다.

ureterostenosis
/jurì:təroustinóusis/ 요관협착증
/요관협착(증)

요관협착증 | ureterostenosis

요관이 좁아지거나 막히는 것.

방광염 | cystitis

방광에 발생한 염증을 통틀어 이른다. 방광질환 가운데 가장 많으며 특히 여성에게 많다. 약물 · 돌 · 이물질 · 종양이 원인인 경우도 있으나 세균감염이 주요 원인이다.

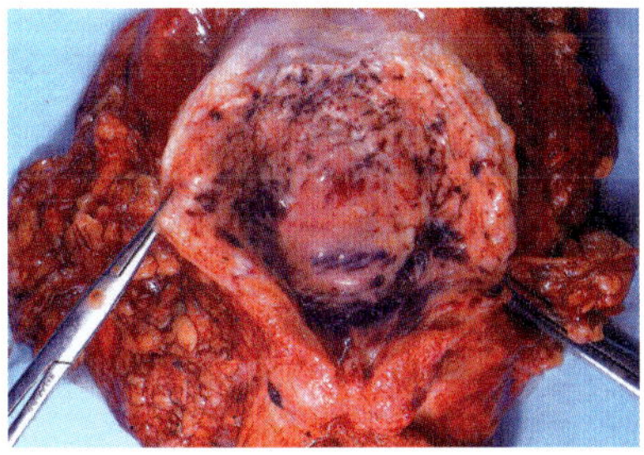

■ 급성방광염

cystitis /sistáitis/ 방광염 /방광염

방광삼각염 | trigonitis

방광 삼각부의 염증이며, 대개 요도염을 동반한다.

trigonitis /tràigənáitis/ 방광삼각염 /(방광)삼각염, 삼각부염

신경성방광 | neurogenic bladder

중추 또는 말초 신경계의 병변이 원인이 되어 방광의 기능장애를 일으키는 상태.

neurogenic bladder /njùərədʒénik blǽdəːr/ 신경성방광 /신경탓방광, 신경원성방광, 신경성방광

과민방광 | irritable bladder

요의를 동반하는 방광수축의 빈도가 많아지는 방광의 상태.

irritable bladder /íritəbl blǽdəːr/ 과민방광 /과민(성)방광, 자극방광

방광탈출, 방광류 | cystocele

여성에게 주로 생기는 병으로 방광이 제자리를 지키지 못하고 밑으로 처져서 질 쪽으로 내려온 것을 말한다. 이것은 주로 나이가 많고 아기를 많이 낳은 여자에게 생기는데, 그 이유는 방광이 제자리를 유지하기 위하여 여러 가지 방광을 지지하는 조직이 있는데, 그 지지 조직이 반복되는 분만과 노령에 의해서 약해지기 때문이다.

cystocele /sístəsiːl/ 방광탈출, 방광류 /방광탈출증, 방광삐짐, 방광류, 방광낭류

방광처짐 | cystoptosis

방광의 내측피막이 요도 내에 빠져서 처져 있는 것.

cystoptosis /sìstoutóusis/ 방광처짐

방광질샛길 | vesicovaginal fistula

방광에서 질로 통하는 비정상적인 연결통로. 방광의 아래벽은 질벽과 인접해 있기 때문에 자궁 적출 시에 방광벽을 손상시켜 누공이 생기는 경우가 가장 많다. 방광 안의 소변이 누공을 통해 질강으로 항상 유출되므로 이른바 요실금 상태가 된다.

vesicovaginal fistula /vèsikouvǽdʒainəl fístʃlər/ 방광질샛길 /방광질루, 방광질누출관

방광직장샛길 | vesicorectal fistula

방광과 직장의 누공에 의해 연결되어 있는 상태. 방광외상, 방광종양, 방광수술 후 등이 비뇨기과적 원인과 함께 직장수술 후에도 나타난다. 임상증상으로서는 소변 중에 대변이 나타나는 것이 특징이다.

vesicorectal fistula /vèsikouréktəl fístʃlər/ 방광직장샛길 /방광곧창자샛길, 방광직장누출관

방광결석증 | cystolithiasis

방광 내에 돌이 발생하는 것.

cystolithiasis /sìstəliθáiəsis/ 방광결석증 /방광돌증, 방광결석증

bladder cancer /blǽdəːr kǽnsər/ 방광암 /방광암

방광암 | bladder cancer

요로계에서 가장 흔한 악성종양. 암의 다발성 성장과 재발 시 더 심한 형태로 나타나는 것이 특징이다. 증상으로 혈뇨, 빈뇨, 배뇨곤란, 방광염이 발생한다. 방광 종양은 대부분이 이행세포암종이고, 적은 비율이 편평세포암종과 샘암종이다.

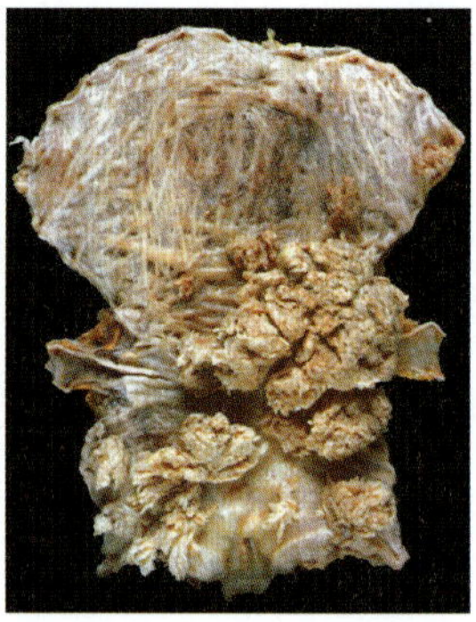

방광암

urethritis /jùərəθráitis/ 요도염 /요도염

요도염 | urethritis

요도에서 생기는 염증. 주로 임균 · 대장균 · 사슬구균 · 포도구균 등의 세균에 의한 경우가 많으나, 질편모충 · 바이러스 등에 의한 경우도 있다. 또 기계적 · 화학적 자극으로 일어나는 수도 있다. 성교에 의해 감염되고 발생빈도도 높은 임균성 요도염이 대표적이다. 증세는 외요도에서 고름이나 장액의 분비물이다(그림).

urethral stricture /juríːθrəl stríktʃər/ 요도협착증 /요도협착(증)

요도협착증 | urethral stricture

요도벽에 반흔이 생겨 요도내강이 좁아진 상태. 선천적으로 내강이 좁은 것도 있지만, 아주 드문 일이다. 대개는 후천성으로, 염증 후에 생기는 것과 외상 후에 생기는 것이 있다. 전자의 대부분은 임질이 원인이므로 이것을 임질성 요도협착이라고 하며, 후자를 외상성 요도협착이라고 한다.

hypospadias /hàipəspéidiəz/ 요도하열증 /요도밑열림증

요도하열증 | hypospadias

음경에서 요도가 개구하는 위치의 이상이 있는 선천기형으로 요도의 개구가 음경 아래쪽에 있는 경우를 말한다.

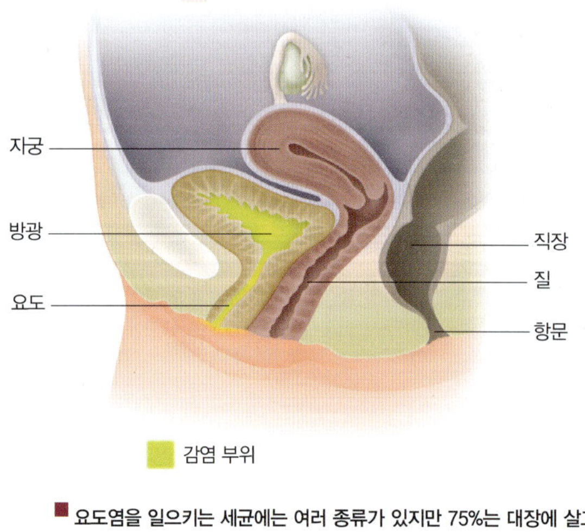

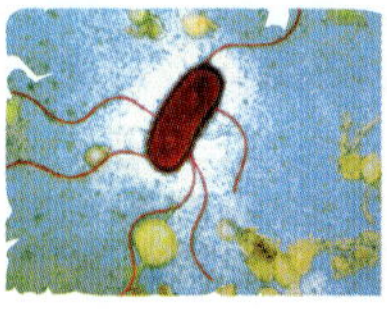

대장균의 전자현미경 사진

요도염을 일으키는 세균에는 여러 종류가 있지만 75%는 대장에 살고 있는 대장균에 의해 발생한다.

요도상열 | hyperspadias

음경에서 요도가 개구하는 위치의 이상이 있는 선천기형으로 요도의 개구가 음경 위쪽에 있는 경우를 말한다.

hyperspadias /hàipərspéidiəz/ 요도상열

수술 처치 용어

신(장)생검 | renal biopsy

신장조직을 떼어내는 것. 신장생검에는 개방생검과 폐쇄생검이 있다. 개방생검은 외과적 수술을 통해 신장조직을 떼어내는 방법이며, 폐쇄생검은 생검침으로 신장조직을 떼어내는 방법이다.

renal biopsy /rí:nəl báiɑpsi/ 신(장)생검 /콩팥생검, 신(장)생검

신장절제 | nephrectomy

좌우 어느 한쪽의 신장이 병으로 회복 가능성이 없을 경우, 그쪽의 신장을 떼어버리는 수술. 보통 신장의 동맥과 정맥을 끊고 요관의 일부도 함께 제거한다.

nephrectomy /nefréktəmi/ 신장절제 /콩팥절제(술), 신장절제(술), 신절제술

부분신장절제 | heminephrectomy

한쪽 신장의 부분절제술.

heminephrectomy /hèminefréktəmi/ 부분신장절제 /콩팥부분절제(술), 편측신절제(술), 부분(적)신절제술

콩팥이식, 신장이식 | kidney transplantation

신장에 중대한 장애가 있는 사람에게 다른 사람의 신장을 떼어내 옮겨줌으로써 정상적 기능을 행할 수 있도록 하는 수술요법. 신장의 기능이 많이 상실된 환자가 피로감 · 고혈압 · 식욕부진 · 소변량감소 · 호흡곤란 등의 요독증세가 있어 더 이상 생활기능을 할 수 없게 된 경우에 건강한 신장을 이식해주는 것이다. 신장이식이 다른 장기의 이식보다 먼저 발달하게 된 이유는, 신장은 한 개체에 두 개가 있고, 그중 하나를 남에게 줄 수 있으며, 신장기능이 전혀 없더라도 인공신장기를 이용하여 생명을 연장시킬 수 있는 것과 면역학의 발달로 거부반응이라는 유해작용이 치료되고 있는 점 등이다.

kidney transplantation /kídni trænsplæntéiʃən/ 콩팥이식, 신장이식

투석 | dialysis

신장이 더 이상 기능을 하지 못할 때 혈류로부터 노폐물을 제거하는 치료법. 혈액투석과 복막투석 두 가지 방법이 있다. 혈액투석은 인공장기를 이용하여 노폐물이 가득찬 혈류를 여과하여 투석된 피를 환자의 몸으로 다시 보내는 방법이며, 복막투석은 복강도관을 이용하여 복강 내로 투석액을 주입하면 이 액이 복강의 모세혈관에 있는 노폐물을 혈류에서 빠져나오게 하는 것이다. 복막투석은 혈액투석이 부적합할 때나 심혈관질환 또는 출혈경향이 심한 환자에게 사용한다.

dialysis /daiǽləsis/ 투석 /투석

peritoneal dialysis /pèritouníəl daiǽlisis/ 복막투석 /복막투석

복막투석 | peritoneal dialysis

투석이란, 혈액 내에 존재하는 노폐물을 신장 외의 다른 방법으로 제거하는 것을 말한다. 투석에는 복막투석과 혈액투석이 있다. 혈액투석은 인공신장 기계를 사용하여 동맥으로 피를 받아 정맥으로 피를 걸러서 내보낸다. 그러나 혈액투석은 많은 기계와 의료진이 옆에 있어야 하므로, 손쉽게 생활하면서 투석하기 위해 복막투석이 고안되었다. 이것은 복막강 내로 관을 연결하여 이 속으로 투석액을 집어넣으면 복막을 통해 확산함으로써 투석이 일어난다.

hemodialysis /hì:moudáiəlisis/ 혈액투석 /혈액투석

혈액투석 | hemodialysis

인공신장과 같이 신장기능대행장치를 이용한 신장기능상실의 치료법. 신장기능의 저하에 따라 노폐물의 축적과 물, 전해질의 불균형이 생긴다. 이를 개선하기 위해 혈액을 체외로 꺼내어 노폐물을 제거하고 필요한 전해질 등을 보급한 다음 체내로 되돌려 보낸다. 인공막을 사용하여 주로 확산원리에 의해 요독증성 물질을 제거하는 방법이다. 즉 반투막을 통과하고 확산하는 정도가 물질에 따라 다른 것을 이용하여, 투석기에 혈액과 투석액을 순환시키고 이 막을 통해 용질은 농도물매에 따라 확산이동시키고 정수압차에 따르는 한외여과로 물 용질이 제거된다. 약물 중독이나 심한 부종 등에도 쓴다(그림).

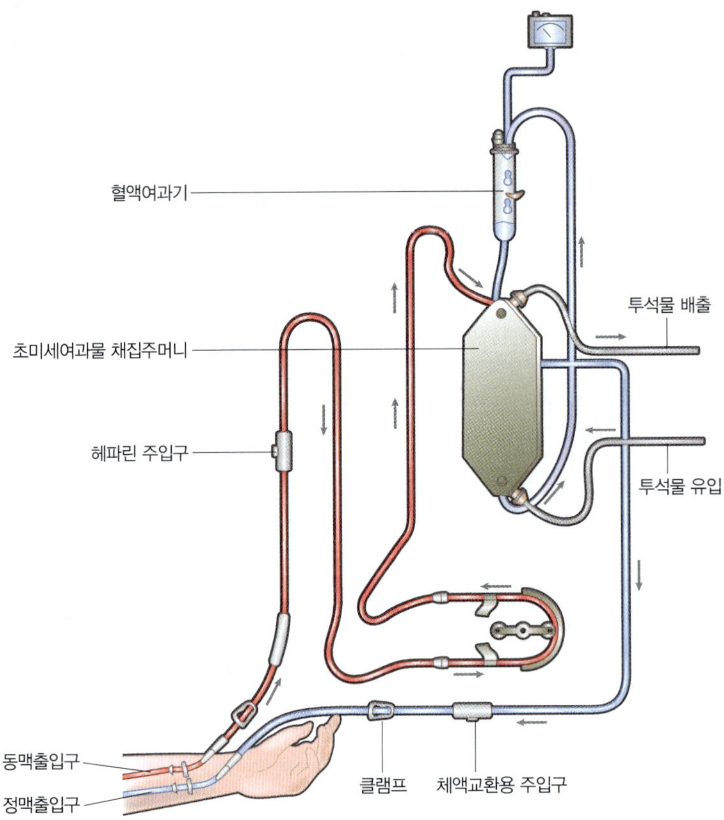

■ 혈액투석

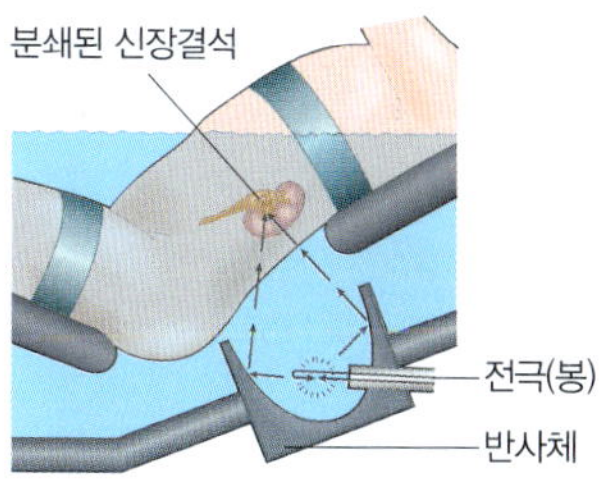

■ 체외충격파를 이용한 쇄석

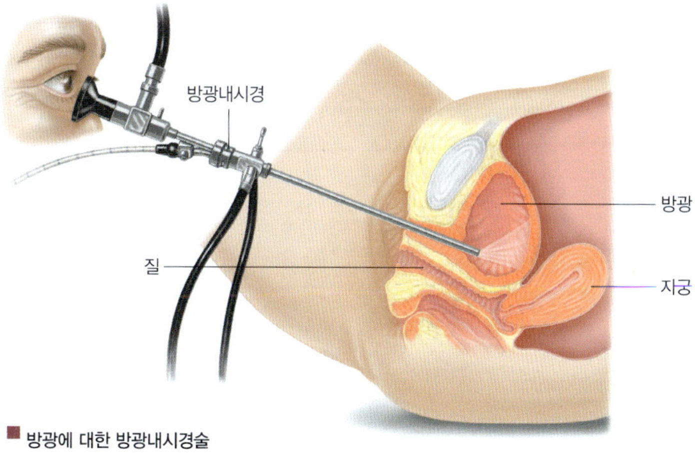

■ 방광에 대한 방광내시경술

체외충격파쇄석 | extracorporeal shock wave lithotripsy
요관 내의 신장결석을 강력한 음파를 보내 부숴서 동증 없이 제거하는 것.

쇄석, 돌깸 | lithotripsy
방광 속에 기계를 끼워 넣고 안에 있는 돌을 갈아서 부수는 방광 결석 치료법. 기계 없이 초음파로 깨는 경우도 있다(그림).

방광내시경술 | cystoscopy
방광경에 의해 비뇨계통을 직접 보면서 검사하는 것(그림).

방광내시경 | cystoscope
요도를 통하여 방광 내부에 넣어서 방광 내부를 관찰 · 치료하는 내시경의 하나. 검사, 수술, 씻어냄 따위의 목적에 따라 여러 가지의 모양이 있다.

도뇨 | urinary catheterization
치료, 진단의 목적으로 요도 도관을 방광에 삽입하여 소변을 뽑아내는 일. 요도가 손상되었을 때 또는 방광이나 요도를 수술하였을 때 실시한다. 도관에는 폴리백도관, 고무도관, 또는 금속도관이 있다.

도관삽입 | catheterization
도관을 몸 속의 공간에 집어넣는 것. 여러 가지 원인으로 방광 안에 괸 소변이 전연 나오지 않거나 일부가 밖으로 나오지 않을 때 도관을 사용하여 배출시킨다. 도관은 요도를 통하여 방광 안에 넣는 것이 보통이다(그림).

extracorporeal shock wave lithotripsy /èkstrəkɔːrpóuriəl ʃɑk weiv lìθoutrípsi/ 체외충격파쇄석 /몸밖충격파돌깸술, 체외충격파쇄석술

lithotripsy /lìθoutrípsi/ 쇄석, 돌깸 /돌깸술, 쇄석술

cystoscopy /sistóuskəpi/ 방광내시경술 /방광경검사, 방광보개검사, 방광경검사(법), 방광경술

cystoscope /sístəskoup/ 방광내시경 /방광경, 방광보개

urinary catheterization /júərənèri kæθitərizéiʃən/ 도뇨

catheterization /kæθitərizéiʃən/ 도관삽입 /카테터삽입, 도관삽입, 카테테르(삽입)법, 삽입도뇨법, 도관법, 카테테르통기법

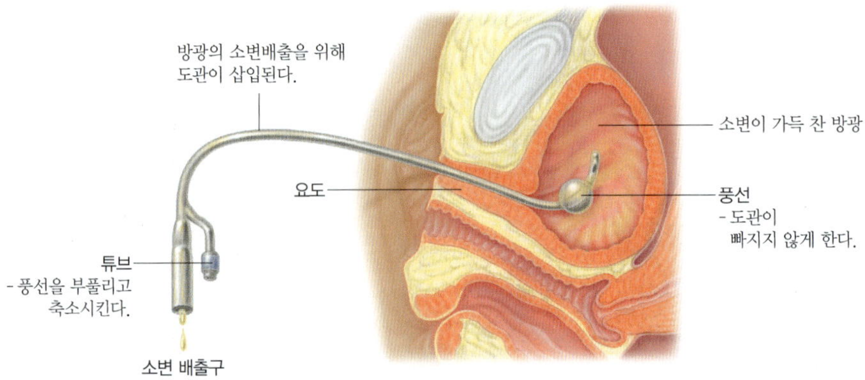

■ 도관삽입

meatotomy /mìeitátəmi/
요도구절개 /요도구절개(술)

urethrotomy /jùriθrátəmi/
요도절개 /요도절개술

urethroscopy /jùriθráskəpi/
요도경술 /요도경검사(법), 요도보개검사

cystostomy /sistóustəmi/
방광창냄술 /방광창냄술, 방광루조성술, 방광루(공설치)술, 방광조루술

urethroplasty /juríθrouplæ̀sti/
요도성형 /요도성형(술)

urethrorrhaphy /jùriθrɔ́:rəfi/
요도봉합 /요도봉합(술), 요도꿰맴술

요도구절개 | meatotomy
요도구를 확대하기 위한 요도구 절개.

요도절개 | urethrotomy
요도협착을 치료하기 위한 절개수술. 외 · 내부로 하는 두 가지 방법이 있다. 외요도절개술은 외부에서 요도를 절개하는 수술법. 내요도절개술은 앞에서 뒤로 절개하는 방법과 뒤에서 앞으로 절개하는 두 가지 방법이 있다.

요도경술 | urethroscopy
요도 내부를 직접 관찰 검사하는 법.

방광창냄술 | cystostomy
방광 내에 샛길이나 창을 만들어주는 수술.

요도성형 | urethroplasty
요도의 상처나 결손부위의 수술적 수복.

요도봉합 | urethrorrhaphy
봉합에 의한 요도루의 폐쇄.

약어		
ADH	antidiuretic hormone	항이뇨호르몬
ARF	acute renal failure	급성신부전
BUN	blood urea nitrogen	혈액요소질소
CAPD	continuous ambulatory peritoneal dialysis	지속외래복막투석
CRF	chronic renal failure	만성신부전
ESRF	end-stage renal failure	말기신부전
ESWL	extracorporeal shock wave lithotripsy [= ECSWL, SWL]	체외충격파쇄석
HD	hemodialysis [= HDF]	혈액투석(요법, 血液透析療法)
IVP	intravenous pyelography [= IP]	정맥신우조영상
KUB	kidneys, ureter, and bladder [X-ray examination of the]	신장요관방광단순촬영
Na	[Lat. natrium] sodium	나트륨, 소듐 [원소기호]
PKU	phenylketonuria	페닐케톤뇨증
UA	urinalysis [= ur anal]	소변검사, 요검사, 요분석
UTI	urinary tract infection	요로감염

Chapter 08

남성생식계통

Male genital system

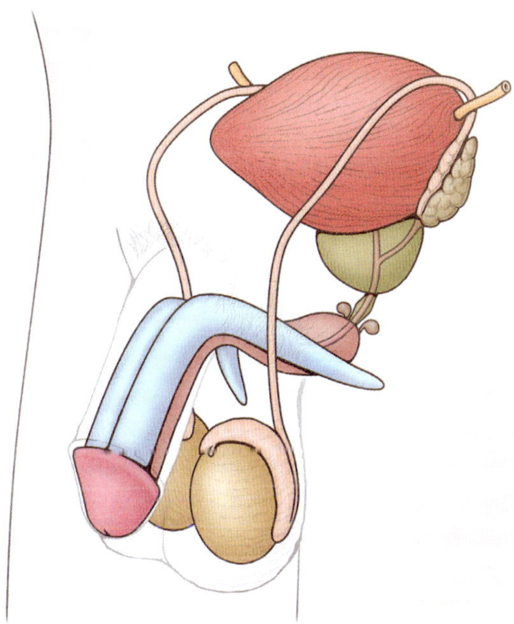

남성생식계통은 정자를 생성하는 고환, 정자를 배출하는 정관, 정액의 성분을 만드는 정낭, 그리고 음낭과 음경으로 이루어져 있다.

부속선으로서는 정낭, 전립샘, 망울요도샘이 있다.

고환과 정자를 저장하는 부고환은 꼬불꼬불하게 뭉쳐진 것으로 음낭 속에 있다.

부고환에서 계속되는 30 cm 정도의 관이 정관이며, 정낭의 관과 만나 사정관을 이룬다.

사정관은 전립샘 속에 있으며, 요도로 열린다.

남성생식계통의 장기들은 일생 동안 수십억 개의 정자를 생산하고 배출하며, 테스토스테론이라는 호르몬을 분비한다.

테스토스테론은 남성이 신체적인 특징을 갖게 하고 남성생식선인 고환과 전립샘, 정낭을 발달시킨다.

의학용어 결합형

결합형 용어	뜻을 나타내는 용어	우리말 용어	예
orcho, orchio	testis, testicle	고환	cryptorchidism 잠복고환(증)
orchido	testis, testicle	고환	orchidoepididymectomy 부고환고환절제
epididymo	epididymis	부고환	epididymotomy 부고환절개(술)
vaso	vessel, duct	맥관, 혈관	vasectomy 정관절제 vasoconstriction 혈관수축
phallo	penis	음경	phalloplasty 음경성형
balano	glans penis	음경귀두	balanoposthitis 귀두포피염
postho	prepuce, foreskin	포피	posthetomy 포경수술, 꺼풀절제
funiculo	spermatic cord	정삭	funiculopexy 정삭고정
vesiculo	seminal vesicle	정낭	vesiculography 정낭조영술
spermo, spermato	spermatozoa	정자	spermatogenesis 정자발생 spermatocyte 정모세포
andro	male	남성	androgen 1. 남성호르몬, 2. 안드로젠
cryo	cold	한랭	cryoablation 냉동지짐, 동결절제
crypto	hidden	숨은, 잠복	cryptorchidism 잠복고환(증)

남성생식기

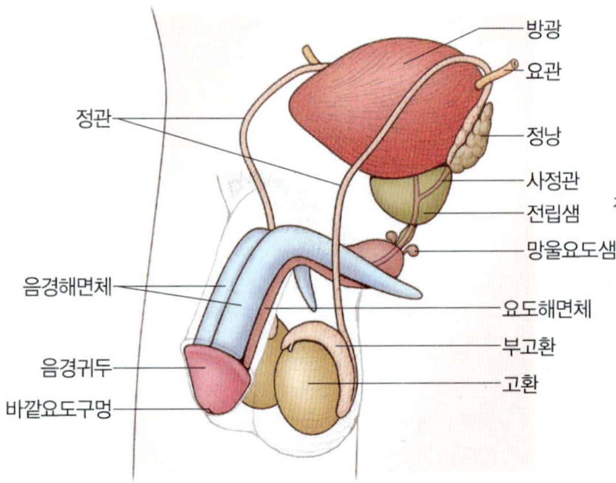

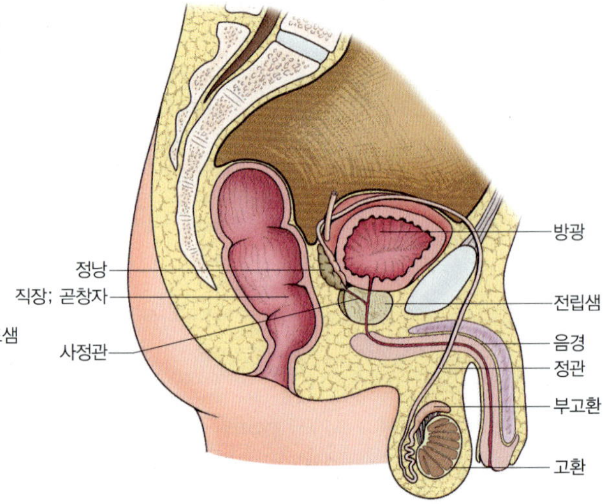

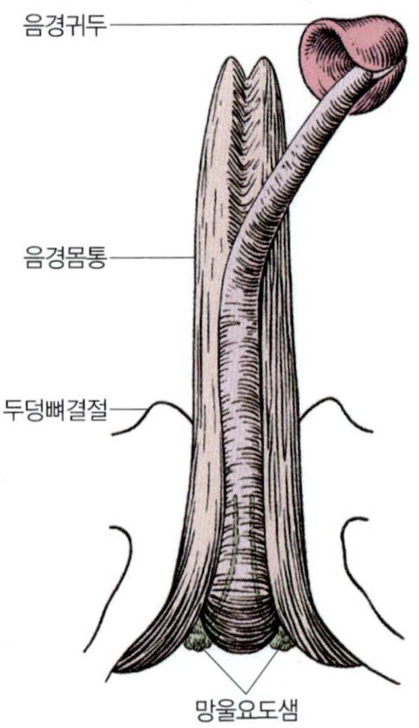

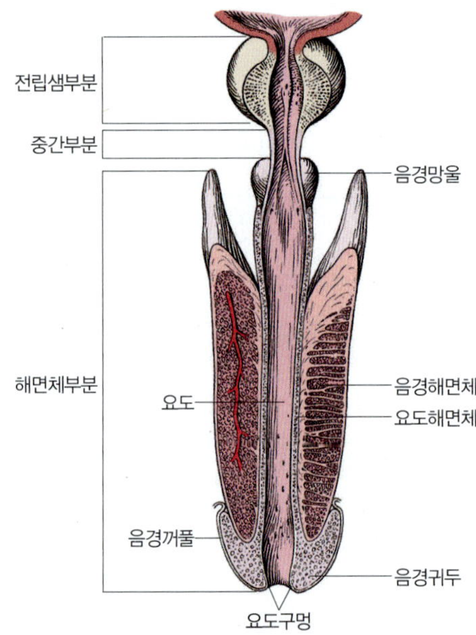

고환 | testis
직장; 곧창자 | rectum
나선동맥 | spiral artery
두덩결합 | 치골결합 / pubic symphysis
두덩뼈결절 | 치골결절 / pubic tubercle
망울요도샘관 | 요도구선관 / duct of bulbourethral gland
망울요도샘 | 구요도선 / bulbourethral gland
바깥요도구멍 | 외요도공 / external urethral orifice
방광 | urinary bladder
부고환 | epididymis
부고환꼬리 | 부고환미 / tail of epididymis
사정관 | ejaculatory duct
요관 | ureter
요도 | urethra
요도해면체 | corpus spongiosum penis
음경해면체백색막 | 음경해면체백막 / tunica albuginea of corpora cavernosa
음경해면체잔기둥 | 음경해면체소주 / trabeculae of corpora cavernosa
음경 | penis
음경귀두 | glans penis
음경꺼풀 | 포피 / prepuce
음경다리 | 음경각 / crus of penis
음경망울 | 요도구 / bulb of penis
음경몸통 | 음경체 / body of penis
음경해면체 | corpus cavernosum penis
전립샘 | 전립선 / prostate
정관 | ductus deferens
정낭 | 정낭, 저정낭 / seminal vesicle
피부 | skin

해부 · 생리학적 용어

외부생식기

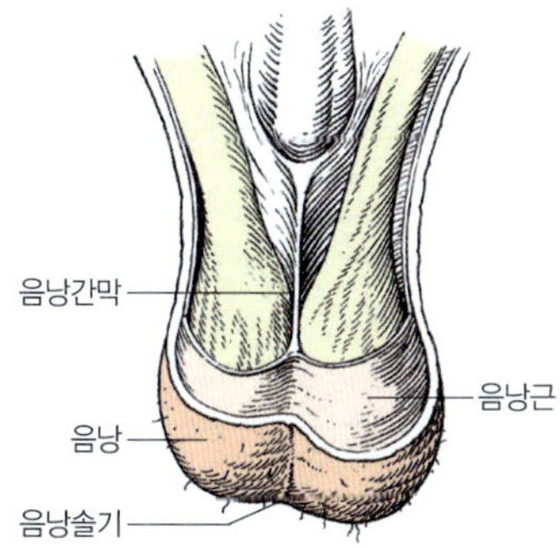

음낭, 앞면

음낭 | scrotum

음경의 뿌리부에서 주머니처럼 아래로 처져 있는 피부주머니. 표면에는 가늘고 많은 주름이 있고, 굵고 뻣뻣한 음모가 나 있다. 이 피부는 얇고 멜라닌색소가 침착하여 암흑색을 띠며 피하소식에는 지방이 없고, 그 표층 중에 평활근으로 된 얇은 층이 있어, 이것이 수축하기 때문에 주름이 생긴다. 정중선을 따라 음낭솔기가 있으며, 내부에는 각각 한 쌍씩의 고환 · 부고환 · 정삭이 2~3층의 결합조직막에 싸여서 존재한다.

scrotum /skróutəm/ 음낭 /음낭

음경 | penis

남성의 외부 생식기. 남성은 이 음경을 통해 소변을 배설하고 사정을 한다. 음경근은 음경다리에 의하여 치골 아래가지에 붙어 있으며, 각은 음경 해면체의 선단부이다. 음경체는 두 개의 평행하는 원통 모양의 해면체로 이루어지고, 그 밑에 요도가 통과하는 요도 해면체가 있다. 귀두는 점막으로 덮여 있고, 포피에 싸여 있다. 음경은 여성의 음핵에 해당한다.

penis /píːnis/ 음경 /음경

음경귀두 | glans penis

남성 음경 끝 부분의 팽대한 부분. 귀두의 뒤쪽 테두리는 약간 볼록하게 솟아 있는데 이것을 귀두관이라 하며, 그 뒤의 가늘게 잘록해진 부분을 귀두목이라고 한다. 귀두의 끝 부분에는 요도구가 열려 있다. 귀두에는 털이나 땀샘은 없으나 포피샘이 있어 특이한 냄새를 풍기는 지방성 분비물을 낸다. 내부에는 음경해면체가 들어 있어 조밀한 정맥얼기가 발달되어 있으며, 지각신경의 종말이 풍부하게 분포되어 있다.

glans penis /glǽnz píːnis/ 음경귀두 /음경귀두

1. 꺼풀 2. 음경꺼풀 | prepuce

남성 음경의 피부 주름을 이르는 말로 포경수술은 바로 이 부분을 제거하는 것이다.

prepuce /príːpjuːs/ 1. 꺼풀 2. 음경꺼풀 /꺼풀, 음경꺼풀, 포피, 음경포피, 음핵포피

회음 [동]샅 | perineum

양측 넓적다리 사이에 있는 부위. 남자는 음낭과 항문, 여자에서는 회음과 항문으로 경계되어 있다. 보통 남성은 전후경 약 5~6 cm이며, 여성은 2~3 cm로 남성보다 너비가 다소 넓다. 지방과 평활근 섬유가 많고, 회음의 깊숙한 안쪽에 있는 회음근은 출산 · 배변 · 성교 등에 필요한 근육이다.

perineum /pèriníːəm/ 회음 [동]샅 /샅, 회음(부)

spermatocyte /spə́ːrmətousait/ 정모세포 /정모세포

spermatid /spə́ːrmətid/ 정자세포 /정자세포

spermatozoa /spə̀ːrmətouzóuə/ 정자 /정자, 웅성배우자

testis /téstis/ 고환 /고환, 정소

■ 내생식기관

정모세포 | spermatocyte

감수분열에 의하여 정자를 만드는 근원세포. 정자가 만들어질 때에는 감수분열이 일어난다. 즉, 제1정모세포가 감수분열 제1분열에 의하여 두 개의 제2정모세포가 되고, 그 각각은 감수분열 제2분열에 의해 두 개씩의 정자세포가 되어 결국 한 개의 정모세포에서 네 개의 정자세포가 된다.

정자세포 | spermatid

고환의 정세관에서 생성되는 세포. 분열에 의해서 제2차 정모세포에서 유래되어 정자가 되기 직전의 세포이다.

정자 | spermatozoa

정모세포로부터 최종분화를 거친 운동성이 강한 남성 성세포. 머리부(또는 핵), 목, 중앙부 및 종말부를 가진 꼬리부로 이루어진다. 정세관에서 형성된 정자는 정조세포에서 유래하여, 처음에 정모세포로 발육하고 다음에 감수분열하여 정자세포로 되고 이어서 정자로 분화된다.

고환 | testis

음낭 속에 있는 공 모양의 기관. 좌우 한 쌍이 있으며, 정자를 만들고 남성 호르몬을 분비한다.

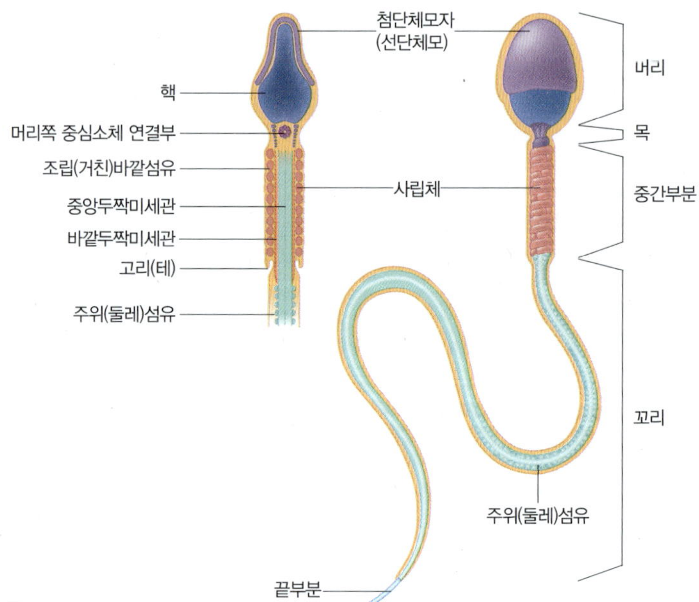

■ 정자

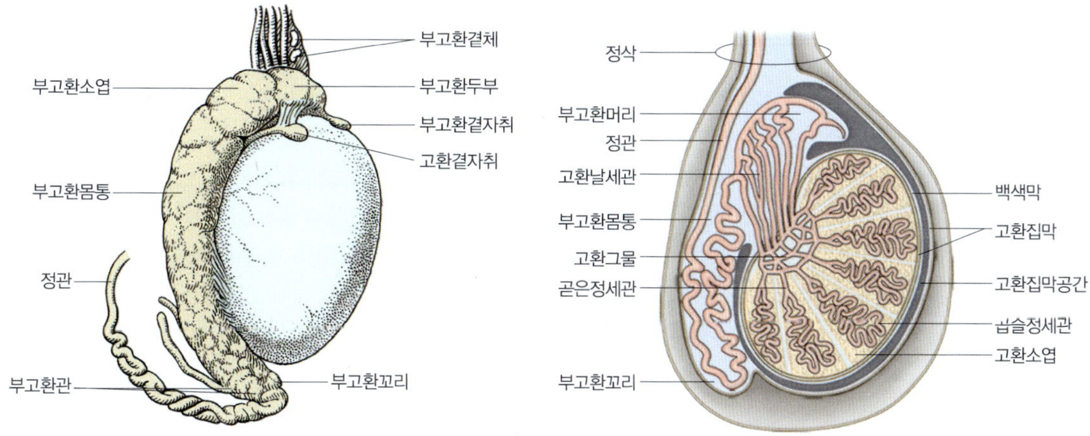

■ 고환과 부고환

정세관 | seminiferous tubule

고환에서 정자를 생산하는 가느다랗고 꼬불꼬불한 긴 관. 기능 단위인 고환소엽의 90% 정도를 차지하며, 직경은 약 0.2 mm, 길이는 30~70 cm이다. 정자를 생산하는 장소인 구불정세관과 구불정세관을 고환망에 연결하는 직정세관으로 구분되며, 좁은 의미에서는 구불정세관을 정세관이라고도 한다. 정세관은 250개의 소엽에 각 1~4개씩 달려 있으며, 그 안에 정조세포 · 정모세포 · 정자세포 · 정자가 들어 있다.

seminiferous tubule /sèminífərəs tjúbjuːl/ 정세관 /정세관, 세정관

부고환 | epididymis

정자를 생산하는 고환의 후상방에 붙어있는 C자처럼 생긴 기관으로 고환에서 생성된 정자가 이곳을 통과하면서 성숙되고 운동성을 취득하는 곳. 부고환은 머리, 몸통, 꼬리의 세 부분으로 이루어져 있으며, 머리는 고환의 수출세관과 연결되어 있고, 몸통과 꼬리는 매우 꼬불꼬불한 부고환관으로 이루어져 있다. 정액을 수정관을 통하여 정낭으로 보낸다.

epididymis /èpidídimis/ 부고환 /부고환, 부정소, 정소상체

정관 | vas deferens

고환의 배설관으로 정낭으로부터의 배설관 사정관을 만든다. 신경, 림프, 혈관과 섬유성 결합조직에 의해 닫히고 정삭의 서혜를 통해 지나간다. 음낭에서 복강으로 뻗어 있으며, 방광 뒤편 위에서부터 아래까지 지나간다. 음낭부, 정삭부, 서혜부 그리고 골반부의 4부분으로 나눈다.

vas deferens /væs défərəns/ 정관 /정관

정삭 | spermatic cord

고환의 상단부에서부터 서혜의 안쪽 끝까지의 사이에 있는 끈 모양의 조직. 정관, 혈관, 신경, 평활근, 지방 조직 등으로 이루어져 있다.

spermatic cord /spəːrmǽtik kɔːrd/ 정삭 /정삭, 정색, 정계

spermatocele /spɔ́ːrmətousiːl/ 정액류 /정액낭, 정액류

정액류 | spermatocele

부고환의 머리 부분에 있는 관에 정액이 고여서 작은 주머니를 형성한 것.

seminal vesicle /sémənəl vésikl/ 정낭 /정낭, 저정낭

정낭 | seminal vesicle

남성 생식기관의 하나로 방광 뒤에 위치하며, 원형의 주머니 모양으로 한 쌍이 존재한다. 정액을 생산하고, 저장한다. 정낭에서 기시하는 각 관은 동측 정관과 만나 사정관을 이룬다. 이 분비액은 정자의 운동을 촉진시키는 작용이 있다. 전에는 정낭은 정자를 저장하는 곳으로 생각되었으나 사정 때에 나오는 정자의 대부분은 정관 속의 것이다.

ejaculatory duct /idʒǽkjulətɔ̀ːri dʌkt/ 사정관 /사정관

사정관 | ejaculatory duct

정관과 정낭의 배출관과의 결합에 의하여 이루어진 통로. 요도전립선부의 정구에서 개구한다.

ejaculation /idʒæ̀kjuléiʃən/ 사정 /사정

사정 | ejaculation

남자 성기에 주어진 자극으로 성적 흥분이 극도에 달했을 때 척수의 사정중추로부터의 반사로 정액이 요도둔덕에서 요도를 거쳐 외요도구로 분출하는 현상. 반사운동이기는 하나 의지에 의해 어느 정도 조절할 수 있으며, 성적 흥분은 사정 후 급격하게 소실된다. 사정 시에는 요도내조임근이 폐쇄되고 요도구에서 배출된다.

urethra /juríːθrə/ 요도 /요도, 오줌길

요도 | urethra

소변을 방광으로부터 몸 밖으로 배출하기 위한 관. 남성의 요도는 전부요도(보다 앞쪽에 존재하는, 성기에 가까운 쪽), 즉 음경부와 망울부, 그리고 후부요도, 즉 막부분과 전립신부로 나누이진다. 이에 비해 여성의 요도는 이러한 구분이 없고 남성의 요도에 비해 짧고 굵으며 직선에 가깝고 항문으로부터도

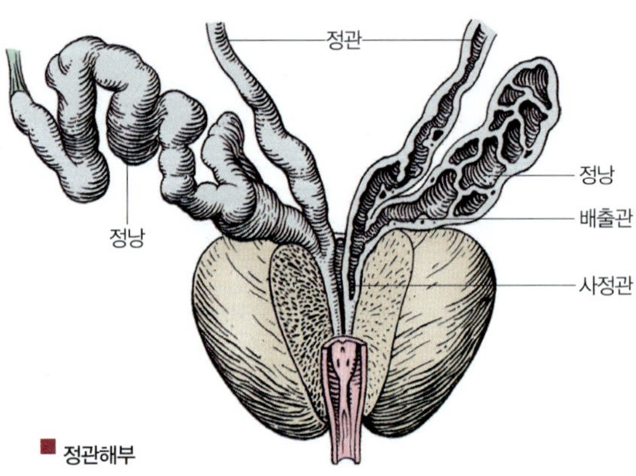

■ 정관해부

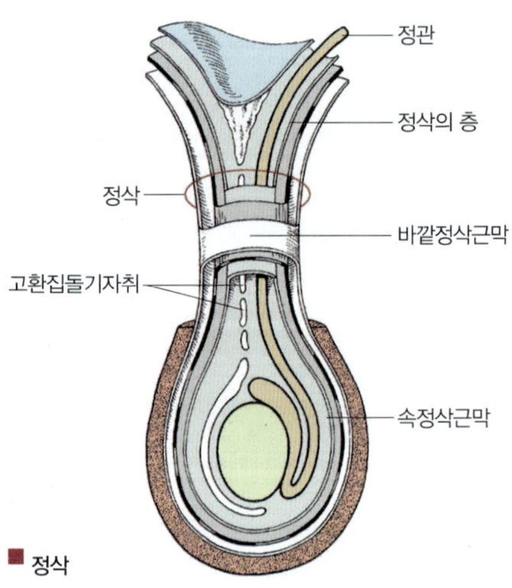

■ 정삭

가깝다. 남자의 요도는 방광에서 외요도구까지 20~25 cm이고, 여자의 요도는 길이가 2.5~4 cm이다.

전립샘 | prostate gland

남성 생식기의 요도가 시작되는 부위를 고리 모양으로 둘러싸는 장기. 정액의 액체 성분을 이루는 유백색의 액체를 요도로 분비하여 정자의 운동을 활발하게 한다. 중엽 및 두 개의 측엽으로 되어 있으며, 일부분은 선조직으로 이루어져 있고, 그 곳에서 나온 관은 요도중의 전립선부에 들어가게 된다. 또한 일부분은 근섬유로 이루어져 요도를 둘러싼다.

prostate gland /prásteit glænd/ 전립샘 /전립샘, 전립선

망울요도샘, 구요도샘 | bulbourethral gland

콩알만한 점액선으로 요도에서 점액을 분비하는 선조직.

bulbourethral gland /bʌ̀lbəjurí:θrəl glænd/ 망울요도샘, 구요도샘 /망울요도샘, 요도방울샘, 구요도선, 구뇨도선

쿠퍼샘 | Cowper's gland

남성의 요도조임근에 있는 두 개의 둥글고 콩만 한 크기의 샘. 노란색이 정상적이며, 여러 개의 엽과 관이 하나의 분비관을 이룬다.

Cowper's gland /glænd/ 쿠퍼샘

정액 | semen

남성의 생식관에서 방출되는 액체. 여성의 난자를 수정시킬 수 있는 정자와 정자가 살아 있도록 하여 주는 정액질이라는 액체가 포함되어 있다. 정낭이나 전립샘 등에서 분비되어 정자와 함께 사정에 의하여 몸 밖으로 나온다. 고환에서 분비된 정자는 정세관에서 고환망에 모이고, 부고환 · 정관을 지나 정낭에 이르러 여기에 저장된다. 사정이 이루어질 때 전립샘의 분비물과 섞이면서 정자는 처음으로 활발하게 운동을 시작한다. 1회의 사정액은 개인과 때에 따라 다르지만, 보통 1~6 mL이다.

semen /sí:mən/ 정액 /정액, 정(자)

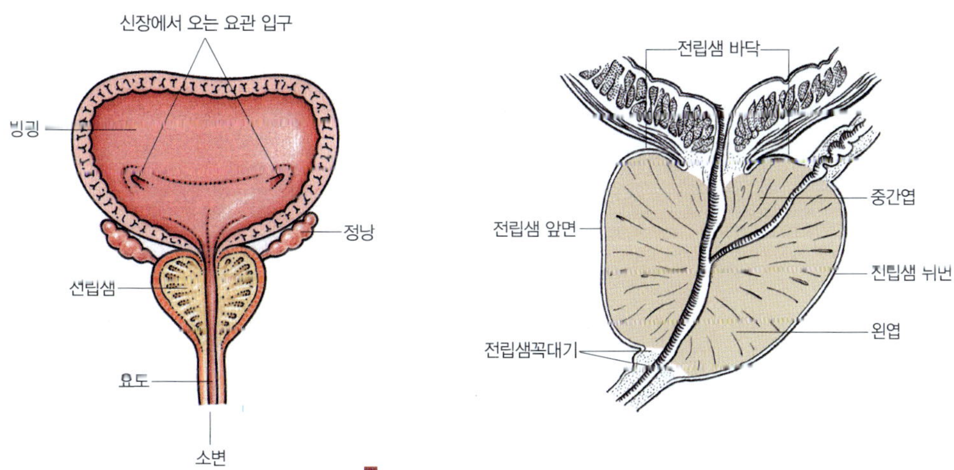

전립샘 앞면, 시상단면

seminal fluid test /sémənəl flú:id test/ 정액검사

정액검사 | seminal fluid test

남성의 생식기관의 비정상을 발견하고 수정 능력 결정을 위한 정액으로 하는 몇 가지 검사. 이러한 검사들에서 고려되는 일반적 요소는 정액의 액화 시간과 정자 수, 형태상의 특성, 운동성, 정액의 양, pH 등이다. 이러한 검사의 정상치는 다음과 같다. 정액에 6,000만~1억 5,000 mL의 정자 수, pH 7 이상(평균 7.7), 1.5~5.0 mL의 사정량, 60%의 정자운동성 등이다.

erection /irékʃən/ 발기 /발기

발기 | erection

음경이 생리적으로 팽대 강직하게 되는 것. 음경에는 음경해면체와 요도해면체가 있는데, 그 해면체 내에 혈류가 증가하면 충혈이 일어나 음경 전체가 커지고 딱딱해지며, 귀두가 꼿꼿하게 뻗는다. 이 때 음경은 보통 때 길이의 몇 배로 커진다. 일반적으로 성욕과 관련된 성적 흥분에 의해서 일어나지만, 국소 자극에 대한 반사로도 일어난다.

증상 용어

azoospermia /əzòuəspə́:miə/ 무정자 /정자없음증, 무정자증

무정자 | azoospermia

정액 속에 정자가 전혀 없는 병적 상태. 불임이 되는 원인의 하나이다.

oligospermia /àligouspə́:rmiə/ 정자부족(증) /정자부족(증), 핍정자증, 희정액증, 정충감소

정자부족(증) | oligospermia

정액 중의 정자 수의 결핍.

prostatism /prástətizəm/ 전립샘증 /전립샘증, 전립선증

전립샘증 | prostatism

전립샘의 질환 때문에 생긴 신체의 병적 상태, 특히 전립샘비대 때문에 생긴 배뇨장애에 기인한 상태를 말한다.

male sterility /meil stəríliti/ 남성불임 /남성불임(증)

남성불임 | male sterility

난자를 수정시키지 못하는 남성의 불임으로서, 남성의 병적인 요인으로 인하여 임신이 안 되는 경우를 말하며, 전체 불임의 1/3을 차지하는 것으로 알려져 있다. 특별한 증상은 없지만 불임의 원인이 될 만한 몇 가지 징후로는 양쪽 고환의 크기가 작거나 어린 시절에 고환이 음낭으로 내려오지 않아서 교정 수술을 받은 경우 등이 있다. 불임은 주로 정자 수가 적게 만들어지거나 정자의 활동성이 약함에 의하여 나타난다. 고환에 선천적인 장애가 있거나 매독 · 결핵 등 다른 질환 때문에 염증이 생긴 경우, 선천적으로 성염색체에 이상이 있는 경우, 정계정맥류로 고환의 온도가 올라가는 경우에는 정자가 만들어지지 않을 수 있다.

진단 용어

포경 | phimosis

남자외부성기의 개구가 피부(포피라고 함)에 의해 좁아져 있는 상태를 말함. 이 상태에서는 소변이 나오는 것을 방해하고 외부생식기로부터 분비되는 분비물의 축적을 가져오므로 쉽게 감염이 발생한다. 치료는 포경수술(남자외부성기의 귀두를 덮고 있는 피부를 절제함)이다.

phimosis /faimóusis/ 포경 /포경, 우멍거지

음낭수종 | hydrocele

음낭 내의 고환 주위의 공간 내에 무취의 담황색 액체가 괴는 상태. 고환 또는 부고환에 염증이나 종양 등이 생기면 갑자기 이 병을 일으키는 수가 있으나, 염증의 치유와 함께 흡수된다. 선천적인 원인인 경우도 있다. 만성의 것은 수년에 이르고, 방치하면 점차 커진다. 커지면 음낭 속으로 음경이 묻히는 수도 있다(그림).

hydrocele /háidrəsì:l/ 음낭수종 /물음낭증, 음낭수종, 수류

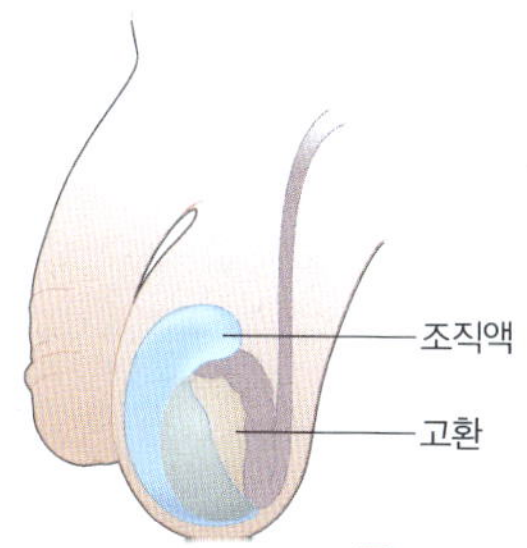

■ 음낭수종

무고환증 | anorchism

한쪽 또는 양쪽의 고환이 선천적으로 없는 것

anorchism /ænɔ́:kizəm/ 부고환증 /고환없음증, 무고환증

잠복고환(증) | cryptorchidism

원래 고환은 배 안에서 발생되어서 분만 2개월 이전에 음낭으로 내려오게 된다. 잠복고환증이란 정상적으로 음낭으로 내려와야 하는 고환이 내려오지 않고 계속해서 복강 속에 머무는 것을 말한다. 이렇게 되어 오랫동안 고환이 배안에 머물게 되면, 배안의 높은 온도로 말미암아 고환 속의 정자를 만드는 생식세포가 죽게 되어 정자를 생산하지 못하게 된다(그림).

cryptorchidism /kriptɔ́rkidìzəm/ 잠복고환(증) /잠복고환증

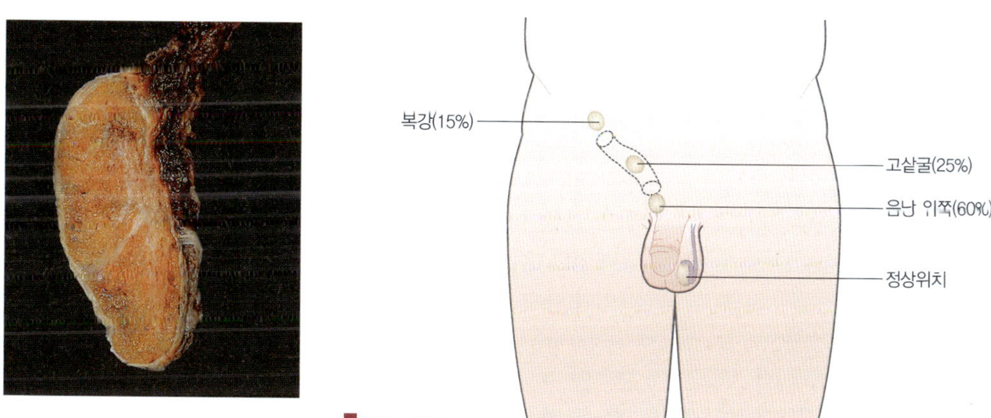

■ 잠복고환증

orchitis /ɔːrkáitis/ 고환염 /고환염, 정소염

고환염 | orchitis

고환에 생기는 염증. 급성은 외상이나 급성 전염병으로 발생하는 경우가 있으며 아프고 발열 증상이 따른다. 증상은 통증, 부기 및 중량감을 특징으로 하며 특발성으로 발병하는 수도 있으나 보통 임질, 매독 또는 결핵에 의해서 나온다.

epididymitis /èpidìdimáitis/ 부고환염 /부고환염, 부정소염

부고환염 | epididymitis

부고환의 염증. 결핵균 · 임균 등의 세균, 또는 다른 원인으로 일어나는 부고환의 염증이다. 임질이나 전립샘의 수술 후에 많이 볼 수 있다. 임균이나 화농균에 의한 것은 통증 · 종창 · 발열 등의 급성증세가 강하고, 만성으로 이행하면 경결만 남는다. 또, 결핵균에 의한 것은 아프지 않아 거의 자각증세가 없으며, 우연히 울록볼록한 경결을 보게 되는 경우가 많다.

vasitis /væsáitis/ 정관염 /정관염

정관염 | vasitis

정관의 염증.

seminal vesiculitis /sémənəl visìkjuláitis/ 정낭염 /정낭염

정낭염 | seminal vesiculitis

정낭에 생기는 염증. 임균, 결핵균, 대장균 따위의 감염이나 수음 · 성교의 과다 따위로 정낭 점막에 생기며, 흔히 전립샘염에 이어서 나타난다.

balanitis /bæ̀lənáitis/ 귀두염 /귀두염, 구두염

귀두염 | balanitis

귀두에 발생하는 염증. 보통 포경이 있는 환자에서 흔하다. 어린아이의 경우에는 귀두와 포피 사이에 이물질이 생기기 쉽고 더러운 손으로 생식기를 만지는 경우가 많기 때문에 세균에 의하여 국부에 염증이 생기는 경우가 있다.

prostatitis /pràstətáitis/ 전립샘염 /전립샘염, 전립선염

전립샘염 | prostatitis

혈행성 또는 요로로부터의 감염에 의한 전립샘의 염증으로 급성과 만성이 있다. 급성에서는 발열, 배뇨통, 빈뇨, 고름뇨 등이 나타나고, 촉진상 전립샘은 커져서 압통을 나타낸다. 만성에서는 회음부불쾌감 등을 호소하며, 전립샘은 촉진상 딱딱하고, 전립샘분비액 중에 고름세포가 보인다.

benign prostatic hypertrophy /bináin prásteitik hàipərtrəfi/ 양성전립샘비대 /양성전립샘비대, 양성전립선비대(증)

양성전립샘비대 | benign prostatic hypertrophy

주로 50세 이상의 남자에게 발생하는 전립샘비대이다. 악성종양이나 염증 소견은 없으나, 보통 점진적으로 진행되며 요도의 폐쇄를 일으켜 요의 흐름을 방해한다. 전립샘의 간질과 선조직이 결절성으로 증식하는 것이 특징이며 나이가 들수록 악성종양이 발생할 가능성이 증가한다(그림).

testis cancer /téstis kǽnsər/ 고환암

고환암 | testis cancer, testicular cancer

고환에 발생하는 악성 종양. 고환의 종양은 대체로 악성이다. 20~30대에서

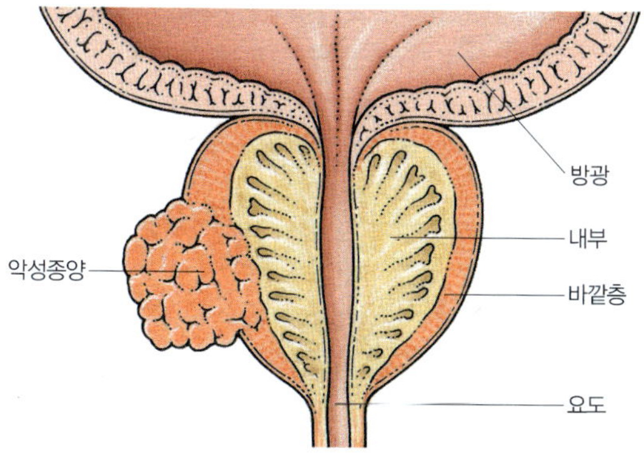

전립샘 외부에 발생한 전립샘암

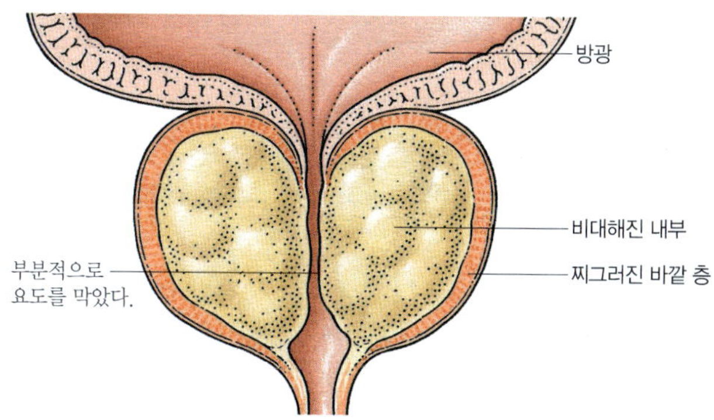

양성전립샘비대로 바깥층이 압박되어 피막의 형태로 된 것을 보여주는 비대해진 전립샘

가장 많고 유아에게도 발생한다. 음낭 전체가 커지고 단단해질 뿐, 통증을 느끼는 일이 거의 없기 때문에 방치되기가 쉽다. 발육이 신속하여 빠른 속도로 후복강의 대동맥 주변 림프절에 전이되기 쉽다. 융모암종은 혈행성으로 전이하여 빠른 속도로 간 등의 장기로 간다. 고환의 한쪽이 커지며 단단한 종류가 생기는 것으로, 역시 복부로 전이하며 간으로도 전이한다.

전립샘암 | prostate cancer

50세 이상의 성인 남자에서 증가율을 보이는, 서서히 진행하는 전립샘의 선암. 원인은 알 수 없으나 호르몬과 연관된 것으로 추측된다. 질병은 직접적 증상을 일으키지 않을 수 있으나, 방광 또는 요도협착, 혈뇨, 고름뇨의 진단 과정 중 발견되는 경우가 흔하다. 암은 골반, 늑골, 척추의 통증을 일으킬 정도로 전파될 수 있다. 일반적으로 전립샘 특이 항원 검사와 항문 직장 검사 후 조직검사를 통해 알 수 있다(그림).

prostate cancer /prásteit kǽnsər/ 전립샘암

성병, 성매개질환

성병 | venereal disease

성적 접촉으로 감염되는 병. 종래에는 매독, 임질, 무르궤양, 서혜림프육아종이 네 병을 가리켰었으나 근년에 그 정의가 넓어져서 단순포진(음부헤르페스), 뾰족콘딜로마 등의 바이러스병, 클라미디아증, 외음부칸디다증 등의 진균증, 세모편모충, 이질아메바 등의 원충증, 옴 등의 기생충증, 비임균성요도염이 이에 해당하게 되었다. 또한 간염(A형, B형, C형), 에이즈(AIDS) 등도 포함된다.

venereal disease /vənɪərɪəl dizí:z/ 성병 /성병, 화류병

임질 | gonorrhea

임균이 원인인 병. 전파양식은 감염된 점막과 접촉함으로써 전염된다. 전염은 대개 성교나 출생같은 밀접한 접촉이 필요하지만, 손, 수건, 잠옷 같은 중간 물

gonorrhea /gànərí:ə/ 임질 /임질

건을 통하여 간접적으로 전염되는 수도 있다. 잠복기는 3~5일(1~14일)이고 임상증세는 무증상(남자 40%, 여자 80%가 임질이 있으면서 증세가 없다), 요도염(황록색의 진하고 다량의 분비물이 나오고 소변을 볼 때 쓰리고 아프며, 소변을 자주 보게 된다), 질염(음순과 넓적다리 내면에 허물이 벗겨지고, 외음의 통증, 질입구주름, 질, 요도구에 심한 발적이 나타난다), 안염(대개 한쪽의 안구에 염증이 일어나고, 결막의 심한 부종 및 발적을 가져오며, 진한 녹황색 점액성 삼출액이 낀다) 등이 나타날 수 있다.

herpes genitalis /hə́:rpi:z dʒénitlis/ 생식기포진 /음부포진

생식기포진 | herpes genitalis

주로 성관계에 의해 옮겨지는 단순포진 바이러스2형에 의한 만성 감염. 남녀 생식기의 피부와 점막에 통증이 있는 잔물집발진을 일으킨다. 임신 기간 중 감염되었을 때는 분만 시 감염된 조직에 직접 접촉함으로써 태반에서 태아, 신생아에게 전염된다. 자궁경부암의 원인이 되기도 한다.

syphilis /sífilis/ 매독 /매독

매독 | syphilis

매독균에 의해서 여러 장기와 피부에 병변을 일으키는 전염성 성병. 매독은 매독균이라는 균에 의한 전염병으로 대부분이 성교를 통해 감염되며 드물게 키스, 수혈 등에 의하여 감염될 수도 있고 모체에서 태반을 통하여 태아에게 감염될 수도 있다. 후천매독은 성인이 된 후 감염된 경우를 말하고, 선천매독은 감염된 모체로부터 태반을 통하여 매독균이 태아에게 전파됨으로써 발생하며 임신 16주 이후부터 감염이 가능하다.

trichomoniasis /trìkəmənáiəsis/ 질편모충증 /질편모충증, 트리코모나스증

질편모충증 | trichomoniasis

세모편모충에 의한 감염. 세모편모충은 서양배 모양의 편모충으로 네 개의 앞쪽 편모, 파동막 및 한 개의 뒤쪽 편모가 있다. 사람에게는 비뇨생식기 감염을 일으키며, 여성의 질 부위에 자주 발생한다. 목욕탕이나 수영장 등지에서 감염되기 쉬우며, 불결한 위생조건과 성교가 주요 발병요인이다.

수술 처치 용어

circumcision /sə̀:rkəmsíʒən/ 포경수술 /포경수술, 음경꺼풀절제술, 환상절제법, 환상절개, 할례, 윤절(술), 포피절제(술)

포경수술 | circumcision

남성 생식기의 귀두를 덮고 있는 피부인 음경꺼풀의 전부 또는 일부를 고리 모양으로 절개 혹은 제거하는 수술(그림).

posthetomy /pɑsθétəmi/ 포경수술, 꺼풀절제

포경수술, 꺼풀절제 | posthetomy

남성 생식기의 귀두를 덮고 있는 피부인 음경꺼풀의 전부 또는 일부를 고리 모양으로 절개 혹은 제거하는 수술을 이르는 말.

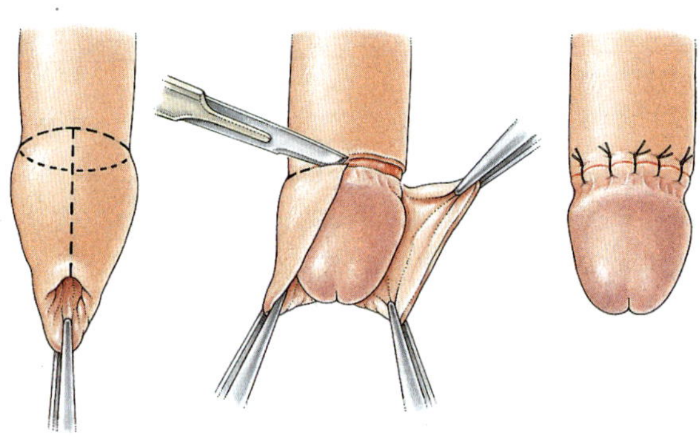

■ 포경수술

귀두성형 | balanoplasty

음경의 귀두를 성형하는 것.

balanoplasty /bǽlənouplæ̀sti/ 귀두성형

거세 | castration

생식세포를 생산하는 고환이나 난소를 인위적으로 제거하는 것, 또는 여러 가지 원인에 의해서 파괴되는 것. 수컷의 경우는 고환을, 암컷은 난소를 제거함으로써 생식선호르몬의 분비가 단절되어 생식 불능이 되고 제2차 성징이 나타나지 않거나 퇴화현상이 일어난다. 인간의 경우는 X선 조사나 질병 등으로 생식선의 기능을 상실하는 경우도 넓은 뜻의 거세에 해당한다.

castration /kæstréiʃən/ 거세 /거세(술)

정관절제 | vasectomy

정관 또는 그 일부의 외과적 절제. 전립샘절제에 관련하여 또는 피임을 위하여 행한다(그림).

vasectomy /væséktəmi/ 정관절제 /정관절제(술), 정관절단(술)

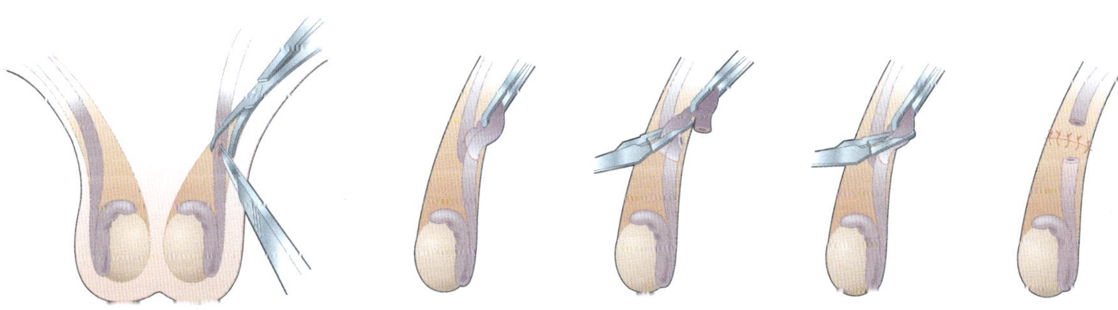

■ 정관절제

vasoligation /væ̀soulaigéiʃən/ 정관결찰

vasovasostomy /væ̀souvǽsoutə̀mi/ 정관복원술, 정관정관연결 /정관정관이음술, 정관문합술

prostatectomy /prɑ̀stətéktəmi/ 전립샘절제 /전립샘절제(술), 전립선절제(술), 전립선적출술, 회음부식전립선절제술

transurethral resection of the prostate /træ̀nsjuríːθrəl risékʃən prɑ́steit/ 요도경유전립샘절제

정관결찰 | vasoligation

정관의 묶음.

정관복원술, 정관정관연결 | vasovasostomy

정관절제술로 절단되거나 묶인 정관의 말단을 연결하는 외과적 방법. 정관을 절단한 남성의 수정능력을 재생하기 위하여 시행한다.

전립샘절제 | prostatectomy

전립샘 전부 또는 그 일부를 외과적으로 적출하는 것.

요도경유전립샘절제 | transurethral resection of the prostate

전립샘조직을 요도를 통하여 절제하는 수술.

약어		
BPH	benign prostatic hyperplasia	양성전립샘비대
DRE	digital rectal examination	직장손가락검사
GU	genitourinary gonococcal urethritis	비뇨생식의 임균요도염
NGU	nongonococcal urethritis	비임균요도염
STD	sexually transmitted disease	성매개병
TURP	transurethral resection of the prostate [= TUP]	요도경유전립샘절제
VDRL	Venereal Disease Research Laboratory [test for syphilis]	성병연구소[매독검사]

Chapter 09

여성생식계통

Female genital system

여성생식계통은 여성의 생식요소인 난자를 생산하고, 남성의 정자를 받아 수정하고, 수정란을 태아가 되기까지 발전시키며, 태아를 분만하는 기관이다.
여성의 생식기를 구성하는 기관은 난소, 난관, 자궁, 질 및 외부생식기로 되어 있다.
난소에서 만들어지는 난자는 난관을 통해 자궁으로 운반된다.
수정은 대개 난관에서 이루어지며, 자궁은 수정된 난자를 착상시켜 태아로 성장시킨다.
외부생식기는 불두덩, 대음순, 소음순, 질어귀, 음핵, 질어귀망울, 큰질어귀샘으로 이루어져 있다. 난소에서 분비되는 호르몬인 에스트로젠과 황체호르몬은 월경과 임신의 진행, 그리고 여성의 2차성징 발달에 주요한 역할을 하며, 뇌의 뇌하수체는 난소, 유방, 자궁의 생식기능을 조절하는 호르몬을 분비한다.

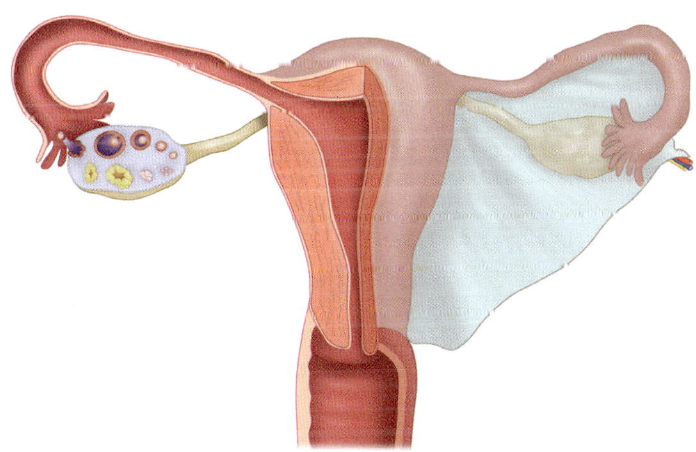

의학용어 결합형

결합형 용어	뜻을 나타내는 용어	우리말 용어	예
colpo, vagino	vagina	질	colpocele 질탈출증 vaginoabdominal 질복부-, 질배-
episio	vulva, pudendum	외음, 음부	episiotomy 외음부절개
perineo	perineum	회음	perineorrhaphy 회음봉합
meno	menses, menstration	월경	menopause 폐경
labia	lip	입술	labialism 입술소리증
vestibule	vestibule	전정	vestibulitis 안뜰염, 전정염
krauros	dry	건조	kraurosis vulvae 외음위축증
cervico, trachelo	neck	경부	cervicocolpitis 자궁경부질염 trachelopexy 자궁목고정술
hystero, metro	uterus	자궁	hysterocolpectomy 자궁질절제 metrocolpocele 자궁질탈출, 자궁질류
isthmus	narrow passage	협부	isthmectomy 잘록절제, 협부절제
ovario, oophoro	ovary	난소	oophorectomy 난소절제
ovum	egg	난자	ovulation 배란
albus	white	흰, 백	albuginea 백색막
luteum	yellow	노란, 황	luteal cell 황체세포
salpingo	fallopian tube, oviduct	난관	salpingography 자궁관조영, 난관조영
ampullar	little jar	팽대부	ampullary crest 팽대능선
adnexa	accessory part	부속기	adnexal structure 부속구조
gyneco	woman, female	여자	gynecomastia 여성형유방(증)
gravido, -cyesis	pregnancy	임신	multigravida 다임신부 eccyesis 자궁외임신
-tocia	labor, birth	출산	dystocia 난산, 이상분만
-para	to bear	분만	multipara 다출산부, 다분만부

결합형 용어	뜻을 나타내는 용어	우리말 용어	예
primi	first	처음	primigravida 첫임신부, 초임부 primipara 첫출산부, 첫분만분, 초산부
multi	many	많은, 다수의	multisystem failure 다장기부전
nulli	none	무	nulligravida 미임신부
chorio	chorion	융모막	chorioamnion 융모양막
amnio	amnion	양막	amniocentesis 양막천자, 양수천자

여성생식기

직장; 곧창자 | rectum
깊은샅가로근 | 심횡회음근 / deep transverse perineal muscle
대음순 | labium major
바깥요도구멍 | 외요도공 / external urethral orifice
불두덩 | 치구 / mons pubis
소음순 | labium minor
요도 | urethra
음핵 | clitoris
음핵꺼풀 | 음핵포피 / prepuce of clitoris
자궁 | uterus
자궁질부 | protio vaginalis uteri
질 | vagina
질입구 | 질구 / vaginal orifice
질어귀 | 질전정 / vestibule of vagina
질어귀망울 | 전정구 / bulb of vestibule
질천장 | 질원개 / vaginal fornix
질입구주름 | 처녀막 / hymen
큰질어귀샘 | 대전정선 / greater vestibular (Bartholin's gland)
항문 | anus

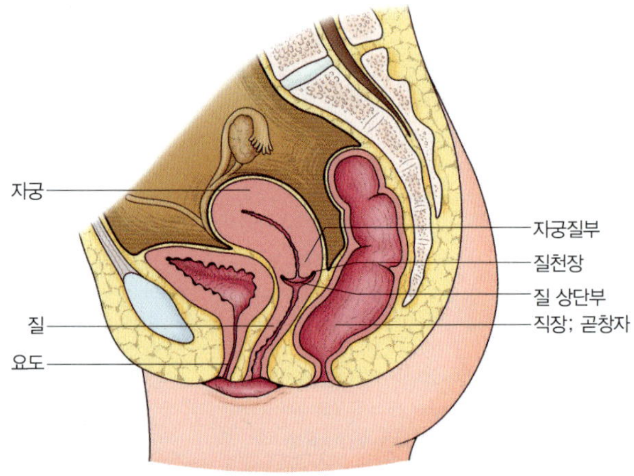

| 여성골반의 정중시상단면 |

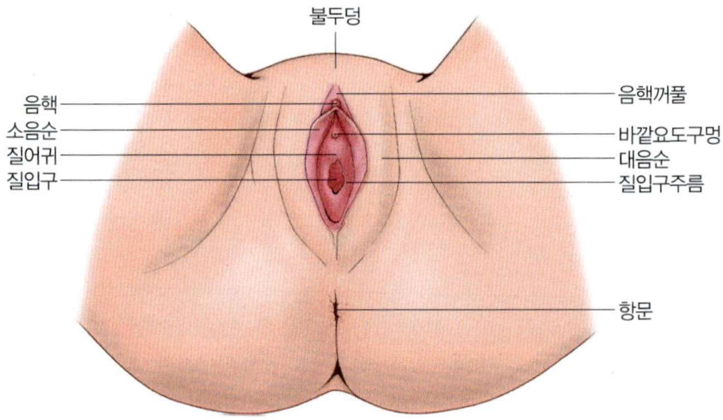

| 바깥생식기 |

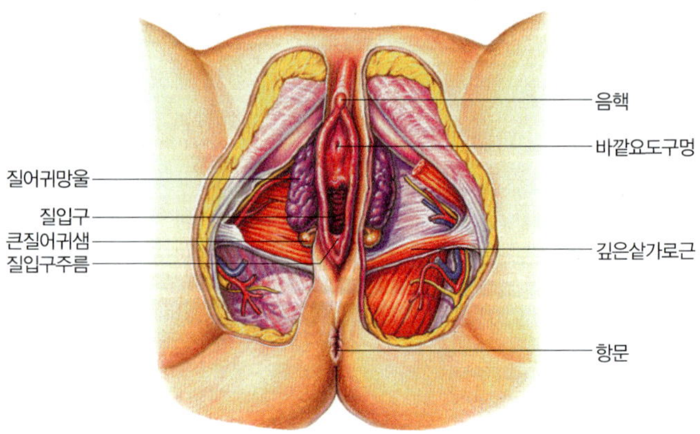

| 음핵과 질어귀 |

여성생식기관 | Female genital system

여성의 생식기는 외부생식기와 내부생식기로 나눈다. 외부생식기는 불두덩, 대음순, 소음순, 음핵, 질구멍 그리고 인접한 구조물들인 외부여성생식기와 이와 관련된 샘들로 이루어져 있다. 내부생식기는 질, 자궁경부, 자궁, 자궁관, 난소, 그 밖의 구조물들로 되어 있다.

해부 · 생리학적 용어

외부생식기

외음 | vulva
여성의 외부생식기를 모두 총칭하여 부르는 말. 이것은 대음순, 소음순, 음핵, 질구, 요도구, 질입구주름 등으로 구성되어 있다.

vulva /vʌ́lvə/ 외음 /음문, 외음(문)

음핵 | clitoris
여성생식기의 한 부분으로 남성의 음경에 해당하는 기관이다. 소음순 사이에 있는 작고 긴 모양의 구조물로서 음핵해면체는 좌우에 두 개가 있고, 요도가 해면체 속으로 지나가지 않는다. 음핵은 음핵다리에서 시작하여 음핵몸통을 이루고 그 끝은 음핵귀두를 이룬다.

clitoris /klítəris/ 음핵 /음핵

질입구주름 | hymen
처녀의 외음속 질의 앞끝을 부분적 또는 완전히 폐쇄하는 막 모양의 주름 혹은 얇은 막. 첫 번째 성교에 의해서 파열되지만, 다른 원인에 의해서 파열되는 경우도 있다. 첫 회의 분만으로 대부분이 파열되어 흔적만을 남기게 된다.

hymen /háimən/ 질입구주름 /처녀막

대음순 | labium majus
여성 외음부의 바깥 테두리를 이루며 좌우로 갈라진 피부 융기. 몸 겉으로 드러난 여성 생식기인 외음부 중에 하나로 남성 성기의 음낭에 해당한다. 성기 위쪽 언저리의 볼록한 부분에서 시작하여 항문 근처까지 좌우로 갈라졌고, 모양이 입술처럼 생겼으며, 이것을 열면 소음순과 음핵이 있고, 다시 소음순을 열면 바깥요도구와 질구가 있다.

labium majus /léibiəm mádʒʌs/ 대음순 /대음순

labium minus /léibiəm máinəs/ 소음순 /소음순

소음순 | labium minus

여성의 외부생식기의 일부를 이루는 음순 가운데, 안쪽에 있고 질 안뜰을 좌우에서 싸는 주름진 점막성 시울.

urethral orifice /jurí:θrəl ɔ́:rifis/ 요도구

요도구 | urethral orifice

요도가 몸 밖으로 개구하는 구멍.

greater vestibular gland /gréitər vestíbjulər glænd/ 큰질어귀샘, 대전정선 /큰어귀샘, 대전정선

큰질어귀샘, 대전정선 | greater vestibular gland

어귀망울 내의 붉은 기가 있는 황색의 소체로서, 질구의 양쪽에 있다. 이것들은 남성의 망울요도샘과 같은 것이다.

Bartholin's gland /bá:təlinz glænd/ 바르톨린샘, 큰질어귀샘 /큰어귀샘

바르톨린샘, 큰질어귀샘 | Bartholin's gland

질어귀 양쪽에 있는 콩알 크기의 점액샘. 비뇨생식횡격막 뒤쪽에 있다. 남성의 망울요도샘과 같은 구조이다.

vulvovaginal gland /vʌ̀lvouvǽdʒainəl glænd/ 외음질샘 /음문질샘, 음문질선, 외음질선

외음질샘 | vulvovaginal gland

안뜰구 내의 붉은 기가 있는 황색의 소체로 질입구의 양쪽에 있다. 이것들은 남성의 망울요도샘과 같은 것이다.

paraurethral duct /pæ̀rəjurí:θrəl dʌkt/ 요도곁관 /요도곁관

요도곁관 | paraurethral duct

일부의 요도샘을 안뜰에 연결하는 관으로서 없는 경우도 있다.

vestibule /véstibju:l/ 1. 안뜰, 전정 2. 어귀 /어귀, 안뜰, 전정

1. 안뜰, 전정 2. 어귀 | vestibule

질의 입구에 있는 공간.

vaginal orifice /vǽdʒənəl ɔ́:rifis/ 질입구 /질구

질입구 | vaginal orifice

질이 몸 밖으로 개구하는 구멍.

perineum /pèriní:əm/ 회음 [동]샅 /샅, 회음(부)

회음 [동]샅 | perineum

양측 넓적다리 사이에 있는 부위. 남자는 음낭과 항문, 여자에서는 외음과 항문으로 경계되어 있다. 보통 남성은 전후경 약 5~6 cm이며, 여성은 2~3 cm로 남성보다 너비가 다소 넓다. 지방과 평활근 섬유가 많고, 회음의 깊숙한 안쪽에 있는 회음근은 출산 · 배변 · 성교 등에 필요한 근육이다.

■ 내생식기

ovum /óuvəm/ 난자, 충란 /난자, 충란, 난

난자, 충란 | ovum

여성의 생식세포. 수정 후 같은 종속의 새로운 일원을 만든다. 이러한 난자가

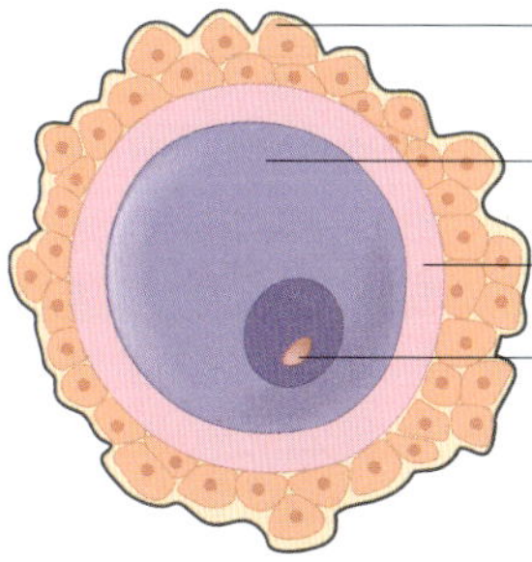

■ 난자

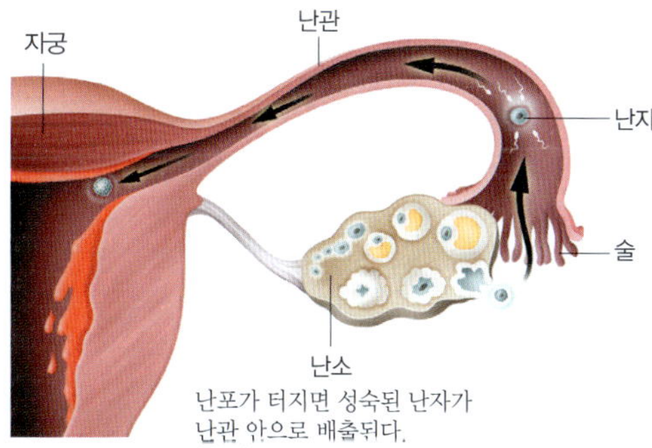

■ 난소

남자에서 생성되는 정자와 결합되면 새로운 하나의 생명체가 만들어지게 된다. 난자에는 정상적인 세포의 DNA 숫자에 비해 반수 정도인 22개의 보통 염색체와 한 개의 성염색체를 가지고 있으며, 정자가 들어올 경우 완전한 세포로 변한다.

난소 | ovary

여성의 성 기관으로 수정에 필요한 난자를 생성한다. 자궁의 주위 양쪽으로 두 개가 있으며, 여성호르몬을 생성하여 여성으로서의 2차성장 발달에 기여한다. 난소에 생성된 난자는 난관에서 수정이 되거나, 혹은 수정이 되지 않은 채 난관을 따라 자궁에 이르게 되고 이후 황체기를 맞이한 난소에서 나오는 황체호르몬에 의해 월경이 시작된다(수정이 되면, 난소에서는 황체의 형성이 일어나지 않으며, 월경이 발생하지 않고 임신을 유지하게 된다).

ovary /óuvəri/ 난소 /난소, 씨방

자궁관 | uterine tube

자궁의 상외측각에서 동측의 난소부까지 뻗는 길고 가는 관. 난관간막에 의해 자궁광인대에 부착되며, 팽대부, 깔때기, 잘록, 두 개의 개구부 및 자궁부로 이루어진다. 이곳을 통해 난자가 자궁으로 운반된다.

uterine tube /jú:tərin tjub/ 자궁관 /자궁관, 난관

잘록, 협부 | isthmus

난관 중 자궁쪽의 1/3 부분.

isthmus /ísməs/ 잘록, 협부 /잘록, 협부

팽대 | ampulla

난관 중 난소쪽의 2/3 부분.

ampulla /æmpʌlə/ 팽대 /팽대(부)

1. 깔때기, 누두 2. 깔때기부분, 누두부 | infundibulum

난관 외측의 넓은 부분.

infundibulum /ìnfʌndíbjuləm/ 1. 깔때기, 누두 2. 깔때기부분, 누두부 3. 동맥원뿔 /깔때기, 누두(부)

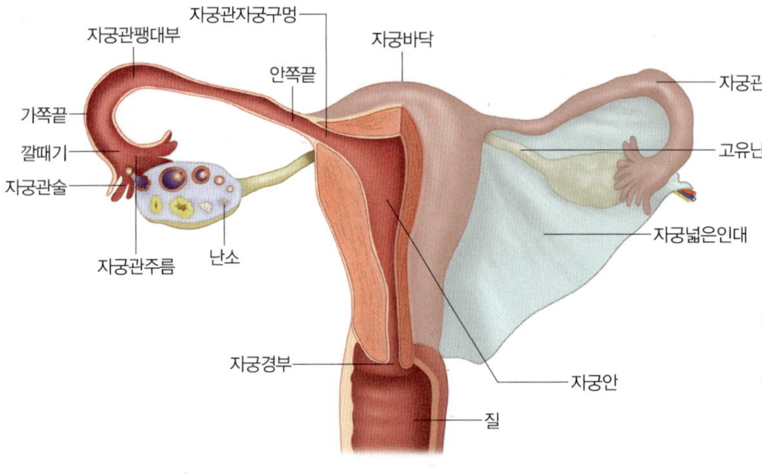

여성의 속생식기관

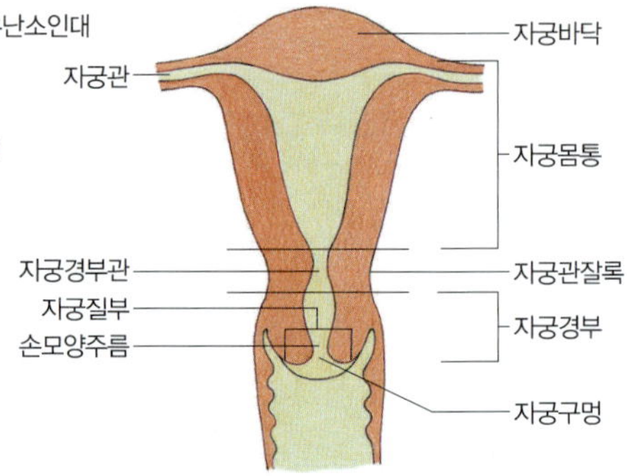

자궁의 단면

fimbria /fímbriə/ 1. 술, 가장자리 2. 가는털 /술, 가장자리, 가는털, 채, 채상, 섬모

1. 술, 가장자리 2. 가는털 | **fimbria**
누두부의 가장자리에 방사상으로 돌출된 부분.

broad ligament /brɔ:d lígəmənt/ 넓은인대, 광인대 /넓은인대, 자궁넓은인대, 광인대, 광간막

넓은인대, 광인대 | broad ligament
자궁 측부에서 골반벽으로 뻗는 넓은 복막주름. 자궁간막, 난관간막 및 난소간막으로 되어 있다.

uterus /jú:tərəs/ 자궁 /자궁

자궁 | uterus
중간이 비어 있는 근육성 기관으로 그 안에서 정상적으로 수정된 난자가 착상하여 그곳에시 발육하는 베아 및 태아가 영양분을 반는다. 서양배의 모양으로 길이 7.6 cm 정도로 체, 저부, 협부, 경부로 구분되어 있다. 자궁 내면은 점막으로 덮여 있는데, 1.5~2 mm이고 성숙한 자궁에서는 자궁내막이 뇌하수체 전엽 호르몬과 난소 호르몬과의 자극에 의하여 주기적으로 세포의 증식과 사멸을 되풀이한다.

corpus /kɔ́:rpəs/ 몸통, 체 /몸통, 체

몸통, 체 | **corpus**
조직의 몸통, 즉 자궁경부를 제외한 부분.

uterine cervix /jú:tərin sə́:rviks/ 자궁경부 [동]자궁목 /자궁목

자궁경부 [동]자궁목 | **uterine cervix**
자궁과 질 또는 산도를 잇는 연결관으로 질의 상부에 있다. 단단하고 매끈매끈하며, 둥글고 중앙은 비어 있다. 자궁경부는 출산 시 팽창하여 열리며, 월경 기간에는 월경혈이 흘러가는 길이 되고, 성교 시 정자가 흘러들어 자궁까지 도달하는 통로가 된다.

자궁안, 자궁강 | uterine cavity
자궁 내의 편평한 공간. 상방 양측은 난관에, 하방은 질에 연결되어 있다.

uterine cavity /jú:tərin kǽviti/
자궁안, 자궁강 /자궁안, 자궁강

자궁내막 [동]자궁속막 | endometrium
자궁의 내면에 있는 점막으로, 보통 자궁의 중간 부위인 체부의 내부를 덮고 있는 점막을 이르는 말이다. 자궁근층에 가까운 부분을 기저층, 내강에 가까운 부분을 기능층이라고 하며, 그 아래를 해면층이라고 한다. 기능층은 난소에서 나오는 스테로이드호르몬에 반응하여 주기적으로 구조와 기능이 변화하며 월경 시에 배출되지만 기저층은 남아 있고, 여기에서 내막이 재생된다. 수정란은 자궁내막에 착상하며, 이 속에서 발육하여 배아로 되고 태반을 형성한다.

endometrium /endoumí:triəm/
자궁내막 [동]자궁속막 /자궁내막, 자궁속막

자궁근(육)층 | myometrium
자궁의 구조물을 부르는 데 쓰이는 말. 자궁은 안쪽의 내막이 있어 여기의 조직이 떨어져 나오는 것이 월경에 해당된다. 또한 자궁의 수축 등을 일으키는 자궁근층이 존재하고, 자궁을 감싸고 있는 자궁외막층이 존재한다.

myometrium /maioumítriəm/
자궁근(육)층 /자궁근(육)층, 자궁근

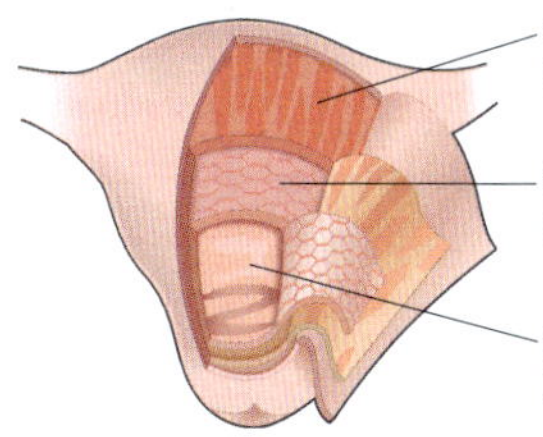

■ 자궁근육층

자궁외막, 자궁바깥막 | perimetrium
자궁을 감싸고 있는 자궁의 가장 바깥에 있는 막이다.

perimetrium /perimí:triəm/
자궁외막, 자궁바깥막 /자궁외막, 자궁바깥막

질 | vagina
여성의 내생식기. 난소·자궁·난관 등과 함께 골반 내에 있다. 자궁경부에 이어진 관 모양의 기관으로 길이가 약 7~8 cm이며, 방광과 요도의 뒤쪽에서 직장의 앞쪽을 내려와 아래끝은 질입구로 되어 질안뜰에 이른다. 내면에 있는 점막에는 두꺼운 주름이 많으며, 근육층은 2층으로 되어 있다.

vagina /vədʒáinə/ 1. 질 2. 집
/질, 초

속구멍, 내공 | internal os
자궁강과 자궁경관의 접합부.

internal os /intə́:nəl ɑs/ 속구멍, 내공 /속구멍

외구 | external os
자궁경부가 질로 통하는 부분.

external os /ekstə́:nəl ɑs/ 외구

■ 월경

월경 | menstruation
성숙한 여성의 자궁에서 주기적으로 출혈하는 생리 현상. 임신하지 않는 경우 황체에서 호르몬 분비가 감소하기 때문에 자궁 내막이 벗겨져서 일어난다. 보통 12~17세에 시작하여 50세 전후까지 계속되는데 임신 중이나 수유기를

menstruation /mènstruéiʃən/
월경 /월경, 멘스

빼놓고는 평균 28일의 간격을 두고 3~7일간 지속된다. 먼저 난포자극호르몬이 뇌에서 분비되어 여성의 난소를 자극하게 되면 난포가 자극받아 에스트로젠을 분비하게 되고 이것은 다시 되먹이기 기전에 의해 뇌에 작용을 하여 황체화호르몬 LH가 뇌에서 분비되고 이것이 절정에 이르렀을 때, 난포에서 배란이 일어나게 된다. 이후 난포는 황체로 변하게 되며, 배란된 난자가 수정되지 아니하면, 황체는 황체호르몬을 분비한 뒤 퇴화되고 곧이어 월경이 일어나게 된다.

menstrual phase /ménstruəl feiz/ 월경기 /월경기

월경기 | menstrual phase

혈액이나 혈액성 액체가 여성생식기나 자궁에서 주기적으로 흘러나오는 기간.

proliferative phase /proulífəreitiv feiz/ 증식기

증식기 | proliferative phase

월경주기에서 자궁내막이 증식하는 시기.

secretory phase /sikrí:təri feiz/ 분비기

분비기 | secretory phase

성숙한 난포로부터 난자가 방출된(배란) 후에 자궁내막에서 나타나는 월경주기의 단계. 황체화 호르몬에 의해 자극을 받으며 파열된 난포에서 발달하고, 자궁내막의 선과 동맥의 발달을 자극하는 황체호르몬을 분비하여 자궁내막을 두껍고 부드럽게 만든다.

premenstrual phase /prì:ménstruəl feiz/ 월경전기

월경전기 | premenstrual phase

월경이 시작되기 전의 시기.

last menstrual period /læst ménstruəl píəriəd/ 최종월경주기 /최종월경기

최종월경주기 | last menstrual period

최후의 월경. 최종월경시작 제1일에서부터 계산해서 임신주수, 분만예정일을 산출하는 방법이 가장 널리 진료에 사용되고 있다. 다만 이 경우, 각개 여성의 월경주기, 임신후의 월경, 임신 중의 성기출혈에 대해서도 주의할 필요가 있다. 갱년기에 관해서는 이 말을 쓰지 않는다.

ovulation /òuvjuléiʃən/ 배란 /배란

배란 | ovulation

난소에 있는 난포가 성숙하여 터지면서 난자를 배출하는 과정. 이러한 배란은 앞으로 들어올 정자에 대한 수정준비과정으로 정자가 접근하여 난자와의 만남을 쉽게 한다. 배란이 일어난 후 난포는 황체로 변하게 되며, 이후 황체에서 황체호르몬이 분비되어 수정되지 않은 상태에서는 월경이 일어난다. 사람의 경우 4주간을 주기로 일어난다.

primary follicle /práiməri fálikl/ 일차난포 /일차난포, 원시난포, 원시여포

일차난포 | primary follicle

난소 내부에 있는 난포의 여러 발달 단계 중 가장 어린 시기. 난포는 유아의 난소에서 모두 원시난포의 상태이다. 원시난포는 비교적 난소의 표면 가까이에

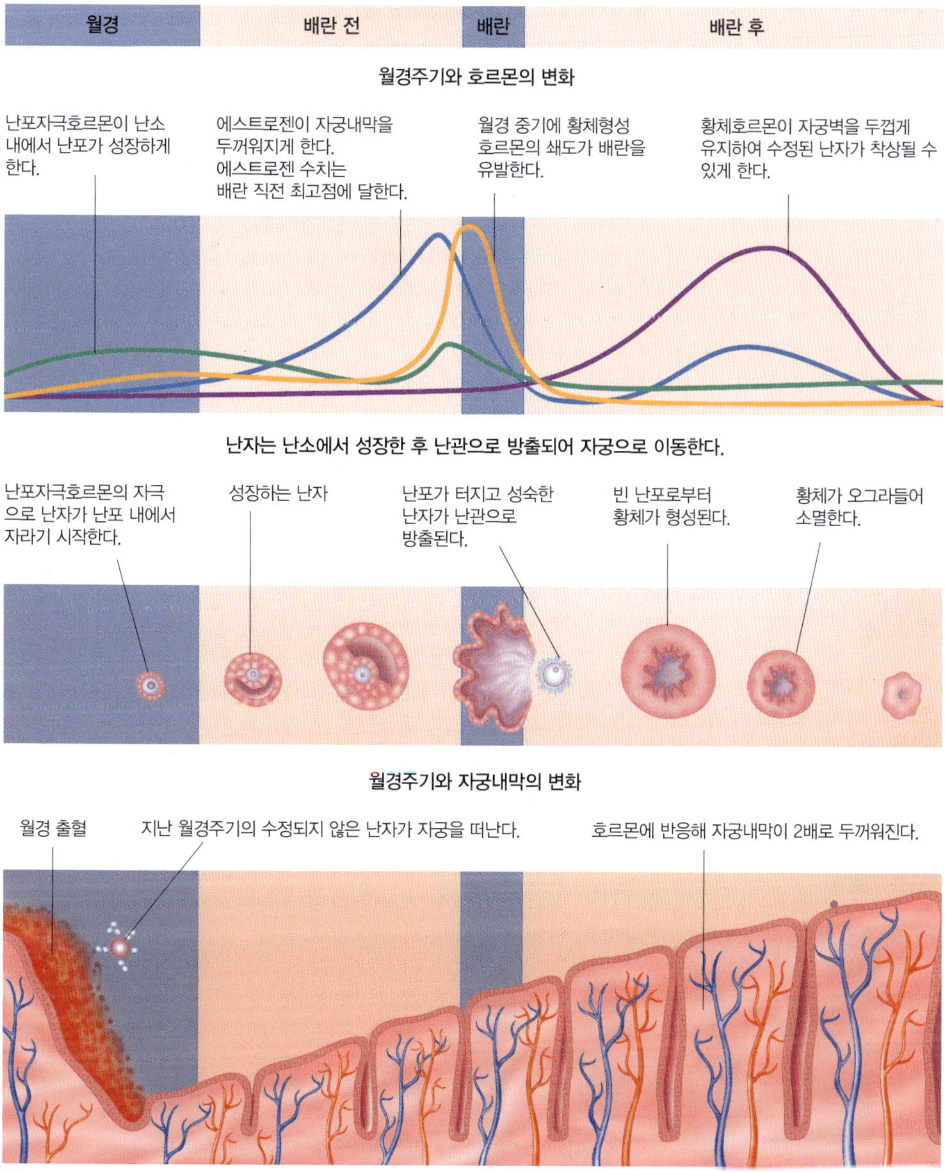

■ 사춘기에서 폐경에 이르기까지 여성의 몸은 매달 월경주기를 거친다.
이 주기는, 난소, 성숙한 난자의 방출, 자궁벽을 자극하는 네 가지 호르몬의 상호작용에 의해 조절된다.

모여 있으며 보통 한 층의 난포세포로 어린 난세포를 한 개(때로는 두 개 이상) 싸고 있다.

성숙난포, 삼차난포 | **graafian follicle**

난소 중의 난포 가운데서 가장 발달하고 큰 것. 난소에서 원시난포가 성숙함에 따라 난포액이 되고, 난포가 확대되어 반투명한 낭상체가 된다. 그라프난포라고도 한다. 배란 직전의 상태이다.

graafian follicle /grɑ́:fiən fɑ́likl/
성숙난포, 삼차난포 /성숙난포, 삼차난포, 그라프난포

corpus luteum /kɔ́:rpəs lú:tiəm/ 황체 /황체

황체 | corpus luteum

난자는 이미 태아시기에 만들어져서 하나씩 작은 주머니 속에 보관되어 난소에 있다. 그 물주머니 모양의 구조를 성숙난포라고 한다. 이것은 한 달에 하나씩 터져서 속에 포함하고 있는 난자를 밖으로 내보내고(이것을 배란이라고 한다) 난자가 나간 뒤에 속에 지방 같은 노란색의 물질을 함유하고 있는 주머니가 되는데 이것을 황체라고 한다. 만약 이때 배란되어 나간 난자가 정자를 만나서 임신이 되면 황체는 점점 커져서 몇 달 동안 없어지지 않고 남아 있는데 이것을 참황체 또는 임신황체라고 한다.

corpus albicans /kɔ́:rpəs ǽlbikənz/ 백(색)체 /백색체, 백체

백(색)체 | corpus albicans

사람의 난소에서 형성되었던 황체가 서서히 퇴행하여 섬유성 조직으로 대치된 것으로 맨눈으로 희게 보인다. 배란 후 임신이 된 경우에는 임신 후반기에 그리고 임신이 되지 않은 경우에는 바로 이것으로 이행된다.

estrogen /éstrədʒən/ 에스트로젠 /여성호르몬, 에스트로겐, 난포호르몬

에스트로젠 | estrogen

난소 안에 있는 난포에서 분비되는 난포호르몬의 총칭. 여성호르몬으로 사람에서 에스트로젠은 난소, 부신피질, 고환, 태아 태반계에서 만들어진다. 발정호르몬이라고도 한다. 에스트로젠이란 생물학적인 명칭이며 동물의 발정작용 외에 여러 가지 작용을 지닌 물질의 총칭이다.

progesterone /proudʒéstəroun/ 황체호르몬 [동]프로제스테론 /프로게스테론, 황체호르몬, 프로제스테론

황체호르몬 [동]프로제스테론 | progesterone

황체, 부신피질, 태반에서 만들어지는 호르몬으로서, 증식기의 자궁선을 분비기의 자궁선에 이끌어 수정란을 받아들이며, 발육에 적합한 자궁내막을 준비하여 임신을 유지하는 기능을 갖고 있다.

증상 용어

anovulation /ənouvjuléiʃən/ 무배란증 /배란없음증, 무배란, 배란결여

무배란증 | anovulation

난소에서 난자가 배출되지 못하는 현상. 난소의 미성숙이나 과성숙으로 일어날 수도 있으며, 임신과 수유 중 난소의 기능 변화로 일어날 수도 있다.

menarche /minɑ́:rki/ 초경, 첫월경 /초경, 첫월경, 초조

초경, 첫월경 | menarche

여성이 제2차 성발달을 시작하여 처음 맞이하는 월경. 여성의 제2차 성발달은 엉덩이가 커지기 시작하여, telarche (유방이 나오기 시작함), pubarche (음부에 털이 나오기 시작함), menarche (초경)의 순으로 이루어진다. 대략 12세에서 15세 사이의 여성이 처음으로 시작하는 월경을 말한다.

폐경 | menopause

여성의 생식기능이 소실하는 징후로 나타나는 월경폐지의 시기. 난소의 기능으로 보아 여성으로서의 성숙기에서 노년기로 이행하는 시기를 말한다. 갱년기의 연령은 체질·영양상태·분만의 횟수 등에 따라 개인차가 있으나, 통계적으로 40~55세로 본다. 폐경기를 맞으면 난소 기능의 부족으로 월경의 양이나 주기가 불규칙하게 되고, 수개월에서 3년에 걸친 에스트로젠의 분비저하로 월경은 마침내 폐지되며, 간뇌의 자율신경중추에 작용하여 자율신경계의 실조를 일으켜 갱년기장애의 원인이 된다.

menopause /ménəpɔ̀:z/ 폐경 /폐경, 폐경기

월경통 | dysmenorrhea

월경 때 하복부, 자궁 따위에 생기는 통증. 주된 증세로는 구역·두통·요통·불면·식욕부진·신경과민 등을 들 수 있다. 자궁근종·자궁내막염·자궁후굴이나 자궁전굴, 자궁발육부전 및 신경질적인 여성에게서 많이 볼 수 있다.

dysmenorrhea /dìsmenərí:ə/ 월경통 /월경통, 월경곤란(증), 월경불순

월경과다 | menorrhagia

정규적인 주기의 월경에 일어나는 과도의 자궁출혈이며 월경기간이 보통보다 길다.

menorrhagia /mènɔ:réidʒiə/ 월경과다 /월경과다

월경과다증, 과다월경 | hypermenorrhea

월경출혈량이 지나치게 많은 월경이상. 과소월경에 대응하는 말이다. 5일 이상 지속하거나 빈혈이 속발하거나 응혈이 섞였다면 과다한 것으로 보아야 한다. 과다월경의 원인으로는 자궁근종 등 자궁에 심한 충혈을 일으키는 것, 자궁의 위치이상에 기인하는 울혈, 자궁발육부족으로 자궁근의 긴장감소를 초래하는 것이나 샘근육증 등을 생각할 수 있다.

hypermenorrhea /hàipərmènərí:ə/ 월경과다증, 과다월경 /월경과다(증), 과다월경, 월경과다

자궁출혈 | metrorrhagia

월경이나 출산 때의 출혈이 아니고 병적으로 일어나는 출혈. 난소 기능의 이상에 따른 기능성 출혈과 자궁의 염증이나 종양에 따른 기질성 출혈이 있다.

metrorrhagia /mètrɔ:réidʒiə/ 자궁출혈 /자궁출혈, 부정자궁출혈

희발월경 | oligomenorrhea

월경이 정상보다 드물게 나타나는 것. 즉, 월경이 35일~6개월에 한 번 정도로 나오는 것.

oligomenorrhea /ɑ̀ligoumenərí:ə/ 희발월경 /사이뜬월경, 희발월경, 뜸한월경

과소월경, 월경과소증 | hypomenorrhea

규칙적인 간격으로 일어나는, 정상량보다 적은 월경출혈로서 그 출혈기간은 정상과 같거나 짧다.

hypomenorrhea /hàipəmenərí:ə/ 과소월경, 월경과소증 /과소월경, 월경과소(증)

잦은월경, 빈발월경 | polymenorrhea

월경의 주기가 비정상적으로 빨라 월경의 빈도가 빈번해지는 현상. 이런

polymenorrhea /pɑ̀limènərí:ə/ 잦은월경, 빈발월경 /잦은월경, 다발월경, 빈발월경

현상은 주로 폐경을 맞이하는 때나, 혹은 처음 월경이 시작하는 때에 잘 나타나지만, 여성의 생식기계에 이상이 있을 때도 나타날 수 있다. 정상적인 여성의 월경주기는 28일이다.

cryptomenorrhea /krìptoumènərí:ə/ 은폐무월경 /은폐무월경, 가무월경, 은폐월경

은폐무월경 | cryptomenorrhea

월경은 실제로 있으나, 외부로 출혈을 볼 수 없는 것. 예컨대 질폐쇄증의 경우에 볼 수 있다.

infertility /ìnfə:rtíliti/ 불임 /불임증

불임 | infertility

건강한 부부가 일정기간(보통 2년간) 정상적인 결혼생활을 하고 있음에도 임신이 성립되지 않는 상태. 불임의 원인은 대별하여 남성측에 요인이 있는 남성불임과 여성측에 요인이 있는 여성불임이 있다. 남성불임의 원인은 ① 성교장애(성기의 기형 · 발기부전 등), ② 정자 수송로의 장애, ③ 정자의 형성장애 등이 있다. 여성불임의 원인은 ① 여성 성기의 이상, ② 배란 · 월경의 장애, ③ 난관에 장애가 있어 수정불능인 것, ④ 수정란의 착상 장애, ⑤ 기타 생식기의 종양 · 염증 또는 전신질환의 경우 등이 있다.

sterility /stəríliti/ 불임, 무균 /불임(증), 생식불능

불임 | sterility

건강한 부부가 일정기간 정상적인 결혼생활을 하고 있음에도 임신이 되지 않는것.

leukorrhea /lù:kɔ:rí:ə/ 백질분비물, 백대하 /질분비물, 백색질분비물, 백대하

백질분비물, 백대하 | leukorrhea

흔히 여성의 질분비물이 흘러나오는 것을 냉대하 또는 대하라고 하는데 이 분비물이 하얗게 보인다 하여 백대하로 불린다. 대개 냉대하라고 하면 이 백대하를 뜻한다. 대개 여성의 질 내부에 이상소견이 있을 때 이런 증상을 호소하게 된다. 가장 많은 경우가 자궁경부염에 의한 삼출물이다.

pruritus vulvae /pruəráitəs vʌ́lvi/ 외음부소양증

외음부소양증 | pruritus vulvae

외음부가 심하게 가려운 상태.

진단 용어

■ 외음

atresia of vulva /ətrí:ʒiə vʌ́lvə/ 외음폐쇄증

외음폐쇄증 | atresia of vulva

외음이 선천 혹은 후천적으로 막히는 것.

처녀막폐쇄, 질입구주름폐쇄증 | atresia of hymen

질입구주름이 선천적으로 막혀 있는 것.

바르톨린샘염, 큰질어귀샘염 | bartholinitis

큰질어귀샘에 생기는 염증.

뾰족콘딜로마, 첨규콘딜로마 | condyloma acuminatum

상피로 덮인 나뭇가지구조를 가진 유두종. 보통은 점막에 혹은 외음부의 피부 또는 항문 주위에 생긴다.

성병사마귀 | venereal wart

상피로 덮인 나무가지구조를 가진 유두종. 보통은 점막에 혹은 외음부의 피부 또는 항문 주위 부분에 생긴다. 바이러스로 일어나며 감염성을 갖고 자가 전염한다(그림).

위축증 | kraurosis

어떤 부분의, 특히 여성 외음부의 건조한 위축상태.

백색판외음염 | leukoplakic vulvitis

여성 외음부에 일어나는 위축성 병. 노인에 많다. 그 부분의 건조와 위축, 점막의 백판증같은 반점과 심한 가려움이 특징이다. 경화성 위축성 태선과 관계되어 있다.

atresia of hymen /ətríːʒiə háimən/ 처녀막폐쇄, 질입구주름폐쇄증

bartholinitis /bὰːtəlináitis/ 바르톨린샘염, 큰질어귀샘염 /큰어귀샘염, 바르톨린샘염, 바토린선염, 바르톨린선염

condyloma acuminatum /kὰndilóumə əkjúːmənitəm/ 뾰족콘딜로마, 첨규콘딜로마 /뾰족콘딜로마, 첨형콘딜로마, 첨형습우

venereal wart /vəníəriəl wɔːrt/ 성병사마귀 /성병사마귀

kraurosis /krɔːróusis/ 위축증 /위축(증)

leukoplakic vulvitis /lùːkoupléikik vəlváitis/ 백색판외음염 /백색판음문염, 백반음부염

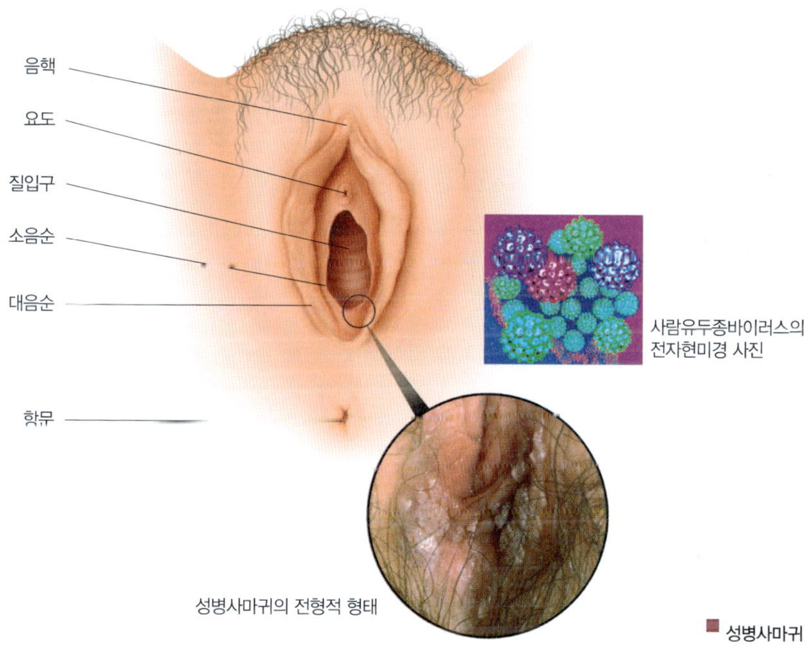

■ 성병사마귀

vulvitis /vəlváitis/ 외음염 /음문염, 외음염

외음염 | vulvitis

여성의 외음부에 생기는 피부병. 외음부 피부의 저항성이 약한 유아 · 임산부 · 노인에게 흔하다. 붉은 종창과 고름 · 점액성의 분비물이 나오고 통증과 가려움이 있으며 질염이 생기는 경우도 있다. 급성은 임균, 화농균, 폐렴균, 대장균 따위의 세균 감염에 의하여 생기며 만성은 급성에서 이행된 것 외에 무른궤양, 매독균, 결핵균 따위에 의하여 생긴다.

vulvovaginitis /vəlvouvædʒináitis/ 외음질염 /음문질염, 외음(부)질염

외음질염 | vulvovaginitis

질과 외음의 염증. 주로 분포하는 선조직에 온다.

■ 난소

oophoritis /òuəfəráitis/ 난소염 /난소염

난소염 | oophoritis

난소의 염증. 임균 · 화농균 · 결핵균 따위에 의하여 일어나며, 충수염 · 자궁염 · 난관염 따위로부터 파급되는 수가 많은데, 열이 나고 아랫배가 묵직하며 아프다.

ovarian cyst /ouvé:riən sist/ 1. 난소낭, 난소물혹 2. 난소낭종 /난소낭, 난소물혹, 난소낭종

1. 난소낭, 난소물혹 2. 난소낭종 | ovarian cyst

장액 또는 점액성 물질로 된 둥근 낭으로 난소 바깥쪽 또는 난소 안쪽으로 자란다.

corpus luteum cyst /kɔ́:rpəs lú:tiəm sist/ 황체낭, 황체물혹 /황체낭, 황체물혹

황체낭, 황체물혹 | corpus luteum cyst

황체에서 발달하고 장액의 축적에 의하여 형성되는 난소의 낭포.

ovarian tumor /ouvé:riən tjú:mər/ 난소종양

난소종양 | ovarian tumor

난소에 생기는 종양의 총칭. 난소는 인체의 장기 중 가장 많은 종류의 종양이 발생하는 기관이며, 그 분류법도 많고, 이름도 다양하다. 임상적으로는 양성 · 악성 · 중간성의 세 가지로 대별되지만 감별이 곤란한 경우도 있다. 대체로 순낭성의 것은 양성이고, 일부 충실성 부분이 있는 낭을 포함하여 충실성의 것은 악성 또는 경계악성으로 간주된다.

cystic teratoma /sístik tèrətóumə/ 낭성기형종

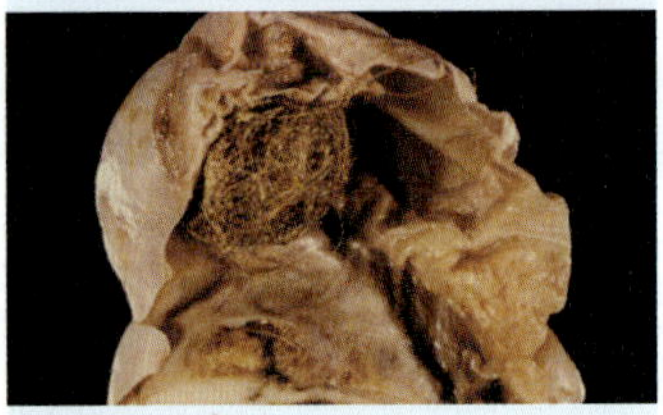

■ 낭성기형종

낭성기형종 | cystic teratoma

가장 흔한 난소의 양성종양이다. 흔히 낭성이고 그 안에 피부조직, 머리카락 등도 나타난다(그림).

Brenner tumor /tjú:mər/ 브렌너종양

브렌너종양 | Brenner tumor

난소의 종양으로, 그 구조는 섬유성 결합조직 기질에 상피세포가 줄지어 있는 것이다. 종양이 작을 때는 섬유종과 같이 딱딱하나, 크게 되면 벽내에 결절을 가진 낭선종과 같이 보인다.

자궁관

자궁관염, 난관염 | salpingitis

난관에 생기는 염증. 임균·화농균·결핵균 따위가 원인이며, 월경이 불순하고 유산·조산·난관 임신·불임의 원인이 된다. 난관·난소·자궁 등의 내생식기는 외부와 통하므로 세균에 감염되기 쉽다. 급성은 하부복통·요통이 심하며 발열·구토 등도 나타나고, 만성은 주로 난관유착에 의한 하복부둔통과 성교통 등이 나타난다.

salpingitis /sælpindʒáitis/
자궁관염, 난관염 /자궁관염, 난관염

자궁관난소염, 난관난소염 | salpingo-oophoritis

난관과 난소의 염증.

salpingo-oophoritis /sælpìŋgou-òuəfəráitis/
자궁관난소염, 난관난소염 /자궁관난소염, 난관난소염

물자궁관증, 수난관증 | hydrosalpinx

막힌 난관 안에 있는 액체 분비물의 집합체. 난관고름집의 후기에 생긴다.

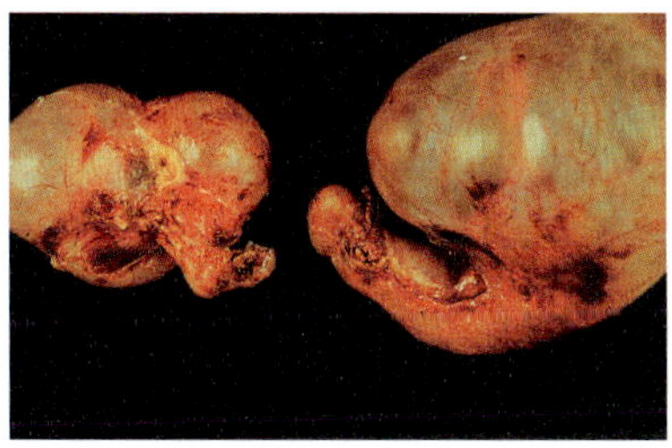
물자궁관증

hydrosalpinx /hàidrousǽlpiŋks/
물자궁관증, 수난관증 /물자궁관증, 수난관, 난관수종

고름자궁관, 고름난관 | pyosalpinx

고름으로 인한 난관의 팽대.

pyosalpinx /pàiəsǽlpiŋks/
고름자궁관, 고름난관 /고름자궁관, 화농자궁관, 난관유농증, 농난관(증)

골반염증성질환 | pelvic inflammatory diseases

성적 접촉에 의하여 발생한 외음부, 질 등의 아래쪽에서 생긴 염증이 자궁, 난관, 난소, 복막 및 인접조직 등 전 여성생식기에 전파되는 상행염증질환. 임질균, 대장균을 포함한 사슬구균, 포도구균 등의 비임균 화농세균, 클라미디아와 마이코플라즈마 등이 가장 중요한 원인균이다.

pelvic inflammatory diseases /pélvik inflǽmətəri dizí:ziz/
골반염증성질환

자궁

자궁경부염 | cervicitis

자궁경부에 염증이 생기거나 균에 감염되어 일어나는 질환. 증상적으로 급성과 만성으로 분류한다. 급성자궁경부염에서는 녹황색 또는 황록색의 질분비물을 주로 호소하며 자궁질부의 발적, 종창도 있다. 전신증상이 없는 일이 많고, 때로는 경한 권태감 또는 미열을 동반한다. 임균성 자궁경부염이 전형적인 양상이다.

cervicitis /sə̀:rvisáitis/ 자궁경부염
/자궁목염, 자궁경부염, (자궁)경관염

자궁경관내막염, 자궁경부점막염 | endocervicitis

자궁경관의 상피세포와 선에 염증이 생기는 비정상적인 상태.

endocervicitis /èndousə:rvisáitis/
자궁경관내막염, 자궁경부점막염
/자궁목점막염, 내자궁경부염, 자궁경내막염

eversion of cervix /ivə́:rʃən sə́:rviks/ 자궁경부외반

adenomyosis /æ̀dinoumáiəsis/ 샘근육증 /샘근육증, 선근증

dysfunctional uterine bleeding /disfʌ́ŋkʃənəl jú:tərin blí:diŋ/ 기능장애자궁출혈 /기능장애자궁출혈, 기능부전(성)자궁출혈

endometriosis /èndoumì:trióusis/ 자궁내막증 /자궁내막증, 자궁내막증식증

endometritis /èndoumətráitis/ 자궁내막염 /자궁내막염

자궁경부외반 | eversion of cervix

자궁경부가 밖으로 벌어지는 것.

샘근육증 | adenomyosis

자궁근조직 내에 자궁내막이 안쪽으로 깊이 들어가 성장하는 것. 샘조직과 간질조직이 동시에 들어가 있다.

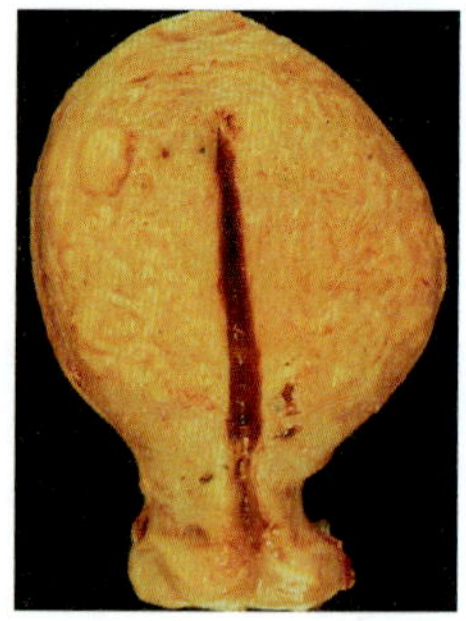

■ 샘근육증

기능장애자궁출혈 | dysfunctional uterine bleeding

종양, 염증 또는 임신과는 무관한 비정상적인 자궁출혈로 무통성의 비규칙적 출혈이 다량 보이거나, 월경 주기 사이 또는 무월경기 동안의 출혈이 특징이다. 이 병태는 무배란과 에스트로젠 자극을 억제하지 못하는 것과 관련이 있다.

자궁내막증 | endometriosis

자궁의 가장 안쪽을 쌓고 있는 자궁내막의 특징을 갖추고 있는 조직이 정상적인 자궁내막이 존재하는 부위 이외의 장소, 즉 자궁근층 가운데나 난소 등에 존재하는 것을 말한다. 자궁내막 상피세포와 자궁내막 간질을 동시에 갖는 경우를 말한다. 이것도 자궁의 내막과 거의 같은 성질을 가진 조직이므로 성적으로 성숙한 여성에게만 발생하며, 정상적으로 자궁의 내막이 쇠퇴하는 폐경 후에는 저절로 사라진다(그림).

자궁내막염 | endometritis

자궁내막에 국한한 모든 종류의 염증. 분만, 유산, 인공임신중절, 성교에 의한

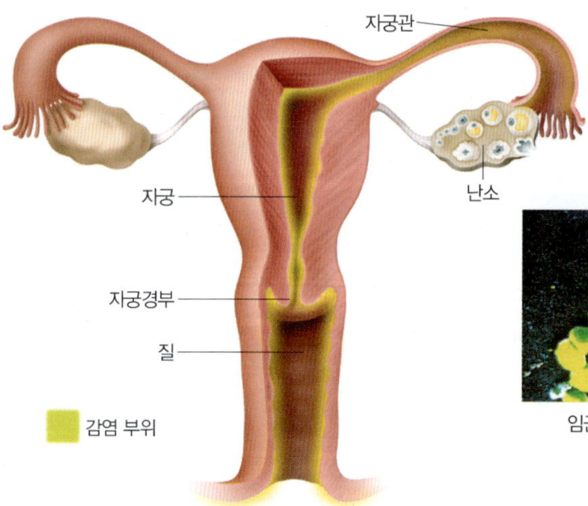

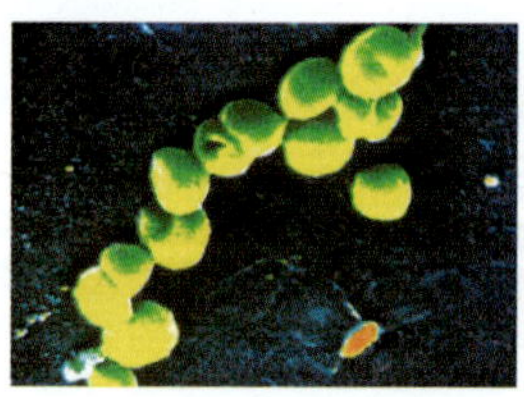

임균의 전자현미경 사진

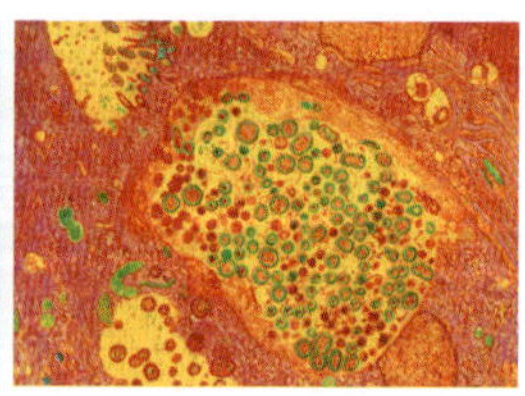

클라미디아트라코마티스의 전자현미경 사진

■ 임균은 상부생식관에 퍼질 잠재력을 갖고 있으며, 골반내감염을 일으킨다.

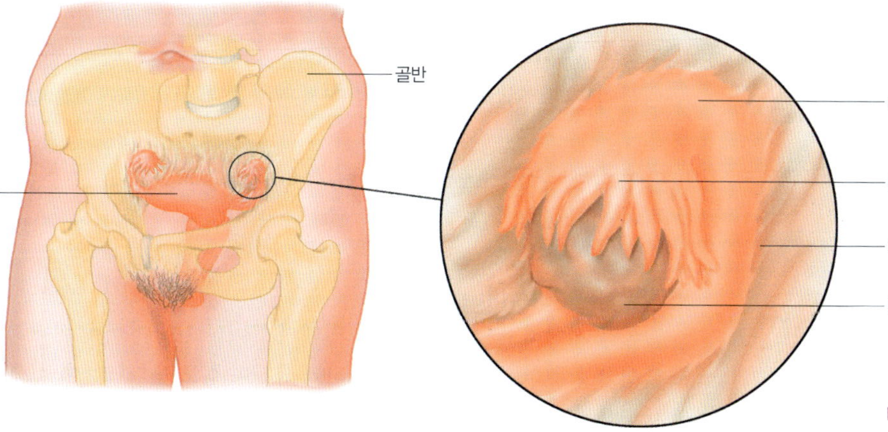

■ 자궁내막증

임균의 감염, 결핵균, 자궁내피임장치 등이 원인이 되며, 분비물, 아랫배 통증, 월경불순 따위의 증상이 나타난다. 급성일 때는 진행하여 복막염 등을 일으키는 수도 있으나, 대개는 만성으로서 임균에 의한 것이 가장 많으며, 노인성은 보통 대장균의 감염에 의한다.

자궁곁염 | parametritis

자궁주위결합조직의 세균감염으로 인한 염증이며, 염증부위에 따라서는 방광주위조직염, 질주위조직염, 직장주위조직염으로 부른다. 대장균 등 화농균에 의한 염증이 주이고, 때로 임균에서도 볼 수 있다.

parametritis /pærəmitráitis/ 자궁곁염 /자궁주위(조직)염, 자궁방결합조직염

골반연조직염 | pelvicellulitis

자궁주위결합조직의 세균감염으로 인한 염증이며, 염증부위에 따라서는 방광주위결합조직염, 질주위결합조직염, 직장주위결합조직염으로 부른다. 대장균 등 화농균에 의한 염증이 주이고, 때로 임균에서도 볼 수 있다. 자궁전적출술 등 부인과 수술이나 산후감염 등에서 일어나기 쉽다.

pelvicellulitis /pèlvisèljuláitis/ 골반연조직염 /자궁주위조직염, 골반내봉소염

자궁외막염, 자궁바깥막염 | perimetritis

자궁체를 구성하는 세 층 가운데 바깥막인 복막면에 생기는 염증.

perimetritis /pèrimitráitis/ 자궁외막염, 자궁바깥막염 /자궁외막염

고름자궁, 자궁축농 | pyometra

자궁 내에 고름이 생긴 상태.

pyometra /pàiəmí:trə/ 고름자궁, 자궁축농 /고름자궁, 농자궁(증), 자궁내축농

자궁전위 | displacement of uterus

자궁이 정상위치에서 벗어난 상태.

displacement of uterus /displéismənt jú:tərəs/ 자궁전위

앞굽이, 전굴 | anteflexion

자궁이 앞으로 굽은 것.

anteflexion /æntiflékʃən/ 앞굽이, 전굴 /앞굽이

retroflexion /rètrouflékʃən/ 뒤굽이, 후굴 /뒤굽이, 후굴(증)

뒤굽이, 후굴 | retroflexion

자궁이 구부러져 그 정점이 후방에 위치하게 되는 것. 특히 자궁체의 경부에 대하여 후방에 굴곡하여, 후굴점에서 예각을 이루고 있는 것을 말한다.

retroversion /rètrəvə́:rʃən/ 1. 뒤굽음, 후굴 2. 후방경사 /뒤굽힘, 후굴, 후경(증)

1. 뒤굽음, 후굴 2. 후방경사 | retroversion

자궁이 뒤쪽으로 굽어 있음.

uterine prolapse /jú:tərin proulǽps/ 자궁탈출 /자궁탈출(증), 자궁탈

자궁탈출 | uterine prolapse

자궁을 지탱하고 있는 근육이나 인대가 늘어나 자궁이 아래로 내려가는 병태. 출산으로 인하여 생식기가 이완되어 생기며 정도가 다양하여 질 안으로 조금 내려오거나 질 밖으로 자궁의 일부가 나오는 경우도 있다.

endometrial polyp /èndoumítriəl pálip/ 자궁내막용종 /자궁내막폴립, 자궁내막살버섯

자궁내막용종 | endometrial polyp

자궁내막상에 돌출된 작은 톱니 모양의 양성 종괴로서, 낭상으로 확장된 샘과 부종이 동반된 간질로 구성되어 있다.

leiomyoma /làioumaióumə/ 평활근종 /평활근종

평활근종 | leiomyoma

평활근에서 발생한다고 생각되는 양성종양. 위장관이나 자궁체부에서 호발하며 혈관벽의 평활근, 피부의 털세움근에서 발생할 경우에는 표재성 종양을 형성한다. 조직소견으로 평활근종은 방추형 세포로 이루어진 긴 다발로 구성되어 있으며 끝이 뭉툭한 핵과 점점 가늘어지는 호산성 세포질을 갖는다.

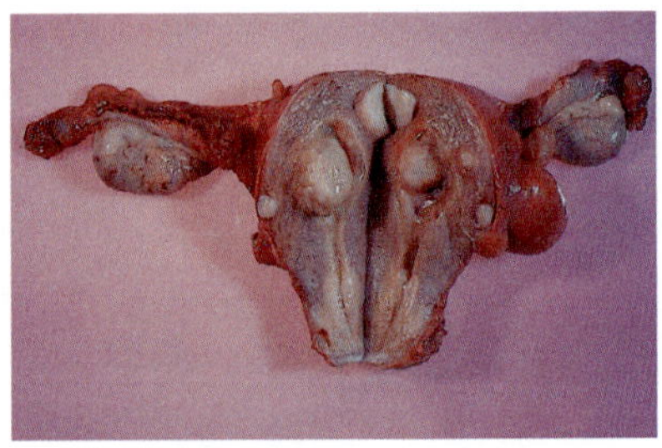

자궁의 평활근종

uterine myoma /jú:tərin maióumə/ 자궁근종 /자궁근종

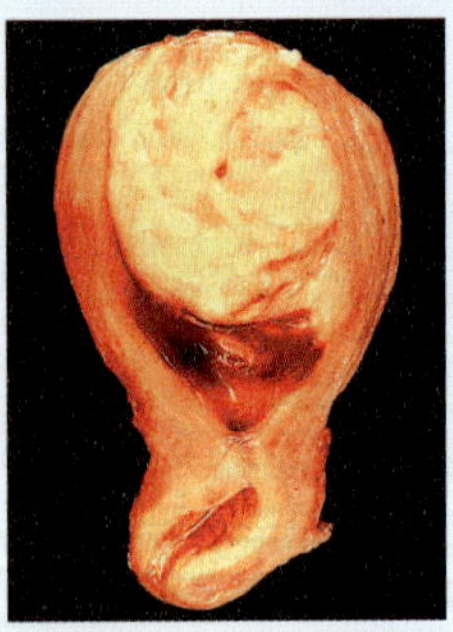

자궁근종

자궁근종 | uterine myoma

자궁의 평활근과 결합조직섬유의 이상증식에 의하여 근종결절을 만드는 양성종양. 개개의 크기는 팥알 크기에서 어른의 머리 크기까지 있다. 단발성과 다발성의 경우가 있다. 발생부위에 따라 자궁체근종 · 자궁경부근종 · 자궁질부근종으로 나뉜다. 체근종은 모든 자궁근종의 90%를 차지하여 가장 많고, 경부근종은 약 10%이며, 질부근종은 드물다. 35~50세의 부인, 특히 미산부에 많다(그림).

cervical cancer /sə́:rvikəl kǽnsər/ 자궁경부암

자궁경부암 | cervical cancer

파파니콜로검사로 진단이 가능하며, 자궁경부의 악성종양으로 초기에 발견할 수 있다. 어린 나이의 성교, 많은 사람과의 성 관계, 생식기의 포진바이러스 감염, 경산, 산과 및 부인과적으로 불결한 위생 시 흔히 발생한다. 자궁경부암의

90%는 편평세포암종이고, 10%에서 샘암 및 그 외의 종류와 혼합하여 나타나거나 드물게 육종도 나타난다. 자궁경부암은 주변 기관 조직의 침범과 림프계통을 통해 허파, 골수, 간, 뇌, 대동맥 주변까지 전이될 수 있다(그림).

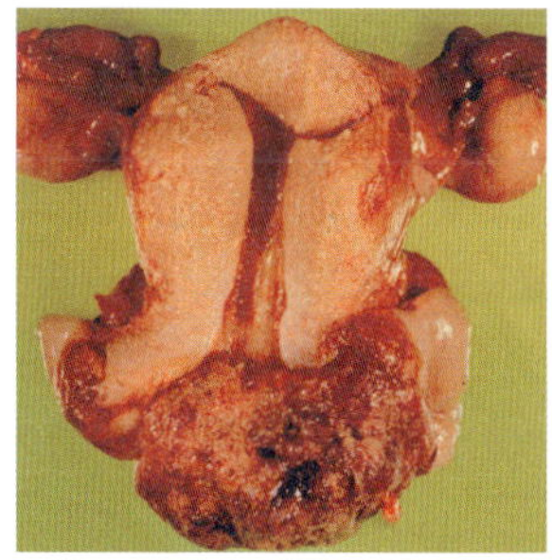

자궁경부암

질

질폐쇄 | atresia of vagina

질이 선천적으로 막혀 있는 것.

atresia of vagina /ətríːʒiə vədʒáinə/ 질폐쇄

고름질, 질축농 | pyocolpos

질 내의 고름저류.

pyocolpos /pàiəkálpəs/ 고름질, 질축농 /고름질, 질축농, 질류농증

질염 | vaginitis

질 점막의 세균 감염에 의한 염증. 병원균으로는 임균, 연쇄구균, 포도구균, 대장균, 칸디다, 세모편모충 등을 들 수 있다. 질분비물이 많아지고, 때로 고름이나 피가 섞일 때도 있고, 대개는 악취가 난다(그림).

vaginitis /vӕdʒináitis/ 질염 /질염, 초막염, 건초염

질염 | colpitis

질 점막에 생기는 염증. 세균 · 칸디다 · 세모편모충의 감염이나 약물 · 이물 · 온열의 자극과 자정작용의 저하 따위가 원인이다. 질 점막이 빨갛게 붓고 질분비물이 늘어나며 외음부가 가렵고 배뇨할 때 아프다(그림).

colpitis /kəlpáitis/ 질염 /질염

편모충질염 | trichomonas vaginitis

세모편모충에 의해서 일어나는 질염. 질편모충이 질점막에 기생하여 일어나는 염증이며, 임신 중에 많이 발생한다. 연한 고름 모양의 거품성 질분비물을

trichomonas vaginitis /trìkoumánəs vӕdʒináitis/ 편모충질염 /편모충질염

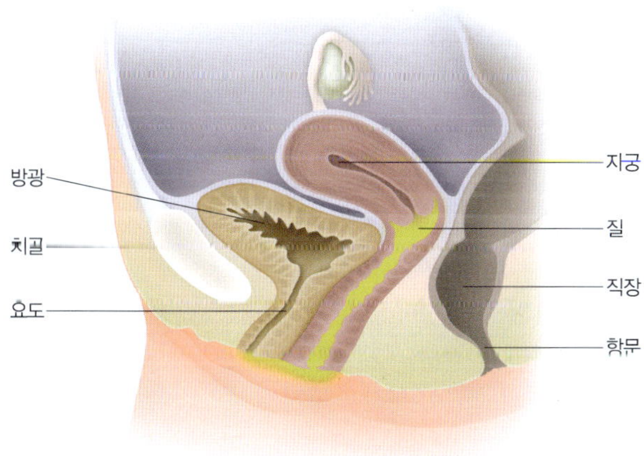

감염 부위

질염

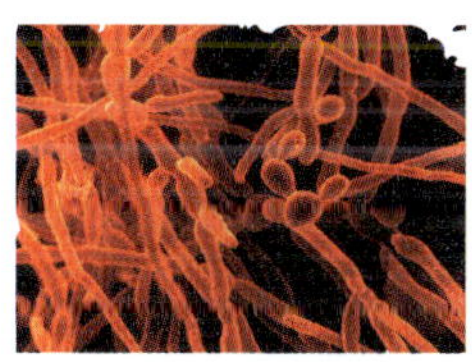

칸디다알비칸스의 전자현미경 사진

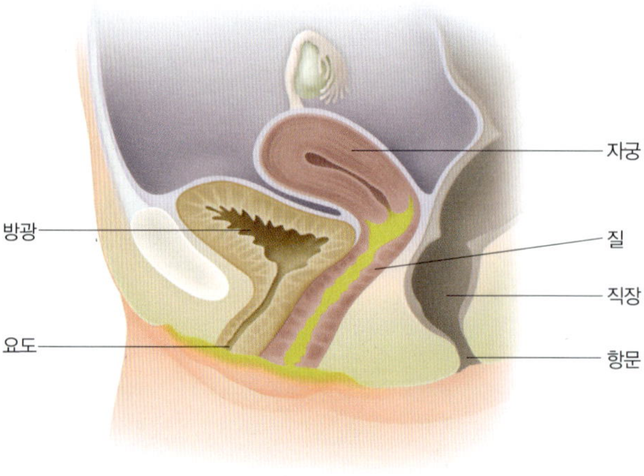

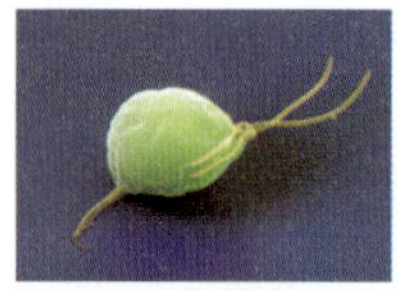
질편모충의 전자현미경 사진

■ **편모충질염**

다량으로 볼 수 있고, 외음부에 열감이나 가려움증이 일어난다. 질 속의 분비물을 현미경으로 조사하면 편모충 원충을 확인할 수 있다(그림).

mycotic vaginitis /maikóutik vӕdʒináitis/ 진균성질염

진균성질염 | **mycotic vaginitis**
진균에 의한 질의 염증.

monilia vaginitis /mouníliə vӕdʒináitis/ 모닐리아질염

모닐리아질염 | **monilia vaginitis**
칸디다에 의한 질염. 옛 용어.

gonorrheal vaginitis /gɑ̀nərí:əl vӕdʒináitis/ 임균성질염

임균성질염 | **gonorrheal vaginitis**
임균에 의한 질의 염증.

senile vaginitis /sí:nail vӕdʒináitis/ 노년질염

노년질염 | **senile vaginitis**
노년에 나타나는 질염.

rectovaginal fistula /rèktouvədʒáinəl fístʃlər/ 직장질샛길 /곧창자질샛길, 직장질루

직장질샛길 | **rectovaginal fistula**
질과 직장 사이에 생기는 샛길.

vesicovaginal fistula /vèsikouvǽdʒainəl fístʃlər/ 방광질샛길 /방광질루, 방광질누출관

방광질샛길 | **vesicovaginal fistula**
방광에서 질로 통하는 비정상적인 연결통로. 방광의 아래벽은 질벽과 인접해 있기 때문에 자궁 적출 시에 방광벽을 손상시켜 샛길이 생기는 경우가 가장 많다. 방광 안의 소변이 샛길을 통해 질강으로 항상 유출되므로 이른바 요실금 상태가 된다.

외음질염 | vulvovaginitis
질과 외음의 염증. 주로 분포하는 샘에 온다.

vulvovaginitis /vəlvouvædʒináitis/ 외음질염 /음문질염, 외음(부)질염

질암 | vaginal cancer
질에 발생하는 악성 상피성 종양.

vaginal cancer /vædʒənəl kǽnsər/ 질암

수술 처치 용어

난소절제 | oophorectomy
종양이나 기타 병변을 가지고 있는 난소의 한쪽 또는 양쪽을 떼내는 수술.

oophorectomy /òuəfəréktəmi/ 난소절제 /난소절제(술), 난소적출(술)

난소고정 | oophoropexy
난소를 위로 올려서 복벽에 고정하는 수술.

oophoropexy /ouɑ̀fərəpéksi/ 난소고정 /난소고정술

자궁관절제(술) | salpingectomy
난관의 외과적 제거(그림).

salpingectomy /sæ̀lpindʒéktəmi/ 자궁관절제(술)

자궁관난소절제(술), 난관난소절제(술) | salpingo-oophorectomy
난관과 난소의 외과적 제거.

salpingo-oophorectomy /sælpìŋgə-òuəfəréktəmi/ 자궁관난소절제(술), 난관난소절제(술)

난관개구술, 자궁관개구술 | salpingostomy
난관을 개구하는 외과적 복원술.

salpingostomy /sælpìŋgóustəmi/ 난관개구술, 자궁관개구술

자궁부속기절제 | adnexectomy
자궁부속기, 즉 난관과 난소를 함께 외과적으로 떼어내는 것.

adnexectomy /ədnekséktomi/ 자궁부속기절제 /(자궁)부속기절제술

자궁관묶음, 난관결찰 | tubal ligation
배를 가르거나 질의 일부를 절개하여 난관 중앙 부분을 핀셋으로 십어 난관 복막과 함께 굵은 비단실로 졸라매는 수술. 여성의 대표적인 불임법이다(그림).

tubal ligation /tjúbəl laigéiʃən/ 자궁관묶음, 난관결찰 /자궁관묶기 난관결찰

지짐 | cauterization
환부조직을 열이나 전기 혹은 화학물질을 이용하여 태워서 파괴하고, 그 뒤 양호한 육아조직을 재생시키는 방법으로 지질, 자궁질부 미란 등에 사용된다.

cauterization /kɔ̀:tərizéiʃən/ 지짐 /지짐술, 소작(술), 부식, 소자구

냉동수술 | cryosurgery
아주 차가운 물질을 이용하여 병적, 정상조직을 파괴하여 그 부분을 제거하는 것.

cryosurgery /kràiousə́:rdʒəri/ 냉동수술 /냉동수술, 냉동외과(수술), 한랭수술

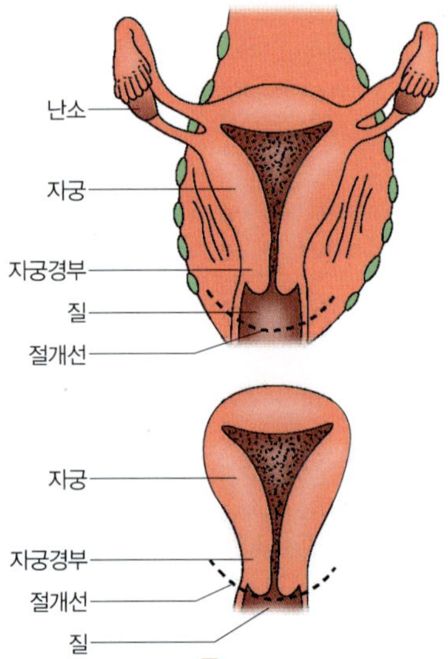

■ 자궁절제

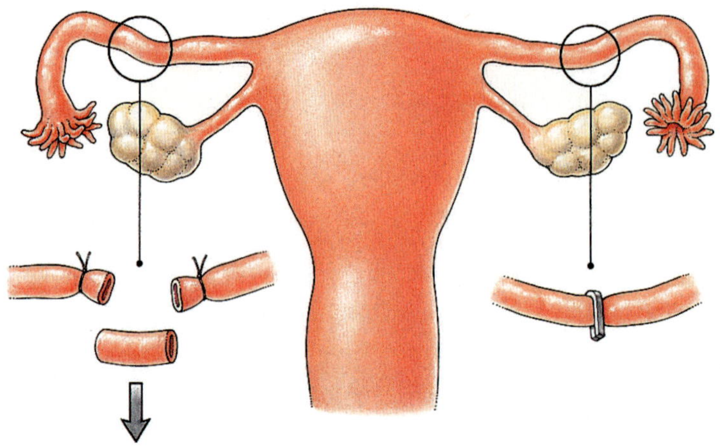
■ 자궁관묶음 난관을 잘라서 묶거나 고정시킨다.

trachelectomy /trèikiléktəmi/ 자궁경부절제 /자궁목절제술

cervicectomy /sə̀:rviséktəmi/ 자궁경부절제 /자궁목절제술, (자궁)경관절제술

tracheloplasty /tréikiləplæ̀sti/ 자궁목성형술

dilatation and curettage /dilətéiʃən kjurétidʒ/ 자궁긁어냄, 자궁소파술 /자궁긁어냄(술), 자궁소파(술), 경관확장자궁소파(술)

hysterectomy /hìstəréktəmi/ 자궁절제 /자궁절제술, 자궁적출술

total hysterectomy /tóutəl hìstəréktəmi/ 전체자궁절제 /완전자궁절제술, 자궁전적출술

total abdominal hysterectomy /tóutəl æbdámінl hìstəréktəmi/ 복식전체자궁절제

total vaginal hysterectomy /tóutəl vǽdʒənəl hìstəréktəmi/ 전질식자궁절제(술)

자궁경부절제 | trachelectomy
자궁경부를 외과적으로 떼어내는 것.

자궁경부절제 | cervicectomy
자궁경부를 외과적으로 떼어내는 것.

자궁목성형술 | tracheloplasty
자궁경부 결손의 외과적 수복.

자궁긁어냄, 자궁소파술 | dilatation and curettage
자궁경부를 넓혀서 자궁 속의 내막조직을 긁어내는 것.

자궁절제 | hysterectomy
자궁을 적출하는 수술. 이 자궁적출술에는 질을 통해서 수술을 하는 방법과 배를 열고 하는 방법이 있다.

전체자궁절제 | total hysterectomy
자궁 및 자궁경부를 완전히 절제하는 것.

복식전체자궁절제 | total abdominal hysterectomy
개복하여 완전히 자궁을 절제하는 것.

전질식자궁절제(술) | total vaginal hysterectomy
질을 통하여 완전히 자궁을 절제하는 것.

대부분자궁절제, 아전자궁절제 | **subtotal hysterectomy**
자궁경부를 남기는 자궁절제술.

근치자궁절제 | **radical hysterectomy**
자궁경부암, 자궁체암에서는 그 주요한 진행경로로 자궁경부에서 자궁옆 조직을 지나 골반림프절을 지나는 경로가 있다. 그 때문에 단순히 자궁, 난관, 난소만의 적출로는 불충분하므로 이러한 경우에는 자궁 · 난관 · 난소뿐만 아니라 자궁옆 조직 · 질의 일부 · 골반림프절을 포함해서 근치적으로 적출하는 수술법이다.

범자궁절제 | **panhysterectomy**
자궁체와 경부 전체에 대한 외과적 제거. 주위 난소, 질 등은 남겨둔다.

근종적출 | **myomectomy**
자궁근종이 진단되었을 경우 환자연령이 젊고 임신을 희망하며, 근종이 작고, 수도 적은 때는 근종적출을 행한다. 근종부분을 절개하고 근종을 외피에서 들어내 제거한 후 그 부분을 봉합한다.

자궁고정 | **hysteropexy**
편위한 자궁을 외과적으로 고정하는 것. 자궁복벽고정, 원인대의 단축, 천자궁인대의 단축, 골반내근초의 단축(Manchester식 수술)에 의하여 행하여진다. 자궁을 복벽 또는 질 중 어느 쪽에 고정하는가에 따라서 복식 또는 질식으로 구별된다.

복강경술 | **laparoscopy**
복강경에 의한 복강내부의 검사(그림).

복강경수술 | **laparoscopic surgery**
복강경을 이용한 수술.

subtotal hysterectomy /sʌbtóutəl hìstəréktəmi/ 대부분자궁절제, 아전자궁절제 /불완전자궁절제술, 질상부자궁절제술, 부분자궁절제술

radical hysterectomy /rǽdikəl hìstəréktəmi/ 근치자궁절제 /근치자궁절제술, 근치적자궁적출술, 근본적지궁절제술

panhysterectomy /pænhistəréktəmi/ 범자궁절제 /범자궁절제술, 자궁전절제술

myomectomy /màiəméktəmi/ 근종적출 /근종적출술, 근종절제술

hysteropexy /hìstərəpéksi/ 자궁고정 /자궁고정술

laparoscopy /læ̀pəráskəpi:/ 복강경술 /복강경검사(법), 배안보개검사

laparoscopic surgery /læ̀pəráskəpik sə́:rdʒəri/ 복강경수술

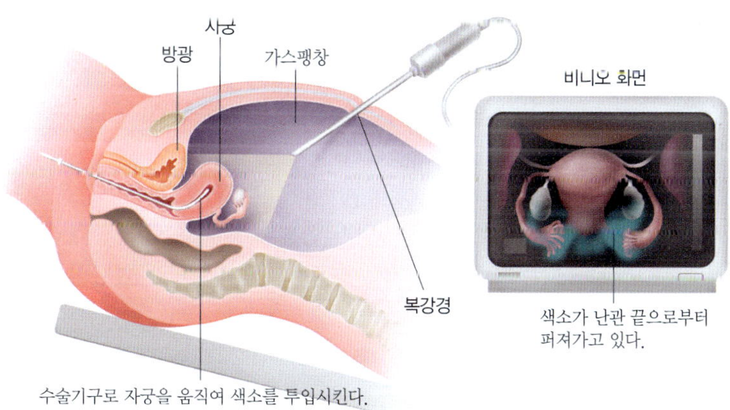

■ 복강경술

임신과 출산 | Pergnancy and Childbirth

수정은 난자와 정자의 결합이며, 발달하여 배아로 성장한다. 난자의 수정은 자궁관에서 이루어지며, 수정란의 착상은 주로 자궁내막에서 이루어진다. 배아는 양막과 융모막이 배아를 둘러싸고 있으며, 융모막의 일부는 태반이 되고 임신기간 동안 두 개의 막 속에서 태아가 성장한다. 배아가 발달하여 8주 이상이면 태아라고 한다.

해부 · 생리학적 용어

ovum /óuvəm/ 난자, 충란 /난자, 충란, 난

난자, 충란 | ovum

여성의 생식세포. 수정 후 같은 종속의 새로운 일원을 만든다. 이러한 난자가 남자에서 생성되는 정자와 결합되면 새로운 하나의 생명체가 만들어지게 된다. 난자에는 정상적인 세포의 DNA 숫자에 비해 반수 정도인 22개의 보통염색체와 한 개의 성염색체를 가지고 있으며, 정자가 들어올 경우 완전한 세포로 변한다.

sperm /spə́:rm/ 1. 정자 2. 정액 /정자

1. 정자 2. 정액 | sperm

남성의 성숙된 생식 세포. 사람의 경우 길이는 0.05 mm가량이고 머리, 목, 꼬리로 이루어져 있으며, 운동성이 뛰어나다. 고환에서 생성되며 정관을 통해 배출됨.

fertilized ovum /fə́:rtilaizd óuvəm/ 수정난자, 수정란 /수정란

수정난자, 수정란 | fertilized ovum

바로 얼마 전에 수정된 난자로 보통 개체 발생을 시작한다.

morula /mɔ́:rjulə/ 오디배, 상실배 /오디모양배아, 상실배아, 오디배, 상실배

오디배, 상실배 | morula

수정란의 분할에 의해서 형성된 할구의 고형괴.

blastocyst /blǽstousist/ 주머니배 /주머니배, 주머니포배, 포배, 배포

주머니배 | blastocyst

후상실배기 포유동물의 수태산물. 액체가 차 있는 공동을 갖는 것은 주머니배와 비슷하나, 태엽배엽에만 국한되지 않고 주로 영양배엽의 표면층을 가지며, 특수한 태엽배엽을 갖는 점, 한 개의 배엽에 한정되지 않는 점 등에서 주머니배와 다르다.

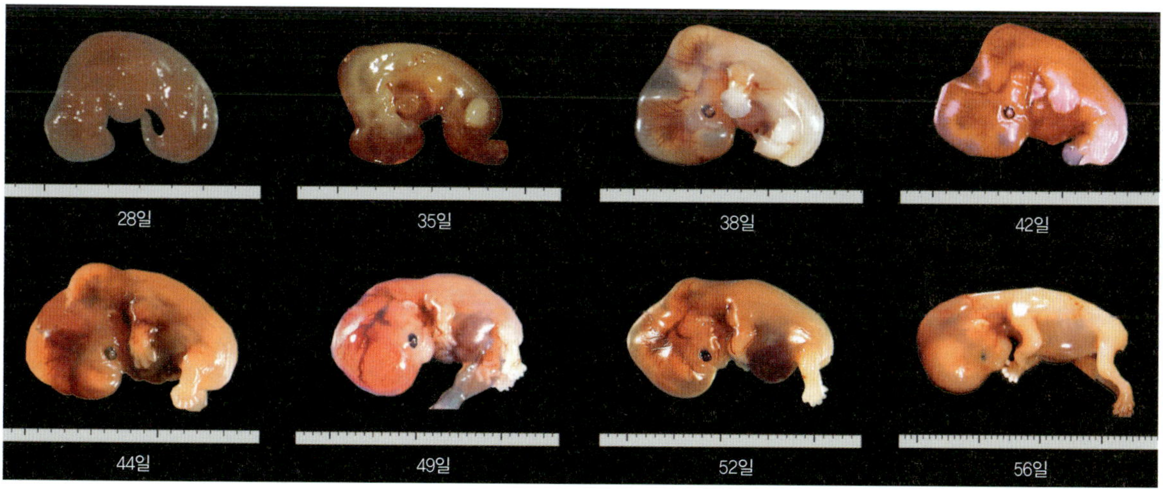

■ 배아

1. 배아 2. 배 | embryo

cmbryo /émbriou/ 1. 배아 2. 배 /배아, 자충, 배자, 태아, 자태

수정란으로부터 태아가 되기까지의 사이로서, 특히 가장 빨리 발생분화가 진행되는 수태물을 말한다. 즉, 장축으로 길어지기 시작하여 주된 구조가 만들어질 때까지를 가리킨다. 사람에서는 수정 후 제3주부터 제8주까지의 개체이다. 이 시기에는 외관상 다른 포유동물의 배아와 거의 구별이 되지 않으며, 임신 8주 이후가 되어야 비로소 뚜렷해진다. 임신의 극히 초기인 배아기는 각종 장기가 생성되는 시기이다.

태아 | fetus

fetus /fí:təs/ 태아 /태아

사람의 경우는 보통 임신 제2개월 말(8주) 이후를 태아라고 하며, 그때까지는 배아라고 하여 구별하고 있다. 배아기에서는 동물의 경우와 외관상 거의

■ 태아

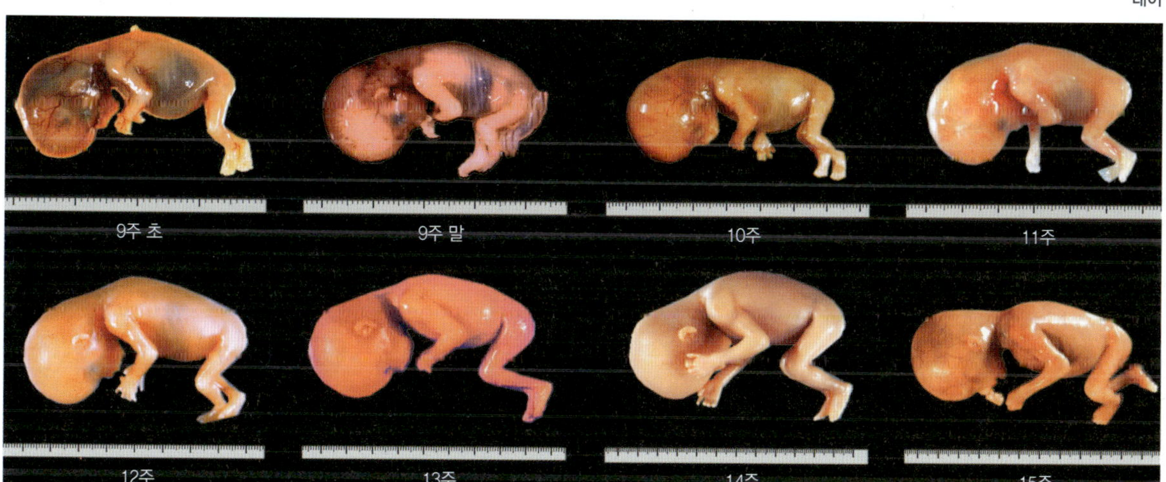

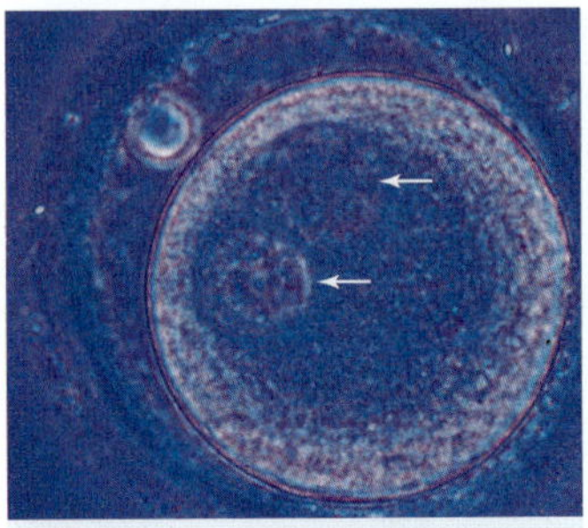

수정란: 정자와 난자의 핵이 보임.

■ 수정

fertilization /fəːrtilizéiʃən/ 수정 /수정, 배우자합체

implantation /ìmplæntéiʃən/ 1. 착상 2. 이식 3. 삽입 /착상, (체내)이식, 삽입(술), 내이식, 매식

placenta /pləséntə/ 태반 /태반

구별이 없고 임신 8주째가 되어야 비로소 뚜렷해진다. 태아기는 배아기에 형성된 각종 장기가 성장하는 시기로서 수정 후 9주부터 38주까지이다. 체중이 점차 증가하면서 심혈관계통과 신경계통을 포함한 중요장기들이 기능을 수행하여 개체로서의 준비를 완료한다.

수정 | fertilization

남성과 여성의 생식세포가 새로운 개체인 접합자를 만들기 위하여 결합하는 과정. 사람에서의 수정은 난소와 자궁을 이어주는 난관의 팽대부에서 이루어진다. 수정은 정자와 난자 간의 접촉으로 시작하여 서로 융합되고, 제2극체를 방출하여 난자가 성숙 완료되도록 자극한다. 자웅의 전핵이 형성되고 통합되어 접합된다. 이어 염색체 접합이 일어나 염색체 수를 배수로 만들고 양친의 유전과 성이 결정된다. 수정의 과정은 접합체를 형성하여 난할의 시작으로 끝난다.

착상 | implantation

수태가 먼저 자궁상피에 부착된 다음 이를 관통하여 자궁내막의 치밀층 내에 파묻히는 것. 이것은 난자의 수정 후 6~7일에 일어난다.

태반 | placenta

포유동물에서 임신하였을 때, 태아와 모체 사이의 가스 및 물질 교환과 임신 유지를 위한 내분비물질을 분비하는 기관으로 모체의 자궁 내에 위치하는 태아에 속하는 조직이다. 분만 시 태반도 밖으로 떨어져 나오게 되며, 태아와는 탯줄로 이어져 있다. 사람의 태반은 원반형으로 융모를 갖고 있고 혈액 융모막성이며, 융모요막을 가지고 있고 탈락성이다.

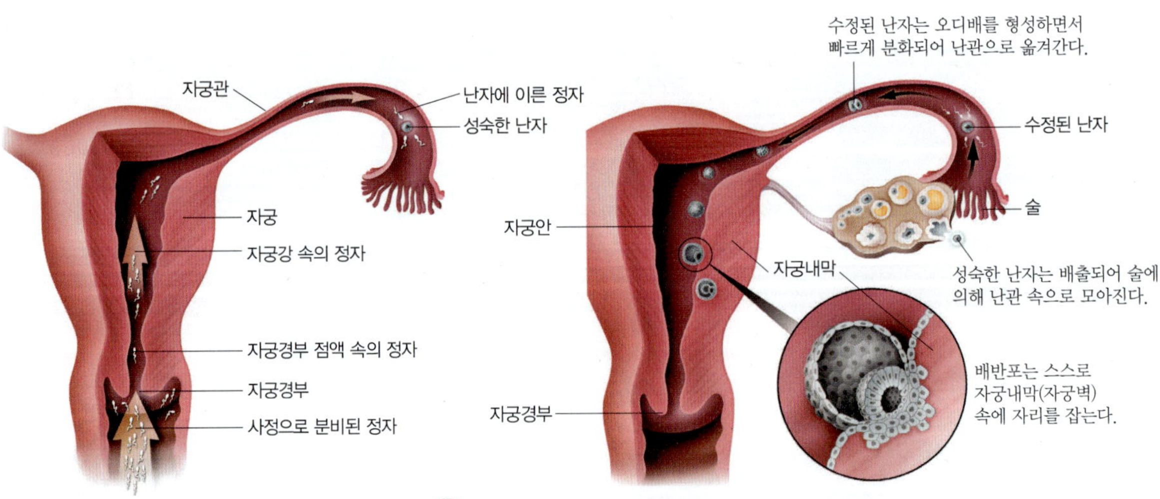

■ 수정

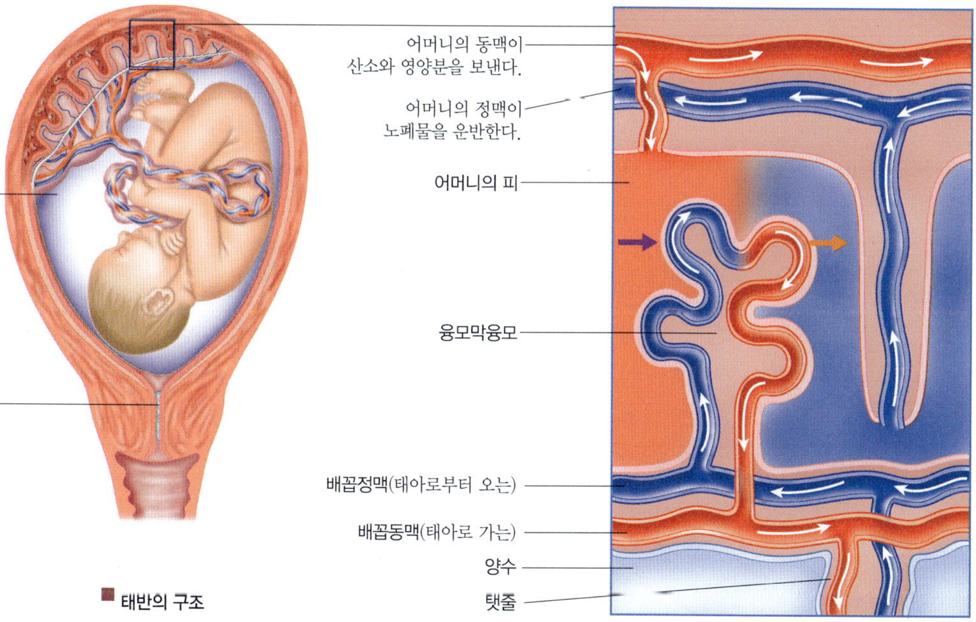

■ 태반의 구조

영양막 | trophoblast

배포 외부에 위치한 배아의 외배엽층. 난자를 자궁벽에 부착시키며 배아에 영양분을 공급한다. 이것에서 융모막과 양막이 유래한다. 영양막의 내세포층은 융모를 덮으며, 세포영양막이라 부른다. 외부의 합포층은 합포영양막이라 부른다.

trophoblast /trúfəblæst/ 영양막 /영양(세포)막, 영양모세포, 영양배엽, 영양아층, 영양아세포

융모막 | chorion

생물체의 발생과정에서 태아를 싸고 있는 가장 바깥쪽의 영양막세포로 이루어진 막을 이르는 말이다. 발생초기에는 거의 전부가 두꺼운 세포의 층을 이루지만 시간이 지나면서 이것의 대부분은 퇴화하여 하나의 막이 되고 태아와 가까운 일부분만 남아서 태반이 된다. 이것은 수정 후 약 2주 동안에 융모를 형성하고 1주 후에는 요막의 혈관에 의해서 혈관을 생식하여 태반이 되고, 태어날 때까지 존속한다.

chorion /kɔ́:rian/ 융모막 /융모막, 융털막

융모생식샘자극호르몬 | chorionic gonadotropin

임신한 사람의 소변, 또는 임신한 말의 혈청에서 얻는 생식선자극물질. 이것은 태반이 영양막세포층의 세포에서 생성되어 소변으로 배설된다.

chorionic gonadotropin /kɔ̀:riánik gànədətróupin/ 융모생식샘자극호르몬 /융모생식샘자극호르몬, 융모생식선자극호르몬

탯줄, 제대 | umbilical cord

태아와 태반을 연결하는 아교질의 흰 줄. 이를 통하여 산소와 영양분을 공급하며, 신진대사를 한다. 두 개의 제대동맥과 한 개의 제대정맥이 지나간다.

umbilical cord /ʌmbílikəl kɔ:rd/ 탯줄, 제대 /탯줄, 제대

amnionic membrane /æmniɑ́nik mémbrein/ 양막 /양막

amniotic cavity /æ̀mniɑ́tik kǽviti/ 양막공간 /양막공간, 양막강, 양막낭

amniotic fluid /æ̀mniɑ́tik flú:id/ 양수

true pelvis /tru: pélvis/ 참골반, 진골반 /작은골반, 참골반, 진골반

false pelvis /fɔ:ls pélvis/ 거짓골반, 가골반 /큰골반

pelvic inlet /pélvik ínlet/ 골반입구, 위골반문 /위골반문, 골반입구, 골반상구

pelvic outlet /pélvik áutlet/ 골반출구, 아래골반문 /아래골반문, 골반출구

contraception /kɑ̀ntrəsépʃən/ 피임 /피임(법)

pregnancy, gestation /prégnənsi, dʒestéiʃən/ 임신 /임신

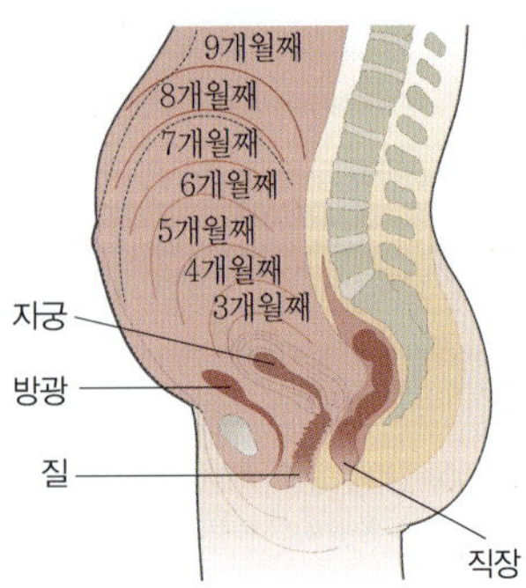

■ 임신

양막 | amnionic membrane

태생 제2주에 배아의 내세포덩이는 분화해서 외배엽과 내배엽이 되는데 얼마 되지 않아 외배엽과 주위의 영양막과의 사이에 공간이 생긴다. 이것이 양막공간이다. 양막공간의 영양막측은 편평상피, 즉 양막상피로 덮여 있다. 양막상피와 그 외측에 확산된 배아외중배엽(태아기의 결합조직)을 합쳐서 양막이라고 한다.

양막공간 | amniotic cavity

임신 시에 태아는 얇은 막에 둘러싸여 있고 이 막과 태아 사이에는 액체가 있다. 이 막을 양막이라 하고, 양막 속의 액체를 양수라고 한다. 그리고 이 양수가 차 있는 공간을 양막강이라고 한다.

양수 | amniotic fluid

임신의 초기단계에 양막에 의해서 그리고 후에 태아의 폐와 신장이 만드는 양막강에 있는 액체. 그 대부분이 양막상피세포에서 분비된다.

참골반, 진골반 | true pelvis

엉덩두덩뼈결합선을 통과하는 면보다 아래쪽의 골반.

거짓골반, 가골반 | false pelvis

엉덩두덩뼈결합선을 통과하는 면보다 윗부분의 골반.

골반입구, 위골반문 | pelvic inlet

치골의 능선과 빗, 장골의 궁상선, 천추 바닥의 앞모서리로 경계되어 있는 작은골반의 윗구멍.

골반출구, 아래골반문 | pelvic outlet

꼬리뼈, 엉치뼈결절인대, 궁둥뼈의 일부, 두덩활측부, 두덩뼈결합부에 둘러싸인 작은골반 아랫쪽의 불규칙한 출구.

피임 | contraception

성교 때 임신이 일어나지 않도록 막는 것으로서, 임신가능기간을 피하거나 기구나 약품 등을 이용한다.

임신 | pregnancy, gestation

수정란이 자궁내막에 착상하여 모체로부터 영양을 공급받으면서 태아로 발육을 계속하는 현상. 임신은 수정으로 시작하여 출산으로 끝난다.

임신부 | gravida

아이를 밴 여자. 초임부는 gravida I (primigravida), 제2회째의 임부는 gravida II (secundigravida), 제3회째의 임부는 gravida III (tertigravida)라고 한다.

gravida /grǽvidə/ 임신부 /임신부, 임부

첫임신부, 초임부 | primigravida

첫 번째 임신을 한 여자.

primigravida /prìmigrǽvidə/ 첫임신부, 초임부 /초임녀, 초임부

다임신부, 경임부 | multigravida

두 번 이상 임신한 경험이 있는 임신부. 임신 횟수에 따라서 gravida II, III 등으로 쓰는 경우도 있다.

multigravida /mʌ̀ltigrǽvidə/ 다임신부, 경임부 /다임신부, 다임신녀, 경임부

분만 | delivery

태아와 태반이 자궁 밖으로 나오는 것.

delivery /dilívəri/ 분만, 제거, 전달 /분만

첫출산부, 첫분만분, 초산부 | primipara

분만할 때 신생아의 생사에 관계없이, 또한 신생아의 단수나 복수에 관계없이, 성숙한 신생아의 분만을 1회 경험한 부인. Para I 라고도 쓴다.

primipara /praimípərə/ 첫출산부, 첫분만분, 초산부 /초산녀, 초산부

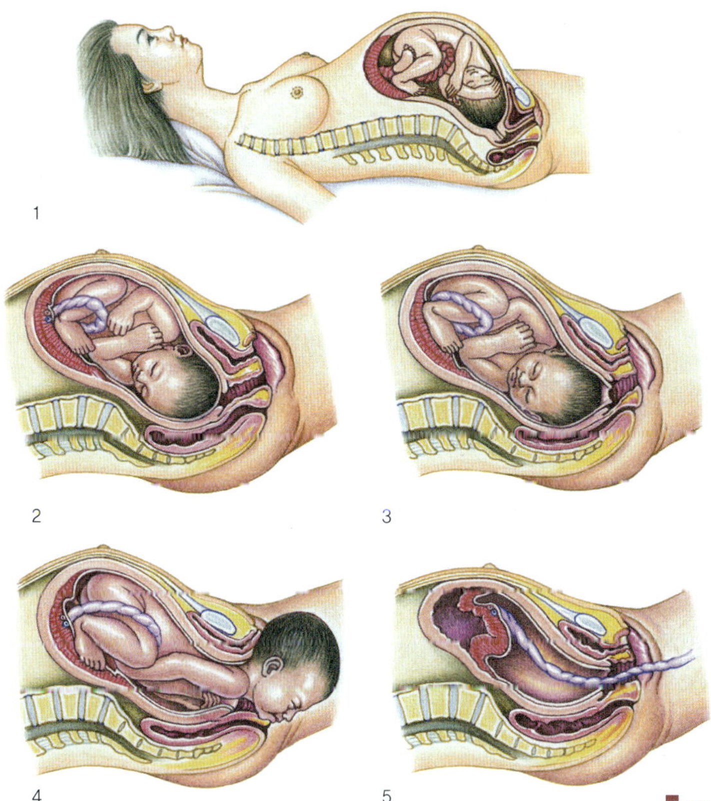

분만과정

multipara /mʌltípərə/ 다출산부, 다분만부 /다산부, 다분만부, 다분만녀, 경산부

다출산부, 다분만부 | multipara

분만 시 출산아의 생존 여부에 관계없이, 두 번 이상 출산경험이 있는 여성. 출산아의 수에 따라서 para II, III, IV 등으로 쓰기도 한다.

parturient /pɑːrtjúəriənt/ 분만-, 분만중- /분만의, 달이찬, 분만되려는

분만-, 분만중- | parturient

출산의, 아이를 낳는. 의미를 확대하여 아이를 낳고 있는 여성을 가리키기도 한다.

presentation /prèzəntéiʃən/ 1. 태위, 태아위치 2. 제시 /태아위치, 태위, 제시, 정위, 제출, 표현

태위, 태아위치 | presentation

태아의 종축과 모체의 종축 간의 위치관계. 선진부분, 즉 자궁경부를 통하여 내진으로 손끝에 촉지되는 태아의 부분 또는 분만 중 윤상의 저항대에 의하여 경계되는 태아부분이다. 태아장축과 모체장축의 방향관계로 나타내며, 태아장축과 자궁종축이 일치하는 것을 종태위, 교차하는 것을 횡태위, 비스듬히 교차하는 것을 사위태위라고 하는데, 실제로는 사위와 구별하지 않고 양축이 교차하는 것을 횡태위라고 총칭한다.

증상 용어

amenorrhea /eimènəríːə/ 무월경증 /무월경

무월경증 | amenorrhea

월경이 있어야 할 연령의 여성에게 월경이 없는 상태 또는 중지한 상태. 임신 동안에는 생리적인 것이지만 그렇지 않은 경우에는 불임의 원인이 된다. 생리적인 것과 병적인 것으로 크게 구별된다. 생리적인 것으로는 사춘기 전의 소녀 무월경, 폐경기 이후의 노년 무월경, 그리고 임신 무월경, 산후 무월경, 수유 무월경이 포함되고, 병적 무월경으로는 자궁성 · 난소성 · 뇌하수체성 · 과다여포호르몬성 등이 있다.

vaginal bleeding /vǽdʒənəl blíːdiŋ/ 질출혈

질출혈 | vaginal bleeding

월경 외에 질을 통해 혈액이 유출되는 비정상적인 상태.

vaginal spotting /vǽdʒənəl spátiŋ/ 질점상출혈 /점상질출혈

질점상출혈 | vaginal spotting

질을 통해 혈액이 나타나는 상태로 그 정도가 경미한 것.

hemosalpinx /hèməsǽlpiŋks/ 혈액자궁관(증), 혈액난관(증) /혈액자궁관(증), 혈액난관(증), 혈난관(증)

혈액자궁관(증), 혈액난관(증) | hemosalpinx

난관 내 혈액의 고임.

intraperitoneal bleeding /ìntrəpèritouníəl blíːdiŋ/ 복막내출혈 /복강(내)출혈

복막내출혈 | intraperitoneal bleeding

복강 내에 생기는 출혈.

과다구토 | hyperemesis

임신 초기, 즉 2개월경부터 시작하여 4개월 초까지 계속되는 입맛이 떨어지고 구역이 나는 소화계통의 증세. 이른 아침 공복 때의 구역이나 가벼운 구토 외에, 식욕부진과 음식물에 대한 기호의 변화 등이 나타난다. 전 임신부의 60~70%에 나타나며, 병이라기보다는 오히려 생리적인 현상이다.

hyperemesis /hàipərémisis/ 과다구토 /입덧, 과다구토, 오조, 토출과다

입덧 | morning sickness, emesis gravidarum

임신 초기에 입맛이 떨어지고 구역질이 나는 증세.

morning sickness, emesis gravidarum /mɔ́:niŋ síknis, éməsis grǽvidərəm/ 입덧

거짓진통, 가진통 | false labor

분만진통과 비슷하나 효과가 없는 진통으로 자궁경관의 확장이 일어나지 않는다.

false labor /fɔ:ls léibər/ 거짓진통, 가진통 /가진통, 가분만통, 거짓분만통, 가성분만

태위 | station

산도에 있어서의 태아의 위치로서, 좌골가시를 통과하는 상상면의 상부 몇 cm 인가에 따라서-5~-1로 표시하며, 그 면에 있을 때는 0으로, 그 면 하부 몇 cm 인가에 따라서 +1~+5로 표시한다.

station /stéiʃən/ 1. 태위 2. 장소, 부위 /방

태위, 태아위치 | presentation

태아의 종축과 모체의 종축 간의 위치관계.

presentation /prèzəntéiʃən/ 태위, 태아위치 /태아위치, 태위, 제시, 정위, 제출, 표현

머리태위, 두위 | cephalic presentation

분만 중 뒤통수, 앞이마 그리고 얼굴 등을 포함하여 태아의 머리부분이 앞으로 향하고 있는 태아의 자세.

cephalic presentation /səfǽlik prèzəntéiʃən/ 머리태위, 두위 /선진두부, 머리태위, 두위

마루점태위, 두정위 | vertex presentation

머리의 두정부가 자궁 출구 쪽을 향하고 엉덩이가 위쪽에 위치하는 태위.

vertex presentation /və́:rteks prèzəntéiʃən/ 마루점태위, 두정위 /두정위, 마루점태위

후두위 | occipital presentation

머리의 후두부가 자궁 출구 쪽을 향하고 엉덩이가 위쪽에 위치하는 태위.

occipital presentation /ɑksípitl prèzəntéiʃən/ 후두위

얼굴태위, 안위 | face presentation

분만 중 태아의 얼굴이 자궁의 맨 밑에 있는 태위.

face presentation /feis prèzəntéiʃən/ 얼굴태위, 안위 /안위, 얼굴태위

이마태위, 전두위 | brow presentation

태아의 이마가 어머니의 자궁 출구 쪽으로 위치한 자세.

brow presentation /brau prèzəntéiʃən/ 이마태위, 전두위 /전두위, 이마태위, 전액태위, 전두태위

두정태위 [동]마루태위 | parietal presentation

분만할 때 모체의 골반강 내에 맨 밑으로 내려와 있는 부위가 태아의 두정골인 경우.

parietal presentation /pəráiətl prèzəntéiʃən/ 두정태위 [동]마루태위 /두정골태위, 마루뼈태위, 두정골정위

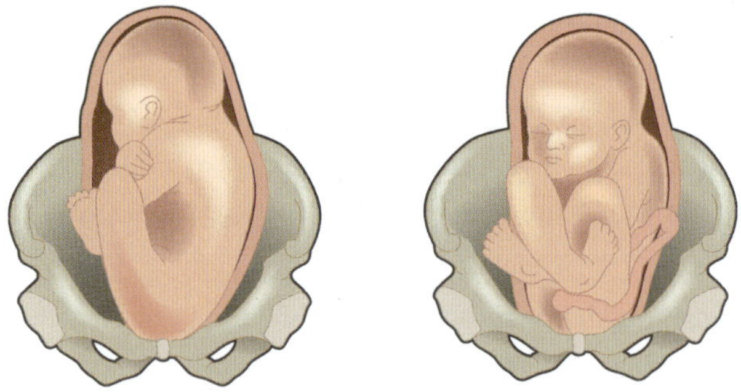

| 왼 엉덩뼈 앞쪽 | | 왼 엉덩뼈 뒤쪽 |

■ 둔위

breech presentation /bri:tʃ prèzəntéiʃən/ 볼기태위, 둔위 /둔위, 볼기태위, 둔위태향

볼기태위, 둔위 | breech presentation

출산할 때에, 태아가 엉덩이를 밑으로 하고 있는 자세(그림).

transverse lie /trænsvə́:rs lai/ 가로태위, 횡태위 /횡태위, 가로태위

가로태위, 횡태위 | transverse lie

분만 중에 태아의 장축이 모친의 장축과 교차하고 있는 태아의 위치. 보통 어깨가 먼저 나오지만 팔, 몸체가 먼저 나오는 일도 있다.

shoulder presentation /ʃóuldər prèzəntéiʃən/ 어깨태위, 견갑위태위 /견갑위, 견갑태위, 어깨태위

어깨태위, 견갑위태위 | shoulder presentation

분만 중 태아의 어깨가 선진하는 태위.

show /ʃou/ 이슬, 전징후, 비침 /이슬, 전징후, 비침, 월경, 분만전출혈

이슬, 전징후, 비침 | show

분만 또는 월경이 일어나기 전에 나타나는 출혈.

lochia /lóukiə/ 산후질분비물 /산후질분비물, 오로

산후질분비물 | lochia

분만 후 제1주 또는 제2주 사이에 나타나는 질분비물. 이것은 자궁, 질 등에서 나온 혈액, 점액, 탈락막 등이 포함되어 있다. 분만 당일은 거의 혈성이지만 2~3일 지나면 혈성장액성이 되어 양도 점점 줄어 약 4~6주간 계속된다.

진단 용어

■ 임신 전기(20주 이전)

hyperemesis gravidarum /hàipərémisis grævidə́rəm/ 입덧 /임신입덧, 임신과다구토, 임신오조

입덧 | hyperemesis gravidarum

임신 중의 입덧 즉 구역과 구토는 임신의 60~70%에서 일어난다. 그 중 극심한 구역과 구토를 동반하는 것은 임신의 약 1%에서 나타난다. 그것은 결국 심한 탈수와 체중감소를 동반하는데 태아에게 해를 미치는 경우는 드물다.

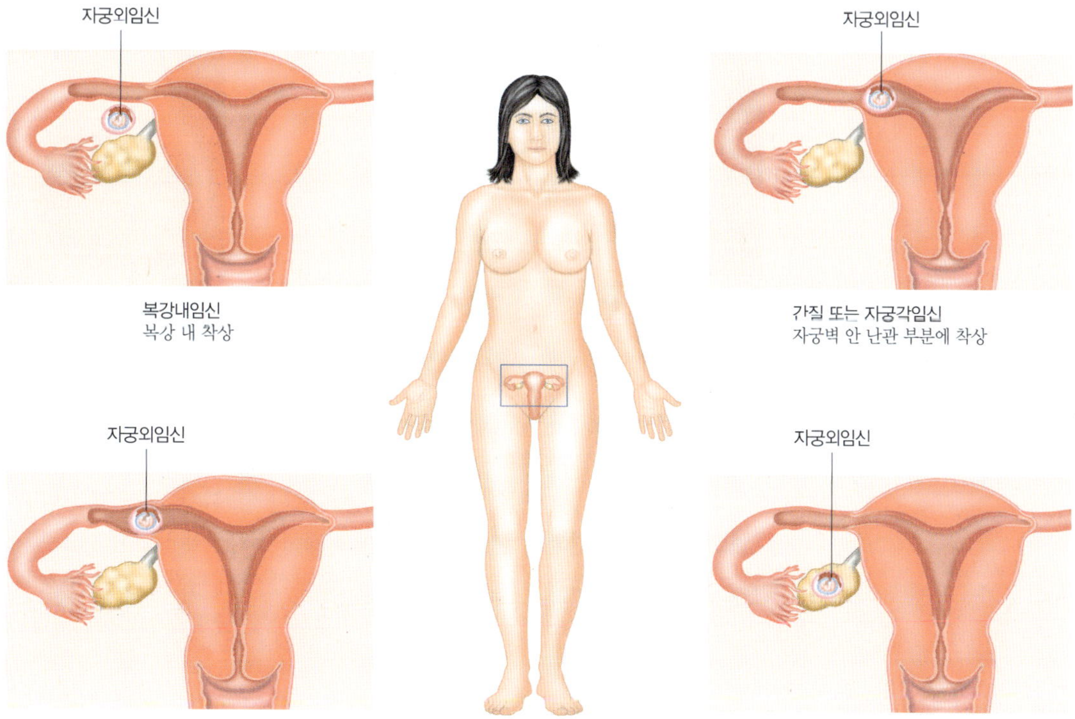

■ 자궁외임신의 형태

자궁외임신 | ectopic pregnancy

수정된 난자가 자궁 공간 이외의 부위에 착상하여 발육하는 비정상적 임신. 일어나는 위치는 난관, 난소, 복막, 자궁 경부 따위가 있으나 난관 임신이 대부분이다. 임신 초기에 유산이나 난관 파열을 일으켜 격심한 하복통과 함께 많은 출혈이 따른다(그림).

ectopic pregnancy /ektápik prégnənsi/ 자궁외임신 /딴곳임신, 자궁외임신, 이소성임신

자궁관임신, 난관임신 | tubal pregnancy

난관 내에 일어난 자궁외임신. 대개 임신을 끝까지 지속시키지 못하고 유산하거나, 혹은 복강 내로 터져 목숨이 위태롭게 되기도 한다. 빠른 진단으로 일어날 합병증을 예방해야 한다.

tubal pregnancy /tjúbəl prégnənsi/ 자궁관임신, 난관임신 /자궁관임신, 난관임신

난소임신 | ovarian pregnancy

수정란이 난포 안이나 난소의 표면에 붙어 임신이 되는 자궁외임신의 하나. 대개 초기에 중절되지만, 드물게는 출생할 때까지 임신이 유지되기도 한다.

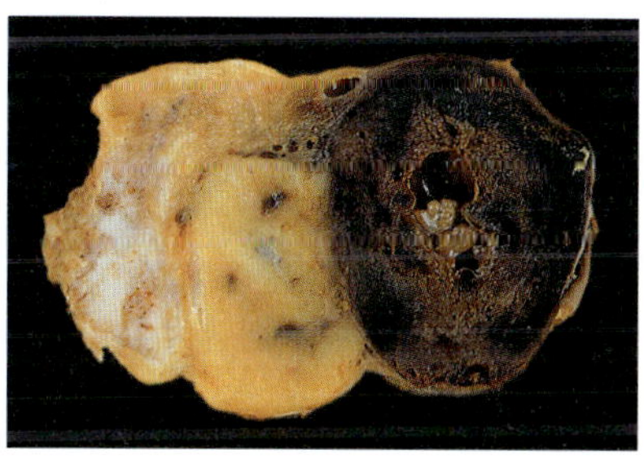

■ 난소임신

ovarian pregnancy /ouvéːriən prégnənsi/ 난소임신 /난소임신

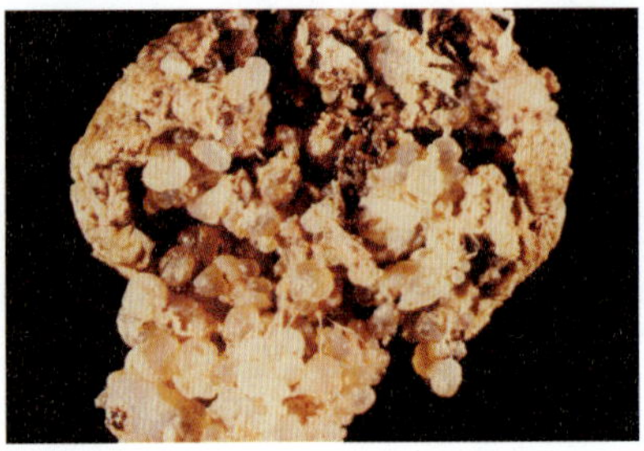

■ 포상기태

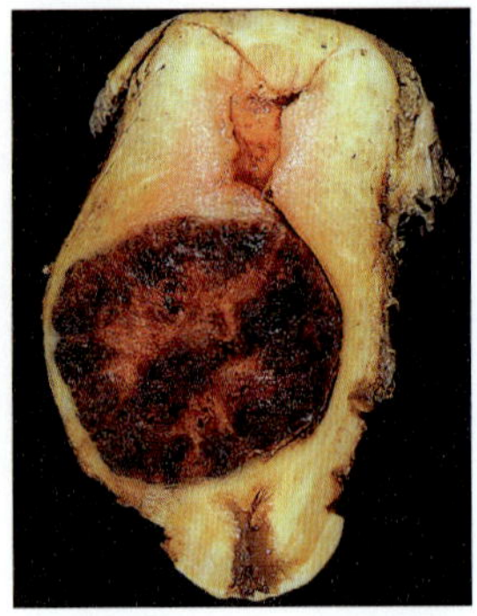

■ 융모막암종

abdominal pregnancy /æbdáminl prégnənsi/ 복강임신 /복강임신, 배안임신

복강임신 | abdominal pregnancy

배안에서 태아가 발육하는 자궁외임신. 전체 임신의 1~2%에 이른다. 자궁외 임신의 대부분은 난관임신이지만 드물게는 난소 · 복강 · 자궁경부 임신 등도 있다. 이 중 복강임신은 배아가 복강에 착상하여 임신이 성립된 것으로 대개는 난관 임신에서 배아가 이차적으로 배안으로 떨어져 나가 그곳에서 계속 성장함을 의미한다. 임신이 오래 지속되기 어렵고 심한 출혈을 동반하는 수도 있다.

hydatid mole /háidətid moul/ 포상기태 /포상기태, 포도송이기태

포상기태 | hydatid mole

자궁 속의 태아가 포도송이처럼 되어 태아의 형체가 없어지는 병. 난자를 둘러싼 외난막의 표면에 있는 융모가 수없이 많은 낭포로 변해서 일어난다. 임신 3~4개월경에 유산한다(그림).

choriocarcinoma /kɔ̀:riəkɑ̀:rsinóumə/ 융모막암종 /융모막암종, 융모암

융모막암종 | choriocarcinoma

융모막이란 인간의 발생과정에서 태아를 싸고 있는 가장 바깥쪽의 영양막 세포로 이루어진 막인데 이 융모막을 이루는 세포인 영양막세포의 악성변화로 인해서 생기는 악성종양이다. 대부분 자궁 내에서 발생한다(그림).

abortion /əbɔ́:rʃən/ 1. 유산 2. 낙태 /유산, 낙태

1. 유산 2. 낙태 | abortion

1. 임신 7개월(28주) 이전에 태아가 죽어서 나오는 현상. 29~30주 사이에 태아가 나오는 경우는 조산이라고 한다. 유산에서 자연히 일어나는 것을 자연유산, 인공적으로 일으키는 것을 인공유산(인공임신중절)이라고 한다.
2. 자연분만기 전에 자궁에서 발육 중인 태아를 인공적으로 제거하는 일.

complete abortion /kəmplí:t əbɔ́:rʃən/ 완전유산 /완전유산

완전유산 | complete abortion

태아와 태반 모두가 자궁에서 배출되었다고 확인된 유산. 이와 비교되는 것은 불완전유산으로 이때는 태아와 태반의 일부가 자궁에 남아 있는 것이다.

불완전유산 | incomplete abortion

유산이 일어나고 난 뒤에도 계속해서 태아 또는 태반의 일부분이 자궁 속에 남아 있는 것.

incomplete abortion /inkəmplí:t əbɔ́:rʃən/ 불완전유산 /불완전유산

자연유산 | spontaneous abortion

인위적인 요소가 없는 상태에서 저절로 일어나는 유산.

spontaneous abortion /spɒntéinjəs əbɔ́:rʃən/ 자연유산 /자연유산, 특발성유산

습관유산 | habitual abortion

한 산모에서 3회 이상의 연속적인 자연유산이 일어나는 것. 원인은 흔히 있는 태아 쪽의 원인과 모체 쪽의 원인인 자궁발육부전, 자궁의 모양·위치의 이상 등이 있다.

habitual abortion /həbítʃuəl əbɔ́:rʃən/ 습관유산 /습관(성)유산

절박유산 | threatened abortion

임신초반기 20주 내에 혈성 질분비물이나, 확실한 질출혈이 나타나는 현상. 자궁경부의 확장이 없으나 자연유산으로 진행될 확률이 대단히 높다. 전체 임신의 20~25%에서 경험하는데 그 중 약 절반이 임신 손실로 진행된다.

threatened abortion /θrétnid əbɔ́:rʃən/ 절박유산 /절박유산

계류유산 | missed abortion

임신초기에 태아가 사망하여 수주간 자궁에 부착되어 머무는 상태. 태아가 죽었음에도 불구하고 계속해서 적어도 4주 이상 수태산물이 자궁에 머무는 현상을 말하며, 이 경우는 모체의 자궁이 더 이상 커지지 않거나 오히려 줄어들게 되고 태아의 심장음도 없어진다.

missed abortion /misd əbɔ́:rʃən/ 계류유산 /계류유산, 체류유산

불가피유산 | inevitable abortion

자궁경부가 열린 상태에서 양막이 파열되는 현상으로 이런 상황하에선 흔히 대량의 자궁출혈이 있으며 유산이 일어난다.

inevitable abortion /inévitəbl əbɔ́:rʃən/ 불가피유산 /불가피유산

유도유산 | induced abortion

의도적으로 기구를 사용하거나, 약물을 투여하거나, 아니면 다른 방법으로 유산을 일으키는 것. 자연유산과 반대되는 용어이다.

induced abortion /indjú:sd əbɔ́:ʃən/ 유도유산 /유발(성)유산, 유도유산, 인공유산

치료유산 | therapeutic abortion

의학적 이유, 즉 임신상태가 계속되면 환자의 생명이 위험하게 되거나 건강이 크게 위협받을 염려가 있는 경우, 강간 등에 의하여 임신된 경우, 혹은 임신된 아이가 태어나면 정신지연이나 기타 심한 신체결함을 나타낼 가능성이 있는 경우에 인공적으로 임신을 중절시키는 것

therapeutic abortion /θèrəpjú:tik əbɔ́:rʃən/ 치료유산 /치료(적)유산

불법유산 | criminal abortion

의학적 이유가 아닌, 즉 불법으로 시행된 유산.

criminal abortion /kríminəl əbɔ́:rʃən/ 불법유산 /범죄(성)유산

임신 후반기(20주 이후)

placenta previa /pləséntə príːviə/ 전치태반 /전치태반, 목태반

전치태반 | placenta previa

태반이 자궁출구의 전부 혹은 일부분을 막아 태아가 나오지 못하게 되는 태반의 위치이상. 임신 말기에 무통성 출혈을 일으킨다. 이 경우 진단은 초음파촬영으로 하며, 치료는 제왕절개에 의한 출산이다(그림).

abruptio placentae /əbrʌ́pʃə plasénte/ 태반조기박리 /태반조기박리

태반조기박리 | abruptio placentae

태반이 태아가 분만되기 이전에 자궁에서 부분적으로 혹은 완전히 분리되는 병적 상태. 임신 후반기 출혈의 주요 원인이며, 심한 경우에는 태아 사망과 함께 혈액응고이상 현상이 나타나 산모도 위험할 수 있다(그림).

toxemia /tɑksíːmiə/ 독소혈증 /임신중독증

독소혈증 | toxemia

임산부에서 나타나는 혈관 과잉반응성으로 인한 일군의 증상. 고혈압, 단백뇨, 체중증가를 동반한 전신적 부종이 3대 주증상이며 심한 경우 간질 발작을 보이기도 한다.

preeclampsia /prìeklǽmpsiə/ 자간전증, 전자간증 /자간전증, 전자간증

자간전증, 전자간증 | preeclampsia

임신후기에 관찰되는 중독증으로서, 주요 증상은 고혈압, 단백뇨 및 부종이다. 전간증에서는 용혈, 간효소 증가, 혈소판 감소 등의 증상이 나타난다. 여기에 과다반사반응과 발작이 나타나면 자간증이라 부른다.

eclampsia /eklǽmpsiə/ 자간(증) /자간(증)

자간(증) | eclampsia

임신기간이나 분만전후의 여성에서 일어나는 전신의 경련 발작과 의식 불명을

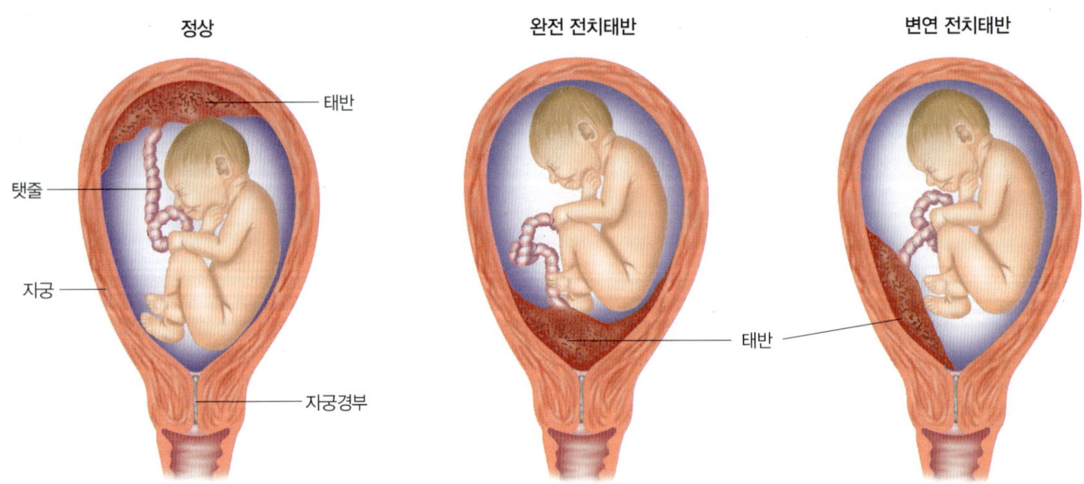

■ 전치태반

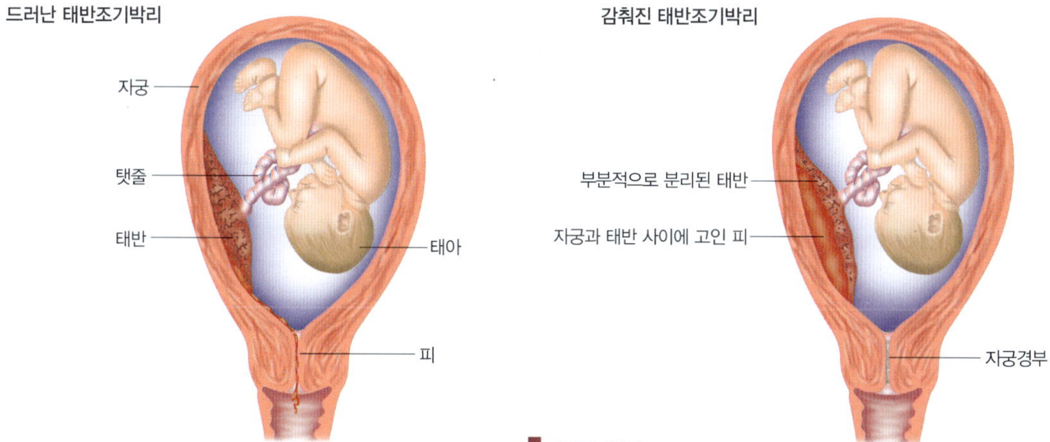

■ 태반조기박리

일으키는 병으로서 뇌자체의 병변이 원인이 아닌 것. 임신 중독증 가운데 가장 중증인 형태로 사망률이 높다. 심한 단백뇨, 부종, 고혈압 증상이 있는 고령의 초산부에게 많다. 전자간증에서는 용혈, 간효소 증가, 혈소판 감소 등의 증후가 나타난다. 과다반사반응과 발작이 나타나면 자간증이라 부른다.

■ 분만, 산후기

분만, 출산, 출생 | parturition

아기를 출산하는 과정. 출산은 대개 4단계로 나눈다. 1단계: 분만통이 시작되어 자궁경부가 완전히 확장되는 시기까지이며, 출산이 일어나기 직전과정이다. 2단계: 열려진 자궁경부를 통해 아기가 출산되는 순간까지. 3단계: 아기가 나온 후 아기에게 영양을 공급하던 태반이 따라 나올 때까지. 4단계: 태반이 나온 후 약 1시간까지이며, 이 시기에 출산 후 출혈이 잘 발생한다.

parturition /pὰːrtjuəríʃən/ 분만, 출산, 출생 /분만

사산 | stillbirth

출산 때에 태아가 사망해 있는 분만. 보통 임신 4개월 이후의 사산을 말한다. 사산에는 자연분만에서 태아가 사망해 있는 자연사산과, 인공적으로 분만시켰을 때에 태아가 사망해 있는 인공사산이 있으며, 주요 원인은 태아의 질병, 태반이나 탯줄의 이상, 난산, 임신중독증 등을 들 수 있다.

stillbirth /stílbəːrθ/ 사산 /사산

1. 난산 2. 이상분만 | dystocia

순조롭지 아니하게 아이를 낳음 또는 그런 출산. 분만 과정에 이상이 생겨 분만 시간이 길어 모체나 태아에 여러 가지 장애가 생기는 것으로, 이상분만이라고도 한다.

dystocia /distóusiə/ 1. 난산 2. 이상분만 /난산

premature delivery /prì:mətjúər dilívəri/ 미숙아분만 /조숙분만, 미숙아분만, 조산(분만)

미숙아분만 | premature delivery

미숙태아의 분만. 조기에 진통이 오거나 양수의 파수가 일어나 만 37주 이전에 분만하는 경우를 일컫는 용어. 보통 전치태반 또는 조기 태반박리, 양수감염, 면역학적 요인, 자궁경부부전, 자궁기형 및 자궁근종, 임신중독증 및 약물중독, 수술 또는 부상, 태아기형 등 순으로 조기분만이 일어난다.

forceps delivery /fɔ́:rsəps dilívəri/ 집게분만 /집게분만, 겸자분만

집게분만 | forceps delivery

집게로 태아의 머리를 잡아 당겨서 태아와 모체에 손상을 주지 않고 산도를 통과하여 태아를 꺼내는 것. 여러 가지 난산 조건들, 즉 ① 태반의 조기박리, 전치태반 등으로 인한 출혈, ② 자간증 · 전자간증 기타의 임신 중독증, ③ 태아의 절박가사, ④ 태아의 위치나 진행의 이상, ⑤ 분만진행의 정지 등으로 정상적인 질식분만이 불가능할 때 행한다.

pseudocyesis /sjù:dousaií:sis/ 거짓임신, 가임신 /거짓임신, 가임신, 상상임신

거짓임신, 가임신 | pseudocyesis

수태 및 태아의 발육이 인정되지 않는데도 월경이 정지하고 기타의 임신증후가 나타나는 상태. 그 원인으로서는 정신적 인자, 종양 또는 기태 및 내분비이상 등으로 생각되고 있다.

hydramnios /haidrǽmniəs/ 양수과다(증) /양수과다(증)

양수과다(증) | hydramnios

임신 말기에 양수가 비정상적으로 늘어나 2,000 cc 이상이 되는 상태. 호흡곤란, 진통, 조기파수, 출혈 등의 이상이 나타나고, 조산을 하기 쉽다.

oligohydramnios /àligouhaidrǽmniəs/ 양수과소증 /양수과소(증)

양수과소증 | oligohydramnios

임신 말기에 양수가 300 mL 이하인 상태. 태동이 불충분하여 양막이 태아에게 유착되는 수가 많고 분만이 늦어지고 산통이 심하며 태반의 조기 박리로 심한 출혈이 있을 수 있다.

involution of uterus /ìnvəljú:ʃən jú:tərəs/ 자궁퇴축

자궁퇴축 | involution of uterus

자궁이 분만 후에 정상으로 돌아오는 것.

subinvolution /sʌ̀binvəljú:ʃən/ 퇴축불완전 /퇴축불완전, 퇴축부전

퇴축불완전 | subinvolution

불완전한 퇴축. 분만 후 자궁의 퇴축부전과 같이, 장기가 기능활성에 의한 확장 후에 정상적인 크기 및 상태로 회복되지 못하는 것.

cephalopelvic disproportion /sèfəloupélvik dìsprəpɔ́:rʃən/ 머리골반불균형 /머리골반불균형, 아두골반불균형

머리골반불균형 | cephalopelvic disproportion

분만 중 태아의 두부가 모체의 골반을 안전하게 빠져나올 수 없는 상태. 이것은 골반의 협착, 아기의 태위이상, 혹은 아기 머리가 너무 큰 것 등이 원인이다.

협착골반 | contracted pelvis

모든 경선이 1.5~2 cm가량 짧은 작은 골반을 말하며, 모든 경선이 같은 비례로 짧으면 균등협착골반이라고 한다.

contracted pelvis /kəntrǽktid pélvis/ 협착골반 /협(착)골반

산후감염, 산욕감염 | puerperal infection

분만으로 인해 생긴 생식기의 상처를 통해 세균이 침입·감염하여 고열을 내는 병. 산후열은 생식기 또는 이웃한 장기에 국한되는 것에서부터 전신성이고 패혈증 등을 일으키는 중증의 것도 있다. 임상적으로는 분만 직후의 24시간을 제외하고, 산후 10일간에 1일 4회 이상 온도를 재서 그 중 2일간 계속하여 38℃를 넘었을 경우 이 증세로 간주한다.

puerperal infection /pjuːə́ːrpərəl infékʃən/ 산후감염, 산욕감염 /산후기감염, 산욕감염

산후패혈증 | puerperal sepsis

산후에 일어나는 패혈증으로서 산도에서 흡수된 물질에 의한다.

puerperal sepsis /pjuːə́ːrpərəl sépsis/ 산후패혈증 /산후패혈증

수술 처치 용어

외음부절개 | episiotomy

분만 시에 태아의 머리에 가해지는 압박을 최대한으로 줄이고 분만시간을 단축시키고, 회음부(항문과 외음사이의 부분)의 상처를 예방하기 위해서 회음부 및 질벽의 일부를 절개하는 것(그림).

episiotomy /epìzióːtəmi/ 외음부절개 /외음절개술

저위집게분만 | low forceps delivery

아기의 머리가 분명히 보이고, 두개골이 회음바닥에 도달한 상태가 된 후에 집게를 넣어 분만하는 것. 이 경우 아기의 머리를 회전할 수도 안 할 수도 있다.

low forceps delivery /lou fɔ́ːrsəps dilívəri/ 저위집게분만 /저위집게분만술

중위집게분만 | midforceps delivery

태아의 머리는 이미 고정되었으나 저위집게분만을 시행할 상태에 이르지 않은

midforceps delivery /midfɔ́ːrsəps dilívəri/ 중위집게분만 /중위집게분만, 중위겸자분만

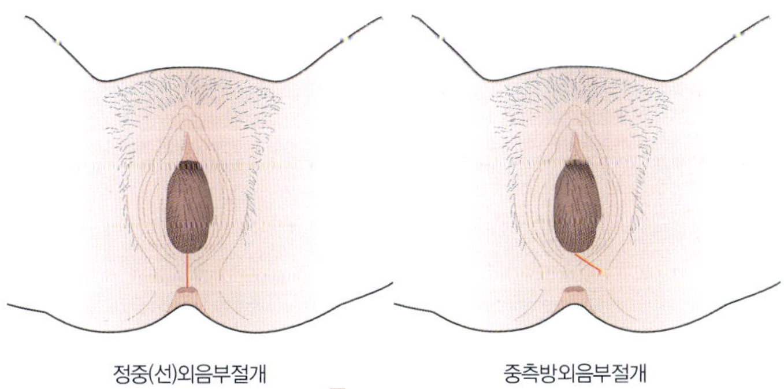

■ 외음부절개

시점에서 집게를 사용하는 것. 어떠한 집게분만이라도 인공적인 회전을 필요로 한다.

high forceps delivery /hɑi fɔ́:rsəps dilívəri/ 고위집게분만 /고위집게분만술

고위집게분만 | high forceps delivery
태아의 머리가 골반 입구에 감입된 시점에서 태아 머리를 집게로 잡아 행하는 분만.

vacuum extraction /vǽkjuəm ikstrǽkʃən/ 진공분만, 흡입분만 /흡인분만(술), 진공분만

진공분만, 흡입분만 | vacuum extraction
진공을 응용한 태아의 만출술. 흡인분만장치를 사용하여 분만시키는 것을 말한다. 이 장치는 흡인용의 컵과 진공펌프를 연결하는 견인용 손잡이를 가진 고무관으로 되어 있다. 컵을 아기의 앞부분에 밀착시켜 흡착력을 써서 견인분만을 시킨다.

version /vɔ́:rʒən/ 1. 회전 2. 태아회전 3. 동향운동, 공동운동 /태아회전(술), 동향운동, 회전술, 전위치, 전향

1. 회전 2. 태아회전 | version
산과에서 비정상적 관계를 정상관계로 바꾸기 위하여 자궁 내에서 태아의 위치를 바꾸는 것.

cesarean section /sizéəriən sékʃən/ 제왕절개 /제왕절개(술)

제왕절개 | cesarean section
태아의 분만을 위해서 시행하는 복벽 및 자궁벽을 절개하여 인공적으로 태아를 들어내는 수술. 산도가 열리지 않고 출혈이 심하거나 산모와 태아의 생명에 위험이 있는 경우에 행한다.

amniocentesis /æ̀mniousentí:sis/ 양막천자, 양수천자 /양막천자, 양수천자

양막천자, 양수천자 | amniocentesis
임신한 자궁 내에서 태아는 얇은 막에 둘러싸여 있고, 이 막과 태아 사이에는 액체가 있다. 이 막을 양막이라고 하고, 양막 속의 액체를 양수라고 한다. 태아

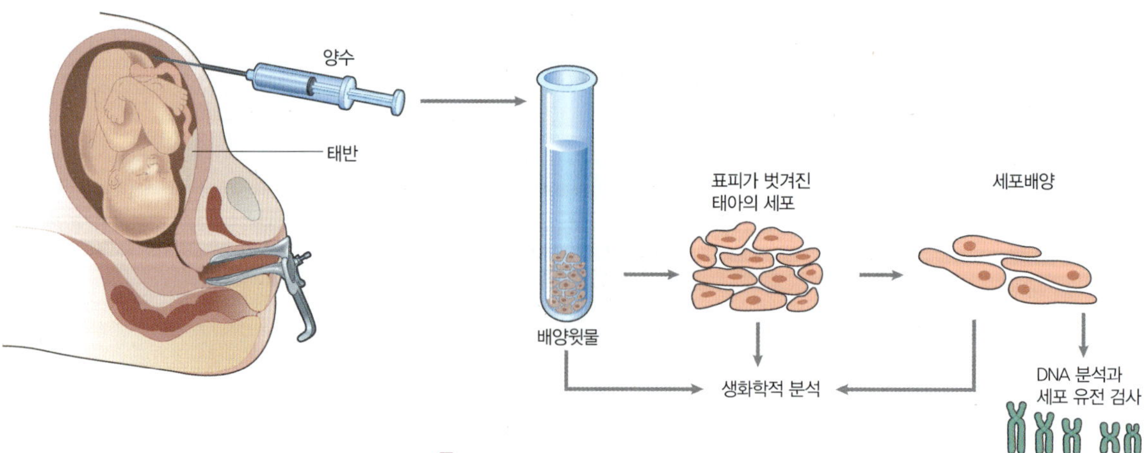

■ 양막천자

기의 이상을 진단하기 위해서 이 양수를 뽑아서 검사를 할 수 있는데 이렇게 양수를 산모의 배에서 주사기로 뽑는 행위를 양막천자라고 한다(그림).

양막절개, 인공양막파열 | amniotomy

분만을 유발시키기 위하여 인공적으로 양막을 파열시키는 것.

직장자궁오목천자 | culdocentesis

맹낭 복강 중에서 가장 아래에 있는 부분이어서 복강 속에 출혈이나 복수 등이 차 있는 경우에는 이 부분에도 혈액이나 복수가 고이게 된다. 이 주머니는 자궁의 바로 뒷부분이고 질의 상후방에 있기 때문에 질벽을 통해서 주사기를 이용해서 이 부분에 고여 있는 혈액 등의 액체를 뽑는 것을 말한다.

원뿔절제 | conization

자궁경부를 원뿔 모양으로 절제하는 방법이다. 이 방법은 아주 진행이 경미한 자궁경부에 생긴 암의 치료로 사용되는 방법이다.

amniotomy /æmniátəmi/ 양막절개, 인공양막파열/ 인공양막파열

culdocentesis /kʌldəsentíːsis/ 직장자궁오목천자 /곧창자자궁오목천사, 더글라스와천자(술)

conization /kɔ̀nizéiʃən/ 원뿔절제 /원뿔절제(술), 원추조직절제

유방, 젖, 가슴 | Breast

여성의 수유기관으로서 외생식기의 하나. 가슴우리의 앞면, 특히 젖꼭지 · 젖통과 같이 피부구조가 샘 모양의 구조로 변화된 것을 가리키는 경우가 많다. 형태나 크기는 개인 · 연령 · 인종에 따라 다르고, 또 유선의 활동기에 따라서도 다르다. 성숙한 여자인 경우는 유방체와 피하조직으로 되는 반구형이며, 큰가슴근 위에 있다. 그 위치는 거의 제2~6의 갈비뼈의 높이이다.

해부 · 생리학적 용어

areola /əríːələ/ 젖꽃판, 유륜 /젖꽃판, 유륜

mammary gland /mǽməri glænd/ 유선, 젖샘 /젖샘, 유선

젖꽃판, 유륜 | areola

중심의 구조를 둘러싸고 있으면서 주위와 다른 색을 띠고 있는 둥근 구조로서 젖꼭지 둘레에 있는 거무스름하고 동그란 부분.

유선, 젖샘 | mammary gland

여성에서는 15~25개의 유선엽으로 구성된 복합관상포상샘이다. 각 엽은 유두 주위에 방사상으로 배열되어 있으며 결합조직 및 지방조직에 의해 분리되어 있고 유두로 개구하는 자체의 배출관을 갖고 있다. 엽은 소엽으로 세분되어 있다.

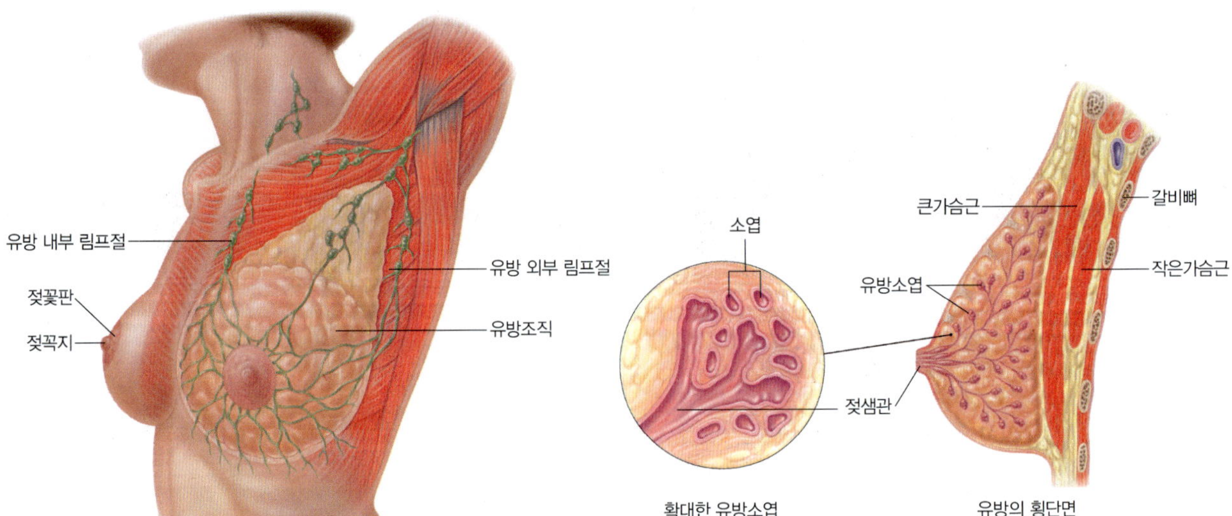

■ 유방 해부도

젖꼭지, 유두 | papilla mammae

젖의 한가운데에 도드라져 내민 부분. 유륜에 둘러싸인 유방 앞표면의 착색된 융기이며, 유선이 그 위에 개구한다.

papilla mammae /pəpílə mǽmi/ 젖꼭지, 유두

젖샘관, 유관 | lactiferous duct

유선에서 만들어진 분비물을 젖꼭지까지 나르는 관.

lactiferous duct /læktífərəs dʌkt/ 젖샘관, 유관 /젖샘관, 유관

증상 용어

여성형유방(증) | gynecomastia

남성의 유방에서 조직 증식이 일어나 여성처럼 유방이 발달하는 증세. 남성의 가슴이 발달하여 가슴에 멍울 같은 것이 만져지는 증세이다.

gynecomastia /dʒàinikoumǽstiə/ 여성형유방(증) /여성(형)유방증, 여성형유방

유방통 | mastalgia

유방의 통증.

mastalgia /mæstǽldʒiə/ 유방통 /유방통(증), 유선통

유방출혈 | mastorrhagia

유선에서의 출혈.

mastorrhagia /mæ̀stɔ:réidʒiə/ 유방출혈 /유방출혈, 유선출혈

진단 용어

유방농양 | abscess of breast

유방에 생긴 고름집.

abscess of breast /ǽbses brest/ 유방농양

무유방증 | amastia

선천적으로 유방이 없는 것. 때로는 성인 여성에게 나타나는 남성적인 유방을 나타내기도 한다.

amastia /əmǽstiə/ 무유방증 /유방없음증, 유방결손증, 무유방증

무유두증 | athelia

선천적으로 젖꼭지가 없는 것.

athelia /ətí:liə/ 무유두증 /유두없음증, 무유두(증)

유방암 | breast cancer

유방에 발생하는 악성종양. 여성유방에 주로 생기고 상피성조직에서 대부분이 발생한다. 초기에는 통

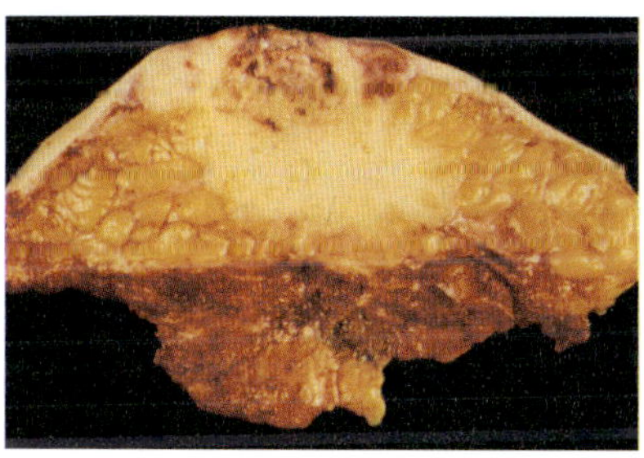

■ 유방암

breast cancer /brest kǽnsər/ 유방암 /유방암

증이 없이 잘 움직이는 멍울이 만져지다가, 차츰 이 멍울이 피부에 유착하면서 외관의 변화가 일어나고, 진행하면 궤양과 통증이 따른다.

mastadenitis /mæ̀stædináitis/
젖샘염, 유선염 /젖샘염, 유선염

젖샘염, 유선염 | mastadenitis
유두에 생긴 상처로 화농균이 침입하여 일어나는 유선의 염증. 유선이 부어 빨개지고 통증이 심하다.

fissured nipple /fíʃərd nípl/
균열유두 /틈새유두, 유두균열

균열유두 | fissured nipple
나뭇잎의 줄기나 포장도로의 갈라진 틈처럼 젖꼭지를 가로지르는 틈새를 보이는 젖꼭지.

Paget's disease /pǽdʒits dizíːz/
파제트병 /파제트병

파제트병 | Paget's disease
유륜 및 유두의 염증성 암성 병변으로서 보통은 유선 및 유방 깊은 곳의 암을 동반한다. 보통 중년부인에게 발생한다.

수술 처치 용어

mastectomy /mæstéktəmi/
유방절제 /유방절제(술)

유방절제 | mastectomy
유방암 등이 생겼을 때 그 치료를 위해 유방을 떼어내는 치료법.

radical mastectomy /rǽdikəl mæstéktəmi/ 근치유방절제술

근치유방절제술 | radical mastectomy
유방암의 치료에 있어서 유방, 흉근, 겨드랑 림프절 및 관련된 피부, 피하조직을 절제하는 수술.

mastopexy /mæ̀stoupéksi/
유방고정 /유방고정(술)

유방고정 | mastopexy
처진 유방을 위로 들어 올리고 형태를 개선하는 성형술.

mammoplasty /mǽməplæ̀sti/
유방성형 /유방성형술, 유방형성술

유방성형 | mammoplasty
유방의 크기를 늘리거나 줄이기 위해서 시행하는 등의 유방의 성형수술.

mastotomy /mæstɑ́stəmi/
유방절개 /유방절개술

유방절개 | mastotomy
유방의 외과적 절개.

약어		
ab	abortion	유산(流産), 낙태(落胎)
BSO	bilateral salpingo-oophorectomy	양측(성)난관난소적출(술)
CIN	cervical intraepithelial neoplasia	자궁경부상피내신생물
CS	cesarean section	제왕절개
D&C	dilatation and curettage	자궁긁어냄, 자궁소파술
DUB	dysfunctional uterine bleeding	기능장애자궁출혈
FSH	follicle-stimulating hormone	난포자극호르몬
IUD	intrauterine (contraceptive) device [= ICD, IUCD]	자궁내장치
IUFD	intra-uterine fetal death	자궁내태아사망
IUP	intrauterine pregnancy [= IUG]	자궁내임신
LH	luteinizing hormone	황체형성호르몬
nb	newborn	신생아
PID	pelvic inflammatory disease	골반염증질환, 골반염
STD	sexually-transmitted disease	성매개질환
TAH	total abdominal hysterectomy	복식전체자궁절제
TVH	total vaginal hysterectomy	전질식자궁절제(술)
VD	venereal disease	성병(性病)

Chapter 10

내분비계통

Endocrine system

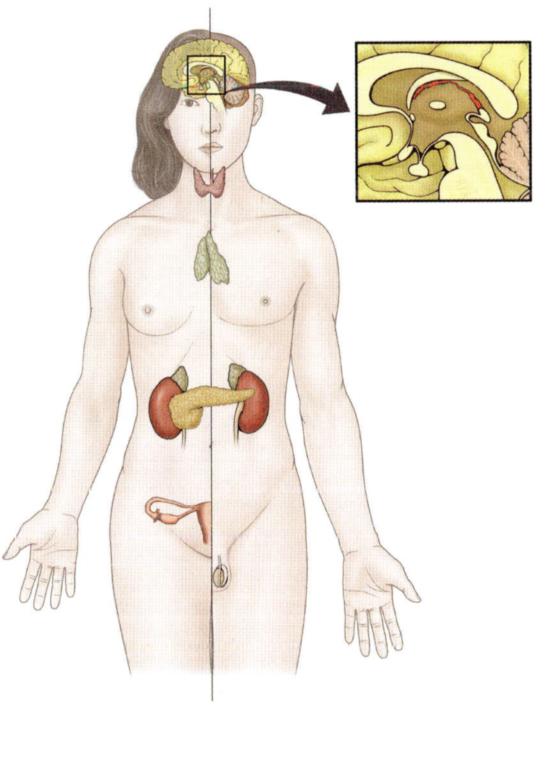

내분비샘은 호르몬이라는 화학물질을 생성하며, 주요 작용은 전해질 또는 영양소의 대사조절, 성장 및 발육의 조절, 임신, 분만, 수유와 같은 생식 등에 중요한 구실을 하고 신체의 전반적 기능을 통합하고 조절한다.

호르몬은 분비기관이 없이 직접 혈액이나 림프로 분비된다.

내분비샘들은 구조적으로 서로 연관이 없어 몸 여기저기에 흩어져 있다.

뚜렷한 내분비샘을 형성한 것으로 뇌하수체, 갑상샘, 부갑상샘, 부신, 솔방울샘이 있고, 내분비샘의 성분이 다른 기능을 하는 장기 속에 있는 것으로 신장, 췌장, 고환, 난소 등이 있다.

의학용어 결합형

결합형 용어	뜻을 나타내는 용어	우리말 용어	예
thyroido, thyro	thyroid gland	갑상샘	hyperthyroidism 갑상샘항진(증)
crino	secrete	분비	neuroendocrinology 신경내분비학
parathyroido	parathyroid gland	부갑상샘	hypoparathyroidism 부갑상샘저하증
adreno, adrenalo	adrenal gland	부신	adrenalectomy 부신절제
cortico	cortex	피질	adrenocorticotropic hormone 부신피질자극호르몬
kali	kalium	칼륨	kaliuresis 칼륨뇨증가
natro	sodium	소듐	natriuresis 나트륨배설증가
pinealo	pineal gland	솔방울샘, 송과체	pinealoma 솔방울샘종, 송과체종
thymo	thymus gland	가슴샘	thymocyte 가슴샘세포
galacto	milk	젖, 우유	galactorrhea 젖분비과다, 젖흐름증
pancreato	pancreas	췌장	pancreatoduodenectomy 췌(장)십이지장절제
testo	testes	고환	testopathy 고환병증
uro	urine	소변	urochezia 요분(증)

내분비계통의 기관

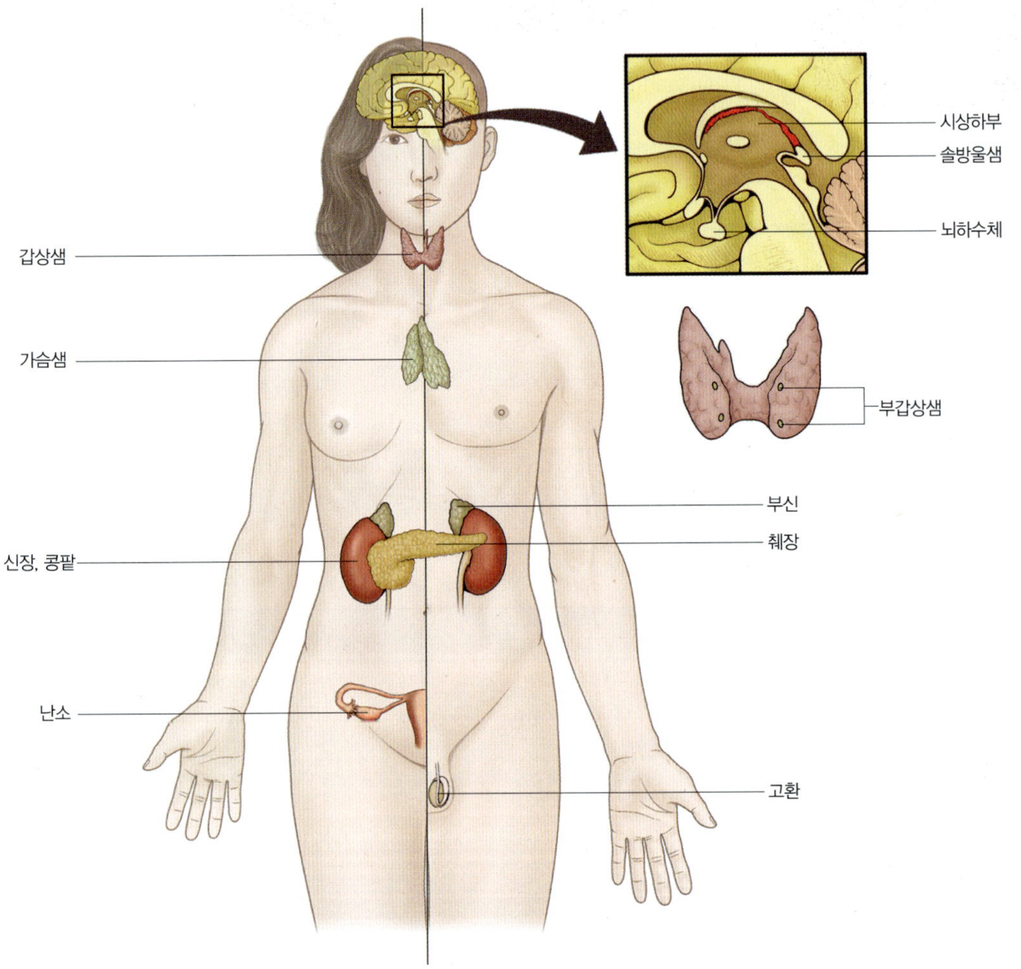

가슴샘 | 흉선 / thymus
갑상샘 | 갑상선 / thyroid gland
고환 | testis
난소 | ovary
내분비샘 | 내분비선 / endocrine glands
뇌하수체 | 하수체 / pituitary gland
랑게르한스섬 | islands of Langerhans
부갑상샘 | 부갑상선 / parathyroid gland
부신 | 콩팥위샘 / suprarenal gland; adrenal gland
솔방울샘 | 송과체 / pineal gland; pineal body
시상하부 | hypothalamus
췌장소도 | 이자섬 / pancreatic islet
췌장 | 이자 / pancreas
신장, 콩팥 | kidney

해부 · 생리학적 용어

내분비샘

신체는 외분비샘과 내분비샘, 두 종류의 샘을 가지고 있다. 외분비샘은 생산물을 관으로 분비하며, 관에서 분비물을 몸통공간, 기관의 내강, 신체 외표로 옮긴다. 외분비샘은 땀, 피지, 점액, 소화샘을 포함한다. 반대로 내분비샘은 관이 아니라 분비세포를 둘러싼 사이질액으로 생산물인 호르몬을 분비한다. 사이질액으로부터 호르몬은 모세혈관으로 확산되어 호르몬을 함유한 혈액은 몸 전체로 이동한다. 내분비샘은 뇌하수체, 갑상샘, 부갑상샘, 부신, 솔방울샘 등이 있다. 일차적으로 호르몬의 효과가 반영되는 기관이나 구조를 표적장기라고 하는데, 내분비샘은 두 가지 방법으로 호르몬을 분비한다.
1. 호르몬은 신경계에 반응하여 분비된다. 2. 뇌하수체가 내분비샘에 작용하는 호르몬을 생산하여 내분비샘이 호르몬을 분비하게 한다.

뇌하수체 | hypophysis
뇌저부에 있으며 안장에 위치하는 이중기원의 상피성 소체. 중요한 내분비장기 중 하나이다. 전엽, 중엽, 후엽의 세 부분으로 이루어져 있고, 다른 내분비샘의 활동을 지배하는 호르몬을 분비하며, 생식과 발육에 밀접한 관계가 있다.

hypophysis /haipáfisis/ 뇌하수체 /뇌하수체, 하수체

샘뇌하수체 | adenohypophysis
뇌하수체의 전엽으로서 후엽 또는 신경하수체와 구별하여 사용된다.

adenohypophysis /ǽdinouhaipáfisis/ 샘뇌하수체 /샘뇌하수체, 선하수체

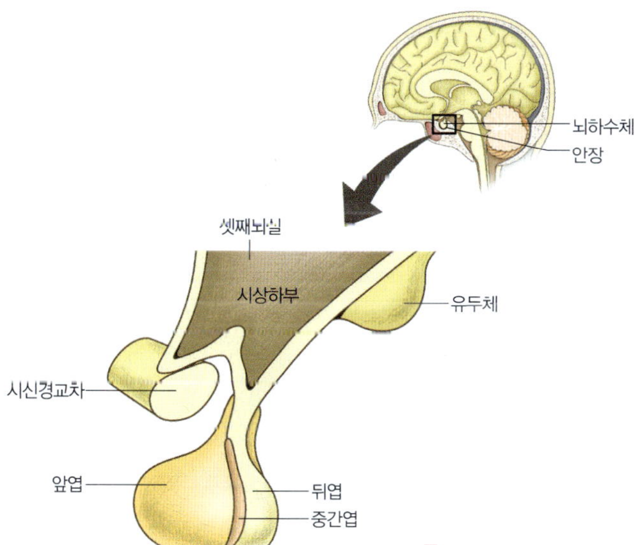

뇌하수체의 부분

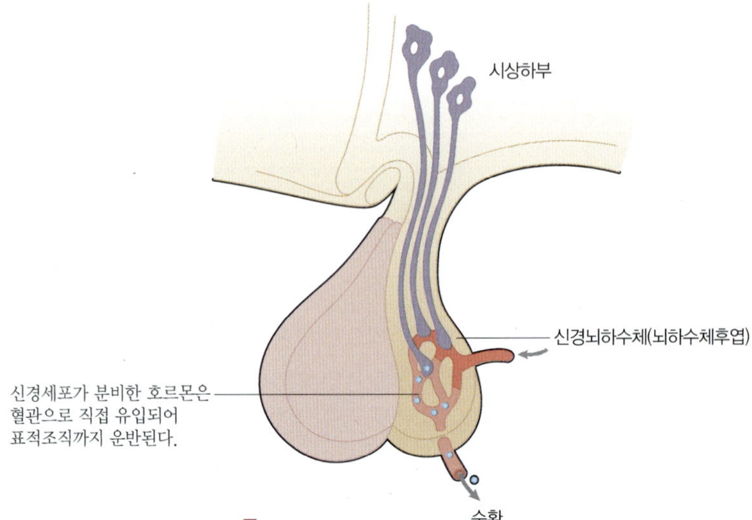

■ 신경뇌하수체

neurohypophysis /njù:rouhaipáfisis/ 신경뇌하수체 /신경(뇌)하수체, 하수체신경약, 하수체후엽

신경뇌하수체 | neurohypophysis

뇌하수체 가운데 제3뇌실저가 돌출해서 발생하는 부분으로 신경엽이라고도 하고, 기본적으로는 중추신경조직과 같은 구조를 지녀 정중융기 및 누두로 이루어지는 깔때기와 후엽으로 대별된다. 정중융기에는 뇌하수체문맥계의 입구라고도 할 수 있는 모세혈관망이 발달해 선성 하수체 전엽으로부터의 호르몬 분비를 조절하는 방출호르몬이나 억제호르몬이 분비된다.

pineal body /páiniəl bádi/ 솔방울샘, 송과체 /송과체, 솔방울샘, 송과선

솔방울샘, 송과체 | pineal body

좌우대뇌반구 사이 셋째 뇌실의 뒷부분에 있는 솔방울 모양의 내분비기관. 긴지름은 12 mm, 무게는 170 mg 정도이며, 생식샘자극호르몬을 억제하는 멜라토닌을 만들어 낸다.

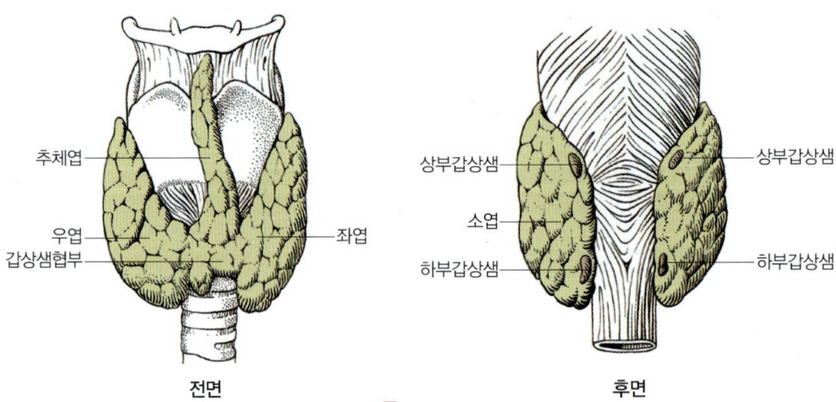

■ 갑상샘

갑상샘 | thyroid gland

후두의 전면 갑상연골 아래에 있는 내분비샘. 갈색의 빛깔을 띠고 무게는 30~60 g이다. 갑상샘호르몬을 분비하고 저장하며 필요에 따라 방출한다. 갑상샘이 분비하는 호르몬은 티록신이며, 다량의 요오드를 함유한다.

thyroid gland /θáirɔid glænd/ 갑상샘 /갑상샘, 갑상선

부갑상샘 | parathyroid gland

갑상샘 좌우양엽 후면 상하에 붙어있는 2쌍의 좁쌀크기의 기관. 네 개의 부갑상샘은 결합조직의 피막으로 싸여 있어서 갑상샘과는 떨어져 있다. 혈중 칼슘 농도가 일정하게 유지되도록 부갑상샘호르몬의 양을 조절한다. 주세포에서 부갑상샘호르몬인 파라트호르몬이 분비된다.

parathyroid gland /pæ̀rəθáirɔid glænd/ 부갑상샘 /부갑상샘, 부갑상선

가슴샘, 흉선 | thymus

종격의 전상부에 위치한 림프성 장기. 사춘기에 최고의 무게에 달하였다가 이후에 퇴축된다. 이것은 세포매개성 면역기능의 발달과 성숙에 필요한 장기이며, 회백색으로 보통 정중면에서 결합조직에 의해 결합된 두 개의 엽으로 되어 있다.

thymus /θáiməs/ 가슴샘, 흉선 /가슴샘, 흉선

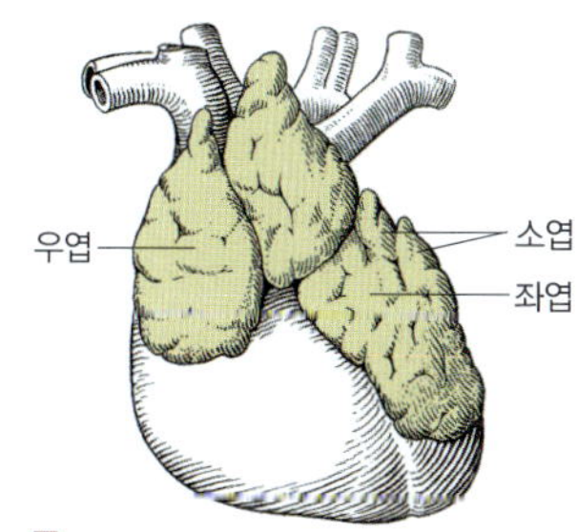

■ 가슴샘

췌장 [동]이자 | pancreas

비장과 십이지장 사이에서 위 후방으로 퍼져 있는 길이 약 15 cm의 가늘고 긴 장기. 소화기관의 일부분으로 췌장액을 분비한다. 췌장액을 분비하는 선조직 사이에는 섬 모양의 특수한 조직인 랑게르한스섬이 존재한다. 췌장섬의 총용적은 췌장 전체의 1~2%로서 a세포와 b세포 두 종류의 세포가 있다. 췌장액은 무색 투명하며 1일 분비량은 평균 700 mg이다.

pancreas /pǽŋkriəs/ 췌장 [동]이자 /이자, 췌장, 지라, 취(장)

부신 | adrenal gland

좌우의 신장 위에 있는 내분비샘. 피질과 수질로 나뉘어 있어서 피질에서는 부신피질호르몬을 분비하고, 수질에서는 부신수질호르몬을 분비한다. 부신피질은 하수체호르몬인 부신피질자극호르몬의 지배하에서 스테로이드호르몬인 당질부신피질호르몬, 무기질부신피질호르몬, 에스트로젠, 안드로젠,

adrenal gland /ədríːnəl glænd/ 부신 /부신, 콩팥위샘

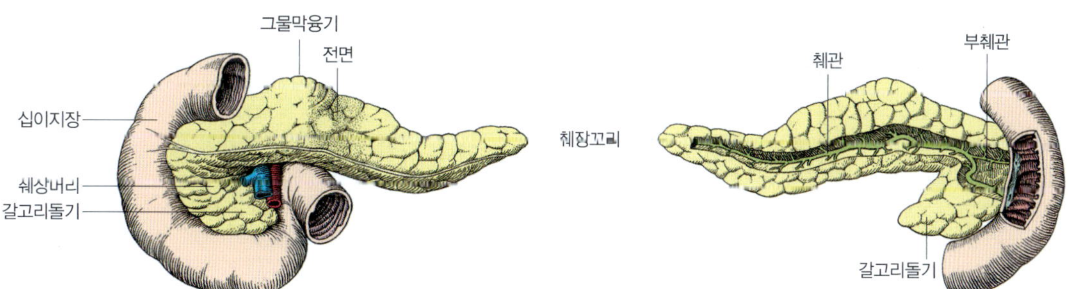

■ 췌장

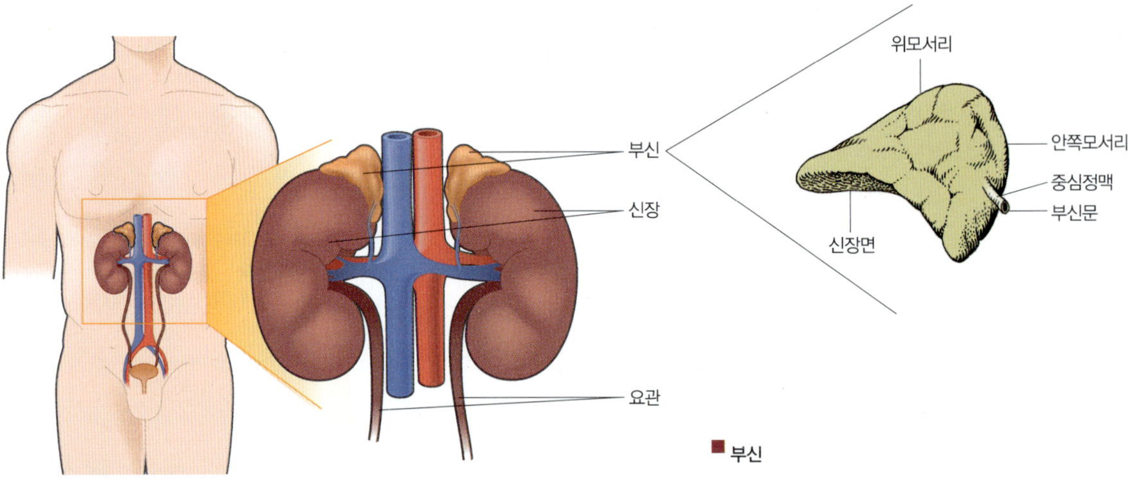

■ 부신

프로제스틴 등을 생성한다. 부신수질은 카테콜아민인 에피네프린과 노르에피네프린을 생성한다.

ovary /óuvəri/ 난소 /난소, 씨방

난소 | ovary

여성의 성 기관으로 수정에 필요한 난자를 생성한다. 자궁의 주위 양쪽으로 두 개가 있으며, 여성호르몬을 생성하여 여성으로서의 2차성장 발달에 기여한다. 난소에 생성된 난자는 난관에서 수정이 되거나, 혹은 수정이 되지 않은 채, 난관을 따라 자궁에 이르게 되고 이후 황체기를 맞이한 난소에서 나오는 황체호르몬에 의해 월경이 시작된다(수정이 되면, 난소에서는 황체의 형성이 일어나지 않으며, 월경이 발생하지 않고 임신을 유지하게 된다).

testis /téstis/ 고환 /고환, 정소

고환 | testis

음낭 속에 있는 공 모양의 기관. 좌우 한 쌍이 있으며, 정자를 만들고 남성 호르몬을 분비한다. 소엽 내에는 정세관이 있어서 정자를 생성하고 있다. 또한 특수 간질세포가 테스토스테론을 분비한다.

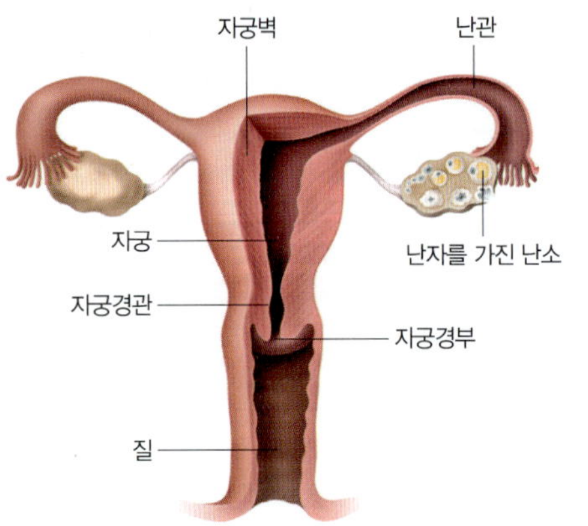

■ 여성생식기의 단면도

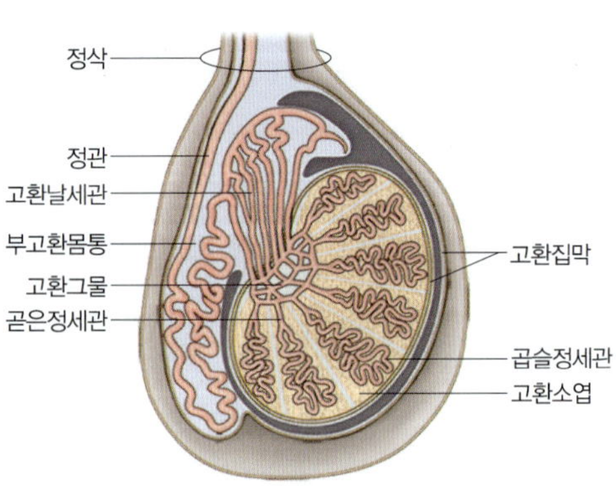

■ 고환의 단면도

호르몬

일반적으로 신체에 존재하는 50개 정도의 호르몬은 일정 형태의 세포에만 영향을 미친다. 일부 세포만 특정 호르몬에 반응하고, 다른 세포는 그렇지 않은 이유는 세포의 호르몬 수용기 유무 때문이다.
호르몬은 신경전달물질처럼 화학작용으로 특정 단백질 수용기에 결속되어 표적세포에만 영향을 미친다. 일정 호르몬의 표적세포만 호르몬과 결합해서 인식할 수 있는 수용기를 갖고 있기 때문이다. 예를 들어 갑상샘자극호르몬(TSH)은 갑상샘세포의 수용기에만 결합하고 난소 세포에는 결합하지 않는데 난소 세포에는 갑상샘자극호르몬 수용기가 없기 때문이다.

샘뇌하수체 | adenohypophysis

부신피질자극호르몬 | adrenocorticotropic hormone
뇌하수체 전엽에서 분비되어 부신피질을 자극하는 단백성 호르몬. 부신피질세포의 스테로이드호르몬 생합성의 조절단계인 콜레스테롤로부터의 프레그네놀론생성을 촉진한다. 여러 종류의 정신적 · 육체적 스트레스에 의해 분비가 자극된다.

adrenocorticotropic hormone /ədrì:nəkɔ̀:rtikάtrəpik hɔ́:rmoun/
부신피질자극호르몬
/부신겉질자극호르몬, 부신피질자극호르몬

난포자극호르몬 | follicle stimulating hormone
뇌하수체전엽에서 분비되는 생식샘자극호르몬으로서 여성에서는 난소의 난포를 자극하고 남성에서는 정자형성을 자극한다. 황체형성 호르몬 LH 이 동시에 작용하지 않고서는 에스트로젠의 분비가 되지 않으며, 성숙된 난포도 퇴화한다.

follicle stimulating hormone /fάlikl stìmjuléitiŋ hɔ́:rmoun/
난포자극호르몬 /난포자극호르몬

멜라닌세포자극호르몬 | melanocyte-stimulating hormone
뇌하수체 중엽에서 분비되면서 체색변화에 관계하는 호르몬. 호염기성이며, 분비과립을 함유하고 있다. 멜라닌세포에 작용하여 그 속에 들어 있는 멜라닌을 확산시켜 피부를 검게 하는 작용을 한다. 멜라닌세포자극호르몬의 분비는 빛에 의해 좌우된다.

melanocyte-stimulating hormone /méiənousait-stìmjuléitiŋ hɔ́:rmoun/
멜라닌세포자극호르몬
/멜라닌세포자극호르몬

갑상샘자극호르몬 | thyroid-stimulating hormone
갑상샘의 분비기능을 촉진시키는 뇌하수체 전엽호르몬의 하나. 뇌하수체 전엽의 b세포에서 생산되는 당단백질로 갈락토사민 · 글루코사민을 함유하고 있으며, ① 갑상샘세포를 증식시키고, ② 갑상샘조직과 혈장 사이의 요오드이온이 상피세포 내로 들어가게 하고, ③ 갑상샘호르몬의 트라이아이오도타이로닌 · 타이록신의 합성을 촉진한다.

thyroid-stimulating hormone /θáirɔid-stìmjuléitiŋ hɔ́:rmoun/
갑상샘자극호르몬

growth hormone /gróuθ hɔ́:rmoun/ 성장호르몬 /성장호르몬

성장호르몬 | growth hormone

성장을 촉진하는 물질을 총칭하며, 특히 뇌하수체전엽에서 생산 · 분비되는 호르몬. 시상하부의 성장호르몬방출호르몬과 성장호르몬 분비억제호르몬의 이중지배를 받고 있다. 소아기에 과잉일 때에는 거인증이 되고, 성인 이후에 과잉일 때에는 말단비대증이 되며 성장기 이전에 부족하면 소인증이 된다.

luteal hormone /lú:tiəl hɔ́:rmoun/ 황체호르몬 /황체호르몬

황체호르몬 | luteal hormone

황체에서 분비되는 호르몬의 하나. 주로 난소의 황체나 태반에서 분비되며, 임신을 유지하는 작용을 한다. 무월경, 절박성 및 습관성 유산의 치료에 쓴다.

prolactin /proulǽktin/ 프로락틴, 젖분비호르몬 /프로락틴, 젖분비호르몬, 황체자극호르몬

프로락틴, 젖분비호르몬 | prolactin

분만 후 포유류에서 젖분비를 자극하여, 유지하는 하수체전엽 호르몬의 일종. 임신 약 5주 후부터 분비가 일기 시작하여 임신 말에 분비는 최고도에 달한다. 임신 중 프로락틴분비가 현저하게 높은데도 젖분비가 초래되지 않는 것은 이때 태반에서 다량으로 분비되는 에스트로젠과 황체호르몬이 젖분비를 억제하기 때문이다. 분만 후 에스트로젠과 황체호르몬의 농도가 현저하게 저하되면 젖이 분비된다.

신경뇌하수체 | neurohypophysis

antidiuretic hormone /æ̀ntidàiju:rétik hɔ́:rmoun/ 항이뇨호르몬 /항이뇨호르몬

항이뇨호르몬 | antidiuretic hormone

시상하부의 시각상핵에 있는 신경분비세포에서 생산되며, 하수체후엽으로 뻗는 축삭말단에서 분비되는 호르몬이다. 항이뇨작용, 혈압상승작용이 있다.

oxytocin /ὰksitóusin/ 옥시토신 /옥시토신

옥시토신 | oxytocin

시상하부의 신경세포에서 형성되고, 뇌하수체후엽에 저장되는 2종의 호르몬 중의 하나. 다른 1종은 바소프레신이다. 자궁수축작용과 젖배출작용이 있다.

솔방울샘, 송과체 | pineal body

melatonin /mèlətóunin/ 멜라토닌

멜라토닌 | melatonin

송과체에 의해 혈류로 분비되는 유일한 호르몬. 혈중 농도는 낮보다 밤에 10배나 올라간다. 이 호르몬은 생식샘자극호르몬을 포함한 수많은 내분비 기능을 억제하기 위해, 피부 색소 침착을 감소시키기 위해 나타난다. 주입되었을 때, 외인성 멜라토닌은 졸음을 유발한다.

serotonin /sèrətóunin/ 세로토닌 /세로토닌

세로토닌 | serotonin

혈액이 응고할 때에 혈관 수축 작용을 하는 아민류의 물질. 신경전달물질로서, 장관운동 촉진물질로서 기능하는 외에, 혈소판에 고농도로 함유되어 혈액 속

으로 들어와 모세혈관의 수축 · 지혈에 관여한다. 비만세포와 호염기구가 방출하는 것은 염증 제1기의 즉시형 혈관투과성을 항진시키는 화학매개물이 된다.

갑상샘 | thyroid gland

타이록신 | thyroxine

갑상샘 소포세포에서 갑상샘글로불린과 요오드를 재료로 생산 · 분비되는 호르몬. 갑상샘 안에서 생산된다. 타이로닌의 요오드유도체로, 생물학적 작용으로서 기초대사의 유지, 탄수화물, 지질, 단백질의 각 대사의 원활화와 정상적인 성장과 성숙, 신경기능의 발현에 필수이다. 분비는 상위부터 차례로, 시상하부에서의 갑상샘자극호르몬방출호르몬, 하수체전엽의 갑상샘자극호르몬에 의해 조절된다.

thyroxine /θairάksin/ 타이록신 /티록신

칼시토닌 | calcitonin

혈액 속의 칼슘량을 조절하는 갑상샘호르몬. 갑상샘의 소포옆세포(C세포)로부터 분비되는 32개의 아미노산으로 이루어지는 폴리펩타이드 호르몬이다. 혈액 중의 칼슘농도와 인산농도를 저하시키는 작용이 있다.

calcitonin /kӕlsitóunin/ 칼시토닌 /칼시토닌

부갑상샘 | parathyroid gland

부갑상샘호르몬 | parathormone

부갑상샘에서 분비되는 폴리펩타이드 호르몬. 칼슘과 인의 대사 및 뼈형성을 조절한다. 84개의 아미노산으로 된 폴리펩타이드이다. 주된 작용은 혈액 중의 칼슘농도를 증가시키는 것으로서 골흡수와 신장에서 칼슘의 재흡수와 인산배설을 촉진한다. 신장에서 활성형 비타민 D 생합성을 촉진하는 작용도 있다. 이 호르몬의 분비량 조절은 혈중의 칼슘양이 저하되면 직접 부갑상샘에 작용해서 분비를 촉진한다.

parathormone /pӕrəθɔ́:rmoun/ 부갑상샘호르몬 /부갑상샘호르몬, 파라트호르몬

가슴샘, 흉선 | thymus gland

티모신 | thymosin

호르몬이라고 믿어지는 체액성분으로, 가슴샘으로부터 분비되어 말초림프조직, 특히 가슴샘 의존영역의 발육을 촉진한다. thymic hormone이라고도 한다.

thymosin /θáiməsi:n/ 디모신

췌장 [동]이자 | pancreas

글루카곤 | glucagon

췌장에 있는 랑게르한스섬의 a-세포에서 분비되는 호르몬. 글루카곤 또는 항인슐린, 인슐린 B라고도 한다. 인슐린과는 반대로 혈당량을 증가시키는 작용을 한다.

glucagon /glú:kəgən/ 글루카곤 /글루카곤

insulin /ínsjulin/ 인슐린 /인슐린

인슐린 | insulin

췌장 랑게르한스섬의 B세포가 합성 · 분비하는 호르몬단백질. 포도당을 당원으로 바꾸는 호르몬단백질로 혈중의 당농도 상승으로 인하여 분비가 촉진된다. 근육 · 지방조직 · 간 등 표적세포의 수용체 단백질과 결합하여 정보를 세포 내로 전달함으로써 혈액 중에서 당, 지질, 아미노산 대사를 조절한다. 당을 조직에 받아들이는 것을 촉진하여 혈당을 저하시킨다. 생성 · 분비량 저하, 조직세포의 수용체 부족은 고혈당의 원인이 된다.

pancreatic islet /pæŋkriǽtik áilit/ 췌장소도, 이자섬 /이자섬, 췌장소도

췌장소도, 이자섬 | pancreatic islet

췌장 내에 섬 모양으로 산재하는 내분비세포무리. 췌장 전체에 있지만 특히 췌장의 끝부분에 많다. α세포, β세포 및 δ세포 등 세 종류의 세포로 이루어져 있고, 가장 많은 β세포가 인슐린을 분비한다. α세포는 혈당을 증가시키는 글루카곤을 분비한다.

부신 | adrenal gland

adrenal cortex /ədríːnəl kɔ́ːrteks/ 부신피질 [동]부신겉질 /부신겉질, 부신피질

부신피질 [동]부신겉질 | adrenal cortex

부신의 바깥층을 이루고 있는 내분비 조직. 세 개 층으로 구성되어 있으며, 스테로이드계의 호르몬을 분비한다.

aldosterone /æ̀ldoustéroun/ 알도스테론 /알도스테론

알도스테론 | aldosterone

부신피질의 가장 바깥층과 과립층에서 생성, 분비되는 주요한 전해질조절 스테로이드 호르몬. 탄수화물대사를 조절하며 생체의 전해질, 특히 신장요세관에 작용하여 나트륨의 배설을 억제하고, 칼륨의 배설을 촉진시킨다.

cortisol /kɔ́ːrtisoul/ 코티솔 /코티솔, 코르티솔

코티솔 | cortisol

부신피질에서 만들어지는 물질로 지방질, 당질, 단백질의 대사에 관계하는 호르몬. 지방질과 단백질을 분해하여서 당질을 만드는 역할을 하고 또 체내에 저장되어 있는 당질을 혈액 속으로 배출하는 역할을 한다. 하이드로코티손이라고도 불린다.

corticosteroid /kɔ̀ːrtikɑstérɔid/ 코티코스테로이드 /겉질스테로이드, 코르티코스테로이드, (부신)피질스테로이드

코티코스테로이드 | corticosteroid

신장 위에 존재하는 삼각뿔의 형태를 지닌 기관인 부신피질에서 만들어지는 호르몬. 그 역할에 따라서 당질부신피질호르몬, 무기질부신피질호르몬, 안드로젠 · 에스트로젠과 같은 세 가지 호르몬으로 나누어진다.

glucocorticoid /glùːkəkɔ́ːrtikɔid/ 당질부신피질호르몬, 글루코코티코이드 /글루코코르티코이드, 당류, 당질, 부신피질호르몬〈코르티코이드〉, 당류〈당질〉코르티코이드

당질부신피질호르몬, 글루코코티코이드 | glucocorticoid

부신피질에서 분비되는 스테로이드호르몬 중 당질대사에 관여하고, 간당원의 저장이나 단백질 · 지질의 당질 생성작용을 촉진하는 화합물의 무리.

무기질부신피질호르몬 [동]미네랄코티코이드 | **mineralocorticoid**
체내의 전해질과 수분의 조절에 관여하는 호르몬. 신장에 작용하여 수분과 나트륨의 배설을 억제하여 수분, 나트륨의 체내 양을 증가시키는 역할을 한다.

1. 남성호르몬 2. 안드로젠 | **androgen**
남성생식계의 성장과 발달에 영향을 미치는 호르몬의 총칭. 남성의 2차 성징 발달에 작용하는 호르몬으로, 주로 남성의 고환에서 분비되지만 일부는 부신피질과 여성의 난소에서도 분비된다. 안드로젠은 골조직에서 단백질의 증가, 신장의 무게와 크기, 땀과 피지선의 활동 증가, 적혈구세포의 재생 등에 관여한다.

에스트로젠 | **estrogen**
난소 안에 있는 난포에서 분비되는 난포호르몬의 총칭. 난포호르몬, 발정 호르몬이라고도 한다. 에스트로젠은 비임신 시에는 여포호르몬의 조절에 의해서, 주로 난소에서 생성되며, 임신 시에는 주로 태반에서 만들어진다. 사람에서는 난소, 부신피질, 고환, 태아 태반계에서 만들어진다.

부신수질 [동]부신속질 | **adrenal medulla**
부신의 안쪽 부분. 부신수질세포는 자율신경계 교감신경이 자극될 때 에피네프린과 노르에피네프린을 분비한다.

에피네프린 | **epinephrine**
신장 위에 존재하는 삼각형 모양의 기관인 부신의 내부에 해당하는 수질에서 분비되는 물질, 또한 교감신경의 말단에서도 분비되기도 한다. 생리적으로는 심장에 작용하여 심박수 및 심장에서 내보내는 피의 양을 증가시키며 혈관벽에 직접 작용하여 많은 혈관을 현저하게 수축시키나, 심장과 혈관에 대한 이상과 같은 작용의 결과로 혈압이 상승한다.

노르에피네프린 | **norepinephrine**
부신속질에서 아드레날린과 함께 추출되는 호르몬. 교감신경의 말단에서 화학 전달물질로서 분비된다. 아드레날린에서 n 메틸기가 떨어진 물질이며, 그 작용은 아드레날린과 비슷하나 양적으로나 질적으로 다소 차이가 있다. 부신에 있는 효소와 ATP를 필요로 하는 반응에 의해 메틸기의 전이로 아드레날린이 된다. 수질 이외의 크롬친화조직으로부터는 노르아드레날린이 분비된다.

아드레날린 | **adrenalin**
부신의 수질에서 분비되는 호르몬이며, 교감신경의 말단에서도 분비된다. 신경전달물질의 하나이다. 그 작용은 a작용(a1, a2)과 b작용(b1, b2)을 나타내며 대상이 되는 조직이나 사용량 등에 의해 효과가 달라진다. 일반적인 a작용으로

mineralocorticoid /mìnərəloukɔ́:rtikɔid/ 무기질부신피질호르몬 [동]미네랄코티코이드 /광물부신겉질호르몬, 전해질〈염류, 광질〉부신피질호르몬〈코르티코이드〉

androgen /ǽndrədʒən/ 1. 남성호르몬 2. 안드로젠 /남성호르몬, 안드로젠

estrogen /éstrədʒən/ 에스트로젠 /여성호르몬, 에스트로젠, 난포호르몬

adrenal medulla /ədrí:nəl medʌ́lə/ 부신수질 [동]부신속질 /부신수질

epinephrine /èpinéfrin/ 에피네프린 /에피네프린

norepinephrine /nɔ̀:repinéfrin/ 노르에피네프린 /노르에피네프린

adrenalin /ədrénəlin/ 아드레날린 /아드레날린

서는 말초혈관 수축, 혈압상승, 자궁근수축 등이며, b작용으로서는 기관지확장, 심박수증가, 심박출량증가, 심장혈류량의 증가, 혈당치상승, 골격근의 혈관확장 등이다.

난소 | ovary

estradiol /èstrədáioul/
에스트라디올 /난포호르몬, 에스트라디올

에스트라디올 | estradiol

척추동물 암컷의 난소에서 분비되는 스테로이드호르몬. 난소의 난포에서 생성되며, 여성의 이차성징을 발현하여 여성을 발정하게 하는 작용을 한다. 보통은 베타 에스트라디올을 가리키며, 난포호르몬 즉, 에스트로젠의 세 가지 종류 중의 하나이다 에스트로젠의 3종류 중에서 가장 강력한 에스트로젠 작용이 있다. 난소·태반 등에서 추출·결정화되었다.

progesterone /proudʒéstəroun/
황체호르몬 [동]프로제스테론 /프로게스테론, 황체호르몬, 프로제스테론

황체호르몬 [동]프로제스테론 | progesterone

황체, 부신피질, 태반에서 만들어지는 호르몬. 증식기의 자궁내막을 분비기의 자궁에 이끌어 수정란을 받아들이며, 발육에 적합한 자궁내막을 준비하여 임신을 유지하는 기능을 갖고 있다. 임신한 돼지에서 분리 또는 인공적으로 합성하여 만든 제품이 있다.

고환 | testis

testosterone /testástəroun/
1. 테스토스테론 2. 남성호르몬 /남성호르몬, 테스토스테론

1. 테스토스테론 2. 남성호르몬 | testosterone

뇌하수체의 황체호르몬의 조절에 의해 고환의 간질세포에서 분비된다. 콜레스테롤을 재료로 하여 합성되는 스테로이드 호르몬으로서 테스토스테론은 그 중 작용이 가장 강한 대표적 남성호르몬이다. 작용은 남성화 작용으로서 성기주위의 체모의 분포, 음성의 변화, 여드름 등의 이차성징을 유발하고 체단백 생성을 증가시키는 단백합성작용도 있다.

■ 메커니즘과 관련된 용어

catecholamine /kæ̀tikɔ́:ləmi:n/
카테콜아민 /카테콜라민, 카테콜아민

카테콜아민 | catecholamine

교감신경의 작용을 항진시킬 수가 있는 일련의 화합물. 분자의 방향족 부분은 카테콜, 지방족 부분은 아민으로 되어 있다. 이러한 화합물에는 도파민, 노르에피네프린, 에피네프린이 있으며 이 세 가지는 분포, 생리작용 등에서 각각 다른 특징을 가진다.

homeostasis /hòumiəstéisis/
항상성 /항상성, 호메오스타시스

항상성 | homeostasis

생물체가 끊임없이 외적 및 내적 환경의 변화를 받으면서도 개체로서의 생리적

상태를 안정된 상태로 유지하는 기능. 동적 평형이라고도 한다. 체내의 안정된 상태를 단순한 물리화학적 평형상태와 구별하기 위하여 설정한 개념이며, 신체의 모든 장기(소화기 · 순환기 · 호흡기 등)의 협조에 의하여 얻어지는데, 그 전체적인 조절은 자율신경계와 내분비계에 의하여 이루어진다.

스테로이드 | steroid

시클로펜타노히드로페난트렌환(스테로이드핵, 스테린핵)을 갖는 화합물의 총칭. 스테로이드의 알코올을 스테린 또는 스테롤이라고 한다. 콜레스테롤, 남성호르몬, 에스트로젠, 황체호르몬, 부신피질호르몬 등 외에 담즙산, 두꺼비독, 비타민 D 등이 있다. 스테로이드 유도체는 호르몬 작용을 비롯하여 중요한 생리 · 약리 작용을 한다. 동식물체에 널리 분포해 있고, 인공으로 합성하기도 한다.

steroid /stérɔid/ 스테로이드 /스테로이드

안장, 터키안장 | sella turcica

두개골 중에서 접형골의 몸통 부위에 앞, 뒤가 올라가 있고 가운데가 쑥 들어가 있는 부분을 말하며, 그 중에서도 가운데 약간 파인 곳은 뇌하수체오목이고, 앞은 말안장 결절, 뒤는 말안장 등으로 경계가 지어진다. 그 안에 뇌하수체가 들어있다.

sella turcica /sélə tə́:rsikə/ 안장, 터키안장 /안장, 말안장, 터어키안

증상 용어

안구돌출(증) | exophthalmos

여러 원인으로 안구가 이상하게 앞쪽으로 돌출되어 있는 상태. 주된 원인은, 안구돌출 갑상샘종, 내분비기능부족, 외안근마비, 두개골 기형, 안구가 들어 있는 두개골 속의 공간인 안와 속에 비정상적인 내용물이 증가하는 것(안와 속의 조직의 염증, 안와 속에 생기는 종양 등), 안구 자체의 팽창에 의한 것(선천성 녹내장)이나 드물게는 심한 근시 등이 있다(그림).

exophthalmos /èksɑfθǽlmɑs/ 안구돌출(증) /눈돌출(증), 안구돌출(증)

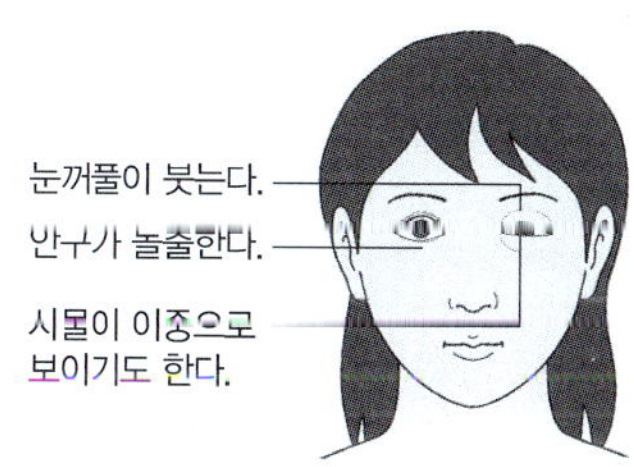

■ 안구돌출증

남성화 | virilism

2차 성발달에 의해 남성의 성적발달이 일어나는 과정을 말함. 이것은 남성호르몬이 안드로젠에 의해 이루어지는데, 병적으로 여성에게서 안드로젠의 증가가 있는 경우 남성화가 일어날 수 있다. 대표적인 것으로 안드로젠을 생성하는 부신피질의 병적상태인 선천성부신피질증식증을 들 수 있다.

virilism /vírəlìzm/ 남성화 /남성화, 남성증

유전조로증 | progeria

생후 반년 정도부터 발생하며, 현저한 성장지연과 피하지방 감소, 두개 · 얼굴 비율의 불균형, 노인얼굴, 골형성 부전 등이 관찰된다. 작은 체구, 수염과 치모의

progeria /prədʒí:riə/ 유전조로증 /유전조로증, 조로(증)

결손, 주름이 많은 피부, 백발노인 같은 얼굴, 태도, 행동 등을 특징으로 한다. 정신·지능의 발달은 정상이고, 성적 성숙은 없지만, 다른 내분비기관의 성숙에는 이상을 발견할 수 없다.

moon face /mu:n feis/
달덩이얼굴 /달덩이얼굴, 월상안

달덩이얼굴 | moon face

쿠싱증후군이나 부신코르티코이드의 투여에 의한 증상 등에서 볼 수 있는 특유한 둥근 얼굴.

hyperglycemia
/hàipərglaisí:miə/ 고혈당
/고혈당(증), 과혈당(증)

고혈당 | hyperglycemia

혈액 속의 포도당 농도(혈당값)가 비정상적으로 상승한 상태. 새벽 공복 시의 혈당치가 140 mg/dL 이상의 경우를 말한다. 혈당치는 음식의 섭취에 따라 변동하며, 정상인은 이것이 70 mg/dL 이하로 되거나, 170 mg/dL 이상으로 되는 일은 거의 없다. 공복 시의 혈당치는 보통 80~120 mg/dL이다.

hypernatremia
/hàipərneitrí:miə/ 고나트륨혈증
/고나트륨혈증, 고나트륨혈(증)

고나트륨혈증 | hypernatremia

혈청 속의 나트륨 농도가 정상치(135~154 mEq/L)보다 높은 상태. 급성과 만성으로 나누며, 혈압저하·빠른맥·피부점막이 건조해지는 등의 증세가 나타난다. 급성인 경우에는 탈수증이 원인이 되어 생기는 경우가 많다. 다량의 땀남·발열·구토·설사 등으로 몸의 수분이 상실되고 나트륨이 그대로 남아 있을 때 나타난다.

buffalo hump /bʌ́fəlou hʌmp/
물소혹 /들소형육봉

물소혹 | buffalo hump

당질부신피질호르몬의 남용이나 과용, 또는 쿠싱증후군과 관련된 코티솔의 과잉 분비로 인해 나타나는 목 뒤 부위의 지방 축적.

obesity /oubí:siti/ 1. 비만
2. 비만증 /비만(증)

1. 비만 2. 비만증 | obesity

신체에 지방이 과잉으로 축적되어 골격상 및 육체상 요구의 한계 이상으로 체중이 증가된 상태. 그러나 체지방의 측정은 쉽지 않기 때문에 수분류나 근육 증가의 경우를 빼고, 일반적으로는 체중증가와 동의어로 생각되어 표준체중(이상체중)을 10~20% 넘는 경우를 비만이라 정의한다. 비만의 원인으로는 유전적 요인, 환경적 요인, 에너지 대사의 이상 등이 있다. 비만의 종류에는 원인에 따라서, 단순 비만과 증후성 비만으로 분류할 수 있다. 단순 비만은 과식과 운동 부족이 그 원인이며, 증후성 비만은 내분비, 시상하부성, 유전 및 대사성 등으로 발생한다.

진단 용어

뇌하수체

뇌하수체전엽 | anterior pituitary gland

anterior pituitary gland /æntí:riər pitjúiteri glænd/ 뇌하수체전엽

기능항진

거인증, 거대증 | gigantism

뇌하수체의 성장호르몬을 분비하는 세포에서 종양이 생겼을 때 과도한 성장 호르몬의 생성으로 발생되는 질환. 뼈에서 길이의 성장을 담당하는, 연골로 구성되어 있는 부위인 뼈끝융합이 일어나기 전에 종양이 생겼을 때는 거인증이 일어나지만 뼈끝 융합이 일어난 후에 생겼을 때는 말단비대증이라는 병이 일어난다.

gigantism /dʒaigǽntizəm/ 거인증, 거대증 /거인증, 거대증, 거대발육

말단비대증 | acromegaly

뇌하수체 성장 호르몬의 과다 분비로 인해 손 · 발 · 코 · 턱 · 입술 등 몸의 말단 부분이 비대칭적으로 커지는 병. 이 증상을 가진 성인에게서 나타나는 변화는 몸털이 증가하고 피부가 두터워지며 얼굴의 모습이 험상궂게 변한다.

acromegaly /ækrəmégəli/ 말단비대증 /말단비대증, 선단거대증, 말단거대증

기능저하

왜소증 | dwarfism

키발육이 부족하여 표준보다 훨씬 작은 경우 또는 그런 사람. 같은 인종, 같은 연령의 평균 키에 대한 표준편차의 3~4배가 작을 경우, 성인의 경우 1 m 미만인 경우로 정의하고 있으나 그 판단기준이 애매하다. 이 중 지능 및 생식기의 발육장애가 없고 연령과 뼈의 X선 촬영으로 측정되는 골연령이 일치되어 있는 경우를 원발성 왜소증이라 한다. 뇌하수체의 이상으로 인해서 뼈의 성장에 관여하는 성장 호르몬의 분비 저하에 의한 왜소증을 하수체성 왜소증이라고 한다.

dwarfism /dwɔ́:rfizəm/ 왜소증 /난장이(증), 난쟁이, 왜소증

지몬즈병 | Simmonds disease

외상, 혈관의 손상, 종양으로 인해 뇌하수체 앞엽의 위축. 출산 중 저혈압시기에 빈혈에 의해 초래되는 뇌하수체 괴사로 일반적으로 출산 후에 발병한다. 임상적으로 무덕증, 체중과 체모의 손실, 동맥의 저혈압, 그리고 갑상샘, 부신, 생식선의 기능저하의 징후 등이 특징적으로 나타난다.

Simmonds disease /dizí:z/ 지몬즈병

posterior pituitary gland
/pɑstí:riə pitjúiteri glænd/
뇌하수체후엽

diabetes insipidus /dàiəbí:tis insípidəs/ 요붕증 /요붕증

Sheehan's syndrome
/síndroum/ 시한증후군 /쉬한증후군

goiter /gɔ́itər/ 갑상샘종 /갑상샘종, 갑상선종, 고이터, 갑상선종대

endemic goiter /indémik gɔ́itər/
풍토갑상샘종 /풍토병갑상샘종, 풍토병방패샘종, 지방병성갑상선종

adenomatous goiter
/ædinoumátəs gɔ́itər/
샘종성갑상샘종 /샘종성갑상샘종, 선종성갑상선종

뇌하수체후엽 | posterior pituitary gland

‖ 기능저하

요붕증 | diabetes insipidus

1일 소변의 양이 4~15리터로 병적으로 증가하는 상태. 이 증상은 뇌의 바닥에 붙어 있는 호르몬을 주로 분비하는 작은 기관인 뇌하수체후엽에서 분비되어 수분의 흡수를 촉진하여 체내에 수분의 양을 늘리는 역할을 하고 동시에 혈관을 수축시키는 작용이 있어 혈압을 상승시키는 역할도 하는 항이뇨호르몬의 부족에 의한다.

시한증후군 | Sheehan's syndrome

분만 후에 일어나는 하수체의 괴사로서 종종 분만중의 쇼크 및 대량의 자궁출혈에 합병되며, 뇌하수체저하증의 여러 가지 형태를 일으킨다.

■ 갑상샘

갑상샘종 | goiter

갑상샘이 커진다는 의미로서, 일반적으로 갑상샘 조직의 증식 · 비대 및 그 일부분의 퇴행변성을 말한다. 여자에게 잘 일어나고 가계적 소인 경향이 있다. 때로는 갑상샘항진증에 후속하여 나타나며, 환자는 갑상샘비대를 일으키고 점진적으로 갑상샘 기능 저하 상태에 빠진다.

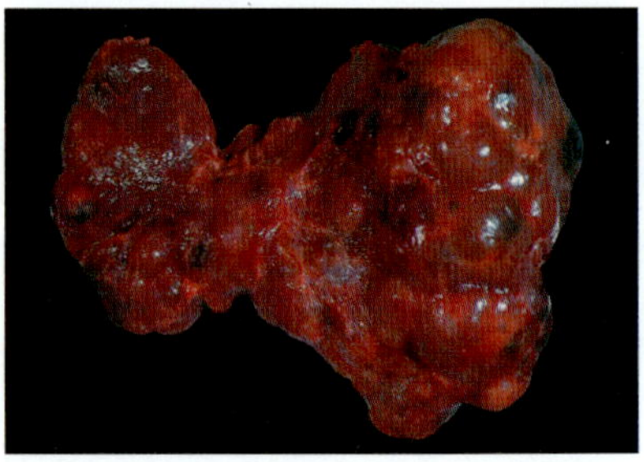

■ **갑상샘종** 갑상샘안에 증식이 다발로 일어난다.

풍토갑상샘종 | endemic goiter

알프스 산간 지방, 히말라야 등의 지방에 사는 사람들에게서 집단적으로 생기는 갑상샘종을 말한다. 주로 갑상샘호르몬의 생산에 꼭 필요한 요오드의 섭취가 부족한 곳의 사람들에게서 잘 생긴다.

샘종성갑상샘종 | adenomatous goiter

갑상샘에 있는 갑상샘호르몬을 분비하는 세포에서 생긴 종양으로 인해서 갑상샘이 커진 경우를 말한다.

하시모토병 | Hashimoto's disease

면역체계 이상 때문에 갑상샘에 만성 염증이 생기는 병으로, 만성림프구성 갑상샘염이라고도 한다. 환자는 여성이 압도적으로 많고 여성 30명 중 1명의 비율로 발병하는 것으로 알려져 있다.이 병은 일본의 외과의사 하시모토 히카루의 이름을 따서 명명되었다. 증상은 몸과 마음의 활기가 시들어버린 듯한 증상이 나타나고, 에너지가 부족하여 동작이 느려지며, 몸에서 열을 만들어 낼 수가 없어 쉽게 추위를 탄다. 또한 전신이 붓고 체중이 증가하며, 기억력이나 집중력이 떨어지고 하루 종일 잠만 자는 일이 많아진다.

Hashimoto's disease /dizí:z/
하시모토병 /하시모토병

갑상샘항진(증) | hyperthyroidism

갑상샘의 기능이 병적으로 증가하여 호르몬이 과다하게 분비되는 병. 혈액 중의 갑상샘호르몬 농도가 상승함에 따라 특유의 임상 증세나 생화학적인 변화를 나타내는 것을 일컫는다. 20~50대의 여성에게서 많이 발생한다. 혈액 속에 갑상샘호르몬이 많아지면 물질대사가 항진되므로 몸이 더워지고 외부 온도에 대해 매우 예민해진다. 이 병은 자가면역질환인 그레이브스병에 의한 경우가 대부분이지만, 이밖에 독성결절성고이터, 뇌하수체의 갑상샘자극호르몬 분비선종, 무통성 갑상샘염이나 아급성 갑상샘염의 초기에도 나타난다.

hyperthyroidism
/hàipərθáirɔidìzəm/
갑상샘항진(증) /갑상샘항진증, 갑상선기능항진(증), 고갑상선기능증

갑상샘저하증 | hypothyroidism

갑상샘 기능 저하로 갑상샘호르몬이 감소되는 병. 그 증상은 구별하기 어려울 만큼 서서히 발생한다. 성인성, 선천성, 연소성으로 나뉘며 성인성은 점액부종, 선천성은 크레틴병, 연소성은 점액부종인 것도 있다. 멍청한 얼굴 표정을 보이며, 쉰 목소리와 느린 말투를 보인다. 얼굴부종과 눈주위 부종으로 추위를 못 견디며, 눈꺼풀이 처진다. 또 건조한 머리카락과 거친 피부, 비늘과 함께 혀가 두꺼워진다. 대개 환자들은 손발의 말초감각 이상을 호소하는데, 이는 단백질성

hypothyroidism
/hàipəθáirɔidizəm/ 갑상샘저하증
/갑상샘저하증, 방패샘저하증, 갑상선기능저하증, 저갑상선기능증

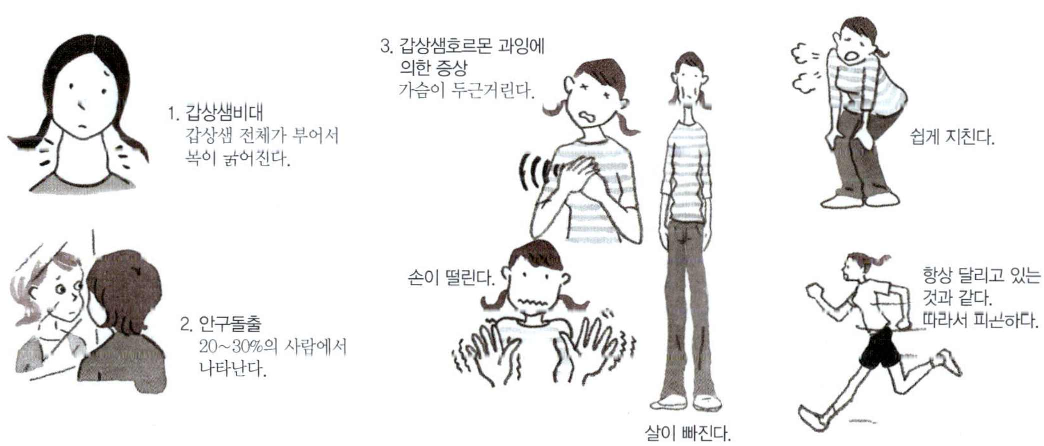

■ 갑상샘 질환의 대표 증상

물질이 손목과 발목 주위의 인대에 침착하여 신경을 압박함으로써 생기는 손목-발목 터널 증후군에 의한 것이다.

Graves' disease /dizí:z/ 그레이브스병, 바세도우병

그레이브스병, 바세도우병 | Graves' disease

안구돌출을 수반하는 갑상샘항진증. 갑상샘호르몬의 과잉분비 때문에 일어나는 병으로, 남성보다 여성에게 많고, 연령은 20~40대에 나타나는 일이 많다. 안구의 돌출, 갑상샘의 비대, 가슴두근거림의 세 가지 증세가 특징이며, 이 밖에도 체중감소 · 땀남 · 식욕항진 · 미열 · 설사 · 손가락이 떨리는 등의 증세가 있다. 진단은 위와 같은 증세를 보이는 환자에 대해 기초대사율의 측정, 혈액 속의 단백질결합요오드의 정량 등의 검사로 확정한다.

cretinism /krí:tinizəm/ 크레틴병 /크레틴병, 크레티니즘

크레틴병 | cretinism

선천적으로 갑상샘호르몬의 부족에 의해 생기는 병. 갑상샘의 기능 저하로 인한 병은 여러 가지다. 갑상샘 형성이상(갑상샘 결손 또는 형성부족) 또는 갑상샘호르몬 합성장애가 선천성인 경우는 성장발육장애, 특히 정신지능의 발육지연이 현저하며 이것을 크레틴병이라 하고, 후천성으로 나타나는 것을 점액부종이라 한다.

myxedema /mìksidí:mə/ 점액부종 /점액부종, 점액수종

점액부종 | myxedema

갑상샘 기능 저하가 어른에서 발생할 때 나타나는 증상. 갑상샘의 위축과 이에 따른 갑상샘호르몬의 감소로 나타난다. 처음 증상은 증상별로 다르나, 대개는 땀 감소 및 한랭에 대해 민감해지는 것으로 시작해, 지속적으로 심신이 활발하지 못하게 된다. 뒤이어 피부 증상, 특히 안와 주위의 부종에 의해 특유의 얼굴 모양을 나타내는데, 피부는 건조해지고 붓게 되며, 점액이 차서, 부종이 나타나는데 이때 부은 곳을 누르게 되면, 그곳이 다시 바로 원위치로 오지 못하고, 여전히 눌러진 채로 있게 되는데 이것을 점액부종이라고 한다.

thyroid cancer /θáirɔid kǽnsər/ 갑상샘암

갑상샘암 | thyroid cancer

갑상샘의 악성종양으로 일반적으로 성장이 느리고 다른 암보다 지연된 임상 경과를 보인다. 암의 첫 번째 증상은 갑상샘의 크기 증가, 촉진 가능한 덩어리, 쉰 목소리, 삼킴곤란, 호흡곤란, 통증 등이다. 악성종양의 2분의 1 이상이 유두암종이고, 약 3분의 1은 소포암종, 나머지는 빠르게 성장하는 침습적인 역형성암종으로 구성되어 있다.

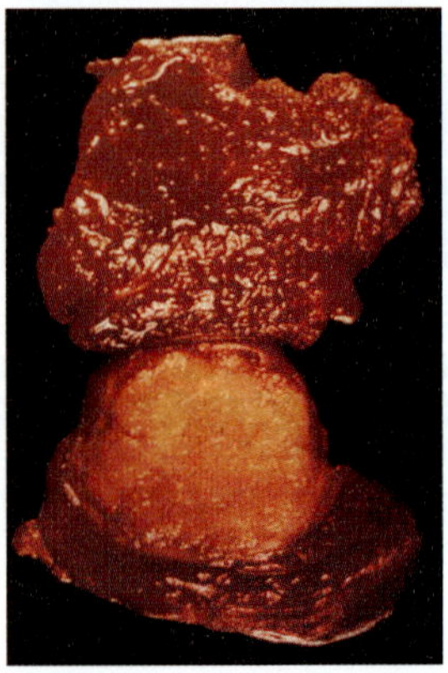

갑상샘암 피막화된 소포암종

부갑상샘

부갑상샘항진증 | hyperparathyroidism

부갑상샘호르몬의 분비가 많아져 있는 상태. 부갑상샘호르몬은 혈중에 칼슘의 농도를 높이는 역할을 한다. 즉 뼛속에 들어있는 칼슘을 분해하여 혈중으로 내보내며 신장에 작용하여 소변으로 배설되는 칼슘의 재흡수를 촉진시키고 소화관에서 칼슘의 흡수를 촉진시킨다. 증상은 경증에서는 자각증상이 없으나 중증이 되면 복통, 입마름, 식욕부진, 피로감, 관절통증, 피부가려움 등이 있다.

hyperparathyroidism /háipərpæ̀rəθàirɔidìzm/ 부갑상샘항진증 /부갑상샘항진증, 부갑상선기능항진증, 고부갑상선기능증, 상피소체기능항진증

고칼슘혈증 | hypercalcemia

혈중 칼슘농도가 정상보다 증가된 상태.

hypercalcemia /hàipərkælsíːmiə/ 고칼슘혈증 /고칼슘혈증, 과칼슘혈(증)

부갑상샘저하증 | hypoparathyroidism

부갑상샘호르몬의 분비가 감소하거나 부갑상샘호르몬의 생물학적 효과가 없어서 생기는 병 이때에는 신장과 뼈에 대한 부갑상샘 호르몬의 생리학적 작용의 감퇴로 인하여 저칼슘혈증과 과인혈증을 일으킨다. 부갑상샘호르몬은 혈중에 칼슘의 농도를 높이는 역할을 한다. 즉 뼛속에 들어있는 칼슘을 분해하여 혈중으로 내보내고, 신장에 작용해서 소변으로 체외로 배설되는 칼슘의 재흡수를 촉진시키고, 소화관에서 칼슘의 흡수를 촉진시킨다.

hypoparathyroidism /hàipəpæ̀rəθáirɔidizəm/ 부갑상샘저하증 /부갑상샘저하증, 부갑상선기능저하증, 부갑상선(상피소체)기능감퇴증, 저부갑상선기능증

테타니 | tetany

혈액 속의 칼슘이온의 농도 저하에 의한 신경과 근육이 과긴장 상태. 부갑상샘기능저하증, 과호흡증후군, 다량의 알칼리 섭취 등이 원인이다. 손과 팔에 출현하는 특징적인 것으로, 엄지를 손바닥 쪽으로 굽히고, 다른 손가락은 펴면서, 손바닥뼈, 손가락뼈 관절 및 손 관절을 가볍게 구부리고, 또한 팔꿈치 관절도 굽혀 팔을 밀착한 자세가 된다.

tetany /tétəni/ 테타니 /칼슘경직, 테타니, 강축(증), 경직

췌장

기능항진

고인슐린증 | hyperinsulinism

췌장에서 인슐린이 과도로 분비된 결과 저혈당증으로 된 상태.

hyperinsulinism /hàipərinsjulınizm/ 고인슐린증 /고인슐린증

기능저하

당뇨병 | diabetes mellitus

췌장에서의 인슐린 분비가 절대적, 또는 상대적으로 부족하거나, 조직세포에

diabetes mellitus /dàiəbíːtis mélitəs/ 당뇨병 /(진성)당뇨병

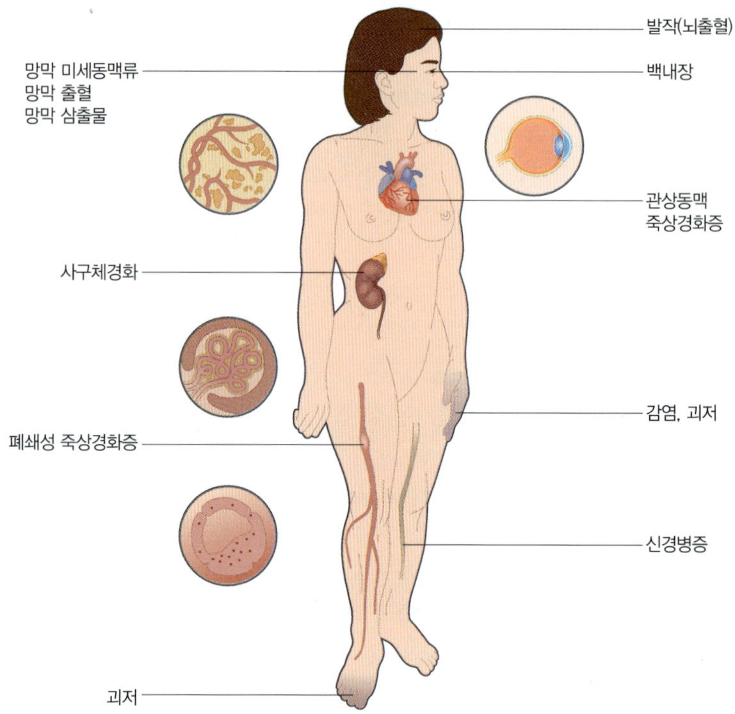

당뇨병의 합병증

대한 인슐린의 생물학적 효과가 감소함으로 발생되는 고혈당 상태 및 이에 수반되는 대사장애가 장기간 지속되는 상태가 특징인 병. 주요 증상은 갈증, 탈수현상, 많은 양의 소변, 체중감소, 피로감과 졸음, 눈의 탈수로 인한 시야의 혼탁 등이 있다(그림).

insulin-dependent diabetes /ínsjulin-dipéndənt dàiəbí:tis/ 인슐린의존당뇨병 /인슐린의존당뇨병

인슐린의존당뇨병 | insulin-dependent diabetes

당뇨병의 치료에 반드시 인슐린이 필요한 경우를 말한다. 주로 원인이 췌장에 있는 인슐린을 분비하는 세포의 파괴이며 이로 인해서 당뇨병의 치료제로 쓰이는 인슐린의 분비를 촉진하는 약물이 이 인슐린 의존성 당뇨병에서는 쓰일 수가 없고 오직 인슐린만이 치료제로 쓸 수가 있다. 소아형당뇨병이라 불리기도 하며, 규칙적으로 인슐린을 투여받아야 한다.

noninsulin-dependent diabetes /nàninsjulin-dipéndənt dàiəbí:tis/ 비인슐린의존당뇨병 /비인슐린의존당뇨병

비인슐린의존당뇨병 | noninsulin-dependent diabetes

치료에 인슐린이 필요하지 않은 경우를 말한다. 이것은 인슐린분비세포의 파괴에 의해서 생기는 것이 아니고, 대신에 각 세포들의 인슐린에 대한 반응성이 떨어져서 당뇨병이 생기는 경우가 대부분이다. 성인당뇨병이라고도 하며, 약물이나 식사요법으로 조절할 수 있다. 중년 이후에 주로 발생한다.

부신

부신피질 | adrenal cortex

기능항진

알도스테론증 | aldosteronism

부신피질로부터 만들어지는 알도스테론이 과잉 분비되어 전해질대사에 이상이 생긴 병적 상태. 고나트륨혈증, 고염소혈증, 체액량 과다, 저칼륨혈증성 알칼리혈증이 야기되며, 허약함, 일시적인 마비와 간혹 성격 변화, 고혈당, 당뇨, 고혈압, 알칼리 중독 따위의 증상이 나타난다.

aldosteronism /ældousterənizəm/ 알도스테론증 /알도스테론승

부신성남성화 | adrenal virilism

신체의 남성화를 일으키는 부신피질 안드로젠의 과다 분비가 특징이다. 호르몬의 지나친 생산은 남성화 부신종양이나 선천성부신비대, 또는 내인성 안드로젠의 스테로이드를 당질부신피질호르몬으로 변환시키는 효소의 선천적 결함에서 발생할 수 있다.

adrenal virilism /ədrí:nəl vírilizəm/ 부신성남성화 /부신(성)남성화

남성형다모증 [동]남성형털과다증 | hirsutism

1. 비정상적으로 많은 털. 특히 여성에서 남자형 털의 분포.
2. 솜털이 나야 할 곳에 거센 털이 많이 나는 병. 선천적인 것은 전신성의 것과 국한성의 것이 있는데 유전에 의한 것으로 여겨지며, 후천적인 경우는 내분비계의 이상 때문에 생긴다고 한다.

hirsutism /hə́:rsju:tizəm/ 남성형다모증 [동]남성형털과다증 /남성형털과다증, (남성형)다모증, 조모증

쿠싱증후군 | Cushing's syndrome

부신피질호르몬의 과잉분비상태로서 얼굴, 목, 몸통의 비만, 척추연화에 의한 척추후만증, 고혈압, 무월경, 다모증, 생식기능부전, 고혈당, 자색반, 다혈증, 근무력 등이 나타난다. 원인은 부신 내 혹은 밖의 부신피질호르몬의 과잉분비를 유발하는 여러 가지가 있다.

Cushing's syndrome /síndroum/ 쿠싱증후군 /쿠싱증후군

기능저하

애디슨병 | Addison's disease

흔히 자가면역 과정, 감염(특히 결핵이나 진균), 신생물, 분비샘 출혈 등의 결과로 생기는 부신피질 기능의 부분적 또는 전체적 부족에 기인하는 생명을 위협하는 상태. 부신피질의 세 가지 일반적 기능(당질부신피질호르몬, 무기질부신피질호르몬, 안드로젠)이 모두 상실된다.

Addison's disease /dizí:z/ 애디슨병

부신수질 | adrenal medulla

기능항진

크롬친화세포종 | pheochromocytoma
부신수질이나 교감신경방절의 크롬친화성 세포로 구성된 피막이 잘 발달되고 엽상으로 된 혈관성 종양. 주요 증상은 에피네프린 혹은 노르에피네프린의 분비과다에 의한 지속성 또는 간헐성 고혈압이며, 발작이 심할 때는 두통, 가슴뜀, 불안감, 떨림, 얼굴창백 또는 홍조, 구토, 흉복부통, 사지의 이상지각을 나타낸다.

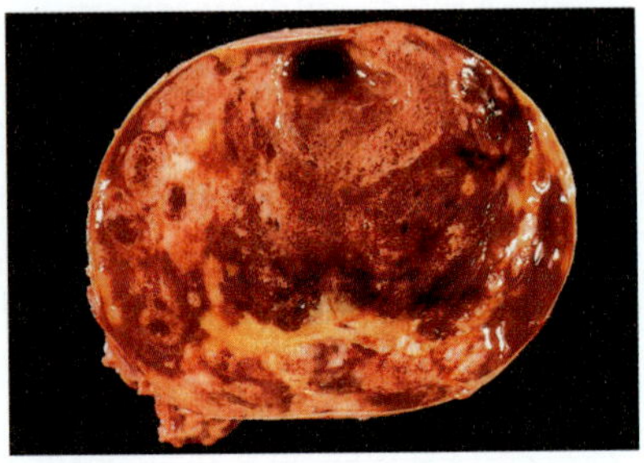

■ **크롬친화세포종**
부신수질 기원의 크롬친화세포종의 단면

pheochromocytoma /fiːoukròuməsaitóumə/ 크롬친화세포종 /크롬친화(성)세포종, 갈색세포종, 호크롬(성)세포종

수술 처치 용어

뇌하수체절제 | hypophysectomy
뇌하수체의 외과적 절제.

갑상샘절제 | thyroidectomy
갑상샘의 외과적 제거.

가슴샘절제, 흉선절제 | thymectomy
가슴샘의 외과적 제거.

부신절제 | adrenalectomy
부신의 외과적 절제.

부갑상샘절제 | parathyroidectomy
부갑상샘을 떼어내는 것.

솔방울샘절제, 송과체절제 | pinealectomy
송과체의 외과적 제거.

hypophysectomy /hàipɑ̀fiséktəmi/ 뇌하수체절제 /뇌하수체절제술, 하수체적출(술)

thyroidectomy /θàirɔidéktəmi/ 갑상샘절제 /갑상샘절제(술), 갑상선절제술

thymectomy /θaiméktəmi/ 가슴샘절제, 흉선절제 /가슴샘절제(술), 흉선절제술, 흉선적출

adrenalectomy /ədrìːnəléktəmi/ 부신절제 /부신절제술, 부신적출(술)

parathyroidectomy /pæ̀rəθàirɔidéktəmi/ 부갑상샘절제 /부갑상샘절제술, 부갑상선절제술, 상피소체절제술

pinealectomy /pìniəléktəmi/ 솔방울샘절제, 송과체절제 /솔방울샘절제술, 송과체절제술

난소절제 | oophorectomy

종양이나 기타 병변을 가지고 있는 난소의 한쪽 또는 양쪽을 떼내는 수술.

고환절제 | orchiectomy

한 측 또는 양측의 고환과 부고환을 제거하는 수술. 고환종양, 고환에 파급한 부고환결핵, 외상 기타 불가피한 이유로 하게 된다.

oophorectomy /òuəfəréktəmi/
난소절제 /난소절제(술), 난소적출(술)

orchiectomy /ɔ:rkiéktəmi/
고환절제 /고환절제술, 정소절제술

약어		
ACTH	adrenocorticotrop(h)ic hormone	부신피질자극호르몬
ADH	antidiuretic hormone	항이뇨호르몬
BS	blood sugar	혈당
DM	diabetes mellitus	당뇨병
FBG	fasting blood glucose [= FBS]	공복시혈당
FBS	fasting blood sugar [= FBG]	공복혈당
FPG	fasting plasma glucose	공복시혈장글루코오스, 공복시혈당
GDM	gestational diabetes mellitus	임신성 당뇨병
GH	growth hormone [= SH, STH]	성장호르몬
IDDM	insulin-dependent diabetes mellitus	인슐린의존성당뇨병, 인슐린의존형당뇨병
IGT	impaired glucose tolerance	포도당내성장애, 내당능장애
NIDDM	noninsulin-dependent diabetes mellitus [= NIDD]	비인슐린의존형당뇨병
OGTT	oral glucose tolerance test	경구포도당내성검사
T_3	triiodothyronine [= TIT, TITh, TRIT]	트라이아이오도타이로닌
T_4	tetraiodothyronine, thyroxine	테트라요오드티로닌, 타이록신
TBG	thyroxine-binding globulin	타이록신결합글로불린
TSH	thyroid-stimulating hormone [= HTSH, TTH]	갑상샘자극호르몬

Chapter 11

신경계통

Nervous system

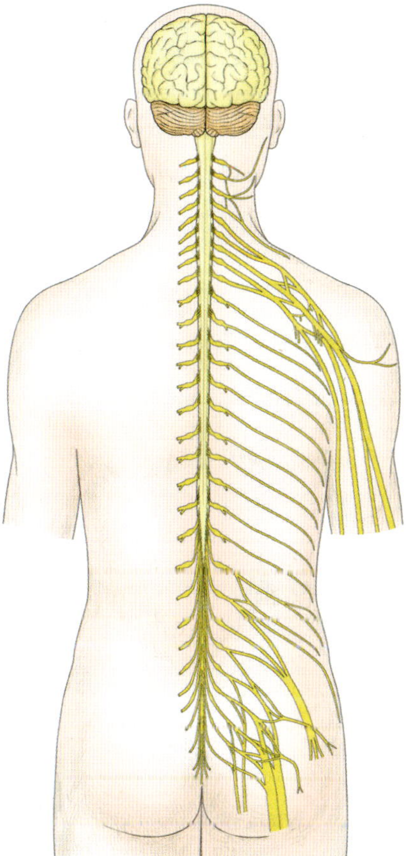

몸의 각 기관계를 연락하여 하나의 유기체로서 통일하는 신경 조직 계통의 기관.

신경 충격을 통한 몸의 활동 조절과 조정이 이루어지며, 자극에 반응하는 기관을 연결하는 감응 경로를 포함한다.

여기에는 중추신경계통과 말초신경계통이 있는데, 중추신경계통이란 뇌와 척수를 말한다. 그리고 말초신경계에는 12쌍의 뇌신경(뇌에서 기시하여 주로 얼굴부위와 목부위에 분포한다)과 31쌍의 척수신경(척수에서 각기 양쪽으로 쌍을 이루어 나오는데 주로 목 이하부위의 신체 각 부분으로 분포하게 된다)으로 구성되어 있다.

의학용어 결합형

결합형 용어	뜻을 나타내는 용어	우리말 용어	예
axon	axis	축삭	axodendritic synapse 축삭가지돌기연접
dendron	tree	수상돌기, 가지돌기	telodendron 축삭끝가지
ganglion	ganglion knot	신경절	ganglioneuroma 신경절신경종
lemma	sheath	초, 집	neurilemma 신경집
nucleus	little kernel	핵	macronucleus 큰핵, 대핵
plexus	braid, network	총, 신경총	plexopathy 신경얼기병증, 신경총병증
radicle	root let	소근, 작은뿌리	radiculomyelopathy 신경뿌리척수병증
synapse	clasp	시냅스, 연접	synaptology 신경연접학
cerebro	brain	뇌, 대뇌	cerebrospinal fluid 뇌척수액
cerebello	small brain	소뇌	cerebellopontine 소뇌다리뇌-, 소뇌교뇌-
ponto	bridge	다리뇌, 교뇌	pontomesencephalic 다리뇌중간뇌-, 교뇌중뇌-
thalamo	chamber	시상	thalamotomy 시상파괴술
ventriculo	little velly	뇌실	ventriculocaval shunt 뇌실상대정맥지름술
meningo	membranes	수막	meningocele 수막탈출증, 수막류
myelo	marrow, spinal cord	척수, 골수	myelodysplasia 척수형성이상
occipito	back of head	후두, 뒤통수	occipitocervical 후두경추의
spino	thorn	극, 척추	spinocerebellar 척수소뇌-
encephalo	brain	뇌	encephalitis 뇌염
radiculo	root let	뿌리, 잔뿌리	radiculomeningomyelitis 신경뿌리수막척수염
rachio	spine	척추, 척주	rachischis 척추갈림증, 척추분열증
rhizo	root	뿌리	rhizotomy 신경뿌리절단
theco	sheath	수막, 막	intrathecal 수막내의
duro		경막	epidurography 경막외강조영
lepto	thin, slender	열, 소, 미, 박	leptomeninx 연질뇌척수막, 연수막

결합형 용어	뜻을 나타내는 용어	우리말 용어	예
pachy	thickened	비후	pachymeningitis 경수막염
narco	stuporous state	혼미(상태)	narcolepsy 기면병
hypno	sleep	수면, 최면	hypnotherapy 최면요법
somno	sleep	수면	somnambulism 몽유병
syncopo	cut short	실신, 기절	syncopal attack 실신발작
atheto	uncontrolled	무정위	athetosis 느린비틀림운동, 무정위운동
opistho	behind, at the back	후향	opisthotonos 활모양강직
choreo	dance	무도	choreomania 무도광
extra	outside of	외에	extradural 경질바깥-, 경막외-
atelio	imperfect	불완전한, 부전	ateliosis 발육불완전
ipsi	same	동등의, 같은	ipsilateral 같은쪽-, 동측-
-algia	excessive sensitivity	아픈상태, 통증	dentalgia 치통
-algesia	pain	통증	myalgesia 근육통
-esthesia	feeling, nervous sensation	감각	dysaesthesia 감각이상
-kinesia	movement	운동	dyskinesia 운동이상증
-lepsy	seizure	발작	narcolepsy 기면병
-paresis	slight paralysis	불완전마비	paraparesis 하반신불완전마비
-plegia	paralysis, palsy	마비	cardioplegia 심장마비
-asthenia	lack of strength	무력	asthenopia 눈피로
-lexia	speech word, pharse	구사, 어휘	dyslexia 읽기장애, 난독증
-phasia	speech	발음	dysphasia 언어장애
-praxia	action	행동	dyspraxia 실행곤란(증)
-mnesia	memory, forgetful	기억(력)	amnesia 기억상실

신경계통

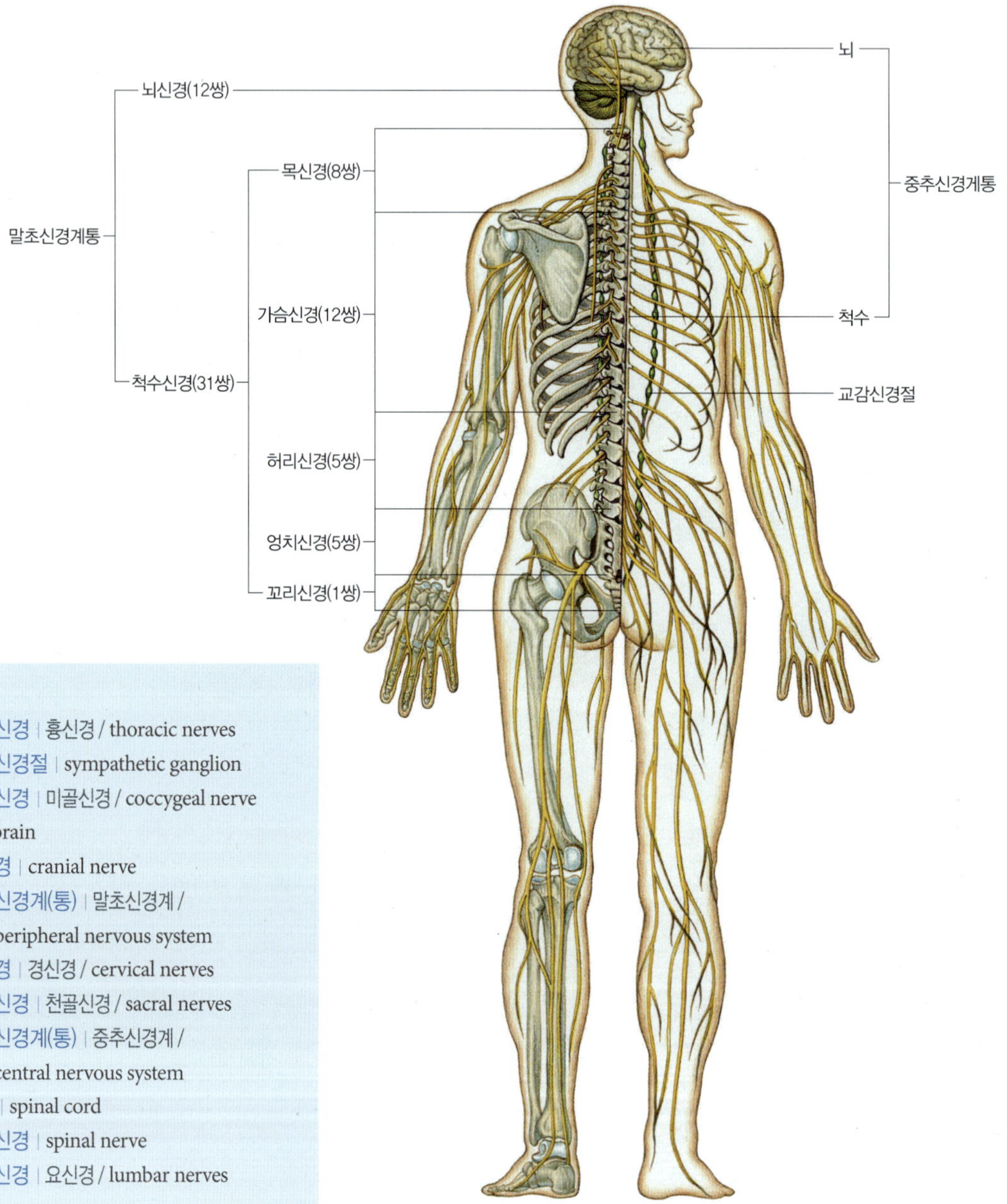

가슴신경 | 흉신경 / thoracic nerves
교감신경절 | sympathetic ganglion
꼬리신경 | 미골신경 / coccygeal nerve
뇌 | brain
뇌신경 | cranial nerve
말초신경계(통) | 말초신경계 / peripheral nervous system
목신경 | 경신경 / cervical nerves
엉치신경 | 천골신경 / sacral nerves
중추신경계(통) | 중추신경계 / central nervous system
척수 | spinal cord
척수신경 | spinal nerve
허리신경 | 요신경 / lumbar nerves

해부 · 생리학적 용어

■ 신경

신경세포, 신경원 | neuron
신경계의 구조적 · 기능적 단위. 하나의 세포체와 그 돌기인 가지돌기와 축삭돌기로 구성된다. 중추신경계에서는 회색질에 모여 있고, 말초신경계에서는 신경절에 집합해 있으며, 그 외 여러 장기에 여러 모양으로 무리를 짓고 있다.

neuron /njúrɑn/ 신경세포, 신경원 /신경세포, 신경단위, 뉴우론, 신경원

가지돌기, 수상돌기 | dendrite
세포체에 자극을 전달하는 돌기. 대개 신경자극을 처음 받아들이는 부분이다.

dendrite /déndrait/ 가지돌기, 수상돌기 /가지돌기, 수상돌기

세포체 | cell body
신경세포의 축삭이나 수상돌기를 제외한 핵 주변을 둘러싸고 있는 세포질을 포함한 세포의 일부분.

cell body /sel bádi/ 세포체

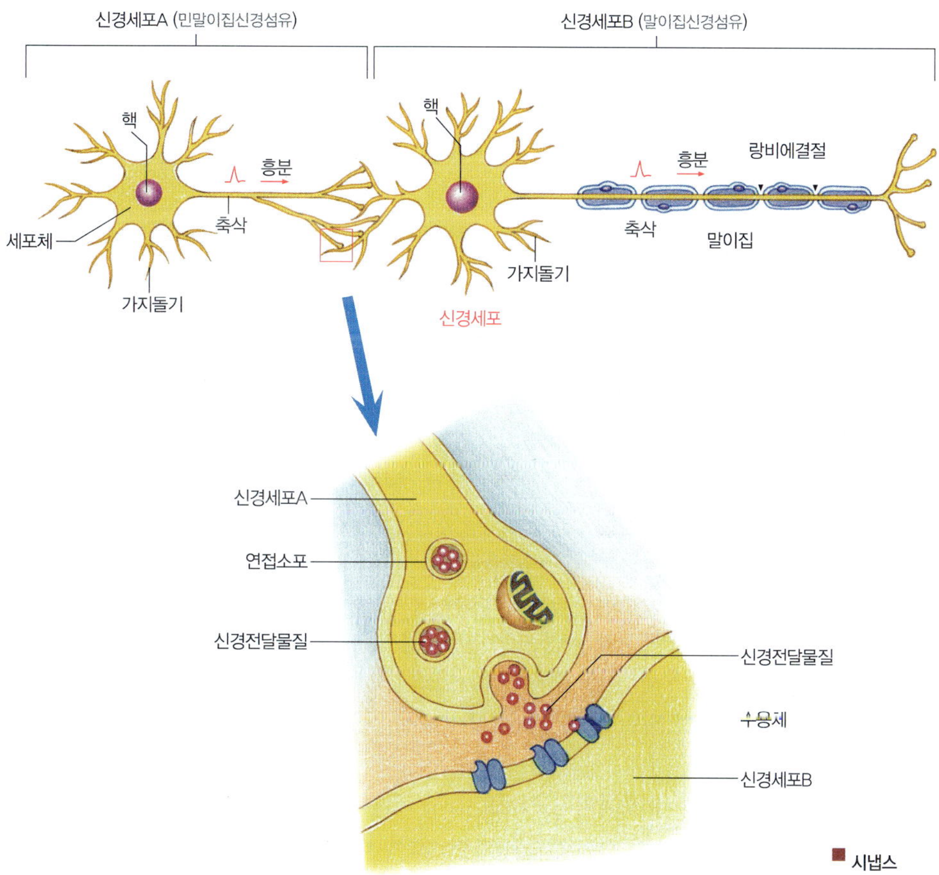

■ 시냅스

axon /ǽksən/ 축삭 /축삭(돌기), 축색(돌기)

축삭 | axon

신경세포에서 나온 긴 돌기. 말초신경을 형성하며, 수초가 있기도 하고 없기도 하다. 이것이 피막에 싸인 것을 신경섬유라고 한다. 신경세포에 있는 돌기 가운데 가장 긴 쪽을 가리키며, 짧은 수상돌기에 맞서는 말이다. 보통 한 개로 되어 있으며 끝부분은 많은 가지로 갈라져 신경자극을 전하는데, 길이가 긴 것은 1 mm 정도이다. 안쪽은 많은 신경원섬유와 그 사이를 채우고 있는 신경형질로 이루어져 있다.

myelin sheath /máiələn ʃiːθ/ 말이집, 수초 /말이집, 수초, 미엘린〈마이엘린〉껍질

말이집, 수초 | myelin sheath

신경세포를 이루는 구성조직의 하나. 각 신경을 둘러싸고 있으며, 전기적 전달에 대해 절연체를 형성함으로써, 빠른 신경전달이 이루어지도록 해준다. 또한 각 수초 사이사이에는 절흔이 형성되어 랑비에결절이 존재하는데 이 결절 사이를 신경전달에 있어서 점프식으로 진행하므로 빠른 전달이 가능해진다.

Nissl body /níːsl bάdi/ 니슬소체 /닛슬소체

니슬소체 | Nissl body

염기성 염료로 염색되고, 세포질그물과 리보솜으로 구성된 신경세포 내의 커다란 과립.

neuroglia /njurάgliə/ 신경(아)교세포 /신경아교, 신경교, 신경지지질

신경(아)교세포 | neuroglia

신경조직의 지지구조물. 변화된 외배엽성 요소로 이루어진 조직의 미세한 망으로 되어 있으며, 그 중에 신경교세포 또는 교세포로 알려진 독특한 분지세포가 존재한다. 신경교세포에는 별아교세포 및 희소돌기아교세포(집합적으로 큰(아)교세포라고 하며 외배엽 기원임)와 중배엽 기원의 소교세포 등 세 형이 있다. 별아교세포 및 희소돌기아교세포는 수초형성, 신경세포로의 물질수송, 신경세포의 이온환경의 유지에 역할을 하고 있는 것 같다.

neuroglial cell /njurάgliəl sel/ 신경(아)교세포 /신경아교세포, 신경교세포

신경(아)교세포 | neuroglial cell

중추신경계의 지지조직 세포. 여기에는 별아교세포, 희소돌기아교세포, 소교세포 및 뇌실막세포의 네 종류가 있다.

astrocyte /ǽstrousait/ 별아교세포 /별아교세포, 성상세포

별아교세포 | astrocyte

중추신경계를 구성하는 신경교세포로서 섬유성 · 원형질성 돌기가 특징이다. 이 세포는 별 모양이며 신경세포 주위에서 머물면서 생화학적, 물리학적 지지를 해주는 역할을 한다. 그리고 신경세포가 손상을 입을 경우 이 세포가 증식을 하여 그 손상을 메꾸어 주는 역할도 한다.

oligodendroglia /ὰligoudendrɔ́gliə/ 희소돌기아교세포 /희소돌기아교세포, 성긴돌기아교세포, 핍지교(세포)

희소돌기아교세포 | oligodendroglia

나뭇가지처럼 튀어나온 돌기가 있지만 돌기의 숫자가 적은 세포. 많은 신경원의

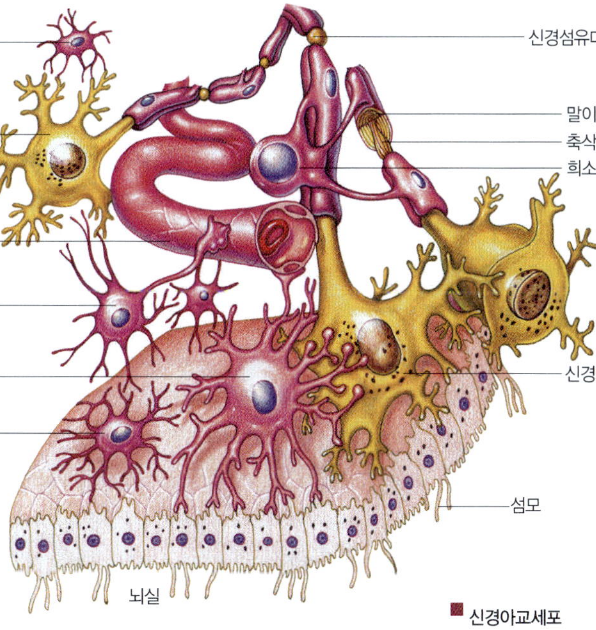

축삭 주위를 감아 백질에서 수초를 형성한다. 돌기가 적은 세포이고 기능은 중추신경의 피복을 만드는 역할을 한다. 즉 말초신경의 슈반세포가 하는 역할을 중추신경계에서 한다.

미세(아)교세포 | microgliacyte

중배엽에서 유래한 중추 신경계의 신경교세포. 핵의 모양은 길쭉하고 돌기에 잔가지가 있는데 조직 안에서 물질의 운반, 파괴, 제거를 담당하고 아메바성으로 포식세포 작용을 한다.

microgliacyte /màikrougláiəsait/ 미세(아)교세포 /미세아교세포, 소교세포

뇌실막세포 | ependymal cell

뇌실계의 내면을 뒤덮는 단층의 원주 내지 입방형의 세포를 말하고 그 전체를 뇌실막이라고 한다. 뇌실막세포의 핵은 난원형이고 태생 시에 뇌실면에 섬모를 지니며, 바닥면은 가늘고 긴 돌기가 되고 뇌, 척수표면의 외경계막에 부착한다. 성인이 되면 섬모를 잃고, 또 많은 곳에서 외경계막과의 부착이 끊겨 상피세포와 같은 형태를 취한다.

ependymal cell /epéndiməl sel/ 뇌실막세포 /뇌실막세포, 상의세포

연접, 시냅스 | synapse

신경세포와 신경세포 사이의 접합부. 시냅스전뉴런으로부터 후뉴런으로의 정보전달을 한다. 시냅스에는 전달물질을 거쳐서 정보전달을 하는 화학적시냅스와, 전류에 의해서 직접 정보를 전하는 전기적 시냅스가 있다. 대부분은 화학적 시냅스이다. 시냅스에는 흥분성 시냅스와 억제성 시냅스가 있다.

synapse /sínæps/ 연접, 시냅스 /연접, 시냅스, 신경세포접합부, 접합부

nerve fiber /nə:rv fáibər/ 신경섬유 /신경섬유

신경섬유 | nerve fiber

신경세포의 가는 돌기, 특히 세포에서 신경자극을 전도하는 긴 축삭을 의미한다. 즉, 신경 세포의 돌기 부분에 있는 실같은 섬유 물질이다. 자극에 의하여 일어난 흥분을 신경 세포에 전달하며, 피막의 종류에 따라 유수 섬유와 무수 섬유로, 기능에 따라 운동 · 지각 · 교감 · 부교감 섬유로 나뉜다.

efferent neuron /éfərənt njúrɑn/ 날신경세포 [동]원심신경세포 /날신경세포, 원심신경세포, 원심성신경원

날신경세포 [동]원심신경세포 | efferent neuron

신경충동을 중추에서 응답기관으로 전달하는 신경세포.

ganglia /gǽŋgliə/ 1. 신경절 2. 결절종 /신경절, 결절종

1. 신경절 2. 결절종 | ganglia

원래는 신경 세포체를 구성하는 신경 조직 집단. 말초 신경이 지나는 경로에 국부적으로 신경 세포가 혹처럼 뭉쳐 있다. 신경 세포체에 들어 있는데, 감각 신경에 속하는 것과 자율신경에 속하는 것의 두 가지가 있다. 해부학에서는 주로 말초신경에서 한 신경세포에서 다른 신경세포로 신경세포를 교환하는 부위를 이르는 말이다.

neurilemmal sheath /nùrilémәl ʃi:θ/ 신경집, 신경초 /신경집, 신경초

신경집, 신경초 | neurilemmal sheath

신경세포에 빠른 신경전달이 일어나도록 하기 위해 축삭주위를 수초가 싸고 있는데, 이 수초주위를 싸고 있는 막을 말한다.

■ 중추신경계통

신경계에서 신경세포와 신경섬유가 집합하고 다시 이들의 집합체가 상호 연락하여 하나의 중심부를 형성하고 있는 부분. 신경계는 중추신경계와 말초신경계로 분류하는데, 중추신경계는 뇌와 척수로 구성되어 있는 신경계, 말초신경계는 이 이외의 모든 신경계를 이르는 말이다.

brain /brein/ 뇌 /뇌, 골

뇌 | brain

머리뼈 속의 공간이 머리뼈안 속에 존재하는 기관으로 인간의 사고, 운동, 감정 등 모든 인간의 활동과 인체의 변화를 관장하는 곳. 뇌는 전뇌, 중뇌, 후뇌의 세 부분으로 나눌 수가 있다.

meninges /miníndʒis/ 수막

수막 | meninges

뇌와 척수를 싸고 있는 결합조직성의 피막. 뇌신경 또는 척수신경을 감싸며 말초에까지 이른다.

dura mater /djú:rə méitər/ 경막 /경질막, 경(뇌)막, 경수막

경막 | dura mater

중추신경계를 싸고 있는 뇌막 중에서 가장 바깥쪽에 있는 질기고 두꺼운 결합

조직성 막. 머리뼈안 또는 척주관의 내벽과 경막 사이를 경막위공간, 경막과 연막 사이를 경막하공간이라 한다. 뇌경막은 대뇌의 좌우 양반구 사이, 소뇌의 좌우 양반구 사이, 대뇌와 소뇌 사이에 격막을 두고 있으며, 각각 대뇌낫 · 소뇌낫 · 소뇌천막이라 한다.

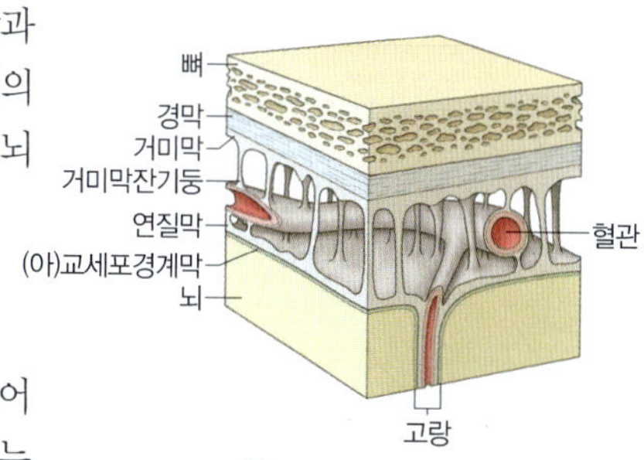

■ 뇌막, 척수막의 단순그림

거미막 [동]지주막 | arachnoid membrane

뇌막을 이루는 막의 하나. 뇌막이란 뇌를 싸고 있는 막으로 크게 세 개로 되어 있다. 가장 바깥막이 경막, 그 다음막이 거미막이다. 그리고 뇌에 밀착되어 있는 가장 안쪽의 막이 연막이다. 거미막은 연막과 거미줄같은 구조물로 아주 느슨하게 부착되어 있다.

arachnoid membrane /əræknɔid mémbrein/ 거미막 [동]지주막 /거미막

연막 | pia mater

뇌와 척수를 덮어 싸고 있는 3층의 수막 중에 제일 안쪽에 있는 층으로 대뇌구, 대뇌열의 심부에 이르기까지 뇌와 밀착하여 덮고 있으며, 망상직, 탄력 및 아교질섬유로 구성된다. 넓은 뜻으로는 무혈관성의 거미막을 포함한다.

pia mater /páiə méitər/ 연막 /연질막, 연막, 유막

뇌줄기, 뇌간 | brain stem

대뇌와 척수를 이어주는 다리 역할을 하는 뇌의 부분. 이곳은 대뇌에서 나가는 운동신경과 대뇌로 들어오는 감각신경의 중요한 통로가 있는 곳이며, 동시에 대부분의 뇌신경의 중요한 요지이다. 뇌의 가장 아랫부분으로 숨뇌, 다리뇌, 중뇌로 구성되어 있다.

brain stem /brein stem/ 뇌줄기, 뇌간 /뇌줄기, 뇌간

숨뇌 [동]연수 | medulla oblongata

뇌의 최하부, 곧 척수의 바로 윗부분. 척수보다 부풀은 원통 모양을 하고 있다. 생명에 직접 관계되는 폐 · 심장 · 혈관 등의 운동을 지배하고 있다. 위쪽은 다리뇌와 소뇌에 계속된다. 배쪽면의 정중선에는 전정중열, 등쪽면의 정중선에는 뒤정중고랑이라고 하는 홈이 각각 달려 있다. 전정중열의 양쪽에는 안쪽에서부터 추체 및 올리브라고 하는 부푼 곳이 있다. 등쪽면의 하반에서는 제4뇌실이 가느다란 터널 모양이 되어 그대로 척수의 중심관에 계속되고 있다.

medulla oblongata /medʌ́lə ɔ̀blɔŋgátə/ 숨뇌 [동]연수 /숨뇌, 연수, 수뇌

다리뇌 [동]교뇌 | pons

뇌줄기의 중뇌와 숨뇌 사이를 연결하는 부분. 소뇌와 함께 후뇌를 형성하며 좌우의 소뇌반구를 다리처럼 연결하여 그렇게 명명되었고, 후뇌의 배쪽에 뚜렷이 융기되어 있어 다리뇌의 등쪽은 제4뇌실의 밑부분에 해당된다. 뇌신경의 기시핵이 있고, 중앙부에서 삼차신경, 그리고 후연으로부터 갓돌림신경 · 안면신경 · 청신경이 나간다

pons /pɑnz/ 다리뇌 [동]교뇌 /다리뇌, 교뇌, (뇌)교

소뇌 | cerebellum

대뇌의 아래, 숨뇌 뒤에 있는 타원형 뇌의 한 부분. 대뇌의 8분의 1정도 크기

cerebellum /sèribéləm/ 소뇌 /소뇌

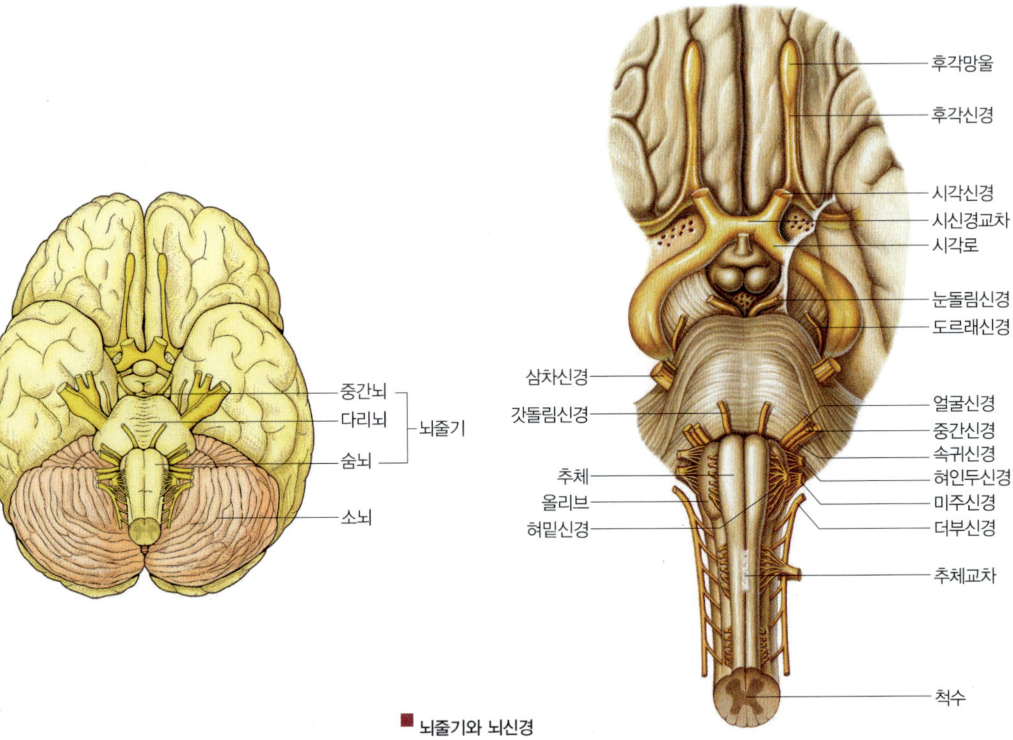

■ 뇌줄기와 뇌신경

이며 두개의 반구로 구성되어 있다. 신체의 균형을 유지하는 역할과 온몸 근육의 미세조정을 통해서 정확한 운동을 원활하게 하는 역할을 한다. 소뇌의 배쪽에는 다른 뇌부와 연락하는 소뇌다리가 있어, 숨뇌·다리뇌·중뇌와 연결되어 있다. 소뇌의 전표면에는 소뇌피질이라고 하는 두께 1 mm 정도의 회색질층이 존재하는데, 이 회색질층에는 세 층의 신경세포층이 배열해 있다. 피질의 안쪽은 백질로, 소뇌수질이라고 하며, 소뇌피질을 향하여 가느다란 가지처럼 갈라져 있다.

midbrain /mídbrein/ 중(간)뇌 /중간뇌, 중뇌

중(간)뇌 | midbrain

배아신경관 세 개의 일차뇌포 중 중앙의 것에서 발달된 뇌의 부분. 사이뇌와 소뇌 사이에 있는 대뇌의 한 부분. 시각과 청각에 관계하며, 척추로 운동 신경을 전달하는 길이 된다. 시개와 대뇌다리로 형성된다.

diencephalon /dàienséfəlɑn/ 사이뇌, 간뇌 /사이뇌, 간뇌

사이뇌, 간뇌 | diencephalon

척추동물 뇌의 한 부분으로 대뇌와 소뇌 사이에서 내장과 혈관의 활동을 조절하는 기관. 뇌줄기의 가장 앞에 있다. 간뇌는 주로 시상과 시상하부로 이루어지며 이 때문에 시상뇌라 부르는 수도 있다. 청각이나 시각 등 감각정보의 중요한 중계로이며, 자율신경계의 중추이기도 해서 체온조절이나 식욕 등 생명유지에 불가결한 기능을 맡고 있다.

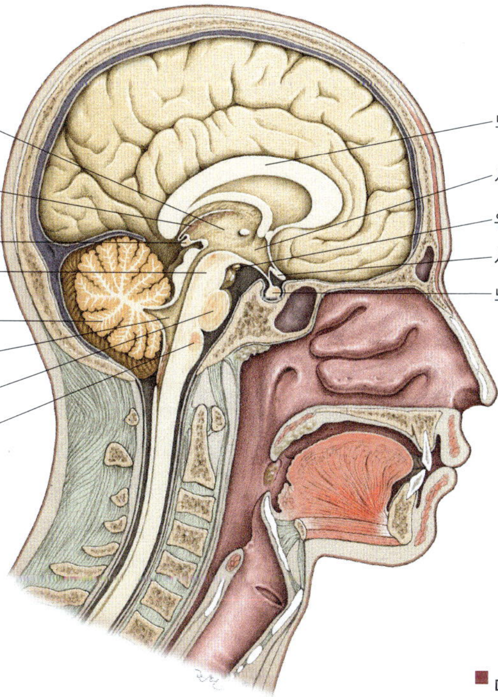

■ 머리단면

시상 | thalamus

감각, 충동, 흥분이 대뇌 피질로 전도될 때에 중계 역할을 하는 달걀 모양의 회색질 덩어리. 대뇌 속의 제3뇌실 주위에 존재하는 시상뇌의 구성부분으로, 간뇌의 중앙대부분을 이루며, 제3뇌실 외측벽 일부를 형성하여 시상하부와 시상상부 중간에 위치한다.

thalamus /θǽləməs/ 시상 /시상

시상하부 | hypothalamus

제3뇌실의 바깥벽과 상부를 이루는 간뇌의 밑 부분. 시신경교차, 유두체, 회색융기, 누두 및 하수체 후엽 등으로 구성되어 자율신경계의 고차 중추 및 체온, 수면, 생식, 물질 대사 등의 중추 역할을 한다. 주로 회색질로 이루어졌으며, 뇌하수체와 밀접하게 관련되어 있다. 척추동물에서는 생체의 내환경을 조절하는 데 있어 가장 중요한 역할을 한다.

hypothalamus /hàipəθǽləməs/ 시상하부 /시상하부

시상상부 | epithalamus

간뇌 가운데 셋째 뇌실의 뒷벽을 이루고 있는 부분. 주로 냄새를 느끼는 부분으로, 송과체와 수상의 핵을 포함하며, 고삐, 고삐삼각, 후교련 따위로 되어 있다.

epithalamus /èpiθǽləməs/ 시상상부 /시상상부

시신경교차, 시각교차 | optic chiasm

양쪽 눈의 망막 안쪽 반으로부터 오는 시신경섬유가 시상의 아랫부분에서 교차하는 것. 교차하는 장소는 간뇌바닥의 전방부로서, 제3뇌실의 전방 아래쪽 벽의

optic chiasm /áptik káiæzəm/ 시신경교차, 시각교차 /시각교차

외면에 해당한다. 사람에서는 이 교차가 부분적이다. 즉, 망막의 가쪽 반에서 온 신경섬유는 교차하지 않고 같은 쪽으로 나아가고, 망막의 안쪽 반에서 온 신경섬유만이 반대쪽으로 이행한다.

ventricle /véntrikl/ 실, 뇌실, 심실 /실, 뇌실, 심실

뇌실 | ventricle
뇌에 존재하는 뇌척수액이 있는 공간. 뇌척수액은 뇌와 척수를 순환하는 액체로, 외부의 충격을 흡수하고 신경전달물질을 전하는 역할을 한다. 내용물은 당, 염기 그리고 단백질, 림프구 등이며, 깨끗하고 무색투명하다.

cerebrum /sərí:brəm/ 대뇌 /대뇌

대뇌 | cerebrum
뇌의 대부분을 차지하는 좌우 1쌍의 반구상의 덩어리. 뇌의 가장 큰 부분을 차지하고 있는 곳으로 고차원적인 사고와 행동의 결정 등을 하는 곳이다. 대뇌는 크게 두 개의 반구로 나뉜다. 그리고 두 개의 반구는 뇌들보로 이어져 있다. 대뇌의 표면에는 수많은 고랑이 파여 있고 그 고랑 사이로 꾸불꾸불한 이랑이 많이 존재한다. 소뇌와 함께 뇌를 구성하고 있는 것으로 인간에서는 뇌의 90%를 차지하고, 정신상의 중요한 기능을 담당하고 있다.

cerebral hemisphere /sərí:brəl hémisfiər/ 대뇌반구 /대뇌반구

대뇌반구 | cerebral hemisphere
대뇌를 이루는 한 쌍의 난원형 뇌덩어리. 대뇌반구는 뇌의 대부분을 차지하며, 반구사이고랑에 의해 좌우의 반구로 나누어진다. 대뇌반구의 표면은 대뇌피질이며, 내부는 백질로 구성되고, 그 일부가 좌우반구를 잇는 뇌들보이다. 반구의 표면에는 여러 방향으로 형성된 홈, 즉 대뇌고랑이 있고, 고랑에 의해 각 반구는 전두엽 · 두정엽 · 후두엽 · 측두엽 · 섬으로 나누어진다.

cerebral cortex /sərí:brəl kɔ́:rteks/ 대뇌피질 [동]대뇌겉질 /대뇌겉질, 대뇌피질

대뇌피질 [동]대뇌겉질 | cerebral cortex
대뇌반구의 표면에 있는 얇은 회색질층으로 이랑으로 주름잡혀 있어 면적의 약 2/3가 고랑으로 깊숙이 숨겨져 있다. 인간에게 가장 잘 발달되어 있으며 고급의 정신적 기능, 일반적 운동, 내장기능, 감각, 행동반응 및 이러한 기능들의 연합 또는 통합 등에 관계된다.

gyrus /dʒáirəs/ 1. 뇌이랑, 회 2. 이랑 /이랑, 대뇌이랑, 회, 회전

1. 뇌이랑, 회 2. 이랑 | gyrus
피질의 주름에 의해서 생기는 뇌표면이 밭의 이랑같이 튀어나온 부분.

sulcus /sʌ́lkəs/ 고랑, 구, 홈, 열구 /고랑, 구, 홈

고랑, 구, 홈, 열구 | sulcus
특히 뇌의 이랑을 분리하는 뇌 표면에 있는 것과 같은 함몰부에 대한 일반용어.

frontal lobe /frʌ́ntəl loub/ 전두엽 [동]이마엽 /이마엽, 전두엽

전두엽 [동]이마엽 | frontal lobe
대뇌 반구의 앞부분. 운동 중추와 운동 언어 중추가 있고 사고, 판단과 같은 고도의 정신 작용이 이루어지는 곳이다. 포유동물 가운데 고등 동물일수록

대뇌

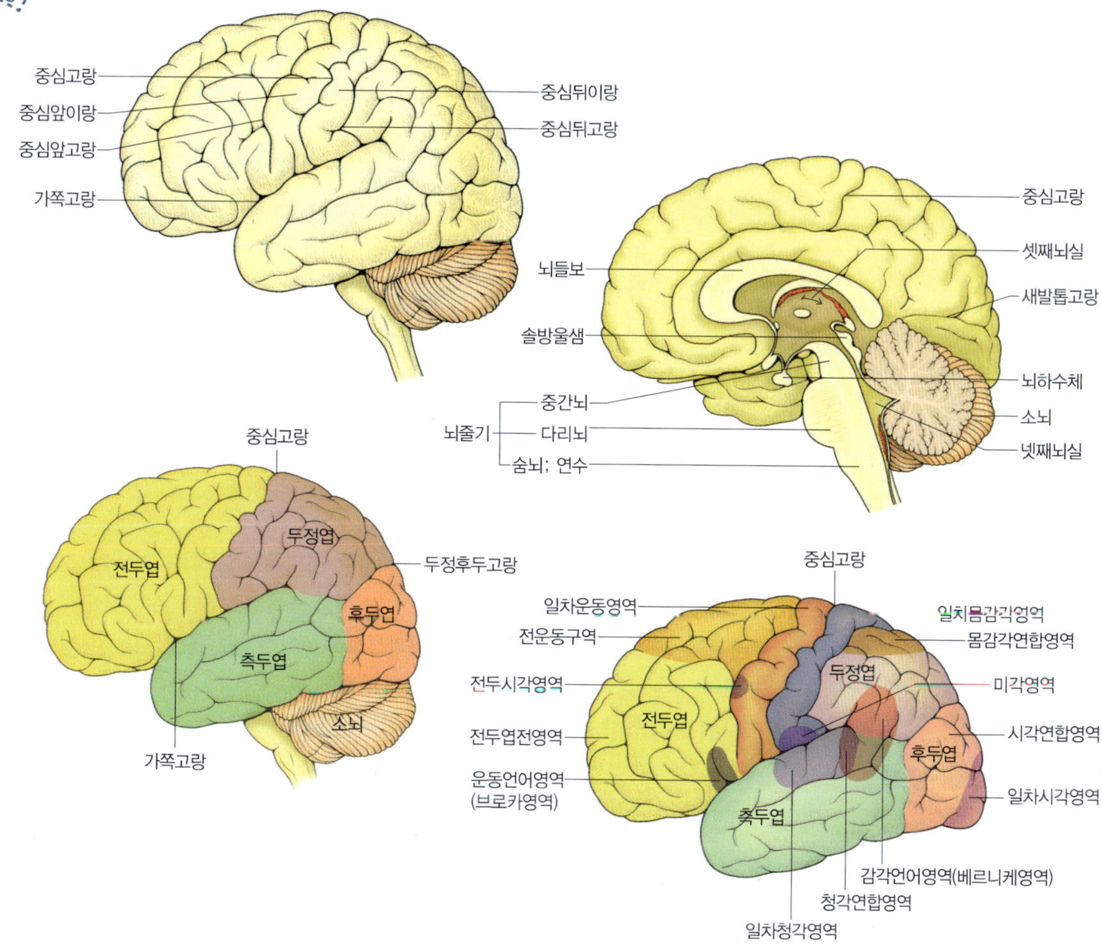

가쪽고랑 | 외측구 / lateral sulcus
감각언어영역 | sensory speech area
측두엽 | 관자엽 / temporal lobe
뇌들보 | 뇌량 / corpus callosum
뇌줄기 | 뇌간 / brainstem
뇌하수체 | 하수체 / pituitary gland
다리뇌 | 교뇌 / pons
후두엽 | 뒤통수엽 / occipital lobe
두정엽 | 마루엽 / parietal lobe
몸감각연합영역 | somatosensory association area
미각영역 | gustatory cortex
베르니케영역 | Wernicke's area
브로카영역 | Broca's area
새발톱고랑 | 조거구 / calcarine sulcus
셋째뇌실 | 제3뇌실 / third ventricle
소뇌 | cerebellum
넷째뇌실 | 제4뇌실 / fourth ventricle
솔방울샘 | 송과체 / pineal gland; pineal body
숨뇌; 연수 | medulla oblongata
두정후두고랑 | 마루뒤통수고랑 / parietooccipital sulcus
시각연합영역 | visual association area
전운동구역 | 운동앞구역 / premotor area
운동언어영역 | motor speech area
전두시각영역 | 이마시각영역 / frontal eye fields
전두엽 | 이마엽 / frontal lobe
전두엽전영역 | prefrontal area
일차몸감각영역 | primary somatosensory area
일차시각영역 | primary visual area
일차운동영역 | primary motor area
일차청각영역 | primary auditory area
중(간)뇌 | 중뇌 / midbrain
중심고랑 | 중심구 / central sulcus
중심뒤고랑 | 중심후구 / postcentral sulcus
중심뒤이랑 | 중심후회 / postcentral gyrus
중심앞고랑 | 중심전구 / precentral sulcus
중심앞이랑 | 중심전회 / precentral gyrus
청각연합영역 | auditory association area

잘 발달되어 있다. 인간은 이마엽의 발달이 특히 현저하다. 이마엽의 아랫면은 안와의 천장을 이루는 뼈판 바로 위에 붙어 있다. 또, 이마엽의 뒤쪽은 마루엽으로 계속되고, 후하방은 관자엽의 앞부분과 접하고 있다.

parietal lobe /pəráiətl loub/ 두정엽 [동]마루엽 /마루엽, 두정엽

두정엽 [동]마루엽 | parietal lobe

대뇌반구의 중앙상부뇌엽으로서, 외측구에 의하여 하방이 측두엽과 분리되어 있으나 외측구의 후단에서는 연속되어 있다. 전방은 중심구에 의하여 전두엽과 분리되어 있다. 후방의 외측면은 후두엽과 연속되어 있으나 내측면은 두정후두구에 의하여 분리되어 있다. 피부 · 심부 감각과 미각의 중추가 있고, 그 뒤쪽에는 지각 · 인지 · 판단 따위에 관한 연합구역이 있다.

temporal lobe /témpərəl loub/ 측두엽 [동]관자엽 /관자엽, 측두엽

측두엽 [동]관자엽 | temporal lobe

대뇌 반구의 외측 대뇌구보다 아래에 있는 부분. 안에는 후각을 위한 구역과 기억과 학습에 연관된 부분, 그리고 생각을 표현하는 부분이 있다.

occipital lobe /ɑksípitl loub/ 후두엽 [동]뒤통수엽 /뒤통수엽, 후두엽

후두엽 [동]뒤통수엽 | occipital lobe

두정후두구 뒤쪽의 작은 부분. 바깥쪽 표면에서 두정후두구 위쪽 끝부분과 후두전 패임을 잇는 가상적인 선의 뒤쪽 부분이고, 안쪽 표면에서는 두정후두구의 뒤쪽 부분이다. 뇌 뒤쪽에 있으며 시각피질이라고 하는 시각중추가 있다. 눈으로 들어온 시각정보가 시각피질에 도착하면 사물의 위치, 모양, 운동 상태를 분석한다.

limbic lobe /límbik loub/ 둘레엽, 변연엽 /둘레엽, 변연엽

둘레엽, 변연엽 | limbic lobe

대뇌반구 내면의 피질변면부. 대상회, 해마회, 협부 및 구를 포함한다. 변연계의 대부분을 형성한다.

basal ganglia /béisəl gǽŋgliə/ 바닥핵, 기저핵 /바닥핵, (대뇌)기저핵, 뇌저신경절, 기저(뇌저)신경절

바닥핵, 기저핵 | basal ganglia

대뇌반구와 뇌줄기의 상부에 있는 회색질의 조직덩어리. 꼬리핵, 조가비핵, 창백핵, 담장, 편도핵, 시상하핵, 흑질 등으로 이루어져 있으며, 운동신경의 협동작용에 관여하고 있다. 이들 핵은 서로 관련되어 커다란 기능계를 형성하고 있다.

spinal cord /spáinl kɔːrd/ 척수 /척수

척수 | spinal cord

척추의 관 속에 있는 중추 신경. 숨뇌에서 이어져 원기둥 모양을 이루고 있으며, 회색질의 신경세포와 신경섬유로 되어 있다. 뇌와 말초신경 사이의 자극 전달과 반사 기능을 담당한다. 위에서부터 목신경, 가슴신경, 허리신경, 엉치신경으로 구분된다. 내부는 바깥쪽의 백질과 안쪽의 회색질로 구분되고, 척수의 하단부는 척수원뿔이라 하며, 제1요추 높이까지 내려온다.

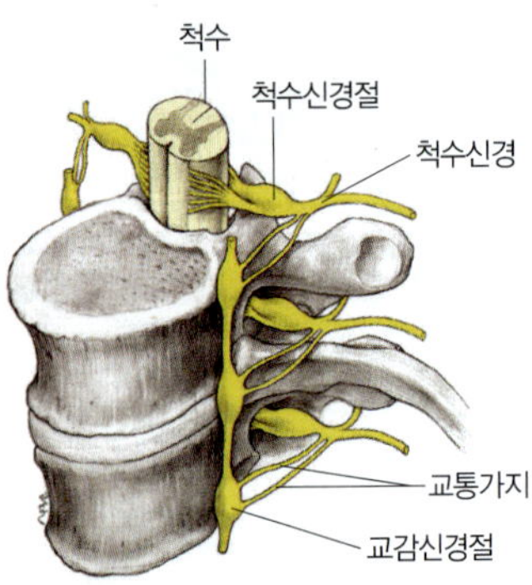

■ 척수

뇌척수액 | cerebrospinal fluid

거미막밑공간과 뇌실을 채우고 있으면서 뇌와 척수를 쌓고 있는 맑은 액체. 뇌실이란 뇌 속에 존재하는 공간으로 그 속에는 뇌척수액으로 채워져 있다. 뇌와 척수는 고체이고 이것들을 둘러쌓는 뇌척수액은 액체이므로 뇌, 척수는 뇌척수액 속에 떠 있는 결과가 된다. 이는 외부의 충격으로부터 뇌와 척수를 보호하는 데 유용하다. 뇌척수액은 또 뇌나 척수의 대사산물을 정맥으로 내보내는 기능을 수행한다. 뇌척수액은 뇌실 속에 있는 맥락얼기에서 생산된다. 이렇게 지주막하 공간을 채우고 있던 뇌척수액은 거미막과립을 통해서 뇌에 있는 정맥피를 모으는 특별한 곳인 정맥동으로 흡수가 된다.

cerebrospinal fluid /sèribrouspínəl flú:id/ 뇌척수액 /뇌척수액

회색질 | gray matter

대뇌의 표면에 신경세포가 밀집되어 있는 곳으로서 회색을 띠는 부분. 중추신경의 신경세포가 밀집된 부분으로 피질, 기저핵 등이 여기에 속한다.

gray matter /grei mǽtər/ 회색질 /회색질, 회백질

백질 | white matter

뇌는 두 부분으로 나뉘어져 있다. 대뇌피질이나 뇌의 중앙부에 위치하는 핵(예를 들면 시상, 시상하부, 기저핵 등)이 회색질이고 그 외는 백질이다. 척수의 경우에는 바깥쪽의 하얀부분을 백질이라 하고, 안쪽의 색깔이 어두운 부분을 회색질이라 한다.

white matter /hwait mǽtər/ 백질 /백(색)질

말초신경계

뇌와 척수의 두 중추에서 나와 몸의 각 부분에 분포하면서 외부 자극을 중추로 전하고, 중추의 명령을 근육이나 각 기관에 전달하는 신경계. 중추신경계에 대응하는 말이다. 주체를 이루는 것은 축삭돌기의 다발인 말초신경이다. 체내의 거의 모든 기관에 분포하여 그 기능의 조절에 관여한다. 말초신경계는 크게 운동신경계, 감각신경계, 자율신경계로 분류된다.

뇌신경 | cranial nerve

뇌에 출입하는 말초신경. 척수에서 나오는 척수신경과 함께 뇌척수신경이라고 하며, 말초신경계이다. 이에 대해 뇌와 척수는 중추신경계를 이룬다. 이런 분류는 주로 형태상의 구분이다. 사람은 12쌍인데, 이 중 11쌍은 뇌의 밑부분 또는 옆부분에서, 1쌍만은 뇌의 뒷부분에서 나와 있다. 후각신경, 시신경, 동안신경, 도르래신경, 삼차신경, 외전신경, 안면신경, 청신경, 혀인두신경, 미주신경, 부신경, 설하신경 등이다.

cranial nerve /kréiniəl nəːrv/ 뇌신경 /뇌신경

후각신경 | olfactory nerve

뇌신경의 하나로 후각을 전달하는 감각신경. 실체는 코안 상부의 후각점막에

olfactory nerve /ɑlfǽktəri nəːrv/ 후각신경 /후각신경

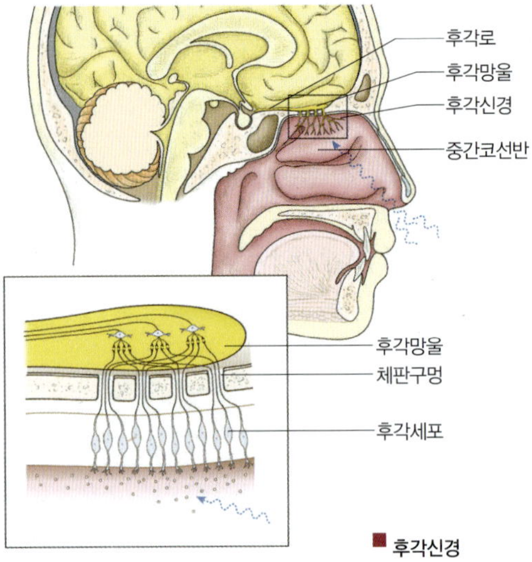

■ 후각신경

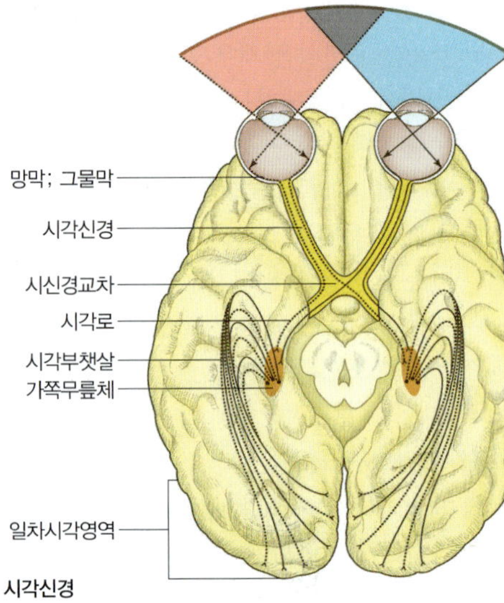

■ 시각신경

분포하는 후각세포의 신경돌기이며, 좌우 각각 약 20여 개의 후각실이라고 하는 가는 섬유가 후각점막으로부터 사골의 가는 구멍을 지나 후각뇌의 후각구에 이르고 있다.

optic nerve /ɑ́ptik nəːrv/
시(각)신경 /시(각)신경

시(각)신경 | optic nerve

시각을 맡아보는 감각신경. 60만~80만의 신경섬유로 되어 있으며, 길이는 35~55 mm 이다. 망막의 신경세포층 가운데 있는 다극신경세포에서 나오는 축삭이 안구의 후극에 모여서 생기는 신경이다. 먼저 망막의 막대세포 및 원뿔세포로부터의 광자극은 망막의 내과립층의 두극세포로 전해져서 다시 신경세포층의 세포로 전달되어 이 신경세포의 신경돌기가 안구의 시신경유두 근처에 모여서 안구를 나와 시신경이 된다.

oculomotor nerve
/àkjuləmóutər nəːrv/ 눈돌림신경, 동안신경 /눈돌림신경, 동안신경

눈돌림신경, 동안신경 | oculomotor nerve

세 번째의 뇌신경으로, 안근으로 운동섬유를, 섬모체근과 동공조임근으로 부교감신경섬유를 보낸다. 동안이라는 명칭대로, 이 신경은 안구를 움직인다.

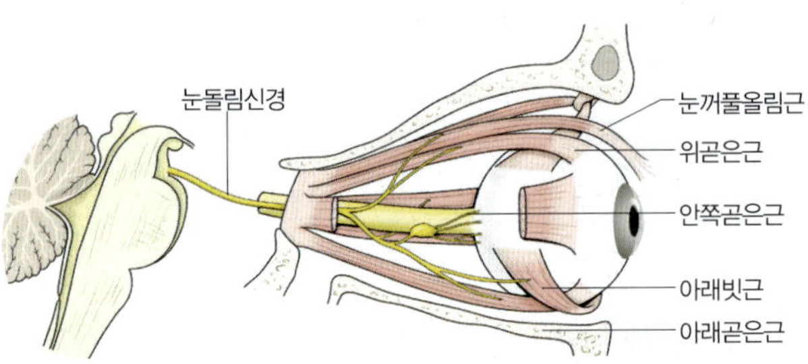

■ 눈돌림신경

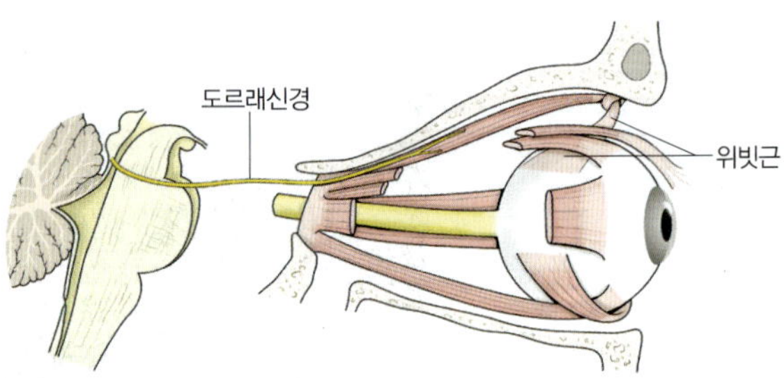

■ 도르래신경

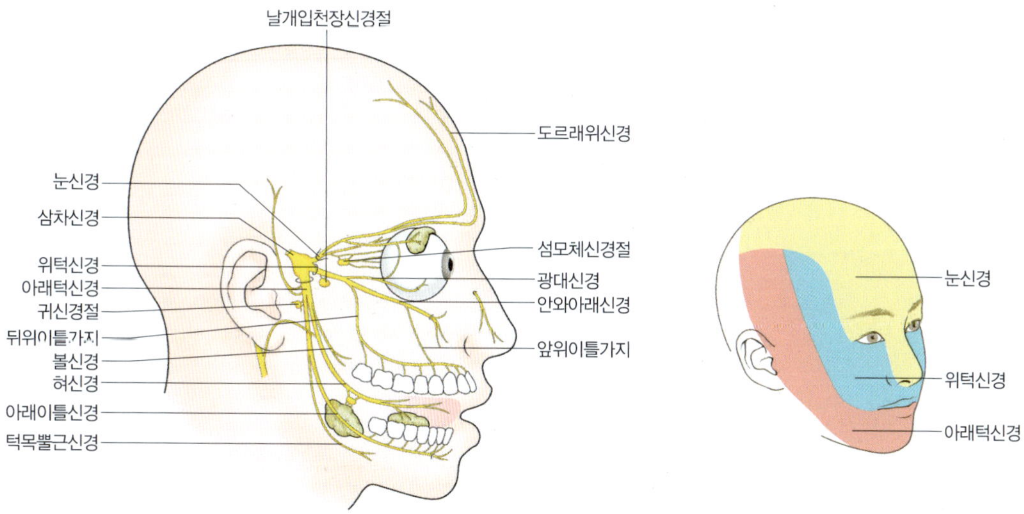

■ 삼차신경의 얼굴의 신경분포

도르래신경, 활차신경 | trochlear nerve

제4번째의 뇌신경으로 위빗근 지배의 순수운동성 신경. 뇌신경 가운데 가장 작으며 뇌의 등쪽에서 나오는 유일한 신경이기도 하다. 아래언덕에서 나와 대뇌다리를 돌고, 동안신경의 바깥쪽에서 안와 안으로 들어가고 위곧은근, 위눈꺼풀올림근의 시작되는 부분 위를 앞쪽 안쪽으로 나아가 위빗근에 분포된다.

trochlear nerve /trάkliər nə:rv/ 도르래신경, 활차신경 /도르래신경, 활차신경

삼차신경 | trigeminal nerve

혼합성 신경으로 뇌신경 중에서 가장 크다. 감각부는 목이나 눈의 피부, 시각기, 비강 및 구강의 점막, 치아와 잇몸조직에 분포한다. 삼차신경의 제1가지는 눈신경으로 감각성이며, 제2가지는 위턱신경으로 감각성이다. 제3가지는 아래턱신경으로 혼합성이다.

trigeminal nerve /traidʒéminəl nə:rv/ 삼차신경 /삼차신경

갓돌림신경, 외전신경 | abducent nerve

눈 근육 중 외직근에 분포하는 신경. 이 신경이 작용하여 안구가 외측으로 돌아간다. 여섯 번째 뇌신경으로서 다리뇌와 숨뇌 사이의 경계로부터 뇌줄기에서

abducent nerve /æbdjú:sənt nə:rv/ 갓돌림신경, 외전신경 /갓돌림신경, 외향신경

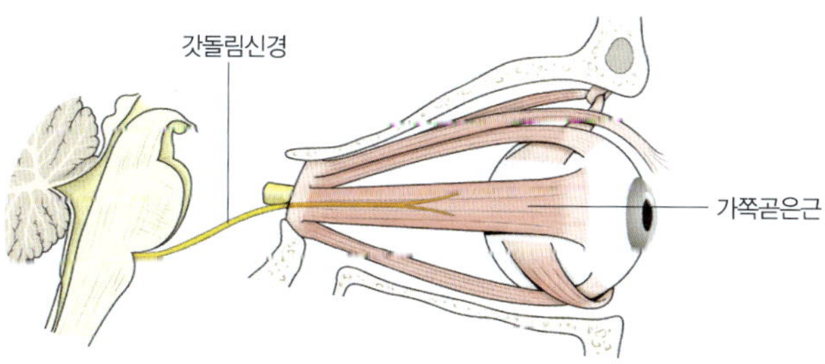

■ 갓돌림신경

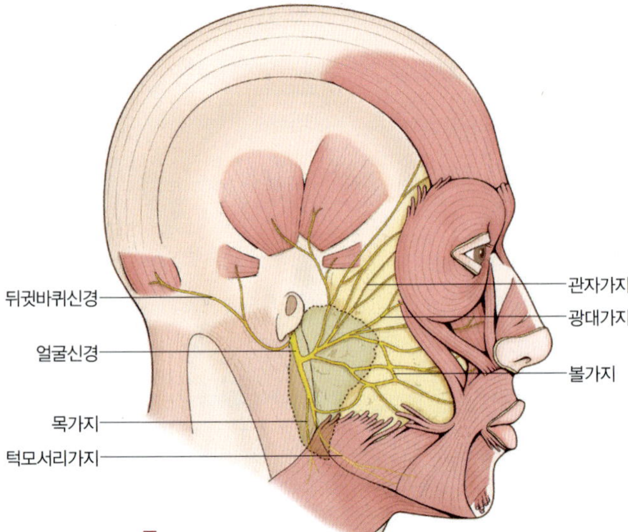

■ 얼굴신경

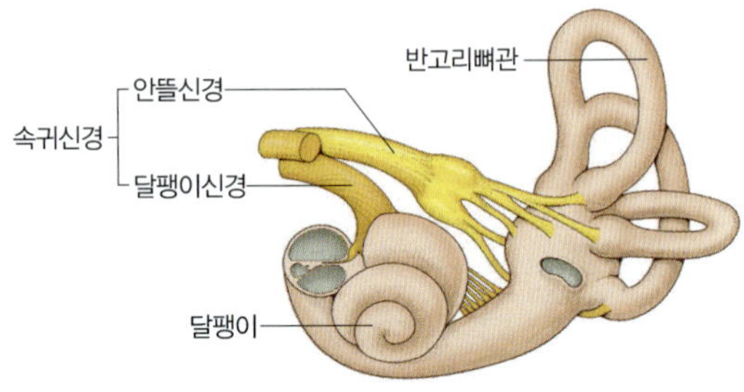

■ 속귀신경

나와 위안와열을 통하여 안와에 들어간다. 이 신경이 손상되면 복시 · 초점 곤란 · 불명료 등이 발생할 수 있으며, 마비되면 내사시와 복시를 동반한다.

facial nerve /féiʃəl nəːrv/
얼굴신경, 안면신경 /얼굴신경, 안면신경

얼굴신경, 안면신경 | facial nerve

표정근을 지배하는 큰 운동신경과 작은 중간신경으로 구성된다. 좁은 의미의 안면신경과 중간신경으로 이루어지는 혼합신경이다. 청신경과 함께 내이도로 들어가고 그 바닥에서 청신경과 갈라져 안면신경관으로 들어가, 경유돌공을 통해 두개바닥으로 나와 귀밑샘 안에서 귀밑샘신경얼기를 만든 뒤에 갈라져 표정근, 경돌설골근, 안장뼈근 등에 분포된다. 한편, 혀신경마디에서 나오는 미각신경 섬유가 모여 혀밑샘 및 턱밑샘에 이르는 부교감성 섬유와 함께 중간신경을 만들며 넓은 의미의 안면신경 일부를 이룬다. 이것은 도중에 안면신경으로부터 갈라져 고삭신경으로서 3차신경의 혀신경에 합류하고 혀의 앞쪽 2/3의 미각과 턱밑샘 및 혀밑샘의 분비에 참여한다.

auditory nerve /ɔ́ːditəri nəːrv/
속귀신경, 청(각)신경 /속귀신경, 청신경

속귀신경, 청(각)신경 | auditory nerve

청신경은 숨뇌의 맨 위쪽 뇌줄기에서 갈라져 나와 안면신경과 함께 내이도로 들어가 막다른 지점에서 전정신경과 와우신경으로 나뉜다. 전정신경은 내이도 바닥에서 전정신경절을 만든 다음 전정의 반고리관과 전정에 분포하여 평형감각을 전도한다. 와우신경은 와우의 뼈축 속으로 들어가 나선형 신경절을 만든 다음 달팽이관의 나선기관에 분포되어 청각을 뇌에 전달한다. 두 신경 모두 다리뇌와 숨뇌 사이의 홈에서 각각 나온다.

glossopharyngeal nerve
/glɔːsòufərínʤiəl nəːrv/
혀인두신경, 설인신경 /혀인두신경, 설인신경

혀인두신경, 설인신경 | glossopharyngeal nerve

지각, 운동, 미각의 3종 신경섬유를 가지고 있는 혼합성 뇌신경. 핵은 숨뇌 안에

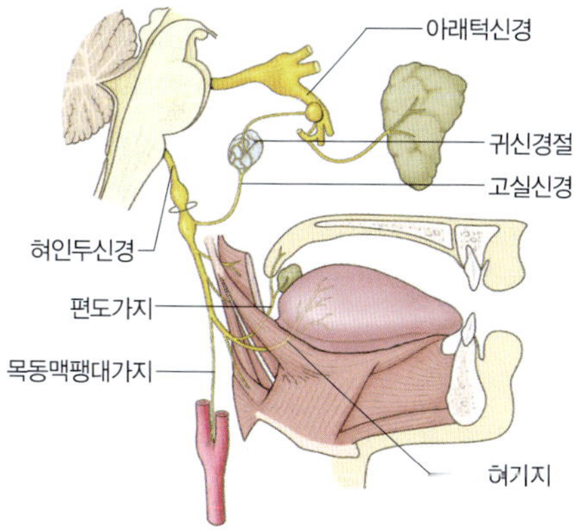

■ 혀인두신경

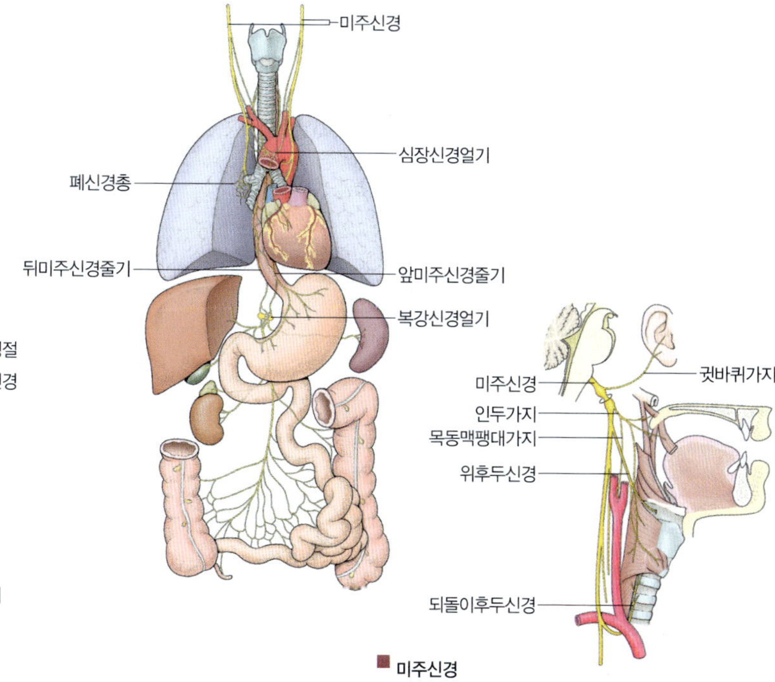

■ 미주신경

있으며, 숨뇌의 뒤가쪽고랑에서 나와 경정맥구멍 앞에서 위신경절을 만들어서 경정맥구멍을 나와 다시 아래신경절을 만든다. 다음의 가지가 있다. ① 고실신경: 아래침분비핵으로부터 나오는 부교감성 신경으로 귀밑샘의 분비를 지배한다. ② 미주신경 귀바퀴가지와의 교통지, ③ 인두가지, ④ 목동맥동굴가지, ⑤ 붓인두근가지, ⑥ 편도가지, ⑦ 혀가지.

미주신경 | vagus nerve

미주신경은 목부분, 가슴부분, 골반을 제외한 배의 모든 내장에 분포하며, 이들의 감각, 운동, 분비를 지배하는 신경이다. 분포영역은 뇌신경 중에서 가장 광범위하다. 숨뇌의 올리브 후측에서 시작해서 혀인두 및 부신경과 함께 경정맥구멍을 통하여 두개골의 바깥으로 나온 후 여러 곳에 분포한다

vagus nerve /véigəs nəːrv/ 미주신경 /미주신경

더부신경, 부신경 | accessory nerve

열한 번째의 뇌신경으로 순운동과 부교감신경성으로 숨뇌뿌리와 척수뿌리가 있다. 올리브 뒤쪽과 경수로부터 여러 개의 뿌리가 나와, 이들이 합쳐 부신경의 줄기를 이루고, 혀인두 · 미주신경과 함께 경정맥공으로 들어간다. 미주신경을 통해 입천장, 인두 후두 등에 분포하고 바깥분지는 목빗근과 등세모근에 분포한다.

accessory nerve /æksésəri nəːrv/ 더부신경, 부신경 /더부신경, 부신경

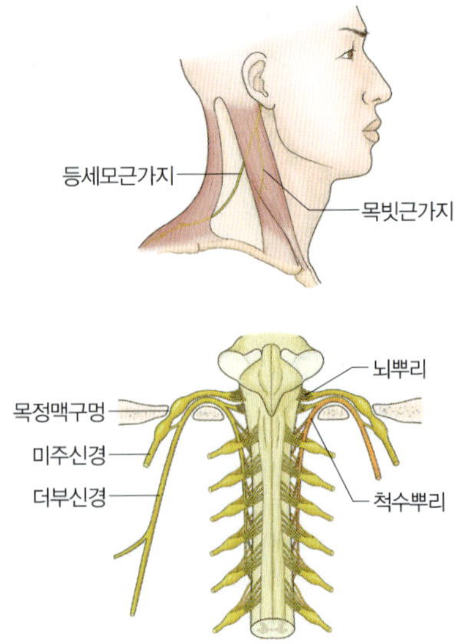

■ 더부신경

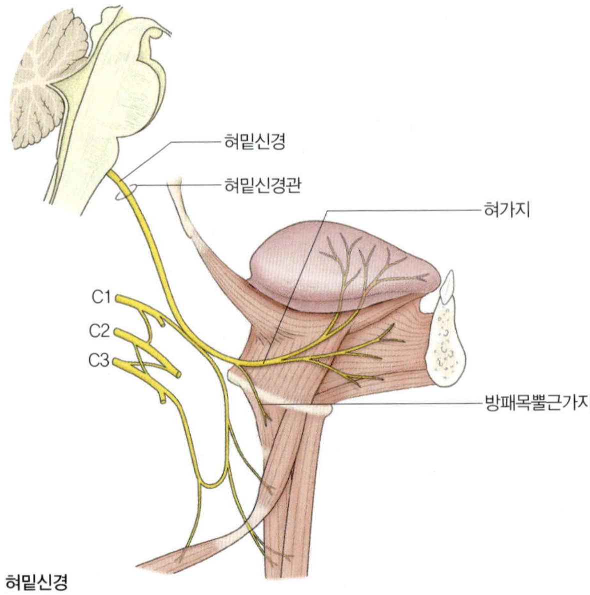

■ 혀밑신경

hypoglossal nerve /hàipəglɔ́:səl nə:rv/ 혀밑신경, 설하신경 /혀밑신경, 설하신경

혀밑신경, 설하신경 | hypoglossal nerve

혀의 운동을 주관하는 순수운동성 뇌신경. 혀밑신경핵은 숨뇌의 밑에 있으며, 신경섬유는 숨뇌의 앞가쪽고랑에서 나와 혀밑신경관에서 합쳐진 다발로 되어서 관을 나온다.

spinal nerve /spáinl nə:rv/ 척수신경 /척수신경

척수신경 | spinal nerve

척수에서 나오는 31쌍의 말초신경을 말한다. 각각 척추골사이구멍에서 밖으로 나오지만 이들을 척주의 구분에 따라서 8쌍의 목신경(C1~C8), 12쌍의 가슴신경(Th1~Th12), 5쌍의 허리신경(L1~L5), 5쌍의 엉치신경(S1~S5) 및 1쌍의 꼬리신경(Co)으로 분류한다. 각 척수신경은 척수의 전후에 있는 외측구로부터 앞뿌리와 뒷뿌리로서 나온다. 앞뿌리는 척수앞뿔에서 나온 운동신경다발(운동섬유다발)로 운동을 일으키고, 뒷뿌리는 척수뒷뿔에서 나온 감각섬유다발(지각섬유다발)로 감각을 전달한다.

cervical nerve /sə́:rvikəl nə:rv/ 목신경 [동]경신경 /목신경

목신경 [동]경신경 | cervical nerve

척수의 목부에서 기시하는 8쌍의 신경.

thoracic nerves /θɔ:rǽsik nə:rvs/ 가슴신경, 흉신경 /흉벽신경

가슴신경, 흉신경 | thoracic nerves

12쌍의 흉부척수신경으로 11개의 갈비사이신경과 하나의 갈비밑신경으로 되어 있으며, 주로 가슴벽과 복부 쪽에 분포되어 있다. 가슴신경은 신경얼기로 들어가는 것이 아니고 독립적인 경로를 취하기 때문에 다른 척수신경과는

다르다. 먼저 2개의 갈비사이신경은 위팔과 가슴을 지배하고, 다음 4개의 갈비사이신경은 단지 가슴을 지배하며, 5개의 갈비사이신경은 가슴벽과 복부를 지배한다. 또한 갈비밑신경은 복벽과 엉덩이 피부를 지배한다.

허리신경 | lumbar nerves

척주의 허리부에서 나오는 5쌍의 척수신경. 꼬리 쪽에서 나오는 신경일수록 점점 더 커지며, 측면을 지나 큰허리근의 덮개 밑이나 큰허리근의 신경다발 사이와 허리신경얼기 부분에서 아래로 주행한다.

lumbar nerves /lʌ́mbər nəːrvs/ 허리신경

엉치신경, 천골신경 | sacral nerve

척수의 엉치부에서 시작하는 다섯 쌍의 신경.

sacral nerve /séikrəl nəːrv/ 엉치신경, 천골신경 /엉치신경, 천골신경

꼬리신경, 미골신경 | coccygeal nerve

척수의 꼬리부분에서 기시하는 31번째 쌍의 척수신경.

coccygeal nerve /kɑksídʒiəl nəːrv/ 꼬리신경, 미골신경 /꼬리신경

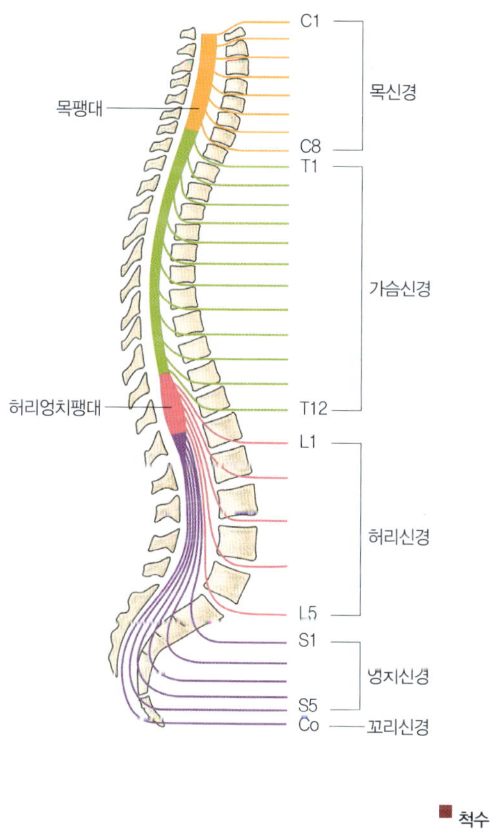

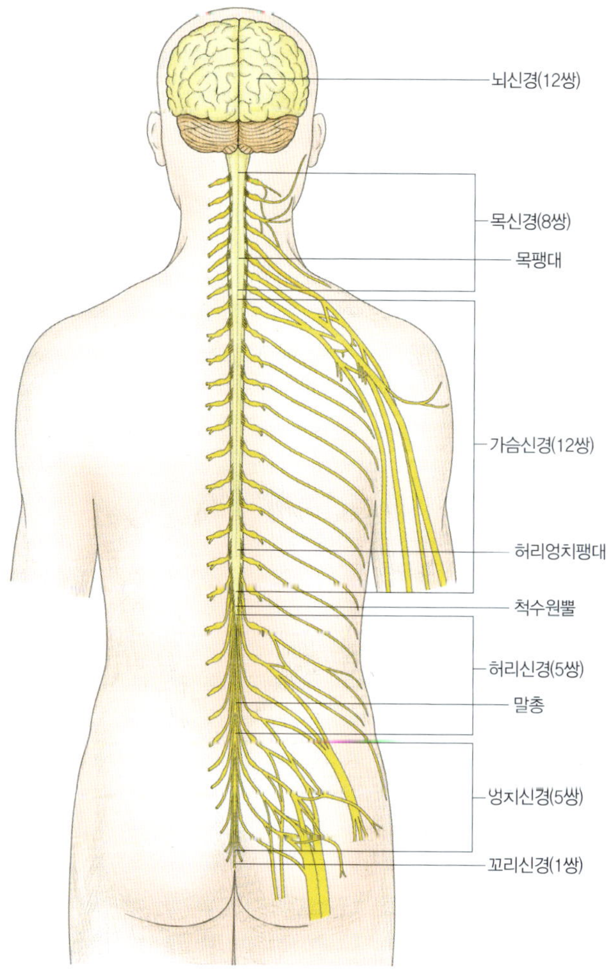

자율신경계

자신의 의지로 제어할 수 없는 말초신경계를 자율신경계라고 한다. 자율신경계는 소화, 호흡, 땀 같은 신진대사처럼 의식적으로 제어할 수 없는 기능에 관여하고 있다. 자율신경계는 교감신경계와 부교감신경계라는 두 개의 신경계로 다시 나누어지고, 이 둘은 하나가 활발해지면 다른 하나는 억눌려지는 방식인 길항작용을 통해 제어된다

sympathetic nerve /simpəθétik nə:rv/ 교감신경 /교감신경

교감신경 | sympathetic nerve

부교감신경과 함께 자율신경계를 이루는 원심성 말초신경. 대사나 생식 등 생명의 유지와 종족보전과 관계가 있는 여러 기관 및 이를 구성하는 각종 세포에 분포하여 이것들의 기능을 매우 교묘하게 조절하는 신경계통을 자율신경계(또는 식물신경 · 생명신경)라고 하며, 교감신경은 부교감신경과 함께 이 자율신경계에 속하면서 그 기능의 일부, 주로 에너지 발산의 면을 담당한다.

parasympathetic nerve /pæ̀rəsìmpəθétik nə:rv/ 부교감신경 /부교감신경

부교감신경 | parasympathetic nerve

교감 신경과 더불어 자율신경계를 이루는 신경. 교감 신경이 촉진되면 억제

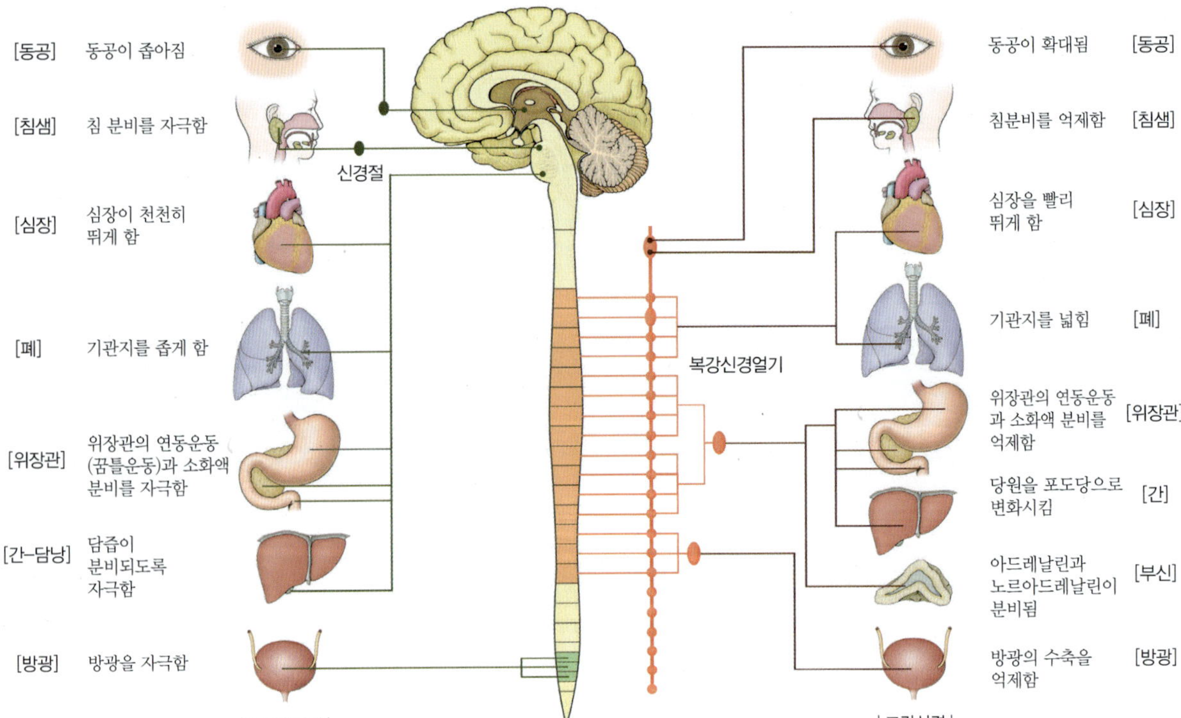

자율신경계통의 작용

하는 일을 하고, 신체가 흥분되면 심장의 구실을 억제하며 소화기의 작용을 촉진한다. 특히 심장에 대한 부교감 작용을 보면, 주로 미주신경을 통해 작용한다. 미주신경은 심장의 박동원을 억제시켜 심장의 운동을 억제한다. 하지만, 실제적으로는 심장의 박동을 억제하는 대신에 심실의 수축을 강화시킴으로 심장의 수축력을 증가시켜 심장으로부터 대동맥으로 나가는 혈액량은 증가한다. 이에 비해 교감신경은 심장의 운동을 빠르게 하여 혈압을 증가시키고, 맥박을 증가시킨다.

증상 용어

신경통 | neuralgia

신경에서 느껴지는 모든 종류의 통증. 말초신경통과 중추신경통으로 나눌 수 있다. 말초신경통은 다시 체성 신경통과 내장성 신경통으로 나뉘어진다. 체성 신경통은 아픈 위치가 명확하고 흔히 외상 등으로 느끼는 경우가 많고, 내장성 신경통은 아픈 위치가 명확하지 않고 주위전체가 아픈 것처럼 느껴져 대개 '쓰리다', '속이 불편하다' 등의 모호한 통증을 호소하는 경우가 많다. 중추신경통은 예전에 느껴보지 못한 통증으로 위치와 증상이 모호하지만, 심한 통증을 호소하며, 흔한 진통제로는 잘 듣지 않는다.

neuralgia /nurǽldʒə/ 신경통 /신경통

실어증, 언어상실증 | aphasia

말을 하거나 글을 쓰는 것 등 표현력 또는 언어의 이해력이 없어진 상태. 다음의 두 가지가 있다. ① 운동성실어증: 브로카영역의 손상으로 생기는 언어상실증. 베르니케영역이 정상이므로 타인의 말을 잘 이해하지만 자신의 뜻을 표현하지 못한다. ② 감각성실어증: 베르니케영역의 손상으로 생기는 언어상실증. 브로카영역이 정상이므로 자신의 생각을 잘 말할 수는 있지만 타인의 말을 이해하지 못하고 묻는 말에 대하여 동문서답을 한다.

aphasia /əféiʒə/ 실어증, 언어상실증 /언어상실증, 실어(증)

운동실어증 | motor aphasia

대뇌피질중추의 병변에 의하여 말하거나 쓰는 능력이 없어진 것. 즉, 환자는 듣는 말과 쓴 글을 이해하며 또 하고 싶은 말도 알고 있으나, 실제로 말이 나오지는 않는다. 브로카영역의 손상으로 생기는 실어증. 베르니케영역이 정상이므로 타인의 말을 잘 이해하지만 자신의 뜻을 표현하지 못한다. 브로카실어증라고도 한다.

motor aphasia /móutər əféiʒə/ 운동실어증 /운동언어상실증, 운동(성)실어증

감각실어증 | sensory aphasia

어맹증과 같이 청각성 · 시각성 언어중추의 질환에 의하여 일어나며, 쓰고 말하고 접촉한 것의 언어적 상징을 이해하지 못하는 실어증. 베르니케영역의

sensory aphasia /sénsəri əféiʒə/ 감각실어증 /수용언어상실증, 감각성실어증

손상에 의한다. 브로카영역이 정상이므로 자신의 생각을 잘 말할 수는 있지만 타인의 말을 이해하지 못하고 묻는 말에 대하여 동문서답을 한다.

dysphasia /disféisiə/ 언어장애 /언어장애, 부전실어, 담화곤란, 실어증

언어장애 | dysphasia

말을 정확하게 발음할 수 없거나 이해할 수 없게 되는 병태. 발음 불명료 · 말더듬 · 언청이와 같은 형식 면에서의 장애와 실어증 · 언어 발달 지연과 같은 내용 면에서의 장애가 있다.

dyslexia /disléksiə/ 읽기장애, 난독증 /독자불능, 독서장애, 실독증

읽기장애, 난독증 | dyslexia

중추의 병터로 인해 이해와 독서가 불가능하게 되는 것. 시력은 장애를 받지 않는다. 검사방법은 단어를 쓴 글자를 보여주고, 그것에 대응하는 물품을 골라 잡게 하는 등의 방법으로 한다. 대부분 소리내어 읽기장애를 수반하고, 장애의 정도도 같은 경우가 많으나, 한쪽이 다른 쪽보다 좋은 경우도 있다.

ataxia /ətǽksiə/ 실조(증) /조화운동못함증, 조화운동불능, 운동실조, 실조(증), 보행실조

실조(증) | ataxia

근육이 상호협조를 못하여 운동이 제대로 되지 않는 것.

apraxia /əprǽksiə/ 실행증 [동]행위상실증증 /행위상실증, 실행(증), 무동작(증)

실행증 [동]행위상실증 | apraxia

운동계의 마비나 장애가 없고 감각신경의 이상이나 정신장애도 없는데, 목적하는 운동이나 행위의 수행이 곤란한 증세. 행위불능증 · 행위장애라고도 하며 대뇌의 손상으로 일어난다.

agnosia /ægnóusiə/ 실인증 [동]인식불능증 /인식불능증, 실인증, 인지불능(증)

실인증 [동]인식불능증 | agnosia

대뇌의 일부에 병터가 생겨서 일어나는 인지불능증. 청각 · 시각 · 후각 · 미각 및 촉각을 인식하지 못하는 것 등으로 구별된다. 시력 · 청력 등 이른바 일차적인 감각기능의 장애는 없음에도 불구하고 사물의 의미를 파악하지 못하는 병적 상태이다.

amnesia /æmní:ziə/ 기억상실 /기억상실(증), 건망증

기억상실 | amnesia

기억을 잃어버리는 것. 특히 과거에 있었던 일을 생각해내지 못하는 것. 뇌의 기질적인 손상에 의할 수도 있고 심리적인 원인에 의한 것일 수도 있다. 사건후기억상실과 심인성기억상실 그리고 사건전기억상실이 있다.

asthenia /æsθí:niə/ 무력증 /힘없음증, 무력(증), 쇠약, 무력형

무력증 | asthenia

힘이나 에너지의 결핍 또는 쇠약. 특히 나이가 들거나 병에 걸리거나 하여 온몸에 기운이 없고 힘을 쓰지 못하게 되는 증상.

aura /ɔ́:rə/ 조짐, 전조 /조짐, 아우라, 전조

조짐, 전조 | aura

간질발작 직전 수초에서 1분 정도 환자가 느끼는 이상한 기분이나 신체적 증상.

복통, 두통, 어지럼증 등의 자율신경성 조짐, 이상시각, 청각, 후각 등의 감각성 조짐, 손, 발, 입 주위의 근육수축 등의 운동성 조짐, 그리고 불안, 극치감 등 정신적 조짐 등이 있다.

반신(완전)마비 [동]편마비 | hemiplegia

몸의 어느 한쪽이 마비된 상태. 얼굴의 반쪽과 같은 쪽 팔 · 다리 모두에 운동마비가 일어난 상태를 말한다. 수의운동을 지배하는 추체가 대뇌의 피질 · 피질하, 내포, 뇌줄기의 어느 부위에서건 장애를 받아도 일어난다. 마비는 숨뇌와 척수의 경계부에서 척수로가 대부분 교차되므로 장애 쪽과는 반대쪽에서 일어난다. 원인으로서는 뇌출혈을 비롯하여 뇌연화 · 뇌종양 · 동맥염 · 당뇨병 · 요독증 등을 들 수 있다.

hemiplegia /hèmiplíːdʒiə/ 반신(완전)마비 [동]편마비 /반마비, 편마비, 반신불수, 반측마비

양쪽마비 | diplegia

몸 양쪽의 같은 부분이 마비된 것. 양쪽 상 · 하지에 모두 운동마비가 있는 경우를 말한다. 중추성의 경련성 양측마비 이외에 말초성의 이완성 양측마비도 넓은 의미의 양측마비에 포함된다.

diplegia /daiplíːdʒiə/ 양쪽마비 /양(측)마비

사지마비 | tetraplegia

양쪽 팔다리의 마비. 한쪽 팔다리마비(편마비)가 양쪽으로 일어났다고 보게 되는 경우와 양쪽팔다리마비(양측마비) 부위가 넓어졌다고 보게 되는 경우가 있다. 전자는 추체장애로 인한 마비이며 경직성으로 되는 수가 많다. 후자는 말초운동 신경세포의 장애에 의한 것으로 항상 이완성으로 된다.

tetraplegia /tètrəplíːdʒə/ 사지마비 /사지마비

하반신마비 | paraplegia

양쪽 하지나 하반신의 마비로 주로 척수신경손상에 의한다. 마비를 분류할 때에 그 침범된 부위에 따라 달리 부른다. 먼저 양측마비는 양측 하지의 마비를 말하며, 사지마비는 사지, 즉 양측 팔과 다리 모두 침범된 경우를 말한다.

paraplegia /pæ̀rəplíːdʒə/ 하반신마비 /하반신마비, 대마비, 양측(하지)마비, 하반신불수

불완전마비 | paresis

어떤 기관의 기능이 완전히 상실되지는 않고 약간 또는 부분적으로 악화된 상태의 마비.

paresis /pəríːsis/ 불완전마비 /불완전마비, 부전마비

반신불완전마비 | hemiparesis

몸의 반쪽(즉 오른쪽 또는 왼쪽)이 근력의 약화나 불완전한 마비가 있는 경우를 이르는 말이다.

hemiparesis /hèmipəríːsis/ 반신불완전마비 /반불완전마비, 편(측)부전마비, 반(측)부전마비

실신 | syncope

전반적인 근육의 약화와 동반하여 서 있을 수 없고 의식을 소실하는 상태를 말함. 실신이 일어나는 메커니즘은 의식을 관장하는 대뇌부위의 산소결핍에

syncope /síŋkəpi/ 실신 /실신, 의식불명

의해서 일어난다. 실신 시 뇌혈류의 감소와 대뇌산소 이용의 감소를 보인다. ① 미주신경반사성 실신, ② 체위성 저혈압, ③ 심장성 실신, ④ 경정맥굴증후군 등이 원인이다.

hyperesthesia /hàipərèsθíːʒiə/ 감각과민 /감각과민, 지각과민(증)

감각과민 | hyperesthesia

피부 또는 특수감각기관의 자극에 대한 감각이 비정상적으로 항진된 상태.

paresthesia /pæ̀resθíːʒiə/ 감각이상 /감각이상, 지각이상, 이상감각, 이상지각

감각이상 | paresthesia

병적 또는 도착된 감각으로서, 타는 것 같은 느낌, 찌르는 것 같은 느낌, 개미가 기어다니는 것 같은 느낌.

consciousness /kάnʃəsnis/ 의식 /의식

의식 | consciousness

의식이 있는 상태의 감각기에 의해 생기는 감동에 대한 정신의 반응. 사람은 누구나 깨어 있을 때는 무엇인가를 항상 생각하거나 느끼고 있다. 즉 직접적인 주관적 체험을 가지고 있다. 이것을 총칭하여 의식이라 한다. 철학이나 심리학에서 의식이라 함은 개체가 현실에서 체험하는 모든 정신작용과 그 내용을 포함하는 일체의 경험 또는 현상을 말한다.

drowsy /dráusi/ 졸리운 /졸리운, 나른한, 졸림

졸리운 | drowsy

졸음이 오는, 졸린.

stupor /stjúpər/ 혼미 /혼미

혼미 | stupor

부분적 또는 거의 완전한 무의식 상태로서 강력한 자극에만 반응을 나타낸다. 또한 정신과에서는 반응성의 감소를 특징으로 하는 장애.

semicoma /sèmikóumə/ 반혼수 /반혼수

반혼수 | semicoma

완전히 의식을 잃은 상태가 아니어서 강력한 자극을 주면 반응하는 가벼운 혼수상태.

coma /kóumə/ 혼수 /혼수

혼수 | coma

의식을 잃고 인사불성이 되는 일. 의식 장애 가운데 가장 심한 것으로, 부르거나 뒤흔들어 깨워도 정신을 차릴 수 없고 외계의 자극에 대한 반응이나 반사작용도 거의 없다.

unconsciousness /ʌnkάnʃəsnis/ 1. 무의식 2. 의식상실 /무의식, 의식소실

1. 무의식 2. 의식상실 | unconsciousness

1. 의식장애의 상태로서 환경의 자극에 대하여 전혀 반응을 나타내지 않는다.
2. 프로이트는 심적 현상을 의식과 무의식으로 나누고, 후자를 다시 전의식과 본래의 무의식으로 나누었다. 무의식은 정신분석의 수법에 의해서 비로소 의식화할 수 있는 부분이다. 프로이트에 의하면 무의식의 심적 내용은 억압된

관념 및 본능(특히 성적 본능)으로 이루어진다.

마취, 혼수 | narcosis

1. 약물 등을 이용하여 얼마 동안 의식이나 감각을 잃게 함.
2. 의식을 잃고 인사불성이 되는 일. 의식 장애 가운데 가장 심한 것으로, 부르거나 뒤흔들어 깨워도 정신을 차릴 수 없고 외계의 자극에 대한 반응이나 반사작용도 거의 없다.

narcosis /nɑːrkóusis/ 마취, 혼수 /마취(법), 혼수

최면 | hypnosis

의도적 · 인위적으로 야기되는 인간의 특수한 상태 및 그것이 원인이 되어 생기는 심리적 · 생리적인 일련의 현상들. 인위적으로 유발된 혼수상태로서 몽유증과 비슷하다. 이 상태에서 최면에 걸린 사람은 암시에 대하여 고도의 감수성을 나타내며 다른 것은 모두 잊어버리고 시술자의 명령에 신속히 반응한다. 상태는 수면과 각성의 중간적 특징, 특히 잠들 때의 상태와 비슷하나 수면과 분명히 구별된다. 피암시성이 현저히 항진되어 평소와는 다른 의식성이 특징이며, 의식이나 운동 · 지각 · 기억 · 사고 · 상상 · 감정 등의 여러 심리학적 활동, 뇌파와 근전도, 위장, 순환계, 자율신경계 등의 생리학적 활동의 변화를 볼 수 있다.

hypnosis /hipnóusis/ 최면 /최면(법)

졸음, 기면 | somnolence

졸음이 오는 것, 또는 부자연스런 졸음.

somnolence /sámnələns/ 졸음, 기면 /졸림, 기면

몽유병 | somnambulism

잠을 자다가 무엇에 이끌린 듯 일어나 멀쩡하게 행동을 하며 돌아다니기도 하다가 다시 잠이 든 뒤, 다음 날 아침 깨어나서는 그런 일을 전혀 기억하지 못하는 병태.

somnambulism /sɑmnǽmbjulizəm/ 몽유병 /몽유병, 몽유증

떨림 | tremor

자신의 의사와는 상관없이 떨리거나 진동이 있는 것.

tremor /trémər/ 떨림 /떨림, 진전, 진동

경련 | convulsion

전신 또는 국소의 골격근이 자신의 의사와 관계없이 급격히 수축하는 현상. 성질상 강직성과 간대성으로 구별한다. 전자는 심한 지속성 근육수축으로 근육이 경직하고, 후자는 근육의 수축과 이완이 반복되어 근육이 연속적으로 경련을 일으키는 것이다.

convulsion /kənvʌ́lʃən/ 경련 /경련, 발작, 전신(간헐)경련

졸음증, 기면 | lethargy

심하게 쇠약하거나 높은 열 또는 뇌염 등으로 인해 외계의 자극에 반응하는 정도가 거의 없어져 수면상태에 있는 의식장애의 하나. 의식 명확도의 장애

lethargy /líθəːrdʒi/ 졸음증, 기면 /졸음증, 기면(성), 기면상태

로서 그 정도는 혼미보다 강하고 혼수보다 약하다. 정상적인 수면과 비슷한 상태가 있고 보통 사람도 알아낼 수 있을 정도이다. 자극이 없으면 잠에 빠지고 강한 자극이 없으면 눈을 뜨지 않고 반응도 보이지 않으며 곧 잠들어 버린다.

hypnolepsy /hípnəlèpsi/ 발작수면, 기면증 /발작수면, 기면증

발작수면, 기면증 | hypnolepsy

1. 낮에 갑작스럽게 찾아오는 심한 수면에 대한 억제하기 어려운 욕구로서 간헐적으로 일어나며, 업무에 지장을 주기도 한다.
2. 항상 꾸벅꾸벅 졸거나 잠이 들어 있는 상태. 열이 몹시 오르거나 아주 쇠약하거나 기면성 뇌염, 수두증 등에서 나타나는 증상이다.

torpor /tɔ́:rpər/ 둔마 /지둔

둔마 | torpor

정상 또는 보통의 자극에 대한 반응의 결여.

sciatica /saiǽtikə/ 좌골신경통 /궁둥신경통, 좌골신경통

좌골신경통 | sciatica

등부분에서 엉치부분으로, 그리고 후면 또는 측면에 따라서 다리로 방사되는 지속성 통증을 특징으로 하는 증후군으로서, 가장 흔히 추간판탈출에 의해서 일어난다. 이 용어는 또한 좌골신경경로에 따르는 모든 부위에 일어나는 통증에도 흔히 사용된다.

migraine /máigrein/ 편두통 /편두통

편두통 | migraine

갑자기 일어나는 발작성 두통. 두부 혈관의 기능 이상 때문에 나타나는데, 처음에는 한쪽 머리가 발작적으로 아프다가 온 머리로 미치며 구토, 귀울림, 권태가

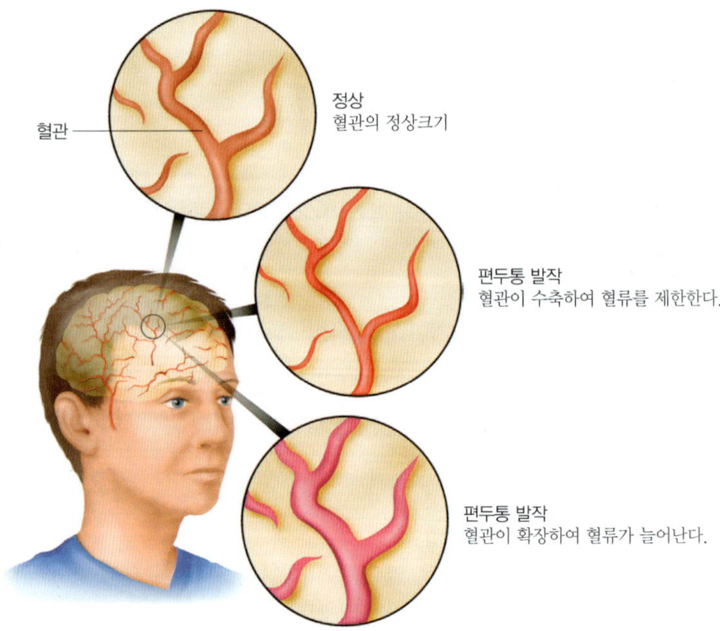

■ 편두통

일어난다. 특히 여자와 정신노동자에게 많다. 발작에 선행해서 두개혈관의 수축이 일어나고 그 결과 보통 전구감각(특히 시각) 증상을 동반하며 이어서 혈관확장으로 시작된다(그림).

무도증 | chorea

chorea /kɔríːə/ 무도증 /무도병

주로 사지의 세밀한 불규칙한 불수의 운동이 다양하게 반복되는 것으로 얼굴을 찡그리거나 혀의 움직임을 동반한다. 얼굴·손·발·혀 따위가 뜻대로 되지 않고 저절로 심하게 움직여, 마치 춤을 추는 듯한 모습이 되는 신경병. 소무도병·헌팅톤무도병·노인성 무도병 등이 있는데, 걸리는 연령층과 원인이 다르다. 류마티열이 있을 때나 기저핵의 병변이 있을 때 나타난다. 동작이 의도적으로 보이나, 실제로는 어떤 충동이나 외부자극에 반응하여 의지와는 전연 무관하게 행해지는 것을 특징으로 한다.

깊은힘줄반사, 심부건반사 | deep tendon reflex

deep tendon reflex /díːp téndən ríːfleks/ 깊은힘줄반사, 심부건반사 /깊은힘줄반사, 심부건반사

근육과 연결된 힘줄에 고무 망치로 두드려서 유발되는 갑작스런 근육 폄에 반응하여 일어나는 근육의 수축 현상. 이러한 반사가 없을 경우에는 근육, 말초신경, 신경뿌리 또는 그 부분에 해당하는 척수의 손상을 의심할 수 있다. 과잉반사는 검사되고 있는 반사활 위의 단계에 있는 주체의 장애를 나타낼 수 있다.

바뱅스키징후 | Babinski sign

Babinski sign /bəbínski sain/ 바뱅스키징후 /바빈스키징후

상부 운동 신경세포의 병변에 의한 징후. 1) 좌골신경통의 경우 아킬레스힘줄반사의 소실. 2) 엄지발가락은 신전되고, 나머지 발가락은 내전되는 발바닥 폄근 반응. 3) 입으로 불거나 휘파람을 불 때 병들지 않은 쪽의 넓은목근의 현저한 집중. 4) 마비된 팔을 외전한 경우 일어나는 회내운동. 5) 팔을 가슴 위에 교차해 올려놓고 누워 있다가 앉으려고 할 때, 건강한 쪽 다리는 움직이지 않는 반면 마비된 쪽의 넓적다리는 굴곡되고 발뒤꿈치는 올라간다.

진단 용어

■ 선천이상

무뇌증 | anencephaly

anencephaly /ænenséfəli/ 무뇌증 /뇌없음증, 무뇌증

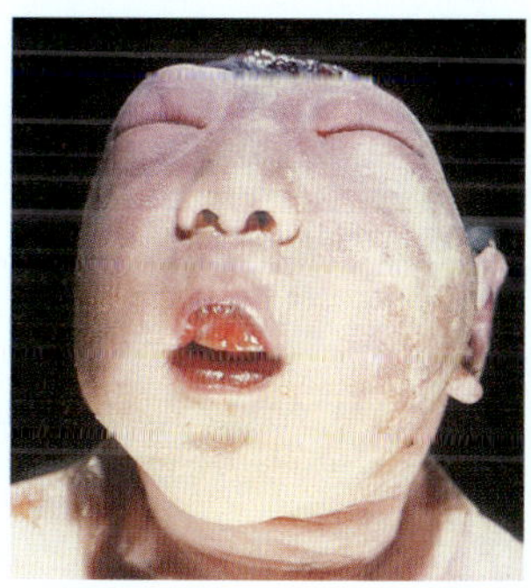

■ 무뇌증

뇌가 없는 기형으로 그 정도가 다양하여 소뇌까지 거의 완전히 없는 경우도 있고 상당량의 대뇌 반구를 가지는 경우도 있다. 무뇌증이라고 할 때는 두개골 결손이 반드시 동반된다(그림).

hydrocephalus /haidrouséfələs/
수두증 /물뇌증, 수두증, 뇌수종, 수두종

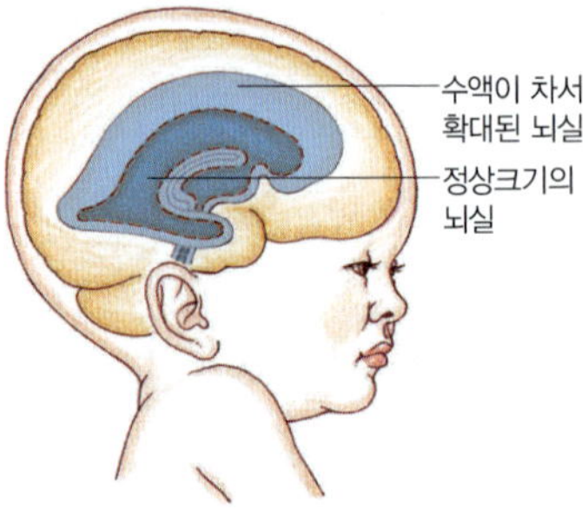

■ 수두증

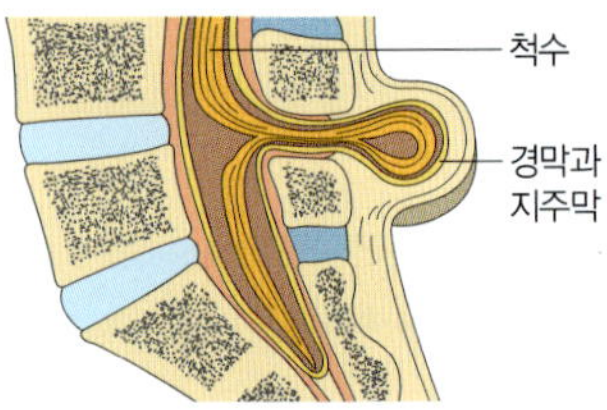

■ 수막탈출증

microcephaly /màikrouséfəli/
작은머리증, 소두증 /작은머리증, 소두증

meningocele /meníŋgousi:l/
수막탈출증, 수막류 /수막탈출증, 뇌(척수)막류, 수막류, 수막헤르니아

spina bifida /spáinə bífidə/
이분척추, 척추갈림증 /척추갈림증, 이분척추, 척추분열

myelomeningocele /màiəloumeníŋgousi:l/
척수수막탈출증, 척수낭류 /척수막탈출증, 척수수막류

cerebral palsy /sərí:brəl pó:lzi/
뇌성마비 /뇌성마비

수두증 | hydrocephalus

두개내강에 다량의 수액이 괴는 병. 원인은 수액의 분비과다 또는 그 유출로가 차단되어 생기는데, 선천기형이 대부분이고, 후천적으로 생긴 것은 뇌염 · 뇌막염 등에서 오는 경우가 많다. 선천적인 것의 증세는 생후 차차 머리가 커졌다가 2~3개월이면 뚜렷한 기형으로 나타난다. 천문 · 뼈봉합이 벌어지며, 안구가 아래로 압박되어 시력도 감퇴한다. 뇌실질이 납작하게 눌려 위축되기 때문에 지능과 신체적 발육이 나빠지며 사지에 강직성마비가 일어나기도 한다(그림).

작은머리증, 소두증 | microcephaly

머리가 선천적으로 작은 상태. 사람에 있어서는 머리둘레가 약 48 cm 이하, 10세 이하 소아의 경우에는 평균 머리둘레보다 약 5 cm 작은 사람을 말한다. 원인은 유전적인 것과 태생기에 모체가 받은 외인, 예를 들면 임신 중의 풍진 · 골반부에 받는 X선 조사에 의해서 일어날 수 있다.

수막탈출증, 수막류 | meningocele

두개골의 일부 또는 척추의 고리판에 유합부전이 있어서 그 결손부로부터 이탈된 수막. 수막의 내용물은 수액뿐일 때도 있고, 뇌실질을 포함할 때도 있다. 머리에서는 정중선 위에서 흔히 볼 수 있으며, 그 중에서도 두정골 · 후두골, 다음에는 전두골에 많고 척추에서는 허리부분에 많이 나타난다(그림).

이분척추, 척추갈림증 | spina bifida

척추 발생상의 결함으로 척추의 융합이 안 된 신경관 형성의 선천기형. 따라서 척추의 뒤쪽은 텅 빈 공간으로 남게 되고, 그 안에 존재하는 척수는 보호물이 없이 외부에 노출된 상태가 된다.

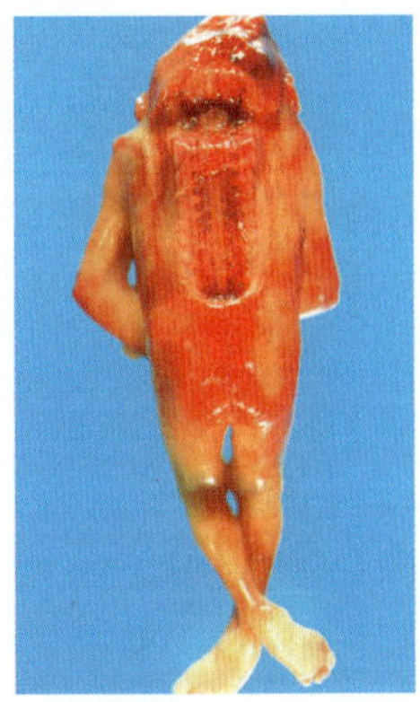

■ 이분척추

척수수막탈출증, 척수낭류 | myelomeningocele

척수관의 결손부를 통해서 척수 및 그 수막이 돌출되는 것.

뇌성마비 | cerebral palsy

출생 전, 출생 시 혹은 출생 후의 뇌의 손상 혹은 중추신경계의 병에 의해서 영구적이며, 비진행성인 운동신경 및 정신장애를 일으키는 경우를 말한다. 원인은 여러 가지가 있을 수 있으나 조산으로 인한 뇌의 산소공급의 부족, 또는 난산으로 인한 호흡장애 등이 흔한 원인이다. 출생 후의 원인으로서는 뇌염, 수막염, 머리 외상 등이 있다. 증상은 대개 비진행성의 뇌 병변으로 인한 운동장애가 대표적이며 그 외에 청력, 시력의 장애, 지능지연, 언어장애, 경련 및 정신장애 등이 동반될 수 있다.

근디스트로피 | muscular dystrophy

근육섬유의 파괴로 인한 점진적인 근육위축과 허약을 특징으로 하는 일련의 선천적인 질환군을 통틀어 말한다. 대표적인 경우가 듀센형으로 성염색체 열성유전을 하며, 대개 4세 이내에 발병해 청년기를 넘기는 경우가 드물다. 특징적 소견으로 장딴지근의 거짓비대(실제적으로 근위축이 일어나지만, 근섬유 대신에 지방세포가 들어차 도리어 마치 근육이 증가한 것처럼 보이는 현상) 소견을 볼 수 있다.

muscular dystrophy /mʌ́skjulər dístrəfi/ 근디스트로피 /근육퇴행위축, 근이영양증

감염, 염증질환

뇌염 | encephalitis

뇌의 염증. 바이러스성 뇌염과 출혈성 뇌염으로 크게 나눈다. 전자는 바이러스 감염에 의한 진성뇌염으로 대부분의 뇌염이 이에 포함되고 종류도 많다. ① 바이러스 감염에 의해 유행성으로 발생하는 것으로 일본뇌염 · 졸음뇌염 등이 이에 포함된다. ② 홍역이나 유행성 볼거리염에 걸렸을 때 병원바이러스가 환자의 뇌를 침범한 것 등이 이에 포함된다. ③ 예방접종 후 뇌염처럼 감염 후에 발생되는 뇌염 등이 있다.

encephalitis /ènsefəláitis/ 뇌염 /뇌염

수막염 | meningitis

뇌막에 생긴 염증. 염증의 원인으로 세균에 의한 것, 바이러스에 의한 것, 결핵균에 의한 것, 곰팡이에 의한 것 등으로 나눌 수 있으며, 대개 어린 나이나 나이가 많은 노인에게서 면역이 떨어져 있으므로 생기는 경향이 많고 중년에서는 알코올중독자 등에서 폐렴균에 의해 발생하는 경향이 있다. 심한 두통 · 구역 · 목이 뻣뻣해지는 증상이 나타난다.

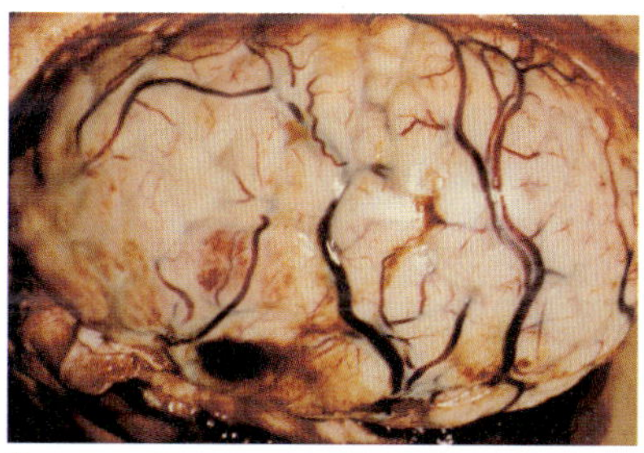

■ 수막염

meningitis /mènindʒáitis/ 수막염 /수막염, 뇌막염

척수염 | myelitis

외래의 병원체에 의하여 척수에 생기는 여러 가지 염증. 초기에는 발열 · 사지통 외에 이완성 마비가 일어나며, 점차 운동 · 지각 마비나 대소변 배설 장애 따위의 증상이 나타난다. 실제적으로 이 용어는 척수의 비염증성 손상을 나타내는 데에도 사용된다.

myelitis /màiəláitis/ 척수염, 골수염 /척수염, 골수염

회색질뇌염 | polioencephalitis

대뇌회색질을 주로 침범하는 염증. 대부분의 바이러스성 뇌염이 회색질 뇌염의 형태를 보인다.

polioencephalitis /pòuliəensèfəláitis/ 회색질뇌염 /회색질뇌염, 뇌회색질염, 회백뇌염

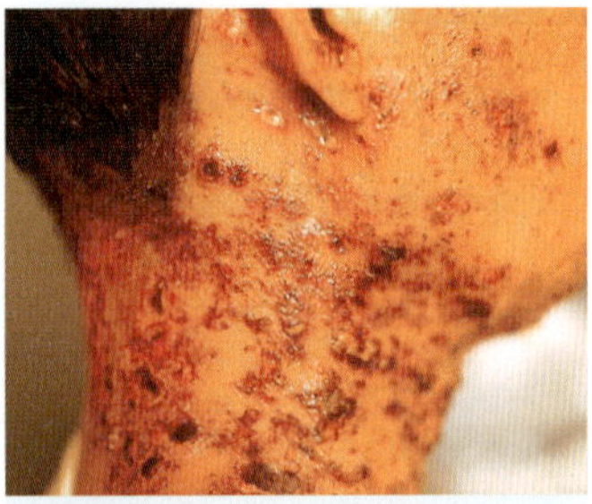

■ 대상포진

herpes zoster /hə́:rpi:z zástər/ 대상포진 /띠헤르페스, 대상포진

대상포진 | herpes zoster

수두를 일으키는 바이러스와 같은 바이러스가 원인인 병. 처음 감염으로 수두를 일으킨 포진바이러스는 수두가 다 낫고 나면 사라지는 것이 아니고 사람의 척수에서 나오는 척수신경의 감각을 담당하는 신경절에서 잠복하고 있다가 사람의 면역기능이 저하될 때 체내에 잠재해 있던 바이러스가 재활성화되어 발병하는 것으로 생각되고 있다. 잠복하고 있던 척수신경의 신경절에서 나와서 그 척수신경을 따라 피부병변이 생기는데 그 이전에 통증과 감각이상 등의 증상이 선행된다. 피부의 병터는 우선 작은 크기의 피부의 융기물이 주로 한쪽에 선상으로 배열을 한 형태로 생기고 이를 뒤이어서 이것이 물집으로 바뀐다(그림).

poliomyelitis /pòulioumàiəláitis/ 회색질척수염 /회색(질)척수염, 소아마비, 폴리오, 회백수염

회색질척수염 | poliomyelitis

산발적 또는 유행성으로 발생하는 급성바이러스병. 폴리오바이러스가 원인균이며 이것이 척수의 전각세포를 선택적으로 침범하여 운동마비를 일으키는 것이 특징이다. 척수염이지만 척수뿐만 아니라 대뇌, 소뇌 등에도 염증을 일으킨다. 이 바이러스는 엔테로바이러스로 감염 시 위장염이 발생하는데 소수의 환자에서 혈행으로 바이러스가 중추신경계를 침범하게 된다. 일단 급성기에서 회복되더라도 전각 운동신경세포들의 많은 수가 동시에 파괴되기 때문에 이들이 지배하고 있는 근육의 마비를 초래하게 된다.

neuritis /njuráitis/ 신경염 /신경염

신경염 | neuritis

신경섬유 또는 그 조직의 염증 및 넓은 뜻의 퇴행성 변성(물질대사의 이상에 의하여 세포에 생리적 · 형태적으로 변성을 초래하는 것). 한 개의 신경만이 침해되는 경우를 단발신경염, 많은 신경이 대칭적으로 침해되는 경우를 다발신경염이라 한다.

polyneuritis /pàlinjuráitis/ 다(발)신경염 /여러신경염, 다발(성)신경염

다(발)신경염 | polyneuritis

말초신경염 중에서 단일신경염과 대립되는 것으로서 주로 척수신경이 좌우 대칭적으로 손상을 받는데, 때로는 뇌신경장애도 따른다. 또한 운동마비는 불완전마비로부터 전신마비까지 여러 경우가 있다. 원인으로는 다수의 전염병 병원균 및 그 독소, 체내독소(예를 들면 당뇨병), 체외로부터의 화학적 독소, 비타민 B1의 결핍, 빈혈, 동맥경화, 한랭 등이 있는데, 그 밖에도 원인을 알 수 없는 것이 있다.

sciatica /saiǽtikə/ 좌골신경통 /궁둥신경통, 좌골신경통

좌골신경통 | sciatica

등부분에서 엉치부분으로, 그리고 후면 또는 측면에 따라서 다리로 방사되는 지속성 통증을 특징으로 하는 증후군으로서, 가장 흔히 추간판탈출에 의해서 일어난다. 이 용어는 또한 좌골신경경로에 따르는 모든 부위에 일어나는 통증에도 흔히 사용된다.

퇴행질환

뇌졸중 | cerebrovascular accident

뇌혈관의 파열이나 폐쇄 등 뇌의 혈관의 갑작스런 병터로 인한 뇌의 손상을 이르는 말. 중풍, 급성뇌혈관 질환과 같은 의미이다.

cerebrovascular accident /sèrəbrouvǽskjələr ǽksidənt/ 뇌졸중 /뇌혈관사고

뇌졸중 | stroke

뇌혈류 이상에 의해, 뇌에 혈류 공급이 부족하여 유발되는 갑작스런 신경이상. 뇌혈관이 막혀서 발생하는 허혈성 뇌혈관질환과 뇌혈관이 파열되어 발생하는 출혈성 뇌혈관질환으로 크게 구분된다. 허혈성 뇌혈관질환에는 뇌혈관동맥경화증과 뇌색전증이 있으며, 출혈성 뇌혈관질환에는 부위에 따라 뇌실질내출혈과 거미막밑출혈이 있다(그림).

stroke /stróuk/ 뇌졸중, 발작, 박동 /발작, (뇌)중풍, 박동, 뇌졸중, 타격

1. 된출혈 2. 졸중 | apoplexy

뇌에 있는 혈관의 폐쇄 혹은 파열에 의해서 일어나는 갑작스런 의식의 소실 또는 신경학적 이상.

apoplexy /ǽpəplèksi/ 1. 된출혈 2. 졸중 /된출혈, 중풍, 졸중(발작), 뇌졸중

일과성허혈발작 | transient ischemic attack

실어증, 국소적지각장애, 편마비 등의 국소신경학적 증상이 일과성으로 나타나는 것.

transient ischemic attack /trǽnʃənt iskí:mik ətǽk/ 일과성허혈발작 /일과성허혈발작

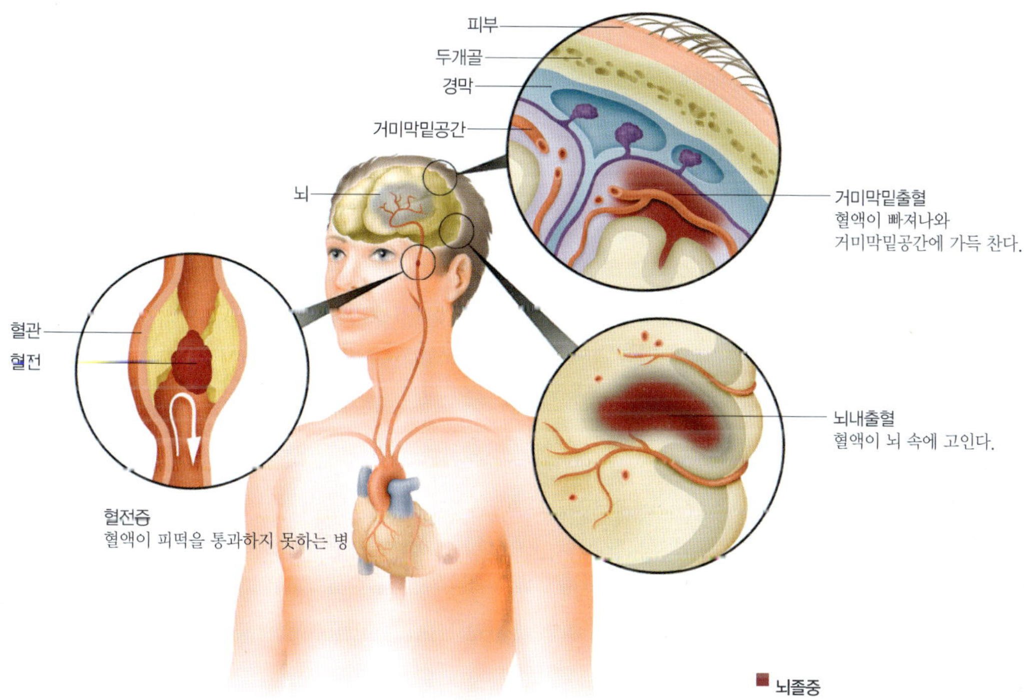

■ 뇌졸중

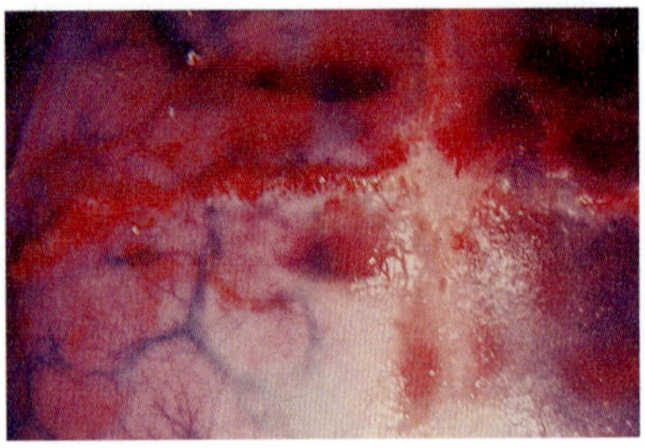

경막밑혈종

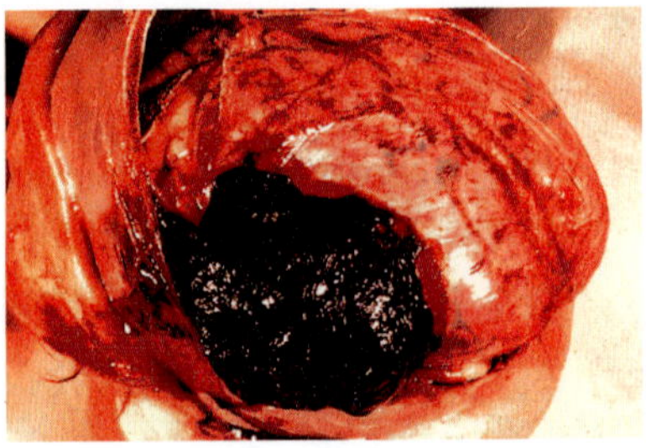

경막외혈종

subdural hematoma /sʌ̀bdjúərəl hìmətóumə/ 경막밑혈종, 경막하혈종 /경막밑혈종, (뇌)경막하혈종

경막밑혈종, 경막하혈종 | subdural hematoma

뇌막인 경막의 밑에 발생한 출혈. 중증형, 급성형에서는 뇌의 파열과 거미막의 열상으로 혈액과 뇌척수액이 강내에 들어가 뇌의 직접적인 손상에 더하여 압박이 부가된다. 만성형에서는 연결정맥의 파열 결과로 혈액만이 경막하공간 내에 축적된다. 원인은 보통 두부의 외상이다. 출혈은 서서히 진행하고, 외상 후 수주 내에 두통, 진행성 혼미, 편측마비가 온다(그림).

epidural hematoma /èpidjú:rəl hìmətóumə/ 경막외혈종 /경막외혈종, 경질막바깥혈종, 경막상혈종

경막외혈종 | epidural hematoma

외상 때문에 경뇌막 바깥에 피가 고인 것. 혈액량이 70~80 mL 이상이 되면 뇌의 압박 증상이 나타난다. 경막과 두개골 사이에 피가 고인 것으로 대부분 두개골골절을 동반하는 외상에 의해 수막혈관이 파열되어 발생한다(그림).

cerebral hemorrhage /sərí:brəl hémərid3/ 1. 대뇌출혈 2. 뇌출혈

1. 대뇌출혈 2. 뇌출혈 | cerebral hemorrhage

뇌혈관의 출혈. 갑작스런 의식장애 · 이완성 편마비 등이 발현하는 뇌졸중의 대표적인 병이다. 대부분이 고혈압이 원인인 뇌출혈이며, 백혈병이나 재생불량빈혈 등의 혈액질환과 종양 · 외상 · 매독 등이 간혹 원인이 된다. 고혈압성 뇌출혈의 발생요인은 뇌내 소동맥, 특히 분기부의 혈관벽에 변화가 일어나 연약해진 곳이 내압을 견디지 못하고 터지는 것이다. 뇌출혈이 일어나는 장소는 내포막부근이 가장 많으며, 이 부분의 중대뇌동맥의 가지가 터져 출혈한다(그림).

cerebral infarction /sərí:brəl infá:rkʃən/ 뇌경색증 /뇌경색(증)

뇌경색증 | cerebral infarction

뇌동맥의 협착이나 폐색으로 인해 뇌조직이 괴사를 일으킨 상태. 원인은 뇌혈전증과 뇌색전증이 있다. 뇌의 영양혈관이 완전히 폐색되거나 심한 협착을 일으켜 혈류가 현저하게 감소되면 그 부분의 뇌조직이 괴사하여 마침내 융해된다(뇌연화). 일단 혈류가 완전히 차단되어 경색증이 생겼다가 그 후에 혈류가 재개되면 경색부에 2차적으로 출혈이 일어난다. 이것을 적색경색 또는 출혈경색이라고 한다(그림).

cerebral aneurysm /sərí:brəl ǽnjurizəm/ 뇌동맥류 /뇌동맥꽈리, 뇌동맥자루, 뇌동맥류

뇌동맥류 | cerebral aneurysm

선천성 · 동맥경화증 · 세균감염 · 매독이 원인이 되어 뇌동맥의 일부가 혹처럼

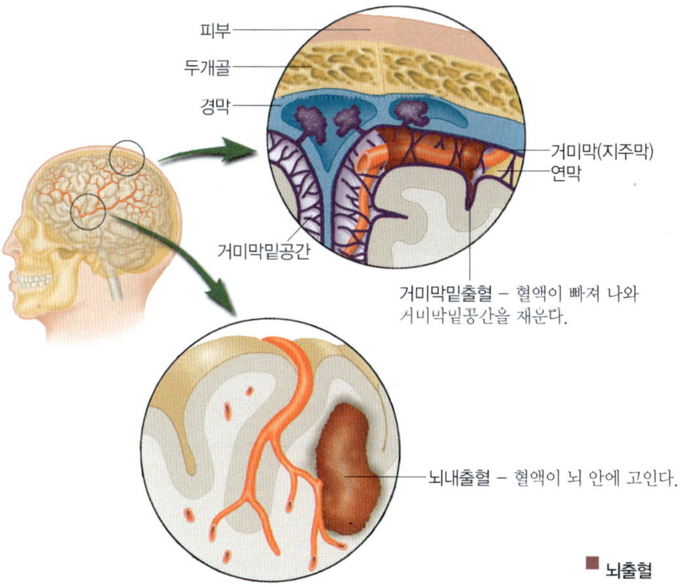

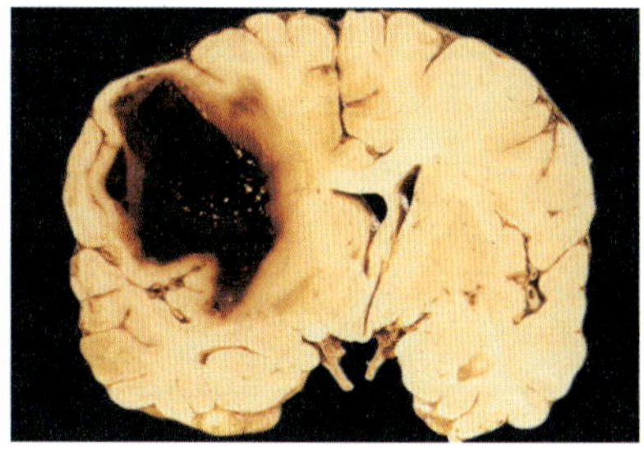

■ 뇌출혈

불룩해진 것. 선천적으로 뇌동맥이 약하거나 뇌동맥경화증, 세균 감염, 두부 이상, 니매독 등이 원인이 된다.

뇌진탕 | cerebral concussion

외부에서 기원하는 물리적 충격으로 인해 뇌 자체의 기질적 손상 없이 일어나는 뇌의 기능 장애. 일시적으로 의식을 잃고 반사가 소실되었지만 뇌가 손상되지 않아 곧 정상 상태로 회복된다.

cerebral concussion /sərí:brəl kənkʌ́ʃən/ 뇌진탕 /뇌진탕

치매 | dementia

뇌의 기질적 장애에 의하여 후천적으로 일어나는 회복불능의 지능장애로서, 의식장애에 의한 것이 아닌 것. 지능, 의지, 기억 등 정신적인 능력이 두드러지게

dementia /diménʃiə/ 치매 /치매

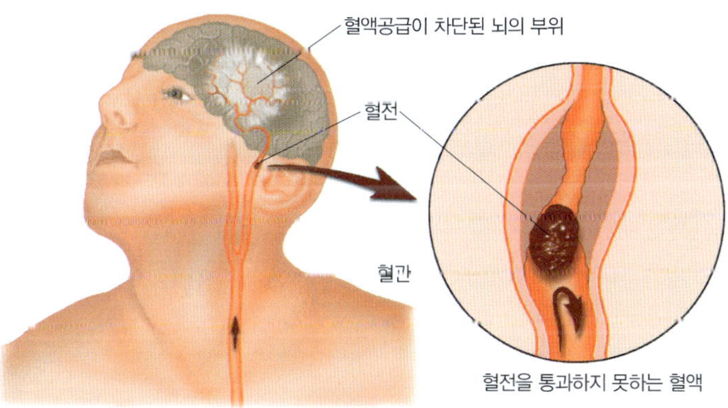

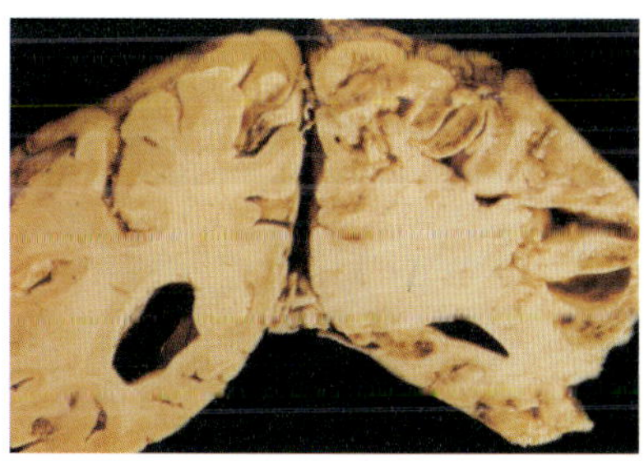

■ 뇌경색증

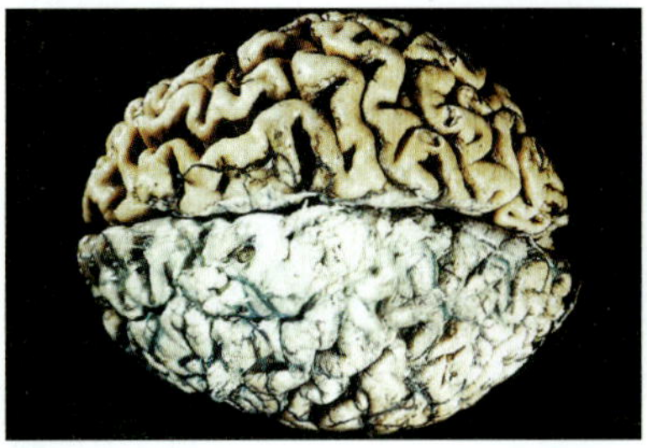

■ **알츠하이머병** 뇌

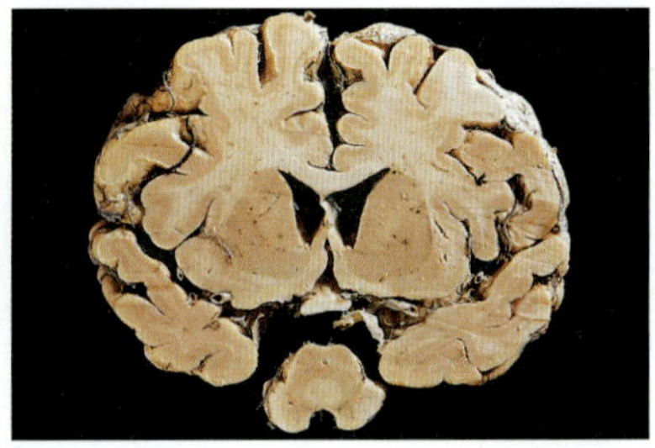

■ **파킨슨병** 뇌

감퇴한 상태로서 정신박약과 같은 지능장애인데, 정신박약이 주로 지능발육이 지체되거나 정지된 것인 데 비하여 치매는 일단 발달된 지능이 대뇌의 병으로 인해 지속적으로 저하된 상태라는 점에서 구별된다.

Alzheimer's disease /dizí:z/ 알츠하이머병 /알츠하이머병

알츠하이머병 | Alzheimer's disease

퇴행성 뇌병. 노인에서의 치매의 원인 중 가장 흔한 형태이다. 병리학적으로는 뇌의 전반적인 위축, 뇌실의 확장, 신경섬유의 신경원섬유뒤틀림과 노인반 등이 특징이다. 임상적인 특징은 점진적인 기억 · 판단 · 언어능력 등 지적인 기능의 감퇴와 일상생활능력 · 인격 · 행동양상의 장애이다(그림).

Parkinson's disease /pá:rkinsn dizí:z/ 파킨슨병 /파킨슨병

파킨슨병 | Parkinson's disease

사지와 몸이 떨리고 경직되는 중추신경계의 퇴행성 병. 머리를 앞으로 내밀고 몸통과 무릎이 굽은 자세와 작은 보폭의 독특한 보행을 보이며 얼굴이 가면 같은 표정으로 바뀐다. 대뇌의 신경 전달 물질인 도파민이 줄어들어 일어나며, 연령이 높을수록 발생 빈도가 높다. 증상으로 느린행동, 경직, 떨림, 자세불안정 등이다(그림).

paralysis agitans /pærəláisis ǽdʒitəns/ 떨림마비 /떨림마비, 진전마비

떨림마비 | paralysis agitans

연소형도 보고되어 있지만, 보통은 노년기에 생기는 원인불명의 파킨슨증후군의 한 형으로, 서서히 진행하며 가면상얼굴 모양, 정지근의 특징적 떨림, 아주 느린 수의운동, 빠른 보행, 특이한 자세 및 근육의 쇠약 등이 특징이다.

amyotrophic lateral sclerosis /əmàiətróufik lǽtərəl skliróusis/ 근위축측삭경화증 /근육위축가쪽경화증, 근위축성측삭경화증

근위축측삭경화증 | amyotrophic lateral sclerosis

추체로의 신경세포와 뇌줄기와 척수의 운동세포의 진행성인 변성 및 소실을 특징으로 하는 병. 즉 상위와 하위의 운동신경세포가 동시에 침범당한다. 척수에서 보면 전각세포의 소실에 의해서 그것의 지배를 받는 근육의 위축이 나타나고 결국 마비에 이른다.

spinal stenosis /spáinl stinóusis/ 척추관협착증 /척주관협착증

척추관협착증 | spinal stenosis

선천적이거나 후천적으로 척주관이 비정상적으로 좁아지는 것.

헌팅톤무도병 | Huntington's chorea

만성 진행성 무도병, 치매로 되는 정신적 황폐 등을 특징으로 하는 특별한 유전병이다. 발병 연령에는 변동이 있으나 일반적으로는 30대에서 발생하며, 15년 이내에 사망한다. 보통염색체 우성소질로서 전달된다. 춤을 추는 것 같은 불수의 운동이 특징이다.

Huntington's chorea /kɔríːə/ 헌팅톤무도병

뇌전증 | epilepsy

뇌기능의 발작성 일과성 장애로서 의식의 순간적 장애 혹은 상실, 이상한 운동 현상, 정신적 내지 감각 장애, 자율신경계의 혼란이 나타나는 병적 상태이다.

epilepsy /épilèpsi/ 뇌전증 /간질

대발작뇌전증 | grand mal epilepsy

조짐이 선행되는 것이 많고 돌연히 의식을 상실한 후에 즉시 전신경련이 계속되는 간질.

grand mal epilepsy /grænd məl épilèpsi/ 대발작뇌전증 /대발작간질

소발작뇌전증 | petit mal epilepsy

근육의 긴대성연축은 경도의 것뿐이지만 의식의 돌연·순간적 상실이 일어나는 간질. 특히 소아에게서 볼 수 있고, 발작 중과 각 발작 사이의 뇌파에 나타나는 3 cps의 주파를 수반한다.

petit mal epilepsy /pəti məl épilèpsi/ 소발작뇌전증 /소발작(간질)

척수매독 | tabes dorsalis

매독 때문에 일어나는 만성 중추신경병. 중추신경계의 매독균 감염에 기인되고, 척수 후주 및 감각신경간이 황폐되고 변성되는 것이다. 이 병은 매독 제 3기(후기) 단계이고, 벼락치는 것 같은 격통의 발작, 협조운동실조, 감각장애, 힘줄반사소실, 위, 후두 등 각종 기관의 기능장애가 뚜렷한 증상이다.

tabes dorsalis /téibiːz dɔːrséilis/ 척수매독 /척수매독, 척수로

중증근무력증 | myasthenia gravis

활동 시에 근위약과 피로를 호소하다가 안정 후에는 회복되는 특징적인 증상을 호소하는 질환으로, 근육과 신경접합부 사이 연결부분 이상으로 발생한다. 주로 젊은 여성에서 빈발하고, 눈 주위 근육을 잘 침범한다. 대개 아침이나 휴식 후에는 호전되었다가 운동 시 악화되는 피로현상을 보인다.

myasthenia gravis /màiæsθíːniə grǽvis/ 중증근무력증 /중증근(육)무력증

다발경화증 | multiple sclerosis

중추신경계 병으로 뇌와 척수에 걸쳐서 작은 수초탈락의 변화가 되풀이하여 산발적으로 일어나는 병, 뇌와 척수 등 중추신경계를 다발성으로 침범하는 염증성 병변으로 일종의 자가면역 병이다. 체내 정상 성분이 알 수 없는 원인으로 항원

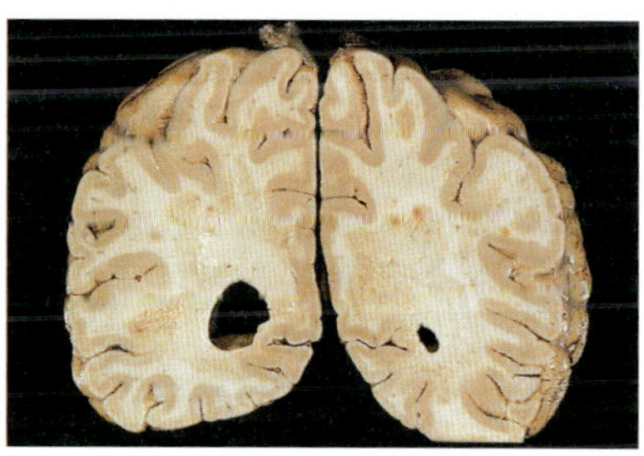

다발경화증 뇌

multiple sclerosis /mʌ́ltipl skliróusis/ 다발경화증 /다발(성)경화증

성을 획득하여 스스로 자기 몸에 대해 항체를 만들어내고, 그 항체가 체내 정상 성분인 항원과 반응하여 실제로 병적인 상태를 야기하는 병이다. 증상은 침범하는 중추신경계 부위에 따라 다양하게 나타날 수 있는데, 뇌를 침범하면 뇌의 각 부분 기능에 따라 운동마비, 언어장애, 의식장애, 사고장애 등이 발생할 수 있고 척수를 침범할 경우에는 사지의 운동마비나 감각이상, 배뇨 · 배변 장애 등의 증상이 나타날 수 있다.

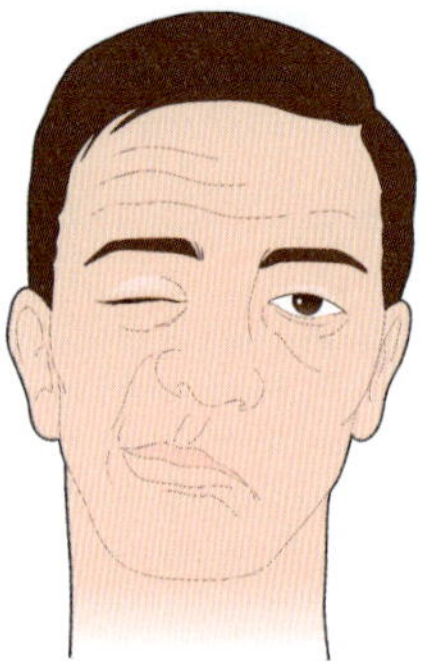

■ 벨마비

Bell's palsy /bels pɔ́:lzi/ 벨마비 /얼굴마비, 벨마비, 안면신경마비

벨마비 | Bell's palsy

얼굴근육을 지배하는 신경인 안면신경의 한쪽에 마비가 오는 것. 안면신경이 마비가 되면 얼굴 근육이 마비가 되어서 표정이 없어지고 눈을 감을 수가 없다. 원인은 확실히 모르나 대개 바이러스의 감염으로 추측하고 있다. 대개 시간이 지나면 자연히 호전되어 정상으로 돌아온다(그림).

facial palsy /féiʃəl pɔ́:lzi/ 얼굴마비, 안면마비 /얼굴마비, 안면신경마비

얼굴마비, 안면마비 | facial palsy

중추성과 말초성으로 나뉘어진다. 말초성 얼굴마비는 외상, 바이러스감염(람세이헌트증후군), 귀병 등에서 생기는데, 원인불명의 것이 많고, 이것을 벨마비라고 한다. 한랭노출이 원인이 되는 수가 있다. 발병은 급격하고 마비는 보통 일측성이다. 마비측의 얼굴에 주름이 생기지 않고, 눈틈새는 넓으며, 눈을 충분히 감지 못하고, 눈을 감으려고 시도하면 안구는 위쪽으로 회전한다. 환측에서는 코입술고랑이 얕고, 입구석은 처져서 정상쪽으로 끌리고 음식물이 고인다. 휘파람도 불 수 없다. 안면신경의 장애부위에 따라서 혀의 앞 2/3의 미각장애, 청각과민, 침의 분비장애가 뒤따른다. 통상 2~3개월 이내에 낫는데 남는 수도 있다. 중추성 안면신경마비는 뇌혈관장애, 뇌종양 등의 뇌실질장애에서 볼 수 있으며, 얼굴하반부만의 마비이고, 마비측의 이마에 주름이 생기게 할 수가 있다.

trigeminal neuralgia /traidʒéminəl njurǽldʒiə/ 삼차신경통 /삼차신경통

삼차신경통 | trigeminal neuralgia

삼차신경이 손상되어 얼굴에 격통을 느끼는 병. 삼차신경통은 가장 흔하게 볼 수 있으며, 모든 신경통의 1/3을 차지한다. 원인불명의 특발성인 것과 뚜렷한 증상성의 것이 있다. 뇌저종양 · 동맥류 · 부비강염 · 충치 · 인플루엔자 등 바이러스에 의한 것, 대사이상, 중독 등이 그 원인이 된다. 삼차신경은 눈신경 · 위턱신경 · 아래턱신경의 세 가닥으로 나누어지는데, 특발성의 것은 대개는 분지가 침범되고, 신경 전체가 침범되는 일은 적으며, 그 통증은 주로 발작성이다.

myofascial pain-dysfunction syndrome /màioufǽʃiəl pein-disfʌ́ŋkʃən síndroum/ 근막통증기능장애증후군

근막통증기능장애증후군 | myofascial pain-dysfunction syndrome

교합 부조화 또는 턱뼈 수직차원의 변형에 의해 발생된 저작근육의 수축과 관련된 저작기구의 기능장애로 정서적 스트레스에 의해 악화된다. 귓바퀴 앞쪽 부위의 통증, 근육 압통, 턱관절의 펑하는 소음, 턱운동의 제한 등이 특징적이다.

신생물, 종양

별아교세포종 | astrocytoma

별아교세포의 증식에 의하여 형성되는 종양. 이 종양은 악성도의 증가에 악성 별아교세포종 그리고 교모세포종이 된다. 뇌에서 생기는 종양 중에서 가장 흔하다.

astrocytoma /æstrousaitóumə/ 별아교세포종 /별아교세포종, 성상(교)세포종, 성세포종

(아)교모세포종 | glioblastoma

뇌의 별아교세포에서 기원하는 악성종양. 육안소견으로 이 종양은 출혈과 괴사를 나타내기 때문에 주위와의 경계가 명확하고 대뇌반구에서 발생하는 경우 주위조직을 파괴하고 흔히 정중선을 넘어 반대쪽 대뇌반구로 침습 성장을 한다. 대뇌반구에 호발한다. 조직소견으로 다형성과 유사 분열이 심하게 나타나며 사구체 모양의 혈관내피세포의 증식과 지도 모양의 거짓울타리를 가지는 괴사가 흔히 나타난다. 교모세포종은 그 명칭이 표시하는 것과 같이 교세포에 속하는 세포들의 모세포에서 유래하는 종양이라는 뜻이나, 최근 별아교세포종의 악성종양만을 교모세포종으로 정의하고 있다. 이 종양은 원발 뇌종양 중 비교적 흔하다(그림).

glioblastoma /gláioublæstóumə/ (아)교모세포종 /아교모세포종, 교모세포종, (신경)교아(세포)종

희소돌기아교세포종 | oligodendroglioma

전체 뇌종양의 약 5%를 차지하는 것으로 성인에서 호발한다. 대뇌반구를 침범하고 경계가 불분명하며 흔히 석회화하기 때문에 단순 X선 사진으로 발견될 수 있다. 대부분의 희소돌기아교세포종은 비교적 천천히 자라며 증상이 초점 성경련으로 나타나는 경우가 많다. 종양세포들은 둥근 모양을 띠며 중앙에 위치하는 작고 둥근 핵을 가지고 있다. 핵 주위의 세포질이 밝아서 까만 핵과 대조가 되어 기름으로 익힌 달걀과 비슷하다(그림).

oligodendroglioma /àligoudèndrouglaióumə/ 희소돌기아교세포종 /희소돌기아교세포종, 성긴돌기아교세포종, 핍지교종, 희돌기교종, 핍돌기교종

뇌실막(세포)종 | ependymoma

뇌실막세포에서 기원한 종양. 대부분은 뇌실 내나 뇌실 주위에서 발생한다. 특히 제4뇌실에 흔하다. 이들은 비교적 주위와의 경계가 좋고 드물게 낭변화와 석회화를 보이기도 한다. 조직소견으로 신경아교세포 중 유일하게 상피의

ependymoma /epèndimóumə/ 뇌실막(세포)종 /뇌실막세포종, 상의세포종, (뇌실)상피종, 수강상피종

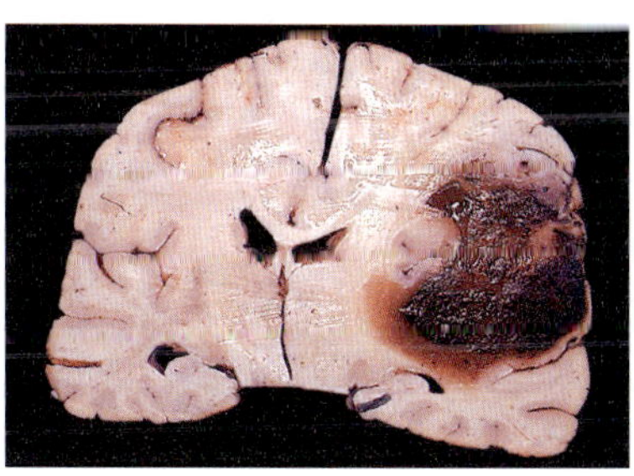

(아)교모세포종

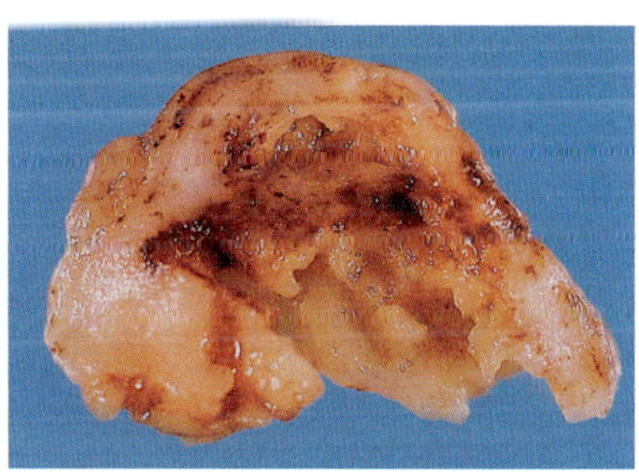

희소돌기아교세포종

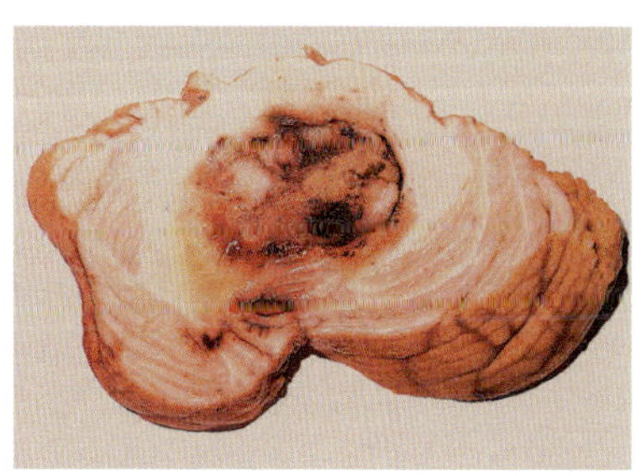

뇌실막(세포)종

성질을 가지기 때문에 관이나 선을 형성한다(그림).

medulloblastoma /medʌloublæstóumə/ 속질모세포종, 수모세포종 /속질모세포종, 수모세포종, 수질아종, 수아(세포)종

속질모세포종, 수모세포종 | medulloblastoma

이 종양은 어린이의 소뇌에 발생하기 때문에 소뇌를 구성하는 과립세포가 기원세포라고 생각되고 있다. 악성종양이며 소뇌의 충부에서 시작하여 소뇌반구 혹은 제4뇌실내로 파급된다. 성장 속도가 빠르고 또 거미막밑공간을 통하여 뇌척수액으로 파종을 일으킬 수 있기 때문에 조기진단과 수술적 제거가 대단히 중요하다. 종양세포의 핵은 비교적 작고 약간 길어져 있어서 홍당무 모양을 나타낸다.

papilloma /pæpilóumə/ 유두종 /유두종

유두종 | papilloma

상피가 그 아래의 결합조직을 동반하여 젖꼭지 모양 또는 나뭇가지 모양으로 증식하여 표면으로 솟아 나온 종양. 일반적으로 양성이며 원인적 자극이 제거되지 않거나 재발을 반복하면 때로는 악성으로 되는 경우도 있으므로 주의를 요한다. 잘 발생하는 부위는 뇌실이다(그림).

ganglioglioma /gæŋgliəglióumə/ 신경절신경(아)교종 /신경절신경종, 신경절교종

신경절신경(아)교종 | ganglioglioma

신경섬유와 신경아교세포 그리고 성숙된 신경절세포로 된 양성종양. 중추신경계종양의 1~1.5%를 차지하며, 모든 연령층에 발생하고 대뇌의 측두엽에 호발한다. 조직소견은 분화된 신경절세포들이 종양성아교세포와 혼재한다. 유사분열은 찾아볼 수 없다.

meningioma /minindʒióumə/ 수막종 /수막종

수막종 | meningioma

뇌나 척수를 에워싸고 있는 수막에서 발생하며, 30세 이상의 사람이 많이 걸리는 병으로 대개 양성이며 성장이 느리다. 주로 뇌의 상부, 볼록한 부분에 발생하지만, 뇌막이 있는 곳 어디서나 발생할 수 있어서 척수에 있는 뇌막에

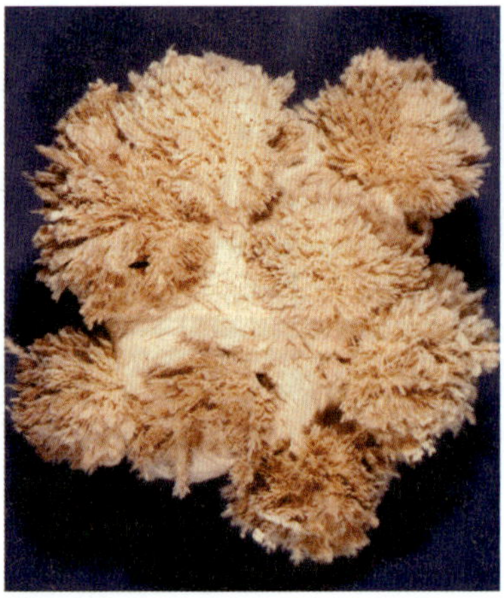

유두종

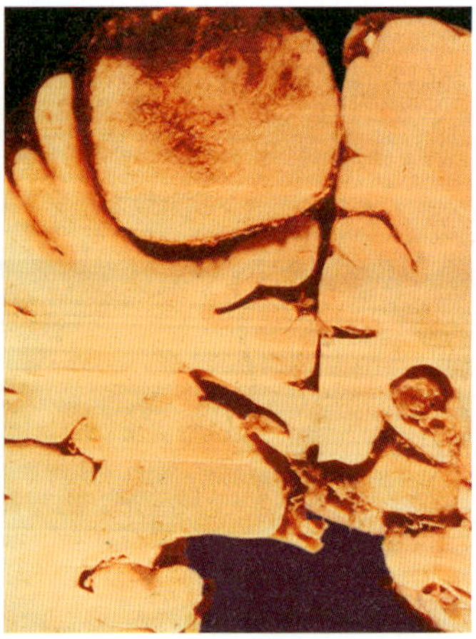

수막종

서도 발생한다. 수막종은 경막과 유착되어 있으며 두개골 때문에 밖으로 자라지 못하고 항상 뇌조직 쪽으로 자란다(그림).

신경종 | neuroma

신경에서 발생된 대부분이 신경세포 및 신경섬유로 이루어진 종양.

neuroma /njuróumə/ 신경종 /신경종

수술 처치 용어

머리뼈절개, 개두 | craniotomy

두개골을 절개하고 뇌를 들어내서 하는 수술. 뇌수술을 위하여 필수적이다. 그러나 죽은 태아의 머리 크기를 축소하기 위하여 두개골을 파괴하는 것을 의미하는 경우도 있다. 적응질병은 뇌종양 · 뇌농양 · 뇌기생충증 · 수두증 등 광범위하다.

craniotomy /krèinióutəmi/ 머리뼈절개, 개두 /머리뼈절개술, 개두(술)

머리뼈절제, 두개골절제 | craniectomy

두개골의 전부 혹은 일부를 잘라내는 것.

craniectomy /krèiniéktəmi/ 머리뼈절제, 두개골절제 /머리뼈절제(술), 두개절제(술), 두개골(국부)절제(술)

뇌혈관조영 | cerebral angiography

뇌의 혈관을 보기위한 특별한 방사선 촬영 기술. 단순한 X선 촬영으로는 혈관을 관찰할 수가 없어 X선 사진에 희게 나오는 물질(조영제)을 뇌혈관 속에 투여하고 X선을 촬영하여 이 물질의 영상으로 혈관의 모양, 변화를 알 수 있다(그림).

cerebral angiography /sərí:brəl ændʒióugrəfi/ 뇌혈관조영 /뇌혈관조영(술)

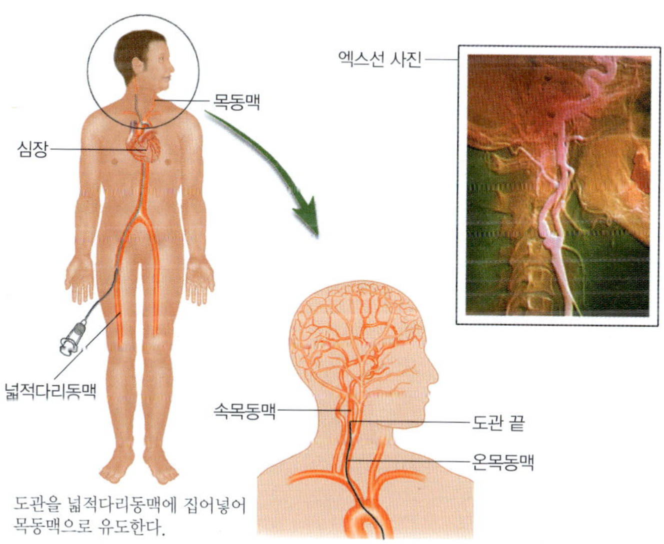

뇌혈관조영

척수시상로절단 | chordotomy

척수에서 통증을 전달하는 신경 경로를 차단하는 수술적 치료법.

chordotomy /kɔːrdóutəmi/ 척수시상로절단, 성대절개
/척수시상로절단술, 성대절개술, 코로도토미, 척수삭절단술, 척수전삭절단(술)

뇌실조영 | ventriculography

뇌실을 촬영하기 위해, 뇌의 가쪽뇌실에 공기나, 조영제를 주입한 뒤 뇌실을 X선 촬영하는 기술을 말함. 환자의 고통이 크고, 영상이 뚜렷하지 않아 요즘은 잘 쓰이지 않는다.

ventriculography /ventrìkjulάgrəfi/ 뇌실조영
/뇌실조영술, 심실조영술

허리천자, 요추천자 | lumbar puncture

척추 안의 척수액을 뽑아보는 검사법. 뇌염 등이 있을 때 척추천자를 시행하여 병균에 의한 것인지, 바이러스에 의한 것인지, 혹은 결핵균에 의한 것인지 등을 알 수 있으며, 또한 뇌압의 상승 정도를 파악할 수도 있다. 방법은 환자를 눕힌 뒤에 허리뼈 세 번째에서 네 번째 사이에 주사기를 꽂은 뒤 압력을 재기도 하고 내용물을 뽑아보게 된다(그림).

lumbar puncture /lʌ́mbər pʌ́ŋktʃər/ 허리천자, 요추천자
/허리천자, 요추천자, 요추뚫기

뇌천자 | encephalopuncture

뇌를 외과적으로 찌르는 것.

encephalopuncture /ensèfəlɑpʌ́ŋktʃər/ 뇌천자 /뇌천자

냉동수술 | cryosurgery

아주 차가운 물질을 이용하여 병적, 정상조직을 파괴하여 그 부분을 제거하는 것.

cryosurgery /kràiousə́ːrdʒəri/ 냉동수술 /냉동수술, 냉동외과(수술), 한랭수술

시상파괴술 | thalamotomy

시상에 국한적 손상을 형성하는 것.

thalamotomy /θæ̀ləmάtəmi/ 시상파괴술 /시상파괴(술)

척수조영 | myelography

척수강이 잘 보이도록 조영제를 넣고 촬영하는 것.

myelography /màiəlάgrəfi/ 척수조영 /척수(강)조영술, 척수조영법

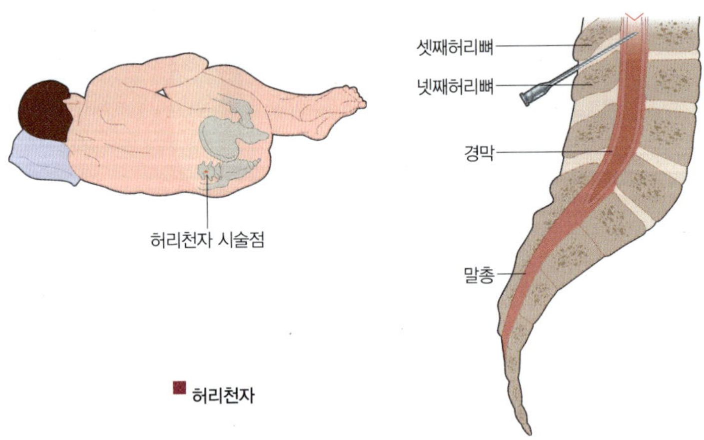

■ 허리천자

추간판조영 | discography

흡수성 조영제를 추간판 자체에 주입하여 추간판을 조영하는 척추의 X선 촬영법.

discography /diskágrəfi/ 추간판조영 /추간판조영술, 척추원반촬영술, (척)추간원판조영술

뇌초음파검사 | echoencephalography

뇌 조직에 초음파를 보내어 매질에 따라 변하는 파장을 얻어 장기와 조직의 영상을 그려내는 검사법. 조직의 기질적 변화, 특히 뇌농양, 뇌혈전증, 뇌출혈 따위의 진단에 널리 이용한다.

echoencephalography /èkouenséfəlagrəfi/ 뇌초음파검사 /뇌초음파검사(법), 초음파뇌조영술

뇌파검사 | electroencephalography

뇌 세포가 활동할 때 생기는 전류에 의한 전위의 차이를 유도하여 수백만 배로 증폭하고 그것을 곡선으로 기록하는 검사(그림).

electroencephalography /ilèktrouensèfəlágrefi/ 뇌파검사 /뇌파검사(법), 뇌전도검사, 뇌파기록(법), 뇌전도(술), 뇌전파조영술

공기뇌조영 | pneumoencephalography

뇌척수액을 뽑은 뒤, 공기나 산소 또는 헬륨을 넣어 뇌의 액체 함유 부분(뇌척수액이 흐르는 부분, 주로 뇌실)을 촬영하는 방법으로, 최근에는 자기공명영상의 발달로 잘 사용하지 않는다. 환자의 고통이 크고, 명확한 영상을 얻기 힘들다.

pneumoencephalography /njùməensèfəlágrəfi/ 공기뇌조영 /공기뇌조영술, 기(체)뇌조영술, 기뇌법

뇌스캔 | brain scan

두개 내 덩어리, 경색, 종양, 손상 부위를 확인하기 위해 방사성동위원소 영상 기술을 적용하는 진단적 절차. 방사성동위원소는 정맥 내로 투여된 후 뇌로 순환하고 비정상적인 조직에 축적된다. 방사성동위원소는 스캐너나 신틸레이터에 의해 추적, 촬영되며 비정상적인 부분의 크기나 위치가 결정된다.

brain scan /brein skæn/ 뇌스캔 /뇌주사, 뇌스캔

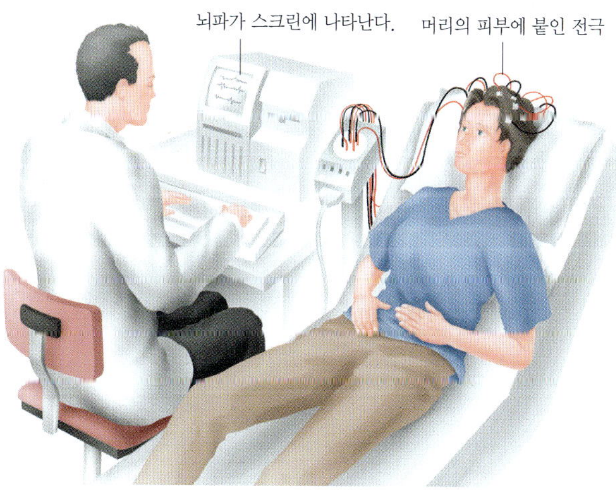

■ 뇌파검사

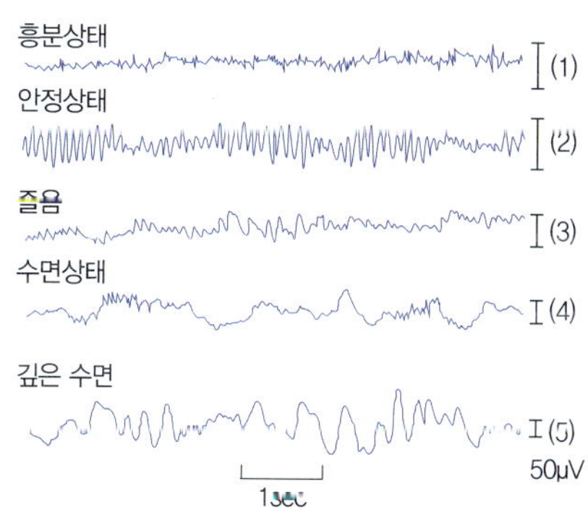

위로부터 피검자가 흥분상태, 안정상태 그리고 점점 깊어지는 각 수면상태(3, 4, 5)에서 기록한 것임. 흥분상태에서는 뇌파가 빠르고 진폭이 낮으나 수면상태가 깊어질수록 뇌파가 늦어지고 진폭이 커진다.

■ 뇌파

약어		
AD	Alzheimer dementia Alzheimer disease	알츠하이머치매 알츠하이머병
ADHD	attention deficit hyperactivity disorder	주의력결핍과다활동장애
ALS	amyotrophic lateral sclerosis	근위축측삭경화증
ANS	autonomic nervous system	자율신경계(통)
CNS	central nervous system	중추신경계(통)
CP	cerebral palsy	뇌성마비
CVA	cerebrovascular accident	뇌졸중
CVD	cerebrovascular disease	뇌혈관질환
EEG	electroencephalography	뇌파검사
ICP	intracranial pressure	두개내압, 머리속압력
LP	lumbar puncture [= LMP]	허리천자, 요추천자
NICU	neurosurgical intensive care unit	(뇌)신경외과집중치료실
PNS	peripheral nervous system	말초신경계(통)
TIA	transient ischemic attack	일과성허혈발작

Chapter 12

감각계통

Sensory system

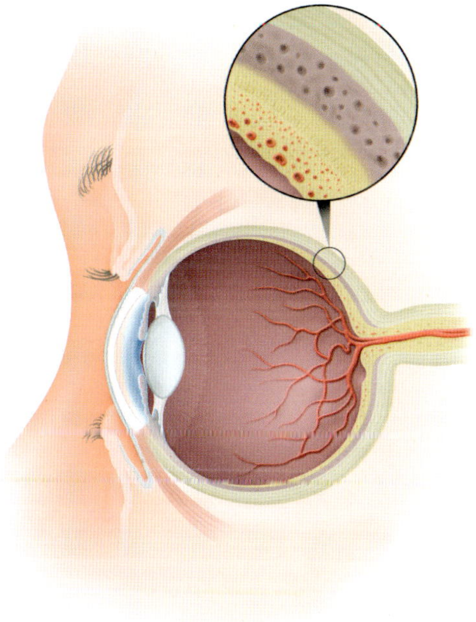

감각기관은 외부에서 오는 물리, 화학적 자극을 수용하는 기관이다.
눈과 귀의 감각세포는 자극에 반응하여 신경자극을 내보내며 이 신경자극은 감각신경섬유를 통해 뇌로 전달된다.
감각기관은 중추신경계와 연결되어 있으며, 감각의 인식은 내 · 외적 자극으로 활성화된 감각세포의 수용기가 전기적 메시지를 뇌의 영역으로 전달함으로써 형성된다.
따라서 눈과 귀의 감각세포에 물리적인 현상이 가해졌을 때 시각과 청각에 증상이 나타나게 된다.

의학용어 결합형(귀)

결합형 용어	뜻을 나타내는 용어	우리말 용어	예
audio, acouso, acouo	hearing	듣다	audiogram 청력도 acoustic neuroma 청신경종, 속귀신경종
oto, auro, auri	ear	귀	otoencephalitis 귀뇌염 otoplasty 귀성형(술)
baro	pressure	압력	baroceptor 압력수용기
cerumino	cerumen	귀지	ceruminolysis 귀지용해
stapedo	stapes	등골	stapedotomy 등자뼈절개, 등골절개
myringo, tympano	eardrum, middle ear	고막	myringoplasty 고막성형술 tympanostomy 고막절개
salpingo	tube	관	salpingitis 자궁관염, 난관염
mastoido	referring to the mastoid process	유돌	mastoidotomy 꼭지돌기절개, 유돌절개
sono, phono	sound	소리	sonogram 초음파영상 phonocardiogram 심음도
-cusis	hearing	듣다	diplacusis 복청, 겹들림
-phonia	sound	소리	aphonia 발성불능

의학용어 결합형(눈)

결합형 용어	뜻을 나타내는 용어	우리말 용어	예
ophthalmo, oculo	eye	눈	megalophthalmos 거대안구증 ophthalmoscope 검안경
opto	eye, vision	눈, 시야	optokinetic 눈운동-
coreo	pupil	동공	coreometer 동공측정계 corneosclera 각공막
pupillo	pupil	동공	pupilloplegia 동공마비
kerato, corneo	cornea	각막	keratoconjunctivitis 각(막)결막염
sclero	sclera	공막	scleroiritis 공막홍채염
iro, irido	iris	홍채	iridotomy 홍채절개 iridoavulsion 홍채적출
choroido	choroid layer	맥락막	choroidocyclitis 맥락막섬모체염
retino	retina	망막	retinoblastoma 망막모세포종
cyclo	ciliary body	섬모체	cyclochoroiditis 섬모체맥락막염
phaco, phako	crystalline lens	수정체	phacoanaphylaxis 수정체과민증 pseudophakos 인공수정체
uveo	the iris	포도막	uveolabyrinthitis 포도막미로염
lacrimo, dacryo	tear, lacrimal duct	눈물	lacrimotomy 눈물관절개 dacryoadenitis 눈물샘염, 누선염
conjunctivo	conjunctiva	결막	conjunctivitis 결막염
blepharo, palpebro	eyelid	안검, 눈꺼풀	blepharoptosis 눈꺼풀처짐
aqueo	water	수분	aqueduct 수도관
vitreo	glassy	유리	vitreoretinopathy 유리체망막병증
xero	dry	건조한	xerophthalmia 눈마름증, 안구건조증
photo	light	광, 빛	photoallergy 빛알레르기
mydrio	wide	넓은	mydriasis 동공확대, 산동
glauco	gray	회색	glaucoma 녹내장
amblyo	dull, dim	희미한	amblyopia 약시
presbyo	old age	노년	presbyope 노안인
emmetro	in due measure	정상적인	emmetrope 정시자
-opia	vision	보임	diplopia 복시, 겹보임
-tropia	to turn	회전	esotropia 내사시

청각기관

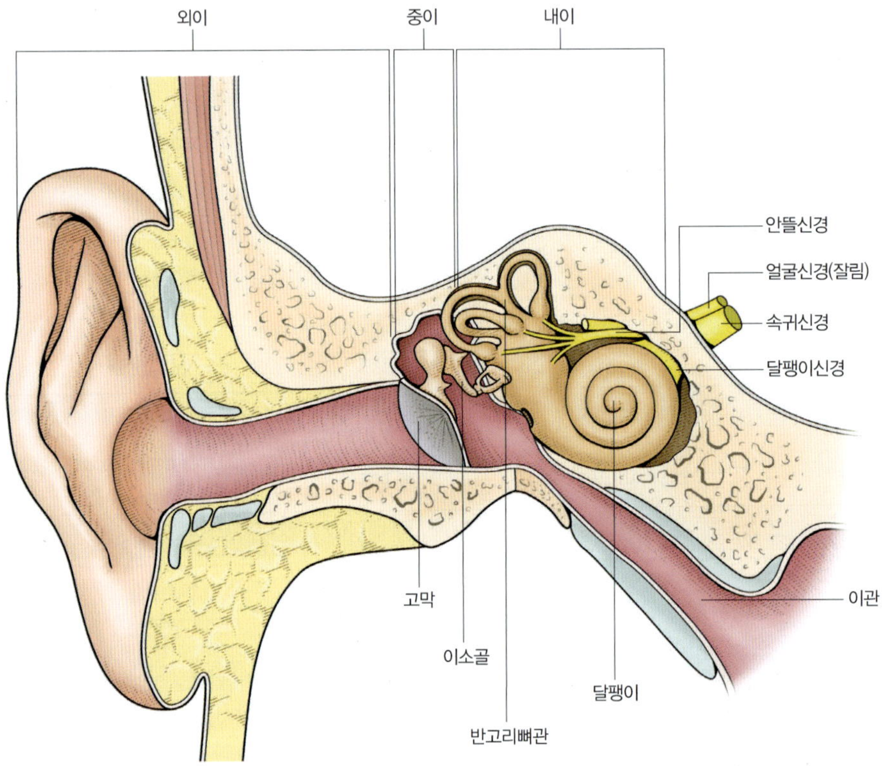

중이 | 가운데귀 / middle ear
고막 | tympanic membrane
이관, 귀관 | 귀인두관 / auditory tube
이소골 | 귓속뼈 / auditory ossicle
달팽이 | 와우 / cochlea
달팽이신경 | 와우신경 / cochlear nerve
외이 | 바깥귀 / external ear
반고리뼈관 | 골반규관 / semicircular canals
내이 | 속귀 / internal ear
안뜰달팽이신경 | 전정와우신경 / vestibulocochlear nerve [VIII]
안뜰신경 | 전정신경 / vestibular nerve
얼굴신경 | 안면신경 / facial nerve

귀 | Ear

척추동물에서 청각과 평형감각을 관장하는 수용기. 외이 · 중이 · 내이의 3부위로 되어 있지만 외이와 중이는 내이의 보조기관이다. 외이는 소리를 집중시키는 구실을 하고, 중이는 외이와는 고막으로 경계되고 내이와는 안뜰창과 달팽이창으로써 연결되어 있다. 고막의 진동은 바깥에서부터 망치뼈, 모루뼈, 등자뼈의 이소골이마치 지렛대와 같은 작용을 함으로써 진동의 세기를 높인다. 이때 망치뼈 밑은 안뜰창에 끼워져 있어서 고막의 진동을 내이의 림프액에 전달한다. 중이는 입구에 고막이 있고 안쪽은 인두로 통한다. 이것이 이관이며, 중이의 내부 기압을 조절하는 구실을 한다. 내이는 안뜰 · 반고리관 · 달팽이로 되어 있으며, 안뜰과 반고리관은 개체의 위치운동에 관계하고 달팽이는 청각에 관계한다. 달팽이내부는 내림프액으로 채워지고, 그 바깥쪽을 바깥림프액이 둘러싸고 있다. 상부를 안뜰계단, 하부를 고실계단라고 한다. 달팽이관 안에는 바닥막이 있고, 그 위에는 음향 수용기로서의 코르티기관이 있다.

해부 · 생리학적 용어

외이

음파를 모아 고막으로 전달하는 귀의 가장 바깥 부분. 귓바퀴와 외이로 이루어져 있고, 고막과 중이를 보호하며, 음향을 받아 고막에 전한다.

귓바퀴, 이개 | auricle, pinna

머리에 포함되지 않는 귀의 부분으로 소리를 모으는 역할을 하는 귀의 겉부분. 외이도의 바깥끝에서 뒤바깥쪽으로 조개껍질처럼 튀어나온 연한 부분으로 안에 탄력연골이 있고, 표면은 피부가 덮고 있다. 밑의 귓불은 연골이 없고 지방 조직으로 차있다.

auricle, pinna /ɔ́:rikl, pínə/
귓바퀴, 이개 /귓바퀴, 이개, 심이

외이도, 바깥귀길 | external acoustic meatus

바깥귓구멍에서 고막에 이르기까지의 터널 모양으로 된 부분. 외이도는 거의 S자 모양으로 구부러져 있으며 수평면에서는 바깥쪽은 전방으로, 안쪽은 후방으로 굽어 있다.

external acoustic meatus /ekstə́:nəl əkú:stik miéitəs/
외이도, 바깥귀길 /바깥귀길 외이도

귀지 | cerumen

외이도에서 발견되는 노란색을 띠는 부스러지기 쉬운 물질. 즉, 외이도에 분포된 땀샘이나 귓길샘의 분비물과 박리된 표피에 의하여 형성된 때를 말한다.

cerumen /sirú:mən/ 귀지 /귀지, 이구

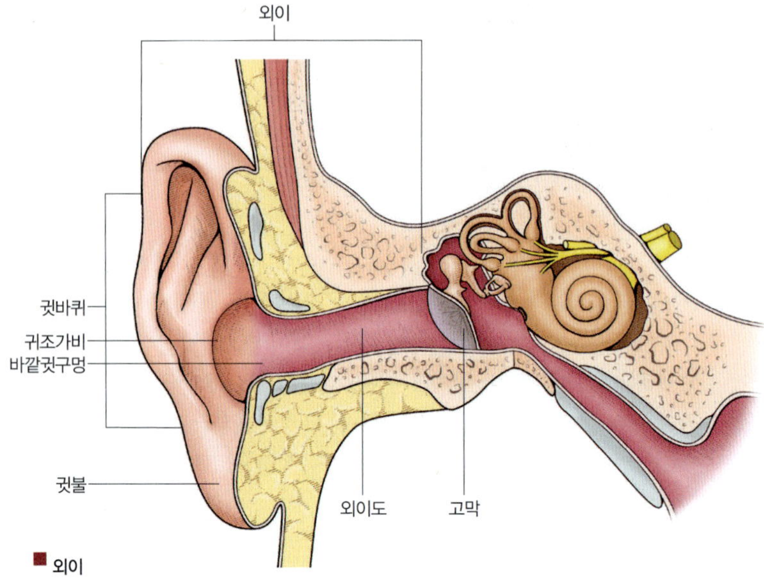

■ 외이

■ 중이

귀의 일부로서, 인두측벽이 함몰되어 외이와 내이 사이에 끼인 부분. 고실과 이관 및 부강으로서의 유돌동이나 유돌봉소에 의해 구성되며 내면은 인두에서 이어진 점막으로 덮여 있다. 고실은 양면 오목렌즈 모양의 방으로 고막의 경사도와 거의 같은 경사를 이룬다. 고실의 외벽은 고막에 해당한다.

tympanic cavity /timpǽnik kǽviti/ 고실 /고실(강), 중이(강)

고실 | tympanic cavity

외이와 내이 사이에 있는 중이의 일부인 공간. 고막의 안쪽에 뼈로 둘러싸여 있고, 가로지름이 비교적 작고 상하와 전후로 넓은 방을 이루고 있다. 얇은 점막으로 덮여 있는 고실은 이관을 거쳐 인두측벽의 점막과 연결된다. 고실은 언제나 공기가 차 있고, 앞쪽 벽에 이관이 있으며, 고실 안에 망치뼈 · 모루뼈 · 등자뼈라는 세 개의 작은 뼈가 서로 관절을 이루고 연결되어 있다.

tympanic membrane, eardrum /timpǽnik mémbrein, iədrʌm/ 고막 /고막

고막 | tympanic membrane, eardrum

소리를 전달하는 외이도의 끝에 위치하는 타원형의 얇은 막으로서 크기는 가로 9~10 mm, 세로 8~9 mm, 두께 약 0.1 mm 정도이다. 몸의 중심축에 비하여 앞쪽으로 기울어져 소리를 느끼는 기관인 달팽이에 전달이 된다. 달팽이는 속에는 외림프와 내림프라는 액체로 차 있고 이것은 안뜰창의 진동에 따라 움직이게 된다. 이 액체들의 움직임에 따라 역시 달팽이의 기관인 코르티기관의 작은 털이 있는 세포(털세포)의 털을 진동시키고, 털세포는 털의 움직임을 전기적 신호로 바꾸어 청신경을 통해서 뇌로 전달한다.

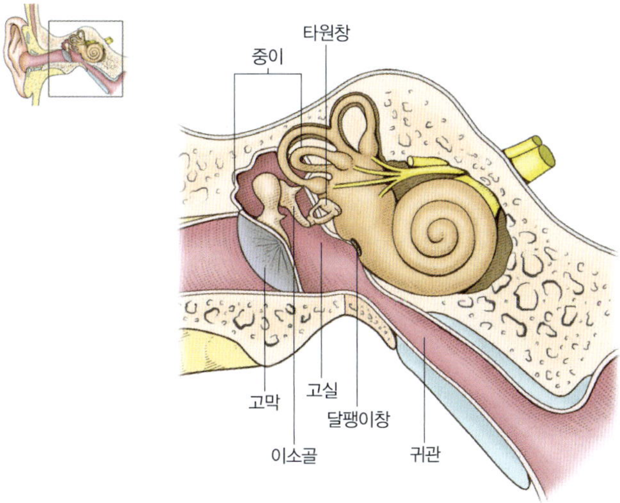

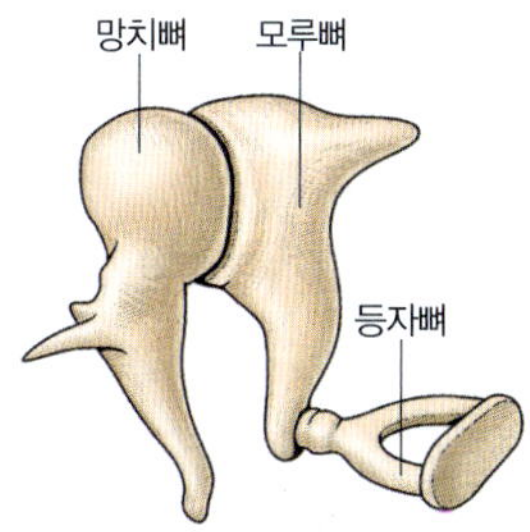

| 이소골 |

■ 중이

이소골, 귓속뼈 | auditory ossicle

고막과 내이를 연결하는 관절로 이어진 세 개의 작은 뼈. 등자뼈, 망치뼈, 모루뼈를 이른다.

auditory ossicle /ɔ́:ditəri ɑ́sikl/ 이소골, 귓속뼈 /이소골, 귓속뼈, 고실소골, 청소골

망치뼈, 추골 | malleus

중이 속에 있는 세 개의 작은 뼈 가운데 가장 크고, 바깥에 있어 고막에 붙어 있는 뼈. 고막의 진동을 내이에 전달하는 구실을 한다.

malleus /mǽliəs/ 망치뼈, 추골 /망치뼈, 망치골, 추골, 비저

모루뼈, 침골 | incus

중이 속의 망치뼈와 등자뼈 사이에 있는 모루 모양의 뼈. 고막과 직접 소리를 느끼는 기관인 달팽이 사이에 있는 것으로 소리에 의해서 진동하는 고막의 진동을 달팽이로 전달하는 기능을 하는 뼈이다.

incus /íŋkəs/ 모루뼈, 침골 /모루뼈, 모루골, 침골

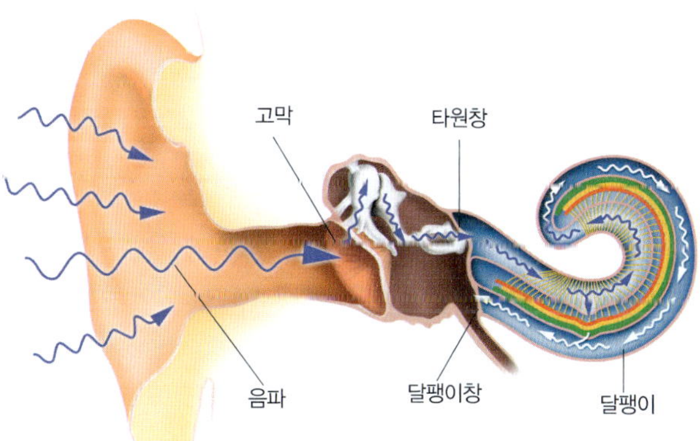

■ 중이의 소리전달

stapes /stéipi:z/ 등자뼈, 등골 /등자뼈, 등자골, 등골

등자뼈, 등골 | stapes

신체의 가장 작은 뼈로서 이소골 중 하나. 모루뼈와 타원창 사이를 연결하는 뼈.

oval window /óuvəl windou/ 타원창, 난원창 /안뜰창, 난원창, 전정창

타원창, 난원창 | oval window

고막으로 전해진 음은 중이를 거친 뒤에 타원창을 거쳐서 내이로 오게 된다. 즉, 타원창은 이소골의 마지막 뼈인 등자뼈의 머리 부분과 붙어 있으면서 중이로 전해진 음이 내이로 들어오는 데 대한 입구역할을 한다. 타원창은 음을 인식하는 달팽이관으로 직접 연결되어 있으며, 타원창의 울림이 달팽이관 속의 림프액을 진동시켜 음을 인식하게 된다.

round window /raund windou/ 달팽이창 [동]둥근창 /달팽이창, 둥근창, (정)원창

달팽이창 [동]둥근창 | round window

중이 내벽의 아래에 있는 둥근 구멍. 타원창에 비하여 약간 크다.

eustachian tube /ju:stéiʃən tjub/ 귀관, 이관 /귀관, 귀인두관

귀관, 이관 | eustachian tube

고실과 코인두를 연락하는 관. 길이가 약 36 mm이고 내면은 점막으로 덮여 있다. 외부 압력에 대해 고실 내 압력을 조절한다. 관자뼈 내에 위치한 골부와 코인두에서 끝나는 연골부분으로 이루어진다.

auditory tube /ɔ́:ditəri tjub/ 이관, 귀관 /귀관, 귀인두관, 이관, 유스타키관

이관, 귀관 | auditory tube

중이와 코인두 사이에 있는 길이가 4 cm 되는 좁은 관. 일부는 연골, 일부는 뼈로 되어 있고, 고실로 공기가 들어가는 길이다. 내면은 점막으로 덮여 있으며, 외부 압력에 대해 고실 내 압력을 조절한다.

■ 내이

귀의 가장 안쪽에 있어 청각과 평형감각을 담당하는 감각장치. 측두골로 둘러싸인 내강에 청신경이 들어 있다. 내이를 포함하는 복잡한 구조를 미로라 하며, 청각을 관장하는 달팽이관과 평형감각을 맡는 세반고리관 등이 있다. 안뜰은 위치감각, 반고리관은 회전감각을 맡는다.

labyrinth /lǽbərinθ/ 미로 /미로

미로 | labyrinth

관자뼈의 바위 속에 단단한 골벽으로 둘러싸인 복잡한 형태의 공간. 청각의 평형감각이 이루어지는 내이가 여기에 있다. 단단한 뼈로된 벽을 뼈미로라 하며, 그 속에 있는 막성인 관 또는 주머니를 막미로라고 한다. 양자는 서로 비슷한 형태를 가진다. 감각기로서 특히 중요한 것은 막미로인데, 그 일정한 자리에 청신경의 섬유가 분포하고 있다. 뼈미로의 중앙부에 안뜰이라는 공간이 있고, 그 속에 막미로인 난형낭과 구형낭이 있다. 막미로는 청각 및 평형이 일어나는 가장 중요한 부분이다.

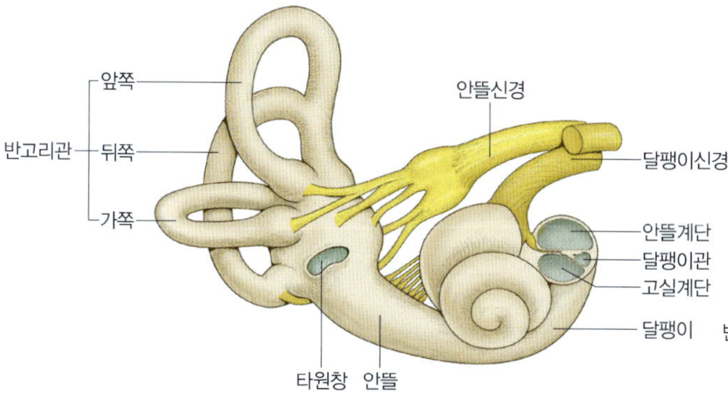

■ 내이

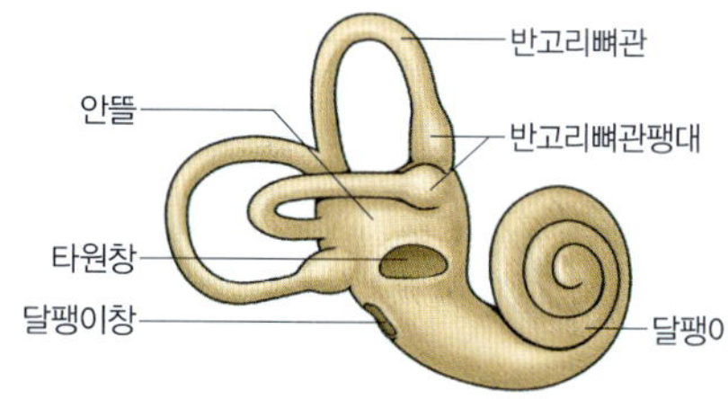

| 뼈미로 |

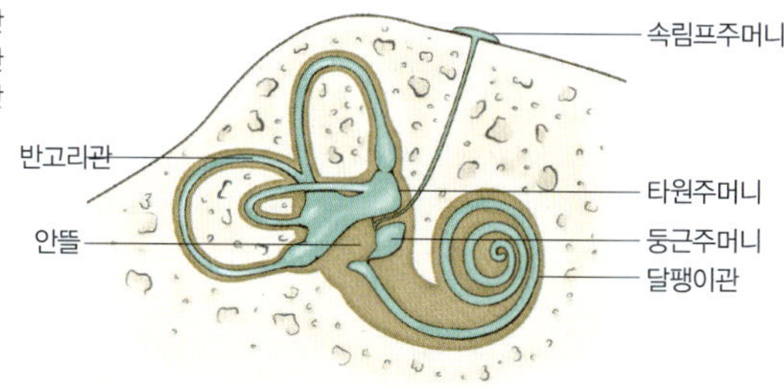

| 막미로 |

뼈미로 | **bony labyrinth**

내이의 뼈부분. 관자뼈 추체의 이낭 속에 있는 달팽이. 뼈미로는 외림프로 채워져 있다. 세밀하게는 내림프로 채워진 막미로가 떠있다.

bony labyrinth /bóuni lǽbərinθ/ 뼈미로 /뼈미로, 골(성)미로

막미로 | **membranous labyrinth**

뼈미로 안에 있는 상피낭과 관을 상통시키는 계통.

membranous labyrinth /mémbrənəs lǽbərinθ/ 막미로 /막(성)미로

안뜰, 전정 | **vestibule**

내이를 구성하는 미로안뜰. 막미로의 타원주머니와 주머니도 포함하는 부분으로 뼈미로에 속해 있다.

vestibule /véstibjuːl/ 안뜰, 전정, 어귀 /어귀, 안뜰, 전정

반고리뼈관 | **semicircular canal**

귓속에서 평형감각을 맡고 있는 기관. 측두골 추체의 내이에 있으며 막성 반고리관과 골성 반고리관이 있다. 전자는 평형감각기의 일부이고, 후자는 그것을 수용하고 있는 똑같은 모양의 뼈관이다.

semicircular canal /sèmisə́ːrkjulər kənǽl/ 반고리뼈관 /반고리(뼈)관, 반규관

달팽이 [동]와우 | **cochlea**

소리의 진동을 전기적 신호로 바꾸어 신경을 통해 대뇌에 전달하는 기관. 즉 소리를 느끼는 기관으로 달팽이껍질과 비슷하여 이렇게 부른다. 달팽이는 두 바퀴 반 정도 돌아 있고, 그 속에는 달팽이관이 있다. 달팽이관 속은 내림프가 차 있고 바깥은 외림프가 둘러싼다.

cochlea /kákliə/ 달팽이 [동]와우 /달팽이, 와우(가)

saccule /sǽkju:l/ 1. 주머니, 소낭 2. 둥근주머니, 구형낭 /(둥근)주머니, 소낭, 구형낭

1. 주머니, 소낭 2. 둥근주머니, 구형낭 | saccule

내이 안에 있는 막미로 중에서 평형감각을 담당하는 해부학 구조물 중의 하나이다. 특히 그 속에는 원형낭평형반이라고 불리는 특수 감각상피를 가지고 있어 평형반모래에 의한 중력의 자극으로 머리의 위치를 파악하는 역할을 한다.

utricle /jú:trikl/ 1. 타원주머니, 타원낭 2. 소실 /타원주머니, 타원낭, 소실, 난형낭

1. 타원주머니, 타원낭 2. 소실 | utricle

내이의 반고리관 밑에 있는 주머니 모양의 기관. 몸의 운동이나 평형을 지각하는 구실을 한다.

semicircular duct /sèmisə́:rkjulər dʌkt/ 반고리관 /반고리관

반고리관 | semicircular duct

척추동물의 내이에 있는 반원 모양의 관. 세 개로 되어 있는 관 속에 림프가 차 있어 그 움직임으로 몸의 방향이나 평형을 느끼게 한다.

cochlear duct /kákliər dʌkt/ 달팽이관 /달팽이관

달팽이관 | cochlear duct

포유류의 내이에 있는 달팽이 모양의 관. 세 개의 방으로 나누어져 있으며, 각각이 림프로 가득 차 있어 중이를 거쳐 온 소리의 진동을 청신경에 전달하여 준다.

증상 용어

dizziness /dízinis/ 어지럼 /어지럼(증), 어지러움, 현기(증), 어질(증)

어지럼 | dizziness

공간과 관계한 감각장애. 머릿속이 움직이는 것 같은 느낌을 갖게 되는 불안정 감각.

vertigo /və́:rtigou/ 현기증 [동]현훈 /어지럼, 현기(증), 현훈, 어지러움

현기증 [동]현훈 | vertigo

주위 공간에 대해 자신이나 혹은 공간이 마치 움직이고 있다고 느끼는 이상 감각으로 흔히 구역을 동반한다. 현기는 공간지각을 담당하고 있는 내이에 이상이 있으면 언제나 일어날 수 있다. 따라서 원인은 다양하며 뇌의 손상이나, 어떤 약의 부작용, 매독 그리고 내이의 이상 등에서 발생 가능하다.

nystagmus /nistǽgməs/ 안진 [동]눈떨림 /눈떨림, 안진, 안구진탕(증)

안진 [동]눈떨림 | nystagmus

무의식적이고 빠른 눈의 리듬감있는 운동을 말한다. 즉, 의지와는 관계없이 눈알이 제멋대로 겉도는 상태이다. 대개 위아래로의 빠른 반복운동이나, 옆으로의 빠른 눈운동을 가리킨다. 이것은 정상적으로 기차를 타고 가다 밖의 경치를 바라볼 때 나타날 수 있다. 병적인 경우에는 내이의 손상, 신경장애, 직업성 장애, 선천이상 등 많은 경우에서 볼 수 있다.

귀통증 | otalgia

귀에 일어나는 통증. 외이도 통증의 주원인은 귀종기에 의한 것으로서, 귀의 입구가 빨갛게 부어서 몹시 아프고, 귓바퀴를 건드리면 통증이 한층 심해진다. 중이의 통증을 일으키는 주된 병은 급성중이염으로서, 발열 · 귀울림 · 난청이 일어나고, 귀가 막힌 것 같은 느낌을 받는다. 이관성의 동통은 귀인두염에 의한 것으로서 귓속이 욱신거리면서 아프지만 고막이나 청력에는 이상이 없다.

otalgia /outǽldʒiə/ 귀통증 /귀통증, 귀아픔, 이통

귓물 | otorrhea

귀에서 고름이 나오는 증세. 만성 중이염일 때 볼 수 있다. 이 경우에는 약간 점성이 있는 고름이 나오지만, 악취가 나는 진한 고름이 나오는 경우는 악성 중이염이다. 또 외이도에 귀고름집이 생겨서 고름이 나오는 일도 있다.

otorrhea /outərí:ə/ 귓물 /귓물, 이루

귀울림, 이명 | tinnitus

몸 밖에 음원이 없는데도 윙윙거리며 귓속에서 잡음이 들리는 병적인 상태. 귓병, 알코올 중독, 고혈압 등이 원인이다.

tinnitus /tináitəs/ 귀울림, 이명 /귀울림, 이명, 귀울음

진단 용어

■ 외이

귀진균증 | otomycosis

외이도의 진균감염증으로서 가려움 및 삼출성 염증을 특징으로 하며, 이차성 세균감염이 오는 수가 있다.

otomycosis /òutoumaikóusis/ 귀진균증 /귀곰팡이증, 귀진균증, 이진균증

귀없음증 | anotia

선천적으로 한쪽 또는 양쪽의 외이가 없는 것.

anotia /ənóuʃiə/ 귀없음증 /귀없음증, 무이(증)

박힌귀지 | impacted cerumen

외이도벽에 붙어 있는 굳은 덩어리를 만든 귀지.

impacted cerumen /impǽktid sirú:mən/ 박힌귀지 /귀지떡, 귀지전색, 이구전색

큰귀증 | macrotia

귀, 특히 외이가 과도하게 큰 것.

macrotia /mækróuʃiə/ 큰귀증 /대이(증)

작은귀증, 소이증 | microtia

외이의 모양이 작게 태어나는 것. 이에 반해 귀가 크게 태어나는 병을 대이증이라 한다. 대개 선천적으로 생기며, 그 원인은 아주 다양한 것으로 알려져 있다.

microtia /maikráʃiə/ 작은귀증, 소이증 /작은귀증, 소이증

otitis externa /outáitis ékstə:nə/
외이도염 /바깥귀길염, 외이도염

외이도염 | otitis externa

대개 외이도의 피지선·귀지선에 화농균(주로 포도구균)이 침입하여 일으키는 염증으로 외이도에 생기는 급성 염증. 통증과 발열, 난청, 귀울림 등의 증상이 나타난다.

중이

cholesteatoma /kòulistìətóumə/
진주종 /진주종

진주종 | cholesteatoma

물주머니 같은 모양을 나타내는 작은 덩어리로, 그 표면은 피부와 같은 조직이 덮고 있으며 종종 피부와 같이 중층편평세포로 되어 있고, 각질화하는 경향이 있다. 뇌막, 중추신경계, 두개골 등에서 발생하기도 하지만 중이염에서 가장 많이 볼 수가 있다. 중이에 진주종이 발생하면 귓물, 난청과 같은 만성 중이염 증상뿐만 아니라 어지러움과 안면신경마비 등의 합병증이 나타날 수 있다.

mastoiditis /mæ̀stɔidáitis/
꼭지돌기염, 유돌염 /꼭지돌기염, 유(양)돌(기)염, 유양동염

꼭지돌기염, 유돌염 | mastoiditis

주로 중이염이 오래되어 만성중이염으로 발전했을 때 나타난다. 원래 유돌의 부분은 공기가 들어차 있어 방사선 사진에서 보면, 까만 공기의 음영으로 나타나야 하나, 이 병이 생기면 하얗게 나타나서 알 수 있다. 치료는 유돌 전체를 수술로서 파내야 한다.

myringitis /mìriŋdʒáitis/ 고막염 /고막염

고막염 | myringitis

고막에 발생하는 염증. 급성외이도염·급성중이염 때 반드시 수반되며, 처음부터 고막에서만 발생하는 경우도 있다. 급성고막염은 외상·귀의 습진·한랭·인플루엔자에서 유발되고, 만성인 것은 자극이 거듭되거나 지속되는 경우에 발생한다.

otitis media /outáitis mí:diə/
중이염 /중이염, 가운데귀염

중이염 | otitis media

화농성의 병원균 때문에 일어나는 중이의 염증. 급성 전염병, 감기, 폐렴, 코나 목의 병, 고막 외상 등으로 생기며 급성과 만성이 있다. 고열, 심한 통증, 귀울림, 귀속 충만감 등의 증상이 나타난다. 가벼운 경우에는 고막의 충혈 정도로 낫는데 이것을 급성 중이카타르 또는 급성단순성중이염이라고 한다. 통증이 급하게 오고 또한 강하며 중이에 농이 괴고 열이 높으며 귀고름이 흐르는 경우는 급성화농성중이염이라 한다.

salpingitis /sæ̀lpindʒáitis/
귀관염, 이관염 /귀인두관염, 이관염

귀관염, 이관염 | salpingitis

귀와 코를 연결하는 이관에 염증이 생긴 것. 귀의 정상적인 환기가 안 되기 때문에 증세가 일어난다. 감기와 같은 바이러스성 병에 의해 생기기도 하고, 등산이나 비행기 여행 등 압력의 변화도 원인이 되며, 그 외 여러 원인에 의해

생길 수 있다. 증상은 귀가 멍멍하고, 자신이 말한 소리가 귓속에서 울려서 들리며, 맥박 소리나 음식 먹을 때 나는 소리 등 신체 내에서 나는 소리가 더욱 크게 들지만 실제로 청력감소는 심하게 일어나지 않는다. 그러나 진행하면 중이 안에 환기장애가 생겨 중이 안으로 물이 고이는 삼출성중이염이 발생한다.

장액중이염 | serous otitis media
중이 안으로 장액성 삼출을 특징으로 하는 중이염.

serous otitis media /síərəs outáitis mí:diə/ 장액중이염 /장액(성)중이염

내이

미로염 | labyrinthitis
내이에 염증이 생기는 병. 대개 중이염을 앓은 후에 생기며 뇌척수막염, 매독, 귀의 외상이 원인이 되기도 하는데, 난청 · 귀울림 · 어지럼증 · 구역 · 구토 등의 증상이 나타난다.

labyrinthitis /læ̀bərinθáitis/ 미로염 /미로염, 내이염

귀경화증 | otosclerosis
우성 유전하는 귀의 뼈미로의 병적 상태로서, 특히 등자뼈의 발판 전후에 귀해 변화를 일으켜서 전도성 난청을 초래한다. 유전이나 내분비 장애, 대사 장애 따위가 원인으로, 특히 여성에게 많으며 임신, 과로 따위로 악화된다.

otosclerosis /òutouskliróusis/ 귀경화증 /귀경화증, 이경화(증)

난청 [동]농 | deafness
청각이 저하 또는 상실된 상태. 원인과 정도는 여러 가지인데, 난청은 그 정도가 가장 심한 상태이다. 청각의 전도경로에 장애가 있을 때 난청이 일어나고, 그 병터가 외이도나 중이에 있는 것을 전음성난청, 내이에 있는 것을 감음성난청이라 하여 구분한다.

deafness /défnis/ 난청 [동]농 /귀먹음, 난청, 귀머거리, 농

노년난청 | presbycusis
연령이 증가함에 따라 양측 귀에 일어나는 진행성인 청력의 감퇴.

presbycusis /prèzbikú:sis/ 노년난청

후천난청 | acquired deafness
선천성이 아니고 태어난 후에 생긴 난청.

acquired deafness /əkwáiəd défnis/ 후천난청 /후천난청, 후천(성)농

전도난청 | conduction deafness
소리를 전달하는 구조, 즉 이도, 고막, 중이, 이소골 혹은 타원창 등의 결함이 원인이다.

conduction deafness /kəndʌ́kʃən défnis/ 전두난청 /전도(성)난청, 전음(성)난청

central deafness /séntrəl défnis/ 중추난청 /중추(성)난청, 중추농, 중추청각소실(증)

congenital word deafness /kəndʒénitl wəːd défnis/ 선천말귀먹음, 선천어농 /선천말귀먹음, 선천성(언)어롱

acoustic neuroma /əkúːstik njuróumə/ 청신경종, 속귀신경종 /안뜰신경집종, 속귀신경집종

중추난청 | central deafness
귓길 혹은 듣기중추에 원인이 있는 귀먹음.

선천말귀먹음, 선천어농 | congenital word deafness
언어와 의사소통의 청각적 형태의 이해장애이다. 제대로 들으면서도 받아쓰기를 못한다. 자발적인 회화, 독서, 쓰기에는 아무 영향이 없다.

청신경종, 속귀신경종 | acoustic neuroma
중추신경계에서 발생하는 신경집종 중에서 가장 흔한 양성종양으로 감각신경인 청신경, 특히 달팽이신경에서 기원하는 양성종양이다. 소뇌 다리뇌 각 부위에 위치하며 천천히 자라서 뇌줄기와 소뇌의 변형을 초래하며 청각의 장애를 나타낸다.

수술 처치 용어

myringotomy /mìriŋgátəmi/ 고막절개 /고막절개(술)

고막절개 | myringotomy
고막의 외과적 절개로 압력을 경감하고, 중이에서 고름과 분비물을 배출하기 위해 수행한다. 외과 수술 전에 항생제를 투여하고 수술 후에도 계속 투여한다. 고막을 절개하고 배양균을 채취하며, 중이에서 분비물을 부드럽게 흡인한다.

myringoplasty /mirìŋgouplǽsti/ 고막성형술

고막성형술 | myringoplasty
천공된 고막을 이식에 의해서 외과적으로 수복하는 것.

tympanotomy /tìmpənátəmi/ 1. 고실천자, 고막천자 2. 고실절개, 고막절개 /고실절개술, 고막절개술, 고막개방술

1. 고실천자, 고막천자 2. 고실절개, 고막절개 | tympanotomy
고실을 절개하는 것.

mastoidectomy /mæ̀stɔidéktəmi/ 꼭지돌기절제, 유돌절제 /꼭지돌기절제술, 유(양)돌(기)절제술

꼭지돌기절제, 유돌절제 | mastoidectomy
가쪽의 유돌벌집 또는 유돌의 절제.

tympanoplasty /tìmpənouplǽsti/ 고실성형 /고실성형(술), 고실형성술

고실성형 | tympanoplasty
음압으로부터 정원창을 보호하기 위하여, 고막을 재생하고, 고막과 난원공과의 사이에 골성의 연속을 만들고, 중이의 청각기능을 재건하는 외과적 방법.

otoplasty /óutəplæ̀sti/ 귀성형 /이형성술

귀성형 | otoplasty
귀의 성형술. 귀의 변형 및 결손의 외과적 교정.

창냄술, 천공술 | fenestration
귀경화증에 있어서 청력회복을 위하여 수평반고리관에 외과적으로 창을 만드는 것.

fenestration /fènistréiʃən/
창냄술, 천공술 /창냄술, (내이)개창술, 조창술

이소골절제, 귓속뼈절제 | ossiculectomy
귀의 손상된 이소골(망치뼈, 모루뼈, 등자뼈)을 제거하는 수술.

ossiculectomy /àsikjuléktəmi/
이소골절제, 귓속뼈절제
/귓속뼈절제술, 이소골적출술

등자뼈절제, 등골절제 | stapedectomy
귀경화증의 치료법으로서 고정된 등자뼈를 완전히 적출한 뒤 여러 가지 재료를 사용하여 안뜰창을 덮고 모루뼈와 타원창 사이를 연결하는 수술.

stapedectomy /stèipidéktəmi/
등자뼈절제, 등골절제 /등자뼈절제술, 등골절제술, 등골적출술

검사 용어

이경검사 | otoscopy
귀를 관찰하는 법. 이 방법으로는 중이와 내이는 관찰할 수 없고 단지 외이와 고막만을 눈으로 관찰할 수 있다. 정상적으로 고막은 깨끗한 진주모양의 회백색 또는 담홍색의 반투명막으로 보인다. 이경검사는 단순히 눈으로 확인하는 검사법 외에 직접 고막쪽으로 바람을 넣어보는 공기이경검사가 있다(그림).

otoscopy /outáskəpi/ 이경검사
/귀보개검사, 이경검사(법)

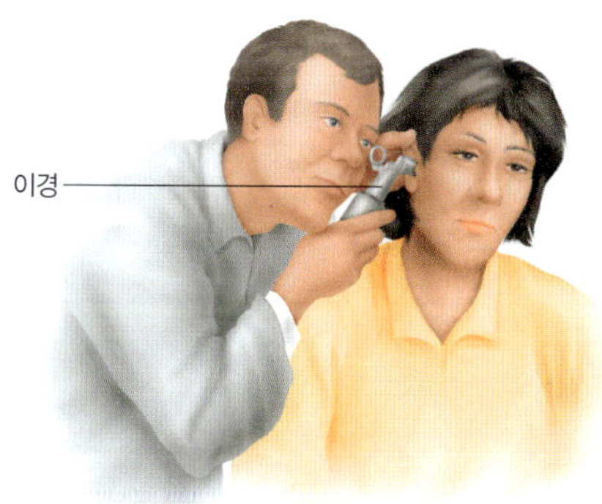

■ 이경검사

청력검사 | audiometry
특정한 자극을 귀나 청각에 관계하는 곳에 가해서 청력을 측정하는 방법.

audiometry /ɔ̀:diámitri/
청력검사 /청력측정(검사), 듣기측정검사, 청력검사(법)

고실측정 | tympanometry
중이의 고막 및 이소골의 탄성과 임피던스를 간접적으로 측정하는 방법. 외이도에 압력을 가하거나 음압을 가하며 이때 고막에서 반사되는 음에너지를 측정하는 것이다.

tympanometry /tìmpənámitri/
고실측정 /고실측정(법)

tuning fork test /tjúniŋ fɔːk test/
소리굽쇠검사, 튜닝포크검사

소리굽쇠검사, 튜닝포크검사 | tuning fork test

두 개의 가지를 가지는 포크 모양의 철 또는 알루미늄제의 기구. 가지를 두드리면 음악소리를 낸다. 청력상실이 있을 때 전도성 난청인지, 감각성 난청인지를 구별하는 데 쓰인다(그림).

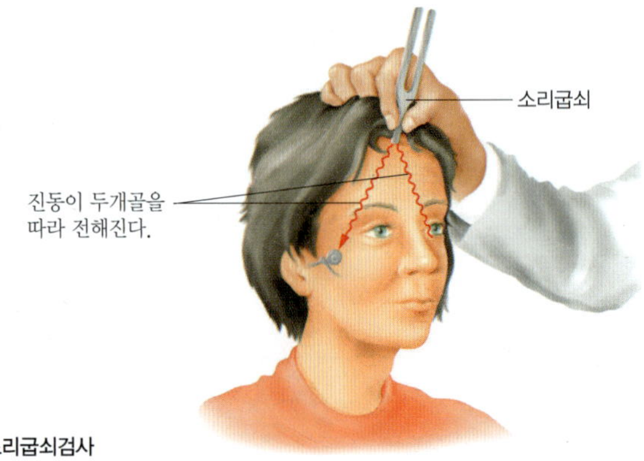

■ 소리굽쇠검사

눈 | Eye

눈은 빛수용기로서 빛자극에 감응하여 그 충동을 중추신경계에 전달할 수 있도록 특수하게 분화된 구조물이다. 눈은 시각을 감지하는 데 관여하는 안구와 안구를 움직이거나 보호하는 데 필요한 부속기관으로 이루어져 있다. 눈의 부속기관은 안구근육, 눈썹, 눈꺼풀, 눈물기관 등이 있다.

해부 · 생리학적 용어

안와, 눈확 | orbit

두개골 내의 단단한 뼈로 구성된 공동을 말하며, 안구 · 안와지방 · 외안근 · 시신경과 여러 가지 혈관 · 신경 · 섬유조직 등이 들어 있다. 이와 같은 구조는 안구가 회전하는 위치에서 잘 고정되어 있도록 해준다.

orbit /ɔ:bit/ 안와, 눈확, 궤도 /눈확, 안와, 궤도

안구 | eyeball

안와 안에 박혀 있는 공 모양의 시각기관이다.

eyeball /áibɔ̀:l/ 안구 /눈알, 안구

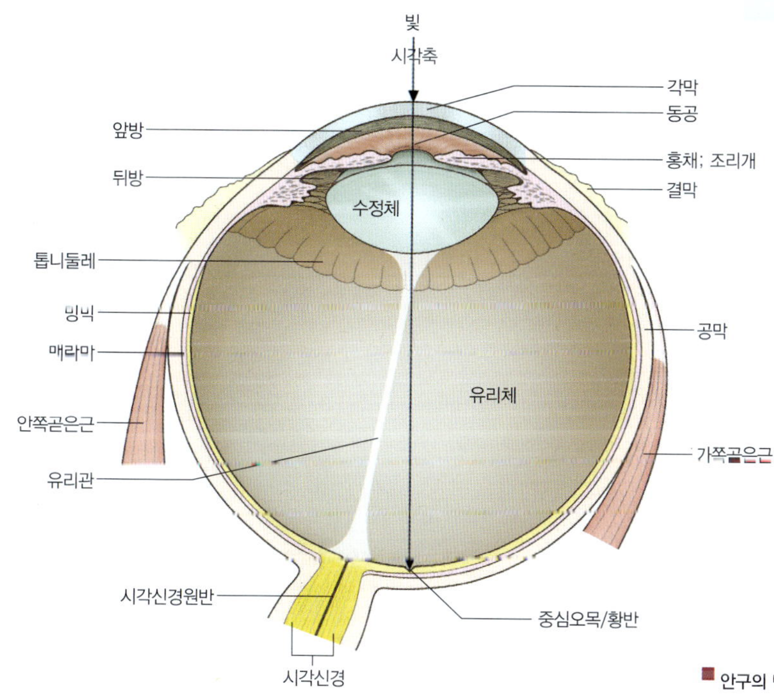

■ 안구의 단면

eyelid /áilid/ 눈꺼풀 [동]안검
/눈꺼풀, 안검

눈꺼풀 [동]안검 | eyelid

눈을 보호하는 덮개와 같은 작용을 하는 한 쌍의 움직일 수 있는 주름진 피부. 상안검은 눈썹으로부터 아래쪽으로 연장되어 있다. 눈꺼풀올림근의 작용에 의해 두 개의 움직일 수 있는 것이 더 있다. 눈을 뜨고 똑바로 바라볼 때 각막의 윗부분을 덮으며 눈을 감았을 때는 전체를 덮는다. 하안검은 눈을 떴을 때 각막 바로 아래까지 뻗어 있으며 눈을 감으면 약간만 올라온다.

conjunctiva /kàndʒʌŋktáivə/
결막 /결막, 이음막

결막 | conjunctiva

안구와 눈꺼풀을 결합하는 점막. 각막과 더불어 안구가 외계와 접하는 경계부를 이루는 점막조직이며 전체적으로 눈꺼풀 틈새를 경계로 하나의 낭을 형성한다. 눈꺼풀결막과 안구결막으로 나뉘며 양자의 이행부에 구석결막이 있다.

pupil /pjú:pl/ 동공 /동공

동공 | pupil

홍채 가운데에 있는 원형의 검은 부분. 카메라의 조리개와 같이 안구로 들어가는 빛의 양을 조절하는 작용을 한다. 동공의 크기는 홍채 속에 있는 동공조임근과 동공확대근에 의해 변한다. 동공조임근은 홍채실질 속에 윤상으로 있는 근육으로 부교감신경의 지배를 받고 동공을 축소시키는 일을 한다. 동공은 홍채에 의해 구분되는 전방과 후방 사이의 방수의 통로가 되는데, 동공의 가장자리와 수정체가 유착되어 방수의 흐름이 차단되면 녹내장이 일어나는 경우도 있다.

cornea /kɔ́:rniə/ 각막 /각막, 맑은막

각막 | cornea

안구벽의 일부로서 안구 전면에 약간 볼록하게 나와 있는 다세포층으로 된 투명막. 밖에서 볼 경우에 검은자 부위를 덮고 있는 볼록하고 투명한 부위를 이르는 말이다. 무색 투명하고, 볼록렌즈 모양으로 생겼다. 이 부분은 빛을 투과하고 또 빛을 꺾이게 하여 눈에서 필름 부위에 해당하는 망막에 물체의 상이 맺히게 하는 역할을 한다.

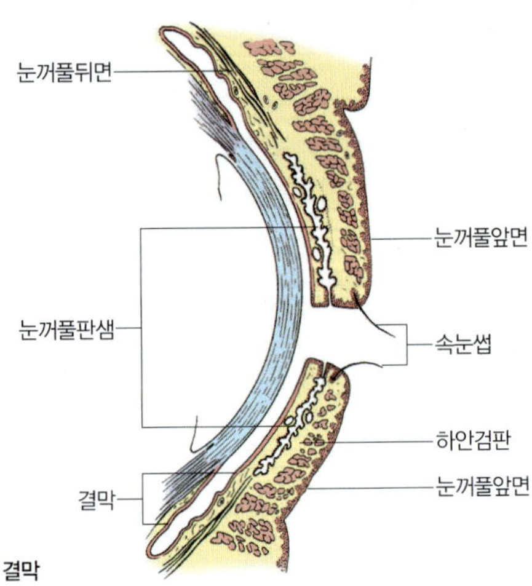

■ 결막

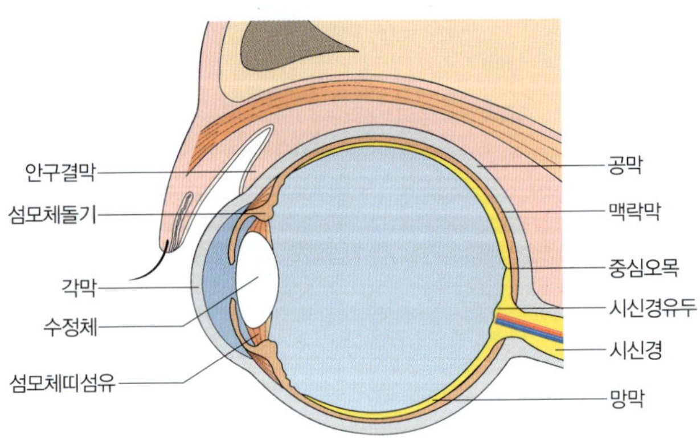

■ 눈의 구조

공막 | sclera

안구의 가장 바깥층으로, 뒤 5/6가량을 덮고 있는 불투명한 결합조직으로 구성되어 있다. 표면이 희고(눈의 흰자위를 구성함), 매끈하여 안구를 보호하는 역할을 한다. 앞쪽으로는 각막과 경계를 이룬다. 어릴 때는 청백색을 띠고 늙어서 지방침착이 많아지면 황색을 띤다.

sclera /sklíərə/ 공막 /공막, 흰자위막

맥락막 | choroid

안구벽을 구성하고 있는 세 개의 안구막 중 내층의 망막과 외층의 공막 사이에 끼어 있는 중간막. 안구의 후방 5/6 부분에서 공막의 내막과 망막의 색소층 사이에 있는 얇은 혈관성 막이다. 뒤쪽으로 이 막은 시신경에 의하여 뚫리면서 공막과 유합되고 앞쪽으로는 망막의 톱니둘레로 뻗친다. 이 막은 혈관층의 외막, 맥락모세관층의 중간막 그리고 기저복합의 내막으로 구성된다. 직접 물체를 보는 역할을 하는 신경이 분포하고 있는 망막에 대한 영양공급을 담당하는 역할을 한다. 동공을 통해 눈으로 들어오는 광선을 차단하여 망막상을 명료하게 해주는 작용을 한다.

choroid /kɔ́:rɔid/ 맥락막 /맥락막, 얼킴막

홍채, 조리개 | iris

안구의 각막과 수정체 사이에 있는 둥근 모양의 얇은 막. 막의 중앙에 동공이 있으며, 홍채의 신축으로 동공이 축소되거나 확대되어 안구에 들어오는 빛의 양을 조절한다. 인종에 따라 색소가 다르다. 중앙에 원형의 동공이 있고, 이 곳을 통하여 앞방과 뒤방이 이어진다. 홍채의 외주연은 섬모체연이라고 하며, 섬모체에 연결되어 있다. 홍채의 조직은 색소세포가 풍부한 층으로 되어 있는데, 그 색소의 빛깔이나 혈관의 다소에 의하여 홍채의 빛깔이 달라 보인다.

iris /áiris/ 홍채, 조리개 /홍채

섬모체 | ciliary body

안구 포도막의 일부. 눈의 톱니둘레 앞에 있는 맥관층이 두꺼워진 부분으로서 맥락막과 홍채 사이에 있다. 이것은 각막과 수정체 사이의 공간을 채우고 있는 안구방수를 만들고, 또 그것에 있는 근육으로 수정체의 두께를 조절하는 역할을

ciliary body /sílièri bádi/ 섬모체 /섬모체, 모양체

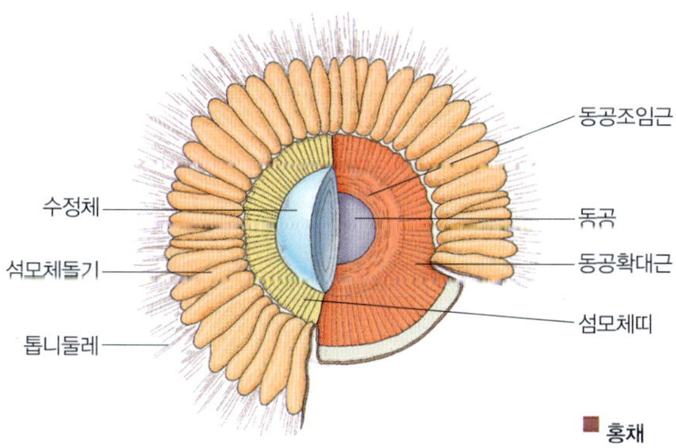

한다. 내면에는 70~90개의 주름이 있고 여기에서 많은 소대섬유가 나와 수정체 적도부에 부착되었다.

uvea /júːviə/ 포도막 /포도막

포도막 | uvea

안구 벽의 외막과 내막 사이에서 중층을 형성하는 부드럽고 얇은 막. 홍채, 맥락막, 섬모체를 통틀어 이른다.

retina /rétinə/ 망막 /망막

망막 | retina

안구의 가장 안쪽을 덮고 있는 신경조직. 빛에 대한 정보를 전기적 정보로 전환하여 뇌로 전달한다 안구의 가장 안쪽을 덮고 있는 투명한 신경조직으로 안구 내로 들어온 빛은 망막의 내층을 지나 망막의 시각세포에 감지된다. 시각세포는 빛 정보를 다시 전기적 정보로 전환하고 이 정보는 망막 내층의 세포를 통해 시신경을 지나서 뇌로 전달된다. 이러한 과정으로 우리는 사물을 볼 수 있다. 안구의 가장 바깥쪽은 무혈관성 섬유층(각막, 공막), 중간층은 혈관성 조직인 포도막(홍채, 섬모체, 맥락막)으로 중간층인 맥락막 안쪽을 덮고 있는 투명한 신경조직이 망막이다

crystalline lens /krístəlin lenz/ 수정체 /수정체

수정체 | crystalline lens

안구의 동공 바로 뒤 후안방과 유리체 사이에 있는 볼록렌즈 모양의 탄력성 투명체. 거리의 원근에 따라 표면의 굴절기능을 조절하여 눈에 들어온 광선을 적당한 각도로 굴절시켜 망막에 물체의 실상을 만든다.

anterior chamber /æntíːriər tʃéimbər/ 앞방, 전방 /앞방, 전방

앞방, 전방 | anterior chamber

각막의 뒤와 홍채의 앞에 위치하는 공간을 말한다. 그리고 홍채의 뒤와 수정체의 앞에 위치하는 공간을 후방이라고 말하는데, 앞방과 뒤방에는 방수라고 하는 액체가 차 있다.

posterior chamber /pastíːriə tʃéimbər/ 뒤방, 후방 /뒷방, 후방

뒤방, 후방 | posterior chamber

안구의 각막과 수정체 사이의 공간을 홍채가 앞뒤로 나누고 있는데, 앞쪽을 안구전방, 뒤쪽을 안구후방이라 한다. 방수로 채워져 있으며, 홍채후면 섬모돌기, 섬모소대 및 수정체 전면으로 둘러싸인 공간이다. 이 안구전, 후방에는 안구방수가 있어 굴절 매개 물질역할을 한다.

aqueous humor /éikwiəs hjúːmər/ 방수 /(안)방수, 눈방수, 수양액

방수 | aqueous humor

눈의 각막 뒤와 홍채 사이의 공간이나 홍채 뒤와 수정체 사이에 들어 있는 액체. 눈알 안의 영양과 일정한 압력을 유지하는 작용을 하는데, 이것이 많아지거나 배출 작용에 장애가 생기면 녹내장을 일으킨다.

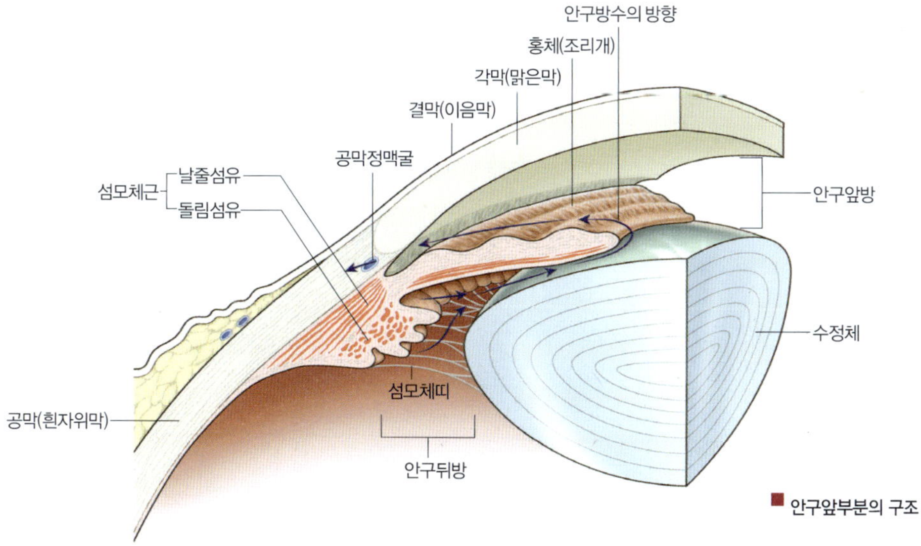

■ 안구앞부분의 구조

유리체방 | vitreous chamber

안구 내에 존재하는 구조물로서 수정체의 뒷부분부터 망막에 이르는 부위를 말함. 안에는 유리체액이 가득 차 있으며, 투명도가 유지되어 명확한 시력이 가능하도록 한다.

vitreous chamber /vítriəs tʃéimbər/ 유리체방 /유리체방

유리체액 | vitreous humor

유리체 내에 존재하는 액체로 부드럽지만 끈적끈적한 액체를 말함. 투명하여 명확한 시각이 형성되도록 도와준다.

vitreous humor /vítriəs hjú:mər/ 유리체액 /유리체액, 초자체액

시(각)신경 | optic nerve

시각을 맡아보는 감각신경. 망막의 신경세포층 가운데 있는 다극신경세포에서 나오는 축삭이 안구의 후극에 모여서 생기는 신경이다. 먼저 망막의 막대세포 및 원뿔세포로부터의 광자극은 망막의 내과립층의 두극세포로 전해져서 다시 신경세포층의 세포로 전달되어 이 신경세포의 신경돌기가 안구의 시신경유두 근처에 모여서 안구를 나와 시신경이 된다.

optic nerve /áptik nə:rv/ 시(각)신경 /시신경, 시각신경

시각로 | optic tract

시각적인 충동을 전달하는 두 개의 원추형 신경섬유 띠. 시교차의 후외각으로부터 바깥쪽 및 뒤쪽으로 주행한 다음, 옆으로 시상하부를 감싸면서 스쳐 지나가 뒤쪽의 외무릎체 쪽으로 진행한다.

optic tract /áptik trækt/ 시각로 /시각로, 시삭, 시색

시신경유두, 시신경원반 | optic nerve disk

망막에 모이는 신경섬유에 의하여 형성되는 시신경의 안구내부분으로, 연분홍색~백색의 원반으로 보인다.

optic nerve disk /áptik nə:rv disk/ 시신경유두, 시신경원반 /시각신경원반, 시각신경유두

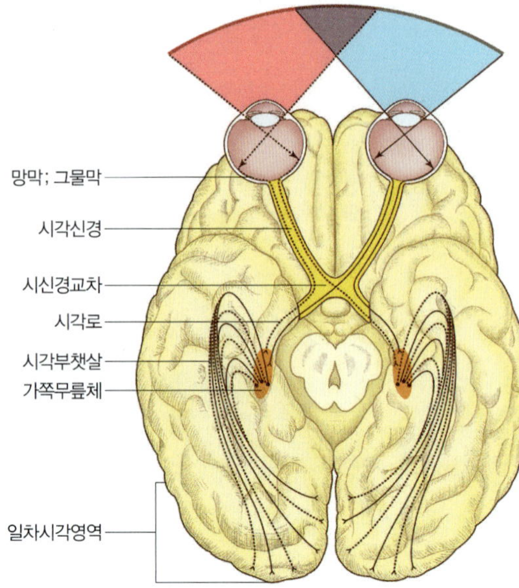

■ 시각신경

macula /mǽkjulə/ 황반, 각막반, 반(점) /황반, 각막반, 반(점)

황반 | macula

망막의 가운데 부분에 있는 누르스름한 반점. 지름 3 mm 정도의 타원형으로 신경세포가 가장 많이 있는 곳으로 빛깔을 분간하는 힘과 시력이 가장 뛰어난 부분이다. 황반에는 시각세포가 잘 발달해 있고, 중심와에는 시각세포 중 밝은 곳에서 잘 작용하는 원뿔세포가 있으며, 주변으로 감에 따라 그 수는 급격히 감소하고 명암만을 감각하는 막대세포가 증가한다. 정시안에서는 물체를 주시했을 때 이 중심와 위에 상을 맺도록 되어 있다.

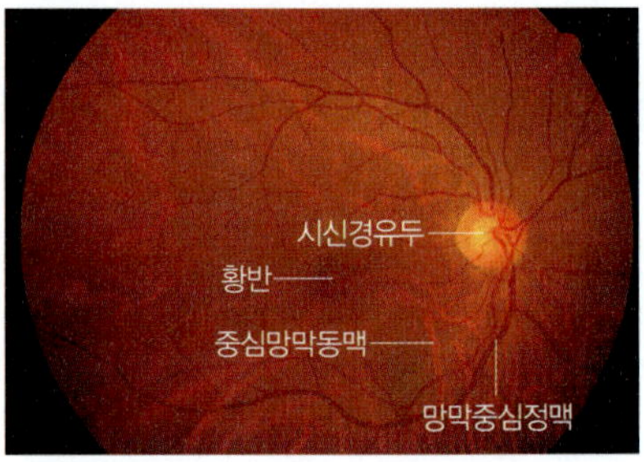

canthus /kǽnθəs/ 눈구석, 안각 /눈구석, 안각

눈구석, 안각 | canthus

눈꺼풀틈새의 양단 부분, 외안각과 내안각의 두 개로 구분한다.

tarsus /tɑ́ːrsəs/ 눈꺼풀판 /발목, 눈꺼풀판, 안검판, 족근

눈꺼풀판 | tarsus

안검의 기초구조를 형성하는 판상의 결합조직.

lacrimal gland /lǽkriməl glænd/ 눈물샘 /눈물샘, 누선

눈물샘 | lacrimal gland

눈물을 분비하는 외분비선. 각막 표면의 건조를 막고 감염을 보호하는 것이 중요역할이다. 위눈꺼풀올림근힘줄에 의해 상 · 하 두 부분으로 나뉘어 있어 위눈물샘을 안와눈물샘, 아래눈물샘을 눈꺼풀눈물샘이라고 한다.

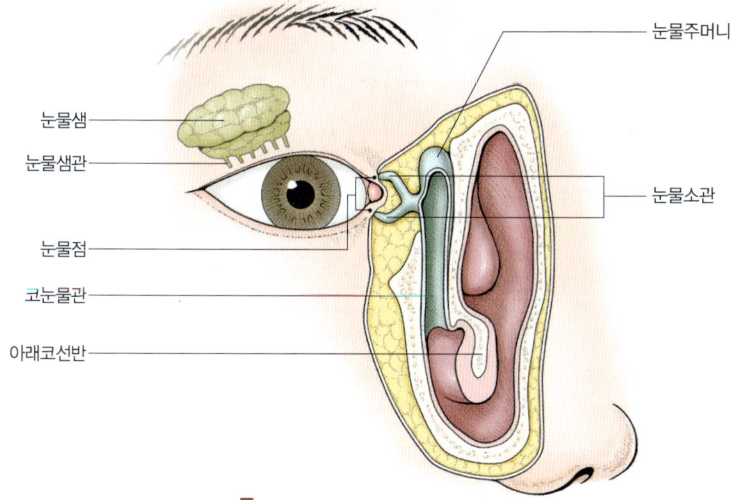

■ 눈물기관

눈물주머니, 누낭 | lacrimal sac

눈물작은관과 코눈물관이 이어지는 부분으로 아래 위의 눈물작은관에서 흐른 눈물이 모이는 주머니. 눈시울 부근에 있는 것으로 눈물을 보아 두고 있는 주머니. 이곳에서는 필요에 따라 눈물이 흘러나온다.

lacrimal sac /lǽkriməl sæk/ 눈물주머니, 누낭 /눈물주머니, 누낭

눈물관, 누관 | lacrimal duct

눈물이 흘러내리는 통로. 눈물은 대개 눈물샘에서 만들어져 눈을 적신 뒤에, 여기를 거쳐서 눈물주머니에 모인 뒤, 코눈물관으로 흘러 코 안쪽으로 내려가게 된다. 만약 여기가 막히면, 눈물이 계속 고이게 되어 계속 눈물을 흘리게 되며, 또한 병균의 서식처가 되어 감염의 위험성이 높아진다.

lacrimal duct /lǽkriməl dʌkt/ 눈물관, 누관 /눈물관, 누관

눈썹 | eyebrow

두 눈두덩 위나 눈시울에 가로로 모여 난 짧은 털.

eyebrow /áibrau/ 눈썹 /눈썹, 미모

속눈썹 | eyelash

아래위의 눈꺼풀 가상자리에 나 있는 길이 10 mm 정도의 경모. 위쪽 눈꺼풀에 약 100~150개, 아래쪽 눈꺼풀에 약 70~80개가 군생하고 있다. 속눈썹은 지각이 매우 예민하여 먼지 등의 이물에 접하면 곧 아래위의 눈꺼풀을 닫아서 안구를 보호한다.

eyelash /áilæʃ/ 속눈썹 /속눈썹, 첩모

조절, 적응 | accommodation

인체의 생리적 기능이 주어진 어떤 조건에 맞추어 변화하는 것. 밝은 곳에서 눈동자가 작아지거나 거리의 차이에 따라 눈의 렌즈의 두께가 변하는 것 등이 여기에 속한다.

accommodation /əkɑ̀mədéiʃən/ 조절, 적응 /조절(작용), 적응, 숙소

증상 용어

achromatopsia /əkròumətάpsiə/ 완전색맹 /(완전)색맹

완전색맹 | achromatopsia

태양의 스펙트럼 전체가 무색. 즉 회색대로 보이는 상태. 원뿔과 막대의 두 가지 형으로 일어나며 황반중심오목의 기능이 있는 경우와 없는 경우가 있다.

amaurosis /æ̀mɔːróusis/ 흑암시 /흑암시, 흑내장

흑암시 | amaurosis

특히 시신경, 척수, 뇌의 병 때문에 볼 수가 없는 것으로 눈의 외과적인 병변은 없는 것이 특징이다.

amblyopia /æ̀mblióupiə/ 약시 /약시

약시 | amblyopia

약한 시력 또는 그런 시력을 가진 사람. 아무런 기질적 병이 없는데도 시각기능이 저하되어 있는 것을 말한다. 전혀 원인을 알 수 없는 선천성 약시, 사시에서 볼 수 있는 사시약시, 강도의 굴절이상에 의한 약시, 굴절부등(좌우의 굴절 상태가 다른 것)에서 볼 수 있는 약시 등이 있다.

aniridia /æ̀nirídiə/ 무홍채증 /홍채없음증, 무홍채(증)

무홍채증 | aniridia

눈의 홍채가 선천적으로 없는 것. 동공은 이 때문에 크게 보이고 자각적으로는 눈부심, 시력장애를 호소한다. 대개 양측에 나타나고 다른 기형을 동반한다. 우성유전을 한다.

aphakia /əféikiə/ 무수정체증 /수정체없음증, 무수정체(증)

무수정체증 | aphakia

눈의 수정체가 없는 것. 선천적 또는 외상에 의해 일어나기도 하나, 많은 경우에는 백내장 때문에 적출하는 것에 의한다. 수정체가 시축 안에 없는 경우로 광선이 각막에 의해서만 굴절되는 상태를 말한다.

arcus senilis /άirkəṣ sínelis/ 노년고리, 노년환 /노인환

노년고리, 노년환 | arcus senilis

각막의 가장자리에 나타나는 회색이나 흰색의 불투명한 띠. 각막에 지방 과립이 침착되었을 때, 또는 유리변성에 의해 생기며 노인에게 주로 발생한다.

emmetropia /emətróupiə/ 정시 /정시(안), 정상시

정시 | emmetropia

시력이 정상인 눈. 눈은 수정체의 곡률을 변하게 하는 조절작용에 의하여 여러 가지 거리에 초점을 맞추는 것이 가능하다. 조절작용이 전혀 일어나지 않은 상태에서 평행광선이 정확히 망막 위의 시선의 중심점에 해당하는 점인 황반부중심오목에 모이는 경우, 즉 무한한 원점에 초점이 맞는 눈을 정시안이라 한다.

epiphora /epífərə/ 눈물흘림증 /눈물흘림, 유루증

눈물흘림증 | epiphora

주로 눈물관의 협착에 의해서 비정상적으로 다량의 눈물이 흘러 떨어지는 것.

안구돌출(증) | exophthalmos

여러 원인으로 안구가 이상하게 앞쪽으로 돌출되어 있는 상태. 주된 원인은, 안구돌출 갑상샘종, 내분비기능부족, 외안근마비, 두개골 기형, 안구가 들어 있는 두개골 속의 공간인 안와 속에 비정상적인 내용물이 증가하는 것(안와 속의 조직의 염증, 안와 속에 생기는 종양 등), 안구 자체의 팽창에 의한 것(선천성 녹내장)이나 드물게는 심한 근시 등이 있다.

exophthalmos /èksɑfθǽlmɑs/ 안구돌출(증) /눈돌출(증), 안구돌출(증)

앞방고름, 전방축농 | hypopyon

각막의 감염성 질환, 홍채 또는 섬모체의 감염성 질환과 관련하여 눈의 전방에 고름이 출현되는 상태.

hypopyon /haipóupiɑn/ 앞방고름, 전방축농 /앞방축농, 앞방고름, 전방축농

충혈 | injection

몸의 일정한 부분에 동맥혈이 비정상적으로 많이 모임. 또는 그런 증상. 염증이나 외부 자극으로 일어난다.

injection /indʒékʃən/ 1. 주사 2. 충혈 /주사, 충혈

동공수축, 축동 | miosis

동공조임근의 작용에 의하여 동공이 축소되거나, 직경이 2 mm나 그 이하로 아주 작아진 현상. 이러한 상태는 산동제 효과에 의해 또는 눈에 공급되는 부교감신경의 자극이나 특정 척추질환 등이 있을 때 생길 수 있다. 가까운 거리의 물체를 보거나 빛에 자극되는 경우 자연스럽게 축동상태가 된다.

miosis /maióusis/ 동공수축, 축동 /축동, 동공수축

동공확대, 산동 | mydriasis

동공은 빛이 눈에 들어가는 부분을 의미하는데, 밖에서 보아, 가운데 가장 까만 부분을 말한다. 대개 밝은 곳에 가면 축소하고, 어두운 곳에 가면 넓어져서 들어오는 빛의 양을 조절하여 명확한 시야형성에 기여하고, 너무 강한 빛에 의한 망막의 손상을 방지한다.

mydriasis /midráiəsis/ 동공확대, 산동 /동공확대, 산동, 동공산대

야맹 | nyctalopia

밤 또는 어둑한 광선아래에서는 보이지 않고 밝은 낮에만 시력이 좋은 상태이다. 망막막대체의 기능적 혹은 기질적 장애로 인해 광감각이 저하한 상태이다. 선천성과 후천성이 있고 신행성과 비신행성이 있다. 비타민 A 결핍, 망막색소변성 외에도 망맥락막의 염증, 혈관장애, 중독증 등이 원인이 된다.

nyctalopia /nìktəlóupiə/ 야맹 /밤소경(증), 야맹(증)

안진 [동]눈떨림 | nystagmus

무의식적이고 빠른 눈의 리듬감있는 운동을 말한다. 즉, 의지와는 관계없이 눈알이 제멋대로 길도는 상태이다. 대개 위아래로의 빠른 반복운동이나, 옆으로의 빠른 눈운동을 가리킨다. 이것은 정상적으로 기차를 타고 가다 밖의 경치를 바라볼 때 나타날 수 있다. 병적인 경우에는 내이의 손상, 신경장애, 직업성 장애, 선천이상 등 많은 경우에서 볼 수 있다.

nystagmus /nistǽgməs/ 안진 [동]눈떨림 /눈떨림, 안진, 안구진탕(증)

papilledema /pæ̀pilidíːmə/ 시신경유두부종 /시각신경유두부종, 유두부종

시신경유두부종 | papilledema

시신경 유두의 부종으로 가장 흔한 원인은 머리뼈안 내압상승, 악성고혈압, 또는 중심망막정맥의 혈전증이다. 시야를 측정해보면 마리오트 맹점이 정상인보다 확대되어 있다. 처음에는 중심 시력이 비교적 잘 유지되어 있는 경우가 많다.

photophobia /fòutəfóubiə/ 1. 눈부심 2. 빛공포증 /눈부심, 수명, 광선공포증

1. 눈부심 2. 빛공포증 | photophobia

눈의 동공이 열려 있어 지나친 빛이 눈에 들어오면, 눈부심을 느낀다. 이것은 어두운 곳(동공이 열려 있다)에 있다가 밖에 나가면 특히 잘 느낄 수 있다. 이런 증상은 홍채의 작용이 원활치 않은 녹내장, 홍채염 등에서 특징적으로 나타나는 증상이다.

scotoma /skətóumə/ 암점 /암점

암점 | scotoma

시야 내에 있는 섬 모양의 시야결손부. 일반적으로 생리적인 것을 맹점이라고 한다. 암점은 성질에 따라 여러 가지로 분류되지만, 암색의 반점으로 자각할 수 있는 것을 참암점이라 하고, 자각하지 못하는 것을 거짓암점이라고 한다. 일반적으로 망막 또는 대뇌에 이상이 있어서 망막 또는 시각중추의 세포가 그것을 자각했을 때에 암점은 참이 된다고 말한다.

xerophthalmia /zìərɑfθǽlmiə/ 눈마름증, 안구건조증 /눈마름증, 안(구)건조증

눈마름증, 안구건조증 | xerophthalmia

눈의 건조해지는 현상. 결막의 배상세포의 점액분비 기능이 비정상적이기 때문에 결막과 각막이 심하게 건조된 상태이다.

진단 용어

■ 선천기형

aphakia /əféikiə/ 무수정체증 /수정체없음증, 무수정체(증)

무수정체증 | aphakia

눈의 수정체가 없는 것. 선천적 또는 외상에 의해 일어나기도 하나, 많은 경우에는 백내장 때문에 적출하는 것에 의한다. 수정체가 시축 안에 없는 경우로 광선이 각막에 의해서만 굴절되는 상태를 말한다.

coloboma /kɔ̀ləbóumə/ 결손, 콜로보마 /결손(증), 결렬

결손, 콜로보마 | coloboma

선천적으로 눈조직의 결손 또는 결함으로 보통은 발생 도중에 배열의 폐쇄가 완전하지 못한 것이 원인이다.

염, 염증

눈꺼풀염 | blepharitis

눈꺼풀의 피부와 속눈썹 부위에 만성적으로 염증이 생기는 질병. 즉, 눈꺼풀 가장자리를 포함해서 눈꺼풀을 구성하는 피부, 그리고 그 부속분비선의 염증을 말한다. 차이스마이봄선으로의 감염에 따른 다래끼, 눈꺼풀판선의 분비물 저류에 의해서 생기는 콩다래끼 그리고 피부염이 있다.

blepharitis /blèfəráitis/ 눈꺼풀염 /눈꺼풀염, 안검염

공막염 | scleritis

치명적인 시력 상실을 위협하는 공막의 염증. 30대에서 50대, 특히 여성에 흔하다. 환자는 수면과 식욕까지 방해하는 극도의 통증을 호소하며, 동통, 눈부심, 눈물, 결막 충혈이 동반된다. 공막염 환자의 14%는 1년 안에 시력 소실을 보이며, 류마티스관절염과 연관되어 생긴 괴사성 공막염의 경우, 시력 상실의 위험이 크다.

scleritis /skli:ráitis/ 공막염 /공막염

결막염 | conjunctivitis

결막에 생기는 염증의 총칭. 눈이 충혈되고 부으며 눈곱이 끼고 눈물이 나는데, 세균이나 바이러스의 감염 또는 알레르기나 물리 화학적 자극이 원인이다.

conjunctivitis /kəndʒʌ̀ŋktiváitis/ 결막염 /결막염

각막염 | keratitis

각막의 염증. 각막은 투명하고 가운데가 볼록하게 나온 조직이며, 그 부분에 결핵, 매독 등 전신성 전염병이나 트라코마, 유행성 결막염 등 눈의 전염병, 눈이 받는 물리적·화학적 자극(외상이나 산·알칼리 등 영양장애) 등이 원인이 되어 변화를 일으키는 병이다.

keratitis /kèrətáitis/ 각막염 /각막염

맥락막염 | choroiditis

맥락막에 염증이 생겨 망막과 유리체가 상하고 시력이 나빠지는 눈병. 순수한 의미의 맥락막염은 드물고 망막의 염증을 수반하는 맥락망막염과 홍채나 섬모체의 염증을 수반하는 포도막염의 형태가 많다. 자각증세로서 시력저하·비문증이 나타나며, 타각적으로는 유리체 혼탁이나 망막 아래에 삼출물을 볼 수 있고, 그 밖의 병터도 나타난다. 원인은 결핵·매독·바이러스·알레르기 등과 원인불명인 것도 많다.

choroiditis /kɔ̀:rɔidáitis/ 맥락막염 /맥락막염

홍채염 | iritis

홍채의 염증. 홍채와 섬모체는 서로 이웃해 있는 조직이므로 홍채의 염증은 섬모체에도 미쳐서 일반적으로는 홍채섬모체염의 형태를 취한다. 자각적으로는 시력장애, 눈부심, 눈물, 때로는 통증이 있고, 타각적으로는 각막 주위의 충혈, 전방수의 혼탁, 홍채의 종창, 각막 후면의 침착물 및 축동(밝은 빛을 받을 때 눈동자가 작아지는 현상)이 나타난다.

iritis /airáitis/ 홍채염 /홍채염

uveitis /jùːviáitis/ 포도막염 /포도막염

포도막염 | uveitis

포도막은 홍채, 섬모체, 맥락막의 세 개로 이루어지며, 혈관에 풍부한 조직이기 때문에 염증이 많이 나타난다. 포도막 전체에 염증을 일으킨 경우는 전포도막염이라고 칭하나, 전부(홍채섬모체염), 후부포도막염(맥락막염)으로서 나타난다. 원인에는 외상, 수술 등에 의한 외인성과 사코이드증, 결핵, 매독, 베체트병 등 내인성의 것이 있다.

retinitis /rètináitis/ 망막염 /망막염

망막염 | retinitis

망막에 생기는 염증. 신장병, 당뇨병, 매독, 결핵 등이 원인으로, 시력이 약해지고 망막이 흐려지며 출혈이 있기도 한데, 대개 맥락막염이 있을 때에 뒤따라 생기는 수가 많다. 망막은 맥락막과 접해 있기 때문에 망막에 염증이 있을 경우에는 맥락막에도 변화가 생기고, 반대로 맥락막의 염증으로 인해 망막에 변화가 일어날 수도 있다. 주로 한쪽 눈만이 침범당하여 시력이 떨어지고 특히 물체를 응시할 때 그 중심 부분이 흐려 보이면서 동시에 물체의 모양이 비뚤어져 보이거나 작게 보이는 것이 특징이다.

dacryoadenitis /dæ̀kriæ̀dináitis/ 눈물샘염, 누선염 /눈물샘염, 누선염

눈물샘염, 누선염 | dacryoadenitis

눈물샘에 생기는 모든 종류의 염증.

dacryocystitis /dæ̀kriousìstáitis/ 눈물주머니염, 누낭염 /눈물주머니염, 누낭염

눈물주머니염, 누낭염 | dacryocystitis

눈물주머니에 생기는 염증. 트라코마, 결핵, 매독 등으로 눈물길이 막혀 눈물주머니에 눈물이 괸 상태에서 세균이 침입하여 발생한다.

panophthalmitis /pæ̀nɑfθælmáitis/ 범안구염 /전(체)안구염

범안구염 | panophthalmitis

눈의 모든 구조를 침범하는 염증. 안구의 모든 조직을 포함하며, 안와까지 연장된 급성 염증을 말한다. 이 질환은 아주 급속도로 발달한다. 눈꺼풀이 붉어지고 부어오르며, 심한 결막부종이 생긴다. 가끔 각막에 흰색을 띠는 괴사조직이 있으며 안통증이 심할 수 있다.

optic neuritis /ɑ́ptik njuráitis/ 시신경염 /시(각)신경염

시신경염 | optic neuritis

시신경의 염증. 망막 내의 신경절세포로부터 외무릎체에 있는 시신경섬유의 접합부까지 이르는 경로를 따라 어느 곳에서도 발생할 수 있다. 염증이 시각신경유두에 국한된 상태를 시신경유두염 또는 안내시신경염이라 하며, 안와부의 시신경에 염증이 있는 경우를 눈뒤시신경염 또는 안와시신경염이라고 한다.

퇴행성 변화

눈꺼풀처짐 | blepharoptosis

위눈꺼풀이 정상위치 이하로 처지는 것으로 비교적 흔히 볼 수 있다. 눈꺼풀올림근의 기능저하로 눈꺼풀은 평활하게 되어 안검판 등에 의한 주름벽이 사라진다. 원인은 선천성, 신경성, 근육성, 외상성 등으로 나누어진다.

blepharoptosis /blèfərətóusis/ 눈꺼풀처짐 /눈꺼풀처짐, 안검하수(증)

콩다래끼 | chalazion

눈꺼풀에는 점액을 분비하는 여러 가지 샘조직들이 발달해 있는데, 그 중에서 눈꺼풀판샘에 만성염증이 생겨 눈꺼풀에 작은 덩어리가 생기는 것. 조직병리학적 검사에 의하면 유리된 지방에 대해서 육아종 반응을 나타낸다.

chalazion /kəléiziən/ 콩다래끼 /콩다래끼, 산립종

백내장 | cataract

눈에서 카메라의 렌즈에 해당하는 부분인 수정체가 혼탁하게 되어서 시력장애가 생기는 것. 눈동자 속이 희게 보이므로 이런 이름이 붙었다. 증상은 서서히 진행하고 통증이 없는 시력감소가 특징이며, 시력소실의 정도는 렌즈의 혼탁 정도 및 위치와 관련이 있다. 노화, 방사선 노출, 당뇨병 같은 전신적 질환, 포도막염, 만성적 자외선 노출 등에 의해 발생한다. 백내장에는 다양한 형태가 있지만 나이가 들수록 생기기 쉬운 백내장에는 수정체핵경화백내장, 피질백내장, 뒤수정체낭밑백내장이 있다(그림).

cataract /kǽtərækt/ 백내장 /백내장

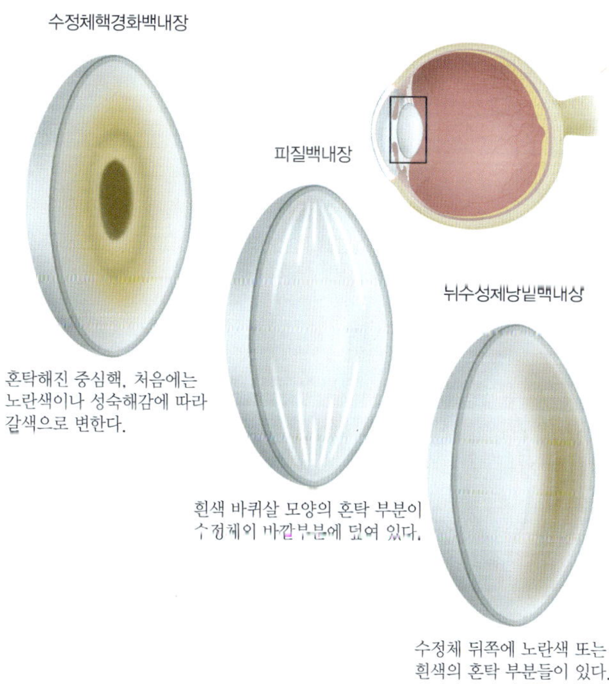

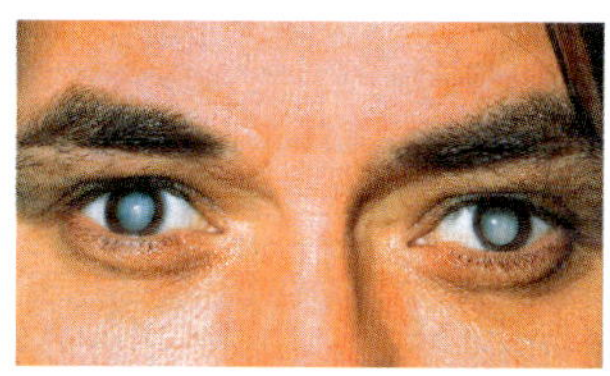
성숙한 백내장의 전형적인 모습

■ 백내장의 세 가지 유형

diabetic retinopathy /dàiəbétik rètinápəθi/ 당뇨병망막병증 /당뇨망막병증, 당뇨병(성)망막병증

당뇨병망막병증 | diabetic retinopathy

인슐린의 결핍으로 인해서 혈당이 정상수준보다 높은 당뇨병환자에게 생기는 합병증. 원인은 주로 망막에 분포되어 있는 작은 혈관의 이상에 의해서 망막이 파괴되어 최종적으로 실명에 이른다. 당뇨환자에서 망막병증의 정도는 이 병을 가지고 있던 기간과 밀접한 관계가 있다. 미세혈관류, 망막 내 점출혈, 황색삼출액, 솜반 및 황반부종 등과 함께 망막과 유두의 혈관신생, 섬유조직증식, 유리체출혈, 망막박리 등이 나타난다.

entropion /entróupiən/ 1. 속말림, 내번 2. 눈꺼풀속말림, 안검내번 /속말림, 눈꺼풀속말림, 안검내반

1. 속말림, 내번 2. 눈꺼풀속말림, 안검내번 | entropion

눈꺼풀의 가장자리가 안쪽, 즉 안구쪽으로 말려 들어가는 것으로, 안구에 대한 지속적 자극으로 인해 각막 궤양 및 반흔을 형성할 수 있다. 증상은 충혈, 자극, 눈물남을 나타낸다.

ectropion /ektrápiən/ 1. 겉말림, 외반 2. 눈꺼풀겉말림, 안검외반 /겉말림, 눈꺼풀겉말림, 외반(증), 안검외번

1. 겉말림, 외반 2. 눈꺼풀겉말림, 안검외반 | ectropion

눈꺼풀이 겉으로 말려 올라가는 것. 이로 인해 눈꺼풀결막이 노출된다. 흔히 노화현상에 의한 조직의 해이에 의해 생기며 코눈물관에 의한 눈물 배출이 원활하지 못하게 된다.

glaucoma /glɔːkóumə/ 녹내장 /녹내장

녹내장 | glaucoma

안구의 압력이 병적으로 상승하기 때문에 시신경이 장애되어 시력이 약해지는 병. 40세 이상의 성인 가운데 0.5~2%의 빈도로 일어난다. 안압의 정상값은 15~20 mmHg인데, 그것이 병적으로 진행되면 동공 안쪽이 녹색으로 보인다. 안내액은 림프의 일종으로 눈속조직에 영양을 주며 신진대사를 일으키고 안내압을 일정하게 유지한다. 생산된 방수는 전방각에서 배출되는데, 그 배출에 장애를 받으면 녹내장이 생긴다. 녹내장에는 원인불명의 원발성 녹내장과 홍채염이나 안내출혈 등 눈병의 결과에서 오는 속발성 녹내장이 있다.

hordeolum /hɔːrdíələm/ 다래끼 /다래끼, 맥립종

다래끼 | hordeolum

눈꺼풀에는 여러 가지 분비물을 분비하는 샘조직이 있는데, 이런 샘조직에 급성 염증이 생긴 것. 생긴 위치에 따라서 바깥다래끼와 속다래끼로 나눈다.

pterygium /terídʒiəm/ 군날개, 익상편 /군날개, 익상편, 군살개

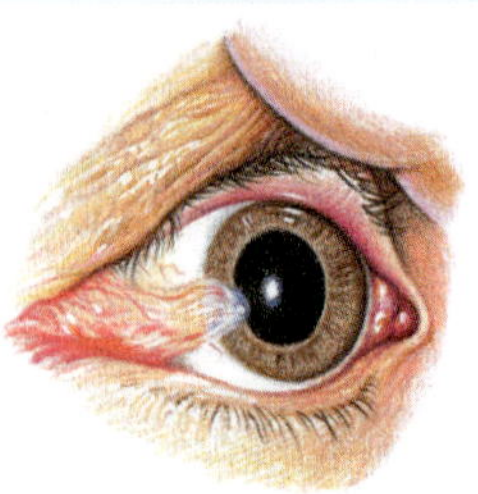

■ 군날개

군날개, 익상편 | pterygium

눈시울 근방의 결막에 날개 모양의 군살이 생겨 그 끝이 각막에 침입하는 상태. 나이 많은 사람에게 많으며, 시력을 떨어뜨린다. 그 꼭대기는 각막과 결합되며, 중앙부는 공막에 단단히 결합하고, 바닥부는 결막과 붙어 있다(그림).

retinal detachment /rétinəl ditǽtʃmənt/ 망막박리 /망막박리

망막박리 | retinal detachment

망막이 안저로부터 벗겨져서 유리체강에 떠올라와 있는 상태. 먼저 시력이 나빠지며, 특히 안저의 중심부 가까이가 침범당하면 시력이 심하게 떨어져서

마치 눈앞에 막이 가려진 것 같은 경우가 많다. 고도로 근시인 사람에게 많고, 권투와 같은 것에서 안구나 머리에 타박을 입었을 경우에도 일어나며, 눈 속의 이물 · 망막종양 · 유리체출혈 · 교감성안염 때문에 오는 경우도 있으며, 특발성 망막박리와 같은 원인 불명인 경우도 있다.

망막모세포종 | retinoblastoma

눈의 망막에 생기는 악성종양. 어느 정도 커지면 동공을 통하여 희게 보이는 경우도 있다. 소아의 안구 내 악성종양 중 가장 흔한 병으로 대개 3세 이전에 발병한다. 환자의 약 30%는 유전성으로 발생하며, 대개 생후 8개월쯤 생기는 경우가 많다. 이 경우에는 동시에 또는 시긴 긴격을 두고 양쪽 눈에 생길 수 있다.

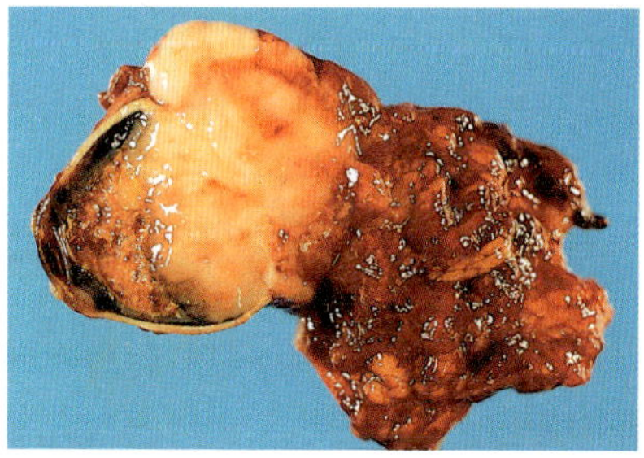

■ 망막모세포종

retinoblastoma /rètinoublæstóumə/ 망막모세포종 /망막모세포종, 망막아세포종

암점 | scotoma

시야 내에 있는 섬 모양의 시야결손부. 일반적으로 생리적인 것을 맹점이라고 한다. 암점은 성질에 따라 여러 가지로 분류되지만, 암색의 반점으로 자각할 수 있는 것을 참암점이라 하고, 자각하지 못하는 것을 거짓암점이라고 한다. 일반적으로 망막 또는 대뇌에 이상이 있어서 망막 또는 시각중추의 세포가 그것을 자각했을 때에 암점은 참이 된다고 말한다.

scotoma /skətóumə/ 암점 /암점

속눈썹증, 첩모난생증 | trichiasis

속눈썹이 안쪽으로 성장하는 상태 또는 눈꺼풀속말림, 눈꺼풀염 또는 부상으로 눈썹이 안구쪽을 향하여 각막과 결막을 자극하는 상태.

trichiasis /trikáiəsis/ 속눈썹증, 첩모난생증 /속눈썹증, 첩모난생증

트라코마 | trachoma

결막과 각막의 만성 감염. 눈부심, 통증 및 눈물을 일으킨다. 클라미디아트라코마티스가 원인이다.

trachoma /trəkóumə/ 트라코마 /트라코마

시각결손

난시 | astigmatism

각막이나 수정체 등 안광학계의 굴절이상으로 눈 안에 입사하는 평행광선이 어느 곳에도 초점을 만들지 못하는 상태. 난시에는 정난시와 부정난시의 두 종류가 있는데, 보통 난시라고 할 때는 정난시를 말한다.

astigmatism /æstígmətizəm/ 난시 /난시

amblyopia /æmblióupiə/ 약시 /약시

약시 | amblyopia

약한 시력 또는 그런 시력을 가진 사람. 아무런 기질적 병이 없는데도 시각기능이 저하되어 있는 것을 말한다. 전혀 원인을 알 수 없는 선천성 약시, 사시에서 볼 수 있는 사시약시, 강도의 굴절이상에 의한 약시, 굴절부등(좌우의 굴절 상태가 다른 것)에서 볼 수 있는 약시 등이 있다.

diplopia /diplóupiə/ 복시, 겹보임 /겹보임, 복시, 이중시

복시, 겹보임 | diplopia

한 개의 물체가 둘로 보이거나 그림자가 생겨 이중으로 보이는 현상. 두 눈의 상이 겹치지 않아서 생기는 두눈복시와 단안으로 보아도 이중으로 보이는 한눈복시가 있다.

hemianopia /hèmiənápiə/ 반맹, 반시야결손 /반맹

반맹, 반시야결손 | hemianopia

응시하고 있는 점을 경계로 하여 한 눈 또는 두 눈의 시야의 오른쪽 반 또는 왼쪽 반이 안 보이는 상태. ① 같은쪽반맹(동측반맹): 두 눈 시야의 오른쪽 반 또는 왼쪽 반에 결함이 있는 것으로 우측반맹 · 좌측반맹이 있다. ② 반대측반맹(교차반맹): 두 눈 시야의 반대쪽이 안 보이는 것. ③ 4분의 1 맹: 두 눈의 시야가 일치된 1/4의 부분이 안 보이는 것으로 매우 드물다.

myopia /maióupiə/ 근시 /근시

근시 | myopia

먼 곳은 확실하게 보지 못하지만 가까운 곳은 잘 보는 눈. 수정체가 가장 얇게 되어 있는 무조절 상태일 때 외계에서 들어오는 평행광선이 망막 앞쪽에서 결상되는 눈을 근시 또는 근시안이라고 한다. 근시에는 굴절성과 축성의 두 종류가 있다. 굴절성 근시는 안축의 길이가 정상(약 24 mm)인데도 각막 또는 수정체의 굴절이 지나치게 강한 경우이고, 축성근시는 반대로 굴절력은 거의 정상인데도 안축이 지나치게 긴 경우이다(그림).

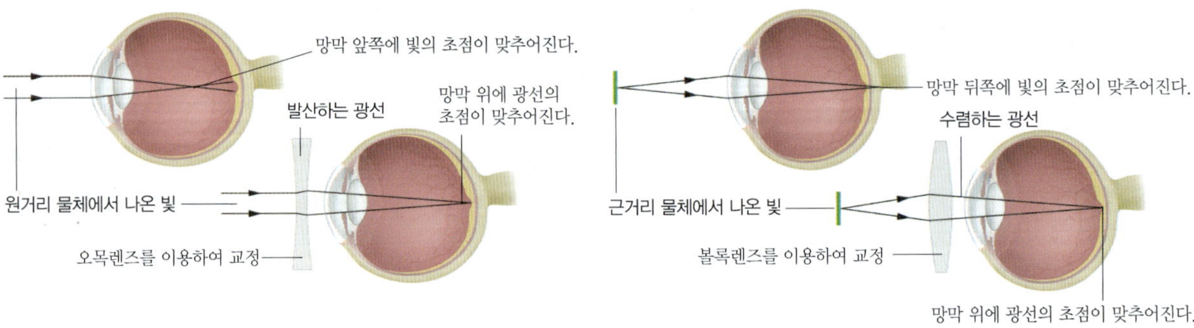

■ 근시와 원시

원시 | hyperopia, hypermetropia

시력이 약하여 가까이 있는 물체를 잘 볼 수 없는 눈. 조절근의 신축이 불충분하거나 수정체가 평평하여 가까운 물체의 실상이 망막의 뒤에 생기는 것이다. 다시 말하면, 수정체의 두께를 조절하지 않은 상태에서 평행광선이 망막 뒤에서 초점을 맺는 경우를 말한다. 이것의 원인으로는 주로 각막의 굴절력이 약해서 각막을 통과한 빛이 적게 꺾이기 때문일 수도 있고, 또는 망막에서 각막까지의 길이가 비정상적으로 짧은 경우도 있을 수 있다. 축성 원시와 굴절성 원시가 있는데, 볼록렌즈를 착용하여 물체의 상이 망막에 맺히도록 교정할 수 있다(그림).

hyperopia, hypermetropia /hàipəróupiə, hàipərmitróupiə/ 원시 /원시

정시 | emmetropia

시력이 정상인 눈. 눈은 수정체의 곡률을 변하게 하는 조절작용에 의하여 여러 가지 거리에 초점을 맞추는 것이 가능하다. 조절작용이 전혀 일어나지 않은 상태에서 평행광선이 정확히 망막 위의 시선의 중심점에 해당하는 점인 황반부 중심오목에 모이는 경우, 즉 무한한 원점에 초점이 맞는 눈을 정시안이라 한다.

emmetropia /emətróupiə/ 정시 /정시(안), 정상시

야맹 | nyctalopia

밤 또는 어둑한 광선 아래에서는 보이지 않고 밝은 낮에만 시력이 좋은 상태이다. 망막간체의 기능적 혹은 기질적 장애로 인해 광감각이 저하한 상태이다. 선천성과 후천성이 있고 진행성과 비진행성이 있다. 비타민A결핍증, 망막색소변성 외에도 망맥락막의 염증, 혈관장애, 중독증 등이 원인이 된다.

nyctalopia /nìktəlóupiə/ 야맹 /밤소경(증), 야맹(증)

노안 | presbyopia

수정체의 노화현상에 의한 시력장애. 일반적으로 눈의 기능이 정상인 사람은 40~45세 무렵까지는 눈앞 25~30 cm 떨어진 곳을 보기 위해 조절, 즉 섬모체근을 수축시켜서 섬모체를 늦추어 수정체 자체의 탄력을 이용하여 수정체를 두껍게 하여 초점을 맞춘다. 그러나 수정체가 노화하면 이를 두껍게 할 수 없기 때문에, 초점을 망막의 뒤에서 맞추게 된다. 이것은 눈앞에 볼록렌즈를 대면 초점을 망막에 맞출 수 있다. 이처럼 볼록렌즈를 사용하는 점에서는 원시와 비슷하다. 수정체가 가장 두꺼워졌을 때에 선명하게 물체를 볼 수 있는 가장 가까운 거리를 근점거리라고 하며, 그것이 40 cm 이상 길어지면 노시안이라고 한다.

presbyopia /prèzbióupiə/ 노안 /노안, 노시(안)

사시 | strabismus

좌, 우안의 눈이 바라보는 방향이 같이 동일점을 향하지 않는 상태. 크게 원인에 따라 마비성 사시(항상 고정되어 있는 사시)와 비마비성 사시(방향에 따라 조금씩 변화되는 사시)로 구분된다. 그리고, 그 표현에 따라 현성사시(밖에서 보기에 사시로 관찰될 때)와 잠복사시(그냥 보기에는 정상으로 보이나, 검사시에는 사시로 나타남)로 분류되며, 방향에 따라 내사시(눈이 안쪽으로 모이는 사시), 외사시(눈이 바깥쪽으로 모이는 사시), 상사시(눈이 위쪽으로 향하는 사시), 하사시(눈이 아래로 향하는 사시)로 구분된다.

strabismus /strəbízməs/ 사시 /사시(안), 사팔눈, 사팔뜨기

esotropia /èsətróupiə/ 내사시 /내사시

내사시 | esotropia

사시 중에 안구의 편위 방향이 안쪽으로 돌아간 사시. 즉, 시선을 물체 쪽으로 돌려 물체가 가장 선명하게 보일 수 있도록 하는 기능인 주시 목표에 대하여 한쪽 눈의 시선이 안쪽으로 벗어나 있는 사시를 말한다.

exotropia /èksoutrápiə/ 외사시 /외사시

외사시 | exotropia

사물을 볼 때 한쪽 눈이 바깥쪽을 향하고 있는 듯한 눈, 즉 바깥쪽으로 모이는 사시로 근시일 때 많다.

hypertropia /hàipərtróupiːə/ 상사시 /상사시, 상사위

상사시 | hypertropia

눈이 위쪽으로 향하는 사시.

hypotropia /hàipoutrápiə/ 하사시 /하사시

하사시 | hypotropia

눈이 아래로 향하는 사시.

수술 처치 용어

cyclodialysis /sàikloudaiǽlisis/ 섬모체해리 /섬모체해리(술), 모양체해리(술)

섬모체해리 | cyclodialysis

녹내장 치료에 시행하는 것으로 앞방과 위맥락공간 사이에 교통로를 형성하는 수술.

corneal transplant /kɔ́ːrniəl trǽnsplæ̀nt/ 1. 각막이식 2. 각막이식편 /각막이식(편)

1. 각막이식 2. 각막이식편 | corneal transplant

각막이 흐려져서 시력에 장애가 있을 때 다른 사람의 깨끗한 각막으로 바꾸어 넣는 일. 각막이식은 이식 조각에 따라 자기이식 · 동종이식 · 이종이식으로 분류된다. 자기이식은 같은 안구에서 혼탁 부분과 투명 부분을 교체하거나, 다른 쪽 눈에서 투명 부분을 떼어오는 경우이고, 동종이식은 시체에서 적출한 안구의 투명 각막을 사용하는 경우이며, 이종이식은 다른 종의 각막이나 인공 각막을 쓰는 경우를 말한다.

Elliot's operation /àpəréiʃən/ 엘리옷수술

엘리옷수술 | Elliot's operation

녹내장의 안압을 내려주는 수술.

enucleation /injùːkliéiʃən/ 1. 안구적출 2. 적출 3. 핵제거 /눈적출(술), 적출(술)

1. 안구적출 2. 적출 | enucleation

안구의 전체를 완전히 제거하고 깨끗이 하는 것. 보통 교감성 안염의 위험이 있거나 안구 내에 악성종양이 있을 때, 실명된 눈에서 통증을 제거시키기 위해 실시한다.

안구내용물적출(술) | evisceration

공막은 그대로 두고 안구의 내용을 제거하는 것이다.

홍채절제 | iridectomy

홍채의 일부분을 제거하는 수술. 이 수술을 실시하는 주 이유는 안압을 낮추고, 비정상적으로 작은 동공을 확장시키며, 백내장 적출 시에는 투과각이 봉쇄될 가능성을 방지하기 위함이다.

백내장수술 | cataract surgery

백내장은 눈의 수정체가 흐려져서 시력장애를 일으키는 병인데, 이와 같이 백내장으로 손상된 시력을 회복하기 위해서 수술을 하는 것. 백내장수술은 백내장이 생긴 수정체를 제거하고 인공수정체로 대체하는 것이다. 현재 시행되고 있는 백내장수술법에는 수정체유화, 피막외백내장수술, 피막내백내장수술이 있다(그림).

evisceration /ivìsəréiʃən/ 1. 내장적출(술), 내용물적출(술) 2. 내장탈출 3. 안구내용적출(술) /안구내용제거술, 내장적출(술), (내용물)척출술, 장기적출, 장기팽출

iridectomy /ìridéktəmi/ 홍채절제 /홍채절제(술)

cataract surgery /kǽtərækt sə́:rdʒəri/ 백내장수술

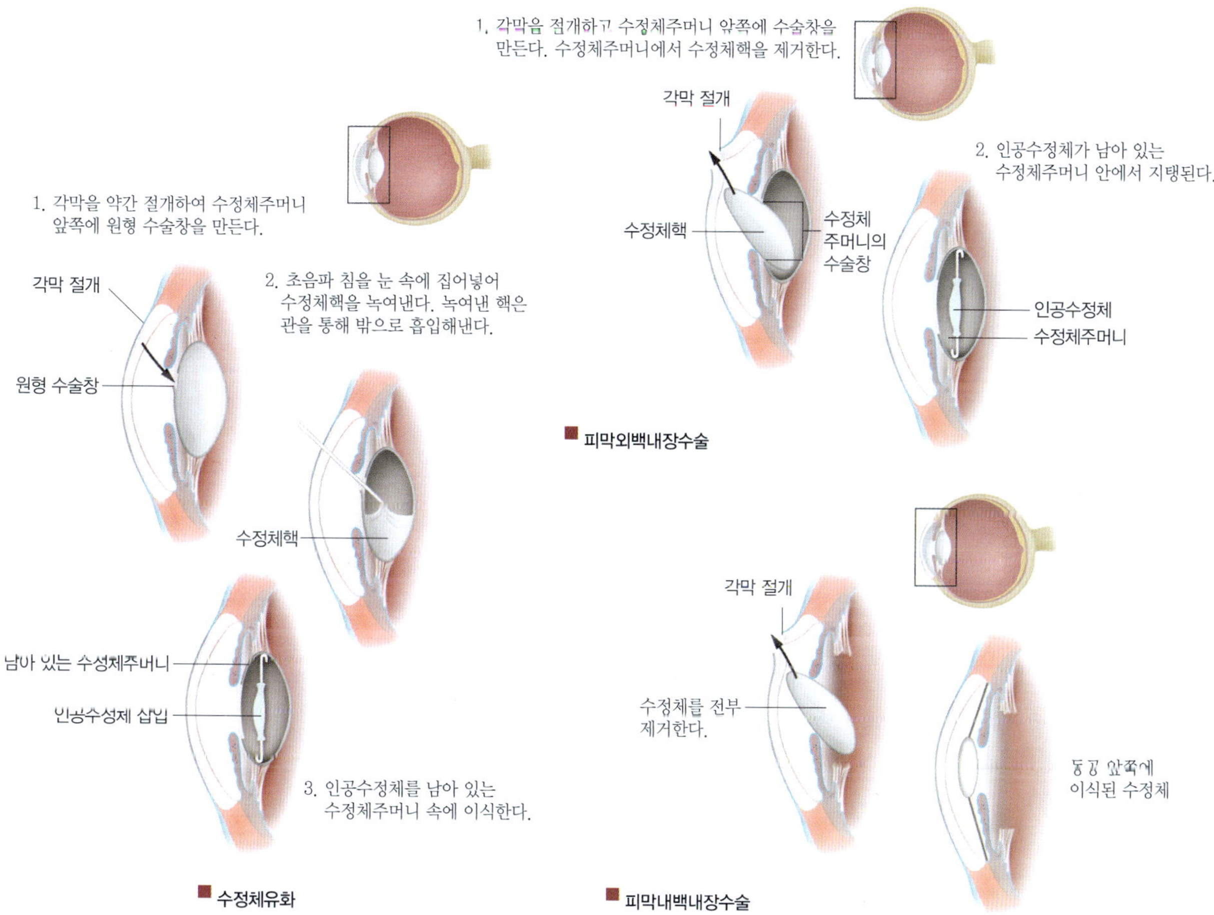

keratocentesis /kèrətousentíːsis/ 각막천자 /각막뚫기술, 각막천자(술)

각막천자 | keratocentesis

각막에 대한 수술에 있어서의 각막의 천자.

sclerectomy /skliréktəmi/ 공막절제 /공막절제(술)

공막절제 | sclerectomy

가위(Lagrange 수술), 펀치(Holth 수술) 또는 천공기(Elliot 수술)에 의한 공막의 절제.

vitrectomy /vitréktəmi/ 유리체절제 /유리체절제술, 초자체절제술

유리체절제 | vitrectomy

안구 내에 있는 유리체가 혼탁해서 명확한 시력이 이루어지지 않을 때, 이 유리체를 제거하는 수술. 유리체의 혼탁은 안구내병변(녹내장, 백내장, 포도막염 등)에서도 발생하지만, 이외 전신병에 의한 합병증(당뇨병 등)에 의해서도 발생한다.

검사 용어

ophthalmoscopy /ɑfθælmáskəpi/ 검안경검사, 안저검사 /검안경검사(법), 눈보개검사

funduscopy /fʌndáskəpi/ 검안경검사, 안저검사 /검안경검사, 눈보개검사, 안저검사법, 안저검사경

검안경검사, 안저검사 | ophthalmoscopy, funduscopy

눈의 내부를 관찰하고자 고안한 검사기구. 직립상(direct)검안경과 도립상(indirect)검안경이 있다. 보정용 안경을 선택하기 위하여 하는 눈의 검사이다. 보통 근시나 원시 등 안경 처방에 필요한 검사 또는 단순히 안경 렌즈의 도수만을 맞추는 것을 검안이라고 하지만, 넓은 뜻으로는 눈피로의 검사나 약시용 안경 · 복시용 안경 등을 만들기 위해 필요한 검사도 포함된다.

tonometry /tounámitri/ 안압측정 /안압측정(법)

안압측정 | tonometry

장력 또는 압력의 측정, 특히 주어진 힘에 의하여 움푹 들어가는 것에 대한, 눈알의 저항력측정에 기초한 안압의 간접적 평가를 말한다. 이런 안압측정법에는 함입안압측정법과 압평안압측정법으로 크게 나눌 수 있다.

visual acuity /víʒuəl əkjúːəti/ 시력 /시력

시력 | visual acuity

눈으로 두 점을 두 점으로 지각할 수 있는 능력. 서로 다른 두 점이 눈의 광학적 중심과 연결되어 이루는 각을 시각이라 하며, 그 중 눈이 두 점을 구별할 수 있는 최소의 시각을 최소시각이라 한다. 시력이란 최소시각이 어느 정도인가를 말하는 것으로서, 일반적으로 쓰이는 0.5라든가 1.2라는 값은 최소시각을 분(60분의 1도)으로 나타낸 숫자의 역수를 쓰고 있다.

visual acuity test /víʒuəl əkjúːəti test/ 시력검사 /시력검사

시력검사 | visual acuity test

눈이 얼마만 한 크기의 물체를 볼 수 있는지를 검사하는 일. 보통 만국식 시력검사표에 의하여 검사한다.

시야 | visual field
한쪽 눈을 움직이지 않고 한 점을 주시하고 보는 축을 고정했을 때 눈에 들어오는 범위를 말한다. 코, 뺨 등으로 가려서 내측은 좁고 외측은 넓게 되어 있다. 시야의 넓이는 색에 따라서 다르며 백 > 청 > 황색 > 녹의 순으로 작아진다.

visual field /víʒuəl fi:ld/ 시야 /시야

시야검사 | visual field test
눈을 고정시키고 전방을 볼 때, 보여지는 대상의 면적을 측정하는 것.

visual field test /víʒuəl fi:ld test/ 시야검사

디옵터 | diopter
초점거리가 1미터인 렌즈의 굴절력을 나타내는 것으로 굴절력의 단위로 사용되며, 따라서 사람에서 안경 도수의 단위로 쓴다. 1디옵터는 초점 거리가 1미터인 안경의 도수인데, 안경 렌즈의 초점 거리를 미터 단위로 나타낸 수의 역수이다. 볼록렌즈는 플러스(+), 오목렌즈는 마이너스(-)로 나타낸다.

diopter /daiáptər/ 디옵터 /디옵터, 곡광도

눈측정사 | optometrist
시력의 이상유무를 판별하고, 교정렌즈 및 다른 광학보조기를 처방하거나 맞추거나 또는 시각훈련의 프로그램을 설정해서 시력장애를 치료하는 훈련을 받은 면허를 가진 사람.

optometrist /aptámətrist/ 눈측정사 /눈계측사, 안계측사, 검안사

안경사 | optician
렌즈를 갈고, 안경을 맞추어 주는 사람. 그러나 이들은 의사가 아니므로, 시력에 대한 모든 상담과 안경유지와 착용여부에 대한 모든 상담은 단지 안과의사만이 가능하다.

optician /aptíʃən/ 안경사 /안경사, 광학기사, 안경상, 안경제작전문가

약어		
AC	air conduction	공기전도(空氣傳導)
AD	[Lat. auris dextra] right ear	우이(右耳)
AS	[Lat. auris sinistra, = AL] left ear	좌이(左耳)
As	astigmatism	난시(亂視)
BC	bone conduction [= OTC]	뼈전도, 골전도(骨傳導)
Em	emmetropia	정시
ENT	ear, nose, and throat	이비인후
ET	esotropia	내사시(內斜視)
HD	hearing distance	청력거리, 가청거리(可聽距離)
IOL	intraocular lens	인공수정체
IOP	intraocular pressure [= IOT]	안압
OD	[Lat. oculus dexter] right eye [= ocul dext]	우안(右眼)
OM	[Lat. otitis media] middle otitis, inflammation of the middle ear	중이염(中耳炎)
OS	[Lat. oculus sinister] left eye [= OL, ol]	좌안(左眼)
ORL	otorhinolaryngology	이비인후과학
ou	[Lat. oculo utro] in each eye	각 눈에 [처방]
TM	tympanic membrane [= tymp memb]	고막(鼓膜)
VA	visual acuity [= V]	시력
VF	visual field	시야(視野)
XT	exotropia [= ES]	외사시(外斜視)

Chapter 13

피부계통

Integumentary system

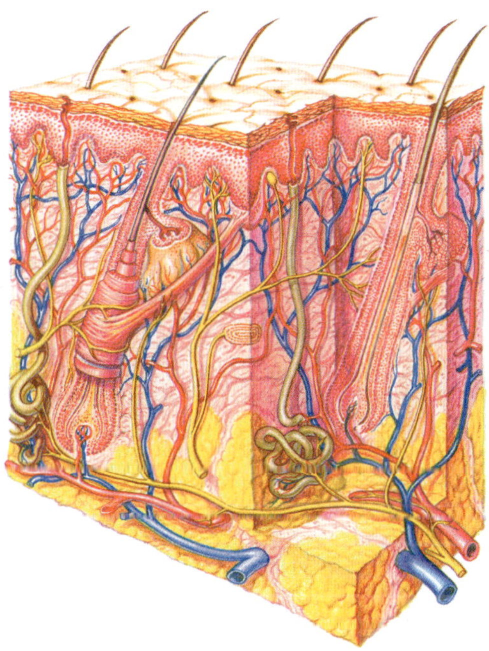

피부계통은 인체의 가장 큰 기관인 피부와 그 부속기관 그리고 피부샘으로 구성되어 있다. 피부는 신체의 외면을 덮는 조직으로 덮개 이상의 뜻을 지니며 여러 가지 물질을 분비하는 선, 자극을 전달하는 신경, 체온조절을 돕는 혈관 등이 포함된 복잡한 구조로 되어 있다.

주요기능은 몸 전체를 둘러싸고 있어 수분과 전해질 손실을 막고, 통각, 온도감각, 압각, 촉각 등을 감지한다.

또한 피부에는 기름샘과 땀샘 두 종류의 샘이 발달되어 있는데, 기름샘은 지성분비물을 배출하여 피부표면을 매끄럽게 하고 땀샘은 땀을 배출하여 피부표면의 온도를 낮추는 작용을 한다.

의학용어 결합형

결합형 용어	뜻을 나타내는 용어	우리말 용어	예
dermo, dermato, cutis	skin	피부	dermatology 피부과(학) cutaneous 피부-
melano	black	흑색	melanoma 흑색종
leuko, albino, albo	white	백색	leukocoria 백색동공 albinism 백색증
kerato, corni	horny	각질	keratoacanthoma 각질가시세포종 cornification 각(질)화
hidro	sweat, water	땀	hyperhidrosis 땀과다증, 다한증
tricho, pilo	hair	털	trichoesthesia 털감각 pilocytic 털모양세포-
strato	layer	층	stratification 층화
onycho, unguo	nail	손톱, 발톱	onychoatrophy 손발톱위축(증) subungual 손발톱밑
mammo, masto	breast	유방	mammography 유방(방사선)촬영 mastopathy 유방병(증)
thelo	nipple	유두, 젖꼭지	thelorrhagia 유두출혈

피부조직

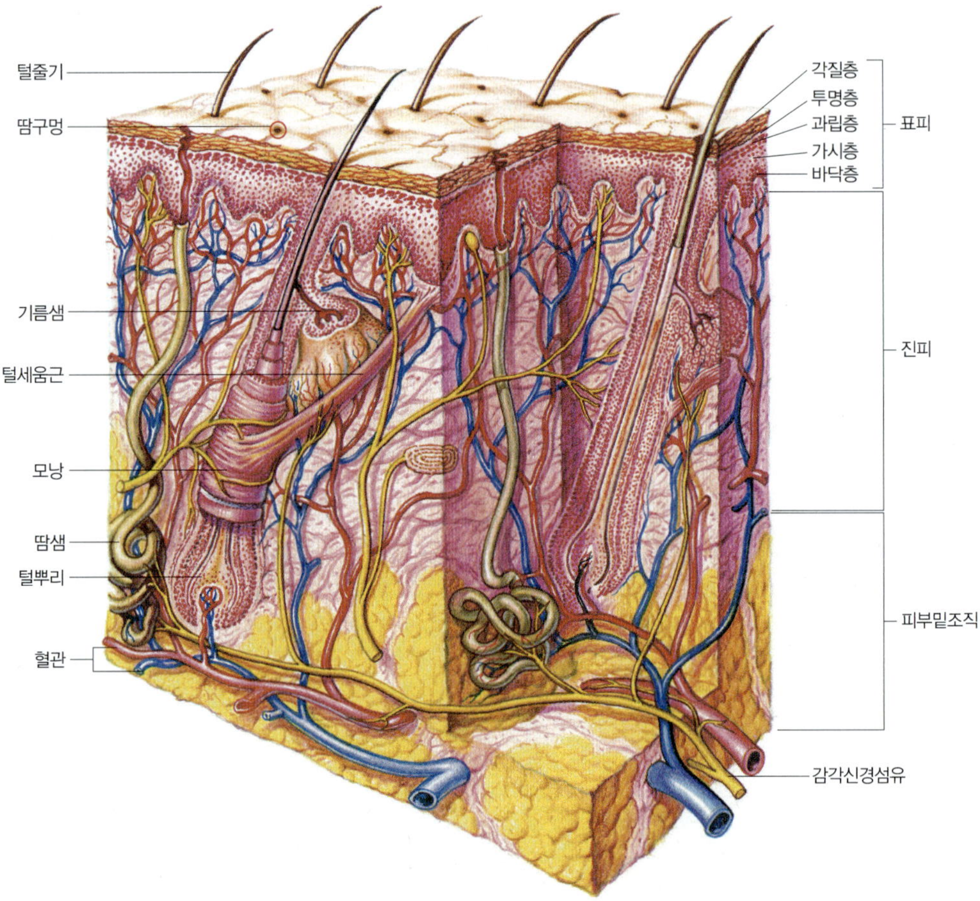

가시층 | 극층 / stratum spinosum
각질층 | stratum corneum
감각신경섬유 | sensory nerve fiber
과립층 | granular layer
기름샘 | 피지선 / sebaceous gland
땀구멍 | 한공 / sweat pore
땀샘 | 한선 / sweat gland
바닥층 | 기저층 / basal layer
진피 | dermis, corium
털뿌리 | 모근 / hair root
털세움근 | 입모근 / arrector muscle of hair
모낭, 털집 | 털주머니 / hair follicle
털줄기 | 모간 / hair shaft
투명층 | stratum lucidum
표피 | epidermis
피부밑조직 | 피하조직 / subcutaneous tissue
혈관 | blood vessel

해부 · 생리학적 용어

피부 | skin

우리 몸에서 가장 큰 기관으로 무게는 약 4킬로그램, 면적은 2평방미터 정도이다. 척추동물의 몸을 싸고 있는 조직으로 신체 보호, 체온 조절, 배설, 피부 호흡 등의 작용을 한다. 표피와 진피로 이루어지며, 피하조직 위에 있다. 부속기로 털, 기름, 땀샘, 손발톱 등이 있다. 피부의 가장 중요한 기능은 신체의 내부보호이다. 그 외에 분비 및 배설(땀, 기름, 젖), 체온조절(피부혈관), 영양, 감각 등의 기능을 한다.

skin /skin/ 피부 /피부

표피 | epidermis

피부의 가장 바깥층으로서 외배엽에서 기원하며 혈관이 없는 층으로 0.5~1.1 mm의 두께를 가진다. 조직학적으로 밖으로부터 각질층, 과립층, 가시층, 기저층으로 되어 있으며, 편평상피세포이다. 이 외에 멜라닌세포, 랑게르한스세포, 머켈세포, 그리고 부정형세포가 있다. 기저세포에서 세포분열이 일어나 점차 표면으로 올라가면서 형태가 바뀌고 결국 각질화한다. 부위에 따라 두께가 다르지만, 기본적으로 생체보호작용을 한다.

epidermis /èpidə́:rmis/ 표피 /표피

각질층 | stratum corneum

피부 가장 바깥쪽 층으로, 각질로 변한다. 죽은 편평한 세포들로 구성되어 있으며 이들은 지속적으로 벗겨지고 떨어진다.

stratum corneum /stréitəm kɔ́rnìəm/ 각질층 /각질층

투명층 | stratum lucidum

표피의 한 층으로 각질층 바로 아래에 위치하고, 투명하고 깨끗한 층으로 물의 침투나 손실을 막는다.

stratum lucidum /stréitəm lú:sidəm/ 투명층 /투명층

과립층 | stratum granulosum

손바닥의 두꺼운 피부와 발바닥을 제외한 세포층. 투명층 아래에 있다. 과립층은 눈에 보이는 작은 과립을 세포질에 포함하고 있는데, 이것이 죽으면 각질화되어 표면으로 옮겨지고 벗겨져 떨어져 나간다.

stratum granulosum /stréitəm grænjulóːsəm/ 과립층 /과립층

가시층 | spinous layer

각질형성을 돕고 리보핵산이 풍부하다.

spinous layer /spáinəs léiər/ 가시층 /가시층

바닥층, 기저층 | basal layer

표피의 가장 아래 부분이며 세포의 모양이 비교적 직사각형에 가깝고 일성한 배열을 한다. 새롭게 세포를 생성해서 계속 떨어져 나가거나 없어지는 표면의 각질화된 세포를 대체한다.

basal layer /béisəl léiər/ 바닥층, 기저층 /바닥층, 기저층

dermis /dǝ́:rmis/ 진피 /진피

papillary dermis /pǽpilèri dǝ́:rmis/ 유두진피 /유두진피

reticular dermis /ritíkjulǝr dǝ́:rmis/ 그물진피 /망상진피

dermatoglyphics /dǝ̀:rmǝtǝglífiks/ 지문학 /지문학, 피문판정법

subcutaneous tissue /sʌ̀bkju:téiniǝs tíʃu:/ 피부밑조직, 피하조직 /피부밑조직, 피하조직

skin appendage /skin ǝpéndidʒ/ 피부부속기(관) /피부부속기(관), 피부부속물

hair /heǝr/ 털, 모, 모발 /(머리)털, 모(발)

진피 | dermis

피부의 한 층을 이루는 조직. 피부는 크게 표피, 진피, 피하조직의 세 부분으로 되어 있다. 진피는 표피를 지지하는 곳으로 혈관, 신경, 땀샘, 모낭과 모근, 림프관 등이 분포하고 부위에 따라서 표피의 바로 아랫부분의 유두진피와 그 아래에 존재하는 그물진피로 나눈다.

유두진피 | papillary dermis

진피의 가장 표면쪽 층. 이 층의 유두가 표피와 상호교차한다.

그물진피 | reticular dermis

피부의 표피와 피하조직 사이에 있는 진피층에서 유두진피의 아래에 있는 진피부분.

지문학 | dermatoglyphics

손가락, 손바닥, 발가락, 발바닥의 피부융기선의 형태를 연구하는 것. 인류학과 법의학에서는 동일하다는 확증을 얻는 수단으로 실시되며, 의학에서는 임상적으로나 유전적 지표로서 흥미가 있으며, 특히 염색체이상에 있어서 행하여진다.

피부밑조직, 피하조직 | subcutaneous tissue

피부에서 진피의 아랫부분을 말하며, 여기에는 지방조직이 많다. 기능은 열의 격리, 충격흡수, 영양저장소 등이다. 피부에서 가장 바깥쪽을 표피, 그 밑을 진피, 그리고 그 밑을 피하조직이라 한다.

피부부속기(관) | skin appendage

털, 손톱·발톱, 기름샘, 땀샘 등과 같이 피부에 부속된 구조.

털, 모, 모발 | hair

가늘고 긴 실 같은 구조. 특히 피부의 털에 쓰이는 말로서 각질로 구성된다. 각 털은 원통상의 모간과 모근으로 되며, 모근은 진피 및 피하조직 내의 플라스크 같은 함몰부인 모낭에 들어 있다. 털은 신체 부위에 따라 생물학 및 형태학적 차이를 보인다. 구조, 성장 속도, 자극에 대한 반응에 차이가 있다. 즉, 성호르몬은 눈썹이나 속눈썹 발육에 직접적 영향이 없으나 성인에서 특징적인 음부, 겨드랑이, 얼굴 및 몸통의 털은 많은 영향을 받는다. 태아는 부드럽고 섬세하고 엷은 색의 털로 덮여 있으며 이런 털을 배냇솜털이라 한다. 젊은이나 성인의 많은 부위에 있는 섬세한 털을 솜털이라 하며, 길고 굵고 색이 짙은 털을 성숙털이라 한다. 인간에서의 털은 생명에 관계되는 중요한 생리적 기능은 없으나 성적 매력을 지니는 중요한 신체 장식이다. 이 외에 자외선 차단, 마찰 감소 등에 도움이 된다.

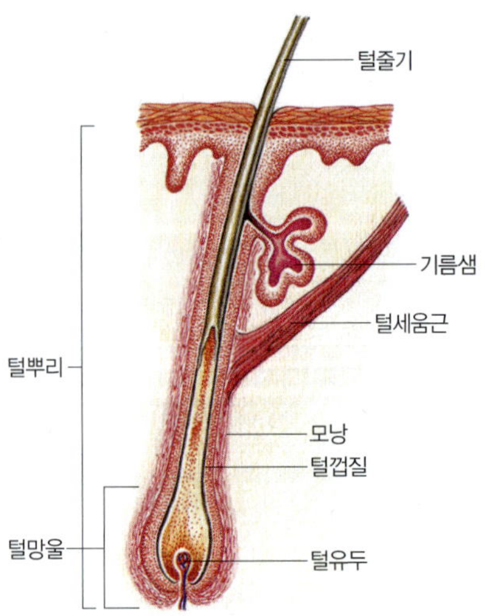

털의 구조

모낭, 털집 | hair follicle

털을 생산하는 곳. 피부 속에 위치한 내피 안에서 털뿌리를 싸고 털의 영양을 맡아보는 주머니이다. 모낭은 손바닥, 발바닥, 손가락과 발가락의 끝부분, 음경귀두 및 점막피부 경계부를 제외한 전 피부에 분포되어 있고, 대개 피지를 분비하는 기름샘이 모낭과 연결되어 있다.

hair follicle /heər fálikl/ 모낭, 털집 /털집, 털주머니, 모낭, 모포

손발톱 | nail

손가락, 발가락의 끝에 있는 딱딱한 등판. 주로 각질로 구성되어 있으며, 성장은 손톱뿌리의 세포분열에 의해 일어난다. 대개 1주일에 1 mm 정도의 성장을 보이며, 발톱은 손톱보다 늦게 자라는 편이다.

nail /neil/ 1. 손발톱 2. 못 /손발톱, 못, 조(갑)

촉각소체 | tactile corpuscle

피부, 특히 손바닥과 발바닥에서 흔히 발견되는 감각 신경의 끝에 있는 솔방울 모양의 신경종말. 피부 진피에 있는 유두 속에 있으며, 촉각과 압각 따위를 지배한다.

tactile corpuscle /tǽktail kɔ́:rpʌsl/ 촉각소체 /촉각소체

기름샘 [동]피지샘 | sebaceous gland

피부의 부속선의 하나. 전분비선으로 피부기름이나 그 외 기름 성분을 분비한다. 털주머니 위 1/3 부위에서 짧은 배설관으로 개구한다. 여기에서 만들어진 피지의 일부는 그 모낭 내에 있는 털을 통하여 올라와서 털의 둘레를 싸고, 일부는 모낭벽을 따라서 피부 표면에 퍼지며 피부를 촉촉하게 하는 동시에 보호한다.

sebaceous gland /sibéiʃəs glænd/ 기름샘 [동]피지샘 /피지샘, (피부)기름샘, (피)지선

피부기름, 피지 | sebum

기름샘에서 분비되는 반유동성 기름과 죽은 상피세포들을 일컫는 말이다. 피부와 털표면에 지방막을 형성하고 촉촉하게 하여 보호하는 기능이 있다. 또 물이 피부에 묻으면 방울 방울져서 흐르게 된다. 기름샘이 특히 많은 부분은 머리털 · 눈썹 · 코입술고랑 · 겨드랑이 · 사타구니 등이다. 피지의 분비량은 사춘

sebum /sí:bəm/ 피부기름, 피지 /피지, 피부기름

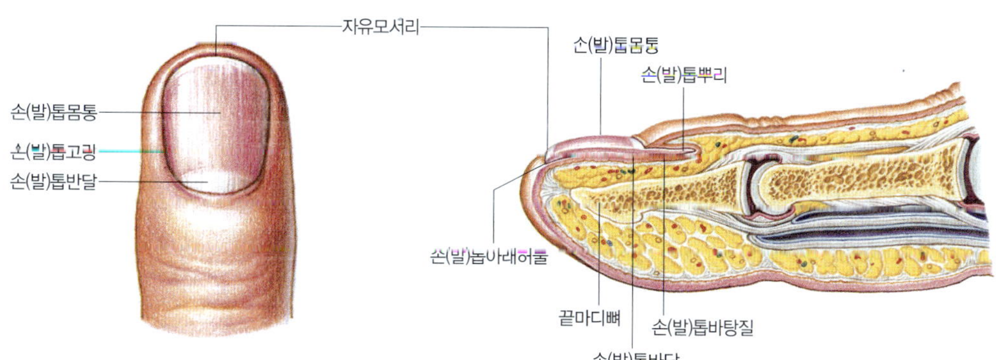

■ 손(발)톱의 구조

sweat gland /swét glænd/ 땀샘 [동]한선 /땀샘, 한선

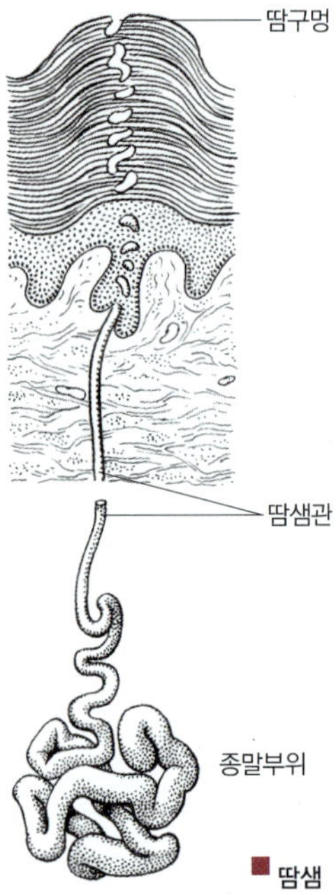

■ 땀샘

sweat /swét/ 땀 [동]발한 /땀, 발한

diaphoresis /dàiəfərí:sis/ 땀남, 발한 /발한(작용)

apocrine gland /ǽpəkrain glænd/ 아포크린샘, 부분분비샘 /부분분비샘, 아포크린샘, 아포크린선, 이출분비선

mammary gland /mǽməri glænd/ 유선, 젖샘 /젖샘, 유선

melanocyte /mélənousait/ 멜라닌세포 /멜라닌(생성)세포, 멜라닌보유세포

mast cell /mæst sel/ 비만세포 /비만세포, 비반세포

기에 급증하며 남성호르몬이 분비를 촉진한다. 식사와의 관계는 지방이나 탄수화물의 섭취에 의해서도 분비가 증가한다.

땀샘 [동]한선 | sweat gland

진피 혹은 피하조직에 위치하고, 신체 표면으로 열리며, 땀을 분비하는 샘. 두 가지 형이 있는데, 에크린땀샘은 분지가 없고 꼬여 있으며 신체 거의 모든 표면에 분포된 관상샘이다. 분비물의 증발로 체온을 낮춘다. 아포크린땀샘은 크고 분지가 있는 특수화된 샘으로서, 피부 표면 대신 모낭의 상부로 열린다. 항문 주위나 겨드랑이에서와 같은 신체의 특정부위에 있다.

땀 [동]발한 | sweat

땀샘에서 분비되는 액체로서 짠맛이 있고 pH는 4.5~7.5이다. 에크린땀샘에서 나오는 땀은 투명하고 약간의 특유한 냄새가 나며, 물, 염화나트륨 및 미량의 알부민, 요소 및 그외의 화합물을 함유한다. 땀은 신체의 체온조절 체계의 중요한 요소로서 교감성신경의 지배를 받아 체온이 올라갈 때 분비된다. 땀샘은 크게 에크린샘과 아포크린샘으로 나눌 수 있다.

땀남, 발한 | diaphoresis

땀을 흘리는 것. 땀을 흘리는 작용.

아포크린샘, 부분분비샘 | apocrine gland

분비세포의 일부를 포함하는 분비물을 배출시키는 샘. 겨드랑, 젖꼭지 부분, 항문 생식기 부위, 외이도, 눈꺼풀 등에서만 발견되며 분비물의 기능은 잘 알려져 있지 않으나 동물에서는 방어 및 성적 기능이 있다.

유선, 젖샘 | mammary gland

여성에서는 15~25개의 유선엽으로 구성된 복합 대롱꽈리샘이다. 각 엽은 유두 주위에 방사상으로 배열되어 있으며 결합조직 및 지방조직에 의해 분리되어 있고 유두로 개구하는 자체의 배출관을 갖고 있다. 엽은 소엽으로 세분되어 있다.

멜라닌세포 | melanocyte

피부를 구성하는 세포 중의 하나로 주로 표피의 기저층에 존재하며, 인종의 피부색깔을 결정하는 멜라닌을 생성한다.

비만세포 | mast cell

동물의 결합 조직 가운데 널리 분포하는 세포. 결합조직과 점막조직 내에 있는 호염기성 색소로 이 염색성을 나타내는 과립을 가진 방추형의 세포에 작은 둥근 핵을 가진다. 비만세포의 표면에는 IgE에 대한 수용체가 존재하며, 수용

제에 결합한 IgE 분자들끼리 다가의 항원에 의해 서로 연결되면 비만세포 과립탈출 반응이 일어나, 히스타민, 세로토닌, 헤파린 등의 화학전달 물질이 방출되어, 즉시형 알레르기 반응 등의 증상을 일으킨다. 피부, 장막, 혈관 주위, 점막 주변에 있다.

증상 용어

반(상)출혈, 얼룩출혈 | ecchymosis

출혈의 한 형태로 점출혈보다 크고 반점으로 나타나는 출혈. 반점의 크기는 3 mm보다 크며 보통 1~2 cm 정도이다. 피하나 점막에 둥글게 혹은 일정한 형태 없이 청색 혹은 자색으로 나타난다. 출혈 원인은 대개가 둔기에 의한 타박이다. 그러나 원인 모르게 나타나거나 가벼운 외부의 힘에 의해 몸의 여러 곳에 출혈이 일어나는 경우가 있다.

ecchymosis /èkimóusis/ 반(상)출혈, 얼룩출혈 /출혈반, 출혈얼룩, 반상출혈

출혈점 | petechia

피내 또는 점막하의 출혈에 의하여 생기는 직경 1 mm 이하의 약간 돋아 오른 원형의 자적색의 출혈로 대개 모세혈관의 파열에 의한다.

petechia /petékiə/ 출혈점 /점출혈, 짐싱출혈

비늘 | scale

체표면상의 각질화된 상피세포, 또는 피부에서의 비늘과 같은 얇고 밀집된 평판상 구조. 사멸한 표피세포가 떨어져나가는 것을 말한다. 즉 얇고, 비늘 모양인 피부의 껍질이 피부에서 떨어져 일어나는 것을 말한다(그림).

scale /skeil/ 비늘 /비늘, 껍질, 인설

열창 | fissure

장기간 염증이나 건조로 인해서 피부의 탄력성이 없어져서 생기는 선상의 틈을 말한다. 드물게 진피도 침범한다. 이들은 건조 또는 습한 상태에서 잘 생기며 붉은빛이고, 곧거나 구부러지기도 한다.

fissure /fíʃər/ 1. 틈새, (균)열 2. 열창 /틈새, 열창, 고랑, 열(구)

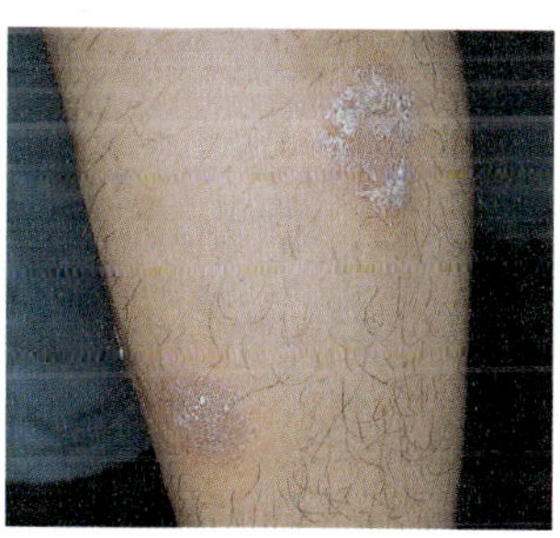

■ 비늘 피부

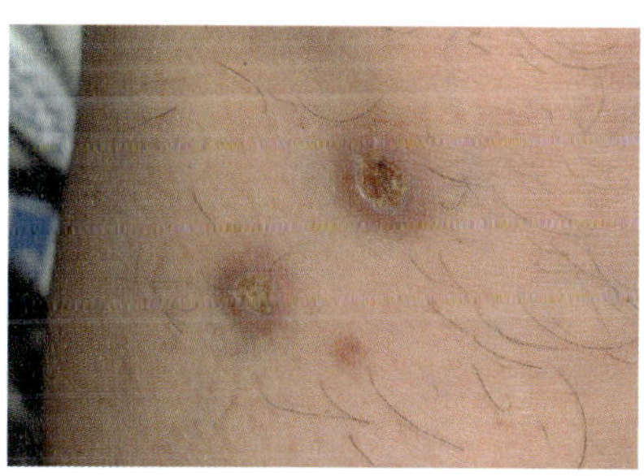

■ 딱지 피부

cicatrix /síkətrìks/ 흉터 /흉터, 반흔

흉터 | cicatrix

외상이 치유된 후 그 자리의 피부 위에 남는 변성부분. 진피로부터 피하조직까지의 결손, 즉 창상이나 피부병이 치유된 후 그 조직결손부를 메운 육아조직의 표면을 표피가 덮어서 생긴 면이다. 다소 융기되어 있거나 움푹 파여 있다. 결합조직이 많고 세포나 모세혈관은 적다.

crust /krʌ́st/ 딱지 /딱지, 가피, (상처)딱지

딱지 | crust

상처부위의 외측에 신체의 배출물이나 분비물이 건조하여 형성된 딱딱한 고형물. 혈청과 고름 또는 혈액의 마른 덩어리로 보통 세균과 표피 부스러기가 섞여 있다(그림).

excoriation /ekskɔ̀:riéiʃən/ 긁은상처, 줄까짐 /긁은상처, 줄까짐, 찰상, 박탈, 표피박리, 찰창

긁은상처, 줄까짐 | excoriation

기계적 자극, 특히 긁어서 생기는 피부의 결손. 그 크기와 모양이 다양하지만 일반적으로 긁은상처는 직선으로 배열을 한다. 줄까짐은 여러 가려움증에서 가려움증을 제거하기 위해 손톱으로 긁은 후 또는 기계에 의한 외상, 지속마찰 등에 의해 생기며, 그 크기와 형태는 다양하나 일반적으로 점 모양 또는 작은 선 모양 병변이다.

lichenification /làikənifikéiʃən/ 태선화 /태선화

태선화 | lichenification

표피 전체와 진피의 일부가 가죽처럼 두꺼워지는 현상. 피부는 광택을 잃고 유연함이 없어지며 딱딱해지고 피부 주름이 뚜렷해진다. 만성 단순태선, 아토피 피부염, 결절성 가려움 발진 등의 만성 가려움증 피부병에서 흔하다(그림).

leukoderma /lù:kədə́:rmə/ 백색피부증, 백피증 /백색피부증, 백반

백색피부증, 백피증 | leukoderma

피부에 정상으로 있는 멜라닌색소가 후천적 원인으로 국소적으로 소실이 되는 것.

melanoderma /mèlənoudə́:rmə/ 멜라닌피부증 /멜라닌피부증, 흑피증

멜라닌피부증 | melanoderma

정상적으로 존재하는 멜라닌세포에 의한 멜라닌생성의 증가, 또는 멜라닌세포 수의 증가에 의해서 피부의 멜라닌량이 정상이상으로 증가해서 색소반을 생성하는 것(그림).

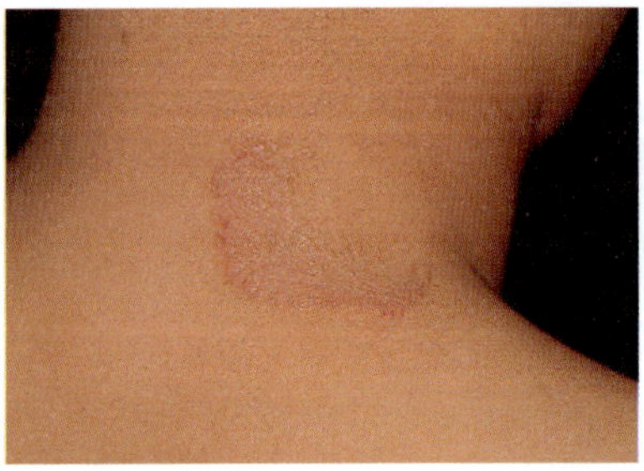

태선화 피부

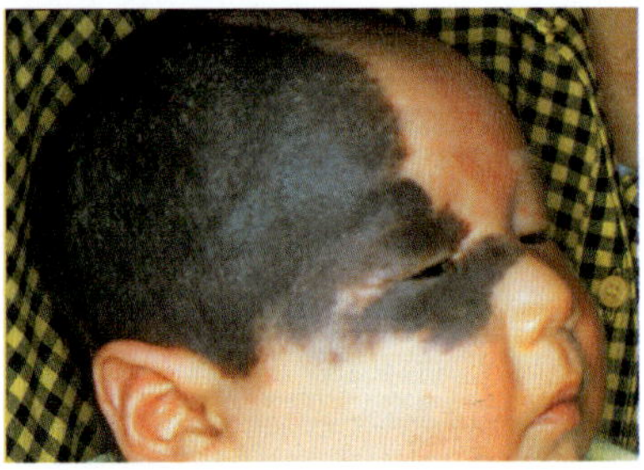

멜라닌세포모반

자반(병), 자색(반) | purpura

피부 내의 출혈로 인하여, 피부 표피를 통하여 쉽게 보이는 자홍색 혹은 적갈색 반점을 특징으로 하는 일련의 병을 총칭하는 용어. 발생원인은 혈소판의 감소인 경우가 많으며, 이렇게 혈소판이 이유 없이 감소하는 경우는 면역기전의 이상이 없는지 살펴보아야 한다. 치료는 심한 경우 비장을 적출하기도 하며, 때로는 화학요법을 시도한다.

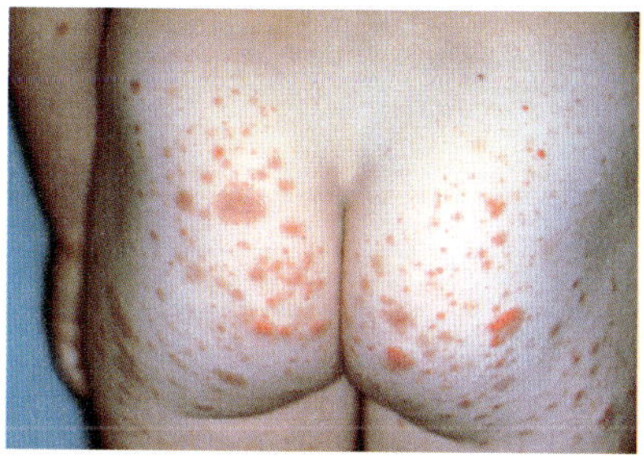

■ 헤노호쉔라인자색반

purpura /pə́:rpjurə/ 자반(병), 자색(반) /자색반(병), 자반(병), 자반증

탈모 | alopecia

정상에서는 그대로 있어야 할 털이 감소하거나 빠지는 상태. 털은 생장기, 퇴행기 그리고 휴지기의 세 주기를 가지는데, 사람의 머리털에서 생장기는 수년, 퇴행기는 2~3주, 휴지기는 수개월이다. 탈모증의 원인은 다양하여 선천성과 후천성이 있다.

alopecia /æloupí:ʃiə/ 탈모 /탈모(증), 털빠짐증

땀없음증 | anhidrosis

비정상적으로 땀이 나지 않는 것.

anhidrosis /ænhidróusis/ 땀없음증 /땀없음증, 무한증

땀과다증, 다한증 | hyperhidrosis

보통 이상으로 많은 양의 땀을 흘리는 증세. 전신성 다한증과 국소성 다한증이 있다. 기온이 약간 상승했다든가 가벼운 운동에도 남달리 땀을 많이 흘린다. 전신성 다한증은 체질적인 것과, 갑상샘항진증 · 당뇨병 · 뇌하수체항진증 등의 내분비장애나 신경질환으로도 일어난다. 국소성 다한증은 얼굴 · 겨드랑이 · 외음부 · 손바닥과 발바닥에 보통 이상으로 땀의 분비가 많은 데다가 정신적 감동으로 더욱 증가되는 것을 말하는데, 이 경우는 교감신경의 기능장애로 인한 것이 대부분이다.

hyperhidrosis /hàipərhaidróusis/ 땀과다증, 다한증 /땀과다증, 다한증

기미 | chloasma

얼굴, 특히 눈 밑이나 이마에 발생하는 갈색의 색소 침착 현상. 1~수 cm에 이르는 갈색반점이 뺨, 관자놀이, 이마에 나타나는 상태. 갱년기에도 나타나지만 경구피임제를 사용하고 있는 사람에게서 가장 흔히 볼 수 있다. 때때로 이같은 인자가 없이도 일어나며 드물게 남성에서도 볼 수 있다.

chloasma /klouǽzmə/ 기미 /기미, 간반, 갈색반

홍반 | erythema

울혈 · 염증 · 상피박리 등의 원인으로 피부나 점막에 오는 여러 가지 모양의 적색 반점. 피부가 국한성으로 홍색을 띠는 일. 유리판으로 압박하면 퇴색하여

erythema /èriθí:mə/ 홍반 /홍반(증)

보이고, 유리를 떼면 색이 다시 살아난다. 대부분 염증성으로 홍역이나 성홍열에서 볼 수 있는 진피 상층의 모세혈관의 확장·충혈에 의한 것과, 단순 혈관종에서 볼 수 있는 혈관의 신생에 의한 것이 있다.

exanthema /èksænθíːmə/ 피진 /피진

피진 | exanthema

열로 피부에 작은 좁쌀 같은 것이 돋는 것. 원발진과 속발진으로 나뉘어지며, 점막에 생긴 발진은 점막진이라고 한다. 원발진이라는 것은 홍반, 자반, 백반, 색소반 등의 반, 구진, 결절, 수포, 농포, 낭종, 두드러기가 있다. 속발진은 원발진 또는 다른 속발진에 이어서 생기는 것으로 표피박리, 미란, 궤양, 농양, 파열, 비늘, 딱지, 반흔, 위축을 포함한다.

granulation /grænjuléiʃən/ 1. 새살, 육아 2. 새살형성 3. 과립화, 과립형성 /새살, 육아, 새살형성, 과립화, 과립형성, 과립성

1. 새살, 육아 2. 새살형성 3. 과립화, 과립형성 | granulation

1. 주로 모세혈관, 섬유모세포 및 결합조직 돌기가 치유과정에서 창상 또는 궤양 표면에 조직괴를 형성하는 것. 종종 염증세포가 존재한다.
2. 입자 또는 과립을 형성하는 것. 과립으로 되어 있는 상태.

hyperkeratosis /háipərkèrətóusis/ 과다각화증 /각화과다증, 과각화증

과다각화증 | hyperkeratosis

피부 각질층의 증식. 비타민 A 결핍, 조직에 대한 기계적·물리적자극, 과다한 남성호르몬 및 에스트로젠의 자극 등이 원인이 된다.

pruritus /pruəráitəs/ 가려움 /가려움(증), 소양증

가려움 | pruritus

피부를 긁거나 비비지 않고는 견디지 못하는 피부감각. 가려움은 아주 다양한 원인으로 나타나며, 단순히 심리적인 불안으로도 가려움증이 나타날 수 있다.

itch /ítʃ/ 1. 가려움(증) 2. 옴 /가려움, 소양(증)

1. 가려움(증) 2. 옴 | itch

피부를 긁든지, 비비지 않고는 견디지 못하는 불쾌한 피부감각. 각종 피부염의 증상이며, 자연적으로 발생하는 수도 있다.

eruption /irʌpʃən/ 발진, 맹출, 이돋이 /발진, 피진

발진 | eruption

질병에 의하여 피부에 생기는 눈에 보이는 병변으로, 발적이나 융기가 특징적이다.

scleroderma /sklìərədə́ːrmə/ 피부경화증 /피부경화증, 피부굳음증, 경피증

피부경화증 | scleroderma

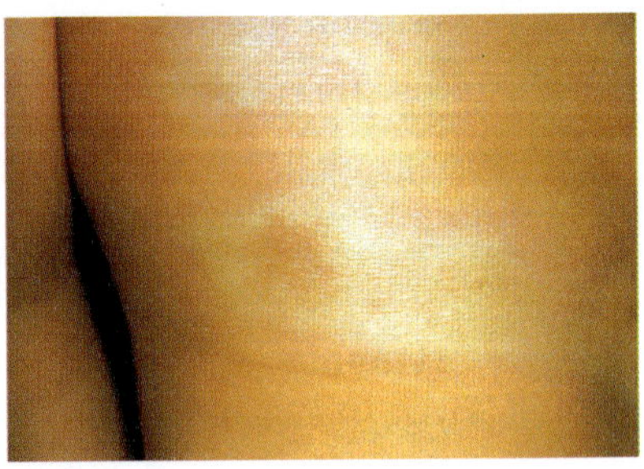
피부경화증

만성적으로 계속 진행되어 피부가 두꺼워지고 딱딱해지는 병. 소아와 어른에게서 모두 발생할 수 있고, 특징적으로 목과 등의 윗부분에서 시작되어 아래쪽과 앞쪽으로 퍼지는 병이다. 이것은 자가면역병

으로 생각되며, 피부 외에 또한 내부기관에도 역시 같은 반응이 일어난다.

피부진균증 | dermatomycosis

진균류에 의한 피부와 그 부속기의 표재성 감염. 이 용어는 백선증 및 백선의 여러 가지 임상적인 형과 함께 심재성 진균감염증도 포함하고 있다.

dermatomycosis /dəːrmətoumaikóusis/ 피부진균증 /피부진균증, 피부사상균병

동상 | frostbite

추위 때문에 살갗이 얼어서 조직이 상하는 일. 정도에 따라 네 단계로 나뉘는데, 1도는 붉은 반점이 생긴 상태, 2도는 수포가 만들어진 상태, 3도는 피부가 괴사되어 궤양이 생긴 상태, 4도는 피부 깊숙이 괴사가 일어난 상태이다.

frostbite /frɔ́stbait/ 동상 /동상

용종 | polyp

주변 점막보다 돌출된 결절 혹은 덩이. 피부 · 점막 · 장막 등의 표면에서 가는 줄기로 늘어져 있는 구상, 타원형, 난원형 등 버섯모양의 덩어리를 통틀어 이르는 말이다. 코 · 위 · 자궁 · 방광 따위에 일어나며 염증성과 종양성이 있다. 악성종양으로 진행하는 경우도 있다.

polyp /pálip/ 용종 /폴립, 살버섯, 용종

땀악취증 | bromidrosis

세균성 분해의 결과로 악취를 풍기는 겨드랑이의 땀.

bromidrosis /broumidróusis/ 땀악취증 /땀악취증, 취한증, 액취증

장미증, 주사 | rosacea

코가 특히 빨갛게 충혈된 상태를 지칭하는 의학 용어. 코 이외에도 뺨이나 이마의 모세혈관 확장으로 피부가 빨개지는 것도 장미증이라고 한다. 원인은 음주 때문인 것으로 알려져 있으나 그렇지만은 않고 지루, 혈관운동 신경장애가 주된 원인으로 알려져 있다.

rosacea /rouzéisiə/ 장미증, 주사 /장미증, 주사, 빨간코, 주사비

색소피부건조증 | xeroderma pigmentosum

소아기 때 발생하는 노출된 피부의 발진과 영아기 때 심각한 일광 화상이 있는 광감수성, 주근깨를 닮은 색소 침착된 점들의 발생을 이른다. 좀더 큰 위축성 병변은 결국 어린 나이에서 악성 변화를 겪는 목합 일광각화증과 모세혈관 확장에 의해 둘러싸인 피부의 윤기있는 흰 얇아짐을 초래한다. 심각한 눈과 신경학적 이상도 발견된다.

xeroderma pigmentosum /zìərədəːrmə pìgməntóusəm/ 색소피부건조증 /색소성건피증

진단 용어

acne /ǽkni/ 여드름 /여드름, 좌창

여드름 | acne

주로 사춘기에 이른 남녀의 얼굴 · 가슴 등에 도톨도톨하게 나는 작은 종기. 모기름샘의 가장 흔한 염증성 질환이며, 면포, 구진, 농포, 염증성 결절이 특징이다. 심한 경우 피부 깊숙이 염증과 터널을 형성하는 화농성 낭성을 형성하기도 하는데, 이는 호르몬, 각질, 피지 그리고 세균과의 상호작용으로 병의 경과와 증세 정도가 결정된다. 대개 사춘기에 시작되는데, 이때에는 안드로젠의 증가로 모기름샘의 크기가 증가하고 활성화되기 때문이다.

albinism /ǽlbinizəm/ 백색증 /백색증, 백피증

백색증 | albinism

선천적인 멜라닌결핍으로 인하여 머리카락, 피부 혹은 눈에 색깔이 없어 희게 보이게 되는 병. 전신적 또는 부분적으로 나타난다.

scar /skɑːr/ 흉터 /흉터, 반흔

흉터 | scar

상처 후에 완전히 회복이 되지 못하고 남은 흉. 시간이 지남에 따라 육아조직의 액체성분 및 괴사물질은 흡수되고 점차 아교질섬유만으로 이루어지는 조직이 형성된다. 흉터는 질병이나 손상에 의해 진피와 깊은부분에 생긴 결손을 메우는 새로운 결합조직으로 되며 정상적인 치유 과정의 하나이다.

burn /bəːrn/ 화상 /화상, 열상

화상 | burn

높은 온도의 기체, 액체, 고체, 화염 따위에 데었을 때 일어나는 피부의 손상. 제1도는 피부가 벌겋게 된 상태, 제2도는 물집이 생긴 상태, 제3도는 피부가 익어서 갈색이 된 상태, 제4도는 숯덩이 같이 된 상태로 화상의 면적이 온몸의 30%에 이르면 생명이 위험하다. 또한 3도 이상의 화상에서는 치유 후에 그 부분 결합조직의 이상증식 때문에 흉터종이가 출현하는 수가 있다.

first degree burn /fəːrst digríː bəːrn/ 일도화상 /일도열상, 일도화상

일도화상 | first degree burn

표피에만 국한된 화상으로 물집 형성 없이 발적과 부종을 일으킨다.

second degree burn /sékənd digríː bəːrn/ 이도화상 /이도열상, 이도화상

이도화상 | second degree burn

발적 · 부종이 뚜렷하고 몇 시간 또는 24시간 이내에 크고 작은 수포가 형성된다. 작열감 · 동통이 심하고 수포가 터지면 미란면을 나타내고 다량의 분비액이 나온다.

third degree burn /θəːd digríː bəːrn/ 삼도화상 /삼도열상, 삼도화상

삼도화상 | third degree burn

열상을 깊이에 따라 분류하는 방법에서 조직손상이 깊은 진피에까지 도달한 것이다. 괴사성 화상이라고 불리는 삼도열상은 습성괴사에서 건성괴사에

이르기까지 여러 가지 깊이에 괴사가 생긴다.

욕창궤양 | decubitus ulcer, pressure ulcer, bedsore

압박으로 국소피부의 혈액순환이 감소되고 그것으로 인해서 피부조직이 파괴되는 것. 즉 장기간 피부가 압박 받아서 압박을 받은 부위의 혈관이 눌려서 혈류가 감소하고, 그 부분에 공급되는 혈류가 적어서 그 부분이 썩어서 피부의 조직이 없어지는 것을 말한다. 욕창의 호발 부위는 주로 압박을 받기가 쉬운 피부 부위로서 뼈가 튀어나와 있어서 그 뼈로 인해서 쉽게 압력을 받기 쉬운 무릎, 발꿈치, 엉덩이의 뒷면(엉덩이 뒷면에 뼈가 나온 곳) 등이 있다.

decubitus ulcer /dikjúːbitəs ʌ́lsər/ 욕창궤양 /욕창(성)궤양, 욕창, 와창

습진 | eczema

급성기에는 가려움증을 동반하는 수포, 홍반, 부종 등이 나타나고, 만성기에는 부종, 수포는 감소되는 반면에 태선화, 비늘, 피부색의 변화 등이 형성되는 모든 피부 질환들을 이르는 말이다. 그 발생빈도는 지역에 따라 다소 차이가 있으나 전체 피부 질환의 약 1/3~1/4을 차지하고 있다. 습진은 ① 접촉성피부염, ② 아토피성피부염, ③ 지루성피부염 등으로 분류된다(그림).

eczema /éksəmə/ 습진 /습진

백선증 | tinea

피부의 많은 여러 종류의 표재성 곰팡이 감염에 주어진 명칭. 특징적인 외관이나 원인균 또는 부위에 따라 통상 수식하는 말로서 부르고 있다. 일반적으로 버짐이라고 부른다. 둥근 색소반위에 잔물집 혹은 비늘이 덮여 있다.

tinea /tíniə/ 백선증 /백선(증), 좀나방(속), 버짐, 윤선, 버즘

몸백선 | tinea corporis

주 원인균은 *Microsporum canis, Trichophyton rubrum, T. mentagrophytes* 이며, 턱수염부위, 두부, 사타구니 및 손발을 제외한 털이 없는 부분에 발생한다.

tinea corporis /tíniə kɔːrpɔ́ris/ 몸백선 /몸피부곰팡이증, 몸백선증

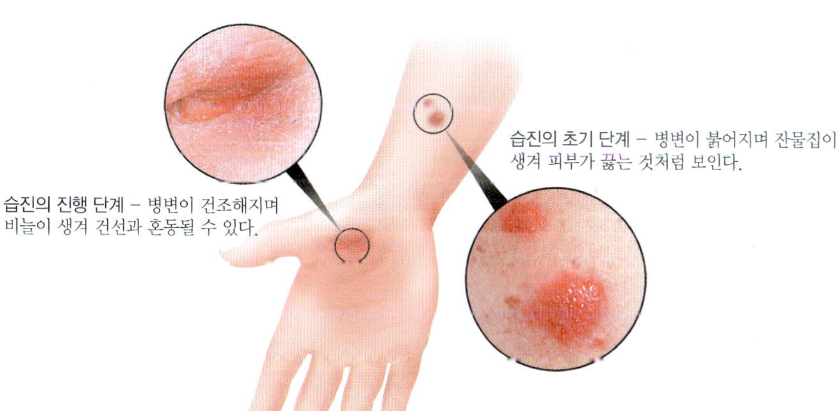

■ 습진은 피부염으로도 알려져 있으며 전형적으로 건조하고 염증이 있는 피부를 만든다. 건선이 습진으로 혼동되는 사례가 자주 있다.

병터는 한 개 또는 여러 개의 경계가 명확한 홍반성 비늘을 띠는 반의 형태를 보인다.

tinea pedis /tíniə pédis/ 무좀 /발백선증, 발피부곰팡이증, 무좀

무좀 | tinea pedis

발, 특히 발가락 사이와 발바닥의 만성 표재성 곰팡이증으로 *Trichophyton*의 종 또는 *Epidermophyton floccosum*에 의해서 생긴다. 여러 가지 형이 있고, 물집이 잡히고 부스럼이 돋으며 피부 껍질이 벗겨지기도 하고 몹시 가려운 것이 특징인데, 봄부터 여름철에 심하고 겨울에는 다소 약하다.

tinea capitis /tíniə kǽpitis/ 머리백선 /머리백선증

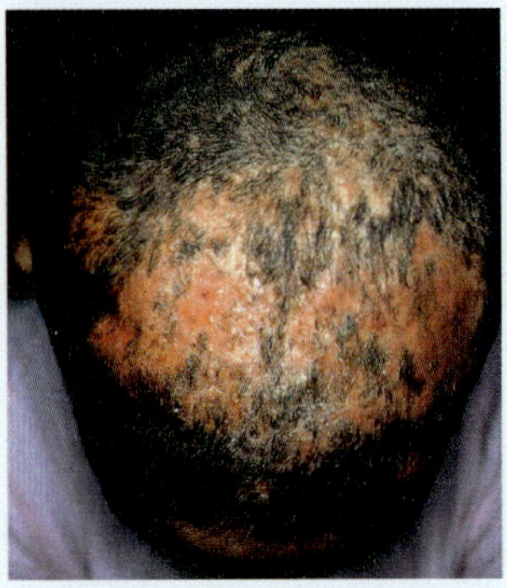

■ 머리백선

머리백선 | tinea capitis

*Microsporum*과 *Trichophyton*에 의해서 두부에 발생하는 백선으로, 눈썹, 속눈썹에도 병터가 나타나며 가끔 유행성을 보인다. 심한 비늘과 홍반성, 구진성 염증의 형태를 나타낸다. 후자의 경우 궤양성 탈모증을 형성하며, 드물게는 흉터 및 영구적 탈모증을 일으킬 수 있다(그림).

tinea unguium /tíniə ʌ́ŋgwiəm/ 손발톱백선 /손발톱백선증, 손발톱피부곰팡이증

손발톱백선 | tinea unguium

*Epidermophyton floccosum, Trichophyton*의 여러 종, 또는 *Candida albicans*에 의해서 생기는 손발톱의 병. 손발톱이 불투명한 백색으로 되며, 비후되고 약해져 부서지기 쉽게 된다.

dermatitis /də:rmətáitis/ 피부염 /피부염

피부염 | dermatitis

보통 습진성 피부병을 이르는 말이다. 습진이란 급성기에는 가려움증을 동반하는 수포(작은 물집)나, 홍반(피부의 적색 변화), 부종 등이 나타나고, 만성기에는 부종, 수포는 감소되는 반면에 태선화, 비늘화, 피부색의 변화 등이 생기는 모든 피부병들을 말한다. 대개 유형별로 아토피성 피부염, 접촉성 피부염, 지루성 피부염으로 분류된다.

allergic dermatitis /əlɔ́:rdʒik də:rmətáitis/ 알레르기피부염 /알레르기(성)피부염

알레르기피부염 | allergic dermatitis

알레르기에 의한다고 생각되는 피부의 염증.

actinic dermatitis /æktínik də:rmətáitis/ 빛피부염 /광선피부염

빛피부염 | actinic dermatitis

화학작용성 방사선, 예컨대 태양광선, 자외선, X선 또는 감마선의 조사에 의한 피부의 염증.

contact dermatitis /kántækt də:rmətáitis/ 접촉피부염 /접촉피부염

접촉피부염 | contact dermatitis

외부물질의 접촉에 의해서 발생하는 피부염. 물이나 세제에 장기적으로 접촉함으로써 손끝부위에 생기는 주부습진이나, 공장에서 유독한 물질의 접촉에 의해서 생기는 피부염 등이 예이다. 일시적 발적에서 물집을 동반한 심한 부종에 이르기까지 다양하게 나타나며, 가려움증과 물집형성은 흔한 증상이다.

아토피피부염 | atopic dermatitis

피부가 가려움에 대한 역치가 낮아서 아주 심한 가려움을 느끼고 이로 인해서 2차적으로 생기는 습진으로 유전적인 경향이 아주 강하다. 아주 심한 가려움증과 특정한 발병부위로 대개 진단이 되는데 2세 이하의 유아에게서 생겼을 경우에는 주로 뺨, 이마, 두피 등의 얼굴에 많이 생기고, 소아기의 경우에는 주로 무릎이나 팔꿈치의 살이 접히는 부위에 많이 생긴다. 1세 미만의 유아에서 많이 발생하며, 나이가 들수록 호전되는 경과를 보인다(그림).

atopic dermatitis /eitápik dəːrmətáitis/ 아토피피부염 /아토피피부염

약물피부염 | dermatitis medicamentosa

내복약에 의해서 일어나는 발진 또는 기타 피부병변.

dermatitis medicamentosa /dəːrmətáitis mèdikəməntóusə/ 약물피부염 /약물(성)피부염, 약진

박탈피부염 | exfoliative dermatitis

몇 가지의 선행되는 피부병, 예컨대 약진 혹은 건선으로 발달한 피부병, 비늘벗음, 비늘, 가려움증, 탈모를 수반하는 범발성의 홍반이 특징이다.

exfoliative dermatitis /eksfóulièitiv dəːrmətáitis/ 박탈피부염 /벗음피부염, 탈락피부염, 박탈피부염

단독, 얕은연조직염 | erysipelas

베타용혈성 연쇄구균에 의한 접촉전염성의 피부 및 피하 조직의 질환. 전신증상을 동반하는 환부의 발적과 종창을 특징으로 한다. 환부의 경계가 명확하고 번들거리며 발적, 부종, 압통이 있고 단단하게 만져진다. 때로 잔물집과

erysipelas /èrisípiləs/ 단독, 얕은연조직염 /단독, 얕은연조직염

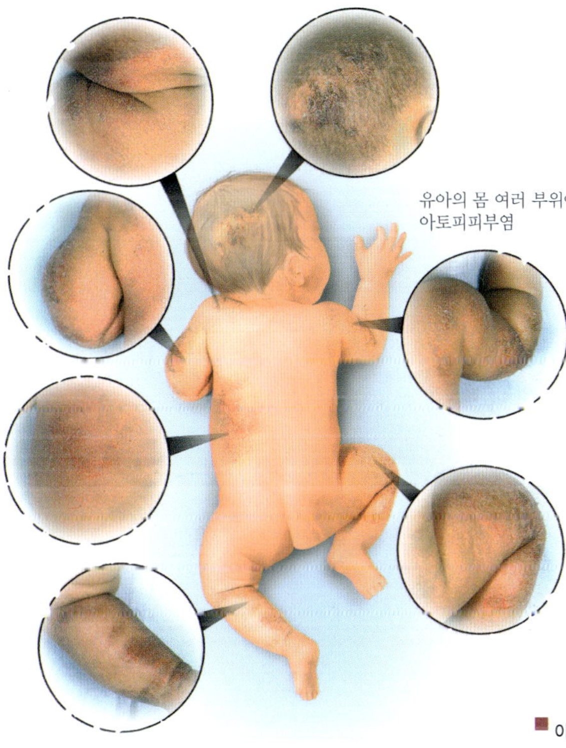

■ 아토피피부염

물집이 생길 수 있으며, 얼굴과 하지(발가락 사이)가 대표적인 호발 부위다. 고열, 오한, 무력감이 동반된다.

gangrene /gǽŋgriːn/ 괴저 /괴저, 탈저

괴저 | gangrene

혈액 공급이 되지 않거나 세균 때문에 비교적 큰 덩어리의 조직이 죽는 현상. 원인균은 무산소성균인 클로스트리듐이 가장 많다. 괴사조직의 마름 · 젖음 여부에 따라 건성과 습성으로 나눈다.

diabetic gangrene /dàiəbétik gǽŋgriːn/ 당뇨병괴저 /당뇨병(성)괴저

당뇨병괴저 | diabetic gangrene

당뇨병환자에게서 혈관변화 때문에 발생되는 조직의 괴사.

embolic gangrene /embálik gǽŋgriːn/ 색전괴저 /색전(성)괴저

색전괴저 | embolic gangrene

색전증에 의해서 혈액공급에 장애를 일으켜 생기는 괴저.

gas gangrene /gæs gǽŋgriːn/ 기체괴저 /가스괴저

기체괴저 | gas gangrene

공기가 없는 조건에서 자라는 가스 괴저균이 상처를 통하여 몸 속으로 들어가 생기는 병. 환부에 가스가 발생하고 살이 썩어 들어가며 심장이 뛰고 혈압이 낮아진다. 흙이나 장관 내에 정상적으로 서식하는 클로스트리듐이라는 균의 감염에 의해서 생기는 괴저를 말한다.

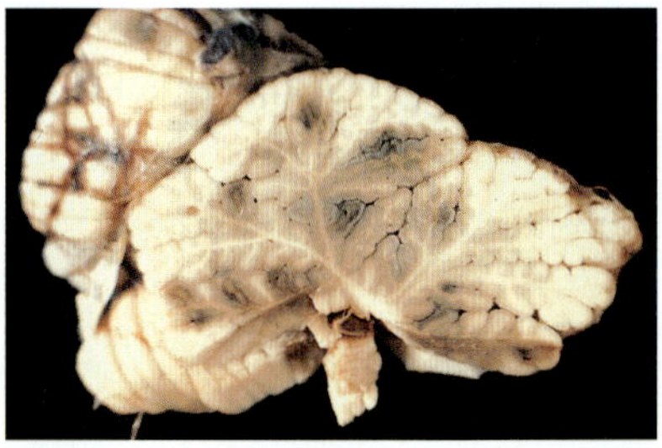

■ **기체괴저** 소뇌

impetigo /ìmpitáigou/ 고름딱지증, 농가진 /고름딱지증, 농가진

고름딱지증, 농가진 | impetigo

농포 · 수포와 딱지를 주증으로 하는 피부병. 주로 어린아이들에서 나타나는 세균에 의한 피부 감염이다. 전형적인 증상은 얼굴에 얼룩이 먼저 나타나고 가려운 경우가 많으며 수포와 노란딱지가 생긴다. 신체의 다른 부위로 아주

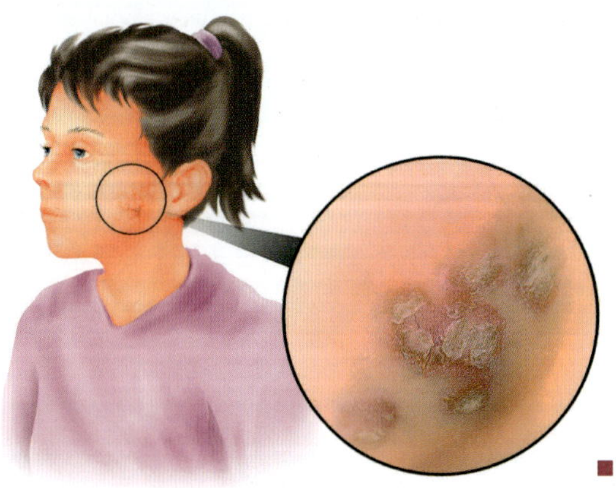

■ 고름딱지증

빠르게 퍼지는데 환부를 긁으면 손톱에 세균이 들어가고 주변 피부가 손상되어 감염이 반복되기 때문이다(그림).

손발톱염 | onychia

손발톱의 기질의 염증. 손발톱의 탈락을 일으킨다.

onychia /əníkiə/ 손발톱염 /손발톱염

손발톱주위염 | paronychia

손톱주위에 발생한 염증. 주로 세균에 의한다.

paronychia /pæ̀rəníːkiə/ 손발톱주위염 /손발톱주위염, 조갑주위염

모낭염, 털집염 | folliculitis

보통 피부에 있는 모낭의 염증에 대하여 사용하나, 포도구균이 피부의 털구멍에 감염하여 생기는 화농성 염증을 말한다.

folliculitis /fəlìkjuláitis/ 모낭염, 털집염 /털집염, 모낭염, 여포염

건선, 마른비늘증 | psoriasis

은백색의 비늘로 덮여 있고, 경계가 뚜렷하며 크기가 다양한 홍반성 구진 및 판을 형성하며 조직학적으로 상피의 증식을 특징으로 하는 만성염증성 피부병. 인구의 1~2%의 빈도를 나타내며 가장 흔한 유형은 보통건선이다. 호발 부위는 두피, 사지의 펴는 곳, 무릎, 팔꿈치, 그리고 엉치부 등이며 외상을 받기 쉬운 부위에 잘 발생한다(그림).

psoriasis /psəráiəsis/ 건선, 마른비늘증 /건선, 마른비늘증

비늘증 | ichthyosis

건조하고 거친 물고기 비늘과 같은 모양을 특징으로 하는 만성 피부병. 각질의 과다생성이나 각질분자의 결함의 결과로 생긴 각질층 비후가 원인이다. 보통 이것을 단독으로 사용할 때는 보통 비늘증을 뜻한다(그림).

ichthyosis /ìkθióusis/ 비늘증 /비늘증, 어린선

두드러기 | urticaria

평탄하거나 다소 팽융된 발진을 일시적으로 나타내는 피부의 혈관성 반응. 주위조직보다 붉은 듯하거나 창백함을 띠며, 때때로 심한 가려움을 가져오고, 발진은 2일 이상 길게 계속되는 일은 드물지만 만성적으로 지속되기도 한다. 원인은 어떤 종류의 식물, 약물, 감염, 감정적 스트레스 등이다(그림).

urticaria /əːrtikéiriə/ 두드러기 /두드러기, 담마진

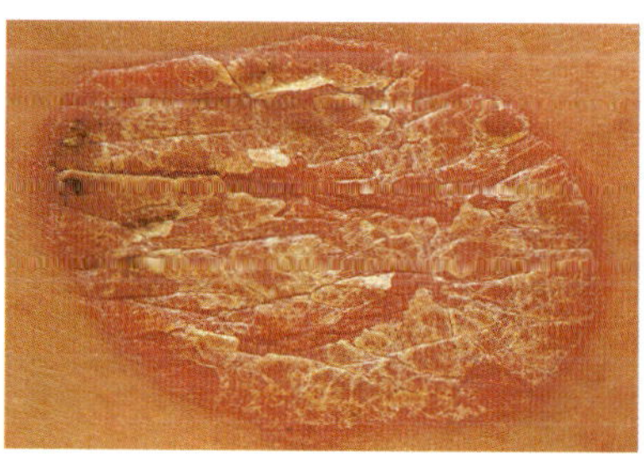

■ 건선

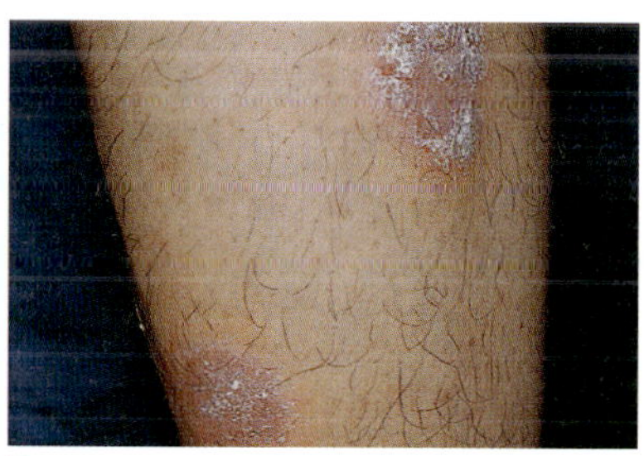

■ 비늘증

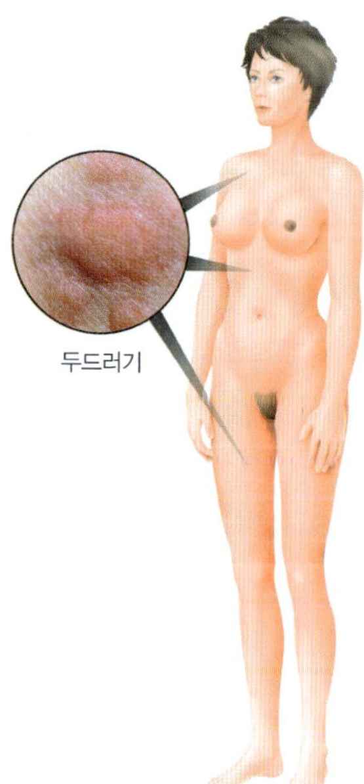

■ 몸 전체나 피부의 한 부위에 발진이 생기고 몹시 가렵다. 보통 알레르기 반응으로 인해 생긴다.

boil /bɔil/ 종기 /끓음, 종기, 끓이기, 부스럼

종기 | boil

피부에 나는 종기의 통칭. 피부를 통해 포도구균 또는 연쇄구균이 모낭·기름샘에 침입하여 피하조직 내에 국한성의 급성화농성염증을 일으킨 것. 호발 부위는 얼굴·목·두부·외이도·겨드랑이·등·엉덩이·항문 주위·팔·넓적다리안쪽 등이다.

carbuncle /ká:rbʌŋkl/ 큰종기 /큰종기, 옹종, 헌데, 종창, 종기

큰종기 | carbuncle

피부와 피하조직의 괴사성 염증으로 부스럼이 집단으로 구성된 것. 부기나 통증이 심하고, 발열이나 전신 증세도 심하다. 처음은 크게 붓다가 벌집과 같이 다수의 농포가 생기며, 나중에는 농포에서 고름이 나온다. 신체의 저항력이 약해졌을 때 생기기 쉬우며, 당뇨병 환자에게 자주 발생하는데 이 경우에는 특히 중증으로 된다.

furuncle /fjúərʌŋkl/ 종기 /종기, 부스럼, 절종, 정, 푸릉클

종기 | furuncle

진피와 피하조직의 화농성 염증에 의하여 형성되는 경계가 명확한 피부의 결절로, 통증이 수반된다.

furunculosis /fjuərʌ̀ŋkjulóusis/ 종기증 /종기증, 절종증, 작은종기증, 절창증

종기증 | furunculosis

1. 수주, 수개월에 걸쳐 계속 종기가 발생하는 것.
2. 다수의 종기가 동시에 발생하는 것.

impetigo contagiosa /ìmpitáigou kəntéidʒəsə/ 접촉전염고름딱지증, 접촉전염농가진 /전염고름딱지증, 전염성농가진

접촉전염고름딱지증, 접촉전염농가진 | impetigo contagiosa

피부에 발생하는 연쇄구균 또는 포도구균 감염으로, 핀머리크기의 수포 또는 농포가 집단적으로 형성되고 유합하여 조기에 파괴되기 쉽고 급속도로 확대되어 중심부에 선황색의 가피와 변연부의 종창을 수반한 미란의 형성을 특징으로 하는 것.

pemphigus /pémfigəs/ 물집증 [동]천포창 /천포창, 물집증, 펨피구스

물집증 [동]천포창 | pemphigus

그리스어로 물집을 의미. 원인을 알 수 없는 자가면역병으로 피부와 점막에 많은 물집이 생긴다. 특징적으로 니콜스키징후(병변이 있는 피부를 손으로

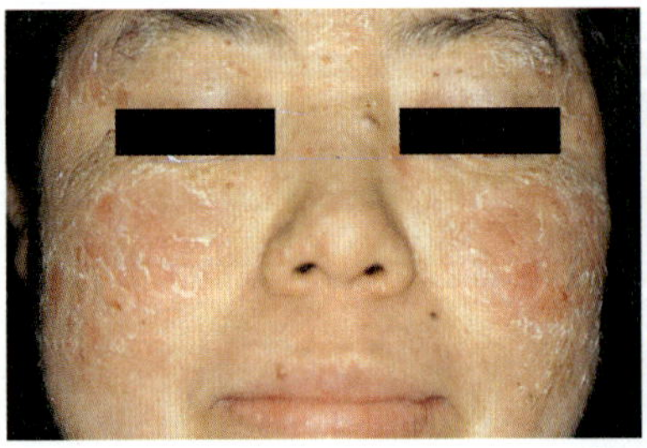

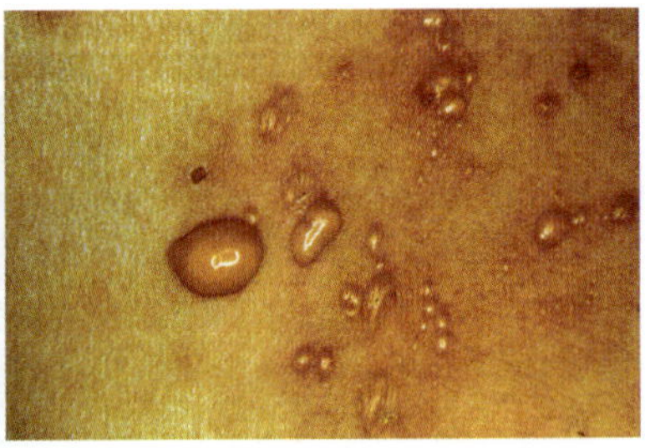

■ 물집증

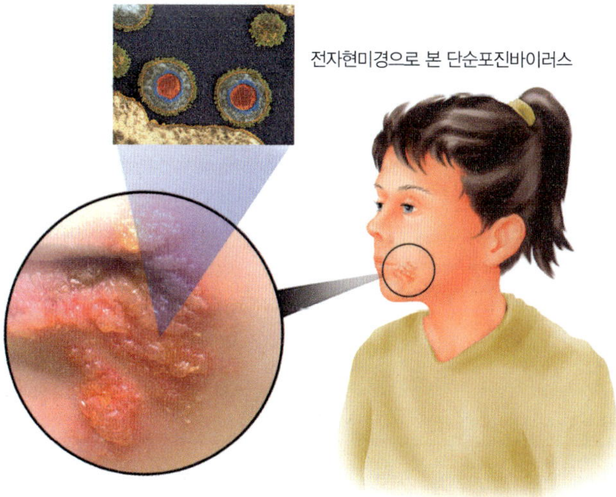

■ 단순포진

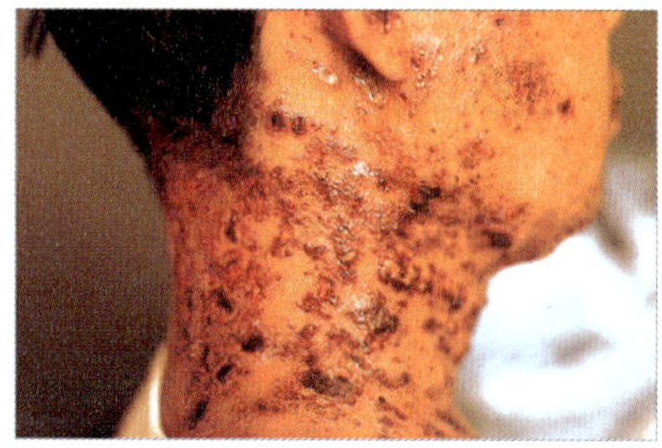
■ 대상포진

밀면, 그 부위를 덮고 있는 피부가 벗겨진다)가 나타나며, 보다 정확한 진단은 면역형광법을 시행함으로써 가능하다. 성인에게 잘 발생하는데 대개 물집이 발생한 뒤, 저절로 소실되고, 병변이 있던 자리에 색깔이 있는 반점을 형성한다. 심한 경우는 그 부위를 통한 감염이 자주 발생하기도 한다(그림).

단순포진 | herpes simplex

급성 바이러스 감염증의 하나. 직경 3~6 mm의 잔물집이 집단으로 피부에 나타나는 것이 특징이다. 가끔 입술이나 콧구멍의 주위에 또는 성기에 생긴다. 보통 발열을 수반하나, 감기, 피부박탈, 감정적 불안 등을 수반하는 일이 많다. 단순히 헤르페스라고도 부른다. 단순포진은 직접적인 접촉, 음부헤르페스는 성적접촉이나 출생 시 산도를 통해서 감염된다(그림).

herpes simplex /hə́ːrpiːz símpleks/ 단순포진 /단순헤르페스, 단순(성)포진

대상포진 | shingles

수두-대상포진바이러스에 감염된 경험이 있는 어른에게서 발생한다. 증상은 피부절을 따라 수포가 무리지어 생기며, 굉장한 동통을 동반하는 것이 특징이다. 삼차신경, 늑간신경, 좌골신경 등의 지배 영역에서 일어나는 일이 많은데, 지름 2~4 mm의 붉고 동그란 발진이나 수포가 띠 모양으로 밀집하여 생긴다(그림).

shingles /ʃíŋglz/ 대상포진 /띠헤르페스, 대상포진

옴 | scabies

옴진드기가 기생하여 일으키는 전염성 피부병. 손가락이나 발가락의 사이, 겨드랑이 등의 연한 살에서부터 짓무르기 시작하여 온몸으로 퍼진다. 몹시 가렵고 헐기도 한다. 대개 같이 생활한 사람은 모두 전염되며, 대부분 더러운 환경에 노출되었던 병력을 가지고 있다(그림).

scabies /skéibiːz/ 옴 /옴, 개선

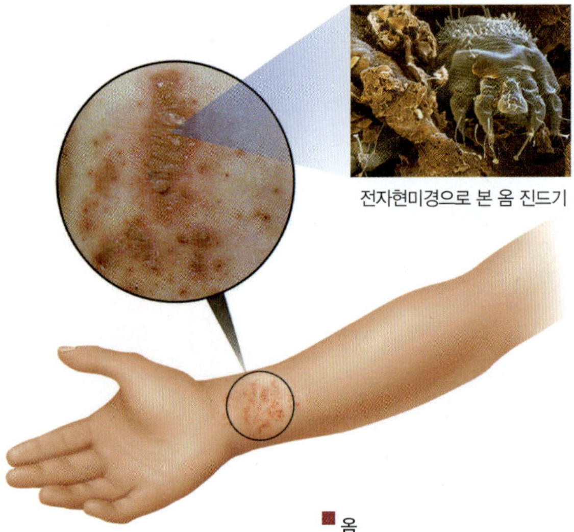
전자현미경으로 본 옴 진드기

■ 옴

leprosy /léprəsi/ 한센병, 나병 /나병, 나

한센병, 나병 | leprosy

한센병균에 의하여 감염되는 만성 전염성 난치병. 피부에 살점이 불거져 나오거나 반점 같은 것이 생기고 그 부분의 지각이 마비되며 눈썹이 빠지고 손발이나 얼굴이 변형되며 눈이 잘 보이지 않게 된다. 나병은 호산성 막대균인 한센병균에 의한 만성 전염병으로, 주로 피부와 말초신경을 침범하는 병이다.

lupus vulgaris /lúːpəs vʌlgéərəs/ 보통루푸스 /보통루푸스, 심상(성)루푸스

보통루푸스 | lupus vulgaris

피부결핵으로, 진피의 갈색 결절형성, 만성 궤양 및 심한 반흔 형성을 특징으로 한다.

dermatofibroma /dəːrmətoufaibróumə/ 피부섬유종 /피부섬유종

피부섬유종 | dermatofibroma

성인기에 단단한 소결절로서 발생하는 작은 양성종양으로 팔다리에 호발한다. 표면피부는 갈색을 나타낸다. 조직학적으로는 섬유모세포, 조직구, 혈관이 진피에 국소로 증식된 양성종양이다. 갈색 또는 홍갈색의 단단한 구진 및 결절이 대개 단발로 나타난다. 표피 증식도 자주 있다.

keloid /kíːlɔid/ 흉터종, 켈로이드 /흉터종, 켈로이드, 해족종

흉터종, 켈로이드 | keloid

피부의 결합 조직이 이상 증식하여 단단하게 융기한 것. 즉, 외상이나 화상 후의 치유과정에서 정상적인 재생과 수복이 일어나는 대신 진피의 아교질섬유가 불규칙한 선 모양 배열이나 결절 모양으로 과다하게 증식되어 생긴 흉터덩어리이다.

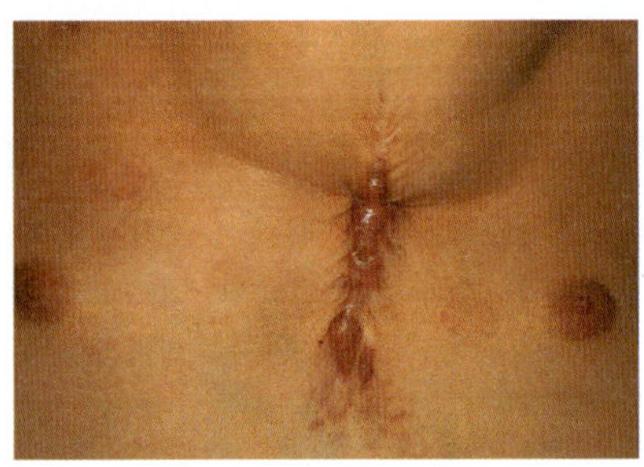
■ 흉터종

흑색종 | melanoma

멜라닌 형성 세포에서 생기는 악성 신생물. 임상적으로 ① 반점과 같은 색조를 띠는 표재 확산성 흑색종, ② 사마귀같이 나타나는 결절성 흑색종, ③ 검은 얼룩이 퍼진 것 같은 악성 흑색점 흑색종, ④ 팔다리 말단부에 불규칙한 모양의 색소반점으로 나타나는 지단 흑색점 흑색종의 네 가지로 분류된다. 백인, 황색인, 흑인의 순으로 빈발하며 다른 피부암에 비하여 전이가 빠르기 때문에 조기 발견이 중요하다(그림).

melanoma /mèlənóumə/ 흑색종, 멜라닌종 /흑색종, 멜라닌종

흑색점 | lentigo

피부에서 볼 수 있는 둥글고 평편한 갈색의 색소반으로, 멜라닌의 침착증가에 의하여 생기며, 표피 피부접합부에 멜라닌 함유 세포가 증가한다.

lentigo /lentáigou/ 흑색점 /흑색점, 검은사마귀, 검정사마귀, (흑)점, (흑)자점

기름샘낭 | sebaceous cyst

피부기름을 함유하거나 분비하는 주머니를 총칭하는 말이다. 피부에 병변으로 나타나며 보통 각질물질과 피지를 함유한다.

sebaceous cyst /sibéiʃəs sist/ 기름샘낭 /피지낭(종)

1. 지방종 2. 피지낭종 | steatoma

지방 조직의 구조로 된 종양. 어깨, 등, 목 따위와 같이 정상적인 지방 조직이 있는 부위에 많이 생긴다.

steatoma /stìːətóumə/ 1. 지방종 2. 피지낭종 /지방종, 피지낭종

전신홍반루푸스 | systemic lupus erythematosus

전신 자가면역질환의 대표적 병. 여성에게 압도적으로 많고, 10~39세까지가 70%를 차지한다. 원인은 잘 모르나 자가면역 조절기능에 장애가 있는 것으로 생각된다. 유전요인, 호르몬의 영향, 환경요소가 종합적으로 보조 T 세포와 B 세포를 활성화시켜서 여러 가지 자가항체들, 즉 DNA와 여러가지 자가항원에 대한 면역반응에 의한 항체의존성 면역반응과 면역복합체 반응으로 사구체 신염, 혈관염, 관절염 및 빈혈을 동반한다(그림).

systemic lupus erythematosus /sistémik lúːpəs èriθiːmətóusəs/ 전신홍반루푸스

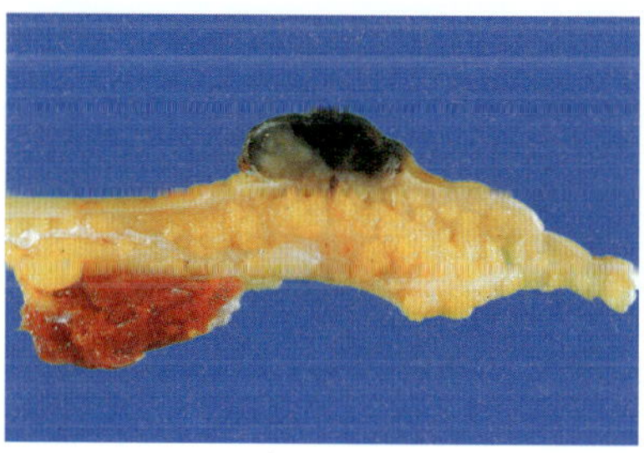

흑색종, 악성 피부

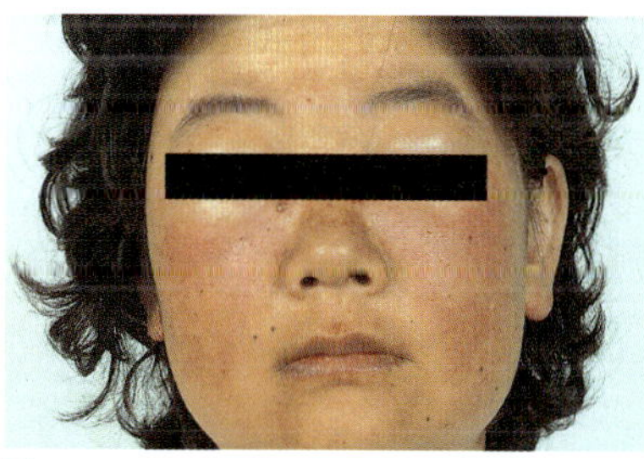

전신홍반루푸스

vitiligo /vìtiláigou/ 백반증 /백반(증)

백반증 | vitiligo

피부의 한 부분에 멜라닌 색소가 없어져 흰색 반점이 생기는 병. 인구의 약 1%에서 나타나는 흔히 보는 병이다. 인종이나 지역에 차이 없이 발생하며, 대개 10~30세 사이가 가장 많다. 그리고 30%에서 가족력을 보인다. 그 모양에 따라 국한형, 범발형, 전신형으로 나눈다.

피부의 신생물

callus /kǽləs/ 1. 굳은살 2. 애벌뼈, 가골 /굳은살, 애벌뼈, 가골, 변지, 압박종, 못박힌피부

애벌뼈, 가골 | callus

뼈가 부러졌을 때 뼈의 결손부에 메워지는 새로 생긴 불완전한 뼈 조직. 골절의 양 끝 사이에 생긴 출혈이 응고하여 그곳에 골막 또는 골수로부터 새 결합조직성세포, 즉 골모세포가 돋아나 증식하고 다시 혈관이 새로 생기고 유주세포가 첨가되어 일종의 육아조직을 만드는데, 이것을 결합조직성 가골이라고 한다.

keratin /kérətin/ 각질 /각질, 케라틴, 각소

각질 | keratin

머리털·손톱·피부 등 상피구조의 기본을 형성하는 단백질. 상피세포가 수분을 잃고 말라서 단단해지며 각질화가 진행되면 세포는 죽는다. 그러나 표피는 이 변화로 인해 튼튼해져서 체내의 수분이 필요 이상 증발하는 것을 막아준다.

keratinization /kèrətìnizéiʃən/ 각(질)화 /각(질)화

각(질)화 | keratinization

피부나 일부 점막의 중층편평상피 표층부는 편평하며, 다량의 각질을 포함하는 핵이 없는 세포로 이루어지며 그 층을 각질층이라 하고 그러한 상피 표층부에서의 변화를 각화라 한다. 이와 같이 표피가 경단백질인 각질로 되는 것으로 비늘, 털, 뿔, 손톱 등이 이러한 과정을 겪은 것이다.

keratosis /kèrətóusis/ 각화증 /각화증, 각질증식

각화증 | keratosis

피부 표피의 최상층에 있는 각질층이 증식·변화하여 까칠까칠해지거나 굳어지는 피부병. 각질증식증이라고도 한다. 염증증세로서 뚜렷한 피부 홍조를 수반하는 것을 염증성 각화증이라고 한다.

leukoplakia /lù:koupléikiə/ 백색판 /백(색)판증, 백반

백색판 | leukoplakia

볼 또는 뺨, 잇몸 또는 혀의 점막 또는 여성의 외음부 점막에 비벼서 떨어지지 않는, 때로는 갈라지는 경향을 나타내는 희고 두꺼운 반점을 특징으로 하는 병으로 조직학적으로는 편평상피세포의 증식과 함께 이상각화증을 나타내는

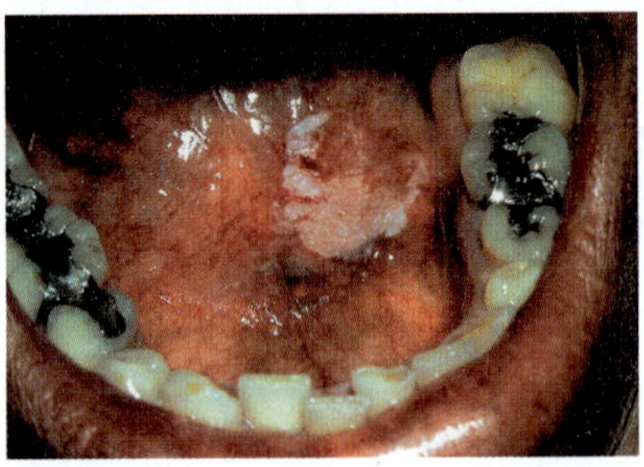

■ 백색판

전암성 병터이다. 담배, 알코올, 불량 보철물 등에 의한 국소적인 만성자극 등이 원인이라고 생각된다.

모반, 점 | nevus

선천성으로 나타나는 피부의 점. 이른바 모반세포(멜라닌세포와 비슷하지만 조금 다른, 같은 계통의 변형세포)에 의해 나타나며, 일부에서는 악성흑색종으로 변화할 수도 있다.

nevus /ní:vəs/ 모반, 점 /모반, 점

사마귀 | wart

볼록하게 피부의 융기된 양성종양. 이것은 HPV (human papilloma virus, 사람유두종바이러스)라는 바이러스의 감염으로 일어나며 증상은 없는 경우가 많으나 아픔을 호소하기도 한다. 그 생긴 모양에 따라 여러 가지로 분류한다.

wart /wɔ:rt/ 사마귀 /사마귀, 우종

암성 병변

바닥세포암종, 기저세포암종 | basal cell carcinoma

표피에 생기는 기저세포기원의 암종으로, 전이는 거의 하지 않으나 국소적 침습과 파괴능력을 가진 상피종양. 피부에서 발생하는 가장 흔한 표피 악성종양이다. 얼굴 중 특히 눈꺼풀, 코 둘레에 잘 발생한다(그림).

basal cell carcinoma /béisəl sel kɑ:rsınóumə/ 바닥세포암종, 기저세포암종 /바닥세포암종, 기저세포암종

카포시육종 | Kaposi sarcoma

원시 혈관형성 조직의 다병소성 악성종양. 피부와 때때로 림프절 또는 내장에서 발생하며, 방추세포와 흔히 혈철소로 착색된 대식세포와 혈관외유출

Kaposi sarcoma /kəpóusi sɑ:rkóumə/ 카포시육종

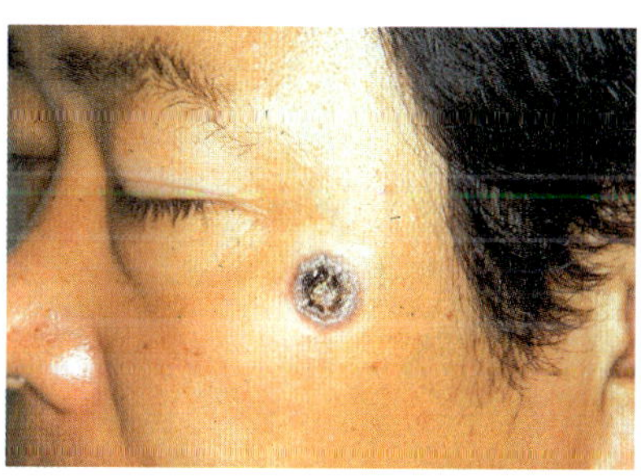

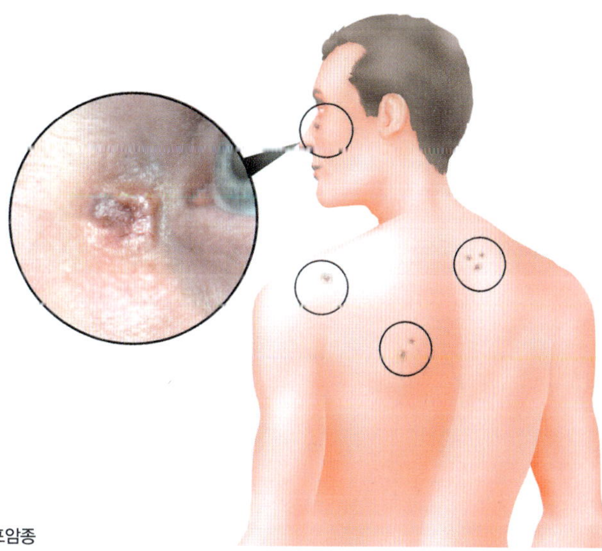

바닥세포암종

적혈구에 의해 침윤된 불규칙하고 작은 혈관 공간으로 구성되어 있다. 임상적으로 붉은 자색의 반, 판, 또는 결절이 특징이며, 60세 이상의 남성, 그리고 에이즈 환자에서 제8형 사람 헤르페스바이러스 감염과 관련된 것으로서 흔하게 나타난다.

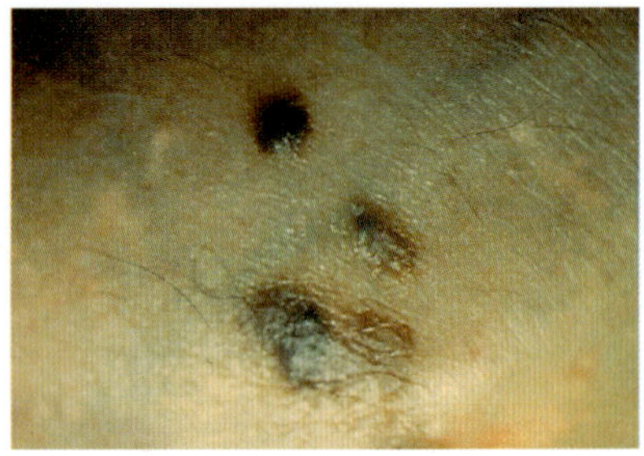

■ 카포시육종

malignant melanoma
/məlígnənt mèlənóumə/
악성흑색종 /악성흑색종

악성흑색종 | malignant melanoma

피부에서 생기는 암의 일종. 주로 백인에게 호발하며, 50~70대에 많이 발생하고, 피부암 중 1~3%를 차지한다. 원인으로 일광노출과 직접적인 관계가 있으며 가족력 발생도 볼 수 있다. 표피나 점막 내의 멜라닌색소, 또는 모반세포로부터 발생하며 피부 원발에서는 특별한 경우를 제외하고 표재확대형 흑색종, 비침윤형과 침윤형 흑색종으로 크게 나뉘지만 구강점막 원발에서는 표재형 병변은 드물며 진전된 단계에서 알게 되는 수가 많다(그림).

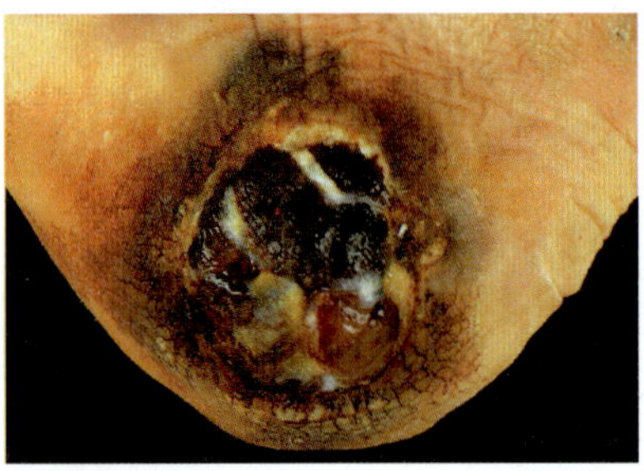

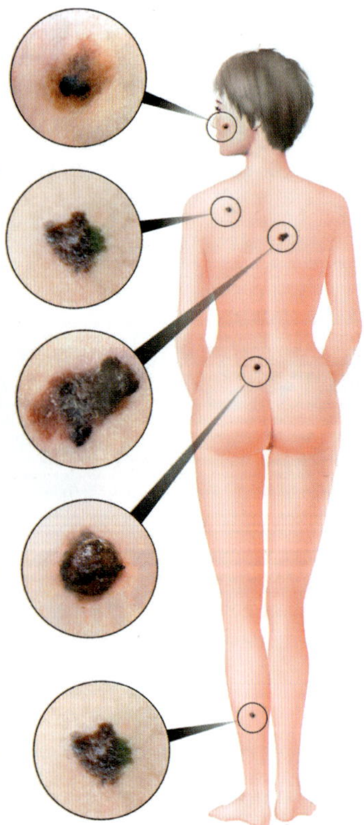

■ 악성흑색종

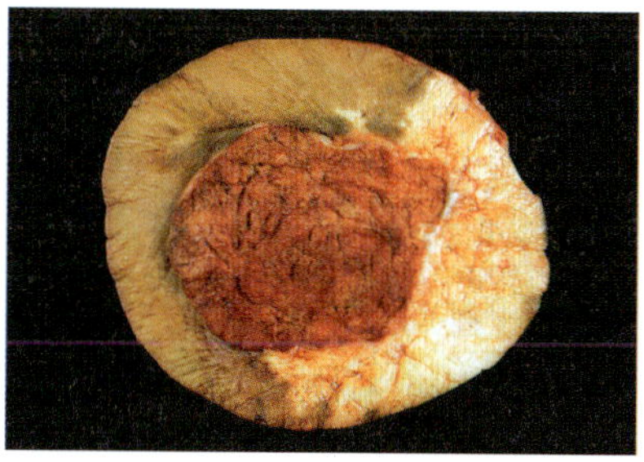

■ 편평세포암종 피부

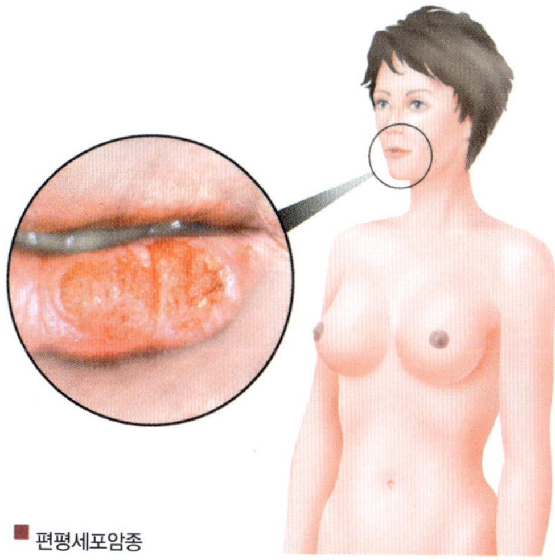

■ 편평세포암종

편평세포암종 | squamous cell carcinoma

표피의 각질형성세포에서 유래되는 원발 악성종양으로 두 번째로 흔한 표피 악성종양이다. 자외선이 중요한 원인이며 반흔, 방사선, 화학물질, 열상 등에서도 발생한다. 노인에서 주로 발생하고 남자에게 2배 많다. 얼굴에 흔히 발생하지만 팔다리에서도 발생할 수 있다. 만성으로 일광 손상된 피부에 융기되고 단단한 경계를 가진 궤양으로 나타난다(그림).

squamous cell carcinoma /skwéiməs sel kɑ̀ːrsinóumə/ 편평세포암종 /편평세포암종, 편평상피(세포)암

■ 병변

구진, 솟음 | papule

살갗에 돋아나는 발진. 크기는 바늘 대가리만 한 것부터 완두콩만 한 것까지 일정하지 않고 모양도 일정하지 않은데, 색은 붉거나 희며 진물이 나는 것과 그렇지 않은 것이 있다. 경계가 뚜렷한 융기이며 크기는 직경 0.5 cm 미만이고 끝은 뾰족하거나 둥글지만 편평태선에서는 편평하고 전염성 연속종에서는 중심부가 함몰되어 나타난다(그림).

papule /pǽpjuːl/ 구진, 솟음 /구진, 솟음

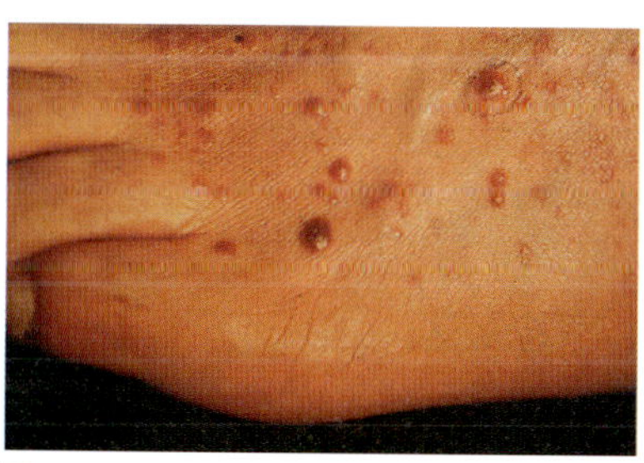

■ 구진

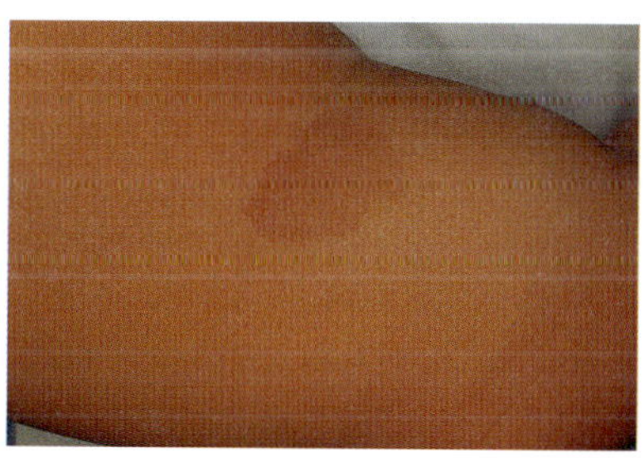

■ 반

macule /mǽkjuːl/ 반(점) /반, 반점

반(점) | macule

피부 표면에 융기나 함몰 없이 색조의 변화가 있는 것. 크기는 직경 0.5 cm 이하이고 대개 원형이거나 타원형이고 경계는 명확한 경우가 대부분이다. 반점과 같이 피부의 융기없이 색조의 변화가 있는 것으로 직경이 반점보다 큰 병터를 말한다(그림).

wheal /hwiːl/ 두드러기 /두드러기, 팽진, 담마진

두드러기 | wheal

평탄하거나 다소 부풀어 오른 발진을 일시적으로 나타내는 피부의 혈관성 반응. 주위조직보다 붉은 듯하거나 창백함을 띠며 때때로 심하게 가려움을 호소하며 발진은 2일 이상 길게 계속되는 일은 드물지만 만성적으로 지속되기도 한다.

bleb /bleb/ 물집, 수포 /물집, (소)수포, 소기포

물집, 수포 | bleb

살가죽이 부르터 올라 그 속에 물이 찬 것으로 직경이 1 cm 이상인 것.

vesicle /vésikl/ 1. 소포, 포 2. 잔물집, 소수포 /잔물집, 소포(진), 소낭, 소수포

잔물집, 소수포 | vesicle

직경 0.5 cm 미만의 맑은 액체가 포함된 물집이다. 그러나 장액 물질 또는 혈액을 포함하여 황색 또는 적색으로도 나타난다(그림).

bulla /búlə/ 1. 물집 2. 큰공기집 3. 융기 /물집, 큰공기집, 융기, (대)수포, (실질성)기포, 낭포

물집 | bulla

피부의 표피 내 또는 표피하에 형성되는 단백질성분을 갖는 적은 양의 액체 저류. 직경 2 cm 이상의 큰 물집으로 보통 장액을 함유한다(그림).

pustule /pʌ́stʃul/ 고름물집 [동]농포 /고름물집, 농포

고름물집 [동]농포 | pustule

고름을 포함한 피부의 작은 융기로, 모양은 수포(농 대신에 물을 함유하고 있다)와 비슷하며 단일 또는 군집으로 생긴다. 이들은 처음부터 고름물집으로 생기기도 하나 구진과 수포로부터 생기기도 한다.

nodule /nádjuːl/ 1. 결절 2. 소절 /결절, 작은결절, 소(결)절

1. 결절 2. 소절 | nodule

결절은 구진과 같은 형태이나 더 크고 깊으며 일반적으로 지속되는 경향이

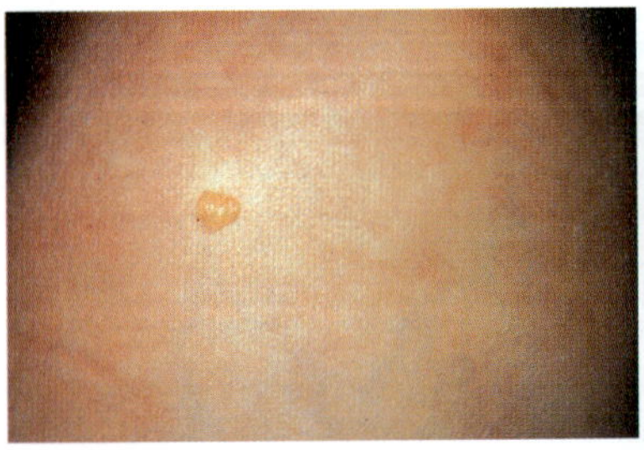

잔물집

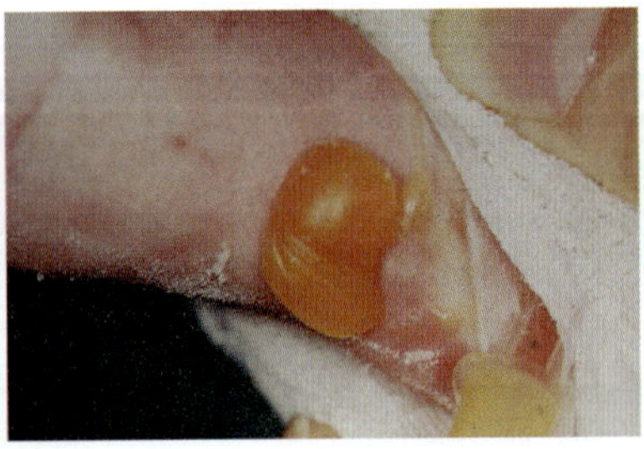

물집

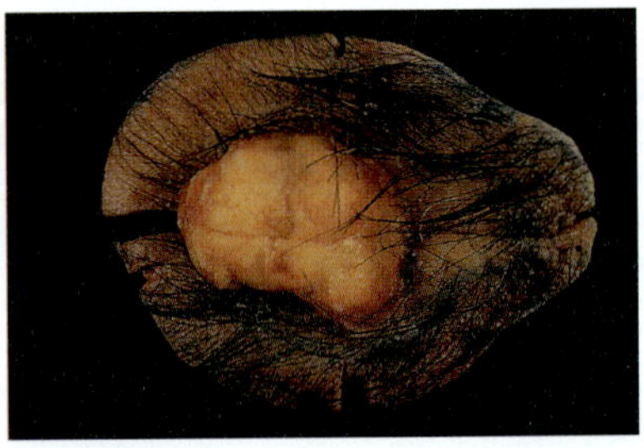

결절

있다. 이들은 구진과 작은 종양 사이의 중간형태라고 생각되며 구진과는 달리 진피나 피부하지방층의 병변에서 유래된다(그림).

면포, 여드름집 | comedo
여드름의 특징적인 병터로 피지와 지방성분을 함유하고 있는 피부의 융기물.

comedo /kámidòu/ 면포, 여드름집 /여드름집, 면포, 여드름, 구진

1. 낭, 물혹, 주머니 2. 낭종 | cyst
주머니 모양을 한 병변이나 해부학적 구조를 이르는 말.

cyst /sist/ 1. 낭, 물혹, 주머니 2. 낭종 /낭, 물혹, 주머니, 낭종, 시스트, 포닝

수술 처치 용어

박피 | dermabrasion
피부 표면에 있는 흉터나 흔적들을 깎아내어 없애기 위하여 동결한 표피와 필요량의 진피를 기계적 방법을 이용하여 제거하는 것.

dermabrasion /də:rməbréiʒən/ 박피 /박피술, 피부찰상법

1. 피부이식 2. 피부이식편 | skin graft
화상이나 상해, 질병이 있는 조직의 외과적 제거로 소실된 부분을 덮기 위해 피부를 이식하는 것. 영구 이식을 위한 조직의 거부 반응을 예방하기 위해 환자 자신의 신체나 동일한 쌍둥이로부터 이식 부위를 얻는다.

skin graft /skin græft/ 1. 피부이식 2. 피부이식편 /피부이식(편)

피부반응검사 | skin test
물질을 진피 내로 주사하거나 국소적으로 바른 결과를 관찰하여 물질의 신체에 대한 반응을 결정하는 검사. 알레르기원을 찾거나 면역을 결정하고 질병을 진단하기 위해 시행한다.

skin test /skin test/ 피부반응검사

피부접촉검사, 첩포검사 | patch test
지연형 알레르기 검사법의 하나로, 과민성 피부염의 항원 검색에 사용된다. 의심되는 물질을 바셀린, 물, 알코올 등의 기제에 섞어, 무착봉 반창고 등에 한 방울 혹은 성냥알 크기 정도의 시료를 묻혀, 등 또는 팔뚝 굽절부의 피부에 붙인다. 48시간 후에 반창고를 떼어내고 피부반응 판정을 한다.

patch test /pætʃ test/ 피부접촉검사, 첩포검사 /피부접촉검사, 첩포검사

긁은자국검사 | scratch test
피부를 날카로운 바늘로 긁어 피부의 반응을 보는 검사로 피부 과민반응이나 알레르기를 알아보기 위한 검사. 바늘 끝에 항원을 묻힌 뒤, 피부 밑을 긁어 반응을 알아본다. 이때 항원이 아닌 대조물질(예를 들어 보통의 물)을 묻힌 바늘을 같이 반응하여 피부그림증(단지 바늘의 긁힘만으로 알레르기 같은 반응을 일으키는 현상)과 감별해야 한다.

scratch test /skrætʃ test/ 긁은자국검사 /긁은자국검사, 난절법, 난절법시험

intradermal test /ìntrədə́:rməl test/ 진피내검사 /피내검사, 피내반응(검사)

Mantoux test /mæntou test/ 망투검사 /망토우반응

debridement /dibrí:dmənt/ 죽은조직제거, 데브리망 /죽은조직제거술, 데브리망, 좌멸괴사조직제거(법), 변연절제술, 좌멸괴사조직제거술

dermatoplasty /də̀:rmətoupléisti:/ 피부성형 /피부성형술, 식피술, 조피술

diascope /dáiəskoup/ 압시경 /압시기, 피부압진기, 피부눌러보개

진피내검사 | intradermal test

즉시형 피부반응과 지연형 피부반응을 보는 것으로 전자는, 주로 IgE를 매개하는 I형 알레르기 반응을 검사하는 것이다.

망투검사 | Mantoux test

튜버큘린 희석액 0.1 mL를 피내에 주사하고, 이어서 점차 농도를 증가시키면서 반응이 일어날 때까지 피내 주사하는 것.

죽은조직제거, 데브리망 | debridement

이물, 괴사조직, 오염조직을 상처 또는 감염병터나 그 인접부분에서 제거하고 주위의 건강한 조직을 노출시키는 것.

피부성형 | dermatoplasty

피부를 째서 결손부를 메우거나 피부를 이식하는 수술.

압시경 | diascope

유리 또는 투명한 플라스틱판이나, 보통 편편한 칼날 또는 현미경용 받침유리로서 피부에 압착하여 혈관을 비우게 하고, 피부가 파랗게 된 후에 피부에 발생한 변화를 관찰할 수 있게 되는 것.

약어		
BX, bx	biopsy	생검(生檢)
Derm, derm	dermatitis dermatological dermatologist dermatology dermatome	피부염 피부과학-, 피부과- 피부과의사, 피부과전문의 피부과(학) 피부분절, 피부절편기
DLE	discoid lupus erythematosus	원반홍반루푸스
SC	subcutaneous [= subcut]	피부밑-, 피하-
SLE	systemic lupus erythematosus	전신홍반루푸스
ung	[Lat. unguentum] ointment [= Ug]	연고(軟膏)
UV	ultraviolet	자외선(紫外線)

Chapter 14

면역계통

Immune system

면역은 생체의 내부환경이 외부인자인 항원에 대하여 방어하는 현상으로 태어날 때부터 지니는 선천면역과 후천적으로 얻어지는 후천면역으로 구분된다.
선천면역은 자연면역이라고도 하며, 항원에 대해 비특이적으로 반응하며 특별한 기억작용은 없다.
선천적인 면역체계로는 항원의 침입을 차단하는 피부 · 점액조직, 혈액에 존재하는 보체 등이 있다.
세포로는 식균작용을 담당하는 대식세포와 다형핵백혈구, 감염체를 죽일 수 있는 K세포 등이 있다. 실제로 대부분의 감염은 이 선천면역에 의해 방어된다.
후천면역은 획득면역이라고도 하며, 처음 침입한 항원에 대해 기억할 수 있고
다시 침입할 때 특이적으로 반응하여 효과적으로 항원을 제거할 수 있는 특성이 있어 선천면역을 보강하는 역할을 한다. 흔히 사용되는 면역의 정의는 이것을 말한다.

해부 · 생리학적 용어

1. 면역 2. 면역성 | immunity

몸속에 들어온 병원 미생물에 대항하는 항체를 생산하여 독소를 중화하거나 병원 미생물을 죽여서 다음에는 그 병에 걸리지 않도록 된 상태 또는 그런 작용. 병원성미생물 및 이종단백질, 다당체 · 지질 등의 침입, 또는 이형 수혈, 조직이식 등, 폭넓게 자기 이외의 이물이 침입하였을 때 자기를 방위하는 생체반응을 말한다.

immunity /imjúːniti/ 1. 면역 2. 면역성 /면역(성)

자연면역 | natural immunity

모체로부터 선천적으로 생체에 날 때부터 지니고 있는 생체방위능력. 자연면역에는 피부점막의 장벽에 따른 물리적방어, 호중구나 대식구 등의 탐식작용에 의한 방어, 자연항체나 보체, 사이토카인 등의 액체인자에 의한 것이 있다. 항원과 접촉하지 않았는데도 존재하는 항체도 자연면역에 속한다. 이에 대해서 항원이나 미생물에 의해서 유도되는 면역능을 후천면역이라고 한다. 이것 때문에 생후 6개월까지 신생아는 천연두나 홍역에 잘 걸리지 않는다.

natural immunity /nǽtʃurəl imjúːniti/ 자연면역 /자연면역

후천면역, 획득면역 | acquired immunity

출생 후 밖으로부터의 이물(항원)의 자극으로 생체가 후천적으로 획득하는 면역. 자연면역이 비특이적인데 대해 이것은 항원 특이적이다. 세포나 바이러스 등의 감염에 의해 유도되며 생체에 장기적으로 유지된다.

acquired immunity /əkwáiəd imjúːniti/ 후천면역, 획득면역 /후천(성)면역, 획득면역, 후천적면역

능동면역 | active immunity

후천면역의 하나로 항원의 자극에 의해 생산된 항체에 의해서 면역이 이루어지는 현상. 능동면역에는 질병후면역과 인공면역의 두 종류가 있다.

active immunity /ǽktiv imjúːniti/ 능동면역 /능동면역, 자동면역

수동면역 | passive immunity

다른 생체 안에서 생성된 면역체를 자기 체내에 받아들임으로써 얻어진 면역상태. 능동면역의 대응되는 말이다. 태아가 태반을 통하여 모체로부터 면역체를 받는 것은 자연적 수동면역의 예이며, 백일해에 걸렸다가 회복한 사람의 혈청을 주사하는 것은 인공적 수동 면역의 예이다.

passive immunity /pǽsiv imjúːniti/ 수동면역 /수동면역

세포매개면역 | cell-mediated immunity

가슴샘에서 유래된 T림프구가 림포카인의 유리 또는 직접적인 세포독성에 의하여 매개하는 면역으로서 혈청에 의해서는 면역을 전달할 수 없으며 림프구에 의하여 전달할 수 있다. 어떤 종류의 세균이나 바이러스에 의한 전염병에 대한 저항과 일부의 암에 대한 저항성, 지연형 과민반응, 어떤 종류의 자가면역성 질환, 동종이식 거부반응에 관여하며 또는 어떤 알레르기 반응에도 관여한다.

cell-mediated immunity /sel-míːdieitid imjúːniti/ 세포매개면역 /세포매개면역

humoral immunity /hjú:mərəl imjú:niti/ 체액면역 /체액(성)면역

체액면역 | humoral immunity
혈액 중의 항체(면역글로불린)에 의하여 매개되는 면역. 즉 항원이 처리되는 반응을 말한다. 이에 대해 림프구 특히 T세포가 주로 항원을 배제하는 면역반응을 세포성 면역이라고 한다.

vaccination /væksinéiʃən/ 예방접종 /예방접종, 종두

예방접종 | vaccination
인위적으로 능동면역을 성립시켜서 감염에 대한 저항력을 높이기 위하여 약독화병원체(생백신) 또는 사균, 불활성화 백신 등을 접종하는 것.

lymphocyte /límpəsait/ 림프구 /림프구, 임파구

림프구 | lymphocyte
백혈구의 하나로, 면역기능을 담당하는 세포. 골수와 림프조직에서 만들어내는 둥근 모양의 세포이다. 림프구는 크게 T림프세포, B림프세포가 있다.

B lymphocyte /límpəsait/ B림프구

B림프구 | B lymphocyte
면역기능을 담당하는 세포로서 체액면역에 관여하여 항원항체반응을 일으키는 항체를 생산하고 주로 세균성 질환에 대한 면역기능을 담당한다.

T lymphocyte /límpəsait/ T림프구

T림프구 | T lymphocyte
면역기능을 담당하는 세포로서 세포매개면역에 관여하는데, 주로 바이러스병에 대한 면역기능이나 알레르기(면역반응 제IV형 등) 등에 관여한다.

cytotoxic cell /sàitoutáksik sel/ 세포독성세포 /세포독성세포

세포독성세포 | cytotoxic cell
면역반응을 종결시키거나 저지시키는 면역계의 세포. 예: 억제대식구, 억제T세포.

natural killer cell /nætʃurəl kílə sel/ 자연살해세포 /자연세포독성세포, 자연살세포

자연살해세포 | natural killer cell
정상인이나 정상동물의 림프계세포가 어떤 종류의 표적세포에 대해서 세포장애를 나타내는 것이 발견되어 그 유래에서 자연살해(NK)세포로 이름이 붙여졌다. NK세포는 T세포나 B세포에 비해 보다 원시적인 생체방어메커니즘을 맡고 있는 가능성이 시사되고 있는데, 작용에 대해서는 불확실한 점이 많다.

suppressor cell /səprésər sel/ 억제세포 /억제세포

억제세포 | suppressor cell
T림프구의 일종으로서 과도한 면역반응을 억제하여 신체손상을 줄이는 세포로서, 표면에 OKT8 항원을 가지고 있어 OKT4 항원을 가지고 있는 보조 T세포와 면역학적으로 구분된다.

plasma cell /plǽzmə sel/ 형질세포 /형질세포, 형질구

형질세포 | plasma cell
비장이나 림프절에 많이 있는 림프구가 변형된 특수한 세포. 작은 원형의 핵이

세포질의 한쪽에 치우쳐 있으며, 면역 항체를 만든다. 혈액이나 조직 내에 존재하며, 염색질을 지닌 단일 핵을 가진 구형 또는 타원형의 세포로 B-림프구의 분화 단계 중 마지막 단계의 세포이다. 특징적으로 핵 주위에 빈 공간이 존재하고, 풍부한 세포질을 가진다. 이들은 항체를 생성, 저장, 분비하는 역할을 한다.

대식세포, 큰포식세포 | macrophage

체내 방어메커니즘에 관계하여 탐식하는 세포. 탐식한 이물을 살균소화하는 점에서 생체의 청소부라 불리며, 생체방어 제1선을 담당하는 면역담당세포의 하나이다. 조직 안에 퍼져 있는 아메바 모양의 대형 세포로서, 이물질 · 세균 · 바이러스 · 체내 노폐세포 등을 탐식하고 소화하는 탐식세포를 총칭한다.

macrophage /mǽkrəfeidʒ/ 대식세포, 큰포식세포 /큰포식세포, 대식세포, 대식구, 마크로파아지

면역글로불린 | immunoglobulin

혈청성분 중 면역에 중요한 역할을 하고, 또한 항체작용을 하는 단백질의 총칭. 항체작용이란 항원에 신덕적으로 반응하는 기능인데, 이 작용을 하는 것은 대부분 전기이동법으로 나눌 경우 감마 영역에 속하므로 감마글로불린이라고도 한다.

immunoglobulin /ìmju:nouglábjulin/ 면역글로불린 /면역글로불린

감마글로불린 | gammaglobulin

혈장단백질의 한 성분. 즉, 혈액에 함유되어 있는 단백질의 한 그룹에 붙여진 명칭. 정상인은 감마글로불린이 혈장단백질의 11~17%를 차지하지만 단백질로서는 균일하지 않고 비슷하게 생긴 무수히 많은 단백질의 혼합물이다.

gammaglobulin /gæməglábjulin/ 감마글로불린

인터루킨 | interleukin

면역계가 질병과 감염에 맞서 싸우도록 자극하는 단백질의 한 형태. 약칭은 IL이다. 백혈구(림프구)에서 만들어진다. 백혈구는 몸 안에 들어온 세균이나 다른 해로운 물질을 파괴하거나 제거한다. 여러 종류의 백혈구에서 인터루킨이 발견되었는데 물리적 · 화학적 성상이 확인된 것으로는 IL1에서 IL10이 있다. 이 인터루킨들은 함께 작용하여 백혈구가 질병에 대항하도록 연쇄적으로 반응한다.

interleukin /ìntərlú:kin/ 인터루킨 /인터루킨

인터페론 | interferon

바이러스에 감염된 동물의 세포에서 생산되는 항바이러스성 단백질. 바이러스에 감염된 조직이 생산하는 항바이러스작용이나 항종양작용 등 생리활성이 있는 당단백질을 말한다. 현재, 3종(IFN-a, IFN-b, IFN-g)이 알려져 있으며 각각 의약품으로 사용되고 있다.

interferon /ìntərfíərɑn/ 인터페론 /인터페론, 간섭인자

항원 | antigen

생체에 비경구적으로 투여된 때에, 항체생산과 면역관용을 유도하며 또는

antigen /ǽntidʒən/ 항원 /항원

항체와 결합하는 활성을 가진 물질. 면역원성에 따라 양쪽 활성을 나타내는 완전 항원과 후자의 활성밖에 나타내지 않는 불완전항원으로 나뉜다.

antibody /ǽntibɔdi/ 항체 /항체

항체 | antibody

항원 침입에 대항하여 혈청이나 조직 속에서 만들어지는 물질. 응집소 · 용균소 · 용혈소 · 옵소닌, 침전소 등의 작용을 가지며, 생체에 그 항원에 대한 면역성이나 과민성을 준다.

병리학적 용어

acquired immune deficiency syndrome /əkwáiəd imjú:n difíʃənsi síndroum/ 후천면역결핍증후군, 에이즈 /후천면역결핍증후군, 에이즈

후천면역결핍증후군, 에이즈 | acquired immune deficiency syndrome

사람면역결핍바이러스(HIV) 감염에 의하여 면역 세포가 파괴됨으로써 인체의 면역 능력이 극도로 저하되어 병원체에 대하여 무방비 상태에 이르는 병. 1981년 미국에서 처음 보고되었다. 최초 감염으로부터 증상이 나타나기까지는 평균 10년 정도 걸리며 사망률이 대단히 높다. 성적 접촉, 오염 주사기 사용, 오염 혈액 및 혈액 제제 사용, 에이즈 산모로부터 수직 감염 따위에 의하여 감염된다.

hypersensitivity /hàipərsénsitìviti/ 과민성 /과민(성), 과민증

과민성 | hypersensitivity

어떤 약물이나 자극에 대하여 과잉반응을 나타내는 방향으로 반응성이 변화한 상태. 과민성 반응은 면역반응에 의하여 생기는 병적 과정으로, 즉시형반응과 지연형반응으로 분류된다.

allergy /ǽlə:dʒi/ 알레르기 /알레르기, 과민반응, 알러지, 과민증

알레르기 | allergy

처음에 어떤 물질이 몸 속에 들어갔을 때 그것에 반응하는 항체가 생긴 뒤, 다시 같은 물질이 생체에 들어가면 그 물질과 항체가 반응하는 일. 보통 증가된, 즉 과민상태를 표현하는 데 사용되고 있다. 여기에는 네 가지의 형태가 있다. ① 제1형: 즉시형 알레르기로 항원, 예를 들어 꽃가루 등에 노출되면 즉시 심한 기침, 호흡곤란, 두드러기, 피부반점 등이 나타나는 것을 말한다. ② 제2형: 항원에 대한 IgG 항체가 형성되어 일어나는 알레르기반응. 면역반응에 수반되는 대식세포의 활성화에 의한 세포상해형 반응이다. 용혈성 빈혈, 부적합 수혈, 약물 알레르기로 인한 혈소판 감소 또는 과립구 감소 등이 이에 속한다. ③ 제3형: 이미 있는 항체에 항원이 합쳐져 항원-항체의 복합체로 인해 나타나는 알레르기반응. 혈청병, 전신홍반루푸스, 만성류마티스관절염, 약물 알레르기 등이 이에 속한다. ④ 제4형: 흔히 말하는 피부알레르기인 경우가 많으며, 항원에 의해 감작된 T림프구에 의한 반응이며 여러 가지 림포카인의 생산에 의해 조직에 염증을 일으키는 반응이다. 투베르쿨린반응이 대표적 예이다.

급성중증과민증 | anaphylaxis

항원항체반응으로 일어나는 생체의 과민반응. 생체나 조직 내의 특수 조건에서 항원항체반응이 일어났을 때 면역과는 반대로 심한 장애가 일어나는 현상. 알레르기의 일종이다. 적당한 항원을 주사해 둔 동물에 동일한 항원을 재차 주사하면 그 동물이 심한 쇼크 증상, 체온의 저하 등을 일으켜 죽는 경우가 흔히 있다.

anaphylaxis /ænəfilǽksis/ 급성중증과민증 /아나필락시스, 아나필락시, 과민증

악성림프종 | malignant lymphoma

호지킨병을 포함하여 림프성조직의 종양성 병변을 총칭하는 일반용어. 양성 림프종은 드물며, lymphoma라는 용어는 악성 림프종을 뜻하는 경우에만 사용되는 일이 많다. 크게 비호지킨림프종과 호지킨림프종으로 나누며 주로 림프절에서 발생하지만 전신의 모든 장기에서 발생할 수 있는 악성종양이다.

malignant lymphoma /məlígnənt limfóumə/ 악성림프종

비호지킨림프종 | non-Hodgkin lymphoma

림프조직의 악성 신생물 중 호지킨림프종을 제외한 악성림프종. 비호지킨림프종의 대부분은 T 및 B 림프구의 분화 · 성숙의 각 단계에 대응하는 종양세포로 구성된다.

non-Hodgkin lymphoma /limfóumə/ 비호지킨림프종 /비호지킨림프종

호지킨림프종 | Hodgkin's lymphoma

처음에는 목 림프절에서 시작하여 림프절이 점진적으로 커지는 무통성 종양. 비장비대, Sternberg-Reed 세포 출현, 무정형이며 핵이 많은 대형 대식세포의 출현이 있게 된다. 증상으로는 체중 감소, 전신 가려움, 미열, 야간 발열, 빈혈, 백혈구증가가 있다.

Hodgkin's lymphoma /limfóumə/ 호지킨림프종

형질세포종 | plasmacytoma

형질세포로 구성된 종양의 총칭으로 다발골수종도 그 중의 하나이다. 국부적 형질세포종은 골수 외에서도 발생하며(골수외 형질세포종) 입, 코, 인두점막 및 내장 등에 병터를 나타낼 수 있다. 현미경적으로는 골수 형질세포종과 동일하게 미성숙 또는 비정형 형질세포로 이루어진다.

plasmacytoma /plæ̀zməsaitóumə/ 형질세포종 /형질세포종, 형질구종

가슴샘종, 흉선종 | thymoma

가슴샘 상피세포에서 기원하는 종양. 가슴샘종은 종양세포의 조직소견 형태, 동반된 T-림프구의 양과 분화도 및 세포형성이상에 따라 수질형(A형), 피질우세형(B1형), 피질형(B2형), 고분화가슴샘암종(B3형), 혼합형가슴샘암종(C형)으로 분류한다. 폐 등 주위장기로 국소 침윤을 할 수 있으며, 침윤한 가슴샘종 및 가슴샘암종 의 예후는 주변 장기로의 침윤 정도에 따른 병기가 가장 중요하다.

thymoma /θaɪmóumə/ 가슴샘종, 흉선종 /가슴샘종, 흉선종

카포시육종 | Kaposi sarcoma

원시 혈관형성 조직의 다병변성 악성종양. 피부와 때때로 림프절 또는 내장

Kaposi sarcoma /kəpóusi sɑːrkóumə/ 카포시육종

에서 발생하며, 임상적으로 붉은 자색의 반, 판, 또는 결절이 특징이다. 60세 이상의 남성, 그리고 AIDS 환자에서 제8형 사람헤르페스바이러스 감염과 관련된 기회로서 가장 흔하게 나타난다.

약어		
AIDS	acquired immune deficiency syndrome	후천면역결핍증후군, 에이즈
HIV	human immunodeficiency virus	사람면역결핍바이러스
HSV	herpes simplex virus	단순포진바이러스
IgA	immunoglobulin A	A면역글로불린
IgD	immunoglobulin D	D면역글로불린
IgE	immunoglobulin E	E면역글로불린
IgG	immunoglobulin G	G면역글로불린
IgM	immunoglobulin M	M면역글로불린
KS	Kaposi sarcoma	카포시육종

Chapter

15 정신의학

Psychiatry

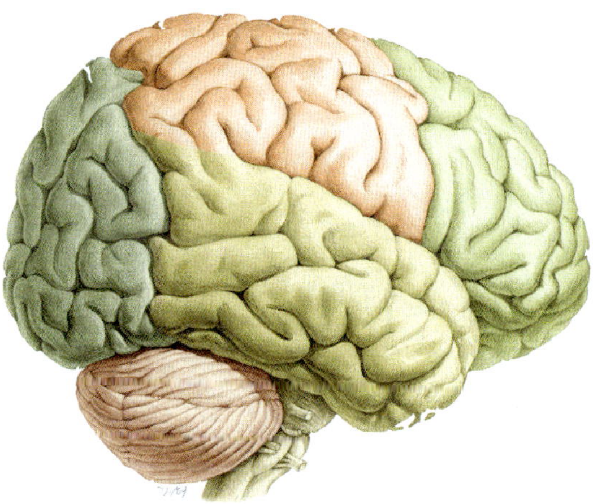

정신과질환은 다른 질환처럼 어떤 기관이나 조직의 구조적, 화학적 이상에 관한 용어로 쉽게 설명할 수 없다.
정신장애는 마음과 정서에 영향을 미쳐 기억상실, 지남력장애, 망상, 환각, 착각 등을 일으킬 수 있다.
정신장애의 원인은 매우 복합적으로 나타나며, 화학적, 구조적 요인뿐만 아니라 심리적, 사회적 요인이 중요한 역할을 한다.

의학용어 결합형

결합형 용어	뜻을 나타내는 용어	우리말 용어	예
psycho	mind	정신	psychoanalysis 정신분석
mento	mind	정신	mentation 정신활동
phreno	mind	정신	schizophrenia 조현병, 정신분열병
somato	body	신체	somatoform disorder 신체형장애
auto	self	자신	autoinfection 자가감염
iatro	physician	의사	iatrogenic 의인-, 의원-
-thymia	mind	마음	dysthymia 기분저하증
-phobia	fear	공포, 두려움	acrophobia 고소공포증
-phoria	feeling	감정	dysphoria 불쾌감
-mania	obsessive preoccupation	강박적 몰두	collectomania 수집벽
-kinesia	movement	운동	bradykinesia 운동완만
-genic	produced by	생성, 유발	adipogenic 지방세포형성-, 비만- diabetogenic 당뇨병유발-, 당뇨병유발물질
-pathy	emotion, diseased condition	감정, 병적상태	encephalopathy 뇌병증
-somnia	sleep	수면	insomnia 불면증
dys-	different	이상	dysaesthesia 감각이상

기본 용어 정의

심리학 | psychology

생물체의 의식 현상과 행동을 연구하는 학문. 예전에는 형이상학 안에 포함하여 생각하였으나 오늘날에는 실험 과학의 경향을 띠고 있다. 사람의 현실 생활면에서의 행동의 과학적 연구를 한다. 행동을 객관적으로 관찰, 파악하여 그 배경에 있는 감정, 욕망 등을 추구해서 사람의 행동을 예측할 수 있는 과학적 지식을 얻으려는 것이다.

psychology /saikálədʒi/ 심리학 /심리학

1. 정신건강의학(과) 2. 정신의학 | psychiatry

정신 장애자의 정신 현상을 연구하는 학문. 정신병을 기술 · 분류하고 그 메커니즘을 밝히는 데 목적이 있다. 또 정신장애의 진단과 치료를 한다. 비정상적인 인지, 지각 및 지적 기능에 중점을 둔다. 초기에는 정신의학이 단순히 정신병을 치료하는 의학으로 인식되어 왔으나 근대의학이 발선함에 따라 개인의 주관적 생활, 대인관계 및 사회적응 등에 영향을 주는 정상과 이상 사이의 다양한 스펙트럼의 성격장애들이 그 대상이 되고 있다.

psychiatry /saikáiətri/ 1. 정신건강의학(과) 2. 정신의학 /정신의학, 정신과(학)

1. 장애 2. 병 3. 질환 | disorder

신체적 또는 정신적으로 병적인 상태.

disorder /disɔ́:rdər/ 1. 장애 2. 병 3. 질환 /장애, 질환, 질병, 부조화

방어기제 | defense mechanism

심리적 긴장을 감퇴시키는 정신메커니즘. 예를 들어 억압, 부정, 과잉보상, 합리화 등.

defense mechanism /diféns mékənizəm/ 방어기제

자아 | ego

자아란 성격을 집행하는 부분으로 성격의 의식에 해당하는 부분이 포함된다. 그 기능은 대부분 자동적이며 무의식에 해당하는 부분도 있다. 자아는 이드와 외계의 중재사이나, 초자아, 과거의 기억 및 신체적 욕구와도 타협한다. 자아는 현실주의에 따라 움직인다. 그 목적은 현실을 판단하고 평가하는 데 있다. 자아는 이 충동을 만족시키려 노력하나 이와 동시에 존재하는 환경의 요구를 고려하여, 필요한 경우 간접적이며 지연된 방법으로 이를 수행하는 2차적 과정의 사고를 사용한다. 이와 같은 사고는 언어적이며 논리적이고 객관성을 갖는 성숙한 인간의 주된 사고 형태이다.

ego /í:gou/ 자아 /자아

초자아 | superego

프로이트의 성격구조이론에 의해 성격을 세 부분으로 나누는 것 중 하나이다. 성격에는 이기적 본능인 이드, 현실적응능력을 가진 자아, 그리고 무엇이 옳고 그른지를 판단하는 데 관여하는 성격의 도덕적 부분인 초자아가 있다. 초자

superego /sju:pərégou/ 초자아 /초자아, 상위자아

아는 양심과 자아이상의 두 부분으로 구성된다. 양심은 부모들이 아이에 대해 비난했거나 벌을 주던 일이 토대가 되어 금지했던 행동을 할 때 죄책감을 느끼게 된다. 자아이상은 아이가 부모로부터 칭찬받았던 일들이 토대가 되어 자아이상을 만족시키면 행복감과 자존감을 깊이 느끼게 된다. 초자아는 오이디푸스콤플렉스가 해결되는 시기에 생성되어 이때부터 자기통제가 부모통제를 대신한다. 초자아는 자신이 자라 온 사회의 가치관과 전통의 많은 부분을 포함하고 있다.

id /id/ 이드, 원본능 /이드, 원본능, 염색체분립, 진성무의식

이드, 원본능 | id

인간 정신의 밑바닥에 있는 원시적 · 동물적 · 본능적 요소. 프로이트의 정신분석학 용어로 쾌락을 추구하는 쾌락 원칙에 지배되며 즉각적인 욕구충족을 목적으로 한다. 성격의 기본체계 중의 하나로 태어날 때부터 존재하고 있는 본능을 비롯한 모든 심리적 구성분자로 이루어져 있다.

neurosis /njuróusis/ 신경증 /신경증, 신경병

신경증 | neurosis

심리적 원인으로 일어난 경도의 정신장애로 정신증상이나 신체증상을 갖는 비기질적장애를 말한다. 신체의 기질적 혹은 기능적 질환이 존재하지 않는 점에서 정신병과는 다르다. 불안신경증, 공포증, 신경증성 우울, 히스테리, 망상반응, 강박신경증, 신경쇠약 등이 있다. 흔히 일반인들이 말하는 '노이로제'를 말한다.

psychosis /saikóusis/ 정신병 /정신병

정신병 | psychosis

정신의 장애나 이상으로 말이나 행동이 병적인 상태. 특히 인격에 장애가 있고, 스스로 병이라고 느끼는 자각과 자기비판력을 잃은 상태를 말한다. 넓은 뜻으로 정신병이라 함은 정신기능에 이상을 나타내어 사회생활에 적응하지 못하고 일상생활에 지장을 초래하는 병적 상태를 말하지만, 좁은 뜻으로는 선천적인 정신이상, 즉 정신지체나 인격의 변질을 일으킨 정신병이나 신경증 등을 제외한 나머지의 병적 정신상태를 정신병이라고 말한다.

psychoanalysis /sàikouənǽlisis/ 정신분석 /정신분석(학)

정신분석 | psychoanalysis

1. 무의식과 같은 정신의 심층에 있는 내용을 관찰 · 분석하는 일. 프로이트는 무의식 세계에 감추어진 강력한 심리적 과정의 존재를 인식하고, 자유 연상이나 착오 행위, 꿈의 현상 따위를 분석함으로써 그 내용을 이해할 수 있다고 보았다. 2. 한 개인의 정신적인 측면을 분석하여 정신질환을 진단하고 치료하는 방법으로, 환자의 무의식적인 갈등을 분석하고 해석하여 진단, 치료에 이용하는 방법이다.

미네소타다면인성검사 | Minnesota multiphasic personality inventory

세계적으로 가장 널리 사용되고 있는 질문지형 성격검사. 검사목적은 정신과적 진단분류이며, 이에 기초하여 일반성격 특성을 유추할 수도 있다. 초판은 1943년에, 개정판(MMPI-2)은 1989년에 완성하였다. 초판은 566문항이었으나 개정판은 567문항으로 구성되어 있으며, 표집의 대표성을 증가시키고 문항 내용을 현대화시켰다. MMPI-2에는 여덟 개의 타당도 척도와 10개의 임상척도 및 11개의 보충척도가 있다. 검사시행, 채점 및 해석은 자동화되어 있으나, 최종판정은 임상심리학자가 개별적으로 확인하고 결정한다. MMPI로 약기.

Minnesota multiphasic personality inventory /mìnəsóutə mʌ̀ltiféizik pə̀:rsənǽliti ínvəntɔ̀:ri/ 미네소타다면인성검사

지능검사 | intelligence test

1905년 프랑스의 비네가 정신박약아를 일반아동으로부터 판별하기 위하여 작성한 것이 지능검사의 시작이다. 지능검사는 그의 목적으로부터 일반적 지능검사와 진단용 지능검사로 나눠지고, 실시방법에서 개인용(개별식)과 집단용(단체식)으로 분류되고 또 문제의 내용으로부터 언어성검사(A식 또는 a식)와 비언어성검사(B식 또는 b식)로 나눠진다. 지능검사의 결과의 표시법은 정신연령, 지능지수, 지능편차치 등이 있다.

intelligence test /intélidʒəns test/ 지능검사 /지능검사(법), 지능측정

증상 용어

기억상실 | amnesia

기억을 잃어버리는 것. 특히 과거에 있었던 일을 생각해내지 못하는 것. 뇌의 기질적인 손상에 의할 수도 있고 심리적인 원인에 의한 것일 수도 있다. 사건후 기억상실과 심인성 기억상실 그리고 사건전기억상실이 있다.

amnesia /æmní:ziə/ 기억상실 /기억상실(증), 건망증

무감동 | apathy

감수성이 무디어져서 감정을 느끼지 못하는 상태. 전반적인 경우와 부분적인 경우가 있다.

apathy /ǽpəθi/ 무감동 /무감동

자폐증 | autism

현실에서 멀어지고 자기의 내면세계에 틀어박히는 정신장애. 가끔 소아자폐증으로 쓰이는 경우도 있는데, 주위 사람들과의 인지와 감정적인 교통 장애를 주로 하는 현상으로 출생 후 30개월 이내에 발병한다.

autism /ɔ́:tizəm/ 자폐증 /사폐증

강박행위 | compulsion

이치에 맞지 않고 불필요한 것인 줄 알면서도 어쩔 수 없이 반복적으로 행하는 불필요하거나 이치에 맞지 않는 행동. 예를 들면 손이 더러워지지 않았다는 걸 알지만 손이 더러워졌을까 봐 반복해서 손을 씻는 행위, 문이 잠겼다는 걸

compulsion /kəmpʌ́lʃən/ 강박행위 /강박행위

확인했지만 다시 한번 집에 가서 문이 잠겼다는 걸 확인하는 행위.

confabulation /kɔ̀nfæ̀bjuléiʃən/ 작화증, 말짓기증 /작화(증), 말짓기증

작화증, 말짓기증 | confabulation

자신이 기억하지 못하는 기억의 결손을 허구의 일로 메우는 것. 거짓말과 달리 자신이 허구로 메워버린 기억을 사실로 알고 있다. 대개 뇌의 기질적 병터가 있는 환자에게서 나타난다. 없었던 일을 마치 있었던 것처럼 확신을 가지고 말하며, 일어났던 일을 위장하거나 왜곡한다.

conversion /kənvə́:rʃən/ 전환 /전환, 변환, 변조, 전화, 역환

전환 | conversion

내부의 갈등에 대한 무의식적 방어메커니즘으로 내부의 갈등을 특정한 신체의 증상으로 변환하여 나타내는 것.

cyclothymia /sàikləθáimiə/ 순환기분장애 /순환기분장애, 순환기질, 순환성격

순환기분장애 | cyclothymia

들뜸과 침체 사이에서 기분이 주기적으로 교대하는 것을 특징으로 하는 기질. 비만체형에서 자주 볼 수 있다.

delusion /dilú:ʒən/ 망상 /망상

망상 | delusion

병적인 상태에서 생기는 그릇된 생각. 망상은 사고내용의 장애로 다음과 같은 세 가지 특성을 가지고 있는 잘못된 생각이라고 할 수 있다. ① 확신성: 강한 확신을 갖는다. ② 정정불능성 · 무비판성: 믿을 수 있는 사람이 경험에 비춰 볼 때 그런 일은 있을 수 없다고 설득하고 또 그런 사실이 없다는 증거를 보여줘도 자신의 잘못된 판단을 고치려 하지 않는다. ③ 불합리성: 망상의 내용이 불합리하거나 불가능하다.

persecutory delusion /pə́:rsəkjù:təri dilú:ʒən/ 피해망상 /피해망상

피해망상 | persecutory delusion

환자 자신이 숨어 있는 적에 의하여 학대, 중상, 해를 받고 있다고 병적으로 확신하는 것. 조현병이나 조울정신병의 울병상태에 있는 환자에게 자주 보인다.

grandiose delusion /grǽndiòus dilú:ʒən/ 과대망상 /과대망상

과대망상 | grandiose delusion

자신의 지위 · 재산 · 능력 · 용모 · 혈통 등을 과장하고 그것을 사실로 믿는 증상. 자신이 아주 위대한 인물이거나 특별한 능력(돈 · 권력)을 가졌다고 여기는 증상이다. 이를테면 자신이 초능력 인간이 되었다거나, 또는 영적인 힘을 지니게 되어 무슨 일이든지 할 수 있다고 믿는 것을 말한다. 조현병이나 기질성 정신장애보다는 조증정신병에서 흔히 나타나는 증상이다.

delusion of reference /dilú:ʒən réfərəns/ 관계망상 /관계망상

관계망상 | delusion of reference

아무 근거 없이 주위에서 일어나는 모든 일이 자신의 일과 관련이 있다고 믿는 망상.

1. 해리 2. 분리 | dissociation
감정적 갈등을 해소하고, 개인을 불안에서 해방시키기 위한 무의식적 정신작용 과정인 방어메커니즘의 하나로 성격의 어느 한 부분이 그 사람의 지배를 벗어나, 즉 의식에서 떨어져나와 하나의 독립된 기능을 하는 경우를 말한다.

dissociation /disòusiéiʃən/ 1. 해리 2. 분리 /해리, 분열

불쾌감 | dysphoria
못마땅하여 기분이 좋지 않은 느낌.

dysphoria /disfɔ́:riə/ 불쾌감 /불쾌(감)

이상행복감, 다행감 | euphoria
실속 없이 겉으로만 상쾌한 기분을 느끼는 상태. 자발성 감퇴를 수반하는 경우가 많다. 환자는 자기의 형편이나 처지와 걸맞지 않게 기분이 좋아져서 행복감을 느낀다. 이 증상은 인격수준의 저하에 따라 일어난다고 생각되며, 전신성 진행마비, 노년치매, 뇌외상, 뇌종양 등의 뇌기질성 질환이나 모르핀, 시너, 알코올 등의 중독에 의한다.

euphoria /ju:fɔ́:riə/ 이상행복감, 다행감 /이상행복감, 이상황홀감, 도취감, 쾌감, 황홀감, 열락감, 다행감, 다행증

환각 | hallucination
외부의 자극이 없는데도 불구하고 마치 외부에서 자극이 들어온 것처럼 느끼는 현상. 환각은 병적인 상태에서만 나타나는 현상이 아니고 정상적인 경험으로 나타날 수도 있다.

hallucination /həlù:sinéiʃən/ 환각 /환각

착각 | illusion
외부로부터 들어온 자극을 잘못 판단하는 것. 외부에서 들어온 자극을 받아들이는 말초감각기관은 정확히 자극을 받아들였지만 이것을 해석하는 뇌의 작용의 이상으로 그 자극을 과소, 과대평가하거나 다른 것으로 생각하는 것이다. 예를 들면, 멀리서 걸어오는 처음 보는 여자를 자신의 애인으로 잘못 보는 것이 착각이다. 이런 현상은 독성물질에 의한 뇌의 장애, 뇌의 감염, 알코올성 정신병, 뇌의 변성 등 뇌 자체의 질환으로 인한 혼돈된 상태나 다른 전신적 장애, 즉 고열, 심한 전신쇠약 등에서 생기는 혼돈상태에서 나타날 수가 있다. 그리고 정상적인 상태에서도 볼 수 있다.

illusion /ilú:ʒən/ 착각 /착각, 환상

섬망 | delirium
의식장애와 내적인 흥분의 표현으로 볼 수 있는 운동성 흥분을 나타내는 병적 정신상태. 경도 내지 중등도의 의식혼탁, 그리고 의식상태의 동요가 심하며, 내적 흥분의 표현으로 볼 수 있는 운동성 흥분을 동반한 병적 정신상태를 말한다.

delirium /dılírıəm/ 섬망 /섬망, 헛소리, 망상

최면 | hypnosis
의도적·인위적으로 야기되는 인간의 특수한 상태 및 그것이 원인이 되어 생기는 심리적·생리적인 일련의 현상들. 인위적으로 유발된 혼수상태로서 몽유병과

hypnosis /hipnóusis/ 최면 /최면(법)

비슷하다. 이 상태에서 최면에 걸린 사람은 암시에 대하여 고도의 감수성을 나타내며 다른 것은 모두 잊어버리고 시술자의 명령에 신속히 반응한다. 상태는 수면과 각성의 중간적 특징, 특히 잠들 때의 상태와 비슷하나 수면과 분명히 구별된다. 피암시성이 현저히 항진되어 평소와는 다른 의식성이 특징이며, 의식이나 운동 · 지각 · 기억 · 사고 · 상상 · 감정 등의 여러 심리학적 활동, 뇌파와 근전도, 위장, 순환계, 자율신경계 등의 생리학적 활동의 변화를 볼 수 있다.

mania /méinjə/ 조증 /조증, 들뜸, 열광(증), 조급(증), 조병

조증 | mania

기분이 들떠서 쉽게 흥분하는 상태가 1주일 이상 계속되는 증세. 정확한 원인이 밝혀지지는 않았지만, 뇌신경 세포의 전달 물질이 많아지거나 그 기능이 너무 활발해져서 발생한다. 유전, 호르몬 변화, 환경적인 요인에 의한 스트레스도 원인이 될 수 있다. 성격적으로는 활동적이고, 다혈질적인 사람에게 많이 생긴다. 우울증과 교대로 나타나는 경우도 있다.

mutism /mjú:tizəm/ 함구증, 무언증 /함구증, 무언증, 벙어리, 함묵증

함구증, 무언증 | mutism

입을 다물고 말을 하지 않거나 말을 할 수 없는 상태. 주로 정신과적 질병이나, 혹은 중추신경계 손상환자에서 볼 수 있다.

narcissism /ná:rsisizəm/ 자기애 /자기애

자기애 | narcissism

물에 비친 자신의 모습에 반하여 수선화가 된 그리스신화의 미소년 나르키소스에서 유래한 말로, 너무나 자기만을 믿고 사랑하는 정신상태를 말한다. 다음의 의미로 쓰인다. ① 자기의 가치를 높이고 싶은 욕망에서 생기는, 자기에 대한 사랑. ② 리비도가 자기 자신을 향하여 발산되는 사랑. 일반적으로 발달 과정에서 이러한 시기를 거치나, 이 시기가 지속되거나, 일단 발달한 후에 퇴행하여 이 시기를 재현하기도 한다.

obsession /əbséʃən/ 강박사고 /강박사고, 강박(관념)

강박사고 | obsession

마음속에서 떨쳐 버리려 해도 떠나지 아니하는 억눌린 생각. 즉, 병적으로 정신을 지배하는 관념에 선점된 것으로서 항상 불합리한 행동을 암시한다.

paranoia /pærənɔ́iə/ 편집병, 편집장애 /집착증, 편집증, 파라노이아

편집병, 편집장애 | paranoia

체계적이고 지속적인 망상을 나타내는 병적 상태. 환각, 특히 환청은 나타나지 않고, 중년 이후에 서서히 증세가 나타나며 남성에게 많다. 인격붕괴는 일어나지 않지만 논리적 · 체계적인 망상이 서서히 형성된다. 일반적으로 자아감정이 고양되어 지속적인 강도나 자극성을 나타낸다.

진단 용어

정서장애

우울(증) | depression

우울한 기분에 빠져 의욕을 상실한 채 무능감 · 고립감 · 허무감 · 죄책감 · 자살충동 등에 사로잡히는 일종의 정신증세. 임상적으로 가장 흔한 정신장애 중 하나로 남자의 2~3%, 여자의 5~9%에서 우울증이 생기며, 평생 동안 남자의 10%, 여자의 23% 정도에서 이 병이 생긴다고 한다.

depression /dipréʃən/ 우울(증), 억제, 내림, 오목, 함몰 /우울(증), 내림, 오목, 함몰, 억울증, 함요, 강압, 탈압, 하전, 억제

조울정신병 | manic-depressive psychosis

원래 양극의 감정성 정신병으로 정서불안정, 심한 기분의 변동 및 재발의 경향을 주된 특징으로 하는 정신장애 또는 정신병이다. 조증기에서는 환자는 과도로 의기왕성하며, 과노로 활동적이다. 울병기에서는 억울한 기분과 불안이 있으며, 또한 혼미에 이를 것 같은 신체적 완만화에 빠진다. 이 질환의 순환형에서 환자는 적어도 한 번씩의 조증기와 울병기를 가진다.

manic-depressive psychosis /mǽnik-diprésiv saikóusis/ 조울정신병, 들뜸우울정신병 /조울정신병, 들뜸우울정신병, (정신)조울병

갱년기멜랑콜리아 | involutional melancholia

초로기에 볼 수 있는 정신병. 보통의 우울증보다 불안이나 고민이 심하여 침착성이 떨어지며 초조와 흥분의 정도가 강하다. 갱년기에 호발하는 우울증으로 여성에서는 40대 후반, 남성에서는 50대 후반에 나타난다. 강박적인 성격의 소유자에서 발생하기 쉬우며, 전형적인 우울증에서 보이는 비애, 침울보다는 고민, 불안의 색채가 강하고 침착하지 못하며 초조, 흥분이 두드러지게 나타난다. 자살의 위험이 특히 많은 우울증으로서 전기 치료에 효과가 좋은 편이다.

involutional melancholia /ìnvəljúːʃənəl mèlənkóuliə/ 갱년기멜랑콜리아 /갱년기우울병, 퇴행기우울증, 갱년기우울증

정동장애 | affective disorder

기분이 너무 좋거나 우울한 것을 주증상으로 하는 정신장애. 기분이 너무 좋거나 우울한 증상은 보이며 감정에 기본적인 장애가 있다.이러한 기분 변화는 외부적인 자극 없이도 일어나며, 한 가지 형태로만 오는 경우를 단극성장애라고 하고, 두 가지가 번갈아 오는 것을 양극성장애라고 한다.

affective disorder /əféktiv disɔ́ːrdər/ 정동장애 /정동장애

불안장애

공포증 | phobia

어떤 특정한 대상에 대한 사실무근한 위험을 느껴 두려워하는 것. 세균, 암, 특정한 짐승 등 구체적인 대상과 좁은 공간, 군중, 광장, 높은 곳 등 특정한 상황이 주로 많은 공포의 대상이다.

phobia /fóubiə/ 공포증 /공포(증), 공포병

agoraphobia /ægərəfóubiə/
광장공포증 /광장공포(증)

광장공포증 | agoraphobia
넓은 장소에 혼자 있을 때 까닭 없이 두려움을 느끼는 증상. 광장이나 넓은 통로에 나가거나 그런 장소에 있게 되는 것을 두려워하는 신경증의 하나이다.

social phobia /sóuʃəl fóubiə/
사회공포증

사회공포증 | social phobia
당황해 하거나 창피를 당하게 될 것이라는 어떤 사회적 상황에 대한 비정상적 두려움.

acrophobia /ækroufóubiə/
고소공포증 /고소공포증, 높은곳공포증

고소공포증 | acrophobia
높은 곳을 병적으로 무서워하는 것. 높은 곳에 있으면 꼭 떨어질 것만 같은 생각이 들어 두려워하는 병. 신경증의 한 유형이다.

claustrophobia /klɔ̀:strəfóubiə/
폐소공포증 /밀폐공포(증), 폐쇄공포, 밀실공포증

폐소공포증 | claustrophobia
닫혀 있는 장소에 가두어지는 것에 대한 병적 공포.

anxiety disorder /æŋzáiəti disɔ́:rdər/ 불안장애 /불안장애

불안장애 | anxiety disorder
불안과 회피행동이 지배적인 정신장애. 광장공포증, 사회공포증, 고소공포증, 밀폐공포증, 동물공포증, 공황장애 등이 속한다.

panic disorder /pǽnik disɔ́:rdər/
공황장애 /공황장애, 공황병

공황장애 | panic disorder
반복되는 공황발작과 신경과민을 나타내는 경우를 말함. 공황발작은 단독으로 일어나기보다는 오랜 긴장상태에서 주기적으로 일어나는 현상으로 보인다. 공황발작의 증상은 급격한 자율신경자극증상으로 호흡곤란, 두근거림, 가슴동통, 흉부압박감, 질식감, 어지럼증, 불안정한 느낌 등이다. 대개 갑자기 일어나 수분동안 지속했다가 소실되는 것이 보통이다. 드물게는 수시간 지속되기도 한다. 공황발작은 주기적으로 반복되면서 만성화하는 경향이 있다.

obsessive-compulsive disorder /əbsésiv-kəmpʌ́lsiv disɔ́:rdər/
강박장애, 강박병 /강박장애, 강박병

강박장애, 강박병 | obsessive-compulsive disorder
반복되는 사고에 따라 반복적인 행동을 하는 것. 이때 반복적인 사고는 이론적으로 이해되지 않는 경우가 많고, 본인도 이런 사고가 이해되지 않는다는 사실을 알고 고치려고 하지만 잘 되지 않는다. 또한 계속적으로 이런 사고에 따른 반복적인 행동을 하며, 이런 행동을 수행치 않을 시, 본인의 의지와 무관하게 몹시 불안하고 초조하다.

post-traumatic stress disorder /pòust-trɔ:mǽtik stres disɔ́:rdər/
심적외상후스트레스장애, 외상후스트레스장애

외상후스트레스장애 | post-traumatic stress disorder
정상적인 인간의 경험범주를 벗어나는 충격적 외상, 예를 들어 강간이나 폭행, 전쟁에서 격전 또는 폭격, 천재나 끔찍한 사고, 고문 등의 사건이 원인이 되어 생기는 정신장애이다.

신체장애

신경쇠약 | neurasthenia

내외의 자극에 대하여 보통 사람과 달리 과민하게 반응하여 초조해지기 쉽고, 피로해지기 쉬운 증후군.

neurasthenia /nùrəsθíːniə/ 신경쇠약

전환장애 | conversion disorder

내부의 갈등에 대한 무의식적 방어기전으로 내부의 갈등을 특정한 신체의 증상으로 변환하여 나타나는 것을 말한다. 이 전환으로 인한 증상을 주로 나타내는 정신병을 전환장애라고 한다. 전환으로 인한 증상으로 대표적인 것으로는 마비, 경련, 의식장애 등이다.

conversion disorder /kənvə́ːrʃən disɔ́ːrdər/ 전환장애 /전환장애, 전환병

건강염려증 | hypochondriasis

자신이 어떤 질병에 걸려 있다는 확신을 가지며 두려움을 수반하는 상태. 대개는 그럴 만한 객관적인 증거가 없음에도 불구하고 계속 신체적인 검사를 받고 싶어 하고, 또 이 의사 저 의사를 찾아다닌다. 심리적인 불안이 육체적인 방상으로 바뀌어진 것으로 생각 할 수가 있다. 이런 건강염려증은 우울병환자에게 가장 흔히 보이는 증상으로 특히, 갱년기멜랑콜리아에서 가장 심하게 나타난다

hypochondriasis /hàipəkɔndráiəsis/ 건강염려증 /건강염려증, 침울(증), 히포콘드리(증), 심기증

신체형장애 | somatoform disorder

신체질환을 나타내는 신체증상을 호소하지만, 실제는 신체질환이 없고 오히려 심리적 갈등에 의해 야기되었다고 판단되는 일련의 정신장애를 말한다. 이들은 꾀병과는 달리 신체증상을 의도적으로 나타내는 것이 아니라 자신의 의도와는 달리 무의식적 과정을 거쳐 증상을 나타내는 것이 특징이다.

somatoform disorder /soumǽtəfɔːrm disɔ́ːrdər/ 신체형장애 /신체형장애, 신체형병

정신신체장애 | psychosomatic disorder

감정적(정서적) 요소가 주요 병인적 역할을 한다고 믿어지는 신체증상이나 생리변화를 특징으로 하는 정신장애의 1군.

psychosomatic disorder /sàikousoumǽtik disɔ́ːrdər/ 정신신체장애 /정신신체병, 정신신체장애

신경성식욕부진 | anorexia nervosa

먹는 것을 거부하거나 두려워하는 병적 증상. 생명을 위협할 정도의 극단적인 체중감소가 특징이다. 사춘기의 미혼여성이 심한 살빼기(30 kg 정도거나 그 이하), 무월경, 무식욕(섭식거부)이 생겨 살이 마르고 있는데도 활발하게 활동함으로써 생긴다. 구역, 구토, 복부팽만감, 변비가 있고, 편식, 몰래먹음, 충동적 과식 등의 식사습관의 이상도 볼 수 있다.

anorexia nervosa /ænouréksiə nə́ːvəsə/ 신경성식욕부진 /신경성식욕부진, 신경성무식욕

bulimia /bju:límiə/ 폭식증 /폭식(증), 병적기아, 대식증, 병적과식욕, 식욕과항진

폭식증 | bulimia

식욕이 병적으로 높아져서 음식을 아무리 먹어도 배부르지 아니하여 지나치게 많이 먹는 증상. 주로 여성에게 일어나며 사춘기나 성인 초기에 발병하는 정신장애로서, 복통, 수면, 자발성 구토가 일어날 때까지 많은 양의 식사를 하는 것이다.

■ 해리장애

psychogenic amnesia /sàikədʒénik æmní:ziə/ 정신성기억상실 /정신성기억상실

정신성기억상실 | psychogenic amnesia

뇌의 기질적인 병변이 없이 심리적인 원인에 의한 기억상실. 대개 심한 스트레스나 내부적 갈등 후에 온다. 예후는 좋아서 거의 대부분 기억을 되찾게 된다.

multiple personality /mʌ́ltipl pə̀:rsənǽliti/ 다중인격 /다중인격

다중인격 | multiple personality

해리성 정신장애의 하나로 나타난다. 한 사람이 여러 사람의 성격을 소유하고 있는 것으로 마치 '지킬박사와 하이드'와 같은 경우이다. 아마, 현재 자신의 처지에서 벗어나고 싶은 무의식적인 욕망에서 비롯되는 것으로 여겨진다. 해리성 정신장애는 어떤 내면의 갈등이나, 고통을 숨기거나, 감추기 위해서 나타나는 무의식적 작용으로, 주로 정신적 기억상실, 정신적 도주, 다중인격 등으로 나타난다.

■ 성장애

exhibitionism /èksibíʃənnìzəm/ 노출증 /성기노출증, 노출증

노출증 | exhibitionism

자기의 성기나 나체를 알지 못하는 사람에게 드러내 보임으로써 성적만족을 얻는 이상 성욕 증상인 성적 도착의 한 가지. 행위를 하며, 상대방을 놀라게 하고, 동요시키기는 하지만 노출 이상의 성적 행위를 하려고 하지는 않는다.

fetishism /fítiʃizəm/ 여성물건애, 물품음란증 /여성물건애, 물품음란증, 배물애, 절편음란증, 대물성색욕이상증

여성물건애, 물품음란증 | fetishism

성도착의 한 가지로 신체 일부인 털, 손, 발, 어깨, 입술 등이나 몸에 걸치는 장식품과 의류, 즉 양말, 내의, 손수건 또는 그 상징이 되는 모든 물품을 성애의 대상으로 삼는 것을 말한다.

pedophilia /pèdəfíliə/ 어린이성애증, 소아성애증 /어린이성애증, 소아성애증, 소아기호증, 소아애, 페도필리, 기아증, 기아성도착증

어린이성애증, 소아성애증 | pedophilia

사춘기 이전의 어린이들과 성적 접촉을 더 선호하거나 이에 대한 상상을 통해서만 성적 흥분이 일어나는 정신병. 환자의 대부분은 남성이지만 드물게는 여성도 있다.

성가학증, 성가학병 | sexual sadism

성적 대상에게 고통을 줌으로써 성적인 쾌감을 얻는 이상 성행위. 프랑스의 문학가 사드에서 유래된 명칭이며, 고통을 받음으로써 성적 쾌감을 얻게 되는 피학증과 대응된다. 프로이트는 모든 생리적 기능에는 가학증이 숨어 있으며 피학증은 자기 자신에게 향하는 가학증이라고 말했다. 때로는 성목표에만 한정시키지 않고, 공격적이며 고통을 주는 것에 쾌감을 느끼는 경향을 가리킬 때도 있다.

sexual sadism /sékʃuəl sǽdizəm/ 싱가학증, 싱가학병

성피학증 | sexual masochism

성 파트너로부터 괴로움을 당함으로써 성적 만족을 경험하는 증세.

sexual masochism /sékʃuəl mǽzəkizəm/ 성피학증 /성피학증, 성피학병

의상도착증 | transvestism

이성의 복장을 차려입고, 그 성의 한 사람이라고 받아들여지기를 갈망하는 것을 특징으로 하는 성적 이탈.

transvestism /trænsvéstizəm/ 의상도착증 /의상도착증, 이성복장착용증

관음증 | voyeurism

다른 사람의 성교 장면이나 성기를 몰래 반복적으로 보면서 성적인 만족을 느끼는 성도착증. 이 증세의 환자는 그 대상자와 성관계는 하지 않으면서 다른 사람의 나체나 성교 장면을 몰래 보면서 자위행위를 통하여 성욕을 해소하거나 후에 그 장면을 회상하면서 자위행위를 한다.

voyeurism /vwɑːjəːrizəm/ 관음증 /관음증, 절시증, 도시증, 시음증

1. 성전환증 2. 성전환 | transsexualism

자신의 성과 반대의 성을 가진 것으로 생각하거나 결정하고 그렇게 해동하는 병태.

transsexualism /trænssékʃuælizəm/ 1. 성전환증 2. 성전환 /성전환증

■ 성격장애

개인이 인격 안에 뿌리를 두고 생기는 정신장애로서 주관적 불안이나 고뇌가 거의 없는 것. 누구에게나 이런 인격들의 특징이 나타날 수 있으나, 이런 성격들에 의해서 사회생활이나, 혹은 가족생활에 지장을 줄 정도의 인격이상이 나타날 때에 성격장애라고 한다.

분열성격 | schizoid personality

겁이 많고 자아의식이 강하며, 내성적이고 고독하며, 친밀한 인간관계를 맺지 못하는 성격장애로서, 흔히는 야심적이고 세밀하며 완벽한 성격을 소유한다.

schizoid personality /skítsɔid pəːrsənǽliti/ 분열성격 /분열(성)인격

paranoid personality /pǽrənɔ̀id pə̀:rsənǽliti/ 편집성격 /편집(성)인격, 편집성성격

편집성격 | paranoid personality

과민, 강직, 불필요한 의심, 질투, 시기 및 자기위주이고 남을 비방하며 책임을 전가시키는 것을 특징으로 하는 인격의 장애.

hysterical personality /histérikəl pə̀:rsənǽliti/ 히스테리인격

히스테리인격 | hysterical personality

감정의 동요가 격하고 암시에 걸리기 쉬우며, 충동적이고 과시적이고, 자기몰두적인 것을 특징으로 하는 성격.

antisocial personality /æ̀ntaisóuʃəl pə̀:rsənǽliti/ 반사회성격 /반사회인격

반사회성격 | antisocial personality

사회생활을 하는 데 있어서 기본적인 결함을 가진 성격장애. 반복적으로 다른 사람의 권리를 침해하는 행동을 일삼으며, 집단 또는 사회적 규범에 성실하지 못하고, 불안과 충동에 대한 인내심이 없다. 또한 책임감이 없고, 경험이나 벌을 받아도 배울 줄 모르며, 무감각하고 자신의 부당한 행동의 책임을 남에게 전가하거나 합리화하려고 한다.

passive aggressive personality /pǽsiv əgrésiv pə̀:rsənǽliti/ 수동공격성격 /수동공격인격

수동공격성격 | passive aggressive personality

공격성을 수동적으로 표현하는 인격의 장애로서 뾰로통하고, 고집쟁이며, 질질 끌고, 일을 수동적으로 방해하는 것을 특징으로 한다.

narcissistic personality /na:rsisístik pə̀:rsənǽliti/ 자기애성격 /자기애성인격

자기애성격 | narcissistic personality

환상이나 행동에 있어 과대적이고 사회적 감정이입이 결핍되어 있으면서 동시에 다른 사람들의 판단에 지나치게 예민하고 대인관계에서 착취적이며 권위 있는 칭호를 받기 원하고, 항상 남의 칭찬이 필요한 것이 특징적인 성격장애.

borderline personality disorder /bɔ́:rdərlàin pə̀:rsənǽliti disɔ́:rdər/ 경계성격장애 /경계인격장애, 준인격장애

경계성격장애 | borderline personality disorder

증상이 연속적인 정신병적도 아니면서 엄격하게 신경증도 아닌 정신질환. 충동성과 예측불가성, 불안정한 인간관계, 부적절하고 걷잡을 수 없는 노여움, 식별 혼동, 심한 감정 굴곡, 자해, 불안정한 직장이나 결혼생활, 만성 공복감, 지루함, 혼자 있지를 못함, 심하면 자살행위 등의 증상이 나타난다.

■ 기질성뇌증후군

delirium /dilíriəm/ 섬망 /섬망, 헛소리, 망상

섬망 | delirium

의식장애와 내적인 흥분의 표현으로 볼 수 있는 운동성 흥분을 나타내는 병적 정신상태. 경도 내지 중등도의 의식혼탁, 그리고 의식상태의 동요가 심하며, 내적 흥분의 표현으로 볼 수 있는 운동성 흥분을 동반한 병적 정신상태를 말한다.

떨림섬망, 진전섬망 | delirium tremens

만성 알코올중독성 정신병의 하나. 음주섬망이라고도 한다. 장기간에 걸쳐 대량음주를 계속한 뒤에 돌연 음주를 중단하면 출현하는 경우가 많고, 알코올 금단증후군에 포함된 병적 상태이다. 발생메커니즘은 정확히 밝혀져 있지 않지만, 혈중 알코올 농도가 어떤 이유로 갑자기 낮아졌을 때 생기며, 신진대사의 장애에 의한 것이라고 추측되고 있다.

delirium tremens /dilíriəm trímens/ 떨림섬망, 진전섬망 /진전섬망, 떨림헛소리, 진전망상

치매 | dementia

뇌의 기질적 장애에 의하여 후천적으로 일어나는 회복불능의 지능장애로서, 의식장애에 의한 것이 아닌 것을 말한다. 지능, 의지, 기억 등 정신적인 능력이 두드러지게 감퇴한 상태로서 정신박약과 같은 인지장애인데, 정신박약이 주로 지능발육이 지체되거나 정지된 것인 데 비하여 치매는 일단 발달된 지능이 대뇌의 병으로 인해 지속적으로 저하된 상태라는 점에서 구별된다.

dementia /diménʃiə/ 치매 /치매

조현형장애 | schizophreniform disorder

뇌의 기질적 장애 없이 사고, 정서, 지각 등 인격의 각 측면에서 와해를 일으키는 병. 현실로부터 이탈되어 혼란에 빠진 사고와 갈등의 내부세계로 들어가는 것이 특징이다. 직업, 사회관계, 그리고 자신을 돌봄과 같은 영역에서 이전 수준의 기능을 하지 못하고 정신황폐가 온다. 주 증상은 망상, 환각, 혼란형사고, 단조로운 정감 등이 있다.

schizophreniform disorder /skìzəfrénəfɔ̀:rm disɔ́:rdər/ 조현형장애 /정신분열형장애, 정신분열형병

편집장애 | paranoid disorder

지나친 편집적 증세로 인한 일종의 성격장애. 편집적 증세란 계속되는 타인에 대한 의심과 질투로 자신만의 독특한 의식세계를 이루고 있으며, 지나친 피해의식도 동반한다. 때로는 자기 주위의 사람에 대한 계속적인 고소, 고발로 나타날 수 있다.

paranoid disorder /pǽrənɔ̀id disɔ́:rdər/ 편집장애 /편집장애, 편집병

알코올중독 | alcoholism

지속적으로 그리고 많은 술을 마셔서 생기는 비정상적인 신체, 정신 상태. 급성중독과 만성중독이 있는데, 일반적으로는 장기간의 음주에 의한 만성중독으로 정신적·신체적인 장애를 남기는 것을 말한다. 증세는, 정신적으로는 이해나 판단능력이 약해지고 사고는 얕고 정리가 되지 않으며, 기억·기명의 능력도 저하된다. 신체적으로는 만성위염·말초혈관확장, 심장의 비대, 간·신장 장애, 다발신경염, 떨림, 평형장애 등의 여러 증세를 수반하는 경우가 많다.

alcoholism /ǽlkəhɔ:lizəm/ 알코올중독 /알코올중독(증)

■ 행동장애

주의력결핍장애 | attention deficit disorder

특정 DSM 영역에 해당하는 주의와 충동 조절의 이상으로, 아동기에 나타나고

attention deficit disorder /əténʃən défisit disɔ́:rdər/ 주의력결핍장애

가끔은 성년기까지 지속한다. 과다활동이 주된 형태일 수 있으나, 진단에 필수적이지는 않다.

attention deficit hyperactivity disorder /əténʃən défisit hàipərəktíviti disɔ́:rdər/ 주의력결핍과다활동장애

주의력결핍과다활동장애 | attention deficit hyperactivity disorder

7세 이전에 발생하는 논쟁이 많은 어린이 정신장애로서, 조바심을 내거나 머뭇거리며 가만히 앉아 있지 못하고 주의력이 산만하며, 자기차례 오는 것을 기다리기 어렵고, 질문을 하면 미처 질문이 끝나기도 전에 대답이 튀어나오는 것을 억제하지 못하고, 지시를 하면 이를 따르지 못하며, 말이 많은 것과 기타 파괴적 행동들이 그 특징이다. 경미뇌기능장애라고도 하는데, 이는 뇌의 손상이 이같은 증후나 신경학적 이상의 원인이 될 것이라는, 막연하고 증명되지 않은 추측에 근거를 두고 있다. 과잉행동반응, 운동기능항진반응 및 증후, 운동기능항진아동증후라고도 한다.

치료 용어

psychotherapy /sàikouθérəpi/ 정신요법 /정신요법, 정신치료, 심리요법

정신요법 | psychotherapy

약물에 의하지 아니하고 심리적인 기술로서 병을 치료하는 방법. 신경증 따위의 심리적 원인에 따른 병을 대상으로 최면 요법·정신분석·암시 따위의 방법을 쓴다. 넓은 뜻으로는 생리적·물리적 또는 화학적 방법이라도 이 목적을 위하여 쓰일 때는 정신요법이라고 하지만, 좁은 뜻으로는 심리적인 기법에 의하는 것을 가리킨다.

group therapy /gru:p θérəpi/ 집단치료

집단치료 | group therapy

많은 환자를 한꺼번에 치료하는 일. 많은 정신병 환자를 한데 모아 놓고 의사가 이야기하거나 서로 토론하도록 하는 정신요법 등이 있다.

group psychotherapy /gru:p sàikouθérəpi/ 집단정신요법 /집단정신요법, 집단정신치료

집단정신요법 | group psychotherapy

환자들의 집단 또는 환자를 포함한 관계자의 집단 또는 그 양방에 대해서 행하여지는 정신요법. 집단의 각 구성원 간의 상호작용을 이용하고 있다. 지도를 담당하는 치료자는 한 명으로, 정신과의사, 심리학자, 정신분석의사, 사회봉사자, 목사 등이 된다.

family therapy /fǽmili θérəpi/ 가족치료

가족치료 | family therapy

정신치료의 하나이고 정신적 또는 정서적으로 장애가 있는 개인에 대해서 그 문제발생의 원인을 역동적 가족관계에서 구하는 입장에서 개인을 포함한 가족 전체에 대해서 이루어지는 특수한 정신치료이고, 한 사람의 치료자 또는 복수의 치료자에 의해서 동시에 합동한 형태로 이루어지는 치료면접이다. 가족

이라는 소집단을 대상으로 하는 점에서 가족집단 정신치료라고도 한다.

인지운동치료 | cognitive therapeutic exercise

작업치료 방법 중 하나이고 인지과정(지각, 주의집중, 기억, 판단, 언어)의 활성화를 통한 기능적 신경재조직화를 함으로써 행동장애, 학습장애, 운동장애를 개선시키는 인지운동요법을 말한다.

cognitive therapeutic exercise /kágnitiv θèrəpjú:tik éksə:rsaiz/ 인지운동치료

최면요법 | hypnotherapy

최면의 특성을 이용한 심리 요법. 최면에 의한 의식의 변성 상태를 이용하여 증상을 없애거나 고통을 줄이려는 방법으로, 신경증 · 심신증 · 악습 등을 치료하는 데 쓴다. 최면에 의한 심리요법을 가리킨다.

hypnotherapy /hìpnouθérəpi/ 최면요법 /최면(술)요법

전기충격요법 | electroshock therapy

전류를 뇌에 적용하여 경련과 때때로 무의식을 유도하는 치료법. 주로 심한 우울증과 양극성장애의 우울기에 이용한다

electroshock therapy /iléktrouʃɑk θérəpi/ 전기충격요법

행동요법 | behavioral therapy

무의식적 사고나 감정보다 실제 행동양상에 중점을 두는 심리치료. 불안을 제거하고 두려움증을 치료하기 위하여 사용하는 훈련과 반복에 의한 행동양식의 변화와 반응.

behavioral therapy /bihéivjərəl θérəpi/ 행동요법 /행동요법

놀이요법 | play therapy

놀이를 통해 어린이가 직접 대화할 수 없는 갈등이나 느낌을 표현하도록 하는 치료법.

play therapy /plei θérəpi/ 놀이요법 /놀이요법, 놀이치료, 유희요법

약물요법 | drug therapy

병의 치료에 약물을 사용하는 방법을 말하는 것. 병을 일으키는 원인을 제거하는 원인요법과, 병의 증상을 경감시킬 목적으로 행하는 대증요법이 있다. 예를 들어 세균감염 시에 항생물질을 투여하거나, 약물중독 때 그 약물의 해독약을 투여하는 것은 원인요법이며, 열이나 통증에 대해 해열진통제를 투여하는 것은 대증요법이다. 호르몬 등이 부족한 경우에 보급하는 보충요법도 일종의 대증요법이다.

drug therapy /drʌg θérəpi/ 약물요법 /약물요법, 약물치료

1. 진정- 2. 진정제 | sedative

1. 활동성 및 흥분을 가라앉히는.

2. 신경을 가라앉히는 약물. 최번세의 바비탈산 유도체(펜토바비탈 등)나 항불안제인 벤조다이아제핀유도체(다이아제팜) 등의 중추억제제는 그 종류, 용량에 따라 중추억제작용의 정도가 다르다. 이들 중에서 보통 임상적으로 사용되는 양으로 진정효과를 나타내는 것을 편의적으로 진정제로 분류하고 있다.

sedative /sédətiv/ 1. 진정- 2. 진정제 /진정의, 진정제, 안정제

hallucinogen /həlú:sinədʒən/ 환각제 /환각제, 환각약

환각제 | hallucinogen

환각 작용을 일으키는 약. LSD, 대마초 등이 있다.

hypnotic /hipnátik/ 1. 수면- 2. 수면제 3. 최면- /수면제, 최면약(제), 최면성의

1. 수면– 2. 수면제 | hypnotic

1. 수면을 유발하는.
2. 정상적 수면과 비슷한 중추신경 억제상태를 일으켜서 불면증의 치료에 쓰이는 약물. 벤조디아제핀계, 바비탈산계, 비바비탈산계가 있다. 작용의 발현까지의 시간, 작용의 지속시간에 따라 취면제, 숙면제, 지속수면제로 나눌 수 있다.

neuroleptic /njù:rouléptik/ 신경이완제 /신경이완제, 신경이완약, 신경마비제, 신경마비성

신경이완제 | neuroleptic

조현병, 조울정신병, 중독정신병, 기질성정신병 등의 정신상태의 치료에 사용되며 환각망상이나 정신운동흥분에 특이적인 효과를 갖는 약물. 페노타이아진계(클로르프로마진, 풀페나진, 티오리다진), 부티로페논계(할로페리돌), 벤조아미드계(슬피리드) 등이 있다. 그 효과는 도파민 D2 수용체 차단작용과 강한 상관관계를 보인다. 페노타이아진류는 숨뇌의 화학수용기방아쇠대(CTZ)에 대한 약물의 작용을 차단함으로 약물에 의한 구역, 구토에 제토제로 사용된다.

antianxiety drug /æntiæŋzáiəti drʌg/ 항불안제, 불안치료제 /불안약, 항불안제

항불안제, 불안치료제 | antianxiety drug

스트레스나 불안, 긴장을 선택적으로 제거하거나 경감하는 약물이다. 신경증의 치료에 유효할 뿐 아니라 마취나 수술에 따른 불안과 긴장의 완화에 사용된다.

antidepressant /æntidiprésnt/ 1. 항우울- 2. 항우울제 /항우울제, 항우울(작용)의, 항우울약

1. 항우울– 2. 항우울제 | antidepressant

1. 기분의 침하를 주증상으로 하는 우울상태와 관계있는.
2. 우울병 치료에 사용되는 약물. 신경종말에서 아민수용을 저해하는 3환계 우울약(이미프라민), 단아민 산화효소 저해약(사프라딘), 4환계 우울약(마프로트린) 등이 있다.

약어		
AD	Alzheimer dementia Alzheimer disease	알츠하이머치매 알츠하이머병
ADHD	attention deficit hyperactivity disorder	주의력결핍과다활동장애
CA	career age	생활연령, 역연령(曆年齡)
CNS	central nervous system	중추신경계(통)
DT	delirium tremens	떨림섬망, 진전섬망
ECT	electroconvulsive therapy <treatment>	전기경련요법
EST	electroshock therapy <treatment>	전기충격요법
LSD	lysergic acid diethylamide	엘에스디
MA	mental age	정신연령

Chapter 16

영상의학
Radiology

영상의학 혹은 방사선과학이란 의료에 사용할 수 있는 각종 방사선을 이용하여 질병의 진단 및 치료와 그 질환의 병태생리 또는 생화학적 연구를 하는 학문이다. 이는 X선을 이용하는 분야와 방사성동위원소를 이용하는 핵의학 분야로 분류된다. X선을 이용한 질병의 진단은 X선이 신체 내의 조직 또는 이물 등에 의해 흡수 또는 산란되는 차에 의한 X선의 강도변화를 필름 또는 형광물질에 투영시켜 그 투과양상에 따라 판정하는 것으로, 특수검사 시는 조영제 · 형광판 · TV · 컴퓨터 또는 정전기 등을 이용하여 진단율을 높인다. 임상에서는 진단방사선과(학), 치료방사선, 핵의학으로 분류하기도 한다.

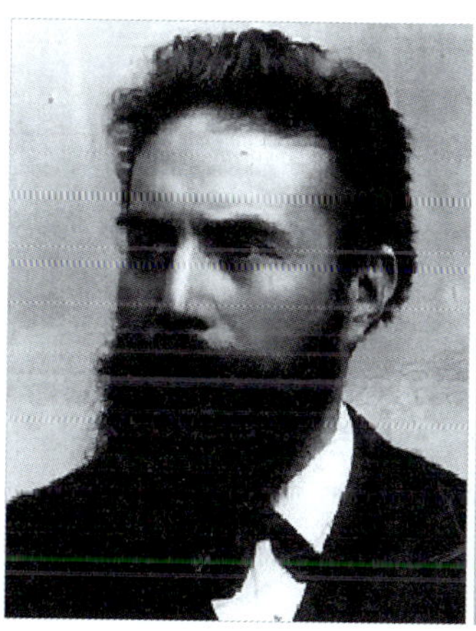

렌트겐

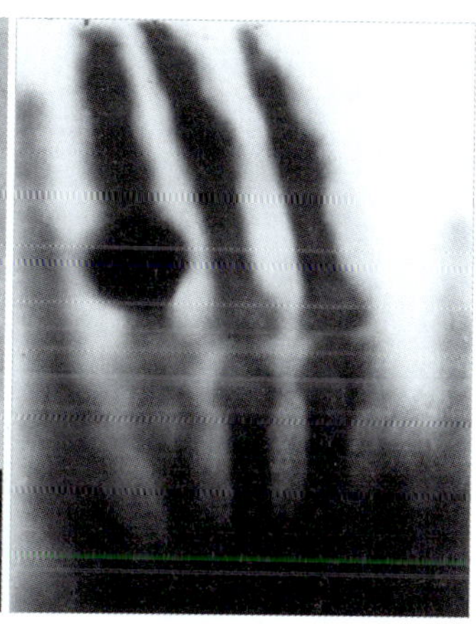

렌트겐 부인의 손

방사선의 발견과 발생

1895년 11월 8일 W.C Roentgen은 차폐된 음극관을 이용한 실험 중 형광작용이 미지의 광선에 의해 발생되는 것을 확인하고 이를 X선이라고 명명한 후 1895년 12월 8일 논문을 발표하였으며 이로 인하여 1901년 제1회 노벨물리학상을 수상하게 되었다.

의학용어 결합형

결합형 용어	뜻을 나타내는 용어	우리말 용어	예
brachy-	short, short distance	짧은, 단거리	brachytherapy 근접요법
echo-	a repeated sound	메아리	echocardiogram 심초음파영상, 심에코영상
fluor/o	luminous, fluorescence	빛나는, 형광의	fluorometry 형광측정
-gram	record	기록	discogram 추간판조영상
-graphy	process of recording	기록과정	duodenography 십이지장조영
intra-	within	내의	intraductal papilloma 관내유두종
-opaque	obscure	희미한	radioopaque material 방사선비투과물질
radi/o	radiation	방사, 복사	radiating pain 방사통(증) radiation oncology 방사선종양학 radioactive nuclide 방사능핵종
roentgen/o	x-rays	x-선	roentgenograph (방사선)영상
scintill/o	spark	섬광	scintillation counter 섬광계수기, 섬광측정기
son/o	sound	소리	sonicator 초음파파쇄기, 초음파발생장치
-therapy	treatment	치료, 요법	teletherapy 원격방사선치료
tom/o	to cut	자르다	tomography 단층촬영

영상의학 | radiology, roentgenology

의료에 사용할 수 있는 각종 방사선을 이용하여 질병의 진단 및 치료와 그 질환의 병태생리 또는 생화학적 연구를 하는 학문. 이는 X선을 이용하는 분야와 방사성동위원소를 이용하는 핵의학 분야로 분류된다. X선을 이용한 질병의 진단은 X선이 신체 내의 조직 또는 이물 등에 의해 흡수 또는 산란되는 차에 의한 X선의 강도변화를 필름 또는 형광물질에 투영시켜 그 투과양상에 따라 판정하는 것으로, 특수검사 시는 조영제 · 형광판 · TV · 컴퓨터 또는 정전기능을 이용하여 진단율을 높인다.

radiology, roentgenology /rèidiáləd3i, rèntgənáləd3i/ 영상의학 /영상의학, 방사선과학

중재방사선학 | interventional radiology

영상의학 영역에서 큰 변화의 하나는 초음파, CT, MRI 등 영상진단법의 급속한 발달이며, 다른 하나는 이들 진단법의 치료적 응용으로 중재방사선학이라고 불리는 새로운 영상의학의 한 분야인데, 의미는 방사선, CT, 초음파 등 영상장치의 유도하에 각종 비수술적 검사진단 및 치료를 행하는 것을 연구하는 학문이다.

interventional radiology /ìntərvénʃənəl rèidiáləd3i/ 중재방사선학

핵의학 | nuclear medicine

방사성을 띠는 핵물질을 이용하여 의학에 응용하는 학문. 대개 인체에 큰 해가 없는 방사능물질을 사용하며, 반감기가 짧아 사용 후에도 큰 해가 없다. 이런 핵의학적 물질을 이용한 핵의학적 진단의 가장 큰 장점은 생체 내에서 일어나는 그 기관의 실제적인 기능을 알아볼 수 있다는 데 있다. 흔히 접하는 X선을 이용한 진단방법은 단지 그 순간만의 영상을 접하여 실제로 보이는 부위가 얼마나 기능을 수행하는지 알 수 없는 단점이 있으나, 핵의학에서는 실제적인 기능의 정도에 따라 영상이 나오게 되므로 기능판별에 아주 유리하다.

nuclear medicine /njú:kliər médəsin/ 핵의학 /핵의학

방사선요법 | radiation therapy

X선, 감마선의 전자방사선이나 전자선, 양자선, 중성자선 등의 입자방사선을 이용해, 주로 악성종양 치료를 목적으로 하는 치료법이다. 암세포가 주위의

radiation therapy /reidiéiʃən θérəpi/ 방사선요법 /방사선치료, 방사선요법

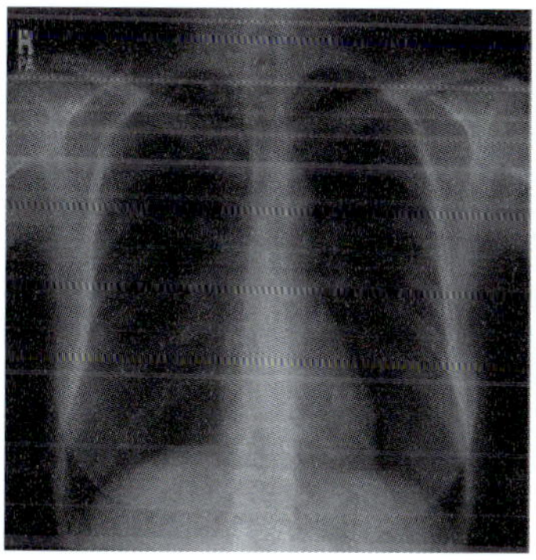

■ 영상의학

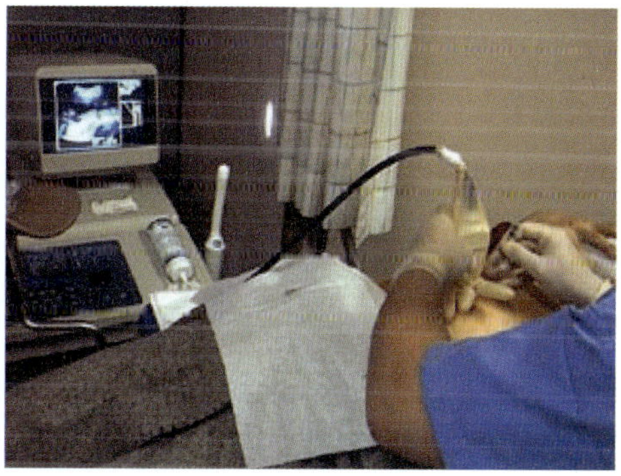

■ 중재방사선학 초음파 유도하에 미세침 삽입술

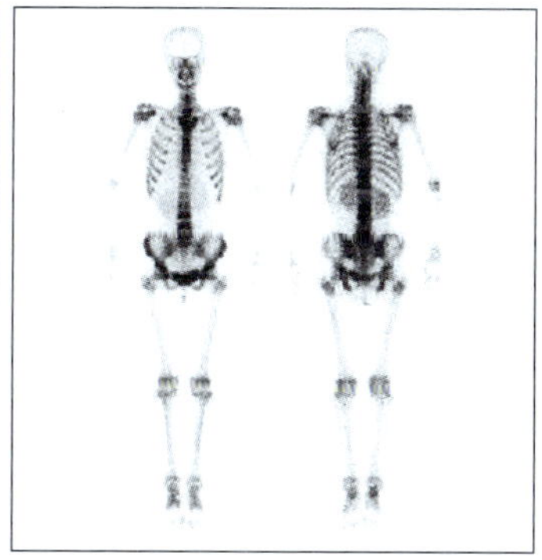

■ 핵의학

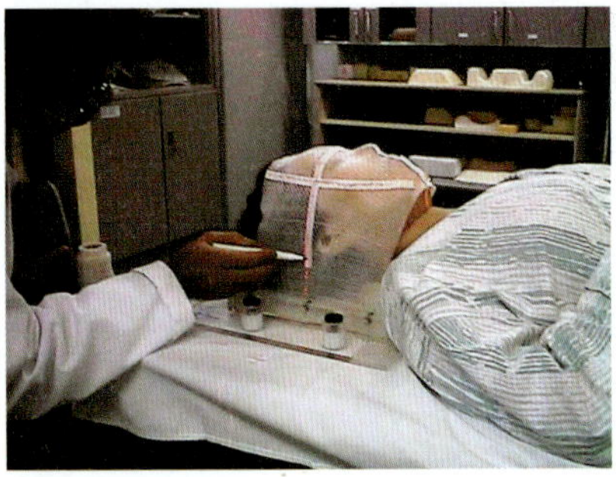

■ **방사선요법** 환자의 표면에 치료부위 표시

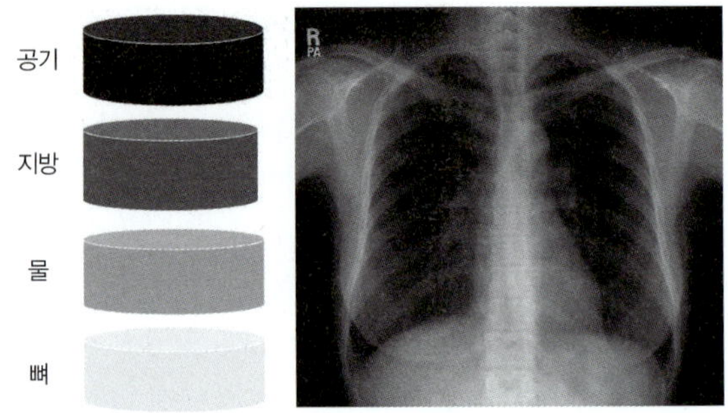

■ **방사선 투과 비투과**

정상세포보다도 방사선민감성이 높은 점을 이용하여, 정상세포의 손상을 가능한 한 최소로 억제하면서 암세포를 파괴한다. 사용되는 방사선에는 밀봉소선원에서 나오는 감마선, 직선가속기에서 얻어지는 고에너지 X선과 전자선, 텔레코발트장치에 의한 60 Co의 감마선과, 베타트론에 의한 전자선, 사이크로트론에서 얻어지는 양자선, 중성자선, 중입자선 등이 있다.

radiolucent /rèidioulú:snt/ 방사선투과- /방사선투과성의, 방사선이 투과하는 선투과성

방사선투과- | radiolucent

X선 같은 방사선이 자유롭게 투과할 수 있는 성질을 지칭하는 말로 인체에서는 공기로 가득 차 있는 폐가 대표적인 방사선 투과성 장기에 해당되는데 필름에는 검게 나타난다.

radiopaque /rèidioupéik/ 방사선비투과- /(방사선)비투과성

방사선비투과- | radiopaque

X선 같은 방사선을 어떤 물질에 쪼일 때, 자유롭게 투과되지 않고 흡수되어 필름에는 희게 나타나는 것. 인체에서는 뼈와 같이 치밀한 구조물이 방사선 불투과성물질에 해당된다. 이에 비해 공기가 차 있는 폐와 같은 구조물은 필름상에서 검게 나타나는데, 이것을 방사선투과성이라고 한다. 방사선투과성에 따라 인체의 조직을 나누면 다음과 같은 순서이다. 공기(검게) → 지방 → 물 → 뼈(희게 보인다).

invisibility /invìzəbíləti/ 비가시성

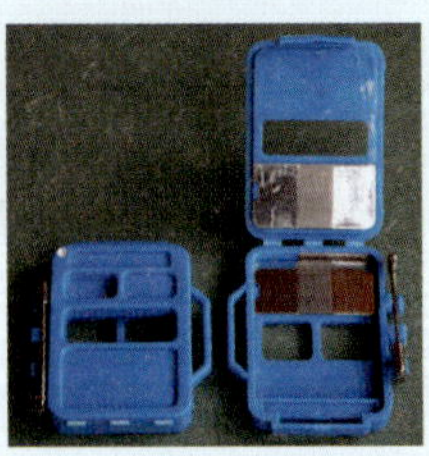

■ **비가시성** 필름 뱃지

비가시성 | invisibility

X선은 보거나 소리를 듣거나 만질 수 없으므로 X선 취급업무에 종사하는 사람은 반드시 방사선 노출 선량을 나타내주는 필름배지를 착용해야만 한다. X선이나 감마선에 조사된 필름배지는 방사선의 사진작용에 의해 검게 변하기 때문에 착용자의 조사선량을 알 수 있다.

travel in straight lines /trǽvəl streit lainz/ 직진성

직진성 | travel in straight lines

이 작용은 X선 영상을 선명하게 나타내주는 역할을 하며, 치료 시에 방사선이 치료부위에 정확히 도달할 수 있도록 해준다.

방사선산란성 | scattering of radiation

특히 밀도가 높은 물질에 도달하면 산란성은 커지고, 밀도가 낮은 물질에서는 산란성이 적어진다. 즉, 밀도가 큰 물질은 투과보다 산란, 흡수작용을 하기 때문이다. X-ray기계를 다루는 종사자(방사선사)들은 X선의 산란성에 의한 직업적 유해성을 주의해야 한다.

scattering of radiation /skǽtəriŋ reidiéiʃən/ 방사선산란성

이온화 | ionization

용액 중의 물질이 양이온이나 음이온으로 해리된 것. 예긴대 방사선이 물질 속을 통과할 때, 물질의 구성원자의 궤도전자에 에너지를 부여해 원자계 밖으로 방출하는 현상을 말한다.

ionization /àiənizéiʃən/ 이온화 /이온화

투시술 | fluoroscopy

형광경, 투시검사장치. X선에 의한 몸의 깊은 데 있는 구조의 검사.

fluoroscopy /flù:əráskəpi/ 투시술 /투시검사, (X선)투시(검사)

음영대조법 | contrast techniques

단순 X-ray 촬영 검사나 형광투시검사는 조직의 밀도 차이에 따라 음영이 다르게 나타난다. 그러나 복강 같은 신체 내부의 장기를 진단할 때 그 음영의 차이가 뚜렷이 나타나지 않으므로, 정확한 진단을 위해서 조영제를 사용한다.

contrast techniques /kəntrǽst tekníks/ 음영대조법

황산바륨 | barium sulfate

백색, 무취, 무미의 가루이며, 번쩍거리지 않는다. 소화관의 X선 촬영 시에 조영제로 사용한다. 분자식은 $BaSO_4$이다.

barium sulfate /béəriəm sʌ́lfeit/ 황산바륨 /바륨황산염

바륨섭취 | barium swallow

황산바륨을 입으로 마신 후 식도, 위, 십이지장을 촬영한다.

barium swallow /béəriəm swálou/ 바륨섭취

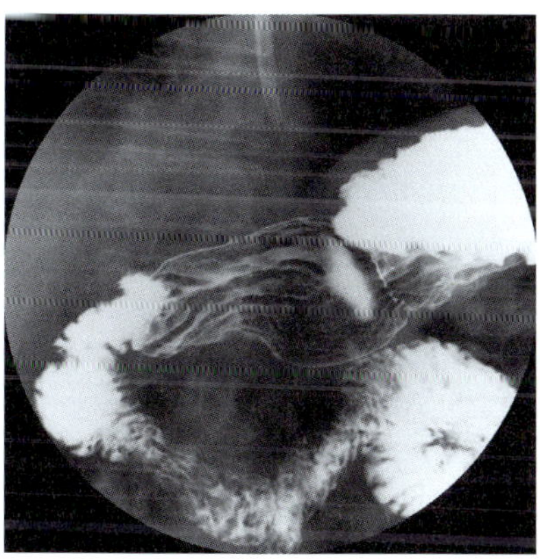

음영대조법 음영대조법을 이용한 위 검사

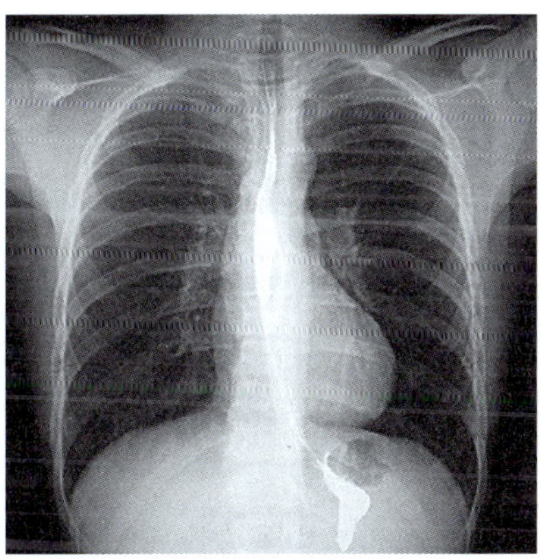

바륨섭취

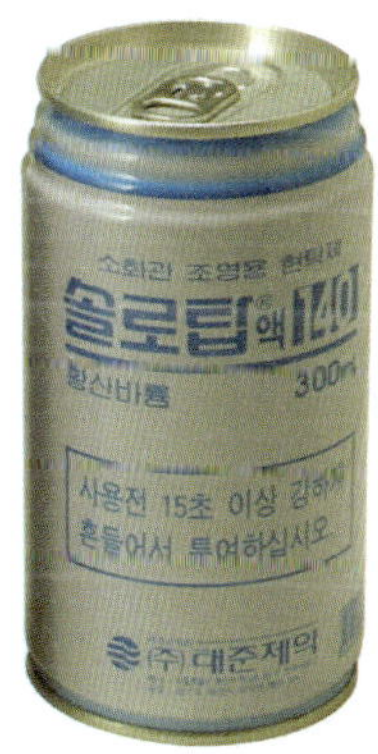

황산바륨 소화기기계 검사용 조영제

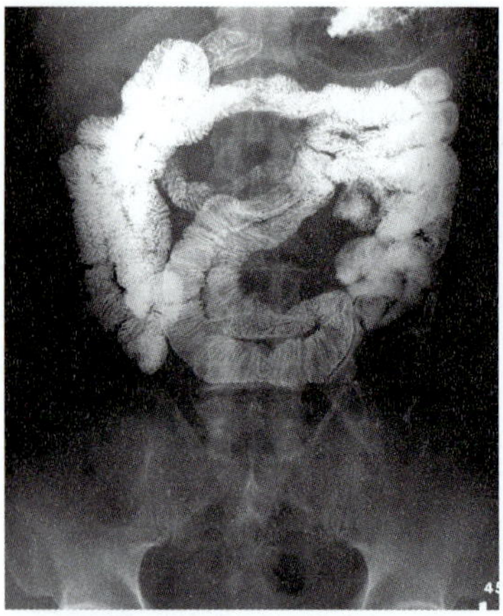
소장조영술

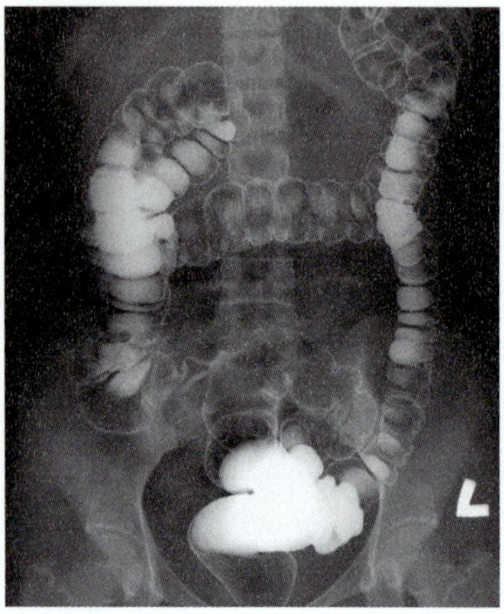
바륨관장

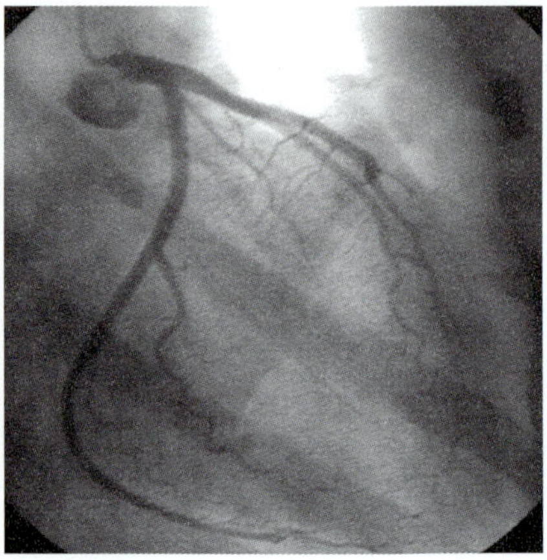
심혈관조영

small bowel series /smɔ:l báuəl síəri:z/ 소장조영술

barium enema /béəriəm énimə/ 바륨관장 /바륨관장

iodine compounds /áiədi:n kámpaundz/ 요오드제제의 조영제

angiocardiography /ændʒiouka:diágrəfi/ 심혈관조영 /심(장)혈관조영술〈법〉

arteriography /a:tirióugrəfi/ 동맥조영 /동맥조영술

venography /vinágrəfi/ 정맥조영 /정맥조영술

bronchography /braŋkágrəfi/ 기관지조영 /기관지조영술

소장조영술 | small bowel series

황산바륨이 소장을 통과하는 동안 즉, 바륨이 회맹부를 통과할 때까지 시간대별로 촬영하는 방법.

바륨관장 | barium enema

대장의 병터를 발견하기 위해서 항문으로 바륨을 집어넣고 촬영하는 X선 촬영 방법. 바륨이란 X선 촬영 시 희게 나오는 물질이며 이것으로 정상적으로 보이지 않는 대장의 구조를 볼 수가 있다.

요오드제제의 조영제 | iodine compounds

심혈관조영 | angiocardiography

혈관이나 심장 내에 조영제를 주입하여 시행하는 심장과 큰 혈관의 X선 촬영.

동맥조영 | arteriography

혈류에 조영제를 주입하고 X선 촬영을 하는 동맥촬영법. 혈관의 모양이나 주행을 조사하면 이것으로 동맥 자체의 병터뿐만 아니라 간접적으로 동맥 주변부 조직의 병터도 알 수 있다. 폐 · 다리 등의 동맥촬영과 특히 두개골 내 병터를 조사하는 경우 동맥촬영이 대단히 중요하다.

정맥조영 | venography

조영제를 사용하여 행하는 정맥의 X선 검사법.

기관지조영 | bronchography

기관지에 직접 조영제를 주입하여 모양이나 크기를 인지하는 조영법. 기관지 확장증, 기관지의 변형과 폐색 등 기관지 관련 질환을 진단할 때, 그리고 폐고

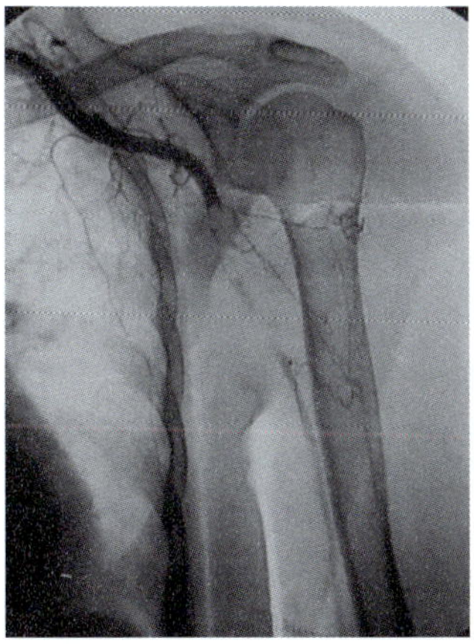

■ 동맥조영 겨드랑 동맥검사에서 혈전으로인한 폐쇄된 영상

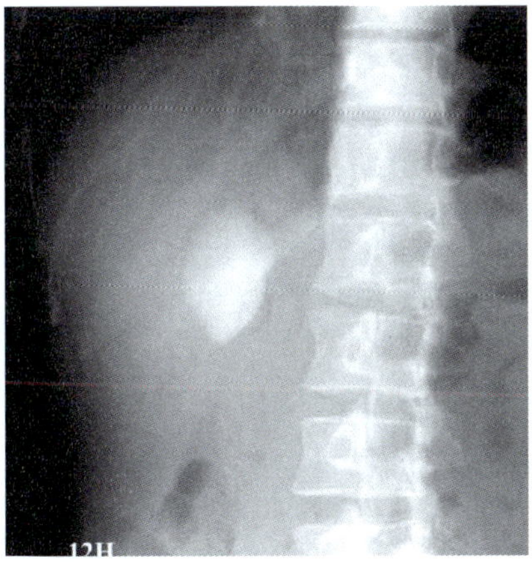

■ 담낭조영

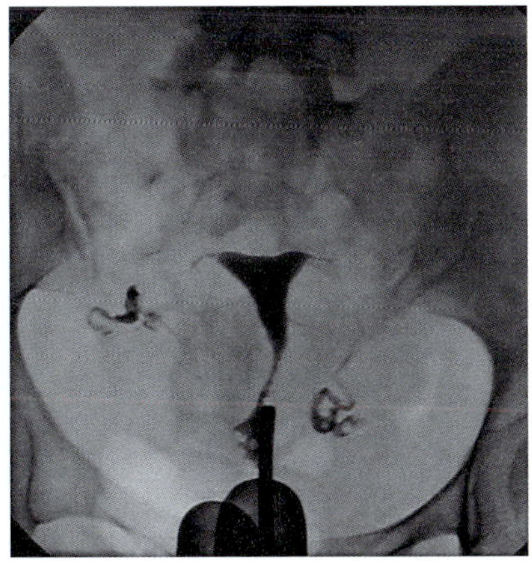

■ 자궁자궁관조영

늑심, 폐결핵과 폐임의 감별진단 등의 목적으로 검사한다.

담낭조영 | cholecystography
담즙을 일시 저장하고 농축, 배설하는 역할을 하는 주머니 모양의 구조물인 담낭의 병터나 변화를 알기 위해서 사용하는 특별한 방사선 촬영의 기술. 담낭은 단순한 X선 촬영으로는 보이지 않는다. 그래서 담낭에만 모이고 X선 촬영 시에 희게 나오는 물질을 입으로 먹이면 이 물질이 담낭에 모여 담낭을 채우므로 X선 촬영 시에 담낭의 모양을 알아볼 수가 있다.

cholecystography /kòlisistóugrəfi/ 담낭조영 /쓸개조영술, 담낭조영술

정맥담관조영 | intravenous cholangiography (IVC)
항상 간에서 흡수하여 담도계로만 배설이 되고, 또 X선 촬영 시에 희게 나오는 물질을 정맥을 통해 주사한다. 그러면 이 물질은 간에서 흡수되어 담도계로 배설이 되면서 담관을 채우게 된다. 이렇게 하여 X선 촬영을 하면 담관을 이 물질이 채우고 있으므로 담관이 X선 촬영을 통해서 보이게 된다. 이렇게 담관의 모양을 촬영하는 방법을 말한다.

intravenous cholangiography (IVC) /ìntrəví:nəs kəlǽndʒióugrəfi/ 정맥담관조영 /정맥쓸개관조영술, 경정맥담관조영술

자궁자궁관조영, 자궁난관조영 | hysterosalpingography
자궁강, 난관 및 골반강의 상태를 알아보기 위하여 실시하는 조영검사. 외자궁어귀에서 자궁강에 조영제를 주입한다. 자궁 및 난관의 형태이상을 초래하는 병(자궁근종, 자궁기형, 난소종양 등) 및 난관의 통기성 검사에 사용된다.

hysterosalpingography /hìstərousǽlpiŋgrəfi/ 자궁자궁관조영, 자궁난관조영 /자궁자궁관조영술, 자궁난관조영술, 자궁난관조영법

정맥신우조영상 | intravenous pyelography (IVP)
수용성 조영제를 정맥으로 주입한 다음 일정 시간 경과 후 신장을 통하여 요로로 배설될 때 촬영하여 요로를 조영시키는 것. 신장병의 기본적 검사로서 신장의 국소적 염증성 및 종양성 질환, 요로 혹은 신장의 결석, 선천성 기형 혹은 신장의

intravenous pyelography (IVP) /ìntrəví:nəs pàiəlágrəfi/ 정맥신우조영상 /정맥깔때기조영술, 정맥신우조영술

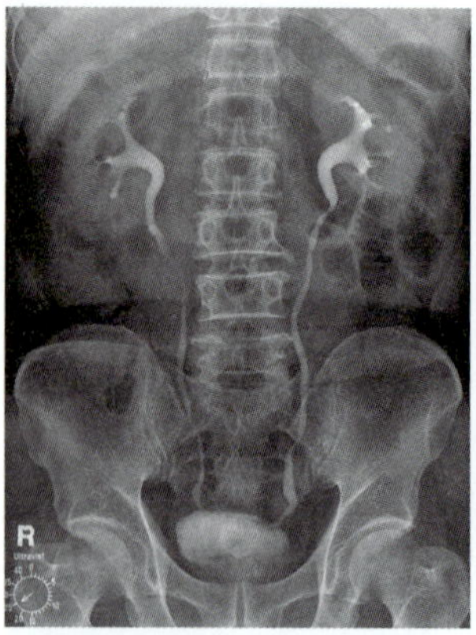

■ 정맥신우조영상

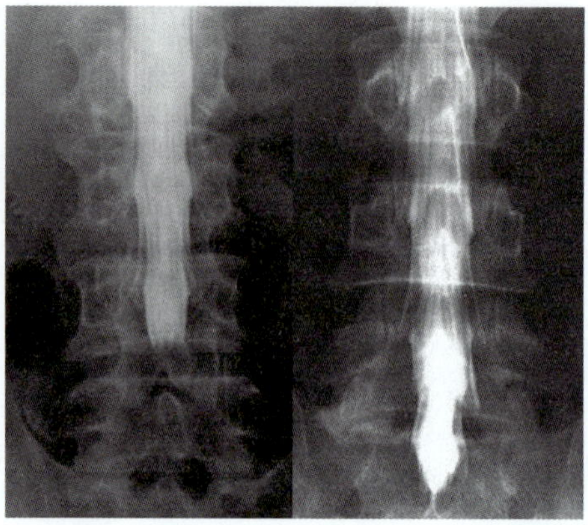

■ 척수조영

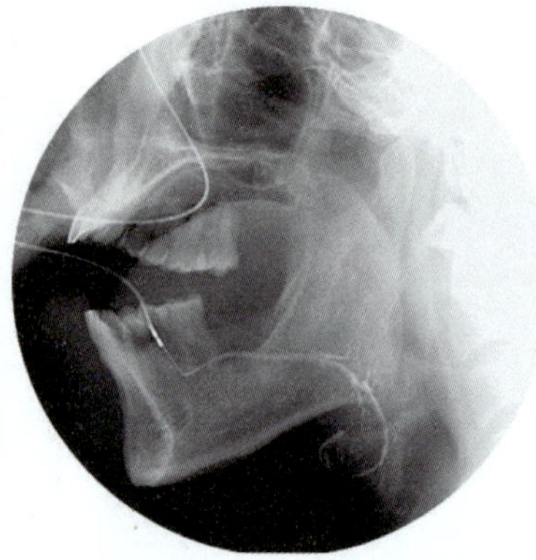

■ 침샘(관)조영

외상성 질환, 기타 신장 및 요로의 기능적 평가에 이용할 수 있다. 요오드 과민증, 간 및 신장의 복합 병, 핍뇨, 다발골수종이 있을 경우에는 시행하지 않는 것이 좋다.

retrograde pyelography (RP) /rétrougrèid pàiəlágrəfi/ 역행신우조영 /역방향깔때기조영술, 역방향신우조영술, 역행성신우조영술

lymphangiography /limfǽndʒiágrəfi/ 림프관조영 /림프관조영술

myelography /màiəlágrəfi/ 척수조영 /척수(강)조영술, 척수조영법

sialography /sàiəlágrəfi/ 침샘(관)조영 /침샘조영술, 타액선조영술

역행신우조영 | retrograde pyelography (RP)

요관을 통하여 신우에 조영제를 주입하여 행하는 신우촬영법.

림프관조영 | lymphangiography

림프관에 조영제를 주입하여 하지에 분포된 림프관을 X선으로 검사하는 방법.

척수조영 | myelography

척수조영상을 형성하는 그 기술(방법)을 말함.

침샘(관)조영 | sialography

X선 조사에 비투과성인 물질을 주사해서 침샘관을 X선 촬영하는 방법.

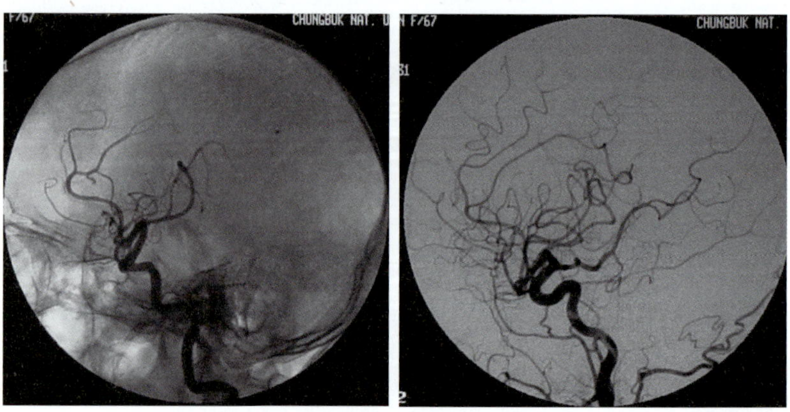

■ 디지털감산혈관조영 전과 후

디지털감산혈관조영 | **digital subtraction angiography (DSA)**

먼저 혈관 조영할 부분을 단순촬영하고 다음에 혈관 조영을 하여 두 가지 촬영의 정보를 컴퓨터에 입력시켜서 두 번째 촬영의 정보에서 첫 번째 촬영의 정보를 빼면 혈관만 깨끗이 조영되는데 이렇게 하여 혈관부분의 영상을 더욱더 선명히 얻는 것을 말한다.

digital subtraction angiography (DSA) /dìdʒitǽl səbtrǽkʃən ændʒióugrəfi/ 디지털감산혈관조영 /디지털감산혈관조영술

공기와 가스 등 음성조영제를 이용하는 조영술

공기뇌조영 | **pneumoencephalography**

뇌척수액을 뽑은 뒤, 공기나 산소 또는 헬륨을 넣어 뇌의 액체 함유 부분(뇌척수액이 흐르는 부분, 주로 뇌실)을 촬영하는 방법. 최근에는 MRI의 발달로 잘 사용하지 않는다. 환자의 고통이 크고, 명확한 영상을 얻기 힘들다.

pneumoencephalography /njùməensèfəlágrəfi/ 공기뇌조영 /공기뇌조영술, 기(체)뇌조영술, 기뇌법

관절조영 | **arthrography**

관절의 세부적인 구조를 보기 위해서 관절 속에다 X선 촬영하면 보이는 물질(조영제)를 넣어서 X선 촬영을 하여 관절의 구조를 알 수 있게 하는 X선 촬영 방법.

arthrography /ɑ:θrɔ́grəfi/ 관절조영 /관절조영술

입체촬영법

단층촬영 | **tomography**

피사체의 한 단면을 영상으로서 묘사하기 위한 촬영법. 보통의 X선상은 한 방향에서의 투영상이며, X선 통과 방향에 따라 중첩상이 되기 때문에, 입체구조를 직접 나타내는 것은 불가능하다. 단층촬영에서는 피사체, 관구, 필름 중 어느 두 가지를 움직이게 함으로써, 필름상에 피사체의 필요한 단면만을 움직임이 없는 상으로서 묘사하며, 다른 단면은 흐릿하게 한다.

tomography /təmágrəfi/ 단층촬영 /단층촬영술, 단층조영술

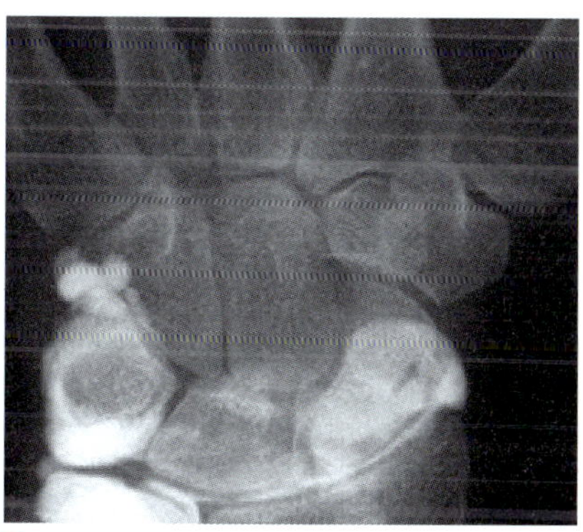

■ 관절조영 손목뼈 관절안 조영술

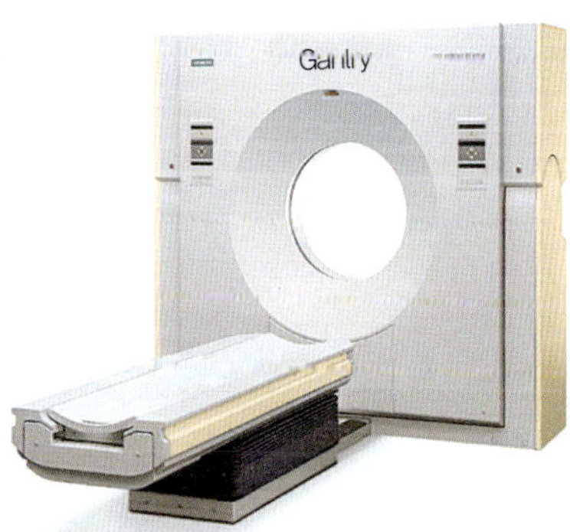

■ 컴퓨터단층촬영기

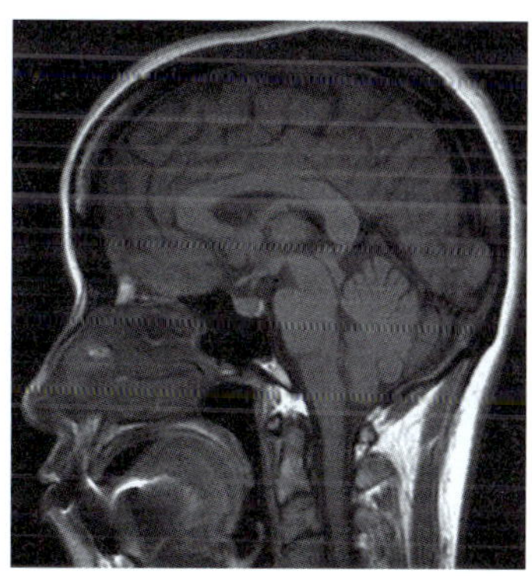

■ 자기공명영상

computed tomography (CT) /kəmpjú:tid təmágrəfi/ 컴퓨터단층촬영 /전산단층촬영술, 컴퓨터단층촬영술

컴퓨터단층촬영 | computed tomography (CT)

폭이 좁은 X선을 이용하여 인체의 주위를 360도 돌아가면서 투사하여 여기서 나온 정보를 검출기가 모아서 컴퓨터로 계산을 하여 인체의 단면 영상을 보여주는 촬영법. 이것은 1967년 영국 전자공학자인 Godfrey Hounsfield에 의하여 발전된 기계로서, 혁명적 진단의학을 이룩한 기계이다. 흔히 CT로 표시한다.

magnetic resonance imaging (MRI), /mægnétik rézənəns ímædʒiŋ/ 자기공명영상 /자기공명영상

자기공명영상 | magnetic resonance imaging (MRI)

핵자기공명영상을 이용해서 생체의 장기 · 조직이나 병변을 단층상 등의 화상으로 표시하여 질병을 진단하기 위한 화상검사법. 생체구성원소 가운데 핵자기공명현상에 의해 비교적 강한 핵자기공명신호를 방출하는 것이 수소원자핵이다. 그래서 0.02~3.0 T (테슬라)의 균일한 정자장 가운데 환자를 위치하고 경사자장을 걸어서 병터부위를 중심으로 RF (고주파) 펄스를 보내서 생체조직에서 발생하는 핵자기공명신호의 투영데이터를 여러 각도에서 수집하여 이것을 컴퓨터로 화상을 재구성해서 단층상을 얻는다. 흔히 MRI로 표시한다.

nuclear magnetic resonance (NMR) /njú:kliər mægnétik rézənəns/ 핵자기공명 /자기공명영상

핵자기공명 | nuclear magnetic resonance (NMR)

수소원자핵의 자기공명현상에 수반한 정보로부터 프로톤밀도화상이나 T1강조화상, T2강조화상, MR혈관조영술 등의 화상을 얻어서 진단에 이용하고 있다.

핵의학

radioactivity /rèidiouæktíviti/ 방사능 /방사능

방사능 | radioactivity

핵붕괴의 결과, 라듐, 우라늄, 토륨 따위 원소의 원자핵이 붕괴하면서 자발적으로 입자성 또는 전자기방사선을 방출하는 성질. 원소기호 83번 이상인 모든 원소의 자연적 특징이며, 또한 다른 모든 원소들도 방사능을 가지도록 유도하는 것이 가능하다. 이런 성질을 이용하여, 여러 가지 치료 및 진단에 쓰인다. 일반적으로는 방사성동위원소가 a선, b선 혹은 g선을 방출하는 성질을 말한다.

radionuclide /rèidiounjúklaid/ 방사성핵종 /방사선핵종, 방사성핵종, 방사핵(종)

방사성핵종 | radionuclide

원자핵의 종류를 핵종이라고 하며, 이 중에서 방사선을 방출하는 것을 말한다. 60 Co, 90 Sr, 99m Tc와 같이 적는다. 용어의 사용법상 방사성동위원소와 혼동이 일어나는데, 보통은 같은 의미로 사용되고 있다. 정확하게 말해 123 I, 131 I는 모두 옥소의 방사성동위원소이지만, 131 I, 99m Tc는 각각 방사선 핵종이다.

bone scan /boun skæn/ 뼈스캔 /뼈스캔

뼈스캔 | bone scan

인(P)과 99m Tc으로 표지시킨 약물을 정맥주사하고, 2~3시간이 지난 후 감마카메라로 촬영한다. 주로 골격에 흡수율이 높기 때문에, 골격에 악성전이가

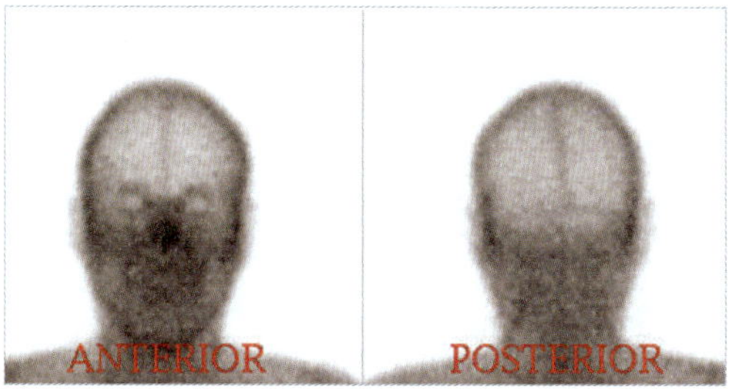

■ 뇌스캔

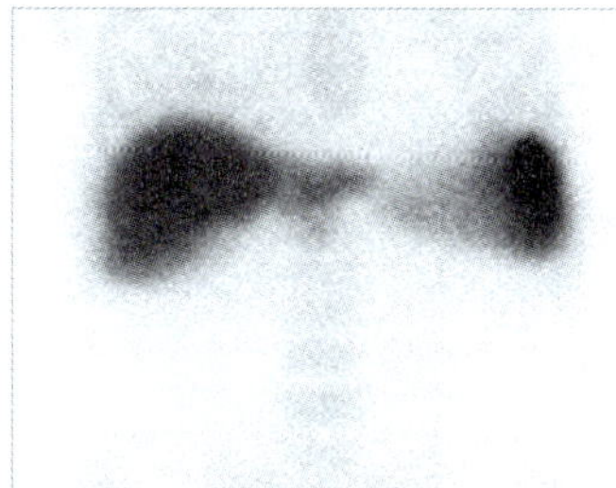
■ 간-비장스캔

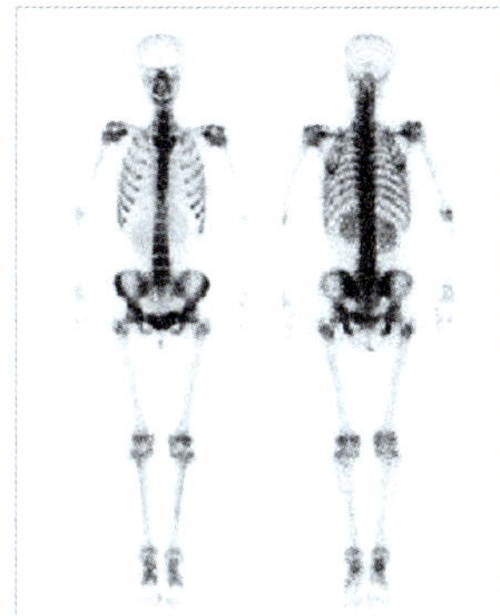
■ 뼈스캔

있을 때 유용한 진단 방법이다.

뇌스캔 | brain scan

두개 내 덩어리, 경색, 종양, 손상 부위를 확인하기 위해 방사성동위원소 영상 기술을 적용하는 진단적 절차. 방사성동위원소는 정맥 내로 투여된 후 뇌로 순환하고 비정상적인 조직에 축적된다. 방사성동위원소는 스캐너나 신틸레이터에 의해 추적, 촬영되며 비정상적인 부분의 크기나 위치가 결정된다.

brain scan /brein skæn/ 뇌스캔 /뇌주사, 뇌스캔

간-비장스캔 | liver-spleen scan

간의 쿠퍼 세포를 쉽게 포착하거나 추적할 수 있는 방사능물질을 정맥 내로 주입해 간의 크기, 모양과 밀도를 알아내는 비침습적인 기술. 복합 물질에 의해 배출되는 방사성은 방사성 탐지기에 의해 기록되며, 번쩍이는 섬광카메라 방사선필름을 사용해 촬영할 수 있다. 간동위원소검사는 농양이나 종양과 같은 3차원 병변을 진단하는 데 가장 유용하다.

liver-spleen scan /lívər spli:n skæn/ 간-비장스캔

방사성아이오딘섭취율 [동]방사성요오드섭취율 | radioactive iodine uptake

요오드의 방사성동위원소(보통 123 I)를 정맥 내 주입하여 갑상샘에서 섭취되는 정도를 정량하는 방법. 정상적으로 갑상샘은 요오드를 흡수한 뒤, 이를 바꾸어 갑상샘호르몬을 생성하는데, 이것을 이용하여 갑상샘호르몬 생성 활동을 파악하는 좋은 방법으로 사용된다.

radioactive iodine uptake /rèidiouǽktiv áiədi:n ʌ́pteik/ 방사성아이오딘섭취율 [동]방사성요오드섭취율 /방사성요오드섭취율

갑상샘 섭취율 검사(Uptake)

$$\text{섭취율(\%)} = \frac{\text{갑상샘방사능계수(neck cpm)} - \text{배후방사능(cpm)}}{\text{투여방사능계수(cpm)} - \text{배후방사능(cpm)}} \times 100$$

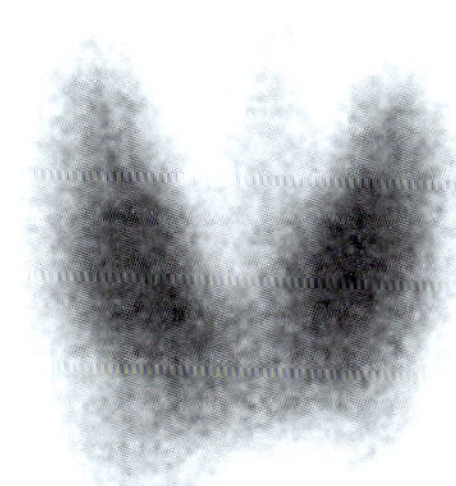
■ 갑상샘스캔

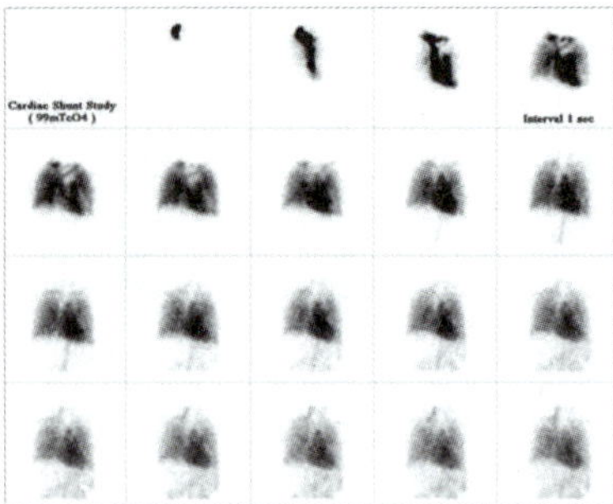

■ 심혈관계스캔

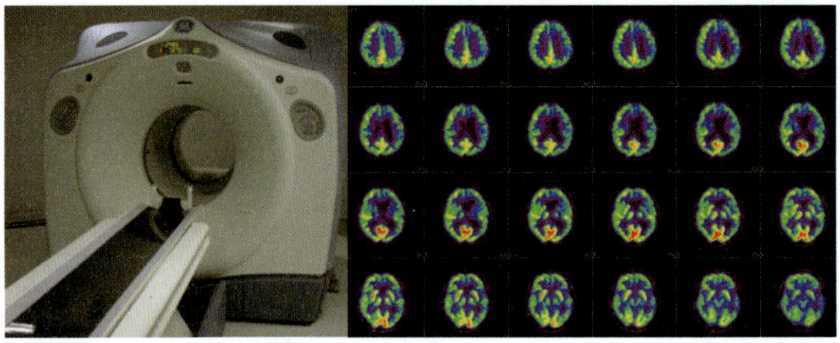

■ **양전자(방출)단층촬영** 뇌 스캔 영상(PET)

thyroid scan /θáirɔid skæn/ 갑상샘스캔, 갑상선스캔

갑상샘스캔, 갑상선스캔 | thyroid scan

방사성약물을 정맥주사하여 갑상샘의 크기와 모양을 영상으로 나타내는 방법이다. 기능 항진성 갑상샘결절일 때 131 I를 많은 양 농축시키는데, 이것을 열소라고 한다. 그러나 갑상샘암인 경우 적은 약의 131 I가 농축되기 때문에 찬부위라고 표현한다.

blood and heart scan /blʌd hɑːt skæn/ 심혈관계스캔

심혈관계스캔 | blood and heart scan

방사성약물(99m Tc 인체혈청알부민)을 정맥주사하면 혈류를 따라 순환하기 때문에 심방, 심실, 동맥, 정맥 등을 영상으로 나타낼 수 있다. 심장을 통과하는 혈액의 움직임을 알 수 있으므로, 심장질환진단에 이용된다.

positron emission tomography (PET) /pázitran imíʃən təmágrəfi/ 양전자(방출)단층촬영 /양전자단층촬영술

양전자(방출)단층촬영 | positron emission tomography (PET)

핵의학적 진단방법 중 하나. 가장 발달된 형태의 핵의학적 진단방법이다. 양전자를 방출함으로써 생기는 핵의학적 방사능을 이용하여 인체의 단면을 촬영할 수 있다. 이것은 컴퓨터단층촬영과 유사하나, 조영제와 X선을 사용하지 않는다는 점에서 다르다. 이용하는 핵의학적 물질을 인체 내에서 대사가능한 물질(예를 들어 포도당, 혹은 지방)에 붙여서 사용함으로써, 실제적으로 살아있는 생체 내에서 어떤 형태로 대사가 이루어지는지 알아낼 수도 있다.

방사선요법

orthovoltage machines /ɔːrθəvóultidʒ məʃíːnz/ 정전압기

정전압기 | orthovoltage machines

에너지 조사량이 적은 것으로 최근에는 거의 사용하지 않으며 암환자의 증상완화요법이나 표피 피부암 치료에 사용된다.

megavoltage machines /mègəvóultidʒ məʃíːnz/ 백만볼트전압기

백만볼트전압기 | megavoltage machines

신체 내부에 암이 있을 때, 고에너지를 조사하여 심부조직치료에 사용된다.

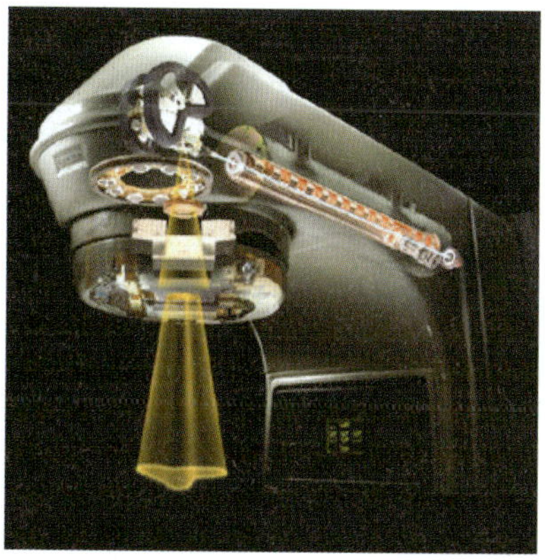

■ 원격방사선치료기

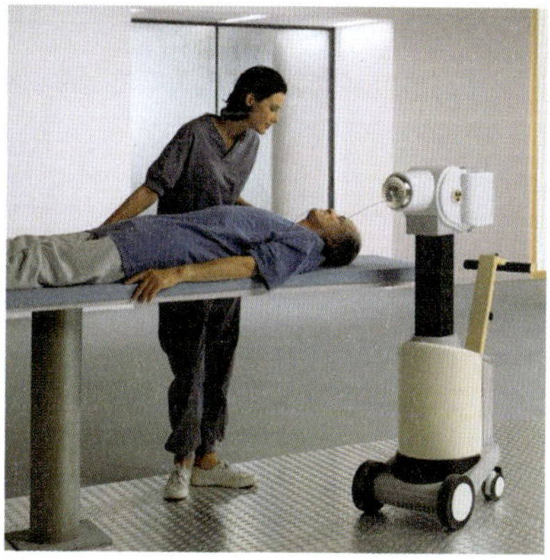

■ 근접요법

원격방사선치료 | teletherapy

신체로부터 멀리 신원을 두고 행하는 방사선 치료법. 보통 방사성 동위체 선원에서 감마선 빔을 사용한다. 방사선의 강도는 거리의 제곱에 반비례하므로 이러한 성질을 이용하여 암조직에 적당량의 방사선을 투여할 수 있다. 체내에 방사선원이 존재하는 근접치료에 대조되는 방법이다.

teletherapy /tèliθérəpi/ 원격방사선치료 /원격치료, 원격방사선요법

근접요법 | brachytherapy

방사선을 이용하여 치료하는 방법의 한 가지로 전리방사선원을 치료받을 신체표면이나 종양의 가까운 거리에 두고 행하는 요법. 즉 방사선을 병터가 있는 부위에 X선 촬영 때처럼 조사하는 것이 아니라 직접 방사선을 배출하는 물질을 몸 속에 집어넣어서 병변에 방사선의 영향이 미치게 하는 방법이다. 이렇게 하면 병변이 아닌 건강한 신체의 조직에 불필요한 방사선의 조사를 막을 수가 있고, 또 병변부위에 많은 양의 방사선을 조사할 수가 있어서 최근 많이 사용하고 있는 방법이다.

brachytherapy /brǽkiθérəpi/ 근접요법 /근접치료

조직내치료 | interstitial therapy

외과적 방법으로 종양 내에 라듐, 198 Au, 125 I, 192 Ir 같은 방사성동위원소를

interstitial therapy /ìntərstíʃəl θérəpi/ 조식내치료

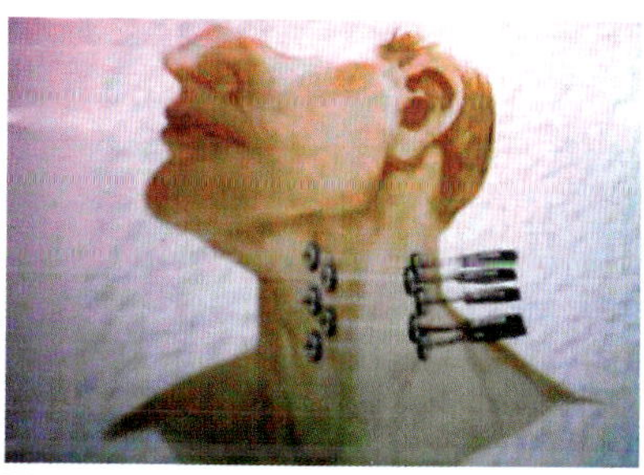

■ 조직내치료

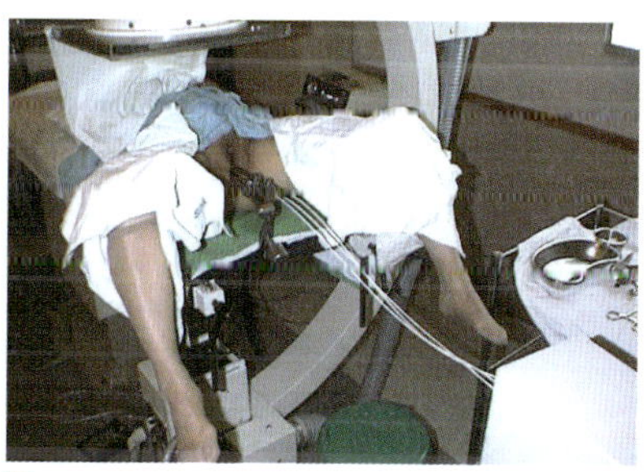

■ 강내치료

삽입하여 치료한다. 따라서 주위의 건강한 세포는 파괴되지 않고 종양세포만 파괴된다. 이때 방사성동위원소는 아주 작은 용기나 재작동이 가능한 주사침을 이용하여 삽입한다.

intracavitary therapy /ìntrəkǽviteri θérəpi/ 강내치료

강내치료 | intracavitary therapy
종양 가까이에 있는 체강 안에 라듐, 137 Cs, 32 P 같은 물질을 삽입하여 치료한다. 자궁암, 자궁경부암, 질암에 많이 이용한다.

radiosensitive organ /rèidiousénsitiv ɔ́:rgən/ 방사선민감장기

방사선민감장기 | radiosensitive organ
정소, 난소, 림프종 등은 방사선에 민감하게 반응하는 장기이다.

radioresistant organ /rèidiourezístənt ɔ́:rgən/ 방사선저항장기

방사선저항장기 | radioresistant organ
뇌하수체, 부신, 육종 등은 방사선에 둔감한 장기이다.

방사선용어

betatron /béitətràn/ 베타트론 /베타트론

베타트론 | betatron
입자가속기의 일종으로, 진공의 원형궤도상에서 전자를 빠른 속도로 가속시키는 장치. 즉, 높은 전압을 쓰지 않고도 쓴 것과 같은 정도로 전자를 가속하는 원형가속기로서 자기유도전자 가속장치라고도 한다.

bucky grid /búki: grid/ 부키격자

부키격자 | bucky grid
산란되는 방사선을 흡수하기 위해 납으로 만든 격자.

cineradiography /sìnirèidiɔ́grəfi/ 영화(방사선)영상조영 /영화방사선촬영술, 방사선영화촬영술

영화(방사선)영상조영 | cineradiography
X선 촬영을 아주 짧은 간격을 계속해서 찍고, 다시 재구성하여 영화와 같이 움직이는 영상을 만드는 X선 촬영술. 심장과 같은 움직이는 장기나 혈관의 촬영에 많이 이용된다.

cobalt60 /kóubɔ:lt/ 코발트60

코발트60 | cobalt60
원소기호 Co, 원자번호 27, 수은과는 아말감화하지 않는 은백색의 딱딱한 금속으로 전연성이 있고 강자성체에 속한다. 공기 중에서는 안전하지만 묽은 아세트산에 녹는다. 단독으로는 쓰이지 않으며 크롬 등과 합금화해서 내열, 내식, 내마모성이 좋은 합금이 된다. 사람에게 코발트는 감염증의 빈혈이나 신장병 치료에 일시적 효

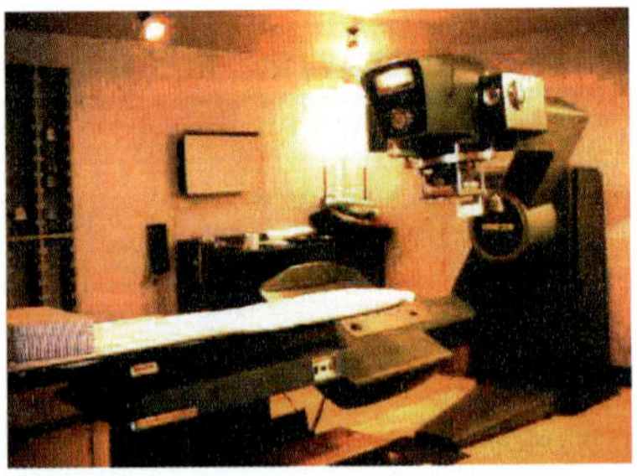

■ 코발트60

과가 있는 것으로 쓰여왔다. 그러나 비타민 B12의 성분으로서의 기능이 아마도 그 유일한 생리학적 기능일 것이다. 코발트, 특히 방사성동위체 60 Co (감마선 방사체)은 실험생물학, 실험의학, 암치료에 쓰이고 있다.

감마카메라 | gamma camera

임상 의학에서, 고정된 검출기로 병난 부위의 방사성동위원소 분포를 알아내어 진단하는 장치. 방사성동위원소나 그 화합물을 몸 속에 넣으면 선택된 곳에 모이는데 이때 나오는 방사선을 검출, 촬영하여 병변 부위의 사진을 얻는다.

gamma camera /gǽmə kǽmərə/ 감마카메라 /감마카메라

감마선 | gamma ray

감마 붕괴로 인해 원자핵 안으로부터 방사되는 전자방사선. 같은 전자방사선인 X선과는 원자핵 밖의 현상으로 인해 발생되는 점으로 구별한다. 질량, 전하를 가지고 있지 않기 때문에 물질과의 상호작용은 α선이나 β선과 비교하여 매우 적으며 투과성이 매우 크다. 의료에 이용되는 것은 방사선 치료에서 60Co에 의한 외조사 또는 192 Ir, 226 Ra, 198 Au 등으로부터의 γ선이 사용되고, γ-카메라를 사용한 핵의학 검사에서는 99m Tc 등으로부터의 감마선에 의한 섬광도가 진단에 이용되고 있다.

gamma ray /gǽmə rei/ 감마선 /감마선

half-life /hæf-laif/ 반감기 /반감기

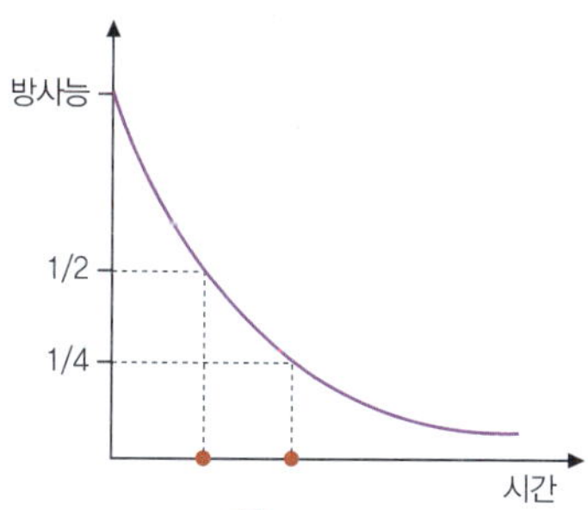

반감기

반감기 | half-life

어떤 특정 방사성 핵종의 원자 수가 방사성 붕괴에 의해서, 원래의 수의 반으로 줄어드는 데 소요되는 시간. 반감기는 원래의 수에 관계없이 핵종에 따라 고유한 값을 지니며, 주위의 물리적·화학적 조건에 전혀 영향받지 않는다.

1. 방사선조사, 방사선쬠 2. 조사, 쬠 | irradiation

적당한 양의 방사선을 환부에 조사함으로써 병변을 치료하는 방법. 방사선요법으로 이용되는 것은 이온화방사선으로, X선이나 감마선과 같은 전자기파와 α선·β선·중성자선·양성자선과 같은 입자선이다. 이들 방사선은 생체에 대해 파괴작용이 있고, 어느 정도 이상을 피폭시키면 세포가 사멸 붕괴되어 버린다. 그와 같은 직접적인 파괴자 β을 이용하여 암 등의 조직을 사멸시켜

irradiation /irèidiéiʃən/ 1. 방사선조사, 방사선쬠 2. 조사, 쬠 /방사선조사, 방사선쬐임, 조사

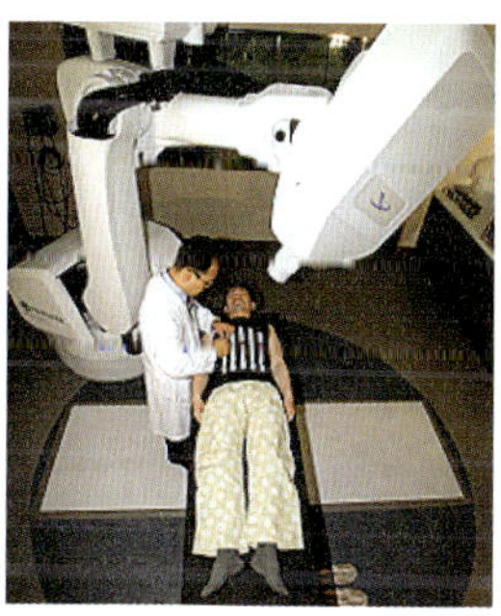
방사선조사 사이버나이프를 이용한 치료

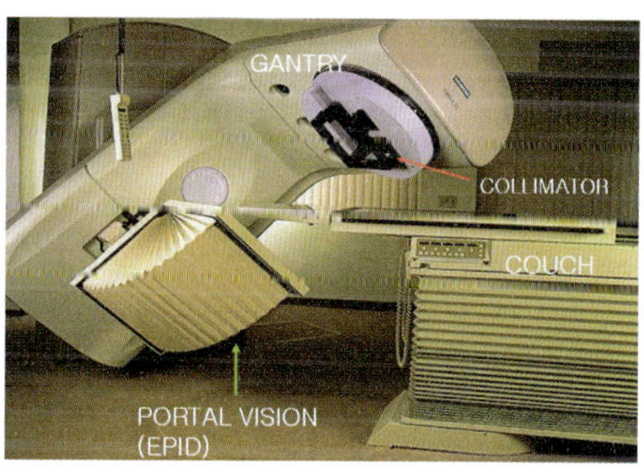

선형가속기

치료목적을 이루는 것으로, 암종이나 육종 이외에도 혈관종이나 흉터종과 같은 양성종양을 비롯하여 여러 가지 피부병에도 응용된다.

linear accelerator /líniər æksélərèitər/ 선형가속기 /선형가속기, 선상가속기

선형가속기 | linear accelerator

가속관 내의 직선상으로 배열된 다수의 전극에, 마그네트론(고주파 발신장치)에서 발생한 고주파를 보내 입자를 직선적으로 가속하는 장치. 전자, 양자 혹은 중성자를 가속시키는 것이 있다. 전자를 가속하는 것은 의료용 라이낙으로서, 이것은 전자를 표적으로 하여 충돌시켜 발생하는 X선을 사용한 고에너지 X선 치료로서 악성종양의 방사선치료에 사용되고 있다.

perfusion studies /pərfjú:ʒən stʌ́diz/ 관류검사

관류검사 | perfusion studies

방사성 약물을 정맥주사하고, 장기 내부의 혈관을 추적해나가는 검사 방법.

rad /ræd/ 라드 /라드, 래드

라드 | rad

물질이 흡수한 방사선의 양, 즉 흡수선량의 단위. radiation absorbed dose의 약어. 방사선이 물질에 들어가면 물질은 방사선의 에너지를 흡수하여 여러 가지 영향을 받는다. 흡수한 방사선의 에너지가 물질 질량 1 g당 100에르그(erg)일 때의 흡수선량이 1 rad인데, 1 rad=100 erg/g이다. 국제단위계에 속하는 흡수선량의 단위 그레이(Gy)와는 1 rad=10-2 Gy의 관계가 있다.

radioimmunoassay (RIA) /rèidiouìmju:nouǽsei/ 방사면역측정 /방사(선)면역측정법

방사면역측정 | radioimmunoassay (RIA)

항원 혹은 항체의 존재여부와 양을 알아보는 아주 민감한 방법으로, 항원을 정량할 때는 항체와 방사능물질로 표시된 항원을 표본에 넣은 후 항원만 존재하는 분획과 항원-항체가 결합되어 있는 분획을 분리해내어, 각각의 방사능을 측정하여 표본의 항원량을 알아내는 방법이다.

radioisotope /rèidiouáisətoup/ 방사성동위원소 /방사성동위원소(체)

방사성동위원소 | radioisotope

같은 원소(원자번호가 같음) 중 질량수(양자수+중성자수)가 다른 것을 동위원소라고 하며, 이 중에서 γ선, β선, α선 등의 방사선을 방출하는 것을 방사성동위원소라고 한다. 예를 들어 수소의 원자번호는 1이지만, 질량수가 1, 2, 3으로 다른 1 H, 2 H, 3 H인 세 종류의 동위원소가 존재한다.

scan /skæn/ 1. 스캔, 촬영 2. 영상 3. 신티스캔 /스캔, 훑기

1. 스캔, 촬영 2. 영상 3. 신티스캔 | scan

1. Scintiscan의 생략형으로서 뇌스캔, 신장스캔, 갑상샘스캔 등과 같이 피검기관에 따라서 여러 가지로 표시된다. 2. 초음파반향의 시각적 표시. A 스캔은 음극선관상의 표시로서 한 축은 반향이 돌아오는 데 걸리는 시간을 나타내며 다른 축은 반향의 강도에 일치한다. B 스캔에서 관상의 밝은 점의 위치는 경과된 시간에 일치하고, 점의 명도는 반향의 강도에 일치하며, 피부표면을 가로지르는 변환기의 운동은 이차원적 횡단면의 표시를 일으킨다.

1. 섬광방출 2. 번쩍임, 섬광 3. 방사능입자 | scintillation
방사성 활동성 원소의 분해 때 입자가 방출되는 것.

scintillation /sìntiléiʃən/
1. 섬광방출 2. 번쩍임, 섬광
3. 방사능입자 /섬광방출, 신틸레이션, 섬광

추적연구 | tracer study
방사능물질, 형광물질을 체내에 주입하여 대사, 분포, 배설의 경과를 검출기를 이용하여 추적, 조사하는 것. 예를 들어 요오드를 요오드에 방사능물질을 붙인 뒤에 갑상샘호르몬의 대사, 분포, 배설의 경과를 알아볼 수 있다. 여기서 요오드를 추적자라 한다.

tracer study /tréisər stʌ́diz/
추적연구 /추적자연구(법)

초음파검사 | ultrasonography
프로브로 불리는 더듬자를 피부에 밀착시켜, 그곳에서 초음파를 내서, 체내의 각 조직으로부터의 반사파를 영상으로 만드는 검사법. 더듬자는 크기가 2~10 cm 정도, 중심 주파수는 3.5~10 MHz이며, 검사 대상 부위에 따라 크기와 중심주파수가 다른 것을 선택한다.

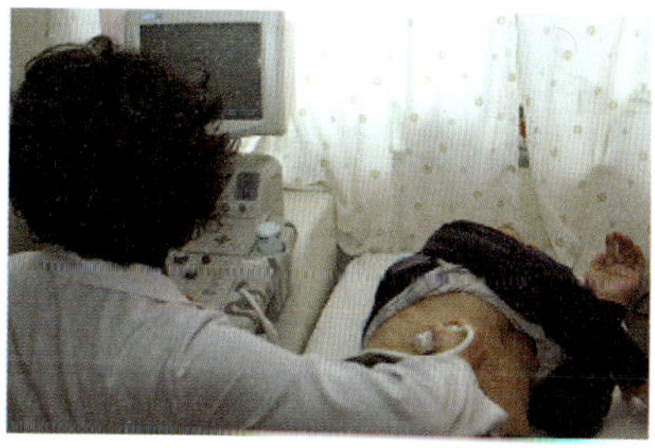
초음파검사

ultrasonography
/ʌ̀ltrəsounágrəfi/ 초음파검사
/초음파촬영술, 초음파조영술

1. 섭취 2. 흡수 | uptake
살아 있는 조직 또는 세포에 의해 물질이 흡수 또는 섭취되는 것.

uptake /ʌ́pteik/ 1. 섭취 2. 흡수
/섭취(율), 이용, 소비, 흡수, 흡착

건조(방사선)영상촬영 | xeroradiography
영상의학적 검사방법의 일종. 인체에 방사선을 쬐어 검사하는 것은 예전방식과 같으나, 인체를 통과한 방사선은 X선 필름 대신에 Xerox film으로 현상함으로써, 단순한 방사선촬영으로는 보기가 어려웠던 물렁조직을 보다 뛰어난 해상도로 볼 수 있는 촬영기술이다.

xeroradiography
/zìərərèidiágrəfi/
건조(방사선)영상촬영
/건조방사선촬영술, 건조엑스선조영술

X-RAY 촬영방향

뒤앞방향영상 | PA view (posteroanterior view)
앞과 뒤를 아울러 이르는 말이지만, 이 경우는 뒤에서 앞으로, 또는 후면(등쪽)에서 전면(배쪽)으로, 영상의학에서는 X선 근원으로부터 X선이 방사하는 면으로이 방향을 나타낸다.

PA view (posteroanterior view)
/vjuː pàstiːrəæntíːriə/
뒤앞방향영상 /뒤앞방향영상, 뒤앞반향촬영

앞뒤방향영상, 전후영상 | AP view (anteroposterior view)
신체의 앞에서 뒤로의. 영상의학에서 X선 근원으로부터 X선이 방사하는 면으로의 방향을 가리킨다.

AP view (anteroposterior view)
/vjuː æntərəpastíːriə/
앞뒤방향영상, 전후영상
/앞뒤방향영상, 앞뒤방향촬영, 전후상, 전후방향(투사)상

oblique view /əblíːk vjuː/
경사영상 /비스듬영상, 비스듬촬영

lateral view /lǽtərəl vjuː/
측면영상 /측면상, 가쪽촬영

경사영상 | oblique view

비스듬히 찍은 영상.

측면영상 | lateral view

흔히 찍는 방사선 사진 촬영에서는 단지 전후 사진만을 찍게 되지만, 많은 경우에서 이 측면 사진을 같이 찍어야 한다. 그럴 경우에 전후 사진만을 알 수 없는 많은 소견을 관찰할 수 있다. 예를 들어, 전후 사진의 가슴방사선 촬영에서 하얀 병터를 발견했다고 할 때, 측면 사진을 찍어 이곳이 어떤 부위인지를 확인 가능하다.

약어		
AP	anteroposterior	전후-(X선촬영방향)
Ba	barium	바륨
CNR	contrast to noise ratio	대조대잡음비
CR	computed radiography	전산화방사선촬영술
CT	computed tomography (= CAT, CT-scan)	컴퓨터단층촬영
DI	diagnostic imaging	진단영상
DR	digital radiography	디지털방사선촬영
DSA	digital substraction angiography	디지털감산처리혈관조영술, 디지털감쇠혈관조영술
67Ga	radioactive gallium	방사성갤륨
131I	radioactive iodine	방사성아이오딘, 방사성요오드
IVC	intravenous cholangiogram intravenous cholangiography	정맥성담관조영도, 정맥내담관조영도 정맥담관조영
IVP	intravenous pyelogram intravenous pyelography	정맥신우조영사진 정맥신우조영상
mCi	millicurie (= mc, mCur)	밀리퀴리(방사능 계량 단위)
MDCT	multi detector computed tomography	다중검출기컴퓨터단층촬영
MIP	maximum intensity projection	최대강도투사
MRI	magnetic resonance imaging	자기공명영상
MRS	magnetic resonance spectroscopy	자기공명분광
99MTc	technetium-99m	테크네슘 99m [방사성 원소]
NMR	nuclear magnetic resonance	핵자기공명
PA	posterior-anterior	후전방의(X선촬영방향)
PACS	picture archiving and communicating system	영상저장및전송체계
PET	positron emission tomography	양전자(방출)단층촬영

226Ra	radium	라듐(원소기호)
rad	radiation radiation adsorbed dose	방사(放射), 조사(照射) 라드, 전리방사선흡수량(방사선에너지의 단위)
RGP	retrograde pyelography	역행신우조영
SNR	signal to noise ratio	신호대잡음비
VRT	volume rendering technique	체적렌더링기법
IAEA	international atomic energy agency	국제원자력기구
ERCP	endoscopic retrograde cholangiopancreatography	내시경역행담췌관조영
MRA	magnetic resonance angiography	자기공명혈관조영
RGU	retrograde urethrography	역행요도조영
HRCT	high resolution computed tomography	고해상컴퓨터단층촬영
CSF	cerebrospinal fluid	뇌척수액
KUB	kidney ureter and bladder (X-ray)	신장요관방광일반촬영
S/N	signal to noise ratio	신호대잡음비
IV	intravenous injection	정맥내주사, 정맥주사
ICU	intensive care unit	중환자실, 집중치료실
NPO	nil per os	금식
ECG	electrocardiogram	심전도
CNS	central nervous system	중추신경계(통)

Chapter

17
종양학
Oncology

종양이란 인체의 세포들이 비정상적으로 발육하는 것으로서 본래는 모든 덩이를 뜻한다.

발육의 형식은 크게 두 가지로 나누며, 종양의 성질이 양성인지 악성인지를 구분하는 실마리로서 임상상 중요시되고 있다.

하나는 팽창성 성장으로 양성종양에서 볼 수 있고, 종양조직이 하나의 집단으로서 주위의 정상조직을 헤쳐내듯이 성장하는 것으로 직접적인 피해를 주는 일은 드물다.

다른 하나는 침윤성 성장으로 악성종양에서 볼 수 있는데, 종양세포가 주위 조직 사이로 침윤하듯이 성장하는 것으로서 주위 조직을 파괴하면서 증식하고 성장속도도 빠르다.

또한 종양은 원발장소를 중심으로 주위에 연속적으로 퍼지는 것과 원발장소로부터 떨어진 자리에 옮겨진 다음 발육하는 것으로서 대표적인 것이 전이(轉移)이다.

전이는 악성종양이 가지는 특징의 하나로서 림프행성 또는 혈행성으로 이루어진다.

그 밖에 종양세포가 체강 내에 떨어져 부착한 다음, 한꺼번에 많이 발육하는 파종이나 접촉에 의한 접촉전이 등이 있다.

의학용어 결합형

결합형 용어	뜻을 나타내는 용어	우리말 용어	예
cac/o	bad	나쁜	cachexia 종말증
carcin/o	cancer	암	carcinogenesis 발암, 암발생
cry/o	cold	한랭한	cryotherapy 냉동요법
cyst/o	sac of fluid	액체의 낭	cystadenocarcinoma 낭샘암종
fibr/o	fibers	섬유	fibroadenoma 섬유샘종
fung/o	fungus, mushroom	진균, 버섯	fungoma 곰팡이종
-oma	mass, tumor	덩어리, 종양	sarcoma 육종
onc/o	tumor	종양	oncologist 종양전문의
papill/o	nipple-like	유두종양	papilloma 유두종
-plasia	formation, growth	형성, 증식	dysplasia 형성이상, 이형성
-plasm	formation, growth	형성, 증식	endoplasm 속형질, 내형질
polyp/o	polyp	용종	polypectomy 용종절제

신생물 | neoplasm

조절할 수 없이 계속 진행되는 세포 분열에 의한 조직의 새로운 증식이나 증가, 즉 정상세포의 증식을 일으키지 않는 상태하에서 통제가 되지 않는 진행성인 세포증식이 일어나는 것. 주위 장기로의 전이가 없는 양성종양과 전이가 있는 악성종양으로 크게 나눌 수 있다.

neoplasm /ní:əplæ̀zm/ 신생물 /신생물, 종양

1. 종양 2. 부기, 종창 | tumor

소절할 수 없이 계속 진행되는 세포 분열에 의한 조직의 새로운 증식이나 증대. 주위 장기로의 전이가 없는 양성종양과 전이가 있는 악성종양으로 크게 나눌 수 있다. 신체의 장기조직 중에서 정상 조직이나 세포가 여러 가지 원인으로 그 본래의 생물학적 성상을 바꾸어 자율적으로 과도한 분열증식과 이상분화를 보이는 세포집단이다.

tumor /tjú:mər/ 1. 종양 2. 부기, 종창 /종양, 종창, 종류

악성종양 | malignant tumor

정상적인 조직 세포가 각종 물리적 · 화학적 · 생물학적인 암원성 물질의 작용 또는 요인에 의해 돌연변이를 일으켜서 형성되는 종양. 무제한의 세포분열로 매우 왕성하게 증식하여 주위 조직을 파괴 · 침식한다. 또 어떤 화학물질을 내어 주위의 조직세포를 침해할 뿐만 아니라, 혈관 및 림프관을 따라 전이하여 전신의 종말증을 일으켜 죽음을 초래한다. 상피성인 것을 암종이라 하고, 비상피성인 것을 육종이라 한다.

malignant tumor /məlígnənt tjú:mər/ 악성종양 /악성종양

양성종양 | benign tumor

발육속도가 완만하여 성장에 한계가 있고, 주위와의 경계가 명확하며, 다른 조직으로 퍼지지 않으며, 침윤이나 전이를 일으키지 않는 종양. 양성종양은 종양이 존재한다고 해도 일차적으로 숙주의 생명을 위협하는 일은 없다. 양성종양의 발육형식은 주위의 조직 간에 왕래하는 일이 없이 주위의 조직을 밀어내며 증식한다.

benign tumor /bináin tjú:mər/ 양성종양 /양성종양

발암, 암발생 | carcinogenesis

암이 발생되는 현상 혹은 그러한 과정.

carcinogenesis /kɑ̀:rsinoudʒénisis/ 발암, 암발생 /암형성, 발암(현상)

발암물질 | carcinogen

암을 발생시키는 원인이 되는 물질의 총칭. 크게 분류해 암화의 직접 원인이 되는 DNA 손상을 발생시키는 물질(개시자)과 그것을 암으로 촉진시키는 물질(촉진제)이 있다.

carcinogen /kɑ:rsínədʒən/ 발암물질 /발암(성)물질, 발암원, 발암성, 최암제

돌연변이 | mutation

유전자 혹은 염색체 이상으로 인해 유전자에 질적 · 양적 변화가 생겨 유전형질에 변화를 유발하는 현상. 유전자인 DNA의 염기서열의 변화나 DNA를

mutation /mju:téiʃən/ 돌연변이 /(돌연)변이, 변성

함유하는 염색체 수와 구조의 변화에 기인한다. DNA가 자가증식 능력을 잃지 않고, 화학적 조성과 구조에 변화를 일으킨 채 계속 증식됨으로써 돌연변이가 일어나는 것을 유전자돌연변이라 하고, 이에 대해 염색체의 수와 구조의 변화로 생기는 변이를 염색체돌연변이라 한다.

parenchyma /pəréŋkimə/ 실질 /실질

실질 | parenchyma

기관을 구성하는 조직은 두 가지로 구분된다. 하나는 실제 그 기관의 작용에 중추적인 기능을 하는 조직이고, 다른 하나는 기능을 하지는 않으나, 중요조직을 보호하고 기관의 뼈대를 형성하는 조직이다. 앞의 것을 실질이라 하고, 뒤의 것을 지지조직 혹은 간질이라 한다.

stroma /stróumə/ 버팀질 /버팀질, 기질, 간질, 지질

버팀질 | stroma

어떤 기관의 지지조직으로서 기능 조직인 실질에 대응되는 말. 즉, 직접적인 기능을 수행하지는 않으나, 그 조직이 올바른 기능을 수행할 수 있도록 보조해 주는 조직을 말한다.

division /divíʒən/ 1. 분열, 분할 2. 눈금 3. 국, 과 /분열, 분할, 눈금, 국, 과, 유

분열, 분할 | division

단세포의 개체가 등가인 두 개의 새로운 개체로 나뉘는 것. 분열에는 대상에 따라 염색체 · 핵 · 세포분열 등이 있으며, 또 생장점이 분열하는 경우를 생장점 분열, 가지가 나뉘는 경우에는 분지라고 한다.

mitosis /mitóusis/ 유사분열 /유사분열, 체세포분열

유사분열 | mitosis

세포분열 과정에서 염색체가 나타나고 방추섬유가 생기는 핵분열의 한 형식. 간접분열이라고도 하며, 무사분열에 대응되는 말이다. 무사분열은 특별한 경우이며 유사분열은 그 과정 중에서 염색체가 나타나고, 방추체가 생기는 점이 특징이다.

amitosis /èimitóusis/ 무사분열 /무사분열

무사분열 | amitosis

염색체나 방추섬유가 형성되어 나타나지 않고 핵이 그대로 둘로 나누어지는 세포의 핵분열. 직접분열이라고도 한다. 생식세포에서 일어난다.

carcinoma /kὰ:rsinóumə/ 암종 /암종

암종 | carcinoma

종양실질세포가 상피성 조직에서 유래한 악성종양. 이것은 성장이 매우 빠르고 혈액이나 림프관을 통해서 다른 멀리 떨어진 장기로 암세포의 전파가 가능하여 다른 장기에도 암을 전파하는 것이 특징이다. 암종은 상피세포의 과도한 증식으로 편평세포암종, 샘암종, 미분화암종 등으로 나눈다.

sarcoma /sɑ:rkóumə/ 육종 /육종

육종 | sarcoma

종양 실질세포가 비상피성 조직에서 유래한 악성종양. 그 조직형태에 따라,

섬유육종, 평활근육종, 횡문근육종, 골육종, 연골육종, 지방육종 등 분화 육종과 방추형 세포육종, 거세포 육종 등의 미분화 육종이 있다. 일반적으로 육종이 발생하는 빈도는 암종에 비해 적다. 일반적으로 남녀노소 모두에서 나타난다.

전이 | metastasis

어떤 병적상태 특히 악성종양이 한 기관이 부위에서 직접 연결되지 않은 다른 부위로 옮겨지는 것. 즉 종양의 원발성(일차성) 조직덩어리에서, 종양세포가 떨어져 다른 부위로 가, 그곳에서 새로이 발육 증식하는 것이다. 이 전이 후의 종양을 전이성 종양 혹은 속발성(이차성) 종양이라고 한다. 전이경로로는 ① 림프행성 전이, ② 혈행성 전이, ③ 체강내성 전이(접촉전이나 접종전이의 형식으로 전파된다), ④ 이 외에 뇌척수액성 전이, 관강내성 전이를 들 수 있다.

metastasis /metǽstəsis/ 전이 /전이

림프성전이 | lymphogenous metastasis

종양이 원발부위에서 림프관을 매개로 원격부위에 도달해 발육하는 것. 림프 전이는 가장 초기에 나타나서 악성종양의 진행도를 고려하는 경우에 중요하다. 전이처는 소속 림프절에 많으며 여기에서 더욱 먼 곳의 림프절로 전이해 간다.

lymphogenous metastasis /limfɑ́dʒinəs metǽstəsis/ 림프성전이 /림프전이, 림프행성전이

암치료 | cancer treatment

암을 치료하는 4가지 접근방법에는 수술, 방사선치료, 화학치료 및 면역치료 등이 있다. 이들 중 어느 치료법을 일차적인 주 치료법으로 사용할 것인가는 암의 종류, 위치, 성장속도 및 침윤방법, 방사선민감성, 화학치료제에 대한 감수성 및 암의 진행도에 따라 결정한다. 수술은 암이 원발부위에 국한된 경우 적용하고, 암이 인근부위에 퍼져 있을 때는 방사선치료를 시행한다. 그러나 암세포가 전신에 퍼져 있어 국소치료로 조절이 어려운 상황에는 항암 화학치료나 면역치료를 적용한다. 각 치료방법은 단독으로 사용될 수도 있으나 치료결과를 증진시키기 위해 병합된 방식을 사용하기도 한다.

cancer treatment /kǽnsər tríːtmənt/ 암치료

방사선요법 | radiation therapy

X선, 감마선의 전자방사선이나 전자선, 양자선, 중성자선 등의 입자방사선을 이용해, 주로 악성종양 치료를 목적으로 하는 치료법. 암세포가 주위의 정상 세포보다도 방사선민감성이 높은 점을 이용하여, 정상세포의 손상을 가능한 한 최소로 억제하면서 암세포를 파괴한다.

radiation therapy /reidiéiʃən θérəpi/ 방사선요법 /방사선치료, 방사선요법

화학요법 | chemotherapy

화학적 물질로 병을 치료하는 것. 원낙 세균감염을 치료하는 방법으로 주로 사용되었으나 요즈음에 와서는 암을 치료하는 방법으로 더 많이 쓰이고 있다. 인체에 대한 부작용이 적고, 체내에 침입한 병원체에 대해서는 사멸시키거나 번식을 저지시키는 화학약품을 사용하여 병을 근본적으로 고치려고 하는 요법이다. 화학요법에 쓰이는 의약품을 화학요법제라고 한다.

chemotherapy /kèmouθérəpi/ 화학요법 /화학요법

immunotherapy
/ìmju:nouθérəpi/ 면역요법
/면역요법

면역요법 | immunotherapy

감염일 경우에 병원체나 그것이 내는 독소에 대한 면역체를 체내에 주입하거나, 인공적으로 면역체를 생산 또는 증강시켜 치료에 도움이 되게 하는 요법. 면역체를 체내에 주입하는 것은 면역혈청요법으로 대표되는 수동적 면역요법이며, 이것에는 콜레라 · 유행성 뇌막염 · 성홍열 등과 같이 항균혈청에 의한 방법과 디프테리아 · 파상풍 · 가스괴저 등과 같이 항독소 혈청에 의한 것이 있다. 인공적으로 면역체를 생산 · 증가시키는 것은 능동적 면역요법으로, 광견병 · 백일해 · 장티푸스 · 파라티푸스 등의 경우와 같이 백신주사로 면역체를 능동적으로 생산 · 증강시키는 방법이다.

약어		
BX, bx	biopsy	생검(生檢)
Ca	cancer	암
CEA	carcinoembryonic antigen [= CA]	암배아항원
CR	complete response	완전반응
Mets	metastasis	전이(轉移)
NHL	non-Hodgkin's lymphoma	비호지킨림프종
PR	partial response	부분적반응
TNM	primary tumor, regional nodes, metastasis	원발종양, 국소림프절, 전이(轉移) (종양병기분류)
XRT	X-ray therapy	X선요법, 방사선요법

Chapter

18 약리학

Pharmacology

약물은 화학적 또는 생물학적 물질로서 질병의 진단, 치료 및 예방을 위하여 사용하거나 신체기능을 활성화시키기 위하여 사용된다. 약물은 여러 원천에서 얻을 수 있다. 어떤 약물은 식물의 뿌리, 잎, 열매로부터 얻을 수 있고, 균류 등에서는 항생제와 같은 약물을 얻고, 동물에서는 인슐린 같은 호르몬 등을, 화학물질로부터는 합성하여 얻을 수 있다.

약물은 화학명, 속명, 상품명의 세 가지 이름을 가지고 있다. 화학명은 약물의 화학적 구조를 의미하고, 속명은 법적, 과학적 명칭으로 대체로 짧고 복잡하지 않다. 상품명은 제약회사가 갖는 사유재산으로 경쟁사는 이 이름을 사용할 수 없다.

의학용어 결합형

결합형 용어	뜻을 나타내는 용어	우리말 용어	예
alges/o	pain	통증	analgesia 1. 진통, 2. 무통각증
anti-	against	~에 반대하여	antibody 항체
chem/o	chemic	화학, 연금술	chemoprophylaxis 예방화학요법
derm/o	skin	피부	dermatographism 피부그림증
erg/o	work	작업	ergogram 근육운동기록도
esthes/o	feeling, sensation	느낌, 감각	dysesthesia 감각이상, 불쾌감각
hist/o	tissue	조직	histiocyte 조직구
hypn/o	sleep	수면	hypnotherapy 최면요법
iatr/o	physician	의사	iatrogenic 의인-, 의원-
narc/o	stupor	혼미	narcosis 마취, 혼수
or/o	mouth	입	oropharynx 입인두
pharmac/o	drug	약물	pharmacodynamics 약력학
prurit/o	itching	가려움	pruritus 가려움
pyret/o	fever	열	antipyretic 해열-, 해열제
tox/o	poison	독	toxoprotein 독소단백질

약력학 | pharmacodynamics

약이 인체에 작용하는 효과를 연구하는 학문. 각 약이 인체에 작용하는 정도는 각기 사람마다 다르다. 어떤 사람 '갑'은 '병'이라는 약에 아주 민감하여 그 약을 복용 시 큰 효과가 나타나지만, 대신에 그만큼 유해작용이 증가할 수도 있다. 그러나 다른 '을'은 '병'에 아주 무디어서 그 약리적 작용이 나타나지 않을 수도 있다. 약력학은 이런 약의 인체 개개인에 따른 작용을 알아보는 학문이다.

pharmacodynamics /fɑ:rməkoudainǽmiks/ 약력학 /약력학

약동학 | pharmacokinetics

인체가 약에 대해서 어떻게 처리하는가에 대해 연구하는 학문. 약은 인체 내에 들어온 뒤, 흡수, 대사, 배설의 과정을 거친다. 이런 과정은 개개인마다 다르며, 특히 나이, 성별, 인종 등에 따라 다른 경향이 많다. 약의 작용이 각 개개인에 따라 다른 이유는, 약이 사람에게 작용하여 나타나는 약력학적인 메커니즘보다는 사람이 약에 대해 나타나는 각종 약동학적인 메커니즘이 많이 좌우하는 것으로 보인다.

pharmacokinetics /fɑ:rməkoukinétiks/ 약동학 /약동학, 약물동태학

1. 독성학 2. 독물학 | toxicology

독물에 관해 연구하는 과학. 독물의 자연계 분포나 분류, 독물의 화학적 성상과 유래 · 작용, 작용발현의 기서 및 이론을 규명하고 독물중독으로 인한 중독의 진단, 치료 및 예방 등을 주로 연구하는 학문이다.

toxicology /tὰksikάlədʒi/ 1. 독성학 2. 독물학 /독성학, 독물학

약물명

화학명 | chemical name

약물의 화학식. 화학명은 길고 복잡하지만 약물의 구조를 알려주기 때문에 중요하다.

chemical name /kémikəl neim/ 화학명

일반명 | generic name

약물의 비상업적인 이름으로 법적인 이름. 약의 이름을 부를 때 일반명과 이에 반하는 상품명이 있다. 일반명은 약의 성분에 따라 붙이는 이름으로 비록 상품명은 달리도 그 일반명은 모두 동일할 수 있다. 예를 들어 Ampicillin (항생제의 일종)이라는 일반명에 대해 각 회사에서는 모두 이 성분에 따라 약을 만들지만, 고유한 Amcill, Omnipen, Penbritin, Polycillin 등의 각기 다른 상표를 붙이게 된다. 환자에 대한 투약전표를 작성할 때 의사는 반드시 일반명으로 이를 기재하여야 한다.

generic name /dʒinérik neim/ 1. 속명 2. 일반명 /속명, 일반명

상표명 | brand name

약물의 상업적 이름. 상표명은 개별 의학품 제조업자의 사유재산이며 어떤 경쟁업자도 사용할 수 없다. 대부분의 약물에는 상표명이 여러 개 있는데 이는 그 약물을 생산하는 개별 제조업자들이 각각 다른 이름을 부여하기 때문이다. 의사가 특별한 상표명으로 약물을 처방하면 약사는 그 약물을 조제해야 하며

brand name /brænd neim/ 상표명

어떤 다른 상표명으로 대체할 수 없다. 상표명의 첫 번째 문자는 대문자로 표시하는 것이 관례이다.

Food and Drug Administration /fu:d drʌg ædmìnəstréiʃən/ 미국식품의약국

미국식품의약국 | Food and Drug Administration
불순하거나 또는 위험한 물질의 판매를 예방하기 위해 미용, 약물, 식품의 유통과 생산에 관한 통제의 시행에 책임이 있는 정부기관.

U.S. Pharmacopeia /fɑ̀:rməkəpí:ə/ 미국약전

미국약전 | U.S. Pharmacopeia
약물의 목록과 화학식, 약물의 제조와 조제에 대한 표준이 나타나 있는 미국에서 발행하는 권위 있는 목록.

자율신경계통 약물

adrenergic agent /ədrenə́:rdʒik éidʒənt/ 교감신경흥분제

교감신경흥분제 | adrenergic agent
교감신경의 기능을 촉진시키는 약. 심박동촉진, 혈압상승, 위 · 장근, 기관지근, 골격근 등의 이완작용을 한다. 임상적으로 혈관수축제, 기관지확장제, 중추신경흥분제로 나뉜다.

adrenergic blocking agent /ədrenə́:rdʒik blákiŋ éidʒənt/ 아드레날린차단제 /아드레날린차단제

아드레날린차단제 | adrenergic blocking agent
교감신경작용제의 대항제로 혈압강하, 위장관 연동운동 항진, 평활근수축작용 등을 한다.

cholinergic /kɔ̀linə́:dʒiks/ 콜린성제제 /콜린성제제, 콜린작동성

콜린성제제 | cholinergic
심박동감소. 평활근과 동공 축소, 혈관확장, 기관지수축, 위 · 장분비선 분비촉진 등의 반응을 나타낸다.

anticholinergic /æntikòulinə́:rdʒik/ 항콜린제 /항콜린제, 항콜린작용성의, 항콜린작용약

항콜린제 | anticholinergic
콜린작용성 신경충동효과를 차단 · 길항하는 약.

중추신경계통 약물

stimulant /stímjulənt/ 자극제, 흥분제 /자극제, 흥분제, 흥분약

자극제, 흥분제 | stimulant
중추신경계, 특히 뇌의 기능을 항진시키는 의약품.

depressant /diprésnt/ 억제제, 저하제 /억제제, 억제약, 억제성의

억제제, 저하제 | depressant
화학 반응이나 생리 작용 따위에서 어떠한 반응을 억제하는 효과를 지니는 물질. 항산화제, 안정제 등이 있다.

진통제 | analgesic

의식의 소실 없이 통증을 제거할 목적으로 투여되는 약제. 마약진통제(모르핀, 코데인), 몰핀과 유사 구조를 갖는 비마약진통제(페티딘), 해열진통제(아스피린)가 있다.

analgesic /ænəldʒíːzik/ 진통-, 진통제 /진통제, 진통약, 진통성의

진정제 | calmative

대뇌피질의 기능이 이상 항진되었을 때에 이를 완화할 목적으로 쓰는 약물. 불안, 고민, 통증 등의 흥분 상태를 없앤다.

calmative /kɑ́ːmətiv/ 진정-, 진정제 /진정제, 진정약, 진정성의

항경련제 | anticonvulsant

전기 자극 또는 약물에 의해 야기되는 경련에 대항하며, 임상적으로 여러 가지 형태의 경련발작을 억제하는 약물. 많은 항경련제는 간질의 예방이나 치료에 사용되므로 간질약이라고도 한다.

anticonvulsant /æntikənvʌ́lsənt/ 항경련-, 항경련제 /항경련제, 항경련약, 항경련성의

신경안정제 | tranquilizer

감정상태에 작용하는 약물로서, 환자의 의식을 혼탁시키지 않고 조용히 또는 평온하게 만드는 것. 이것은 근심, 걱정, 신경증 및 정신장애 등의 치료에 사용된다. 신경안정제는 감정의 활동에 긴밀한 관계를 가진 간뇌에만 작용하기 때문에 졸음이나 불쾌감을 별로 남기지 않는다.

tranquilizer /trǽŋkwilàizər/ 신경안정제 /신경안정제, 정온제

마취제 | anesthetic

전신적 또는 국소적으로 통증과 감각을 가역적으로 없애기 위해 투여되는 약물. 전신마취제와 국소마취제가 있으며, 전신마취제는 주로 중추신경계에, 국소마취제는 말초신경계에 주로 작용한다. 전신마취제에는 흡입마취제, 정맥내마취제 등이 있으며, 흡입마취제에는 가스마취제, 휘발성마취제가 있다.

anesthetic /ænisθétik/ 마취-, 무감각제, 마취제 /마취제, 마취의, 무감각(마취)의, 마취약

항히스타민제 | antihistamine

항원 항체 반응에 의하여 몸 안에 생긴 과잉 히스타민에 대항작용을 하여 히스타민의 작용을 억제하는 약. 고열 · 기관지 천식 · 두드러기 · 건초열 등의 각종 알레르기병과, 멀미나 초기 감기를 치료하는 데 쓴다.

antihistamine /æntihístəmiːn/ 항히스타민제 /항히스타민제, 항히스타민약, 항히스타민성의

이뇨제 | diuretic

요세관에서의 Na+ 재흡수를 저해하여, 소변 속으로 Na+의 배설을 증가시켜서 소변량을 증가시키는 약물. 부종, 울혈심부전 등에서 체액량 감소의 목적으로 사용되는 외에, 고혈압의 치료에도 사용된다.

diuretic /dàijurétik/ 이뇨-, 이뇨제 /이뇨제, 이뇨성의

항응고제 | anticoagulant

혈액의 응고를 억제하거나 지연시키는 물질.

anticoagulant /æntikouǽgjulənt/ 항응고-, 항응고제 /항응고약, 항응고성의

antidepressant /æ̀ntidiprésnt/ 항우울-, 항우울제 /항우울제, 항우울(작용)의, 항우울약

항우울제 | antidepressant

우울병 치료에 사용되는 약물. 신경종말에서 아민수용을 저해하는 3환계 우울약(이미프라민), 모노아민 산화효소 저해약(사프라딘), 4환계 우울약(마프로트린) 등이 있다.

순환계통 약물

cardiotonic /kɑ̀:rdiətánik/ 강심제 /강심제, 강심의, 강심약

강심제 | cardiotonic

심장의 수축력을 증강시키는 약제. 기본적으로는 심근수축력을 증강시켜 심박출량을 증가하게 만드는 약물이다.

antiarrhythmic agent /æ̀ntiəríθmik éidʒənt/ 부정맥약, 항부정맥제 /항부정맥제, 항부정맥약

부정맥약, 항부정맥제 | antiarrhythmic agent

부정맥의 치료에 유효한 약물. 심장근의 흥분성과 전도성을 억제하는 것과 자극하는 것이 있다. 흔히 항부정맥제인 경우는 전자를 지칭하는 수가 많다. 주요한 약물로서는 퀴니딘, 프로케인아마이드, 국소마취제인 리도케인이 있다. 뇌전증약인 페니토인, b차단제인 푸로플라노롤도 사용된다.

coronary vasodilator /kɔ́:rənèri væ̀soudailéitər/ 심장혈관확장제, 관상혈관확장제

심장혈관확장제, 관상혈관확장제 | coronary vasodilator

관상동맥순환장애와 거기에 수반하는 통증이 생기는 협심증치료에 사용되는 약물. 관상동맥혈관을 확장해 혈류량을 증가시킨다. 아세트산화합물로서 나이트로글리세린, 크산틴유도체로서 오필린 및 유도체가 있다.

antihypertensive drug /æ̀ntihàipərténsiv drʌg/ 고혈압약, 항고혈압제 /고혈압약, 항고혈압제

고혈압약, 항고혈압제 | antihypertensive drug

고혈압의 치료에 사용하며 높은 혈압을 낮추는 약물. 고혈압약에는 혈관평활근에 직접 작용하여 이완시키는 혈관확장제(히드라라진), 교감신경의 활동을 어디선가 차단하는 약물(레세르핀, 메틸도파, 프로프라노롤), 이뇨제(프로세미드, 에타크린산)가 사용된다.

위장관계통 약물

antacid /æntǽsid/ 제산제 /제산제, 제산(성)의, 제산약

제산제 | antacid

위산의 분비를 억제하거나 위산을 중화 또는 흡착하여 그 작용을 감소시키며, 위장의 점막에 생긴 궤양 면을 싸서 산의 자극을 완화하는 약물.

antidiarrheal /æ̀ntidàiərí:əl/ 지사제, 설사약 /설사약, 지사제, 지사약, 항설사약, 지사의

지사제, 설사약 | antidiarrheal

설사에 유효한 약제.

antiemetic /æ̀ntiimétik/ 구토약, 항구토제 /구토약, 항구토제, 진토약, 진토제, 진토작용의, 항구토작용의

구토약, 항구토제 | antiemetic

구역질과 구토의 치료제. 작용메커니즘상 숨뇌의 화학수용기방아쇠대나

구토중추에 작용해서 구역과 구토를 억제하는 약물과 말초에 작용하는 약물, 그리고 양쪽에 모두 작용하는 약물이 있다.

항생제 | antibiotic

식물이나 미생물에서 생산되는 화학물질로 체내의 외래유기물을 억제하거나 죽이는 능력이 있는 약물.

antibiotic /æntibaióutik/ 항생-, 항생제 /항생제, 항생물질

곰팡이약, 항곰팡이제 | antifungal agent

진균류에 대해 파괴적인, 또는 그 번식과 발육을 억제하는 약.

antifungal agent /æntifʌ́ŋgəl éidʒənt/ 곰팡이약, 항곰팡이세 /항진균제, 항진균약, 항진균물질, 항진균인자, 항곰팡이약

말라리아약, 항말라리아제 | antimalarial drug

말라리아 치료에 쓰는 약. 퀴닌, 클로로퀸, 프리마퀸 등이 있다. 열원충의 발육주기에 대응해서 약물이 있으나 대부분은 병용요법에 따라서 말라리아 치료를 한다. 모기에 의한 포자체감염에 대한 항포자체 약은 독성 등의 문제가 있어서 아직 없다.

antimalarial drug /æntiməléəriəl drʌg/ 말라리아약, 항말라리아제 /말라리아약, 항말라리아제

바이러스약, 항바이러스제 | antiviral agent

체내에 침입한 바이러스의 작용을 약하게 하거나 소멸하게 하는 물질. 인터페론, 면역글로불린 제제 등이 있다.

antiviral agent /æntiváirəl éidʒənt/ 바이러스약, 항바이러스제 /항바이러스제, 항바이러스물질, 항바이러스약, 항바이러스인자

페니실린 | penicillin

푸른곰팡이를 배양하여 얻은 최초의 항생물질. 1928년 플레밍이 발견하였다. 자낭균류와 푸른곰팡이류인 Penicillium notatum 또는 P. chrysogenum의 배양 또는 합성으로 얻을 수 있다. 골격에 b-락탐이라는 4원자고리를 함유하는 특수한 구조를 가지는 일종의 산이며, 곁사슬의 원자단에 의하여 다수의 화합물을 생성한다. 화학적 구조의 차이에 따라 F·G·K·X 따위의 종류가 있는데, 세포벽의 합성을 저해하여 증식하는 세균을 죽이는 성질이 있다.

penicillin /pènisílin/ 페니실린 /페니실린

테트라사이클린 | tetracycline

Streptomyces의 어떤 종류에서 분리된 생합성의 항생물질, 혹은 chlortetracycline, oxytetracycline에서 반합성적으로 생성된 항생물질이다. 1950년대 초 개발된 항생물질로, 염산염은 물에 녹으며 약전명은 염산테트라사이클린이고, 상품명은 아크로마이신이다. 그람양성 및 음성세균, 리케차, 마이코플라즈마, 클라미디아, 그리고 일부 바이러스, 원생동물, 방선균속 등을 포함한 광범한 미생물에 대하여 효과적이다.

tetracycline /tètrəsáikli:n/ 테트라사이클린 /테트라사이클린

설폰아마이드 | sulfonamide

술포닐아미드유도체인 술폰아미드 또는 설파제로서 미생물의 엽산합성을 경쟁적으로 억제하며, 광범위한 세균에 대해서 사용된다. 병균을 죽일 수는

sulfonamide /sʌlfóunəmaid/ 설폰아마이드 /술폰아미드, 설폰아미드, 설파제

없고 단지 병균의 증식을 억제할 수 있다. 종류로는 sulisoxazole, sulfamethoxazole 등이 있으며 주로 요도감염 시에 이용한다.

antitussive /æntitʌ́siv/ 기침약, 진해제 /기침약, 진해제, 진해(성)의, 진해약, 항해수약

기침약, 진해제 | antitussive

기침을 진정시키거나 멎게 하는 약물.

약물투여

oral administration /ɔ́:rəl ædministéiʃən/ 경구투여 /경구투여, 내복

경구투여 | oral administration

입을 통하여 투여하는 가장 일반적인 약 투여방법이며 생리적 방법. 비교적 안전하며 간단하고 경제적이다. 경구투여된 약물은 위나 소장에서 흡수되며 문맥을 통해 간으로 가고 대사를 받아 전신순환으로 들어간다. 따라서 작용의 발현은 늦으며 독성이 약해지는 대신 효과도 감소된다. 위나 창자에서 분해 또는 소화되는 약물이나 흡수되지 않는 약물은 경구투여에 적합하지 않다.

parenteral administration /pəréntərəl ædmìnəstréiʃən/ 비경구투여

비경구투여 | parenteral administration

소화관을 제외한 어떤 경로이든 간에 피부나 근육, 정맥에 주사하여 약물을 투약하는 것.

inhalation /ìnhəléiʃən/ 흡입, 들숨 /흡입(법)

흡입, 들숨 | inhalation

기체 또는 휘발성 약물을 들숨과 함께 흡입하는 것. 상기도의 염증 시에 사용하는 공기입자와 같이 기관국소에 작용되는 경우도 흡입이지만 일반적으로 흡입은 폐포로부터 약물을 흡수시켜 전신작용을 기대하는 경우가 많다. 기체 형태 약물의 폐포로부터의 흡수는 매우 신속하며 정맥주사와 같은 정도의 발현 속도 및 효과가 있다.

topical /tápikəl/ 국소- /국소적, 국소(성)의

국소- | topical

피부나 신체점막에 국소적으로 투약하는 약물. 연고, 크림, 로션 등이 국소적으로 투약된다.

약어		
AC	[Lat. ante cibos, ante cibum] before meals	식전에 [처방]
bid, b.i.d.	[Lat. bis in die] twice a day	하루 두 번 [처방]
FDA	Food and Drug Administration [US]	미국식품의약국 [유해식품 및 유해의약품을 조사 단속하는 정부규제기관]
gm	[Lat. gramma] gram, gramme [= G, g, GM, gr, grm]	그램 [무게, 질량의 단위]
gtt	[Lat. guttae] drops	방울, 물방울, 적(滴) [복수]
IM	intramuscular	근육속-, 근육내-
IV	intravenous	정맥내-, 심실안-, 심실내-, 뇌실안-, 뇌실내-
mg	milligram [= mgm, mgr]	밀리그램 [무게의 단위, 질량의 단위]
os	[Lat. oris] mouth	입
pc	[Lat. post cibos] after meals	식후에 [처방]
po	[Lat. per os] by mouth, orally	입으로, 경구(적, 經口的으)로 [처방]
qd	[Lat. quaque die] every day [= qqd]	날마다 [처방]
qhs	[Lat. quaque hora somni] every hour of sleep, every bedtime	취침 때마다 [처방]
QID, qid	[Lat. quater in die] four times daily	하루에 네번 [처방]
Qpm, qPM, qpm	[Lat. quaque post meridiem] every evening	매일 저녁에 [처방]
subq	subcutaneous [= SC, SQ]	피하의
tab	[Lat. tabella, tabellae] tablet	정(제, 錠劑), 알약 [처방]
tid	[Lat. ter in die] three times a day	1일 3회 [처방]

부록

- 간호일지에 사용된 진술문
- 간호분야에서 일반적으로 사용하는 의학약어

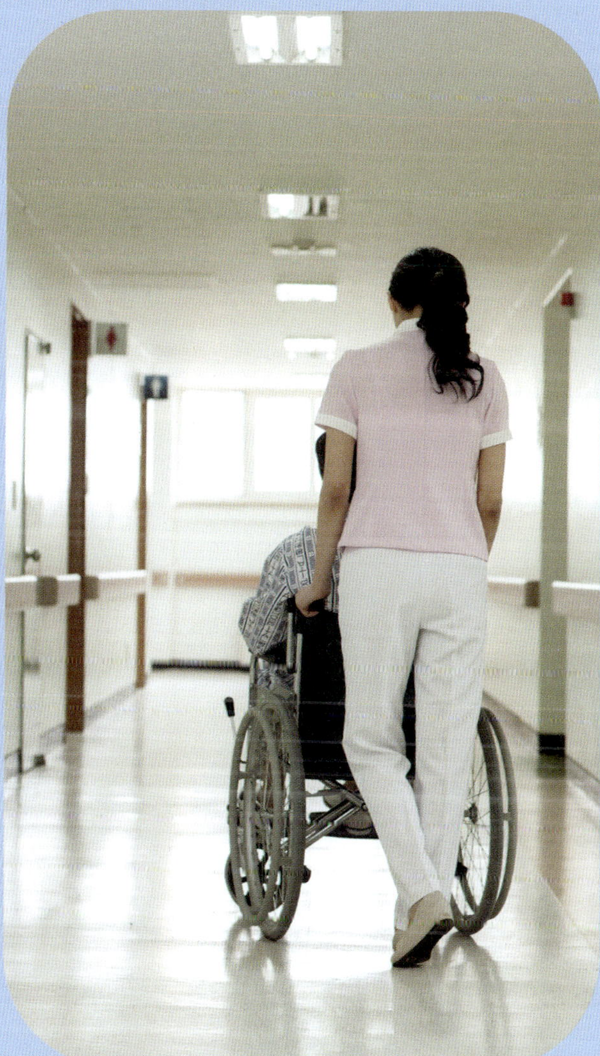

간호일지에 사용된 진술문

관련 영어	실제 진술문	분류
abdominal binder	수술부위 복대 적용 중임	기자재
abdominal circumference	복부 둘레 감소함 / 복부 둘레를 측정함	간호
abdominal discomfort	복부 불편감 없음	증상
abdominal distension	복부 팽만 있음	증상
abdominal distention	복부 팽만감이 있는지 확인함	증상
abdominal fullness	복부 만복감 없음	증상
abdominal pain	복부 통증 없음	증상
abduction pillow	abduction pillow를 적용해줌	기자재
ABGA	ABGA 검사결과 확인함	검사
absolute neutrophil count	absolute neutrophil count가 증가함	검사
active cough	active coughing 못함	간호
active range of motion exercise	active range of motion exercise하도록 격려함	간호
activity pattern	행동 양상을 사정함	간호
adenosine	처방에 의해 adenosine을 투여함	약물
admission education	입원 교육 시행함	간호
admission	입실함	간호
adverse reaction of blood transfusion	수혈 부작용이 있는지 관찰함	간호
agitation	agitation 있음 / 없음	증상
air leakage	air leakage 없음	증상
air mattress	air mattress 적용 중임 / 적용해줌	간호
airway opening	기도개방 유지함	간호
Alberti's regimen	Alberti's regimen 시작함	기자재
albumin level	혈청 albumin 수치 정상 이하임	간호
albumin	혈중 albumin 검사결과 확인함	약물
alert	의식 수준 관련	증상
ambulation	자주 보행하도록 격려함	간호
aminophylline	처방에 의해 aminophylline을 지속적으로 투여함	약물
amiodarone	처방에 의해 amiodarone을 투여함	약물
amniotic membrane rupture	양막파열 있음	증상
anal bleeding	항문 출혈 없음	증상
analgisics	처방에 의해 진통제를 투여함	간호

관련 영어	실제 진술문	분류
anesthesia	마취 회복 정도 사정함	증상
angioroom	혈관조영실로 들어옴	처치
anisocoric	동공 관련	증상
ankle dorsiflexion	ankle dorsiflexion 안됨	증상
ankle foot orthosis	ankle foot orthosis 착용 중임	기자재
ankle pumping	ankle pumping에 대해 교육함	간호
anorexia	식욕부진 없음	증상
anterior cruciate ligament brace	anterior cruciate ligament brace 적용 중임	기자재
antiembolic stocking	antiembolic stocking 적용함 / 착용 중임	기자재
antiemetics	진토제에 대해 설명함	간호
antipyretic	처방에 의해 해열제를 투여함	간호
aortography	aortography 시행함	처치
aphasia	실어증 있음	증상
apnea alarm	apnea alarm 울림	간호
apnea	무호흡 있음	증상
aPTT	aPTT 검사결과 확인함	검사
arm sling with abductor	arm sling with abductor 적용함	간호
arm sling	arm sling 적용해줌 / 착용중임	간호
ascites	복수 검사결과 확인함	간호
aseptic technique	무균술 적용 중임	간호
aspiration	식사 시 aspiration 없음	간호
aterial line	arterial line 제거함	간호
atrial fibrillation	atrial fibrillation 있음	증상
atrial flutter	atrial flutter 있음	증상
atrial premature beat	atrial premature beat 있음	증상
atrophy	atrophy 있음	증상
atropine	처방에 의해 atropine을 투여함	약물
auricular pain	귀 통증 있음	증상
AV fistula, bruit	동정맥루시술부위 bruit 있음	증상
AV fistula	동정맥루시술부위 edema 있음	기타
ballooning	ballooning함	간호
bassinet	bassinet 간호 중임	간호
bed rest	침상안정 중임	간호

관련 영어	실제 진술문	분류
bed ridden	bed ridden 상태임	간호
bed sore, pressure sore	욕창 없음	간호
bed sore	욕창부위 악취 없음	간호
belching	자주 트림시키도록 격려함	간호
Betadine	Betadine 좌욕하도록 격려함 / Betadine으로 세척함	약물
bicarbonate	혈중 bicarbonate 검사결과 확인함	검사
bile bag	bile bag 교환함	기자재
bilevel positive airway pressure	BPAP 적용 중임	간호
bilirubin	혈중 bilirubin 수치 정상 이상임	검사
biopsy site	생검부위 통증 감소함	간호
biopsy	생검부위 dressing함	처치
bisacodyl	처방에 의해 bisacodyl 좌약을 삽입함	약물
bladder distension	방광 팽만 있음	증상
bladder irrigation	방광세척 중임	간호
blanket	담요를 덮지 않도록 함	기자재
bleeding	시술부위 출혈 없음	증상
blind	실명 상태임	증상
blood culture	혈액 배양 검사함	처치
blood glucose	혈당 증가함	검사
blood pressure	혈압 측정함 / 상승됨	간호
blood sugar	혈당 검사 시행함	검사
blood tinged sputum	blood tinged sputum 없음	간호
blood tinged stool	혈변 감소함	간호
blood urea nitrogen	BUN 수치 증가함	검사
bloody	분비물 양상	간호
blurred vision	blurred vision 있음 / 없음	증상
Bodmin packing	Bodmin packing해줌	간호
body allignment	신체정렬을 유지해줌	간호
body temperature	체온 측정함	간호
body weight	체중 측정함	간호
bone marrow aspiration	골수천자부위에 oozing 없음	처치
bowel movement	장운동 있다고 함	간호
bowel sound	장음 있음	간호

관련 영어	실제 진술문	분류
brace	brace 착용하도록 함 / brace를 정확히 착용했는지 확인함	기자재
breast engorgement	유방 울혈로 인한 통증 감소함	간호
breast feeding, regurgitation	수유 후 역류 없음	간호
breast milk feeding	엄마젖 먹이기를 격려함	간호
bronchoscopy	bronchoscopy 합병증이 있는지 확인함	처치
bronchoscopy	bronchoscopy에 대해 설명함	처치
bruise	bruise 없음	증상
Buck's traction	Buck's traction 유지시킴	기자재
bulky dressing	bulky dressing 유지 중임	간호
bullae	bullae 있음	증상
burn gauze	burn gauze 교환함	간호
burning sensation	배뇨시 작열감 있음	증상
Burrow solution soaking	Burrow solution soaking함	간호
Caesarean section	제왕절개 수술 위해 분만장으로 옴	처치
calcium alginate packing	calcium alginate 로 packing해줌	기자재
Camino monitor	Camino로 뇌내압 monitor 중임	기자재
Canesten powder	Canesten 파우더 적용해줌	간호
cardiac catheterization	cardiac catheterization 시술 중임	기자재
cardiac index	cardiac index 측정함	간호
cardiac murmur	심잡음 들림	증상
cardiac output	cardiac output 측정함	간호
cardiopulmonary resuscitation	심폐소생술 중지함	처치
carotid artery	경동맥 마사지함	기타
cast	cast에 창을 냄	간호
central venous catheter	중심정맥관 유지 중임	기자재
central venous pressure	중심정맥압 측정함	간호
cerebrospinal fluid	뇌척수액 leakage 없음	검사
cervical stiffness	경부 강직 있음	증상
chemoport	chemoport 삽입부위 문제 없음	기자재
chemotherapy side effect (diarrhea, stomatitis, alopecia, bone marrow depression)	항암화학요법 부작용(오심, 구토, 설사, 구내염, 탈모증, 골수기능저하)이 있는지 확인함	간호
chemotherapy	항암제 주입 중임	처치

관련 영어	실제 진술문	분류
chest bottle	chest bottle 교환함	기자재
chest discomfort	흉부 불편감 없음	간호
chest pain	흉부 통증 없음	간호
chest percussion	흉부 타진 시행함	간호
chest physiotherapy	흉부 물리요법 시행함	처치
chest retraction	chest retraction 있음	증상
chest tube drainage	흉관 통해 배액됨	간호
chest tube squeezing	흉관 squeezing함	간호
chest tube	흉관 유지 중임	기자재
chilling	chilling 있음 / 없음 / 증가함	증상
chin tuck	삼킬 때 chin tuck 교육함	간호
chlorhexidine gargle	chlorhexidine gargle해줌. chlorhexidine gargle에 대해 교육함	간호
Chvostek's sign	Chvostek's sign 없음	증상
clamping, declamping	배액관 declamping 상태임	간호
clear consciousness	의식 명료함	간호
cleft lip	cleft lip 있음	기타
CO_2 narcosis	CO_2 narcosis 증상이 있는지 확인함	간호
coagulation panel	coagulation panel 검사결과 확인함	검사
cold sweating	식은땀 호소함 / 감소함	간호
colonoscopy	colonoscopy 후 합병증이 있는지 확인함	처치
comatous	의식 수준 관련	간호
common cold sign (nose obstruction, cough, rhinorrhea, sore throat, headache, febrile sense, myalgia)	감기증상 없음 (코 막힘, 기침, 콧물, 인후통, 재채기, 두통, 열감, 전신근육통)	간호
concentration	집중력 부족함	증상
confusion	혼돈상태 보임	증상
conjuntiva bleeding	결막충혈 있음	간호
consciousness level	의식수준 :	간호
constipation	대변 못 봄 / 변비 있음	증상
continuous passive motion exercise	continuous passive motion exercise 격려함	간호
continuous passive motion	continuous passive motion 시행함	간호
continuous venovenous hemodialysis	continuous venovenous hemodialysis 시작함	처치
conversion therapy	기분전환 유도함(음악 듣기, 산책, 운동 등)	간호

관련 영어	실제 진술문	분류
coronary angioplasty	coronary angiography 후 합병증 없음 (시술부위 출혈, 혈종, 흉부 통증, urticaria, 열감, chilling, shivering, 오심, 구토, 두통)	처치
crackle	crackle 청진됨	증상
cradle	cradle 유지 중임	간호
C-reactive protein	C-reactive protein 수치 증가함	검사
creatinine clearance	CLcr 검사결과 확인함	검사
cricothyrotomy	cricothyrotomy 준비해 둠	처치
crust formation	crust formation 해줌	간호
crust	crust 떨어짐	증상
crutch	목발을 이용하여 ambulation하도록 격려함	기자재
cyanosis	청색증 있음	증상
cystostomy tube	cystostomy tube 유지 중임 / cystostomy tube 통한 소변 관찰함	기자재
dead space	dead space에 packing함	증상
deep breathing	심호흡을 하도록 격려함 / 1시간마다 심호흡을 하게 함 / 심호흡, 기침, 체위 변경의 중요성에 대해 교육함	간호
defecation	대변 봄	증상
defibrillation	defibrillation 시행함	간호
dehydration	탈수 증상이 있는지 확인함	증상
DeLee suction	DeLee suction함	간호
delivery room	분만장 수술실로 옮김	기타
delusion, hallucination	환각을 부인함	증상
delusion	섬망 있음	증상
desmopressin	처방에 의해 desmopressin을 투여함	약물
diaper rash	기저귀 발진 있음	증상
diaper	젖은 기저귀를 갈아줌	기자재
diarrhea	설사 있음 / 없음 / 증가함	증상
diet	식이 교육 실시함	간호
digoxin	처방에 의해 digoxin을 투여함	약물
diplopia	복시 있음	증상
discharge education	퇴원 교육함	간호
discharge	퇴원함 / discharge 없음	간호
discomfort	불편감 호소 없음	증상
disease insight	병식 없음	간호

관련 영어	실제 진술문	분류
disinfectant	소독제를 사용하도록 격려함	간호
disinfection	소독 물품 관리법 및 소독법에 대해 교육함	간호
diuretics	이뇨제 사용 중임	간호
dizziness	dizziness 없음	증상
dizziness	patient controlled analgesia 부작용 없음 (오심, 구토, 수면경향, 어지러움)	증상
DM diet	당뇨식이에 대해 교육함	간호
do not resuscitate	do not resusciate 서약서 작성을 확인함	간호
dobutamine	처방에 의해 dobutamine을 지속적으로 투여함	약물
dopamine	처방에 의해 dopamine을 지속적으로 투여함	약물
dorsalis pedis pulsation	족배동맥 맥박 촉지함 / 촉지 안 됨	간호
dressing	수술상처 dressing 상태임	간호
drooling	침흘림 있음	증상
drowsy	의식 수준 관련	증상
drug sensitivity	약물에 대한 과민반응 없음	간호
drug	처방에 의해 약물을 투여함	간호
dry cough	dry coughing 있음	간호
duoderm	duoderm 붙여줌	간호
dysarthria	dysarthria 있음	증상
dyspnea on exertion	dyspnea on exertion 있음 / 없음	간호
dysrhythmia, arrhythmia	부정맥으로 인한 증상이 있는지 확인함	증상
dysuria	배뇨곤란 없음	증상
ecchymosis	ecchymosis 있음	증상
echocardiogram	심에코 검사결과 확인함	처치
EKG monitoring	EKG monitor 중임	처치
elastic bandage	탄력붕대 저용 중임	간호
electroconvulsive therapy	electroconvulsive therapy 시행 후 돌아옴	처치
electronic physiologic study	EPS 끝냄	처치
emergency room	응급실 통해 입원함	기타
emotional support	정서적 지지 제공함	간호
endoscopic mucosal resection	EMR 후 합병증 없음(항문출혈, 복부 통증, 점액농성 대변, 열감, chilling, shivering, 호흡곤란, 전신 허약감, 인후통, 출혈)	간호
endoscopic retrograde cholangio pancreatography	ECRP에 대해 교육함	처치

관련 영어	실제 진술문	분류
endoscopy room	소화기내시경센터 보냄	기타
endotracheal tube	기관내관 위치 바꿔줌	기자재
endotrachealtube cuff	기관내관 cuff 압력 측정함	간호
epidural catheter	epidural catheter 삽입함	기자재
epidural PCA	epidural PCA 부작용 없음(오심, 어지러움, 구토, 수면 경향)	간호
epigastrium	명치부위 쓰림 없음	증상
epinephrine	처방에 의해 epinephrine을 투여함	약물
eruption	eruption 있음	증상
erythromycin eye drop	erythromycin 점안해줌	간호
esophageal variceal ligation	esophageal variceal ligation 시행함	간호
esophagogastroduodenoscopy	EGD에 대해 설명함	처치
exopthalmos	안구 돌출 있음	증상
expiratory tidal volume	호기시 tidal volume 확인함	간호
extensor hallucis longus	EHL 기능 잘 됨 / 기능이 있는지 확인함	간호
external ventricular drain	EVD clamping함	간호
extremities elevation	다리를 올려줌	간호
extremity motor power	사지 근력 평가함	간호
eye congestion	눈의 충혈 없음 / 감소함	간호
eye contact	눈맞춤 있음	간호
eye opening	눈을 뜰 수 없음	간호
eyeball deviation	eyeball deviation 있음 / 없음	간호
eyeball pain	안구 통증 증가함 / 없음	증상
eyelid edema	눈꺼풀의 부종 감소함	증상
facial edema	안면 부종 없음	증상
facial flushing	안면 홍조 있음	증상
facial palsy	안면 경련 변화 없음	증상
fall down prevention	낙상방지 교육함	간호
fall down	미끄러져 넘어짐	간호
falnk pain	옆구리 통증 감소함	증상
falpping tremor	flapping tremor 있음 / 없음	증상
fatigue	피로 정도를 확인함	증상
feeding tube	feeding tube 유지 중임	기자재
felxion deformity	flexion deformity 있음	간호

관련 영어	실제 진술문	분류
femoral artery puncture	대퇴동맥 천자함	처치
femoral sheath	femoral sheath 삽입부위 oozing 없음 / femoral sheath 제거함	간호
femoral vein	대퇴정맥 천자함	기타
fentanyl patch	fentanyl patch 적용 중임	간호
ferguency	빈뇨 감소함	간호
fetal deceleration	fetal deceleration 없음	간호
fetal heart rate	태아 심박동수 측정함	간호
fetal heart tone variability	fetal heart tone variability 있음	간호
fetal monitor	fetal monitor 중지함	기자재
fetal movement	태동 있음 / 없음	증상
fever	체온 상승함	증상
filter	filter 교환함	기자재
finger enema	수지 관장함	증상
fistula	누공에 pouching함	증상
fitting mask	fitting mask로 manual resuscitator bagging함	기자재
flank pain	옆구리 통증 호소함	증상
flare reaction	IV catheter 삽입한 혈관 따라 flare reaction 관찰됨	간호
flow rate	flow rate 확인함	간호
fluid intake/output	수분섭취배설량 측정함	간호
fluid intake	과다한 수분섭취 보임	간호
Foley catheter	Foley catheter 유지 중임	기자재
fontanel	천문상태 관찰함	기타
foreign body	구강 내 이물질을 제거함	간호
Fowler's position	Fowler's position 취해줌	간호
fracture	골절부위 통증 감소함	증상
fragile	기운 없어 보임	증상
frame	frame 고정함	기자재
Fucidin Ointment	Fucidin 연고 발라줌	약물
furosemide	처방에 의해 furosemide를 투여함	약물
gag reflex	구개반사 확인 후 구강 섭취하도록 교육함	간호
gamma knife	감마나이프센터에서 돌아옴	기타
gas out	gas out 안 됨	간호
gas passing	gas passing 됨	간호

관련 영어	실제 진술문	분류
gastrostomy tube	gastrostomy tube 삽입부위 oozing 없음	기자재
gauze packing	상처 gauze packing 중임	간호
gel dressing	gel로 dressing함	간호
general edema	전신 부종 있음	간호
general malaise	전신 통증 있음	간호
general weakness	전신 허약감 있음	간호
gentian violet	gentian violet으로 제대간호 해줌	약물
Glasgow Cama Scale	Glasgow Cama Scale	간호
glycerin enema	처방에 의해 glycerin 관장함	간호
Gomco suction	Gomco suction 90 mmHg로 적용함	간호
grasp power	grasp power 증가함	간호
grunting sound	grunting sound 안 들림	간호
gurgling	가래 소리 들림	증상
hallucination	환청 있음	증상
handwashing	손씻기 격려함	간호
head circumference	머리 둘레를 측정함	간호
headache	두통 없음	증상
heamtochezia	혈변 없음	증상
heamturia	혈뇨 있음	증상
heaprinization	heparinization시 부작용 없음	증상
hearing loss	청력 이상 있음	증상
heart rate	맥박수 감소함	간호
heat lamp	heat lamp 적용함	기자재
height of fundus	자궁저위 측정함	간호
hematocrit	혈중 hematocrit 검사결과 확인함	검사
hematoma	혈종 증가함	증상
hematopoietic cell transplantation	조혈모세포 이식 방법 및 과정에 대해 설명함	처치
hemiparesis	hemiparesis 있음	증상
hemiplegia	hemiplegia 있음	증상
hemoglobin	hemoglobin 검사결과 확인함	검사
hemoptysis	객혈 호소함	증상
hemorrhoid	치질 없음	증상
hemovac patency	hemovac patency 유지 중임	기자재

관련 영어	실제 진술문	분류
hemovac	hemovac 유지 중임 / hemovac 배액양상 관찰함 / hemovac 통해 배액됨	기자재
heparin lock	heparin lock 유지 중임	기자재
heparin	처방에 의해 heparin을 투여함	약물
Hickman catheter	Hickman catheter 삽입부위 문제 없음	기자재
high fiber diet	고섬유질식이에 대해 교육함	간호
high frequency ventolator	high frequency ventilator 적용함	기자재
high protein diet	고단백식이에 대해 교육함	간호
hip joint abduction	고관절 abduction 취해줌	간호
hip spica cast	hip spica cast 적용함	간호
hoarseness	쉰소리 없음	증상
hot compress	뜨거운 찜질 적용 중임	간호
hunger sense	공복감 호소함	간호
hygiene	개인위생 관리에 대해 교육함	간호
hyperglycemia	고혈당과 관련된 의식변화 없음	증상
hyperkalemic diet	고칼륨식이 섭취 격려함	간호
hyperpnea	과다호흡 있음	증상
hypersensitive	과민반응 없음	간호
hyperthermia	고체온의 위험성을 설명함	증상
hypocalcemia	hypocalcemia 증상 없음	증상
hypoglycemia	저혈당 증상 없음 / 저혈당으로 인해 발한 있음	증상
hyponatremia	hyponatremia 증상이 있는지 확인함	증상
ice compress	얼음 찜질 적용함	간호
ileal conduit	ileal conduit 가지고 있음	기자재
ileostomy pouch	요루 부착물 교환함	기자재
Ilizarov	Ilizarov 유지 중임	기자재
immobilization	부동 상태임	간호
immunosuppressant	면역억제제 투여 중임	간호
incontinence	요실금 있음	증상
incubator	인큐베이터 온도 올림	기자재
indigestion	소화불량 없음	증상
infection prevention	감염 예방을 위한 주의사항 교육함	간호
infection sign	감염 증상이 있는지 확인함	간호

관련 영어	실제 진술문	분류
infusion pump	infusion pump 통해 주입 중임	기자재
infusion rate	수액 주입속도 변경함	간호
INR	INR 수치 :	검사
insertion site	삽입부위 oozing 있음	간호
insomnia	밤 동안 깊이 잠들지 못함	증상
inspirameter, respiratory exercise	1시간마다 inspirometer를 이용하여 호흡 운동하게 함	간호
intensive care system	개방형 보육기 간호 중임	기타
intensive care unit	중환자실 보냄	기타
intensive observation	집중 관찰함	간호
intermittent catheterization	간헐적 도뇨 시행함	기자재
internal jugular catheter	internal jugular catheter 삽입함 / 관찰함 / dressing함	기자재
interpersonal relationship	대인관계 장애 있음	간호
intment	연고를 도포한 상태임	약물
intracranial pressure	뇌내압 상승 증상(의식변화, 맥박 분당 60회 미만, 혈압 상승, 불규칙한 호흡)이 있는지 확인함	간호
intradermal test	피내반응검사 시행함 / 항생제 피내반응검사 시행함	검사
intrathecal puncture site	intrathecal puncture site oozing 없음	간호
intravascular ultrasound	intravascular ultrasound 시행 중임	간호
intubation	기관내관 삽입 시작함	간호
involuntary movement	불수의적 움직임 없음	간호
ionized calcium	혈중 ionized calcium 검사결과 확인함	검사
irregular pulse	동공 관련 / 불규칙한 맥박 촉지됨	간호
irrigation	세척함	간호
irritability	irritability 없음	간호
isocoric	동공 관련	증상
isolation diet	저균식 섭취에 대해 교육함	간호
isolation	격리 지침을 준수하도록 교육함	간호
isometric exercise, Valsalva maneuver	등장성 운동과 Valsalva maneuver 피하도록 교육함	간호
isometric exercise	다리의 등척성 운동을 격려함	간호
itching	가려움증 없음	증상
IV catheter	IV catheter 삽입부위 관찰함 / 삽입부위에 문제 없음	기자재
IV fluid infusion	수액 주입 중임	간호
IV PCA apply	IV PCA 유지 중임 / 부작용이 있는지 관찰함	간호

관련 영어	실제 진술문	분류
Jackson Pratt drain	JP drain 통해 배액됨 / 유지 중임	기자재
jaundice	황달 있음	증상
jejunostomy tube	jejunostomy tube를 통해 D5W를 소량씩 자주 주입함	기자재
joint stiffness	관절강직 있음	간호
junctional rhythm	junctional rhythm 있음	간호
Kalimate	처방에 의해 Kalimate 관장함	약물
keyhole	동공 관련	증상
kidney biopsy	신생검 후 합병증이 있는지 확인함	처치
knee extension exercise	knee extension exercise 격려함	간호
labor pain	분만 통증 없음	증상
laboratory	검사실 보냄	검사
labored respiration	labored respiration 있음	간호
lactose enema	처방에 의해 lactulose 관장함	간호
Lamaze	라마즈 출산법 교육함: 호흡법, 연상법, 이완법	간호
lateral position	우측 위로 침상안정하도록 교육함	간호
12 lead EKG	12 lead EKG 검사결과 확인함	검사
leg extension	leg extension 중임	간호
leukocyte filter	백혈구 제거필터 사용함	기자재
Levin tube	Levin tube 유지 중임	기자재
light reflex: prompt, sluggish	빛반사 평가함	간호
light reflex: prompt	빛반사 확인결과 prompt함	간호
limping gait	limping gait 없음	간호
lip cyanosis	입술 청색증 있음	증상
liquid diet	유동식 시작함	간호
liver biopsy	간생검 후 합병증이 있는지 확인함	처치
lochia	오로 관찰함	증상
log rolling	log rolling 방법으로 움직이도록 격려함 / log rolling 방법으로 체위 변경함	간호
long arm cast	long arm cast 적용함	간호
long bone	장골 골수채집부위에 모래주머니 대줌	기타
long leg splint	long leg splint 적용함	간호
long leg Yogibs splint	long leg Yogibs splint 착용함	간호
lorazepam	처방에 의해 lorazepam을 투여함	약물

관련 영어	실제 진술문	분류
low salt diet	저염식이를 섭취하도록 격려함 / 저염식이에 대해 교육함	간호
lower abdomen	하복부 통증 증가함	기타
lower expremities edema	하지부종 있음	간호
lubricant	눈에 윤활제를 넣어줌	약물
lumbago, back pain	요통 있음	증상
lumbago	요통 없음	증상
lumbar corset	lumbar corset 착용해줌	기자재
lumbar drain oscillation	lumbar drain oscillation 잘됨	간호
lumbar drain	lumbar drain 배액 중임	간호
lumbar puncture	요추천자 후 요통 있음	처치
lump	덩어리 만져짐	기타
lung sound	폐음 청진함 / 호흡음 청진함	간호
magnesium sulfate	처방에 의해 magnessium sulfate를 투여함	약물
Mantoux test	Mantoux test 결과 확인함	검사
manual resuscitation bag	manual resuscitator bagging 중임	기자재
mask	마스크 착용하도록 함	기자재
mastoid bandage dressing	mastoid bandage dressing 유지 중임	간호
maxinal inspiratory pressure	MIP 측정함	간호
mechonium	태변 못 봄	증상
Medifoam dressing	Medifoam dressing 유지 중임	간호
Medress dressing	Medress dressing함	간호
menstruation period	월경 기간임	증상
midazolam	처방에 의해 midazolam을 투여함	약물
milking, squeezing	흉관 milking함	증상
misoprostol	질 내 misoprostol 삽입함	약물
mood change	기분변화 없음	간호
Moro reflex	모로반사 좋음	간호
morphine	처방에 의해 morphine을 투여함	약물
mortuary	타병원 영안실로 보냄	증상
motor aphasia	운동실어증 있음	증상
muscle biopsy	근육생검 시행함	처치
muscle cramp	근육의 cramp 있음	간호
muscle power	근력 감소함	간호

관련 영어	실제 진술문	분류
muscle spasm	근육 강직 있음	간호
muscle twitching	근육의 twitching 있음	간호
mustache gauze	mustache gauze 적용 중임	간호
myalgia	근육통 호소함	증상
mydriasis	산동됨	증상
nasal bilevel positive airway pressure	nasal BPAP 적용 중임	간호
nasal discharge	비강 분비물 없음	간호
nasal	비강 출혈 없음	기타
natural drainage	흉관 자연배액 중임	간호
nausea, vomiting	오심, 구토 없음	증상
nausea	오심 있음	증상
nebulizer, bronchodilator	분무요법과 기관지 확장제 사용에 대해 설명함	간호
nebulizer	nebulizer 적용함	간호
neck brace	neck brace 착용 중임	기자재
neck stiffness	경부 강직 없음	간호
nelaton drain	nelaton drain 유지 중임	간호
neonatal care	신생아 간호에 대해 교육함	간호
neurologic sign	신경학적 증상이 있는지 확인함	간호
nipple	편평유두임	기타
nitroglycerin sublingual	처방에 의해 nitroglycerin 1정 설하로 투여함	간호
nitrous oxide	nitrous oxide 적용함	간호
no dyspnea	호흡곤란 없음	간호
noncorrosive drainage	누공으로부터 noncorrosive drainage 나옴	간호
non-stress test	non-stress test함	처치
norepinephrine	처방에 의해 norepinephrine를 지속적으로 투여함	약물
normal saline gargle	생리식염수로 gargle하도록 격려함	간호
notify to doctor	의사에게 알림	간호
NPO	금식 중임	간호
nuclear medicine	핵의학 검사실 보냄	기타
numbness	numbness 감소함	증상
nurse call bell	간호사 호출기 사용에 대해 설명함	간호
nystagmus	안구진탕 있음	증상
nystatin gargle	nystatin gargle에 대해 교육함	간호

관련 영어	실제 진술문	분류
obey command	obey command 가능함	간호
op wound bulging	수술상처 bulging 됨	간호
operation site	수술상처 관찰함	간호
operation wound oozing	수술상처 oozing 없음	간호
operation wound pain	수술상처 통증 있음	간호
opertional therapy	작업요법프로그램 참여하도록 함	간호
oral airway	oral airway 제거함	기자재
oral bleeding	구강 출혈 없음	간호
oral care	구강간호 시행함 / 구강간호를 격려함	간호
oral gargling	구강함수 시행 중임	간호
oral hydration	경구 수분섭취 격려함	간호
oral lesion	구강 병변 없음	증상
oral mucous membrane	구강 점막 충혈 있음	간호
oral secretion	구강 내 분비물을 제거함	간호
oral thrush	아구창 있음	기타
orientation (time, person, place)	시간, 사람, 장소에 대한 지남력 있음	간호
orthostatic blood pressure	orthostatic blood pressure 측정함	간호
oscillation	oscillation이 있는지 확인함	증상
ostomy	장루 가지고 있음	기타
out patinet district	외래 통해 입원함	간호
ovale	동공 관련	증상
oxygen inhalation	산소 흡입 중임 / 산소 흡입하면서 이동시킴	간호
oxygen saturation monitoring	산소포화도 monitor 중임	간호
pacemaker	pacemaker 유지 중임	기자재
pacing beat	pacing beat 보임	간호
pacing wire	pacing wire 있음	기자재
pain control	통증관리법에 대해 교육함	간호
pain pattern	통증 양상을 확인함	간호
pain site assessment	통증부위를 사정함	간호
pain	통증 있음	증상
palcebo	위약 효과 있음	기타
palpitation	심계항진 없음	증상
pamidronate	처방에 의해 pamidronate를 투여함	약물

관련 영어	실제 진술문	분류
pancreatic tube	pancreatic tube 삽입부위 oozing 없음	기자재
PaO_2	PaO_2 감소함	검사
paralysis	마비 있음	증상
paresthesia	이상감각 있음	증상
paroxysmal supraventricular tachycardia	paroxysmal supraventricular tachycardia 있음	증상
penrose draine	penrose drain 배액양상 관찰함	증상
percutaneous coronary intervention	PCI 후 합병증 없음(시술부위 출혈, 혈종, 흉부 통증, urticaria, 열감, chilling, shivering, 오심, 구토, 두통)	간호
percutaneous drainage	percutaneous drainage 유지 중임	간호
percutaneous endoscopic gastrostomy tube	PEG tube 유지 중임 / 삽입부위를 관찰함	기자재
percutaneous endoscopic gastrostomy	PEG 시술부위 통증 있음	기타
percutaneous ethanol injection therapy	PEIT 시행함	처치
percutaneous needle aspiration biopsy	PNAB 후 합병증이 있는지 확인함	처치
percutaneous nephrostomy tube	PNT 유지 중임 / 삽입부위 oozing 없음	기자재
percutaneous transhepatic biliary drainage	PTBD 유지 중임	간호
perineal area	회음부 통증 감소됨	기타
perineal care	회음부 간호 시행함	간호
perioral paresthesia	입술주위 감각이상 없음	간호
peripheral cyanosis	말단 청색증 없음	간호
peripheral edema	말초 부종 확인함	간호
peritoneal dialysis	복막투석 도관삽입 후 합병증 없음 (출혈, 감염, 통증, 도관전이, 도관누출)	처치
permanent catheter	permanent catheter 유지 중임	기자재
permission	동의서를 확인함	간호
perspiration	발한 증가함	증상
petechia	petechia 있음	증상
pharynx	인후 불편감 있음	기타
pheniramine	처방에 의해 pheniramine을 투여함	약물
phenobarbital	처방에 의해 phenobarbital을 투여함	약물
Philadelphia brace	Philadelphia brace 착용중임	기자재
phosphorous	혈중 phosphorus 수치 정상 이상임	검사
phototherapy	광선치료 시작함	처치

관련 영어	실제 진술문	분류
pH	pH 검사결과 확인함	검사
physician assistant	PA 간호사 도착함	간호
physiotherapy	물리치료실 보냄	처치
pinpoint	동공 관련	기자재
pitting edema	pitting edema 없음	간호
platelet count	혈소판 수치 감소함	검사
pleural tapping	늑막천자 시행함	처치
pneumothorax	기흉의 증상(통증, 기침, 호흡곤란, 빈맥, 흉부 압박감)이 있는지 확인함	기타
polyuria	다뇨증 있음	증상
poor hygiene	위생상태 불량함	간호
portable infantogram	portable infantogram 영상 확인함	처치
position change	2시간마다 체위 변경함	간호
post anesthetic care unit	회복실에서 올라옴	기타
post nasal drip	post nasal drip 뱉어내도록 격려함	기자재
postpartum bleeding	산후 출혈 없음	간호
potassium level	혈중 potassium 수치 정상 이상임	검사
pous	상처부위 pus 있음	증상
precordial area	명치부위 통증 없음	기타
preeclamsia	자간전증 증상(고혈압, 부종, 단백뇨)이 있는지 확인함	증상
pressure dressing	수술상처 압박 dressing 유지 중임 / 압박 dressing 유지시킴	간호
priming	priming함	간호
prone position	prone position 유지 중임 / prone position 취해줌	간호
prothrombin time	PT 검사결과 확인함	검사
ptosis	안검하수 있음	증상
pulsation	맥박 촉지됨	간호
puncture site	천자부위 통증 호소함	간호
pupil size, prompt, sluggish	동공크기 :	간호
purpura	purpura 감소함	증상
pursed lip respiration	pursed lip 호흡법을 하도록 격려함	간호
pus	분비물 양상 / pus 있음	증상
quadriceps muscle setting exercise	quadriceps muscle setting exercise 잘 함 / 격려함	간호
radial artery	요골동맥 천자함	기타

관련 영어	실제 진술문	분류
radiating pain	흉부 방사통 없음	간호
radiofrequency catheter ablation	RFCA 후 합병증 없음(시술부위 출혈, 혈종, 흉부 통증, urticaria, 열감, chilling, shivering, 오심, 구토, 두통)	간호
rale	rale 감소함 / rale 들림	증상
range of motion exercise	ROM exercise 제한됨	간호
rapid respiration	빠른 호흡 없음	간호
rectal tube	rectal tube 삽입함	기자재
red blood cell	적혈구 제외 혈액 수혈 끝냄. 수혈 부작용 없음	검사
redness	redness 없음 / 감소함	증상
reisdual urine	잔뇨 측정에 대해 설명함	간호
relaxation	이완 요법을 실시함	증상
residual urine	잔뇨감 없음	간호
residualvolume	위잔여물 없음	간호
respiration rate	호흡수를 측정함	간호
respiratory arrest	호흡 정지 옴	간호
respiratory difficulty	호흡곤란이 있는지 확인함	간호
respiratory pattern	호흡양상 관찰함	간호
resting tremor	resting tremor 없음	간호
restlessness	restlessness 있음	증상
restraint	억제대 풀어줌	간호
resuscitaiton	응급 소생물품 준비함	간호
rigidity	rigidity 증가함	증상
round	동공 관련	간호
safety	안전간호를 제공함	간호
saliva	침분비 증가함	증상
sandbag	모래주머니 적용 중임	기자재
sanguineous	분비물 양상	증상
scleral jaundice	공막의 황달 있음	증상
sclerotherapy	sclerotheraphy 시행함	처치
scoliosis	척추측만증 있음	증상
scrotum	음낭 올려줌	기타
secretion pattern	객담 양상 확인함	간호
sedation	sedation된 상태임	간호

관련 영어	실제 진술문	분류
seizure	seizure 유사증상 없음	증상
self catheterization	자가도뇨 잘함	간호
self respiration	자발호흡 있음, 돌아옴	간호
semi Fowler's position	semi Fowler's position 유지 중임	간호
semocomatous	의식 수준 관련	간호
sensory loss	감각장애 있음	간호
sensory, motor, circulation	sensory motor circulation 확인함	간호
sepsis	패혈증의 증상이 있는지 확인함	기타
serous	분비물 양상	간호
serum sodium	혈중 sodium 수치 정상 이상임	간호
sesanguineous	분비물 양상	간호
sheet	시트를 이용하여 환자를 들어 옮겨 줌 / 시트의 주름을 펴줌	기자재
shivering	shivering 없음 / 호소함	증상
shock position	shock position 유지 중임 / 취해줌	간호
short arm cast	short arm cast 적용함	간호
short leg Yogibs splint	short leg Yogibs splint 착용함	간호
siderail	침대 난간을 올려줌	기자재
sigmoidoscopy	sigmoidoscopy 후 합병증 없음(항문 출혈, 복부 통증, 점액농성 대변, 열감, chilling, shivering, 호흡곤란, 전신 허약감)	처치
simple catheterization	단순도뇨 시행함	간호
sips of water	sips of water후 불편감 없음	간호
sitting position	sitting position 유지 중임	간호
sitz bath	좌욕하도록 격려함	간호
skin excoriation	장루주위 피부 excoriation 있음	간호
skin graft	이식된 피부의 색깔, 온도 정상임	처치
skin lesion	피부병변 있음	증상
skin rash	skin rash 없음	증상
skin sealant	skin sealant 해줌	간호
skin tergo	피부 탄력성 저하됨	간호
sleeping peel	처방에 의해 수면제를 투여함	간호
sleeping	수면 중임	간호
snore	코를 곪	증상
sodium bicarbonate	처방에 의해 sodium bicarbonate를 투여함	검사

관련 영어	실제 진술문	분류
sodium level	혈중 sodium 수치 정상 이하임	검사
SpO_2	기관내관 삽입 후에 SpO_2 증가함	검사
sputum culture	가래배양 검사결과 균 동정됨	검사
sputum expectoration	가래 있음 / 객담 배출을 격려함	간호
sputum	가래 뱉어냄	간호
standstill	standstill 보임	간호
stent	stent 삽입함	기자재
sterile distilled water	멸균증류수 마시도록 교육함	간호
sterile mask	멸균마스크 착용시킴	기자재
stitch out	수술상처 발사된 상태임	간호
stool softener	변완하제 투약법에 대해 교육함	간호
straight leg raising exercise	straight leg raising exercise 격려함	간호
stuporous	의식 수준 관련	증상
sucking power	sucking power 약함 / 양호함	간호
suction	suction 시행함	간호
suicidal impulse	자살 충동 있음	간호
sulture	봉합함	간호
suppository	좌약을 삽입함	간호
surgical brassiere	surgical brassiere 착용 중임	간호
surgical pad	surgical pad 교환함	간호
surgifix	surgifix 적용함	간호
swallowing difficulty	연하곤란 없음	간호
sweat	땀 흘리고 있음	증상
swelling	swelling 증가함 / 수술상처 swelling 없음	간호
synchronized cardioversion	synchronized cardioversion을 시행함	간호
T tube	T tube 유지 중임	기자재
tachycardia	빈맥 있음	간호
tarsorrhaphy	tarsorrhaphy 되어 있음	기타
tear, lacrimal	눈물 분비 있음	기타
telephone order	전화 오더에 의해 약물 투여함	간호
tepid water	미온수로 몸 전체를 닦아줌	간호
tetany symptom (Chvostek's sign, Trousseau's sign, perioral numbness, photohypersensitivity, seizure, cramp)	tetany 증상 없음(Chvostek's sign, Trousseau's sign, 반궁긴장, 저린감, perioral numbness, photohypersensitivity, seizure, cramp)	간호

관련 영어	실제 진술문	분류
thirsty	갈증 호소함 / 있음	증상
Thomas splint, Balkan frame	Thomas splint와 Balkan frame 적용 중임	간호
thoracic suction	thoracic suction 15 cm H_2O로 적용해줌	간호
thoracolumbosacral orthosis	thoracolumbosacral orthosis 착용 중임	간호
thrill	동정맥루시술부위 thrill 있음	증상
thrombus	혈전부위의 마사지를 피하도록 교육함	간호
thumb spica cast	thumb spica cast 적용함	간호
tidal volume	tidal volume 확인함	간호
tingling sense	tingling 없음	간호
tingling	tingling 호소함	증상
tinitus	이명 없음 / 감소함	증상
toothache	치통 있음	증상
total parenteral nutrition	처방에 의해 TPN을 투여함	간호
tracheal suction	기관내 suction함	간호
tracheostomy tube	기관절개관 유지 중임 / 교환 중임	기자재
transfemoral cerebral arteriography	transfemoral cerebral arteriography 시행함 / 시술 후 합병증 없음(시술부위 출혈, 혈종, 두드러기, 열감, chilling, shivering, 오심, 구토, 두통)	처치
transfer	전동 옴	간호
transfusion	수혈시작 10분 이내 활력징후 측정함 혈액정보를 확인 후 수혈 시작함	간호
transhepatic arterial embolization	transhepatic artery embolization에 대해 설명함	간호
tremor	tremor 없음 / 저혈당으로 인해 tremor 있음	증상
triggering	patient triggering 있음	간호
tube feeding	경관 영양함	간호
tuberculosis	결핵균 검사결과 양성임	기타
tubotram	tubogram 시행함	처치
umbilical bleeding	제대에서 출혈 없음	간호
unconsiousness	무의식 상태임	간호
unine draining via foley catheter	Foley catheter 통해 소변 배출되고 있음	기자재
uremic curst, uremic odor	요독증상 없음 (오심, 구토, uremic odor, uremic frost, 의식변화)	간호
urgency	긴박뇨 있음	증상
urinary infection	요로 감염 증상이 있는지 확인함	간호

관련 영어	실제 진술문	분류
urinary tract infection	요로 감염 예방법에 대해 교육함	간호
urination pattern	배뇨 양상 확인함	간호
urination	배뇨함 / 배뇨 잘 함	간호
urine albumin	소변에서 albumin 검출됨	간호
urine specific gravity	요비중 측정함	간호
urticaria	urticaria 감소함 / 수혈 후 urticaria 있음	증상
uterine cervix	자궁경부 열림	기타
uterine contraction	자궁수축 있음	간호
uterine fundus	자궁저부가 단단하게 촉지됨	기타
vaginal bleeding	질 출혈 감소함	간호
vaginal discharge	질 분비물 호소함 / 없음	간호
vaginal speculum	질경으로 질 검진함	기자재
vaginal suppository	질정 제거함	간호
vecuronium	처방에 의해 vecuronium를 투여함	약물
ventilator circuit	ventilator circuit 의 물 제거함	기자재
ventilator mode	ventilator mode 확인함	간호
ventilator weaning	ventilator weaning함	간호
ventilator, respirator	ventilator 적용 중임	기자재
ventricular premature beat	ventricular premature beat 있음	간호
ventricular tachycardia	ventricular tachycardia 있음	간호
verbal order	구두 오더에 의해 약물 투여함	간호
vertigo	vertigo 없음	증상
vibrator	vibrator 사용법에 대해 교육함	기자재
visual field deficit	시야결손 없음	간호
visual fiele deficit	시야결손 있음	간호
vital sign	활력징후 측정함	간호
volume expander	처방에 의해 volume expander를 투여함	기자재
Wada test	Wada test 시행함	검사
walker ambulation	walker 이용하여 ambulation하도록 격려함	간호
weakness	사지 허약감 없음	증상
weight loss	체중 감소함	간호
wet dressing	wet dressing함	간호
wheelchair	wheelchair에서 침대로 이동함	기자재

관련 영어	실제 진술문	분류
wheezing	wheezing 감소함	증상
white patch	구강 whitish patch 없음	검사
whole milk	whole milk 먹임	간호
withdrawing	위축되어 지냄	증상
x-ray	x-ray 결과를 확인함	검사
Yal enema	처방에 의해 Yal 관장함	간호
zinc oil	zinc oil 발라줌	약물

간호분야에서 일반적으로 사용하는 의학약어

Abd	abdomen
A&O	alert and oriented
ASA	aspirin
ASHD	arteriosclerotic heart disease bid twice a day
BM	bowel movement
BSA	body surface area
BVM	bag-valve-mask
C̄	with
CA	cancer
CABG	coronary artery bypass graft
CAD	coronary artery disease
CAP	capsule
CBC	complete blood count
CC	chief complaint
cc	cubic centimeter
CHF	congestive heart failure
CID	cervical immobilization device
cm	centimeter
CNS	central nervous system
CO	carbon monoxide
CO_2	carbon dioxide
COPD	chronic obstructive pulmonary disease
CSF	cerebrospinal fluid
CVA	cerebrovascular accident (stroke)
d/c	discontinue
DKA	diabetic ketoacidosis
DNR	do not resuscitate
DOB	date of birth
Dx	diagnosis
ET	endotracheal
ETA	estimated time of arrival
ETOH	alcohol
GCS	Glasgow Coma Scale
GI	gastrointestinal
GSW	gun shot wound
gt	drop
gtt	drops
GU	genitourinary
h	hour
HIV	human immunodeficiency virus (AIDS)
HR	heart rate
HTN	hypertension (high blood pressure)
Hx	history
IM	intramuscular
inj	injection; injury
IO	intraosseous
IV	intravenous
JVD	jugular vein distention
K	potassium
kg	kilogram
Ⓛ	left
L	liter
LBB	long backboard
LLQ	left lower quadrant
LMP	last menstrual period
LOC	level of consciousness or loss of consciousness
lpm	liters per minute
LUQ	left upper quadrant
M	meter
m	minimum
mcg	microgram
MCI	multiple casualty incident
mg	milligram
MI	myocardial infarction (heart attack)

min	minute or minimum
mL	milliliter
mm	millimeter
MOL	mechanism of injury
Na	sodium
NC	nasal cannula
neg	negative
NOI	nature of illness
NTG	nitroglycerin
N/V	nausea and vomiting
O_2	oxygen
OB	obstretics
OBS	organic brain syndrome
OD	overdose or right eye
OS	left eye
OTC	over-the-counter
OU	both eyes
$\bar{P}$	after
PAT	paroxysmal atrial tachycardia
PCN	penicillin
PE	physical exam or pulmonary embolism
PID	pelvic inflammatory disease
po	by mouth
prn	as needed
Pt	patient
PVC	premature ventricular contraction
Px	physical examination
q	every
qAM	every morning
qd	every day
qh	every hour
q2h	every 2 hours
q3h	every 3 hours
q4h	every 4 hours
q6h	every 6 hours
q12h	every 12 hours
qid	4 times daily
qod	every other day
qPM	every night
Ⓡ	right
RBC	red blood count or cell
RLQ	right lower quadrant
R/O	rule out
RUQ	right upper quadrant
Rx	medication or prescription
$\bar{S}$	without
SC	subcutaneous
SL	sublingual
SOB	short of breath
SQ	subcutaneous
TAB	tablet
temp	temperature
TIA	transient ischemic attack
tid	3 times daily
top	topical
Tx	treatment
UTI	urinary tract infection
VF	ventricular fibrillation
VS	vital signs
VT	ventricular tachycardia
w/	with
WBC	white blood count or cell
wk	week
w/o	without
wt	weight
yr	year

국문 찾아보기

영문 찾아보기